临床药学与药物治疗学

（上）

梁绪中等◎主编

吉林科学技术出版社

图书在版编目（CIP）数据

临床药学与药物治疗学/ 梁绪中等主编. -- 长春 :
吉林科学技术出版社, 2016.6
ISBN 978-7-5578-0787-0

Ⅰ. ①临… Ⅱ. ①梁… Ⅲ. ①临床药学②药物疗法
Ⅳ. ①R97②R453

中国版本图书馆CIP数据核字(2016) 第133715号

临床药学与药物治疗学

Linchuang yaoxue yu yaowu zhiliaoxue

主　　编　梁绪中　肖卫红　高可新　沈　伟　郭立忠　杜力巍
副 主 编　宁红红　刘　爽　甘　为　李　冠
　　　　　李　涛　赵　瑞　朱世真　何爱玲
出 版 人　李　梁
责任编辑　张　凌　张　卓
封面设计　长春创意广告图文制作有限责任公司
制　　版　长春创意广告图文制作有限责任公司
开　　本　787mm×1092mm　1/16
字　　数　1036千字
印　　张　42.5
版　　次　2016年6月第1版
印　　次　2017年6月第1版第2次印刷

出　　版　吉林科学技术出版社
发　　行　吉林科学技术出版社
地　　址　长春市人民大街4646号
邮　　编　130021
发行部电话/传真　0431-85635177　85651759　85651628
　　　　　　　　　85652585　85635176
储运部电话　0431-86059116
编辑部电话　0431-86037565
网　　址　www.jlstp.net
印　　刷　虎彩印艺股份有限公司

书　　号　ISBN 978-7-5578-0787-0
定　　价　170.00元

主编简介

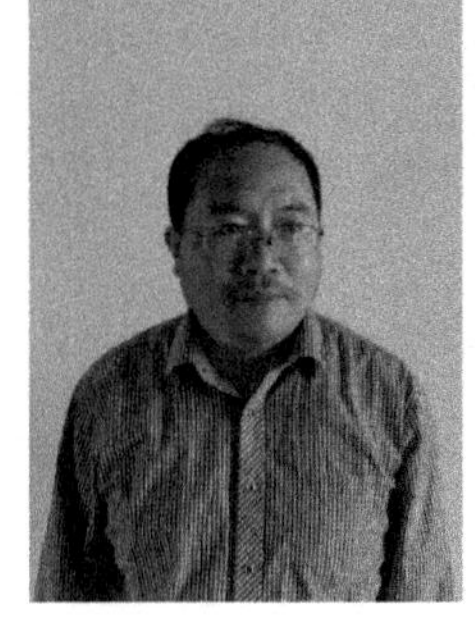

梁绪中

1974年出生，定西市人民医院药学部，副主任西药师。1997年毕业于兰州医学院药学系，同年7月分配至定西地区医院工作，先后从事制剂分析检验、临床药学等工作。2006年到兰州大学第二附属医院临床药学基地进修1年，2010年晋升为副主任西药师。作为第四名参与的《甘肃丹参的资源开发及工艺的规范化研究》，已获得由甘肃省药学会颁发的“甘肃省药学发展奖”二等奖；参与的《复方奥硝唑大黄缓释膜治疗口腔溃疡的实验研究》2009年通过了甘肃省科技厅的鉴定，结论为“国内先进”；参与的《酸性染料比色法测定氨基糖苷类抗生素的含量测定》获定西市科技进步二等奖；2009年作为第四名参与了《复方桑姜胶囊制备工艺研究》，2010年通过了甘肃省科技厅的鉴定，结论为“国内领先”。已发表国家级论文5篇，省部级2篇。

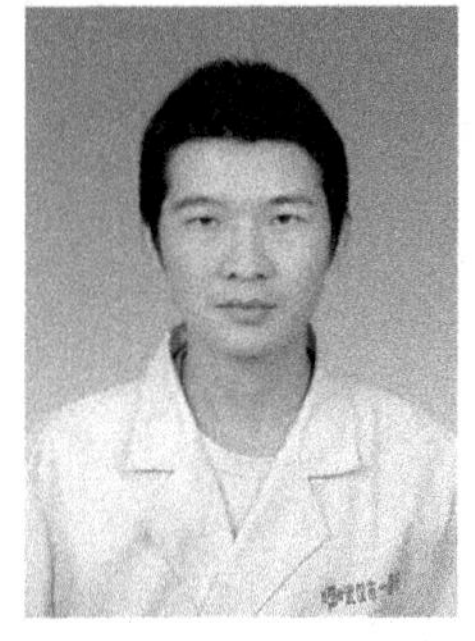

肖卫红

1978年出生，武汉市第一医院，主管药师，2001年毕业于湖北中医药大学中药学专业，现从事医院制剂工艺、临床药物治疗研究，武汉市中药委员会委员，参与课题2项，其中1项分别获得武汉市科技局和湖北省中医药学会三等奖，主持武汉市卫生局重点课题1项，发表本专业论文10篇，《常用中药毒性研究进展及应用》的副主编。

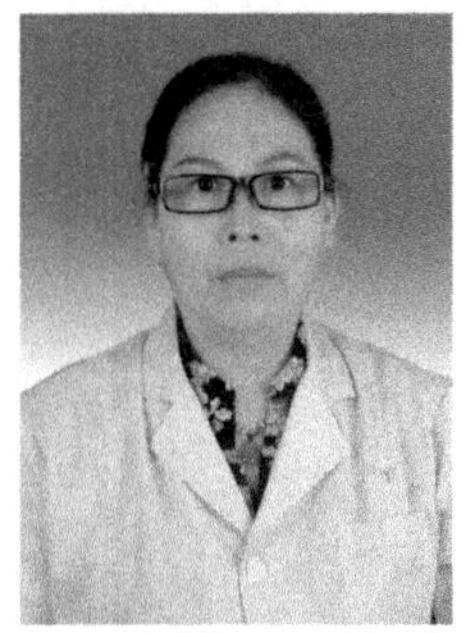

高可新

1971年出生，河南省焦作市中医院同仁堂中药房组长，主管中药师、执业中药师。1995年毕业于河南中医学院，中药学专业；2011年就读于南阳理工学院，中药学专业，本科学历。毕业后主要从事医院中药饮片的采购、真伪鉴别、仓储保管、调剂复核、新制剂研发、药事管理、临床药学等。主持科研课题多项，出版著作3部，发表科研论文10余篇。

编　委　会

主　编　梁绪中　肖卫红　高可新
沈　伟　郭立忠　杜力巍

副主编　宁红红　刘　爽　甘　为　李　冠
李　涛　赵　瑞　朱世真　何爱玲

编　委　(按姓氏笔画排序)

文九芳　荆州市第一人民医院
甘　为　山东电力中心医院
宁红红　青岛市第八人民医院
朱世真　青岛市食品药品检验研究院
刘　爽　内蒙古医科大学第二附属医院
杜力巍　河南科技大学第一附属医院
李　冠　襄阳市中心医院（湖北文理学院附属医院）
李　涛　荆州市第一人民医院
李洪云　青岛市第八人民医院
李海涛　长春中医药大学附属医院
肖卫红　武汉市第一医院
何广宏　河南省洛阳正骨医院　河南省骨科医院
何爱玲　开封市中医院
沈　伟　襄阳市中心医院（湖北文理学院附属医院）
范振兴　焦作市中医院
赵　皓　驻马店市中心医院
赵　瑞　河南省安阳地区医院
高可新　焦作市中医院
郭立忠　长春中医药大学附属医院
姬　诚　南阳医学高等专科学校
梁绪中　定西市人民医院

前　言

随着药物研发在应用安全、疗效显著、使用方便等方面不断创新，越来越多的药物不断应用于临床，为临床医师、药师和患者提供了越来越多的选择。

本书参考国内外最新文献，结合临床用药现状和实践经验，比较系统的阐述了药剂学、中药学、药事管理学等学科内容。并从临床实际出发，全书收录了应用于各个系统疾病的药品名称、药理作用、适应证、用法用量、不良反应、禁忌、注意事项、规格等。针对不同病情和不同人群的特点合理用药、各系统疾病如何科学合理用药以及药物相互作用等各方面内容均有详细阐述。科学实用、紧扣临床，资料新颖，适合各级药学专业同仁、临床医生阅读参考。

由于参编人数较多，文笔不尽一致，加上编写时间和篇幅有限，尽管多次校稿，书中难免存在疏漏和不足之处，恳请广大读者提出宝贵意见和建议。

编　者

2016年6月

目　录

第一篇　基础药学概论

第二篇 药剂学

第三篇 西药学临床应用

第四篇　中药学

第五篇　药事管理学

第一篇

基础药学概论

第一章　引论

第一节　药物学总论

药物学是一门综合性学科。它包含药学许多方面的内容，并且与一些专门学科如药物治疗学、药理学、药剂学、药物化学等在内容上有一定程度的交叉，因此它涉足的领域具有相当的广度，但深度往往不如各有关专门学科。尽管如此，药物学仍是一门实用性很强的学科，也在与时俱进和不断提高。虽然现在各级医药院校一般都没有开设药物学课程，但药物学类的书籍却大量出版，而且历久不衰，这表明作为信息，药物学仍具有强大的生命力，它拥有广大的医药专业读者，在获取基本医药知识、提高医疗和用药水平上发挥着不容忽视的作用。其所以能如此，是由于它的内容实用性强，能指导医疗、药学等方面的实际工作，适合广大医药人员学习、参考的需要。

一、我国药物学史

药物学是一门古老的学科，在西方是如此，在我国也是如此。我华夏之邦素称文明古国，向来以历史悠久、文化发达著称于世。我国医药起源很早，古代典籍有“伏羲氏尝味百草”、“神农尝百草”之说，虽然伏羲、神农是否实有其人尚待确定，但肯定有人将前人的发现、经验进行归纳、总结和提高。这也表明我国早在原始社会，人们通过长期的生产、生活实践，已逐渐认识了某些植物、动物、矿物药的治疗作用。

根据现有史料，远在公元前 11 世纪以前的夏代和商代，我国就已有了酒和汤液的发明。周代的《诗经》、《山海》等著作中已收载许多种药物。长沙马王堆三号汉墓出土帛书《五十二病方》（据考证是公元前 3 世纪的写本）记载的药物达 242 种。秦汉之际，新的药物品种更不断增加。西汉初年已有药物著作在民间流传。汉平帝元始 5 年（公元 5 年）曾征集天下通晓方术本草者来京师，“本草”已成为药物学的通称。《神农本草经》约成书于公元 1 ~ 2 世纪间。它总结了东汉以前的药物知识，是我国现存最早的药物学专书，收载药物 365 种。以后许多朝代都曾编修过本草。南北朝时陶弘景将《神农本草经》加以整理补充，汇编成《本草经集注》，药物由 365 种增加到 730 种，这是《神农本草经》以后药物学的又一次整理提高。显庆2年（公元657年）唐政府组织长孙无忌、苏敬等20余人编撰本草，并向各地征集药物标本，绘制成图，于显庆4年编成，收载药物850种，取名《新修本草》。这是我国第一部由国家颁行的药物学权威著作，有人认为它是世界上最早的一部国家药典。宋代官方与私人均从事本草的编修。宋初，政府曾组织编修《开宝本草》、《嘉祐本草》和《图经本草》，并颁行全国。四川名医唐慎微独力编成《经史证类备急本草》（简称《证类本草》），收载药物达1 558种，附单方验方3 000余首，为保存我国古代本草史料作出了贡献。明代李时珍所编《本草纲目》，集历代本草之大成，收载药物1 892种，附方11 000余首，共有插图1 160幅，内容非常丰富。1596年出版以后，不仅在国内广为流传，而且还陆续译成德、日、英、法文等文字，传播海外，成为国际上研究药学和生物学的宝贵参考资料。清代赵学敏编著《本草纲目拾遗》，收《本草纲目》未收载之药700余种，同时还博采国外及民间医药资料，内容很有参考价值。

鸦片战争（1840年）以后，我国海禁大开，西方医药大量传入，从而于传统医药之外逐渐形成另一西方医药体系。反映在药物学著作方面，既有传统本草著述（如吴其浚的《植物名实图考》、屠道和的《本草汇纂》）和中西结合的生药学（如赵黄等的《现代本草—生药学》）的编撰，又有单纯介绍西方药物的著译作品，如傅约翰（亦译为傅兰雅）的《西药大成》及洪士提反的译作《万国药方》等。

以后，药物学著作的编撰出版逐渐增多，至新中国建立以前，陆续出版的有戴虹溥的《新体实用药物学》、梁心的《新纂药物学》、吴建瀛的《实用药物学》、顾学裘的《现代药物学》等，对普及西方药物知识起了有益作用。新中国建立以后，特别是改革开放之后，药物学书籍更如雨后春笋和百花争艳般地大量呈现。有的内容丰富，各具特色，对我国医药事业的发展起到重要的作用。

二、药物的来源及植物药的成分

（一）药物的来源

来源有二，一是自然界，二是人工制备（包括仿生药）。来自自然界的药物为天然药物，包括中药及一部分西药；来自人工制备的药物为化学药物，包括大部分西药。

天然药物，特别是中药，大都已经过长时期的临床使用，其疗效多已肯定，使用安全性较高，因此近年来受到各国医药界的重视。相比之下，化学药物则由于某些品种不良反应较大，有的不良反应还需要较长期使用后始能发现，其潜在的不安全性使人们转而注意天然药物。但习惯上认为中药较为安全的看法也被近来发生的某些“木通”类的肾毒性所改变。

植物性天然药物（植物药）在天然药物（包括中药）中占较大比例，它的化学成分一直受到人们的注意。经过近百年来的研究，其成分现已大体为人们所了解。

（二）较重要的植物药化学成分

（1）生物碱（赝碱）：是一类含氮的碱性有机物质，大多数是无色或白色的结晶性粉末或细小结晶，味苦，少数是液体（如槟榔碱）或有颜色（如小檗碱）。在水内多数难溶，比较易溶于有机溶剂如醚、氯仿、醇等（但与酸化合成盐后，就易溶于水，能溶或稍溶于醇，而难溶于醚、氯仿等）。这类成分一般都具有相当强烈的生理作用。重要的生物碱如：吗啡、可待因（含于阿片）、奎宁（含于金鸡纳皮）、咖啡因（含于茶叶、咖啡豆）、阿托品

(含于颠茄等)、东莨菪碱（含于洋金花)、士的宁（含于番木鳖)、依来丁（含于吐根)、麻黄碱（含于麻黄)、可卡因（含于古柯叶)、毒扁豆碱（含于毒扁豆)、毛果芸香碱（含于毛果芸香)、麦角新碱、麦角胺（含于麦角)、小檗碱（含于黄连、黄柏、三颗针等)、四氢帕马丁（含于元胡)、粉防已碱（含于粉防己）等。

(2）多聚糖：(简称多糖）是由十个以上的单糖基通过苷键连接而成的，一般多聚糖常由几百甚至几千个单糖组成。许多中草药中含有的多糖具有免疫促进作用，如黄芪多糖。从香菇分离出的香菇多糖具有明显的抑制实验动物肿瘤生长的作用。鹿茸多糖则可抗溃疡。

(3）苷（配糖体；糖杂体)：是糖或糖的衍生物与另一称为苷元（甙元或配基）的非糖物质，通过糖端的碳原子连接而成的化合物。苷的共性在糖的部分，而苷元部分几乎包罗各种类型的天然成分，故其性质各异。苷大多数是无色无臭的结晶或粉末，味苦或无味；多能溶于水与稀醇，亦能溶于其他溶剂；遇湿气及酶或酸、碱时即能被分解，生成苷元和糖。苷类可根据苷键原子不同而分为氧苷、硫苷、氮苷和碳苷，其中氧苷为最常见。

氧苷以苷元不同，又可分为醇苷、酚苷、氰苷、酯苷、吲哚苷等，现简述如下。

1）醇苷：如具有适应原样作用的红景天苷和具有解痉止痛作用的獐牙菜苦苷均属醇苷。醇苷苷元中不少属于萜类和甾醇类化合物，其中强心苷和皂苷是重要的类型。含有强心苷的药物有洋地黄、羊角拗、夹竹桃、铃兰等。皂苷是一类比较复杂的苷类化合物，广泛存在于植物界，它大多可以溶于水，振摇后可生成胶体溶液，并具有持久性、似肥皂溶液的泡沫。皂苷是由皂苷元和糖、糖醛酸或其他有机酸所组成。按照皂苷被水解后所生成的苷元的结构，皂苷可分为两大类：甾体皂苷和三萜皂苷。薯蓣科薯蓣属许多植物所含的薯蓣皂苷元属于甾体皂苷；三萜皂苷在自然界的分布也很广泛，种类很多，如桔梗、人参、三七、甘草、远志、柴胡等均含有三萜皂苷。

2）酚苷：黄酮、蒽醌类化合物通过酚羟基而形成黄酮苷、蒽醌苷。如芦丁、橙皮苷均属黄酮苷，分解后可产生具有药理活性的黄酮；大黄、芦荟、白番泻叶等含有蒽醌苷分解后产生的蒽醌具有导泻作用。

3）氰苷：氰苷易水解而产生羟腈，后者很不稳定，可迅速分解为醛和氢氰酸。如苦杏仁苷属于芳香族氰苷，分解所释出的少量氢氰酸具有镇咳作用。

4）酯苷：如土槿皮中的抗真菌成分属酯苷。

5）吲哚苷：如中药所含的靛苷是一种吲哚苷，其苷元吲哚醇氧化成靛蓝，具有抗病毒作用。

(4）黄酮：为广泛存在于植物界中的一类黄色素，大都与糖类结合为苷状结构存在。多具有降血脂、扩张冠脉、止血、镇咳、祛痰、减低血管脆性等作用。银杏、毛冬青、黄芩、陈皮、枳实、紫菀、满山红、紫花杜鹃、小叶枇杷、芫花、槐米、蒲黄等都含有此成分。

(5）内酯和香豆素（精)：内酯属含氧的杂环化合物。香豆素系邻羟基桂皮酸的内酯，为内酯中的一大类，单独存在或与糖结合成苷，可有镇咳、祛痰、平喘、抑菌、扩张冠脉、抗辐射等作用，含存于秦皮、矮地茶、补骨脂、蛇床子、白芷、前胡等。其他内酯含存于穿心莲、白头翁、当归、银杏叶等，具有各自的特殊作用。

(6）甾醇：常与油脂类共存于种子和花粉粒中，也可能与糖结合成苷。β－谷甾醇（黄柏、黄芩、人参、附子、天门冬、铁包金等含有)、豆甾醇（柴胡、汉防己、人参、款冬、黄柏等含有)、麦角甾醇(麦角、灵芝、猪苓等含有)及胆甾醇(即胆固醇,含于牛黄、蟾酥等)都属本类成分。

(7)木脂素:多存在于植物的木部和树脂中,因此而得名。多数为游离状态,也有一些结合成苷。五味子、细辛、红花、连翘、牛蒡子含此成分。

(8)萜类:为具有$(C_5H_8)_n$通式的化合物以及其含氧与饱和程度不等的衍生物。中草药的一些挥发油、树脂、苦味素、色素等成分,大多属于萜类或含有萜类成分。

(9)挥发油(精油):挥发油是一类混合物,其中常含数种乃至十数种化合物,主要成分是萜类及其含氧衍生物,具有挥发性,大多是无色或微黄色透明液体,具有特殊的香味,多比水轻,在水内稍溶或不溶,能溶于醇、醚等。其主要用途是调味、祛风、防腐、镇痛、通经、祛痰、镇咳、平喘等。含挥发油的中药很多,如:陈皮、丁香、薄荷、茴香、八角茴香、桂皮、豆蔻、姜、桉叶、细辛、白芷、当归、川芎、芸香草等。

(10)树脂:均为混合物,主要的组成成分是二萜和三萜类衍生物,有的还包括木脂素类。多由挥发油经化学变化后生成,不溶于水,能溶于醇及醚。如松香就是一种树脂。树脂溶解于挥发油,即为“油树脂”。油树脂内如含有芳香酸(如苯甲酸、桂皮酸等),则称为“香胶”或“树香”,也称作“香树脂”。

(11)树胶:是由树干渗出的一种固胶体,为糖类的衍生物。能溶于水,但不溶于醇,例如阿拉伯胶、西黄芪胶等。

(12)鞣质:从音译又名“单宁”。中药中含此成分较多的是五倍子、茶、大黄、石榴皮,其他树皮、叶、果实也常含有。鞣质多具收敛涩味,遇三氯化铁液变黑色,遇蛋白质、胶质、生物碱等能起沉淀,氧化后变为赤色或褐色。常见的五倍子鞣质亦称鞣酸,用酸水解时,分解出糖与五倍子酸,因此也可看作是苷。临床上用于止血和解毒。

(13)有机酸:本成分广泛存在于植物中,未熟的果实内尤多,往往和钙、钾等结合成盐,常见的有枸橼酸、苹果酸、蚁酸、乳酸、琥珀酸、酒石酸、草酸、罂粟酸等。

(刘 爽)

第二节 合理使用药物

合理使用药物一直是全世界都注意的问题,因为药物的不合理使用(严格地说不应称为药物滥用)不但是惊人的药物资源的浪费,而且更为关键的是还会引发因药物不良反应而带来的严重危害。

为此,世界卫生组织建议将合理使用药物作为国家药物政策的组成部分之一,并且科学地和较全面地提出合理使用药物的定义:“患者能得到适合于他们的临床需要和符合他们个体需要的药品以及正确的用药方法(剂量、给药间隔时间和疗程);这些药物必须质量可靠,可获得,而且可负担得起,对患者和社会的费用最低”。

因此,合理使用药物不仅需要以药理学的基本理论指导对患者选择最佳的药品及其制剂以及制定和调整适当的治疗方案,还需要按遵守照国家的有关规定(例如国家基本药物目录、国家处方集、标准治疗指南和临床路径等)。

一、选择最佳药物及其制剂

（一）对症治疗、对因治疗及其结合

选择药物时，除了应该针对患者疾病的病理生理学选用药物作对症治疗、或对因治疗、或二者结合起来考虑外（如对于过敏性休克宜采用具有收缩血管作用和舒张支气管作用的肾上腺素抢救，而对由于微循环障碍引起的感染中毒性休克，除解除休克状态外，还应选用相应的抗菌药进行对因治疗），还应该考虑患者所属特殊人群（如老人、妊娠期妇女等）或其机体功能（如肝、肾等）状态。

（二）避免不良反应

选择药物时还应考虑药物的不良反应或禁忌证。例如对哮喘患者应用药物时宜选用对 β 受体有选择作用的异丙肾上腺素，而不宜选用既作用于支气管上的 β 受体又作用于血管上的 α 受体（可使血管收缩）的肾上腺素，尤其是对伴有高血压的哮喘患者更不宜选用，但由于异丙肾上腺素对支气管上的 β_2 受体和心脏上的 β_1 受体无选择性，最好应用对 β_2 受体具有选择作用的沙丁胺醇，这样可以避免心率加快和心悸的不良反应。又如在心律失常患者可选用普萘洛尔，但由于它对 β_1 和及 β_2 受体的拮抗无选择性，如用于伴有哮喘的心律失常患者时，则可因发生支气管痉挛而死亡。

（三）联合用药

应尽量利用有利的药物相互作用，避免有害的药物相互作用。详见下文“药物相互作用”。

（四）制剂

有关各种药物制剂的特点，详见“第三节药物的制剂和贮存”。

同一药物的不同制剂在给药途径、吸收速度、药物稳定性等方面各有特点，在选用时需根据疾病的情况和需要方面考虑和选择，如在止喘时可选用氨茶碱片剂或注射液、异丙肾上腺素注射液或喷雾剂。

药物的制剂可因其制造工艺不同而影响其生物利用度，片剂的崩解度、溶解度等，也是重要的因素，它们均可影响疗效。

二、制订或调整最佳治疗方案

在选择了最合适的药物之后，就要根据药物代谢动力学的特点以及患者的机体情况制定给药方案，它包括给药剂量、给药途径、给药间隔时间及疗程等；有时还需根据药物代谢动力学参数来制订。在用药过程中需根据患者的情况进行调整。

（一）药物的剂量

药物的剂量是指用药量。剂量不同，机体对药物的反应程度，即药物的效应也不一样。如果剂量过小，就不会产生任何效应。将剂量加大至药物效应开始出现时，这一剂量称为阈剂量或最小有效量。比最小有效量大，并对机体产生明显效应，但不引起毒性反应的剂量，称为有效量或治疗量。引起毒性反应的剂量，称为中毒量。引起毒性反应的最小剂量称为最小中毒量。比中毒量大、能引起死亡的剂量称为致死量。

药物的治疗量或常用量，在国家有关文件中都有明确规定（如药品说明书等）。极量虽比治疗量大，但比最小中毒量要小。因此，极量对于大多数人并不引起毒性反应，但由于个体差异或对药物的敏感性不同，对个别病人也有引起毒性反应的可能。因此，除非在必要情况下，一般不采用极量，更不应该超过极量。

1. 60 岁以上的老人　一般可用成人剂量的3/4。

2. 小儿用药剂量　比成人小，一般可根据年龄按成人剂量折算；对毒性较大的药物，应按体重计算，有的按体表面积计算。

（1）根据年龄折算：见表1－1。

表1－1　小儿剂量及体重的计算

年龄	按年龄折算剂量（折合成人剂量）	按年龄推算体重（kg）
新生儿	1/10～1/8	2～4
6个月	1/8～1/6	4～7
1岁	1/6～1/4	7～10
4岁	1/3	1周岁以上体重可按下式计算：实足年龄×2＋8＝体重（kg）
8岁	1/2	
12岁	2/3	

（2）小儿剂量还可按年龄用下列公式求得

1）1岁以内用量＝0.01×（月龄＋3）×成人剂量。

2）1岁以上用量＝0.05×（年龄＋2）×成人剂量。

（3）根据体重计算：小儿用量＝小儿体重×成人剂量＋60。小儿体重的推算见表1－1。此法简便易行，但年幼者求得的剂量偏低，年长儿求得的剂量偏高，应根据临床经验作适当增减。

（4）根据体表面积计算：根据体表面积计算用量比较合理，可避免按体重计算的缺点。用体表每平方米表达药量，能适合于各年龄小儿，同样也适合于成人。

1）体重30kg以下的小儿：小儿体表面积＝体重×0.035＋0.1，小儿用量＝成人剂量×某体重小儿体表面积÷1.7，其中1.7为成人（70kg）的体表面积。

2）体重30kg以上的儿童的体表面积，按下法推算，即体重每增5kg，体表面积增加0.1m^2，如：35kg体表面积为1.1＋0.1＝1.2，40kg为1.3m^2，45kg为1.4m^2……但60kg则为1.6m^2，70kg为1.7m^2。

（二）给药途径

给药途径不同，可因其吸收、分布、代谢、排泄的不同而使药物的效应强弱不同，甚至可改变效应的质，如硫酸镁，肌内注射可产生中枢抑制，而口服则导泻。临床上主要依据病情和药物的特点决定给药途径。各种给药途径的特点如下：

1. 口服　药物口服后，可经过胃肠吸收而作用于全身，或留在胃肠道行效于胃肠局部。口服是最安全方便的用药法，也是最常用的方法，但遇有下列情形时不便采用：患者昏迷不醒或不能咽下；因胃肠有病，不能吸收；由于药物的本身性质不容易在胃肠中吸收或能被胃肠的酸性、碱性所破坏（如青霉素、胰岛素等）；口服不能达到药物的某种作用（例如用硫酸镁口服，只能引起泻下，如需镇痉、镇静必须注射）。在这些情况下，都须采用其他用药方法。对胃有刺激或容易被胃酸所破坏的药品，如必须采用口服，应加以特殊处理，一般是把药品制成肠溶片（如胰酶），或盛在肠用胶囊内，或制成一种不溶于胃酸而到碱性肠液内能溶的化合物（如把鞣酸制成鞣酸蛋白），入肠后发生作用。

2. 注射　注射也是一种重要的给药途径。注射方法主要有皮下、肌内、静脉、鞘内等数种。皮下注射，即将药液注射在皮下结缔组织内，只适用于少量药液（一般为1～2ml），同时可能引起一定程度的疼痛及刺激，故应用受到一定限制。肌内注射系将药液注射于肌肉内（多在臀部肌肉），由于肌肉的血管丰富，药物吸收较皮下快，疼痛程度亦较皮下注射轻。注射量一般为1～2ml，但可用至10ml。油剂及混悬剂均以采用肌内注射为宜，刺激性药物亦宜用肌内注射，因肌肉对疼痛刺激敏感性小。至于静脉注射，一次注射量可较大，且奏效迅速，常用于某些急救情况。但危险性也较大，有可能引起剧烈反应甚至形成血栓，而且药液如漏出静脉血管之外，常可引起肿痛，因此须加注意。静脉注射液一般要求澄明，无浑浊、沉淀，无异物及致热原；凡混悬溶液、油溶液及不能与血液混合的其他溶液，能引起溶血或凝血的物质，均不可采用静脉注射。某些有刺激性的药物溶液以及高渗溶液，因血液可使之稀释，不大可能引起刺激反应，则可用静脉注射。药液量如果更大，可采用输液法，使药液缓缓流入静脉内或皮下组织内。如果静脉输入很缓慢，可以用滴数计数时，就为静脉滴注或静脉点滴。在药物不能进入脊髓液或不能很快达到所需浓度时，可采用鞘内注射，其法为：注射前先抽出适量的脊髓液，然后将药液徐徐注入蛛网膜下腔的脊髓液中。药物过敏试验时则作皮内注射。

3. 局部用药　目的主要是引起局部作用，例如涂擦、撒粉、喷雾、含漱、湿敷、洗涤、滴入等都属于此类。其他尚有灌肠、吸入、植入（埋藏）、离子透入、舌下给药、肛门塞入、阴道给药等方法，虽用于局部，目的多在于引起吸收作用。

（三）给药间隔时间、疗程及用药时间

给药间隔时间对于维持稳定的有效血浓度甚为重要，如不按规定的间隔时间用药，可使血药浓度发生很大的波动，过高时可发生毒性反应，过低时则无效。尤其是在应用抗菌药治疗传染性疾病时更为重要，因为血药浓度在有效和无效浓度之间的波动，可导致细菌产生抗药性。按照药物代谢动力学的规律，给药间隔时间、药物剂量和稳态血药浓度之间有一定的关系，因此，在实际应用药物时需按规定的间隔时间给药。

给药持续时间（疗程）可根据疾病及病情而定。一般情况下，在症状消失后即可停止用药，但在应用抗菌药治疗某些感染性疾病时，为了巩固疗效和避免耐药性的产生，在症状消失后尚需再应用一段时间的药物。对于某些慢性疾病需长期用药，为了减少不良反应的发生，需按疗程规定用药。有的药物（如肾上腺皮质激素）在长期用药后需要停药时，不得突然停止，否则可导致症状加剧，又称“反跳”。

至于餐前还是餐后服药，则需从药物的性质和吸收、药物对胃的刺激、病人的耐受能力和需要药物发挥作用的时间等方面来考虑。易受胃酸影响的药物宜餐前服，对胃有刺激者则宜餐后服；又如糖尿病患者应用短效胰岛素则应在餐前15分钟注射，而用中效胰岛素时可在餐前30分钟注射。

对于一些受昼夜节律影响的药物则应按其节律规定用药时间，例如长期应用肾上腺皮质激素时可于早晨给药。

三、影响药物药效学和药动学的因素

药物有其固有的药效学或药动学特点，但也可因病人的个体、病原体，甚至环境条件、联合用药等因素而影响其效应，或使效应增强，或使效应减弱，甚至发生质的改变而使不良反应、毒性增强。因此，在用药时除根据药物的药理作用考虑以外，还应掌握诸多影响因素，以便更全面地合理使用药物。

这些因素可来自机体和药物两个方面，前者可表现为药物效应在量的方面、甚至质的方面的差异，后者主要表现为药物效应的增强或减弱。

（一）机体方面的因素

机体方面的诸因素，如年龄、性别、精神状态、病理状态、遗传等可使药物效应发生差异，效应的差异可表现在不同的个体或同一个体的不同状态。这种差异可能由于作用部位的药物浓度不同所引起，也可能由于浓度相同但生理反应性不同所致。前者常称为药物代谢动力学性（吸收、分布、代谢、排泄）差异，后者称为药效学性差异。发生差异的原因是多方面的。效应的差异在大多数情况下表现为效应的强弱或久暂的不同，少数情况下，也可表现为质的不同，通常称为特异质反应。

1. 年龄　许多生理功能、体液与体重的比例、血浆蛋白质的含量等可因年龄而异，主要表现在小儿和老人方面。

（1）小儿：小儿正处在全身各器官发育期间，如肝、肾、中枢神经系统的发育尚未完全，而使通过肝灭活、肾排泄的药物受影响，以致产生不良反应或毒性。如早产儿及新生儿对氯霉素的生物转化缓慢而易产生灰婴综合征的毒性；婴儿的血脑屏障发育尚未尽完善，所以对吗啡特别敏感而致呼吸抑制，或对氨茶碱易致过度兴奋。小儿体液占体重比例大，其水盐代谢转换率较快，而调节能力较差，故对利尿药特别敏感，易致水盐代谢障碍或中毒。另外，有些药物对小儿生长发育可有较大影响，如激素可致发育异常和障碍；四环素可影响钙代谢，以致发生牙齿黄染或骨骼发育停滞。在小儿，许多药物有其特定的剂量。

（2）老年人：因器官功能日益衰退，可影响药物的代谢动力学，如应用经肝灭活的药物或经肾排泄的药物，则可产生血药浓度过高或作用持续时间过久，以致出现不良反应或毒性。由于老年人的某些器官功能衰退，如中枢神经系统及心血管系统，而对作用于这些系统的药物的耐受性降低，故对60岁以上的老年人用药，一般均应按成人剂量酌减1/4。另外，老年人由于记忆力减退而对药物应用的依从性较差，故对老人用药种类宜少，并须交代清楚用药方法。

2. 性别　性别对药物的敏感方面差异并不显著，但由于男女的生理功能不同，如女性病人在月经、妊娠、分娩、哺乳期，用药就应注意。一般认为，月经期和妊娠期子宫对泻药和其他强烈刺激性药物比较敏感，有引起月经过多、流产、早产的危险。对妊娠和哺乳期的妇女，有些药物有可能通过胎盘进入胎儿，或经乳汁排出被乳儿摄入体内，引起中毒。还有一些药物可致畸胎或影响胎儿发育，故在妊娠期间用药应更慎重。详见下文“药物对胎儿发育的影响”。

3. 精神因素　医护人员的语言、态度及病人的乐观或悲观情绪均可影响药物的疗效。安慰剂（指无药理活性的物质）对一些慢性疾病，如高血压、心绞痛、神经官能症等能产生一定的疗效，就是精神因素的影响。这方面的因素影响甚大，不可忽视。

4. 病理状态　疾病可通过机体对于药物的敏感性的改变，以及通过药物在体内过程的改变，而影响药物的效应。如中枢神经受抑制时，可耐受较大剂量的中枢兴奋药，中枢神经兴奋时也可耐受较大剂量的中枢抑制药，如巴比妥类中毒时虽用大量中枢兴奋药也不易引起惊厥；而处于惊厥状态时则需要较大剂量的苯巴比妥才能对抗。

在药物的体内过程方面，某些慢性疾病引起的低蛋白血症会使奎尼丁、地高辛、苯妥英钠的自由型药物增多而作用加强或不良反应增多；肝功能不全可能使药物消除减少、血浆$t_{1/2}$延长，如可使地西泮的$t_{1/2}$由46小时延长到106小时；肾功能不全时，经肾排泄的药物，如青霉素、四环素、氯霉素等的排泄速率减慢，$t_{1/2}$延长。

5. 遗传因素　药物效应的差异有些是由遗传因素对药物代谢动力学或药效学的影响所致。遗传的基因组成差别构成了人对药物反应性的差异。遗传药理学就是研究机体遗传因素对药物反应的影响的学科。

（1）遗传因素对药物代谢动力学的影响：药物代谢动力学个体差异的主要原因来自遗传因素，遗传因素对药物代谢动力学的影响必然表现在药物作用强度和不良反应的差异。如双香豆素的血浆$t_{1/2}$，在一卵双生个体之间相差无几，而在二卵双生个体之间可相差几倍。许多药物通过各种酶如P450、过氧化氢酶、单胺氧化酶、假胆碱酯酶、肝乙酰基转移酶等的转化而消除，因而遗传因素可影响这些酶对药物的转化。如在人群中有快乙酰化型和慢乙酰化型，在服用同样剂量的异烟肼后，前者的血药浓度较低、$t_{1/2}$较短，因而其多发性外周神经炎的发生率也较少；遗传性伪胆碱酯酶缺陷的病人，应用常量的琥珀胆碱后作用持续时间可延长数十倍，且易中毒。

（2）遗传因素对药效学的影响遗传因素：在不影响血药浓度的条件下也可因受体异常、组织细胞代谢障碍、解剖学异常而影响机体对药物起反应的差异。如华法林耐受者肝中维生素K环氧化物还原酶的受体与华法林亲和力降低而使药效降低；葡萄糖－6－磷酸脱氢酶（G6PD）缺陷者由于酶的缺乏以致在服用伯氨奎、阿司匹林、对乙酰氨基酚及磺胺类时易致变性血红蛋白性或溶血性贫血。

6. 昼夜节律　以一定时间周期进行节律性的活动是生物界的一种普遍现象。在生物活动的时间节律周期中研究最多的是昼夜节律，即生物活动以近似24小时为周期的节律性变化。如体温、血压、肾上腺皮质激素的分泌及尿钾的排泄等。

时辰药理学就是研究药物作用和体内过程的昼夜节律。例如人的肾上腺皮质激素分泌高峰出现在清晨；血浆皮质激素浓度在上午8时左右最高，其后血浆浓度逐渐下降，直到午夜零点降到最低值。因此，临床上根据这种节律应用皮质激素，可提高疗效，减少不良反应。再如高血压的治疗要根据患者的夜间高负荷血压或凌晨血压增高的不同而在不同时间给药。排泄速度也有昼夜节律，例如，水杨酸钠在上午给药排泄最慢，下午给药排泄最快。

（二）药物方面的因素

药物的剂量、剂型、药物的相互作用、长期应用药物等均可影响药物的效应。前二者在“制剂”、“药物的剂量”已有叙述；药物的相互作用详见下文“药物相互作用”。此处仅就长期用药的影响进行讨论。

1. 习惯性与成瘾性　均为连续用药引起的机体对药物的依赖性，连续用药后病人对药物产生精神上的依赖，称为习惯性，如果已经产生了躯体性依赖，一旦停药会产生戒断综合征，则称为成瘾性。

2. 耐受性　连续用药后产生的药物反应性降低，叫作耐受性。药物长期用药后产生的耐受现象，是为后天耐受性；而某些人在第一次用药时就出现耐受现象，是为先天耐受性。在长期应用化疗药物后病原体（微生物或原虫）对药物产生的耐受性称为耐药性或抗药性。这是化学治疗中普遍存在的严重问题，应予重视。

3. 增敏性及撤药症状　某些药物长期用药后，机体对药物的敏感性增强，例如以普萘洛尔治疗高血压，突然停药可出现撤药症状。

四、老年人用药

据国外资料报道，老年人（指 65 岁以上）约占总人口的 10%，而且有日益增多的趋势，而用于老年人的医药费用却占总医药费用的 23%；老年人的病床占用率约 33%，且占用时间也较长；老年人因多病，治疗时应用药物的品种也较多，约有 1/4 老年患者同时用药 4～6 种，因此其不良反应发生率也较大（约 15%），且其发生率与用药品种数成正比。我国人口也日趋老龄化。因此，老年人用药问题值得注意。不少药物存老年人比在青年人（指 30 岁以下）更易引起不良反应。经临床研究表明，其不良反应的发生大多属于药物代谢动力学方面的原因（见表 1－2），只有少数药物的不良反应属于药效学方面的原因。因此，给老年人用药时，需了解老年人的药物代谢动力学特点，就能合理用药以避免发生不良反应。

表 1－2　不同年龄的药物代谢动力学参数

药物	年龄（岁）	血浆峰浓度（μg/ml）	表观分布容积 [V_d (L/kg)]	半衰期 [$t_{1/2}$ (h)]	肾清除率 [ml/(min·kg)]
抗菌药					
青霉素，iv	25			0.55	
	77			1.0	
普鲁卡因青霉素，im	25			10	
	77			18	
双氯西林	<30	2.6		0.88	
	>65	2.3		3.97	
苯氧丙基西林	20～30		0.43	0.57	
	60～80		0.26	0.66	
羟氨苄西林，iv	青年			1～1.5	
	89			2.67	
头孢唑啉	24～33			1.57	1.11
	70～88			3.15	0.57
头孢拉定	24～33			0.53	5.04
	70～88			1.2	2.03
双氢链霉素	27			5.2	
	75			8.4	

续　表

药物	年龄（岁）	血浆峰浓度（μg/ml）	表观分布容积［V_d（L/kg）］	半衰期［$t_{1/2}$（h）］	肾清除率［ml/（min·kg）］
卡那霉素	25～50			1.78	
	50～70			2.48	
	70～90			4.70	
四环素	27			3.5	
	75			4.5	
多西环素，iv	20～28		0.73	11.9	
	42～55		0.70	17.7	
奈替米星，iv	54			3.3	
	74			5.0	
磺胺甲噻二唑	24		0.345	1.75	
	81		0.338	3.02	
抗精神失常药					
地西泮	30		0.85	32	
	65		1.4	70	
硝西泮，不活动	21～38	0.039	2.4	28.9	
	66～89	0.022	4.8	40.4	
硝西泮，健康者	25		2.9	33.0	
	75		2.7	32.5	
奥沙西泮	25		0.64	5.1	1.54
	53		0.76	5.6	1.70
氯氮䓬	25	0.86	0.42	10.1	0.61
	69	0.69	0.52	16.2	0.34
氯甲噻唑	27	0.55		6.15	22.2
	70	2.9		6.34	35
心血管系统药物					
普萘洛尔，po	29	0.048		3.58	
	80	0.11		3.61	
普萘洛尔，iv	29		3.0	2.53	13.2
	80		2.7	4.23	7.8
普拉洛尔	27			7.1	
	80			8.6	
美托洛尔	23			3.5	
	67			5.0	

续 表

药物	年龄（岁）	血浆峰浓度（μg/ml）	表观分布容积［V_d（L/kg）］	半衰期［$t_{1/2}$（h）］	肾清除率［ml/（min·kg）］
地高辛	27			51	1.11
	72			73	0.83
	34~61		5.3	36.8	1.7
	72~91		4.1	69.6	0.8
奎尼丁	24~34		2.39	7.25	4.04
	60~69		2.18	7.7	2.64
利多卡因	24		0.65	1.34	7.6
	65		1.13	2.33	8.1
镇痛药和解热镇痛药					
吗啡，iv	26~32		3.2	2.9	14.7
	61~80		4.7	4.5	12.4
阿司匹林	20~40	35.0	0.08		0.4
	>65	40.5	0.11		0.28
氨基比林	25~33			3.85	
	65~85			8.25	
对乙酰氨基酚	24		1.03	1.82	6.36
	81		1.05	3.03	5.05
吲哚美辛	20~50			1.53	
	71~83			1.73	
保泰松	24	0.172		87	
	81	0.165		110	
其他					
苯巴比妥	20~40			71	
	50~60			77	
	>70			107	
异戊巴比妥	20~40			22.8	
	>65			86.6	
甘珀酸钠	<40		0.1	16.3	0.078
	>65		0.1	22.9	0.055
异烟肼，快乙酰化型	<35			1.4	
	>65			1.5	
异烟肼，慢乙酰化型	<35			3.7	
	>65			4.2	
华法林	31		0.19	37	0.063
	76		0.20	44	0.054

续 表

药物	年龄（岁）	血浆峰浓度（μg/ml）	表观分布容积[V_d（L/kg）]	半衰期[$t_{1/2}$（h）]	肾清除率[ml/（min·kg）]
维生素K					
单独应用	青年			3.29	
	老年			3.51	
与华法林合用	青年			3.74	
	老年			7.8	
奎宁	24～40	1.1	3.2		3.22
	>65	1.74	2.3		6.22
丙米嗪	<65			19.0	
	>65			23.8	

（一）老年人药物代谢动力学特点

1. 吸收　口服药物经胃肠道的吸收多属被动转运，非解离型药物易被吸收而解离型者不易被吸收，由于胃液的 pH 对弱酸或弱碱药物的解离度有一定的影响，因而可影响其吸收。在肠道吸收的药物，可受胃排空速度及肠蠕动的影响。此外，肠道血流量也可影响药物的吸收。

老年人与青年人相比，其胃酸分泌减少，胃排空时间延长，肠蠕动减弱，血流量减少。老年人的这些变化，虽可影响药物的吸收，但经研究表明，大多数药物在老年人无论其吸收速率或吸收量方面，与青年人并无显著差异。

需在胃的酸性环境水解而生效的前体药物，在老年人缺乏胃酸时，则其生物利用度大大降低。

老年人常用泻药，它可使药物在肠道的吸收减少。

2. 分布　影响药物在体内分布的因素有：血流量、机体的组分、体液的 pH、药物与血浆蛋白的结合及药物与组织的结合等。

在血流量方面，人的心输出量在 30 岁以后每年递减 1%，血流量的减少可影响药物到达组织器官的浓度，因而有可能影响药物的效应，但这一因素与其他因素相比，不居重要地位。

体液总量随年龄增大而减少，但减少的是细胞内液（它反映了功能细胞的减少），而细胞外液量并无改变，因而对药物的分布影响不大。

30 岁时，机体的非脂肪成分体重达峰值，随后则依年龄的增长而降低。在男性，30～50 岁之间每年递减 0.12kg，50 岁以后，每年递减 0.45kg，但脂肪成分体重在 30 岁以后则逐年递增。在女性，非脂肪成分体重的变化不像男性那么大，30 岁以后每年递减 0.2kg，但脂肪成分体重的增加却比男性明显。故在脂肪分布的药物，在女性老年人有特殊的意义，如地西泮在老年人的分布与性别就有很大的关系。

体液的 pH，青年人（20～29 岁）为 7.40，而 80～89 岁者为 7.368，这微小的变化不致影响药物的分布。

老年人血浆蛋白含量随年龄增长而有所降低，青年人为 49%，而 65～70 岁者可减至

39% 左右（视营养状态、膳食及疾病状态而定），但在老年人，药物与血浆蛋白的结合率变化不大（见表 1－3）。因此，在老年人单独应用血浆蛋白结合率高的药物时，血浆蛋白含量的降低对于该药在血浆中自由药物浓度的影响并不明显，而在同时应用几种药物时，由于竞争性结合，则对自由药物的血浆浓度影响较大。虽然在青年人也会有这种影响，但在老年人这种变化更大。例如未结合的水杨酸盐浓度，在未服用其他药物的老年人，占血浆总浓度的 30%，而在同服其他药物的老年人则可增高至 50%，用药时应加注意。

药物在老年人的表观分布容积（Vd）可能因上述各因素而稍有变化（见表 1－3）。

表 1－3　不同年龄的药物血浆蛋白结合率

药物	年龄（岁）	血浆蛋白含量（%）	最大血浆蛋白结合率（%）	肾清除率［ml/（min·kg)］
青霉素	<50	3.9	42.4	
	>50	3.8	45.1	
磺胺嘧啶	27	4.2	50	
	79	3.6	45	
苯巴比妥	<50	4.1	41.8	
	>50	3.4	41.9	
氯甲噻唑	27	4.0	45.4	
	70	3.7	44.4	
水杨酸盐	27	4.2	72	
	79	3.6	73	
保泰松	27	4.2	96	
	79	3.6	94	
苯妥英钠	<50	4.0	82.4	0.44
	>50	3.4	83.6	0.70
奎尼丁	29		75	4.04
	66		72	2.64
华法林	31		98.6	
	79		98.5	

3. 排泄　肾脏是药物排泄的重要器官，老年人的肾脏组织、肾血流量、肾小球滤过率、肾小管分泌功能等变化均可影响药物的排泄，从而影响药物在体内的浓度和机体消除药物的时间。药物代谢动力学在老年人用药的影响方面，排泄是较重要的因素。

肾脏的重量在 40～80 岁之间要减少 10%～20%，主要是由于肾单位的数量和大小减少了，如肾小球表面积减少，近曲小管长度及容量均下降。

肾血流量，在 40 岁前无大变化，40 岁以后每年递减 1.5%～1.9%，65 岁老年人的肾血流量仅及青年人的 40%～50%。

肾小球滤过率在 50～90 岁间可下降 50%。

肾小管分泌功能，以碘奥酮测定的结果表明，在 30 岁时为每分钟 360mg/1.73m^2，而 90 岁则为每分钟 220mg/1.73m^2。

老年人肾脏发生的上述巨大变化，大大地影响药物自肾脏的排泄，使药物的血浆浓度增高或延缓药物自机体的消除，$t_{1/2}$延长（见表1-2），从而老年人更易发生不良反应。因此，给老年人用药时，要根据其肾功能（肾清除率）调整用药剂量或调整给药的间隔时间。

4. 代谢　肝脏对药物的代谢具有重要的作用。

老年人肝血流量减少，是使药物代谢降低的一个因素。25岁以后，肝血流量每年递减0.5%～1.5%，65岁老年人的肝血流量仅及青年人的40%～50%，90岁者则仅及30%。也有报道，20岁以后肝血流量每10年减少6%～7%。

至于肝药酶（P450）活性的变化，实验研究表明，在老年动物其活性随年龄的增长而下降，但在人尚缺乏直接的资料。

在临床用药中，发现有些药物（特别是具有首关效应的药物）在肝脏的代谢受年龄的影响较大，但是，要提出它与年龄的关系却十分困难，因为对于肝脏代谢药物的功能，缺乏像肾功能那样（如肌酐清除率或碘奥酮分泌量等）的指标。虽然有人以安替比林的代谢（它可分布于全身体液，不与血浆蛋白结合，而完全经肝氧化清除）来反映肝药酶的活性，但影响安替比林代谢的因素很多，因此用它作为指标说明肝功能，其可靠性稍差。

另外，老年人的功能性肝细胞减少，对药物的代谢也有一定影响。由上所述，给老年人应用被肝代谢的药物如氯霉素、利多卡因、普萘洛尔、洋地黄毒苷、氯氮䓬等时，可导致血药浓度增高或消除延缓而出现更多的不良反应，故需适当调整剂量。

在给老年人应用某些需经肝脏代谢后才具有活性的药物时（如可的松在肝转化为氢化可的松而起作用），更应考虑上述特点而选用适当的药物（应使用氢化可的松而不用可的松）。

（二）某些药物对老年患者的影响

现将老年人用以下药易出现的问题及处理原则简介如下。

（1）对乙酰氨基酚：虽无明显的不良反应，但由于在老年人的血浆半衰期明显延长，仍应加以注意。

（2）肝素：60岁以上患者用药后出血发生率增加，特别是女性患者。其原因不明。在用药期间应密切观察出血迹象，并避免同时应用抗血小板功能的药物（如阿司匹林）。

（3）华法林：老年人用后作用及不良反应均增强，可能因老年人血浆蛋白含量降低所致，也可能与老年人对华法林的作用较敏感有关。在用药过程中除观察出血迹象（血尿、大便潜血）外，尚应常测凝血时间。

（4）苯妥英钠：对患有低蛋白血症或肾功能低下的老年患者，可增加神经或血液方面的不良反应。其原因是由于苯妥英钠的血浆蛋白结合率较高，应根据年龄适当减少剂量。

（5）阿米替林、丙米嗪：大多数老年人服用后易出现不安、失眠、健忘、激动、定向障碍、妄想等症状，可能与老年人神经系统功能有关，似与剂量关系不大。发现后应停药。

（6）庆大霉素、卡那霉素：由于庆大霉素主要由肾排泄，老年人肾功能减低，其半衰期延长而增加药物的毒性（耳及肾毒性）。可参考老年人的肌酐清除率调整剂量或给药间隔时间。

（7）青霉素：老年人肾脏分泌功能衰退，以致排泄减慢，血药浓度增高，易出现中枢神经的毒性反应，如诱发癫痫及昏迷等。如老年患者需用大剂量青霉素时可考虑其肾功能而减少剂量或延长给药间隔时间。

（8）四环素：在老年人肾小球滤过率降低的情况下可导致半衰期延长。宜减少剂量或延长给药间隔时间以减少不良反应的发生。

(9) 博来霉素：对老年人易产生肺毒性反应（如肺纤维化），原因不明，故在应用过程中注意检查肺功能，特别在总剂量超过400mg时更应检查。

(10) 地高辛：由于老年人肾清除功能衰退而延长其半衰期，或由于老年人肥胖，剂量相对地较大，易出现中枢性毒性（恶心、呕吐）或心脏毒性。应按老年人的非脂肪性体重计算剂量或按其肾功能调整剂量。

(11) 普萘洛尔：可能因老年人的肝功能变化、血浆蛋白含量降低等原因，其不良反应增加，如头痛、眩晕、嗜睡、心动过缓、低血压、心脏传导阻滞等。剂量宜个体化并严密观察不良反应的发生。

(12) 铁制剂：老年人应用时可因胃酸分泌减少而致吸收量不足，故疗效不明显。宜同服稀盐酸或增加剂量。

(13) 左旋多巴：易发生严重的不良反应，如低血压、晕厥、恶心、呕吐，有时产生抑郁症加重、定向性障碍、妄想等，原因不明。宜减少剂量及严密观察不良反应的发生。

(14) 哌替啶：在老年人可能因在血浆中的蛋白结合率降低而有更多的自由型药物分布到受体部位，从而增加其不良反应（恶心、低血压及呼吸抑制等）。宜开始时应用小剂量，且需剂量个体化。

(15) 巴比妥类药物：可延长其中枢抑制作用或出现兴奋激动等，可能由于排泄或代谢功能变化所致。老年人应慎用巴比妥类药物。

(16) 氯氮䓬、地西泮：老年人长期服用后，其中枢神经抑制性不良反应的发生率增加。原因不明。宜减少剂量。

(17) 锂盐：老年人用后易产生锂中毒症状，原因不明。宜用小剂量并监测血浆浓度。

(18) 吩噻嗪类：震颤性麻痹的发生率在老年人较高，且常为永久性的。原因不明。宜在开始时应用小剂量，并严格注意震颤性麻痹不良反应的发生。

五、药物对胎儿的影响

妊娠期妇女服药率较高，据统计，妊娠期妇女在妊娠期间曾服用过至少一种药物者占90%，至少10种者占40%，某些药物可以通过胎盘屏障，即胎儿经胎盘从母体吸收和排泄药物，大多数均属被动转运。因此，妊娠期妇女用药不当则有可能影响胎儿发育甚至发生畸形。

（一）药物对胎儿发育的影响

妊娠期妇女患病可以危及胎儿，应用药物治疗可间接地对胎儿生长发育有益，但有些药物也可对胎儿产生不利的影响。

1. 药物对胚胎期的不良影响　药物的致畸作用大多发生在胚胎期，既可使婴儿出生时已经畸形，具有形态上的缺损，如外形、体内器官以及某种组织因素或生化产物的缺损；也可使婴儿在出生后的发育过程中产生畸形。

妊娠头3个月中胎儿生长发育极其活跃：受精后20天胚胎头尾部开始分体节（骨骼肌肉的前身）；30天发生感官和肢芽，初步建立胚胎血液循环；60天肢芽伸长，颜面形成，心、肝、消化管和生殖器官形成和发育。因此在妊娠头3个月中给妊娠期妇女用药不当就有可能致畸，例如应用雌激素、孕激素、糖皮质激素、抗癫痫药、抗肿瘤药等。对于某些在实验动物具有致畸作用的药物，虽尚无临床致畸报道，但也以避免应用为宜。有些药物的致畸，如抗甲状腺药、降血糖药等，可能与其疾病本身有关。

2. 药物对胎儿的不良影响　从妊娠3个月后至出生前，已经形成的胎儿器官继续迅速生长发育。妊娠期妇女用药后，如通过胎盘进入胎儿体内，可能影响胎儿组织器官的发育和功能。实验研究表明胎儿在药效学方面，即胎儿对药物的反应，与新生儿或儿童并无差异，但在药物代谢动力学方面有其特点（见下述），因而容易受到药物的影响。如四环素可积蓄于骨和牙齿，使胎儿骨生成延迟及牙釉质发育不全；链霉素可使听神经功能减退；抗癫痫药及地西泮可使胎儿慢性中毒，产生中枢抑制、凝血功能障碍等。

（二）胎儿的药物代谢动力学特点

（1）吸收：大多数药物经胎盘转运进入胎儿体内；也有一些药物经羊膜转运进入羊水后而被胎儿吞饮，随羊水进入胃肠道被吸收入胎儿体内；从胎儿尿中排出的药物又可因胎儿吞饮羊水重新进入胎儿体内。形成羊水-肠道循环。经胎盘转运的药物进入脐静脉，脐静脉血在未进入全身循环前大部分先经过肝脏，故亦有首关效应。

（2）分布：胎儿的肝、脑等与体重比与成人者相比相对较大、血流多。药物进入脐静脉后，有60%血流进入肝脏，故肝内药物分布较多。胎儿的血脑屏障功能较差，药物易进入其中枢神经系统而较易受影响。胎儿血浆蛋白含量较母体为低。可使进入组织的自由型药物增多。

（3）代谢：胎儿的肝脏是代谢药物的主要器官，在肝中有催化氧化、还原和水解反应的酶类，以前一反应较活跃，但与成人相比，其代谢能力甚低。胎儿的将药物与葡萄糖醛酸的结合能力缺如，故对某些通过这一结合而解毒的药物，如水杨酸盐，易产生中毒。

（4）排泄：胎儿的肾小球滤过率甚低，肾脏排泄药物的功能甚差，更易延长药物及其代谢产物在胎儿体内的停滞时间。某些经过代谢后降低了原有脂溶性的药物（如地西泮）不易通过胎盘屏障而使转运到母体血中的速度，以致在胎儿体内积蓄。

（三）些药物对胎儿的影响

现将某些药物对胎儿的作用列于表1-4，供参考。

表1-4　某些对胎儿有影响的药物

药物种类及名称	对胎儿的影响
抗微生物药及消毒防腐药	
磺胺类药物	定氧血红蛋白，出血，贫血，黄疸
呋喃妥因	出血，贫血
氯霉素	“灰婴”综合征的危险性增加，唇裂，腭裂
四环素	牙齿染黄，釉质发育不全，骨生长迟缓
新霉素	干扰胆红素结合
灰黄霉素	骨骼畸形$^{\triangle}$，眼缺陷$^{\triangle}$，中枢功能障碍$^{\triangle}$
金刚烷胺	单心室，肺闭锁，骨骼畸形$^{\triangle}$
碘苷	眼球突出$^{\triangle}$，畸形足
聚维酮碘	甲状腺肿大，甲状腺功能低下

续 表

药物种类及名称	对胎儿的影响
抗寄生虫药	
奎宁	智力迟钝，耳毒性，先天性青光眼，生殖泌尿道畸形，胎儿死亡，贫血
氯喹	耳毒性
中枢神经兴奋药	
咖啡因	新生儿兴奋，缺肢性畸形△，产仔体重减轻△，成骨作用降低△，心动过速
镇痛药及其他成瘾性药物	
可待因、喷他佐辛、美沙酮、吗啡、海洛因、哌替啶	新生儿戒断症状，婴儿突然死亡，呼吸及中枢抑制，血小板增多症，宫内生长迟缓，新生儿依赖性
苯环利啶	面部畸形，髋脱位，大脑性麻痹
麦角酰二乙胺	神经行为异常，致畸形成△
印度大麻	神经管胚缺陷△，胎仔死亡△，宫内生长迟缓，产仔行为异常
苯丙胺类	宫内生长迟缓，心血管畸形，胆道闭锁，早熟，新生儿昏睡戒断症状
麦司卡林	吸收率增加△，中枢神经缺陷△，宫内生长迟缓△
解热、镇痛、抗炎药	
对乙酰氨基酚	胎儿肾损伤，肾衰竭，先天性白内障，羊水过多症
吲哚美辛	新生儿肺高压症，心肺适应性障碍，唇裂，腭裂，婴儿死亡
水杨酸盐	消化道出血，新生儿瘀点，头水肿，出血倾向，体重减轻，围生期儿死亡率增加，新生儿肺高压
抗精神失常药	
氯丙嗪、氟哌啶醇、阿利马嗪	锥体外系功能不全，新生儿中枢抑制，先天性畸形，胃肠道功能不全，卷曲趾△，宫内生长迟缓△
氯氮䓬	新生儿戒断症状
地西泮	Floppy 婴儿综合征，新生儿行为异常，唇裂及腭裂
锂盐	先天性心脏病，甲状腺肿大，张力降低，体温降低，新生儿发绀，吸吮困难
丙米嗪	呼吸困难，兴奋，喂养困难，尿潴留，肢体畸形，露脑畸形多汗，骨骼畸形
抗癫痫药	
苯妥英钠	胎儿苯妥英钠综合征：①颅面畸形，②肢体畸形，③智力及生长发育不足，④先天性心脏病及疝症。凝血障碍，新生儿出血
三甲双酮	特殊脸型（V形眉及低位耳），心脏畸形及眼畸形，发育迟缓，智力低下，生长迟缓，传导性听力消失
镇静、催眠药	
溴化物	出生后生长迟缓，神经行为性异常，痤疮样疹
副醛	宫外生活适应性降低
甲喹酮	脊椎及肋缺陷
甲丙氨酯	先天性心脏病，戒断症状，膈畸形，行为异常△
格罗米特	戒断症状，吸收率增加

续　表

药物种类及名称	对胎儿的影响
全身麻醉药及局部麻醉药	
氟烷	新生儿不能熟悉声觉刺激
甲氟烷	中枢神经抑制，骨骼畸形
甲哌卡因	胎儿心动过缓
利多卡因	癫痫
丁哌卡因	兴奋性增强，哭闹，胎粪色素斑，代谢性酸中毒，张力降低，呼吸暂停，定氧血红蛋白
抗胆碱药	
阿托品	心动过速，无反应性瞳孔散大，骨骼畸形△，脑溶细胞性反应
东莨菪碱	昏睡，心动过速，发烧，呼吸抑制
降压药	
普萘洛尔	低血糖，心动过缓，呼吸暂停，产程延长，低钙血症，宫内生长延缓，分娩期窒息
利舍平	鼻充血及流涕，嗜睡，体温降低，心动过缓
二氮嗪	高血糖，胎毛过多，秃顶
抗凝血药	
华法林	胚胎病，如鼻发育不全，骨彩点；眼异常，如视神经萎缩性内障及小眼；发育迟缓，癫痫，胎儿死亡
肝素	围生期儿及新生儿死亡率高于华法林
平喘药及镇咳药	
茶碱	心动过速，呕吐，畸胎形成△
氨茶碱	心动过速，张口，呕吐，神经质，角弓反张，肢端缺陷
非诺特罗、特布他林、沙丁胺醇、异克舒令	胎儿心率增加，胎儿心律失常，胎儿高血糖，低血压
右美沙芬	呼吸抑制，戒断症状
可待因	唇裂，腭裂，戒断症状，骨化迟缓
抗酸药	
碳酸氢钠	代谢性碱中毒，循环性超负荷，水肿，充血性心衰竭
三硅酸镁	肾损伤
子宫药物	
麦角	自然流产，中枢性症状，Poland 综合征
缩宫素	高胆红素血症，宫外生活适应性延缓，惊厥
硫酸镁	张力降低，反射性降低，中枢神经及呼吸抑制，宫外生活适应力下降
利尿药	
氢氯噻嗪	血小板减少症，低血糖，电解质紊乱
乙酰唑胺	电解质紊乱，血象变化，上肢缺陷△

续 表

药物种类及名称	对胎儿的影响
抗组胺药	
苯海拉明	震颤，腹泻，呼吸抑制，戒断症状
赛可利嗪	唇裂$^{\triangle}$，小颌$^{\triangle}$，小口$^{\triangle}$
美可洛嗪	脐突出，缺肢畸形，胎儿死亡，腭裂$^{\triangle}$，成骨不全$^{\triangle}$，颊横裂$^{\triangle}$
羟嗪	张力降低，神经质，肌阵挛性反射，喂养困难
西咪替丁	性功能异常
激素类药物	
皮质激素类	
泼尼松、地塞米松、倍他米松	小异位肾，产儿体重减轻，出生前死亡率增加，电解质紊乱，肺成熟增加，感染的危险性增加，腭裂$^{\triangle}$，骨畸形$^{\triangle}$
雄激素类	
甲睾酮	雌性胎儿假两性畸形
孕激素类	
炔诺酮	雌性胎儿雄性化
甲羟孕酮	阴蒂增大
炔孕酮	腰骶联合，VACTEL 畸形（脊椎、肛门、心脏、气管、食管、肢体畸形）
口服避孕药	先天性心脏缺陷
雌激素	
炔雌二醇	VACTEL 畸形，先天性心脏缺陷，雄性胎儿雌性化，大血管畸形
己烯雌酚	阴道腺瘤，阴道腺病，阴茎畸形，附睾囊肿，睾丸生长不全，子宫发育不全，宫颈畸形
氯米芬	脊髓脊膜突出，出生儿体重减轻
胰岛素	生长迟缓$^{\triangle}$，骨骼畸形$^{\triangle}$，低血糖
口服降血糖药	
氯磺丙脲	低血糖
甲苯磺丁脲	胎儿死亡，难以喂胖，呼吸暂停
抗甲状腺药	
放射性碘	甲状腺功能低下，智力发育迟缓，眼球突出，甲状腺肿大
甲硫氧嘧啶	甲状腺功能低下，甲状腺肿大
丙硫氧嘧啶	甲状腺肿大，胎儿死亡，甲状腺功能低下
卡比马唑	甲状腺功能低下，甲状腺肿大
维生素类	
维生素 A	自然流产，脑积水，心脏畸形，形成畸形$^{\triangle}$，行为及学习能力低下，出生后生长迟缓
维生素 D	瓣上性主动脉狭窄，鬼样面容，智力低下，胎儿死亡率增加，骨骼畸形
维生素 B_6	惊厥

续　表

药物种类及名称	对胎儿的影响
抗肿瘤药	
环磷酰胺	肢端缺陷，平鼻梁，缺趾畸形，腭畸形，单冠状动脉，骨髓抑制
苯丁酸氮芥	肾发育不全，各种胎儿畸形
氮芥	小异位肾，骨髓抑制
白消安	子宫内及出生后生长迟缓
甲氨蝶呤	额骨发育不全，颅骨联结，流产，面容异常，出生后生长迟缓
氨基蝶呤	多巨畸形，胎儿死亡，出生前或出生后生长迟缓，肾畸形，颅面畸形
巯嘌呤、氟尿嘧啶	流产，颅面畸形
硫唑嘌呤	出生时淋巴细胞线粒体异常
阿糖胞苷	先天性畸形△，腭裂△，畸形足△
羟基脲	小眼△，脑积水△，出生后学习能力下降△，腭及骨畸形△
丝裂霉素	腭、骨、脑畸形
丙卡巴肼	小异位肾△，无脑畸形△，先天性畸形△，中枢神经缺陷
长春新碱	小异位肾△，眼缺陷△，颅畸形△，骨畸形△

注：△为动物实验结果。

六、药物的不良反应

药物的不良反应是指与治疗目的无关的药物作用，给病人带来痛楚不适的反应，统称为不良反应。包括副作用、变态反应、毒性反应、药物的“三致”（致畸、致癌、致突）、菌群失调、药物依赖性等，均属药物不良反应。分A、B两种类型。①A型不良反应：是由药物固有作用的增强和继续发展的结果，具有可预测的特点，亦即一种药物在通常剂量下已知药理效应的表现。A型反应与剂量有关，发生率高，但病死率低，而且时间关系明确。②B型不良反应：这是与药物固有的药理作用完全无关的异常反应，而与人体的特异体质有关。常为免疫学或遗传学的反应，与剂量无关，且难预测；发生率低而病死率高。如过敏反应（如休克）等。

医生处方用药，既要考虑治疗效果，又要注意保证患者用药的安全，绝对不可不合理使用。

大多数药物都或多或少地有一些毒副反应，特别是在长期使用以后或用量较大时，更容易在患者身上出现毒副反应。即使像阿司匹林这样一般公认为比较安全的常用药物，倘若大量服用，也能引起中毒甚至死亡：曾有服30～40g而致死的文献报道；久服可引起胃肠出血及牙龈出血；还能诱发胃溃疡，使胃溃疡恶化，导致胃溃疡出血和穿孔；长期服用还可引起缺铁性贫血，在少数患者可引起巨幼红细胞性贫血以及粒细胞减少、血小板减少；国内曾有1例因服用后引起血小板减少性紫癜而致死的报道；阿司匹林和其他水杨酸类药物偶可产生耳鸣、耳聋或眩晕以及急性肾小球坏死、肾乳头坏死、肾炎、血尿、蛋白尿、管型尿等；对特异质患者，小剂量亦可引起荨麻疹、血管神经性水肿、哮喘等反应。又如枸橼酸哌嗪是一种家庭普遍应用、毒性较小的驱虫药，但据报道，服量稍大也会产生头昏、头痛、恶心、呕吐、腹泻等症状。抗疟药乙胺嘧啶在常用剂量比较安全，但如以每日 25mg 的剂量用至 1 个月以上时，可引起巨幼红细胞性贫血；服用过量能产生中毒甚至死亡。小儿用时更须特别注意，因为此药有香味，很容易服用过量。

一些新药，由于临床应用经验不够，对其毒副反应观察及了解不够，加以早期新药管理不严，曾发生过严重不良后果。例如 20 世纪 50 年代在西欧市场上出售的新药沙利度胺作为镇吐药广泛应用于妊娠反应，以引起 8 000 多例畸形胎儿的悲惨后果，它至今仍用于预防和缓解麻风反应症状，与抗麻风药合用以减少反应或减轻反应程度，但禁用于妊娠早期。在日本，由于长期连续服用氯碘羟喹（加入成药中广泛出售），造成万余人患亚急性脊髓视神经炎的严重药害。国内一度曾应用呋喃西林内服治疗细菌性痢疾，后来各临床单位陆续发现其毒性反应颇为严重，特别是多发性周围神经炎，在一组 200 例的报告中竟有 6 例出现，且此种中毒症状长久不易消除，因此禁用于内服。特别是新药的上市及上市后的管理问题值得注意，例如某些选择性环氧酶抑制药和抗糖尿病药的新药上市后发生过的一些争论，要求医生在使用新药时必须充分掌握有关资料，十分慎重地用药，并应密切观察患者用药以后的情况，尽量避免引起不良后果。对于宣传、推广新药，也必须持慎重的态度。

七、药物相互作用

（一）药物相互作用的发生

各种药物单独作用于人体，可产生各自的药理效应。当多种药物联合应用时，由于它们的相互作用（interactions），可使药效加强或不良反应减轻，也可使药效减弱或出现不应有的不良反应，甚至可出现一些奇特的不良反应，危害用药者。因此，必须重视药物相互作用问题。

药物相互作用主要是探讨两种或多种药物不论通过什么途径给予（相同或不同途径，同时或先后）在体内所起的联合效应。但从目前水平来看，多数情况下只能探讨两种药物间的相互作用。超过两种以上的药物所发生的相互作用比较复杂，目前研究工作尚不多，此处主要探讨两种药物间的相互作用。

临床上常将一些药物合并给予，如在输液中添加多种注射药物。此时，除发生药物相互作用外，还可能发生理化配伍变化（配伍禁忌）。

（二）药物相互作用对临床治疗的影响

药物相互作用，根据对治疗的影响，可分为有益的和有害的，尚有一些属争议性的。

（1）有益的相互作用：联合用药时若得到治疗作用适度增强或不良反应减轻的效果，则此种相互作用是有益的。例如：①多巴脱羧酶抑制剂（卡比多巴或苄丝肼）可抑制左旋多巴在外周的脱羧。两者合用可增加药物进入中枢而提高疗效，并减少外周部位的不良反应。②甲氧苄啶（TMP）使磺胺药增效。③阿托品和吗啡联用，可减轻后者所引起的平滑肌痉挛而加强镇痛作用等。

（2）不良的药物相互作用分下面几种类型：①药物治疗作用的减弱，可导致治疗失败。②不良反应或毒性增强。③治疗作用的过度增强，如果超出了机体的耐受能力，也可引起不良反应，乃至危害患者。

有关内容在后面进一步讨论。

（3）有争议性的相互作用：有一些相互作用在一定条件下是有益的，可为医疗所利用，但在其他时候也可以是有害的，常引起争议。如钙盐可增强洋地黄类的作用，一般认为应禁止联用。在很少数的特殊情况下，却需要联用，但必须在严密监护条件下进行。类似的情况不很多。此时，应根据实际情况进行判定。

（4）重点注意问题：实际上对于药物相互作用中，有益的相互作用是很少的，而不良的相互作用和有争议性的相互作用是较普遍的，即大多数的药物相互作用中包含了不安全因素，可能引起不良反应和意外。因此，不良的相互作用和有争议性的相互作用是应该重点注意的问题。

（三）药物相互作用的分类

药物相互作用，按照发生的原理，可分为药效学相互作用和药物代谢动力学相互作用两大类。这两类相互作用都可引起药物作用性质或强度的变化。此外，还有掩盖不良反应的相互作用，它不涉及药物的正常治疗作用，只涉及某些药物不良反应或毒性，掩盖不良反应的表现。

（四）药效学相互作用

药物作用的发挥，可视为它和机体的效应器官、特定的组织、细胞受体或某种生理活性物质（如酶等）相作用的结果。如不同性质的药物对“受体”可起激动（兴奋）或阻滞（拮抗、抑制）作用。两种药物作用于同一“受体”或同一生化过程中，就可发生相互作用，产生效应的变化。

一般地说，作用性质相同药物的联合应用，可产生效应增强（相加、协同），作用性质相反药物的联合，其结果是药效减弱（拮抗）。因此，可将药效学相互作用分成“相加”、“协同”和“拮抗”三种情况。

（1）相加：相加是指两种性质相同的药物联合应用所产生的效应相等或接近两药分别应用所产生的效应之和。可用下式来表示（设A药和B药的效应各为1）：

A（1）+B（1）=2

（2）协同：又称增效，即两药联合应用所显示的效应明显超过两者之和，可表示为：

A（1）+B（1）>2

（3）拮抗：即降效，即两药联合应用所产生的效应小于单独应用一种药物的效应，可表示为（如A药和B药的效应各为1）：

A（1）+B（1）<1

（4）药效学不良反应示例

1）丙吡胺加β受体拮抗药：这是一个药效增强的例子。两药均有负性肌力作用，均可减慢心率和传导，合用时效应过强，可致窦性心动过缓和传导阻滞，及致心脏停搏。只有严密监护下方可联合应用，以保安全。

2）红霉素加阿司匹林：两者均有一定的耳毒性，各自单独应用毒性不显著（阿司匹林可偶致耳鸣）。联合应用则毒性增强，易致耳鸣、听觉减弱等。具有耳毒性的药物尚有氨基苷类抗生素、呋塞米等。

3）氯丙嗪与肾上腺素：氯丙嗪具有α受体拮抗作用，可改变肾上腺素的升压作用为降压作用。使用氯丙嗪过量而致血压过低的患者，若误用肾上腺素以升压，则反导致血压剧降。

4）氯丙嗪与苯海索：较大剂量的氯丙嗪用于精神病治疗常可引起锥体外系反应（不良反应）。苯海索具有中枢抗胆碱作用，可减轻锥体外系反应。

但氯丙嗪也具一定的抗胆碱作用。联合应用时可显示较强的外周抗胆碱作用，不利于治疗。本例既是拮抗某一不良反应，又是另一不良反应加强的一个例子。

5）应用降糖药常因引起低血糖而产生心悸、出汗反应，使用普萘洛尔可掩盖这些反应，但由于β受体拮抗药可阻抑肝糖的代偿性分解，而使血糖更加降低，增加了发生虚脱反应的危险性。心脏选择型β受体拮抗药（阿替洛尔、美托洛尔等）抑制肝糖分解的作用较轻，但仍有掩盖低血糖反应的作用，均应避免联合应用。这是一个使不良反应加剧并掩盖不良反应的相互作用例子。

（五）药物代谢动力学相互作用

一种药物的吸收、分布、代谢、排泄、清除速率等常可受联合应用的其他药物的影响而有所改变，因而使体内药量或血药浓度增减而致药效增强或减少，这就是药物代谢动力学的相互作用。

这种相互作用可以是单向的，也可以是双向的。药物 A 与药物 B 联合应用，A 使 B 的吸收、分布、代谢或消除起变化，而 B 则对 A 无作用，这是单向的。而当 A 作用于 B 的同时，B 也对 A 有作用，这就是双向的。以下式表示：

单向相互作用：A→B（↓或↑）

双向相互作用：A（↓或↑）B（↓或↑）

上式中，横向箭头示作用方向；括号中的箭头示效应的增强或降低。

药物代谢动力学相互作用，根据发生机制的不同，可进一步分为：①影响药物吸收的相互作用；②影响药物血浆蛋白结合的相互作用；③药酶诱导作用；④药酶抑制作用；⑤竞争排泌；⑥影响药物的重吸收等。

1. 影响药物吸收的相互作用　本类相互作用发生于消化道中。经口给予的药物，其吸收可受到种种因素的影响。本类相互作用尚可进一步分为：

（1）加速或延缓胃排空：加强胃肠蠕动的药物如西沙必利等可使胃中的其他药物迅速入肠，使其在肠道的吸收提前。反之，抗胆碱药则抑制胃肠蠕动，使同服药物在胃内滞留而延迟肠中的吸收。

（2）影响药物与吸收部位的接触：某些药物在消化道内有固定的吸收部位。如核黄素和地高辛只能在十二指肠和小肠的某一部位吸收，甲氧氯普胺等能增强胃肠蠕动，使肠内容物加速移行，由于药物迅速离开吸收部位而降低疗效。相反，抗胆碱药减弱胃肠蠕动，使这些药物在吸收部位潴留的时间延长，由于增加吸收而增效，而左旋多巴则可因并用抗胆碱药延迟而入肠减缓吸收，因之降效。

（3）消化液分泌及其 pH 改变：消化液是某些药物吸收的重要条件。如硝酸甘油片（舌下含服）需要充分的唾液帮助其崩解和吸收。若使用抗胆碱药，由于唾液分泌减少而使之降效。许多药物在 pH 较低的条件下吸收较好，并用制酸药则妨碍吸收。抗胆碱药、H_2 受体拮抗药及奥美拉唑等均减少胃酸分泌，也起阻滞吸收作用。大环内酯类抗生素在 pH 较高的肠液中吸收差。麦迪霉素肠溶片，虽然可减少在胃中被胃液破坏，但实际上进入肠道崩解后，在 pH≥6.5 时吸收极差。故现已不再生产肠溶片而改成胃溶片。

2. 影响药物与血浆蛋白结合的相互作用

（1）药物与血浆蛋白的结合：许多药物在血浆内可与血浆白蛋白结合。通常，药物（D）是有活性的，与蛋白（P）形成的结合物（D－P）为大分子不能透膜进入作用部位，就变为无活性的。但这种结合是可逆的，D－P 可逐渐分解，重新释出有活性的药物，可用下式表示：

D + P→D － P

各种药物与蛋白结合有其特定的比率，如氨基比林为 15%，保泰松为 98%，苯巴比妥为 20%，吲哚美辛为 90%，磺胺二甲嘧啶为 30%，华法林为 95%，磺胺多辛为 95%，甲苯磺丁脲为 95%。

如果由于某些原因（如白蛋白低下，药物不能充分与之结合或由于药物相互作用）使结合率降低，则体内未结合型药物的比率相应增多，而药物的组织分布也随之增多，因之药物效应增强，药物的消除也往往加快。

（2）竞争血浆蛋白的药物相互作用：不同的药物分子与血浆蛋白的结合能力有差别。两种药物联合应用时，结合力强的药物分子（以 D1 表示）占据了血浆蛋白分子，使结合力较弱的药物分子（以 D2 表示）失去（或减少）了与血浆蛋白结合的机会。或者，结合力强者使弱者自结合物中置换出来。致使结合力较弱的药物未结合型的体内浓度升高而显示比率相应增多，因之药物较强的效应。竞争结合和置换反应可用下式表示：

D1 + D2 + P→D1 － P + D2

D2 － P + D1→D1 － P + D2

竞争血浆蛋白发生在那些蛋白结合率较高的药物分子间才有临床意义。如甲苯磺丁脲的正常结合率为 95%，未结合型者为 5%。如若结合率降为 90%，未结合型者即为 10%，即血中未结合型者浓度增加 1 倍，药效可明显增强。又如磺胺二甲嘧啶，其正常结合率为 30%，未结合型者为 70%，其结合率即使由 30% 降为 15%，则未结合型者增至 85%，即只增高约 20%，药效变化不如前者显著。

在实际工作中，水合氯醛、氯贝丁酯、依他尼酸、萘啶酸、甲芬那酸、吲哚美辛、二氮嗪、阿司匹林、保泰松等均有较强的蛋白结合能力。它们与口服降糖药、口服抗凝药、抗肿瘤药（如 MTX）等联合应用，可使后面一些药物的未结合型者血药浓度升高。如不注意，可致意外。

3. 影响药物代谢的相互作用　药物在体内的代谢一般是经酶的催化，使药物由有活性者转化为无活性的代谢物（或低活性物）。也有少数药物（前体药物）在体内转化为有活性的药物而起作用。体内酶活性的变化必然会对药物代谢产物发生影响，而使其疗效相应改变。

（1）酶抑药物：有些药物具有抑制药物代谢酶活性的作用，可使其他药物的代谢受阻，消除减慢，血药浓度高于正常，药效增强，同时也有引起中毒的危险。举例如表 1－5。

表 1－5　某些药物的酶抑相互作用

酶抑药物（A）	联用药物（B）	相互作用及后果
氯霉素	双香豆素类	B 代谢受阻，可引起出血
环丙沙星	茶碱	B 代谢受阻，血药浓度升高，出现不良应，甚至可死

续 表

酶抑药物（A）	联用药物（B）	相互作用及后果
红霉素	茶碱	同上
呋喃唑酮	麻黄碱，间羟胺	B血药浓度上升。血压异常升高
别嘌醇	巯嘌呤，硫唑嘌呤	A抑制黄嘌呤氧化酶，使B的代谢受阻，效应增强，有危险性

以下是一些具有较强酶抑作用的常见药物：别嘌醇、胺碘酮、氯霉素、氯丙嗪、西咪替丁、环丙沙星、右丙氧芬、地尔硫䓬、乙醇（急性中毒时）、红霉素、丙米嗪、异烟肼、酮康唑、美托洛尔、甲硝唑、咪康唑、去甲替林、口服避孕药、羟布宗、奋乃静、保泰松、伯氨喹、普萘洛尔、奎尼丁、丙戊酸钠、磺吡酮、磺胺药、硫利达嗪、甲氧苄啶、维拉帕米等。遇有这些药物时应警惕酶抑相互作用的发生。

（2）酶促药物：和酶抑作用相反，某些药物具有诱导药物代谢酶、促使酶活性加强，可使其他药物代谢加速，而失效亦加快。对于前体药物，则酶促药物可使其加速转化为活性物而加强作用。举例见表1-6。

表1-6 某些酶促药物相互作用

酶促作用（A）	联用药物（B）	相互作用及后果
苯巴比妥	口服抗凝药	B加速失效
苯巴比妥	多西环素	B的抗菌作用减效
苯巴比妥	维生素K	B减效可引起出血
利福平	口服避孕药	B加速代谢失效，可引起意外怀孕或突破性出血
苯巴比妥	环磷酰胺	B为前体药物，在体内代谢为醛磷酰胺而作用，加速代谢可加强细胞毒性

具有酶诱导作用的常见药物有：巴比妥类（苯巴比妥为最）、卡马西平、乙醇（嗜酒慢性中毒者）、氨鲁米特、灰黄霉素、氨甲丙酯、苯妥英、格鲁米特、利福平、磺吡酮（某些情况下起酶抑作用）等。

4. 影响药物排泄的相互作用

（1）竞争排泌：许多药物（或其代谢产物）通过肾脏随尿排泄。其中有些是通过肾小球滤过而进入原尿的。也有的则通过肾小管分泌而排入原尿（排泌）。在某些情况下也可兼而有之。进入原尿的药物，有一部分可由肾小管重新吸收进入血液，有相当多的部分则随尿液排出体外。两种或两种以上通过相同机制排泌的药物联合应用，就可以在排泌部位上发生竞争。易于排泌的药物占据了孔道，使那些相对较不易排泌的药物的排出量减少而潴留，使之效应加强。例如丙磺舒可减少青霉素、头孢菌素类的排泄而使之增效；丙磺舒减少甲氨蝶呤（MTX）的排泄而加剧其毒性反应，保泰松使氯磺丙脲潴留而作用加强等。

（2）药物的重吸收：药物进入原尿后，随尿液的浓缩，相当多的水分、溶质（包括部分药物）能透膜重新进入血流。多数药物是以被动转运方式透膜重吸收的。被动透膜与药物分子的电离状态有关。离子态的药物因其脂溶性差且易为细胞膜所吸附而不能以被动转运方式透膜，只有分子态的药物才能透膜重吸收。

人体血浆的pH为7.4，此值相对稳定。当有外来的酸或碱进入血液，血浆缓冲系统即加以调节。多余的酸或碱可排泌进入尿液而影响其pH（可由5至8不等）。某些食物也可影响尿的 pH 值。

1）尿液 pH 变化对弱电解质类药物透膜重吸收的影响：酸类药物在溶液中有下列平衡：

$HA \rightarrow H^+ + A^-$

H + 浓度对这一平衡起重要作用。在 pH 较低（H^+较多）时，这一平衡向左移动，即其中弱酸的分子增多而离子（盐）减少。反之，在 pH 较高（即 H^+较少）的溶液中，平衡向右移动，弱酸较多以盐的形式存在，而游离酸（分子）相对减少。

弱碱在溶液中有如下平衡：

$BH^+ \rightarrow B + H^+$

上式中，BH^+为弱碱盐（离子）；B 为弱碱（分子）

即随 H^+增多（pH 下降）弱碱的离子态部分相应增多，而 H^+减少（pH 上升）则分子态部分相应增多。

弱电解质类药物的透膜取决于膜两侧体液的 pH 差。当尿液 pH > 血液 pH 时：弱酸加速排出，弱碱重吸收增多而潴留。当尿液 pH < 血液 pH 时：弱碱加速排出，而弱酸潴留。

2）示例：盐酸、氯化铵是酸化尿液的标准药物，可使尿液的 pH 降为 5 左右，有利于有机碱类药物的排泄，而使有机酸类潴留。碳酸氢钠可使尿液 pH 上升为 8 左右，使有机酸类药物加速排泄，而有机碱则潴留。

其他对尿液 pH 有影响的药物也有同样作用。

（六）掩盖不良反应

掩盖不良反应并不是真正的药物相互作用，而是当使用某种药物出现不良反应时，同时使用的其他药物掩盖了不良反应的症状。

掩盖不良反应不是对不良反应的对症治疗措施。它只给患者以虚假的自我良好感觉，而不减轻不良反应严重性。

实例：如 β 受体拮抗药掩盖降糖药引起的低血糖反应（出汗、心悸等），而不改善血糖水平。又如抗组胺药物可掩盖氨基苷类抗生素所引起的眩晕，而不减轻其耳毒性。

掩盖不良反应可加重不良反应的危害性，造成更严重的后果。

（杜力巍）

第三节　药物的制剂和贮存

一、药物的制剂

制剂即剂型，是指药物根据医疗需要经过加工制成便于保藏与使用的一切制品。制剂约有几十种，今简介如下：

（一）液体制剂及半液体制剂

（1）水剂（芳香水剂）（water）：一般是指挥发油或其他挥发性芳香物质的饱和或近饱和水溶液，如薄荷水。

（2）溶液剂（liquor；solution）：一般为非挥发性药物的澄明水溶液，供内服或外用，如亚砷酸钾溶液。一些由中药复方提制而得的口服溶液，称为“口服液”（oral liquid）。

（3）注射剂（injection）：也称“注射液”，俗称“针剂”，是指供注射用药物的灭菌的溶液、混悬剂或乳剂。还有供临时制配溶液的注射用灭菌粉末，有时称“粉针”，如青霉素钠粉针。供输注用的大型注射剂俗称“大输液”。

（4）煎剂（decoction）：是生药（中草药）加水煮沸所得的水溶液，如槟榔煎。中药汤剂也是一种煎剂。

（5）糖浆剂（syrup）：为含有药物或芳香物质的近饱和浓度的蔗糖水溶液，如远志糖浆。

（6）合剂（mixture）：是含有可溶性或不溶性固体粉末药物的透明液或悬浊液，一般用水作溶媒，多供内服，如复方甘草合剂。

（7）乳剂（emulsion）：是油脂或树脂质与水的乳状悬浊液。若油为分散相（不连续相），水为分散媒（连续相），水包油滴之外，称“水包油乳剂”（油/水），反之则为“油包水乳剂”（水/油）。水包油乳剂可用水稀释，多供内服；油包水乳剂可用油稀释，多供外用。

（8）醑剂（spirit）：是挥发性物质的醇溶液，如樟脑醑。

（9）酊剂（tincture）：是指生药或化学药物用不同浓度的乙醇浸出或溶解而得的醇性溶液，如橙皮酊。

（10）流浸膏（liquid extract）：将生药的醇或水浸出液浓缩（低温）而得，通常每1ml相当于原生药1g，如甘草流浸膏。

（11）洗剂（lotion）：是一种悬浊液，常含有不溶性药物，专供外用（如洗涤创面、涂抹皮肤等），如炉甘石洗剂。

（12）搽剂（liniment）：专供揉搽皮肤的液体药剂，有溶液型、混悬型、乳化型等，如松节油搽剂。

（13）其他：浸剂（infusion）、凝胶剂（gel）、胶浆剂（mucilage）、含漱剂（gargarism）、灌肠剂（enema）、喷雾剂（spray）、气雾剂（aerosol）、吸入剂（inhalation）、甘油剂（glycerin）、滴眼剂（eye drops）、滴鼻剂（nasal drops）、滴耳剂（ear drops）等。

（二）固体制剂及半固体制剂

（1）散剂（powder）：为一种或一种以上的药物均匀混合而成的干燥粉末状剂型，供内服或外用，如痱子粉。

（2）颗粒剂：或称“冲剂”，系将生药以水煎煮或以其他方法进行提取，再将提取液浓缩成稠膏，以适量原药粉或蔗糖与之混合成为颗粒状，服时用开水或温开水冲服，如抗感冒颗粒。

（3）浸膏（extract）：将生药的浸出液浓缩（低温）使成固体或半固体状后，加入固体稀释剂适量，使每1g与原生药2～5g相当，如颠茄浸膏。

（4）丸剂（pills）：系由药物与赋形剂制成的圆球状内服固体制剂，分糖衣丸、胶丸、滴丸、肠溶丸等。滴丸是一种新剂型，由药物与基质加热熔化混匀后滴入不相混溶的冷凝液中经收缩、冷凝而制成，如氯霉素耳用滴丸（耳丸）。中药丸剂又分蜜丸、水丸等。

（5）片剂（tablets）：系由一种或多种药物与赋形剂混合后制成颗粒，用压片机压制成圆片状分剂量的制剂，如苯巴比妥片。新的剂型中尚有多层片、缓释片、泡腾片等。

（6）膜剂（pellicles；film；membrane）：又称薄片剂（lamellae），是一种新剂型，有几

种形式，一种系指药物均匀分散或溶解在药用聚合物中而制成的薄片；一种是在药物薄片外两面再覆盖以药用聚合物膜而成的夹心型薄片；再一种是由多层药膜叠合而成的多层薄膜剂型。按其用途分有：眼用膜剂、皮肤用膜剂、阴道用膜剂、口服膜剂等，如毛果芸香碱膜、硝酸甘油膜、冻疮药膜、外用避孕药膜等。

（7）胶囊剂（capsules）：系将药物盛装于空胶囊内制成的制剂，如吲哚美辛胶囊。

（8）微型胶囊（mlcroencapsulation）：简称“微囊”，系利用高分子物质或聚合物包裹于药物（固体或液体，有时是气体）的表面，使成极其微小的密封囊（直径一般为 5 ~ 400μm），起着遮盖或保护膜的作用，能掩盖药物的苦味、异臭，增加药物的稳定性，防止挥发性药物的挥散，如维生素 C 微囊。

（9）栓剂（suppositorium）：系供纳入人体不同腔道（如肛门、阴道等）的一种固体制剂，形状和大小因用途不同而异，熔点应接近体温，进入腔道后能熔化或软化。一般在局部起作用，也有一些栓剂，如吲哚美辛栓，经过直肠黏膜吸收而发挥全身作用。

起全身作用的栓剂，已受到国内外重视，有了一些进展。它具有如下优点：①通过直肠黏膜吸收，有 50% ~75% 的药物不通过肝脏而直接进入血循环，可防止或减少药物在肝脏中的代谢以及对肝脏的毒不良反应；②可避免药物对胃的刺激，以及消化液的酸碱度和酶类对药物的影响和破坏作用；③适于不能吞服药物的患者，尤其是儿童；④比口服吸收快而有规律；⑤作用时间长。但亦有使用不方便、生产成本比片剂高、药价较贵等缺点。

（10）软膏剂（ointment）：系药物与适宜的基质均匀混合制成的一种易于涂布在皮肤或黏膜上的半固体外用制剂，如氧化氨基汞软膏。

（11）眼膏剂（eye ointment）：为专供眼用的细腻灭菌软膏，如四环素可的松眼膏。

（12）乳膏（cream）：又称“乳霜”、“冷霜”、“霜膏”，系由脂肪酸与碱或碱性物质作用而制成的一种稠厚乳状剂型，状如日用品中的雪花膏，较软膏易于吸收，不污染衣服（因本身含肥皂，较易洗去）。根据需要有时制成油包水型，但多为水包油型，如氟氢可的松乳膏。

（13）糊剂（paste）：为大量粉状药物与脂肪性或水溶性基质混合制成的制剂，如复方锌糊。

（14）其他：还有硬膏剂（plaster）、泥罨剂（cataplasma）、海绵剂（sponge）、煎膏剂、胶剂、脂质体、固体分散体，等等。

（三）控制释放的制剂

近年来有一类新发展起来的可以控制药物释放速率（缓慢地、恒速或非恒速）的制剂。制备时将药物置入一种人工合成的优质惰性聚合物中，制成内服、外用、植入等剂型。使用后，药物在体内或在与身体接触部位缓缓释放，发挥局部或全身作用。药物释放完毕，聚合物随之溶化或排出体外。本类剂型按其释放速率可分为缓释制剂及控释制剂。缓释制剂是指用药后可缓慢地非恒速释放；控释制剂是指用药后可缓慢地恒速或近恒速释放。

1. 口服缓释或控释制剂　例如缓释片或控释片，其外观与普通片剂相似，但在药片外部包有一层半透膜。口服后，胃液通过半透膜，进入片内溶解部分药物，形成一定渗透压，使饱和药物溶液通过膜上的微孔，在一定时间内（例如 24 小时）恒速或非恒速排出。其特点是，释放速度不受胃肠蠕动和 pH 值变化的影响，药物易被机体吸收，并可减少对胃肠黏膜的刺激和损伤，因而减少药物的不良反应。血药浓度平稳、持久。

此外，还可运用控释技术，将药制成缓释或控释糖浆、缓释或控释微粉剂，撒在软食物上（如果酱、米粥等）上服用，为小儿或咽下困难的患者服药提供方便。

2. 控释透皮贴剂　这是一种用于贴在皮肤上的小膏药，其所含药物能以恒定速度透过皮肤，不经过胃肠道和肝脏直接进入血流。这种制剂属于透皮治疗系统（transdermal therapeutic system，TTS），它由几种不同的层次组成：最外面是包装层，向内是药物贮池，再向内是一层多孔的膜，里面是一黏性附着层，此层上附有一保护膜，临用前撕下。贴膏贴上后，通过多孔膜，控制药物释放的速度。也可将药物混于聚合物之中，通过扩散作用缓缓释放出药物。目前这种治疗系统还只用于小分子药物（例如东莨菪碱、硝酸甘油）。如含东莨菪碱的贴膏，贴一次可在3天之内防止晕动病（恶心、呕吐等）有效，改变了过去由于东莨菪碱口服吸收快，易引起不良反应，不便用于防治晕动病的状况。

3. 眼用控释制剂　如控释眼膜，薄如蝉翼，大小如豆粒，置于眼内，药物即可定量地均衡释放。国内近年试制的毛果芸香碱控释眼膜，置入1片于眼内，可以维持7天有效，疗效比滴眼剂显著，并且避免了频繁点药的麻烦，不良反应也少见。

氯霉素控释眼丸为我国首创的一种控释制剂，系根据我国传统药“龙虱子”设计的薄型固体小圆片，用先进的滴丸工艺制成。放入眼内后，能恒速释药10天，维持药物有效浓度，相当于10天内每8.4分钟不间断地滴眼药水一次，因此避免了频繁用药、使用不便的缺点。国外迄今尚未见有此种新剂型。

（四）药房制剂

医疗单位的制剂室或药厂，只有取得了《制剂许可证》或《药品生产企业许可证》的，亦即确实具备有生产条件、确能保证产品质量的，才能进行药房制剂的生产，否则就不符合《中华人民共和国药品管理法》的规定，就是违法。

制剂质量的优劣，直接关系到患者的健康，甚至生命安全，尤其是一些抢救危重患者的药剂更是如此。当患者已处在死亡边缘上，如果及时应用质量好的制剂，往往可以转危为安；相反，如果用了质量差的制剂，轻则使疾病恶化，重则危及生命。所以制剂人员在配制各种制剂时，务必以对人民负责的精神，认真准确地按照操作规程进行操作，以确保质量，并需按照有关规定逐项进行检查，合格者方可提供临床使用。

二、药品的贮存

各种药品在购入时，包装上均注明贮存方法，有使用期限的均注明失效日期，应密切注意。兹将各类药品的贮存方法简述于下。

（一）密封贮存

这类药品要用玻璃瓶密封贮存，瓶口要用磨口瓶塞塞紧或在软木塞上加石蜡熔封，开启后应立即封固，决不能用纸袋或一般纸盒贮存，否则易于变质，夏天尤应注意。这类药品包括：氢氧化钠、氢氧化钾、氯化钙、浓硫酸、酵母片、复方甘草片、干燥明矾、碘化钾、碘化钠、溴化钠、溴化钾、溴化铵、苯妥英钠片、卡巴克络片、含碘喉片、维生素B_1片、各种浸膏、胶丸、胶囊、胃蛋白酶、含糖胃酶、胰酶、淀粉酶、结晶硫酸钠、硫酸铜、硫酸亚铁、硫酸镁、硫酸锌、鱼肝油、薄荷油、丁香油、各种香精、芳香水、乙醇、乙醚、氯仿、氯乙烷、碘、浓氨溶液、亚硝酸乙酯醑、漂白粉、水合氯醛、樟脑以及各种酒精制剂等

（这类药品除密封外还应放于低温处）。

（二）低温贮存

这类药品最好放置在 2～10℃的低温处，计有：

（1）易因受热而变质的药品：如维生素 D_2、胎盘球蛋白、促皮质素、三磷腺苷、辅酶A、胰岛素、锌胰岛素（避免冰冻）、肾上腺素、噻替哌、缩宫素、麦角新碱、神经垂体后叶素等注射液，盐酸金霉素滴眼剂及各种生物制品（如破伤风抗毒素、痘苗、旧结核菌素）等。

（2）易燃易炸易挥发的药物：这类药物除应置于低温处外，还应该注意密封，如乙醚、无水乙醇、挥发油、芳香水、香精、氯乙烷、氯仿、过氧化氢溶液、浓氨溶液、亚硝酸乙酯醑、亚硝酸异戊酯等。

（3）易因受热而变形的药物：如甘油栓等。

（三）避光贮存

对光照敏感、光照后易失效的药品，其制剂应装在遮光容器内，如：葡萄糖酸奎尼丁，水杨酸毒扁豆碱，碘伏，盐酸肾上腺素，甲氧氯普胺、氨茶碱、氨酪酸、盐酸普萘洛尔、盐酸哌替啶、利多卡因、毛花苷 C、去甲肾上腺素、氢化可的松、醋酸可的松等注射液，抗坏血酸，解磷定，硝酸银等，应按说明书的要求置于阴暗处或不见光处贮存。

（四）防止过期

有些稳定性较差的药品如抗生素、缩宫素、含糖胃蛋白酶、胰岛素、细胞色素 C、绒促性素等，在贮存期间药效可能降低，毒性可能增高，有的甚至不能供药用。为了保证用药的安全和有效，对这类药品都规定了有效期。

药品的“有效期”是指药品在一定的贮存条件下，能够保持质量的期限。药品的有效期应根据药品的稳定性不同，通过稳定性实验研究和留样观察，合理制订。

药品有效期的计算是从药品的生产日期（以生产批号为准）算起，药品标签应列有效期的终止日期。

到效期的药品，应根据《中华人民共和国药品管理法》规定，过期不得再使用。

药品生产、供应和使用单位对有效期的药品，应严格按照规定的贮存条件进行保管，要做到近效期先出，近效期先用，调拨有效期的药品要加速运转。

生产厂在产品质量提高后，认为有必要延长有效期时，可向当地（省、自治区、直辖市）卫生行政部门提出申请，经管理部门批准后，可延长改订本厂产品的有效期。

对于有效期的药品应定期检查以防止过期失效；账卡和药品上均应有特殊标记，注明有效期，以便于查找。

贮存药品时，除应注意以上所举各点外，还要注意：从原包装分出的药品，强酸要用玻璃塞瓶装；氯仿不要用橡皮塞（以防橡皮塞中部分物质被溶出）；标签一定要明显清楚，应有必要的检查，以防万一贴错；大输液不宜横放倒置，等等，以确保药品质量和用药安全有效。

（梁绪中）

第四节　药品和处方管理

一、中华人民共和国药品管理法

《中华人民共和国药品管理法》(下简称《药品管理法》) 于 1984 年 9 月 20 日由全国人大常委会审议通过，2001 年 2 月 28 日全国人大常委会修订通过。

《药品管理法》的基本精神是国家对药品实行严格的监督制度，授权国家食品药品监督管理部门主管全国药品监督管理工作。对于药品的生产、经营、进口、包装、价格、广告等的管理监督都作了具体规定。对违反者的法律责任也做了规定，以便用法律手段保证本法的贯彻施行。

《药品管理法》总则中明确规定：“国家发展现代药和传统药，充分发挥其在预防、医疗和保健中的作用”，“国家保护野生药材资源，鼓励培育中药材”。

针对某些地方和部门任意生产销售药品、质量没有保证的情况，《药品管理法》规定，必须由药品监督管理部门核发《药品生产企业许可证》、《药品经营许可证》和《医疗机构制剂许可证》，并由国家食品药品监督管理部门统一审批全国的新药品种。对于麻醉药品、精神药品、毒性药品、放射性药品实行严格的特殊管理，既要保证医疗需要，又要防止产生流弊。同时对药品的包装、标签和说明书等都有明确的要求，以保护消费者的合法权益。

《药品管理法》是总结了我国新中国成立以来药品管理上正反两方面的经验并参考了国际上行之有效的一些做法而制定的。它是我国具有法律性质的药品法规。

二、药典及药品标准

药典 (pharmacopeia) 是国家对药品规格所制定标准的法规文件。它规定了比较常用而有一定防治效果的药品和制剂的标准规格和检验方法，是药品生产、经营、使用和管理的依据。药典的内容一般包括两大部分。一部分是各种法定药物的名称、化学名、化学结构、分子式、含量、性质、鉴定、杂质检查、含量测定、规格、制剂、贮藏等项目；另一部分是制剂通则、一般的检查和测定方法、试剂等重要附录和附表。此外，并附有药品索引。

我国于 1930 年出版了《中华药典》。中华人民共和国成立以后，于 1953 年出版了《中华人民共和国药典》(简称《中国药典》)；以后又出版了 1953 年版第一增订本 (1957 年)、1963 年版、1977 年版及 1985 年版，其后每 5 年出版一次，现已出版了 2010 年版。为了国际交流，于 1988 年首次出版了英文版的《中国药典》[Pharmacopoeia of the PeoplesRepublic of China (English Edition) 1988]；随后于 1992 年、1997 年、2000 年、2005 年出版了英文版，今后也将继续与中文版同步出版新的英文版。

1953 年版《中国药典》仅有一部，从 1963 年版起分为一、二两部。2005 年版又增加了三部。其内容大致如下：“一部”正文收载中药药材和制剂。药材内容包括药名、性状、鉴别、含量测定、炮制、性味与归经、功能与主治、用法、用量、贮藏等。成方制剂内容有方名、处方、制法、性状、鉴别、检查、功能与主治、用法与用量、注意、规格、贮藏等项。附录收载制剂通则 (制剂有丸剂、散剂、煎膏剂、酒剂、胶剂、冲剂、膏药、片剂、注射剂、酊剂、流浸膏与浸膏剂、胶囊剂、软膏剂等)，药材检定通则，药材炮制通则，药材及成方制剂显微鉴别法，一般的检查法及测定法，试液、试纸、缓冲液等。“二部”收载化学药品、抗生素、生物制品和各类制剂等。正文在每一化学药品下记载药名、化学结构、分子式、含量、性状、鉴别、检查、含量测定、类别、剂量、贮藏、制剂等；每一制剂下记载内容略同，仅多规格一项。附录中记载制剂通则、生物制品通则、各种测定法与检查法、标准比色液、试药、试液、试纸、缓冲液、指示剂与指示液、滴定液、老幼剂量折算表及原子量表等。“三部”收载生物制品，将原《中国生物制品规程》并入药典。

2010 年版《中国药典》于 2010 年 1 月出版发行，2010 年 10 月 1 日起正式执行。本版药典收载的品种有较大幅度的增加。共收载 4 567 种，其中新增 1 386 种。药典一部收载品种 2 165 种，其中新增 1 019 种（包括 439 个饮片标准）、修订 634 种；药典二部收载 2 271 种，其中新增 330 种、修订 1 500 种；药典三部收载 131 种，其中新增 37 种、修订 94 种。

《中国药典》在药物名称方面，中文药名采用通用名，并规定药典收载的中文药名为法定通用名称；对其外文名称，中药仍采用拉丁名；西药则从实用性、国际通用性出发，取消拉丁名而改用英文药名，并与国际非专利名称（INN）相一致。

除药典外，我国还出版了《中华人民共和国卫生部药品标准》（简称《部标准》）和《国家食品药品监督管理局药品标准》（简称《局标准》）。自 1985 年版《中国药典》起对二部品种项下取消了以往药典中的“作用与用途”和“用法与用量”等，另编著《中华人民共和国药典临床用药须知》一书，版次与药典同步，以指导临床用药。书中对每一种药典收载的品种，从适应证、药理（药效学及药动学）、不良反应、注意事项、药物相互作用、给药说明、用法与用量、制剂与规格等方面进行论述。

三、国家基本药物

“基本药物”（essential drugs，essential medicines）是指疗效确切、毒副反应清楚、价格较廉、适合国情、临床上必不可少的药品。为规范药品生产供应及临床使用，我国卫生部和国家医药管理局首次于 1981 年 8 月颁布了《国家基本药物目录》（西药部分)，遴选出国家基本药物 278 种。以后由《国家基本药物》编委会编写了《国家基本药物》一书（1984 年出版)，以便医疗单位和医药人员对“目录”中的每种药品有一基本了解，使其能按照实际情况合理用药，避免不合理使用。

国家基本药物领导小组办公室于 1996 年颁布了国家基本药物化学药品目录，并组织编写了相应的国家基本药物的手册。基本上每 2 年对目录进行调整一次直至 2004 年版。

在我国医疗体制改革过程中，卫生部国家药物政策与基本药物制度司根据“适应基本医疗需求，制剂适宜，价格合理，能够保障供应，公众可公平获得的药品”的原则，遴选并于 2009 年 8 月公布了《国家基本药物目录 2009 年版基层医疗卫生机构配备使用部分》（简称《国家基本药物目录 2009 年版基层部分》)，共含 307 个品种：其中中成药 102 种，化学药品和生物制品 205 种。并同时颁布了相应的《国家基本药物临床应用指南》（化学药品和生物制品）（2009 年版基层部分）和《国家基本药物处方集》（化学药品和生物制品）（2009 年版基层部分）及《国家基本药物临床应用指南》（中成药）（2009 年版基层部分）。

四、国家非处方药

非处方药物系指应用安全、质量稳定、疗效确切，不需医生处方在药房中即可买到的药物。它来源于一些欧美国家的民间柜台药（over the counter，OTC），故非处方药亦称“OTC”药物。购药者参考其说明书即可使用药品。

所谓“应用安全”，一般指：潜在毒性低，不易引起蓄积中毒；在正常用法与正常剂量下，不产生不良反应，或虽有一般的不良反应，但患者可自行觉察，可以忍受，且属一过性，停药后可迅速自行消退；用药前后不需特殊试验；不易引起依赖性、耐药性，不应掩盖病情的发展与诊断。这类药物不应有成瘾成分，抗肿瘤药、毒麻药、精神药物等及可引起严重不良反应的药物不能列入。非处方药制度最早在20世纪40年代出现，今已在许多国家如英、美、法、德、日、西班牙、意大利、加拿大、瑞典、瑞士、澳大利亚、墨西哥、摩洛哥、韩、马来西亚、泰、印尼等国实行。非处方药的世界值增长很快。据1993年统计，世界非处方药的销售额已在总药品市场中占15%，且有继续增长的趋势。

非处方药系由处方药转变而来。一种经过长期应用、公认确有疗效的处方药，若证明非医疗专业人员也能安全使用，经药政部门审批后，即可转变为非处方药。非处方药一般限制在一定的范围（如伤风感冒、咳嗽、头痛、牙痛、肌肉和关节疼痛、消化道不适等）内应用。为进一步加强我国药品管理，方便患者治疗，节约药品资源，降低医疗费用，减轻国家财政负担，并与国际药品惯例接轨，我国决定实行处方药与非处方药分类管理、建立适合我国国情的处方药和非处方药制度。先后颁布了国家非处方药目录。

五、中国国家处方集

为了深入贯彻我国医疗体制改革，加强临床用药管理，指导合理用药，保障患者用药安全、有效、经济、适宜，卫生部组织编写并于2009年2月颁布了《中国国家处方集》。其中收录药物1 336种，就临床上20个治疗系统中常见、多发和以药物治疗为主的199种疾病提出了用药原则和具体治疗方案，规范合理使用药物。

六、处方管理办法

我国卫生部以卫生部令的方式于2007年公布实施《处方管理办法》以规范处方管理，提高处方质量，促进合理用药，保障用药安全。其内容共8章65条。并同时出版了《处方管理办法》，对有关条款进行了解释。

七、药房的药品管理

为了保证医疗工作的顺利进行，确保患者的用药安全，按《药品管理法》规定，药房应对麻醉药品、精神药品、毒性药品、放射性药品实行严格的特殊管理。管理的具体内容、办法，须遵照卫生管理部门的有关规定。

在一般药品管理工作中，对药品的上架、入柜、分装、补充等，都应仔细进行检查核对，发现有疑问时，要详细进行鉴别，有条件的要进行化学分析，决不能马虎从事，以免发生“错药”事故。

对有失效期限的药品，要单独建立账卡保管，或在统一账卡上作出明显标记，在药品上也要有明显记号，标明失效日期，或专柜保存，以便加强管理。

全部药品的统计、登账、保管、交班均应严格认真地进行，并应定期清查实物存量，以求物账相符。如有破损、变质、过期失效等，应及时解决，以保证用药的安全与有效。

（梁绪中）

第二章　药理学

第一节　药理学概述

一、药理学的性质与任务

药理学的英文 pharmacology 一词，由希腊文字 pharmakon（药物、毒物）和 logos（道理）缩合演变而成。顾名思义，药理学就是研究药物与机体相互作用及其作用规律的学科，其研究的主体是药物。

药物指能改变或查明机体生理功能和病理状态，用于预防、诊断、治疗疾病的物质。

药品与药物的区别：药品是指经过国家药品监督部门审批，允许其生产销售的药物，即已获得商品属性的药物，不包括正在上市前临床试验中的药物。而药物不一定经过审批，也不一定市面上有售。《中华人民共和国药品管理法》第 102 条关于药品的定义：药品是指用于预防、治疗、诊断人的疾病，有目的地调节人的生理功能并规定有适应证或者功能主治、用法和用量的物质，包括中药材、中药饮片、中成药、化学原料药及其制剂、抗生素、生化药品、放射性药品、血清、疫苗、血液制品和诊断药品等。

药物与毒物：在一定条件下，较小剂量就能够对生物体产生毒性作用或使生物体出现异常反应的化学物质称为毒物（toxicant）。毒物的概念是相对的，药物与毒物难以严格区分，任何药物剂量过大或用药时间过长都可能产生毒性反应。毒理学（toxicology）是研究外源性化学物质及物理和生物因素对机体的有害作用及作用机制的应用学科，也属于药理学范畴。

药理学的学科任务是为阐明药物作用机制、改善药物质量、提高药物疗效、开发新药、发现药物新用途并为探索细胞生理生化及病理过程提供实验和理论依据；在正确用药、提高药物防病治病效果、促进医药学发展及协同其他生物学科阐明生命活动基本规律等方面，具有重要的作用；在药理学科学的理论指导下进行临床实践，在实验研究的基础上丰富药理学理论。药理学既是基础医学与临床医学的桥梁学科，也是医学与药学之间的桥梁学科。

药理学与临床药理学：近年来逐渐发展而设立的临床药理学是以临床患者为研究和服务对象的应用科学，其任务是将药理学基本理论转化为临床用药技术，即将药理效应转化为实际疗效，是基础药理学的后继部分。

二、药理学的研究方法与内容

药理学的研究方法是实验性的，即在严格控制的条件下观察药物对机体或病原体的作用规律并分析其客观作用原理。药物的研究和应用除了要尊重科学规律，还要依照法律、法规和相关指导原则的规定，以保障人们的生命健康。

药理学研究内容：不仅要阐明药物对人体与病原体的作用和作用机制；而且要研究人体与病原体对药物的反作用（药物的体内过程），前者属于药物效应动力学（pharmacodynamics）的范畴，后者属于药物代谢动力学（pharmacokinetics）的范畴。

（杜力巍）

第二节 药物效应动力学

药物效应动力学（pharmacodynamics），简称药效学，是研究药物对机体作用及作用机制的科学。即研究药物对机体的影响，包括药物给机体带来的治疗效应（疗效）或者非预期甚至不好的作用（副作用、毒性作用等）。

药效学的研究内容包括药物与作用靶位之间相互作用所引起的生物化学、生理学和形态学变化，药物作用的全过程和分子机制（药物作用、药理效应和药物作用机制）；药物作用的二重性（治疗作用和不良反应）；药物的效应关系（量效关系、构效关系和时效关系）；以及对药物的安全性评价。药效学的研究为临床合理用药、避免药物不良反应和新药研究提供依据，在促进生命科学发展中发挥着重要作用。

一、药物作用和药理效应

药物作用（drug action）是指药物与机体生物大分子相互作用所引起的初始作用，是动因，有其特异性（specificity）。特异性指药物能与人体内相应的作用靶位（如受体）结合，从而产生特定的生理效应。

药理效应（pharmacological effect）是药物引起机体生理、生化功能的继发性改变，是药物作用的具体表现，对不同脏器有其选择性（selectivity）。选择性指药物对某组织、器官产生明显的作用，而对其他组织、器官作用很弱或几无作用。

通常药理效应与药物作用互相通用，但当两者并用时，应体现先后顺序，即两者的因果关系，药物作用是因，药理效应是药物作用的结果。以肾上腺素升高血压为例，说明药物作用与药理效应的关系，如图 2 -1 所示。

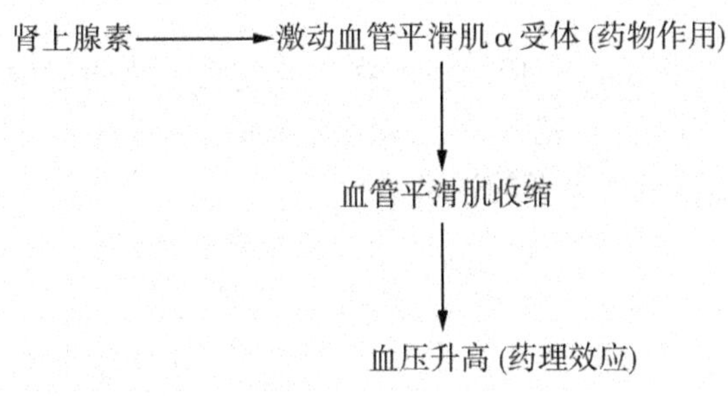

图 2 -1 药物作用与药理效应关系

药理效应的基本类型：机体功能的提高称为兴奋（excitation）、亢进（hyperfunction），功能的降低称为抑制（inhibition）、麻痹（paralysis）。过度兴奋转入衰竭（failure），是另外一种性质的抑制。近年来随着生命科学的迅速发展，能使细胞形态与功能发生质变的药物引起注意，例如某些物质可以诱发细胞癌变。

药物作用特异性强的药物不一定产生选择性高的药理效应，两者不一定平行。例如阿托品特异性阻断M胆碱受体，但其药理效应选择性并不高，由于M胆碱受体的广泛分布，阿托品对心脏、血管、平滑肌、腺体及中枢神经功能都有影响，而且有的表现为兴奋效应，有的表现为抑制效应。作用特异性强及（或）效应选择性高的药物应用时较有针对性，副作用较少。反之，效应广泛的药物不良反应较多。但广谱药物在多种病因共存或诊断未明时选用也有其方便之处，例如广谱抗生素、广谱抗心律失常药等。

药物作用的方式：①局部作用和吸收作用：局部作用指在给药部位发生作用，几无药物吸收，如乙醇、碘酒对皮肤黏膜表面的消毒作用；吸收作用又称全身作用，指药物经吸收入血，分布到机体有关部位后再发挥作用。②直接作用和间接作用：直接作用指药物与器官组织直接接触后所产生的效应；间接作用又称继发作用，指由药物的某一作用而引起的另一作用，常常通过神经反射或体液调节引起。洋地黄的直接作用是兴奋心肌，加强心肌收缩力，改善心力衰竭症状，而随之产生的利尿、消肿等则属继发作用。

药理效应与治疗效果（简称疗效，therapeutic effect），两者并非同义词，例如具有扩张冠脉效应的药物不一定都是抗冠心病药，抗冠心病药也不一定都会取得缓解心绞痛临床疗效，有时还会产生不良反应（adverse reaction），这就是药物效应的二重性：药物既能治病也能致病。

二、药物作用的二重性

1. 药物的治疗作用　指患者用药后所引起的符合用药目的的作用，有利于改善患者的生理、生化功能或病理过程，使机体恢复正常。根据药物所达到的治疗效果分为对因治疗、对症治疗和补充治疗或替代治疗。

对因治疗（etiological treatment）用药目的在于消除原发致病因子，彻底治愈疾病称为对因治疗，或称治本，例如抗菌药物清除体内致病菌。

对症治疗（symptomatic treatment）用药目的在于改善症状称为对症治疗，或称治标。对症治疗未能根除病因，但在诊断或病因未明时，对暂时无法根治的疾病却是必不可少的。在某些重危急症如休克、惊厥、心力衰竭、高热、剧痛时，对症治疗可能比对因治疗更为迫切。

补充治疗（supplement therapy）用药目的在于补充营养物质或内源性活性物质的不足，可部分起到对因治疗的作用，急则治其表，缓则治其本，但需注意病因。或者作为替代治疗（replacement therapy），如肾衰竭患者的透析治疗。

2. 药物的不良反应　凡是不符合用药目的并给患者带来不适或痛苦的反应统称为药物的不良反应（adverse drug reaction，ADR）。多数ADR是药物固有效应的延伸，在一般情况下是可以预知的，但不一定可以避免。少数较严重的ADR较难恢复，称为药源性疾病（drug induced disease），例如庆大霉素引起神经性耳聋。根据治疗目的，用药剂量大小或不良反应严重程度，分为以下方面。

副作用（side reaction）：指药物在治疗剂量时，出现的与治疗目的无关的不适反应。这与药理效应选择性低有关，当某一效应用作治疗目的时，其他效应就成为副作用。例如阿托品用于解除胃肠痉挛时，将会引起口干、心悸、便秘等副作用。副作用是在常用剂量下发生的，一般不太严重，但是难以避免。

毒性反应（toxic reaction）：指在剂量过大或蓄积过多时发生的危害性反应，一般比较严重，但是可以预知也是应该避免发生的 ADR。企图增加剂量或延长疗程以达到治疗目的是有限度的，过量用药会增加临床治疗风险。急性毒性反应多损害循环、呼吸及神经系统功能，慢性毒性反应多损害肝、肾、骨髓、内分泌等功能。致癌（carcinogenesis）、致畸胎（teratogenesis）、致突变（mutagenesis）的三致反应也属于慢性毒性范畴。

后遗效应（residual effect）：是指停药后血药浓度已降至阈浓度以下时仍残存的药理效应。例如长期应用肾上腺皮质激素，停药后肾上腺皮质功能低下，数月内难以恢复。

停药或撤药反应（Withdrawal reaction）：指长期服用某些药物，突然停药后原有疾病的加剧，又称反跳现象（rebound phenomenon）。例如长期服用可乐定降血压，停药次日血压将回升。

继发反应（secondary reaction）：指由于药物的治疗作用引起的不良后果。如长期应用广谱抗菌药物导致的二重感染。

变态反应（allergic reaction）：指机体受药物刺激所发生的异常免疫反应，可引起机体生理功能障碍或组织损伤，也称过敏反应（hypersensitive reaction）。常见于过敏体质患者。临床表现各药不同，各人也不同。反应性质与药物原有效应无关，用药理拮抗药解救无效。反应严重度差异很大，与剂量无关，从轻微的皮疹、发热至造血系统抑制、肝肾功能损害、休克等。可能只有一种症状，也可能多种症状同时出现。停药后反应逐渐消失，再用时可能再发。致敏物质可能是药物本身，可能是其代谢物，也可能是药剂中杂质。青霉素类抗生素临床用药前常做皮肤过敏试验，但仍有少数假阳性或假阴性反应。可见这是一类非常复杂的药物反应。

特异质反应（idiosyncratic reaction）：指某些药物可使少数患者出现特异质的不良反应，与遗传有关，属于遗传性生化缺陷。反应性质也可能与常人不同，但与药物固有药理作用基本一致，反应严重度与剂量成比例，药理拮抗药救治可能有效。这种反应不是免疫反应，故不需预先敏化过程。现在知道这是一类药理遗传异常所致的反应，例如葡萄糖-6-磷酸脱氢酶（glucose-6-phosphate clehydrogenase，G-6-PD）缺乏的患者，服用磺胺类药物会引起溶血反应。

药物耐受（drug tolerance）：指机体对药物反应的一种适应性状态和结果。当反复使用某种药物时，机体对该药物的反应性减弱，效价降低；为达到与原来相等的反应性和药效，就必须逐步增加用药剂量，这种叠加和递增剂量以维持药效作用的现象，称药物耐受。对于化疗药物，则存在病原体产生耐受的问题，称为耐药性（drug resistance）或抗药性。

药物依赖（drug dependence）：又称药瘾（drug addiction），是指对药物强烈的渴求。患者为了谋求服药后的精神效应以及避免断药而产生的痛苦，强制性地长期连续或周期性地服用。

WHO 对药物不良反应的定义是：正常剂量的药物用于预防、诊断、治疗疾病或调节生理功能时出现有害的或与用药目的无关的反应。药物不良反应按与其正常药理作用有无关联而分为 A、B 两类。

A 型又称剂量相关的不良反应。该反应为药理作用增强所致，常和剂量有关，可以预测，发生率高而病死率低。临床上出现药物副作用、毒性反应、过度效应、撤药反应、继发反应等皆属 A 型 ADR。

B 型又称剂量不相关的不良反应。是和药理作用无关的异常反应。一般与剂量无关，难以预测，发生率低而病死率高，如药物变态反应和特异质反应，属 B 型 ADR。

1998 年以后，WHO 又细划了药物不良反应，除 A、B 型外，又增加了 C 型（迟发不良反应）、D 型（时间不良反应）、E 型（停药型）、F 型（治疗意外失败型）。

三、药物的效应关系

药物的效应取决于三种关系：量效关系、构效关系和时效关系。

1. 量效关系（dose - effect relationship） 在一定范围内，药理效应的强弱与单位时间内药物剂量大小或浓度高低呈一定的关系，即剂量 - 效应关系，简称量效关系。

2. 量效曲线（dose - effect curve） 以药理效应为纵坐标，药物剂量或浓度为横坐标做图得量效曲线，如以药物的效应（E）为纵坐标，药物的剂量或浓度（C）为横坐标作图，则得到直方双曲线；如将药物浓度或剂量改用对数值（lgC）作图，则呈典型的 S 形曲线，见图 2 - 2A。

定量阐明药物的剂量（浓度）与效应之间的关系，有助于了解药物作用的性质，为临床用药提供参考。药理效应是连续增减的量变，可用具体数量或最大反应的百分数表示的，称为量反应（quantitative response），如血压、心率、血糖浓度等，其研究对象为单一的生物单位。如果药理效应表现为反应性质的变化，而不是随着药物剂量或浓度的增减呈连续性量的变化，则称为质反应（qualitative response），其反应只能用全或无、阳性或阴性表示，如存活与死亡、惊厥与不惊厥等，其研究对象为一个群体。量效曲线以累加阳性率与剂量（或浓度）作图，也呈 S 形曲线，如图 2 - 2B。

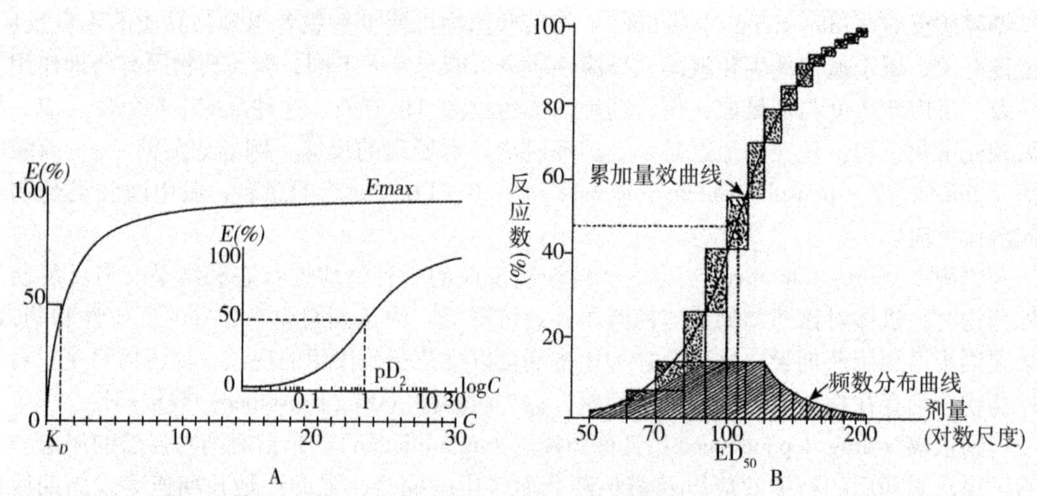

图 2 - 2 药物作用的量效关系曲线

A. 药物作用量反应的量效关系曲线（E 效能；C 浓度；Emax 最大效应；KD 药物与受体的结合能力；亲和力指数 $pD_2 = -\log K_D$）；B. 药物作用质反应的累加量效关系曲线 ED_{50} 半数有效剂量

量效曲线在药理学上有重要意义，分析 S 形量效曲线，可解释如下概念。

（1）最小有效量（minimum effective dose）：药物产生效应的最小剂量，亦称阈剂量

(threshold dose)。

(2) 最小有效浓度 (minimum effective concentration): 药物产生效应的最小浓度，亦称阈浓度 (threshold concentration)。

(3) 半数有效量 (median effective dose, ED_{50}): 在量反应中是指能引起 50% 最大反应强度的药物剂量；在质反应中是指引起 50% 实验动物出现阳性反应的药物剂量。量效曲线在 50% 效应处的斜率最大，故常用半数有效量计算药物的效应强度。半数有效量常以效应指标命名，如果效应指标为死亡，则称为半数致死量 (median lethal dose, LD_{50})。

(4) 半数有效浓度 (median effective concentration, EC_{50}): 在量反应中指能引起 50% 最大反应强度的药物浓度，在质反应中指引起 50% 实验对象出现阳性反应时的药物浓度。

(5) 中毒量 (toxic dose, TD) 和最小中毒量 (minimum toxic dose): 分别为引起中毒的剂量和引起中毒的最小剂量。

(6) 极量 (maximum dose) 和致死量 (lethal dose): 分别为最大治疗剂量和引起死亡的剂量。

(7) 治疗指数 (therapeutic index, TI) 和安全范围 (margin of safety, MOS): 表示药物安全性的两个指标。治疗指数一般常以药物的 LD_{50} (临床用 TD_{50}) 与 ED_{50}的比值称为治疗指数用以表示药物的安全性，药物的 ED_{50}越小，LD_{50} (或 TD_{50}) 越大说明药物越安全。当药物的量效曲线与其剂量毒性曲线不平行，则 TI 值不能完全反映药物的安全性，此时，需要采用安全范围来表示药物的安全性。安全范围以 LD_5 (临床用 TD_5) 与 ED_{95}值或/LD_1 (临床用 TD_1) 与 ED_{99}之间的距离表示药物的安全性。药物安全范围越窄，用药越不安全，有的药物安全范围为负值 (ED_{95}与 LD_5 或 TD_5 相互重叠)，说明该药极易中毒。

(8) 治疗窗 (therapeutic window): 一般来说，药物剂量在安全范围内不会发生严重毒性反应。近年来提出"治疗窗"的概念，指疗效最佳而毒性最小的剂量范围，比安全范围更窄。下列情况须确定治疗窗：①药理效应不易定量；②用于重症治疗，不允许无效；③安全范围小且毒性大的药物。

上述见图 2-3。

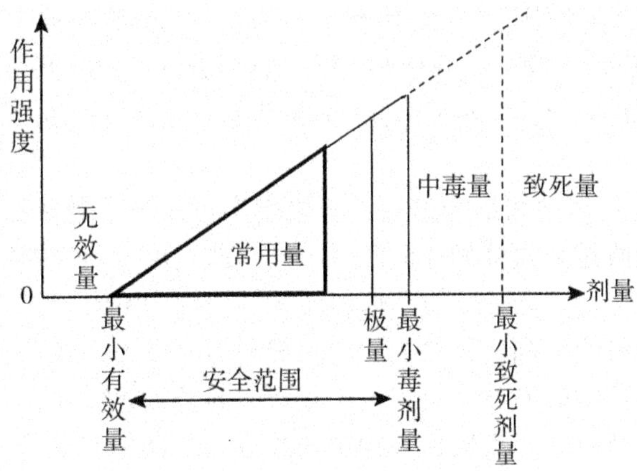

图 2-3 剂量与药物作用关系

(9) 效能 (efficacy): 也称最大效应 (maximum effect, Emax)，指药物随着剂量或浓度的增加，效应也相应增加，当剂量增加到一定程度时再增加剂量或浓度其效应不再继续增强时的药理效应，即药物产生最大效应的能力。具有高效能的完全激动药（full agonist）占领很少部分受体可产生很大效应；具有低效能的部分激动药（partial agonist）或拮抗药（antagonist)，即使占领极大部分受体，仅能产生较小或不产生效应。

（10）效价强度（potency）：能引起等效反应的药物相对浓度或剂量，其值越小则效价强度越大。药效性质相同的两个药物的效价强度进行比较称为效价比，如 10mg 吗啡的镇痛作用与 100mg 哌替啶的镇痛作用强度相当，则吗啡的效价强度为哌替啶的 10 倍。

效能与效价强度，是比较同类药物作用强弱的两个指标，评价一个药物需从效能与效价强度两个方面分析。药物的效能取决于药物本身的内在活性和药理作用特点。以利尿药呋塞米和环戊噻嗪为例，呋塞米的效能为每日能排出钠 250mmol/L，而环戊噻嗪的效能为每日能排出钠 160mmol/L，按效能呋塞米大于环戊噻嗪，约为环戊噻嗪的 1.5 倍；呋塞米每日排出钠 100mmol/L 时需要 35mg，而环戊噻嗪只需用 0.4mg，呋塞米和环戊噻嗪产生等效效应的剂量比为 88（35/0.4)，因此，按效价强度环戊噻嗪是呋塞米的 88 倍。临床上选用产生同种药理效应的药物时，当然希望选用高效能的药物。高效能药物产生的疗效是低效能药物无论多大剂量也不能产生的。就呋塞米和环戊噻嗪的利尿作用而言，虽然环戊噻嗪的效价强度大于呋塞米，但其利尿效能却比呋塞米弱。当然高效能药物与低效能药物的适用范围和适应证也不同。如环戊噻嗪用于轻度水肿，而呋塞米用于严重水肿、急性肺水肿、脑水肿和急性肾衰竭。

3. 量效关系也与下述因素相关

（1）量效关系与个体差异（individual variability)，药物效应的各种数据带有群体均值的性质，但人体对药物的反应存在着个体差异，有的差异甚至很大。例如，有的人对小剂量某种药物即产生强烈反应，称为高敏性，而有的人则需很大剂量才能产生反应，称为高耐受性，还有人对药物的反应与常人有质的不同，称为特异质。对个体差异大而且安全范围窄的药物应实行剂量（或用药方案）个体化。个体差异表现为两种情况：一是达到同样效应时不同患者需药剂量不同；二是用同等剂量时不同患者的效应不同。

（2）量效关系与连续用药，就同一个体而言，有些药物连续使用可产生耐受性，药量需不断加大，有的药物则形成依赖性。仅仅是心理或精神上的依赖性称习惯性；有的药物如麻醉性镇痛药、某些中枢兴奋药，能形成生理或功能上的依赖，即有成瘾性，停用则出现戒断症状。后一种情况已成为严重的社会问题，故对这些药品应严格控制，避免滥用。

（3）量效关系与药物剂型和给药途径，不同剂型可影响量效关系，这是因为个体使用不同剂型，药物实际吸收进入血液循环的药量不同，即人体对药物的生物利用度不同。同种药物的同一剂型，由于生产工艺、配方、原料质量的差别，不同厂家的产品即使所含药物的标示量相同，其效应也可能不同，称之为相对生物利用度不同，这是当前较普遍的问题，应引起注意。此外，随着药学的发展，出现了一些新的剂型，如缓释制剂和控释制剂等，影响药物的起效、达峰和维持时间，当然也影响量效关系。不同的给药途径也可影响量效关系，因为不同的给药途径，药物的生物利用度不同。

4. 构效关系（structure activity relationship，SAR） 是指药物或其他生理活性物质的化学结构与其生理活性之间的关系，是药物化学的主要研究内容之一。最早期的构效关系研究以直观的方式定性推测生理活性物质的结构与活性的关系，进而推测靶酶活性位点的结构和设计新的活性物质结构。随着信息技术的发展，以计算机为辅助工具的定量构效关系（quantitative structureactivity relationship，QSAR）成为构效关系研究的主要方向，QSAR 也成为药物设计的重要方法之一。

非特异性结构药物和特异性结构药物：根据药物的化学结构对生物活性的影响程度，宏观上将药物分为非特异性结构药物和特异性结构药物。前者的生物活性与结构的关系主要是由这些药物特定的理化性质决定的。而多数药物，其化学结构与活性相互关联，药物一般通过与机体细胞上的受体结合然后发挥药效，这类药物的化学反应性、官能团分布、分子的外形和大小及立体排列等都必须与受体相适应。即药物对受体的亲和力及其内在活性是由药物的化学结构决定的。如拟胆碱药物的化学结构与乙酰胆碱相似，都有季铵或叔胺基团。

构效关系没有普遍规律，自从 Hansch 提出用回归方程表示构效关系以来，定量构效关系的研究发展迅速，而将化合物的量子化学指数和分子连接性指数等引入到 Hansch 方程中，使药物的定量构效关系研究更趋成熟。1990 年以后，随着计算机计算能力的提高和众多生物大分子三维结构的准确测定，基于结构的药物设计逐渐取代了定量构效关系在药物设计领域的主导地位。

在另一些情况下，相似的化合物也可具有相反或拮抗作用。这是由于这些药物虽然能与受体结合，但没有内在活性，同时还阻碍了激动药与受体的结合，因此具有对抗作用。如在去甲肾上腺素的同系物中，如果氮原子上的取代基逐渐增大，虽然与受体仍有亲和力，但其内在活力随碳原子数目的增加而逐渐降低，其作用也就由激动变为拮抗。

光学异构体（optical isomerism）：指分子结构完全相同，物理化学性质相近，但旋光性不同的物质。凡含有不对称碳原子的化合物就有光学异构体，在其两个对映体中，只有一个能与特定受体的分子相吻合。有的药物，其左旋体与右旋体的药理作用可完全不同，如奎尼丁为奎宁的右旋体，但奎尼丁为抗心律失常药而奎宁则为抗疟药。

药物的理化性质对药物的吸收与分布影响很大。药物结构中不同官能团的改变可使整个分子的理化性质、电荷密度等发生变化，进而影响或改变药物与受体的结合，影响药物在体内的吸收和转运，最终影响药物的药效，有时甚至会产生药物不良反应。因为不论是吸收还是分布，药物都必须借助主动或被动转运，越过重重生物膜的障碍。药物的油水分配系数与电离度等理化性质是决定其能否被动扩散通过生物膜的关键。离子化的物质亲水性很强，极易溶于水而难以溶于脂，因此不易透过生物膜。反之非离子化的物质亲脂性强，易溶于脂而难溶于水，易于通过生物膜。

5. 时效关系（time－effect relationship） 指药物进入人体后在不同时间内，其呈现的效应亦不同，这种时间与效应的关系称为时效关系。以横坐标为给药后时间，纵坐标为药物效应，根据给药后产生的药效随时间的变化（时效关系）绘制出的曲线，称时效曲线（time－effect curve）（图 2－4）。

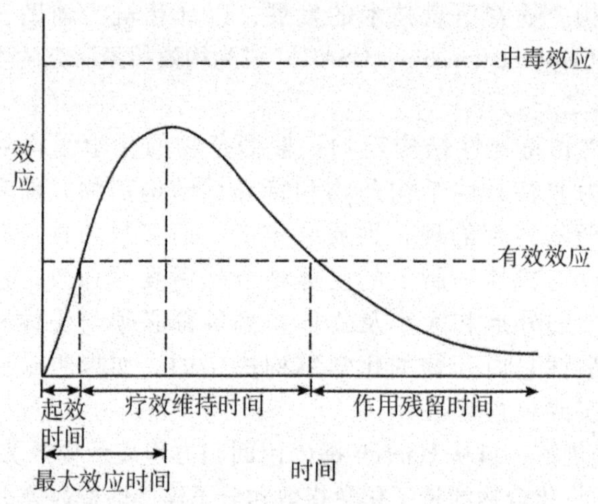

图 2－4　时效关系曲线示意图

四、药物作用的机制

药物效应多种多样，是不同药物分子与机体不同靶细胞间相互作用的结果。药理效应是机体细胞原有功能水平的改变，从药理学角度来说，药物作用机制要从细胞功能方面去探索。

（1）理化反应：抗酸药中和胃酸以治疗溃疡病，甘露醇在肾小管内提升渗透压而利尿等，分别是通过简单的化学反应及物理作用而产生的药理效应。

（2）参与或干扰细胞代谢：补充生命代谢物质以治疗相应缺乏症的药物很多，如铁盐补血、胰岛素治疗糖尿病等。有些药物化学结构与正常代谢物非常相似，掺入代谢过程却往往不能引起正常代谢的生理效果，实际上导致代谢抑制或阻断，称为伪品掺入也称抗代谢药。例如氟尿嘧啶结构与尿嘧啶相似，掺入肿瘤细胞 DNA 及 RNA 中可干扰蛋白合成而发挥抗肿瘤作用。

（3）影响生理物质转运：很多无机离子、代谢物、神经递质、激素在体内主动转运需要载体参与。干扰这一环节可以产生明显药理效应。例如利尿药抑制肾小管 Na^+-K^+、Na^+-H^+交换而发挥排钠利尿作用。

（4）对酶的影响：酶的品种很多，在体内分布极广，参与所有细胞生命活动，而且极易受各种因素的影响，是药物作用的一类主要对象。多数药物能抑制酶的活性，如新斯的明竞争性抑制胆碱酯酶，奥美拉唑不可逆性抑制胃黏膜 H^+-K^+-ATP 酶（抑制胃酸分泌）。尿激酶激活血浆纤溶酶原，苯巴比妥诱导肝微粒体酶，解磷定能使被有机磷酸酯抑制的胆碱酯酶复活，而有些药本身就是酶，如胃蛋白酶。

（5）作用于细胞膜的离子通道：细胞膜上无机离子通道控制 Na^+、Ca^{2+}、K^+等离子跨膜转运，药物可以直接对其产生作用，而影响细胞功能。

（6）影响核酸代谢：核酸（DNA 及 RNA）是控制蛋白质合成及细胞分裂的生命物质。许多抗肿瘤药是通过干扰肿瘤细胞 DNA 或 RNA 代谢过程而发挥疗效的。许多抗菌药物，如喹诺酮类也是作用于细菌核酸代谢而发挥抑菌或杀菌效应的。

（7）影响免疫机制：除免疫血清及疫苗外，免疫增强药（如左旋咪唑）及免疫抑制药

（如环孢霉素）通过影响免疫机制发挥疗效。某些免疫成分也可直接入药。

根据药物作用的性质，可以把它们分为非特异性（nonspecific action）和特异性（specific action）两大类。

非特异性作用一般与药物的理化性质如离子化程度、溶解度、表面张力等有关，而与药物的化学结构关系不大。它们的作用可能是由于药物累积在一些对细胞功能有重要作用的部位上，导致一系列代谢过程发生紊乱，影响细胞功能。例如许多烃、烯、醇、醚等化合物由于具有较高的油水分配系数，亲脂性大，对神经细胞膜的脂相有高度的亲和力，因而可能抑制神经细胞的功能，如乙醚、氟烷具有麻醉作用，用于手术麻醉。又如消毒防腐药对蛋白质的变性作用，因此只能用于体外杀菌或防腐。还有一些药物的作用在于改变细胞膜兴奋性，但不影响其静息电位。膜稳定药可阻止动作电位的产生及传导，如局部麻醉药，某些抗心律失常药等，反之，称为膜易变药，如藜芦碱等，都是作用特异性低的药物。

特异性作用则不然，和药物的分子整体结构有密切关系，包括基本骨架、活性基团、侧链长短及立体构形等因素。凡是有相同有效基团的药物，一般都有类似的药理作用。有效基团的改变或消失，往往能使药物的作用强度或作用性质发生很大的变化。绝大多数药物的作用都属于这一类，引起的效应是药物与机体大分子组分（作用靶点）相互作用的结果。

药物作用靶点类型多样，研究表明蛋白质、核酸、酶、受体等生物大分子不仅是生命的基础物质，有些也是药物的作用靶点。现有药物中，以受体为作用靶点的药物超过50%，是最主要和最重要的作用靶点；以酶为作用靶点的药物占20%之多，特别是酶抑制药，在临床用药中具有特殊地位；以离子通道为作用靶点的药物约占6%；以核酸为作用靶点的药物仅占3%；其余近20%药物的作用靶点尚待研究中。

药物的作用靶点不仅为揭示药物的作用机制提供了重要信息和入门途径，而且对新药的开发研制、建立筛选模型、发现先导化合物，也具有特别意义。例如，第一个上市的 H_2 受体拮抗药西咪替丁，在极短的时间内就成为治疗胃肠溃疡的首选药物；第一个用于临床的3－羟基－3－甲基戊二酰辅酶A（HMG－CoA）还原酶抑制药洛伐他汀，对杂合子家族性高胆固醇血症、多基因性高胆固醇血症、糖尿病或肾病综合征等各种原因引起的高胆固醇均有良好的作用，促进了此类药物的发展。上述实例表明，药物的作用靶点一旦被人们认识和掌握，就能获取新药研发的着眼点和切入点，药物的作用靶点已成为药物设计的重要依托。

五、受体学说（receptor theory）

早在19世纪末与20世纪初，Langley曾设想在肾上腺素作用的神经肌肉之间有“接受物质”（receptive suostance）存在的可能。1910年Ehrlich又用“钥与匙”的比喻首先提出“受体”（receptor）假说，以解释药物的作用。以后，随着神经递质传递研究的进展，进一步为受体下了定义，认为受体是“细胞膜上可以与药物相互作用的特殊部位”。通过药理学实验方法，采用核素标记技术，发现并证实了多种神经递质的受体、多肽类和甾体激素类的受体。现在发展到采用分子生物学方法寻找新型受体，受体家族将被不断地鉴定和扩充。

1. 受体（receptor）　是一类介导细胞信号转导的功能蛋白质，能识别周围环境中的某些微量化学物质，首先与之结合，并通过中介的信息放大系统，如细胞内第二信使的放大、分化、整合，触发后续的药理效应或生理反应。一个真正的受体具有以下特性：①饱和性（saturability）；②特异性（specificity）；③可逆性（reversibility）；④高亲和力（high affini-

ty)；⑤多样性（multiple - variation）；⑥灵敏性（sensitivity）。

2. 配体（ligand） 是指能与受体特异性结合的生物活性物质（如神经递质、激素、自体活性物质或药物）。

3. 受体类型和调节

（1）受体类型：根据受体蛋白结构、信息转导过程、效应性质、受体位置等特点，可分为：①配体门控离子通道受体（ligand gated ion channel receptor），这一家族是直接连接有离子通道的膜受体，存在于快反应细胞膜上，由数个亚基组成，起着快速的神经传导作用，GABA受体等属配体门控离子通道型受体；②G蛋白偶联受体（G protein coupled receptor），这一家族是通过G蛋白连接细胞内效应系统的膜受体，α肾上腺素、β肾上腺素、多巴胺、5 - HT、M胆碱、阿片、嘌呤受体等属G蛋白偶联受体，见图2 - 5B；③具有酪氨酸激酶活性的受体（tyrosine kinase receptor），这类受体可激活细胞内蛋白激酶，一般为酪氨酸激酶的膜受体。胰岛素（insulin）、表皮生长因子（epidermal growth factor，EGF）、血小板衍生的生长因子（platelet derived growth factor，PDGF）、转化生长因子β（transforming growth factor - β，TGF - β）、胰岛素样生长因子（insulin - like growth factor）受体等属具有酪氨酸激酶活性的受体；④细胞内受体（cellular receptor），甾体激素、维生素A、维生素D、甲状腺激素受体等属细胞内受体；⑤细胞因子受体（cytokin receptor），白细胞介素（interleukin）、红细胞生成素（erythropoietin）、粒细胞巨噬细胞集落刺激因子（granulocyte macrophage colony stimulating factor）、粒细胞集落刺激因子（granulocyte colony stimulating factor）、催乳素（prolactin）、淋巴因子（lymphokine）受体等属细胞因子受体。如图2 - 5A。

G蛋白偶联受体（图2 - 5B），一种与三聚体G蛋白偶联的细胞表面受体。含有7个穿膜区，是迄今发现的最大的受体超家族，其成员有1 000多个。与配体结合后通过激活所偶联的G蛋白，启动不同的信号转导通路并导致各种生物效应。分α、β、γ三种亚型，其中Gα又分为Gs（兴奋性G蛋白）、Gi（抑制性G蛋白）、Gp（磷脂酶C型G蛋白）、Gt（转导素G蛋白）、Go（在脑内含量最多，参与钙、钾通道的调节）。

图2 - 5显示内源性物质通过细胞表面或细胞内受体来控制细胞功能的各种机制以及G蛋白偶联模式。

（2）受体的调节（regulation of receptor）：①向下调节（down - regulation）：受体脱敏（receptor desensitization），受体长期反复与激动药接触产生的受体数目减少或对激动药的敏感性降低。如异丙肾上腺素治疗哮喘产生的耐受性；②向上调节（up - regulation）：受体增敏（receptor hypersitization），受体长期反复与拮抗药接触产生的受体数目增加或对药物的敏感性升高。如长期应用普萘洛尔突然停药的反跳现象（rebound phenomenon）。

4. 占领学说（occupation theory） 1933年Clark提出，药物对受体有亲和力。药物作用强度与药物占领受体的数量成正比，药物与受体的相互作用是可逆的；药物浓度与效应服从质量作用定律；药物占领受体的数量取决于受体周围的药物浓度、单位面积或单位容积内受体总数；被占领的受体数目增多时，药物效应增强，当全部受体被占领时，药物效应达Emax。

5. 内在活性（intrinsic activity，α） 指药物激动受体的能力，是同系药物的效应大小之比，一般用0～1表示。1954年Ariens和1956年Stephenson对占领学说进行了修正，认为为了产生药理效应，药物至少具备两个条件，首先是与特殊受体之间必须有亲和力，才能形成药物－受体复合物；其次，这种复合物必须具有刺激组织代谢的生物化学和生物物理过程的性质，即内在活性。而且只要受体的临界部分被占领就可发生作用，这说明有空闲受体（spare receptor）或储备受体（reserve receptor）存在。根据他们的学说，内在活性低或缺乏内在活性的药物虽然也能与受体结合，但是不论剂量如何大都不能引起最大反应，或者甚至拮抗另一激动剂的药理效应。

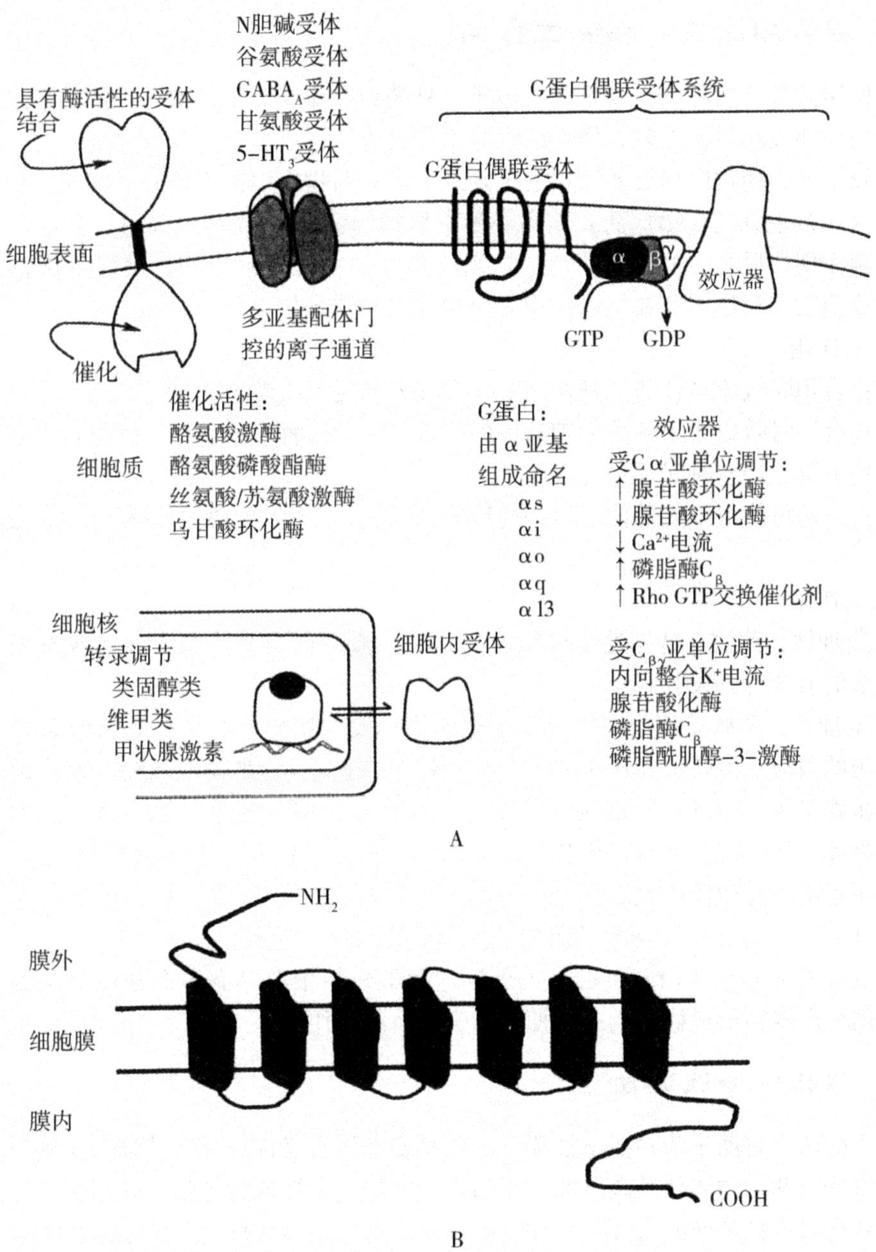

图2－5 生理性受体及其信号转导途径与G蛋白偶联受体模式

A. 生理性受体及其信号转导途径；B. G蛋白偶联受体模式

6. 速率学说（rate theory） 指药物分子与受体碰撞的频率。药物效应的强弱，与药物占领受体的速率成正比，与药物所占领受体的数量无关。

7. 二态学说（two - model theory） 认为受体的构象有两种状态，Ri（静息状态）和 Ra（活动状态）。两者处于动态平衡，可发生转变。按此学说认为激动药为与受体 Ra 结合的药物；部分激动药为与受体 Ra 具有结合优势的药物；而拮抗药则是与 Ri 结合的。

六、联合用药及药物相互作用

同时使用两种或两种以上药物时，由于一种药物在体内对另一种药物药动学或药效学的影响，从而使药效减弱，失效，增强或引起不良反应。

在药效学上，药物以直接或间接的方式改变另一药物作用称为药效学的相互作用。如中枢抑制药（镇静催眠药、镇痛药）与另一种中枢抑制药（氯丙嗪）合用，会增强上述药物的中枢抑制作用，反之中枢抑制药与中枢兴奋药（如咖啡因）合用，则出现中枢作用的相互拮抗。故药物相互作用的效果可表现为协同作用和拮抗作用。

1. 协同作用

相加：合用时效应是各药分别作用的代数和，如复方磺胺甲嘿唑片。

增强：合用时效应大于各药分别效应的代数和，如普鲁卡因中加入微量肾上腺素，使普鲁卡因毒性下降，局麻时间延长。

增敏：一药可使组织或受体对另一药敏感性增加，如可卡因使去甲肾上腺素或肾上腺素作用增强。

2. 拮抗作用

（1）药理性：药物与特异性受体结合后，阻止激动药与受体结合，如普萘洛尔拮抗异丙肾上腺素的 β 受体激动作用。

（2）生理性：两激动药分别作用于生理作用相反的特异性受体，如组胺和肾上腺素对支气管血压的效应。组胺可作用于 H_1 组胺受体，引起支气管平滑肌收缩，使小动脉、小静脉和毛细血管扩张，毛细血管通透性增加，引起血压下降，甚至休克；肾上腺素作用于 β 肾上腺素受体，使支气管平滑肌松弛，小动脉、小静脉和毛细血管前括约肌收缩，可迅速缓解休克，用于治疗过敏性休克。

（3）生化性：苯巴比妥诱导肝药酶，使苯妥英钠的代谢加速。

（4）化学性：鱼精蛋白对抗肝素的效应。硫酸鱼精蛋白具有一个强碱性基因，能与强酸性肝素钠或肝素钙形成稳定的盐而使肝素失去抗凝作用。

七、药物安全性评价

药效学的研究有助于药物安全性评价。药物安全评价又称非临床药物安全性评价，是指通过实验室研究和动物体外系统研究，对治疗药物的安全性进行评估，是新药品进入最终临床试验和获得最终批准前的必要程序和重要步骤。药物安全性评价是整个新药发现和开发的一部分。研究内容包括：一般急性慢性毒性研究，病理组织学研究，生殖毒性试验，遗传毒性研究，安全药理学研究，调查研究，毒性和安全性生物标志物的研究。药物安全性研究必须先起草方案和协议，从而帮助制药科学家，毒理学家，生物化学家和分子生物学家以及其他所有相关学科的科学家了解相关药品的毒性信息。

药物的安全性与药物剂量（或浓度）有关。药物安全性评价指标有：

（1）治疗指数：$TI = LD_{50}/ED_{50}$。当药物的量效曲线与其剂量毒性曲线不平行，则 TI 值不能完全反映药物的安全性。此时，需要采用安全范围来表示。

（2）安全范围：指 $ED_{95} \sim LD_{5}$ 之间的距离，其值越大越安全。

（3）安全指数：为 LD_{5}/ED_{95} 的比值。

（4）安全界限：$(LD_{1} - ED_{99})/ED_{99}$ 的比值。

八、临床药效学

药物和机体间可产生影响。临床使用的药物对机体所产生的作用，属临床药效学范畴。研究的对象是使用药物的患者，目的是对已供临床使用的药物进行再评价，为临床筛选疗效高、毒性小的药物，避免药物不良反应，达到安全、合理用药的目的。临床药效学的研究内容如下。

（1）兴奋作用与抑制作用：使机体功能增强的作用称为兴奋作用；使机体功能减弱的作用称为抑制作用。

（2）局部作用与吸收作用：药物未吸收入血流之前在用药部位出现的作用称为局部作用；当药物吸收入血流后所出现的作用称为吸收作用。

（3）直接作用与间接作用：药物对所接触的组织器官直接产生的作用称为直接作用；由直接作用所引起其他组织器官的效应称为间接作用。

（4）药物作用的选择性：药物吸收后对某组织器官产生明显的作用，而对其他组织器官作用很弱或几无作用，这种作用称为选择性作用。

（5）防治作用与不良反应：与防治疾病目的有关的作用称为防治作用。与防治目的无关甚至有害的的作用称为不良反应，其中包括副作用、毒性反应、过敏反应、继发反应等。

（6）药物作用的机制：改变理化环境；酶促或酶抑作用；对代谢影响；影响细胞膜的通透性；影响活性物质释放；作用于受体。

（杜力巍）

第三节　影响药物作用的因素

药物应用后在体内产生的作用常常受到多种因素的影响，例如药物的剂量、剂型、给药途径、联合应用、患者的生理因素、病理状态等，都可影响到药物的作用，不仅影响药物作用的强度，有时还可改变药物作用的性质。临床应用药物时，除应了解各种药物的作用、用途外，还有必要了解影响药物作用的一些因素，以便更好地掌握药物使用的规律，充分发挥药物的治疗作用，避免引起不良反应。

一、药物方面的因素

1. 剂量　药物剂量可以决定药物和机体组织相互作用的浓度，因而在一定范围内，剂量越大，药物的浓度越高，作用也越强；相反，剂量越小，作用就越小。

2. 药物剂型和制剂　同一药物可有不同剂型适用于不同给药途径。同一药物的不同制剂和不同给药途径，对药物的吸收、分布、代谢、排泄有很大的影响，从而会引起不同的药物效应。一般地说，注射药物比口服吸收快，作用往往较为显著。在注射剂中，水溶性制剂比油溶液或混悬液吸收快；在口服制剂中，溶液剂比片剂、胶囊容易吸收。同一药物，即使剂量相等、剂型也相同，但由于各个制剂的处方或工艺不同，甚至同一药厂不同批号的产品其疗效及毒性也会有所差别。采用生物利用度（bioavailability，F）评价制剂之间的效价。

生物利用度是指药物被机体吸收进入体循环的相对量和速率，用 F 表示，$F=(D/A)\times 100\%$。A 为药物直接进入体循环所能达到的浓度，D 为口服相同剂量药物后体循环所能达到的浓度。影响生物利用度的因素较多，包括药物颗粒的大小、晶型、填充剂的紧密度、赋型剂及生产工艺等，生物利用度是用于评价制剂吸收程度的指标。

3. 联合用药　在临床上，将两种或两种以上药物联合使用，称为联合用药。其目的不外乎增强疗效或对抗不良反应。一般来说，联合用药的结果，表现为药理作用或毒性相加，或大于相加，统称协同作用，前者称为相加作用，后者称为增强作用。反之，作用或毒性减弱，称为拮抗作用。

4. 配伍禁忌　两种或两种以上药物配伍在一起，引起药理或物理化学上的变化，影响治疗效果甚至影响患者用药安全，这种情况称为配伍禁忌。无论药物相互作用或配伍禁忌，都会影响药物的疗效及其安全性，必须注意分析，加以妥善处理。

5. 影响药动学的相互作用　两种或两种以上药物联合使用，可能使药物的吸收、分布、代谢和排泄等体内过程发生改变，凡影响这些过程的因素，必将影响药物的作用。如消化道 pH 的改变影响药物吸收；促胃动力药（甲氧氯普胺、多潘立酮等）可使地高辛和核黄素加速通过十二指和小肠而减少吸收，而抗胆碱药则相反；金属离子药物（钙、镁、铝、铋、铁、锌等盐）可与某些药物（四环素类、青霉胺等）形成螯合物，使药物不能吸收等。又如某些药物可竞争结合血浆蛋白，从而阻碍其他药物结合或使其他药物自结合物中置换出来，致使后者的游离百分数升高而显示较强效应。再如代谢过程的药物相互作用分为酶促作用和酶抑作用，具有酶诱导作用的药物有氨鲁米特、巴比妥类、卡马西平、苯妥英、扑米酮、利福平等，以及吸烟；具有酶抑作用的药物有别嘌醇、氯霉素、西咪替丁、环丙沙星、依诺沙星、红霉素、氟康唑、氟西汀、异烟肼、酮康唑、甲硝唑、保泰松、维拉帕米、胺碘酮、氯丙嗪、地尔硫草、丙米嗪、美托洛尔、奋乃静、普萘洛尔、伯氨喹、奎尼丁、丙戊酸钠、甲氧苄啶等，以及乙醇。排泄过程中的药物相互作用，具有同样排泌机制的药物间可存在排泌竞争。肾血流对药物的经肾排泄有重要影响，如非甾体消炎药可通过抑制前列腺素减慢肾血流而影响一些药物经肾的排泄，使其作用加强并延长。

二、患者的生理因素

（1）年龄：不同年龄的人在代谢和整体反应功能方面有差异，从而影响药物的效应。因为老年人的主要器官功能减退和对药物敏感性的改变，药典规定 60 岁以上患者用药量为成年人的 3/4。儿童用药量首先考虑体重的差异，通常可按比例折算，也要注意儿童对药物的敏感性与成年人不同。婴儿，特别是早产儿、新生儿，由于肝药酶系统尚未发育完善，药物的消除及持续时间延长。

（2）性别：不同性别对药物的反应也有明显的差别。如妇女的月经、妊娠、分娩和哺乳期用药应特别注意其特殊性。

（3）营养状态和精神因素：在营养不足、体重减轻的情况下，由于血浆蛋白不足，结合药物能力较小，肝药酶活性较低，甘氨酸、半胱氨酸与药物结合能力低下，故对药物作用较为敏感。患者的精神状态与药物的治疗效果有密切关系。乐观的情绪对疾病的痊愈产生有利的影响。相反，如果患者对疾病有很重的思想包袱，悲观失望，往往就会降低治疗效果。

（4）个体差异和种族差异：不同种族的人甚至是同种族的不同个体，对某一药物所需的治疗剂量可相差很多倍，这种种属或种族间的不同称为种属或种族差异，而个体间的差异称为个体差异。有的人对小剂量某种药物即产生强烈反应，称为高敏性，而有的人则需很大剂量才能反应，称为高耐受性，还有人对药物的反应与常人有质的不同，称为特异质。对个体差异大而且安全范围窄的药物应实行剂量（或用药方案）个体化。

三、患者的病理状态

病理状态可以影响中枢神经系统、内分泌系统，以及其他效应器官的反应性，因而能改变药物的作用。例如，正常人服用利尿药后血压下降并不明显，高血压患者的血压则明显降低；退热药只对发热患者有降温作用；甲状腺功能亢进症患者对小剂量肾上腺素即有强烈的升压反应。肝功能不全时，将会增强经肝灭活的药物的毒性。肾功能不全时，药物在体内蓄积，以致达到中毒浓度，引起不良反应，甚至发生严重后果。在循环功能不足、休克和脱水情况下，药物的吸收、转运会发生障碍，在临床用药时应加以考虑。

四、其他因素

（1）昼夜节律（circadian rhythm）：生物活动表现出昼夜节律，这是指某一生物指标在为时约24h的周期内的有规律波动。如体温、肾上腺皮质激素的分泌及尿钾排泄等，与外界环境的昼夜变化直接相关。药物作用也常常呈现这种昼夜节律：如用皮质激素治疗时，在上午8～10时一次给予，可以最大限度地避免抑制肾上腺皮质功能。

（2）遗传因素：特异质反应，是指个体对某些药物特有的异常敏感性。该反应和遗传有关，与药理作用无关，大多是由于机体缺乏某种酶，使药物在体内代谢受阻所致。如G－6－PD缺乏者，服用伯氨喹、磺胺、呋喃妥因等药物时可发生正铁血红蛋白血症，引起发绀、溶血性贫血等；乙酰化酶缺乏者，服用异烟肼后易出现多发性神经炎，服用肼屈嗪后易出现全身性红斑狼疮样综合征；假胆碱酯酶缺乏者，使用琥珀酰胆碱后，由于延长了肌肉松弛作用常出现呼吸暂停反应。

（3）在连续用药一段时间后机体对药物的反应可能发生改变，例如病原体的抗药性（耐药性）、机体的耐受性等，对药物作用有一定的影响，都应给予足够的重视。

（范振兴）

第四节 时间药理学与呼吸系统用药

一、时间药理学

时间药理学（chronopharmacology）是研究药物的药理效应、药物动力学以及不良反应与时间周期性变化规律（生物节律）相互关系的一门科学。人和其他生物一样，存在着有规律地循环往复的周期性运动，即“生物节律”。节律是生物生命活动中的基本性质。人体的生物节律对人的一生都起着调节影响作用，表现了独特、严谨和有规律的运转变化。对人的生理功能、疾病的发生与转归、药物的治疗效应都有十分密切的关系。时间药理学主要研究药物的时效性。时效性一方面需要研究药物对机体的作用，即时间药效（chronoeffectiveness）和时间毒性（chronotoxicity），另一方面需要研究时间对药物作用的影响，即时间药动学。时间药理学研究的另一重要方面是对药效学和药动学时间节律的机理研究，主要内容包括受体节律的研究、靶器官生理功能节律变化的研究、药酶活性节律的研究、药物对昼夜时间机构和昼夜节律的作用关系等研究。

（一）生物节律与时间药理学

生物节律是生物在进化的漫长历程中，在体内形成的一种近似钟的机构，它能够随着时间的变化，调节本身生理活动，使其在一定的时期开始、进行和结束。每种生物的生命活动、生活习性都有一定的周期性变化，生物的内在节奏常与环境周期变化相对应，几乎都发生在固定的一段时间里，呈现了同种周期性生活节律，调节着生物的行为和生理的变化。生物节律产生的原因是一种复杂的生理过程，是生物体内化学变化和物理变化的结果。参与生物体校正时间的因素很多，包括温度、光线、酶的化学活性、神经系统的调控、激素等。相同剂量的药物，患者在不同时间服用，疗效不同。时间生物学在医学治疗上正在受到人们的重视，根据人体的内在节律，制定出最佳作息制度，可提高工作效率，防止疾病和事故发生。

人体的生物节律与人的生理功能、疾病的发生与转归、药物的治疗效应有十分密切的关系。许多疾病的发生、症状缓解和加重都有明显的周期性节律变化。胆绞痛、偏头痛等疼痛的峰值在夜晚，而类风湿关节炎疼痛的峰值在凌晨，骨性膝盖关节痛的峰值在下午。人们过去一直认为，相同剂量的药物应产生相同的效应，但从遗传因素、药物基因组学角度考虑，人的个体差异可导致药物效应的差异。但临床研究表明，有些药物剂量相同，且为同一个体不同时间用药，仍可产生较大差异的效应，甚至产生有害的效应。这说明用药时间的合理安排与用药剂量的合理调整有着同等重要的地位。药物效应的时间性差异主要是由内源性的生物节律支配，而非外在因素变化所导致。

人体的生理和病理变化存在昼夜节律性波动，如胃酸分泌、糖皮质激素分泌、醛固醇合成、哮喘发作等。人体几乎所有生理功能都具有以24h为周期节律性的变化，这种变化称为"人体昼夜节律"，或称为"生物钟"。在生物钟的控制调节下，人体基础代谢、体温和血压变化、尿量和尿的成分变化、血糖量和各种脏器的代谢酶，及激素分泌等功能都在24h内呈规律性节律变化。这种节律变化有时也表现在一周、一月或一季、一年之内。动物实验证明，一日内不同时间分别给予实验动物同样剂量的药物，其药效学、药动学和感受性及毒性存在明显差异。如地西泮，5mg口服，晨7时给药，其血浓度于1h后达最高值，$t_{1/2}$为3h；晚7时给药，则需4h才能达血浓度高峰值，$t_{1/2}$为30h。机体的昼夜节律变化会直接改变药物在体内的药动学和药效学特征，致生物利用度、血浓度、代谢和排泄等发生昼夜节律性变化，如心力衰竭患者对洋地黄、地高辛等强心苷类药物的敏感性以凌晨4时最强，比其他时间给药疗效强40倍。因此，按时间药理学原理给予相同剂量剂型的同一药物可最大限度地提高疗效，减少不良反应，实现临床用药安全、有效。

（二）时间疗法与时间药理学

时间疗法就是运用时间药理学原理，根据机体自身生物节律，选择最佳用药时间，以期达到药物疗效最大、毒性最小、患者生存最优的一种治疗方法。

药理学研究通常采用治疗指数，即半数致死量（LD_{50}）/半数有效量（ED_{50}），描述评价药物的剂量安全性。而时间药理学研究则采用时间治疗指数（chronotherapeutic index，CTI）评价药物的时间安全性。CTI 综合反映药物疗效和毒性随人体各种生理节律所呈现的周期性波动。显然，同一药物不同给药时间其 CTI 不同。选择最佳 CTI 是药物择时治疗的重要依据之一。

为最大限度地提高疗效，把不良反应控制在最小范围，不仅要注意用药种类的选择，而且有必要根据每个患者的各种生理学特性调整、修饰药物的剂量（D）和给药时间间隔（T）即给药速度（D/T）。同时假定药物动态和机体的反应性在一日或一年恒定，或即便有变化，其波动幅度也可忽略不计。但是，药物动态和机体对药物的反应性受机体节律性影响较大时，则应在认识昼夜节律性的前提下设计药物治疗方案。

药物于机体所产生的疗效与毒性的强度（E）与药物作用部位浓度（C）和机体对药物的反应性（S）有关。

$E = k \cdot (a, C, S)$

式中，a 为药物的内在活性；k 为比例常数。如果 C 或 S 或两者存在昼夜节律性，那么，二者综合的结果 E 则存在节律性变化。

随着时间药理学的研究和不断发展，人们提出与传统用药方案完全不同的全新用药概念。传统用药方案将日剂量等分服用。均分法用药方案建立在人体生理功能、病理变化以药物作用在一日内恒定不变的基础之上，而时间药理学方案则根据机体的昼夜节律性变化确定最佳用药时间和剂量，显然比传统的均分法给药方案更合理。

（三）时间药效学与时间毒理学

药物对机体的作用呈时间周期性节律，称为时间药效学。

时间毒理学（chronotoxicology）是时间生物学的一个主要分支，它是探讨外源性有害因素与内源性生物节律相互作用及其机制的科学。时间毒理学应用时间生物学的基本理论和方法，对毒理学中的一些基本问题从节律性和动态变化的角度，探讨各种毒性损害的时间特征和作用机制。其研究内容主要包括两个方面：一是阐明有机体的内在生物节律对毒物作用或体内过程的影响；二是探讨毒物对机体生物节律的损害作用，特别是毒物的时间毒性以及毒性作用的各种时间 - 剂量和时间 - 效应关系。

生物节律与疾病有关，许多疾病的发生、症状缓解或加重都有明显的周期节律变化。药物作用也具有周期节律，许多药物在靶部位的浓度及敏感性呈现昼夜节律性差异。这些差异包括药物剂量 - 反应的昼夜节律、药物剂量 - 血药浓度的昼夜节律、药物浓度 - 反应的昼夜节律、药物释放系统的昼夜节律。

同样，药物对人体的毒性反应，不仅取决于药物自身的理化性质、剂量等，也受到人体生物节律的影响。人体生理、生化功能的节律性变化，在影响药物疗效的同时，也影响药物的毒副作用，如人的血容量、组织供血量、血清蛋白结合率，以及肝脏和肾脏功能均呈昼夜节律性变化。

二、时间药效学与时间药动学

口服制剂从给药到产生效应，需一定时间经历几个过程。有型制剂（如片剂、颗粒剂等）的崩解、溶解过程又称药剂学相；溶液状态的药物吸收入血，到达作用部位的过程又称药动学相；到达作用部位的药物与受体结合，产生药理作用的过程又称药效学相；药理作用出现，并与其他各种因素相互作用，产生临床疗效的过程，又称药物治疗学相。将药物动力学过程昼夜节律变化研究称为时间药动学（chronopharmacokinetics），机体对药物反应性的昼夜节律变化研究称为时间药效学（chronopharmacodynamics 或 chronesthesy）。

药物作用昼夜节律的机制主要包括反映药物体内过程昼夜节律动态变化的时间药动学机制以及反映机体对药物反应性昼夜节律变化的时间药效学，包括组织敏感性和受体敏感性。

（一）时间药动学

不同时间给药，存在药物吸收、分布、代谢和排泄的差异。药物进入机体于相应部位产生药理效应，同时药物作为一种外源性物质，也要受到机体的反作用。药物与机体的相互作用决定其起效时间、效应强度和持续时间。

药物的体内转运过程包括吸收、分布和排泄，许多药物的转运过程有不同程度的时间节律性变化。

1. 吸收过程的时间节律性　吸收过程仅发生于血管外给药，主要有消化道给药和局部注射及吸入给药。吸收过程的时间节律变化主要表现在吸收速率和吸收程度的变化。多种因素影响药物吸收过程的昼夜节律变化，如胃液的 pH 及分泌量、胃排空和肠蠕动、药物的脂溶性和水溶性。

药物经被动扩散、易化扩散、主动转运、胞饮和通道滤过方式吸收，以被动扩散为主。口服给药后，药物的理化性质、生物膜的结构和区域、胃排空、pH 值、胃蠕动及胃肠道血流都影响药物的吸收。而胃酸分泌、胃液 pH 值、胃肠蠕动强度、胃排空时间及胃肠血流量均存在 24h 内的昼夜节律变化，因此，临床和动物实验研究均证明，药物吸收的速度和程度存在时间节律变化。多数脂溶性药物，清晨吸收比傍晚为佳，而高水溶性药物的报道相对比较少。口服给药的进食时间也是产生吸收过程昼夜节律的一个重要因素。除口服外，肌注、透皮、眼部用药的吸收过程也受昼夜节律的影响。哌替啶 6：00 ~ 10：00 时肌注给药较 18：30 ~ 23：00 时给药吸收速率高 3.5 倍。

茶碱是广泛应用的支气管哮喘药，其有效血浓度范围窄，临床常规监测其血浓度。日间活动、夜间休息生活习惯的健康成年男性，9 时或 21 时口服氨茶碱 125mg（茶械 100mg），9 时给药血茶碱峰浓度 C_{max} 明显升高，t_{max} 显著缩短，而半衰期和浓度时间曲线下面积（AUC）完全没有差别。静注给药上述差异消失。因此认为，茶碱口服给药所表现出的因给药时间不同引起的峰浓度和达峰时间的差异反映的是消化道吸收速度的差异。

三环类抗抑郁药阿米替林 50mg，9 时和 21 时一次口服给药。结果显示，吸收相血浓度与茶碱类似，但消除半衰期（$t_{1/2}$）及 AUC 同样无改变。阿米替林引起的嗜睡作用和唾液分泌量减少等末梢抗胆碱作用，9 时给药较强，与阿米替林浓度的差异一致。由于阿米替林首关效应较弱，所以认为吸收相血阿米替林浓度主要反映经口服给药消化道的吸收速度。三环类抗抑郁药 $t_{1/2}$ 较长，因此推荐一日一次睡前服药，可产生更小的嗜睡和抗胆碱不良反应，患者更易于接受，较传统的一日三次给药更合理。

2. 药物分布的时间节律性　药物吸收入血后分布到靶器官或靶组织，受多种因素影响，如血浆及组织蛋白结合率、药物穿过细胞膜的分配系数等。药物与血浆蛋白结合后暂时失去活性，只有游离型才能发挥药理作用。健康成人血浆蛋白浓度有较大幅度的昼夜节律改变，其峰值在16：00时，而谷值在4：00时。老年人稍有不同，峰值约在8：00时，谷值仍在4：00时，峰谷浓度可相差20%。因此，对于具有高蛋白结合率（>80%），而表观分布容积小的药物，血浆蛋白浓度的昼夜节律变化将明显影响药物的血浆蛋白结合率，进而影响其治疗效应。影响药物分布过程昼夜变化的其他因素如血容量和组织器官血容量、组织细胞膜通透性、药物的理化特性、细胞外液pH。

3. 药物排泄的时间节律性　许多药物及其代谢物由肾脏排泄，动物及人类中均发现肾脏排泄过程存在昼夜节律变化。因此，人体存在药物排泄的相应变化，这种变化主要体现在肾排泄速率和肾排泄量上。引起药物肾排泄昼夜节律变化的主要原因是肾血流量、肾小球滤过率和尿液pH值的昼夜节律变化。药物的理化性质也影响其肾排泄。亲水性药物（如阿替洛尔）肾排泄的变化主要由肾功能的昼夜变化引起，其肾排泄在生物活动期较快。另外，肾排泄在一定程度上依赖于药物的离子化，因而更多地受尿液pH值时间节律性变化的影响。如苯丙胺为碱性药物，夜间或早晨尿液pH值偏低（即偏酸性），其尿排泄率高，白天因尿pH值偏高，其尿排泄率低。相反，酸性药物（如水杨酸钠）早晨给药，排泄较慢，血有效浓度维持时间较长，晚间给药则排泄较快，有效浓度维持时间较短。

4. 药物生物转化的时间节律性　药物被肝脏清除的过程是动态的清除过程，也是药物随血流经肝脏时被提取的过程。受以下两种因素的影响，一是药物进入肝脏的量，二是酶对药物的转化速率。前者与肝血流有关，后者与酶的含量和活性有关。可用公式表示，肝清除率=肝血流量（Q）×酶活性（E）。两种因素是相互联系、相互影响的。参与代谢某药物的酶活性越高，即药物转化速率越高（E>0.7），则肝血流量为限制因素，药物肝清除率主要依赖于肝血流量。这类药物称为肝血流依赖性药物。反之，当一个药物有较低的转化速率（E<0.3），则酶的转化速率为限制因素，药物肝清除率依赖于酶的转化速率。这类药物称为肝药酶依赖性药物。任何改变肝血流量和肝药酶的因素均可不同程度地改变肝脏药物的清除。

肝血流量存在昼夜节律变化，从而导致药物清除率的时间节律变化。健康个体仰卧位肝血流量呈昼夜节律性，8时肝血流量最高，早晨胃肠道血流量高于傍晚，可解释亲脂性药物早晨给药比傍晚给药C_{max}高和/或t_{max}短。动物研究证实，肝、肾、脑中许多代谢酶的活性存在昼夜节律变化，从而引起药物反应的差异。Ohno通过尿中6β-羟基可的松与可的松比值研究人体细胞色素P4503A酶（CYP3A）活性的节律变化，发现代谢物与原形比值24h内变异显著，平均相差2.8倍，说明人体CYP3A酶活性存在昼夜节律性。直接或间接测定药物时间动力学和药物代谢可证明肝药酶活性存在的时间差异，但目前仅限于一些动物实验，而与人有关的酶活性节律性变化还未见报道。

5. 机体节律性对多次给药药物体内过程的影响　一次给药，机体节律性对药物体内过程的影响在多次给药、血浓度坪值时同样存在。丙戊酸（valproic acid）的体内过程存在昼夜节律，早晚给药其药动学参数值存在差异，多次给药根据其坪值血浓度可进一步提高预测的准确度。其他抗癫痫药同样存在与丙戊酸类似的多次给药引起的药物体内过程的差异。目前，多数药物药动学参数是早晨或中午给药获得的。如果血浓度存在昼夜变化，则应注意重视给药时间差异因素的影响，以获得更客观的药动学参数值。

6. 药物动力学参数的时间节律、效应、感受性与时间毒性　药物动力学参数用于定量描述药物在体内吸收、分布和消除的过程，是临床制定给药方案的主要依据。

（1）时间药物动力学参数间的相互影响：药物的体内过程是一个连续变化和相互依赖

的过程。某一过程发生的变化有时就会影响另一过程，如血浆蛋白水平或结合力的时间节律变化可影响某些高蛋白结合率药物的体内过程，可影响药物吸收、分布、代谢和消除。某些具有较高肝提取率（$E > 0.7$）的药物，其代谢速率取决于肝血流量的变化，血浆蛋白结合率的变化影响较小。反之，肝提取率低（$E < 0.3$）的药物代谢速率取决于肝药酶活性和血浆蛋白结合率的双重变化，即血浆中游离药物浓度升高时，由于提取率低，肝药酶的转化速率饱和，导致药物分布容积增大，或药理效应增强。

（2）时间药物动力学与时间效应性（时效性）：药动学与药效学存在昼夜节律变化，两者关系因药物而异，并非简单的因果关系，或平行，或交叉，或仅存在药动学或药效学昼夜节律变化。因此，时间效应性除受时间药动学影响外，也受机体的生理节律的影响。

（3）时间药物动力学与时间感受性：时间感受性指机体对外界各种刺激的敏感程度呈现的周期性节律变化。某些药物可通过改变机体的感受性发挥疗效，如抗过敏药即通过改变机体对过敏原反应的感受程度而产生抗过敏作用。尽管存在药动学和药效学的昼夜变化，但机体对组胺反应性的昼夜节律变化起更重要的作用。如早晨7时，前臂皮内注射利多卡因，局麻作用可维持20min，而下午3时给药，则可维持52min，晚上11时给药，则又降至25min。

（4）时间药物动力学与时间毒理学：时间药理学的研究结果表明，许多药物和毒物的LD_{50}存在昼夜规律性，其效应、毒性的昼夜节律变化与吸收、代谢和排泄的速率及靶器官敏感性的昼夜变化有关。阿米替林、氨茶碱口服用药作用有昼夜节律性改变，与胃肠吸收功能的昼夜差异有关。地西泮则因其血浆蛋白结合率的昼夜差异而存在效应的不同。环己巴比妥的催眠作用则因其肝药酶代谢能力昼夜差异而不同，其灭活酶深夜2点活性最高，下午2点活性最低。庆大霉素在人及动物活动期给药血浓度较低，排泄较快，毒性较小，而在动物休息期用药则相反。此外，某些肝药酶的活性表现为依赖肾上腺皮质激素的节律变动，体内抗利尿激素引起肾脏排泄功能的昼夜变化，影响机体对毒物的排泄。激素水平的节律性变化影响毒物对靶器官的敏感性。

（二）组织敏感性

有些药物的治疗效应和毒性效应的昼夜节律与其血浓度的昼夜节律性变化相关。但有些药物却与血或靶组织浓度昼夜变化无关，而与组织敏感性的节律变化有关。机体的组织器官对外界刺激的敏感度有周期性变化，以10μg组胺给受试者皮内注射，15min后出现的红斑大小，在一天中，以23时的试验反应最强烈，红斑最大，而在上午07：00～11：00的反应最弱。另外，戊巴比妥的催眠作用、氟哌啶醇的镇静作用、氯丙嗪的镇静及降低体温作用、酒精的催眠作用、阿扑吗啡对动物刻板行为的作用等，均已证实存在昼夜节律性差异，但与血及脑药物浓度无明显的关系，提示许多药物的疗效及毒效的昼夜节律并不完全取决于药物组织浓度的昼夜节律变化，亦取决于药物的组织敏感性的昼夜节律变化。

组织对药物敏感性存在昼夜节律，这已得到证实，与组织、器官对阿托品、对乙酰胆碱、青霉素、利多卡因、组织胺等的敏感性有相应的昼夜节律有关。给药时间不同，则组织对药物敏感性不同。例如，对患者持续输注雷尼替丁，以6.25mg/h，或10mg/h的速度输注，其胃内pH值均呈现夜间pH值较白天低的特点，即夜间给药药效较差。但白天和夜间给药，体内浓度不存在差异，提示雷尼替丁存在组织敏感性，白天比夜间更敏感。

（三）受体敏感性

受体（receptor）是指生物体内与配体相结合的大分子化合物的结合位点。这些大分子化合物主要包括细胞膜和细胞内的蛋白质、核酸、脂质等。受体与配体结合，构象发生改变，并产生活性，传递信号引起一系列的生理、生化效应，最终表现为生物学效应。受体与配体间的作用具有特异性、饱和性和高度的亲和力三个主要特征。受体敏感性存在差异，从而可解释某些激素水平正常或升高的个体，仍发生该激素缺乏的临床表现，如睾丸女性化综合征个体睾酮水平正常，但雄性器官不发育，呈女性外表，与受体敏感性有关。褪黑素（M）傍晚应用对免疫系统有兴奋作用，清晨同样剂量则无此作用。有人研究发现褪黑素受体（MR）晚20时敏感性明显高于晨8时，由于MR昼夜节律导致机体对M反应性的时辰差异。据Lipman报道，糖皮质激素治疗淋巴细胞性白血病的疗效与糖皮质激素受体（GR）敏感性有关，GR敏感则糖皮质激素疗效佳。初用时佳，应用一段时间无效。研究结果发现，GR敏感性降低，停药GR敏感性恢复，又出现疗效，提示检测GR敏感性可预测糖皮质激素疗效。因此，受体理论是药效学的基本理论之一，可以从分子水平解释生命的生理和病理过程、药物的药理作用机制、药物分子的结构效应关系。受体敏感性、受体与药物的最大结合力及受体的浓度均呈现昼夜节律性变化，从而引起药物效应的时间节律变化。

三、平喘药物与时间药理学

人体的某些病理现象也呈昼夜节律性变化，从而导致某些药物效应的昼夜节律性差别。因此掌握疾病的昼夜节律特点，运用时辰药理学知识，适当选择用药，就可能提高药物治疗效果，减少不良反应，提高患者依从性，充分体现按时间药理学用药比传统用药的优越性。

（一）哮喘发作的昼夜节律

哮喘是呼吸系统常见疾病，发作存在昼夜节律性。Prevost等人于1980年完成的一项大规模研究证实，哮喘、支气管炎及肺气肿患者的呼吸困难症状23：00～05：00最为严重，发作多见于凌晨。近年来，人们对肾上腺素神经功能的昼夜节律变化及其与哮喘发病的关系做了大量研究。由于呼吸道功能受肾上腺素能神经的支配，哮喘患者肾上腺素能神经功能存在昼夜节律变化，β-激动剂反应性及代谢功能降低，白血球上β受体数目减少，因此，哮喘夜间发作与β受体功能昼夜变化有关，而β-受体激动剂对夜间哮喘发作的预防作用较差也进一步予以证实，哮喘患者给予肾上腺素后，心率、血压、血浆AMP含量等均无明显昼夜差异，但支气管扩张作用却存在时间节律，4时用药组最强，可能由于用药前患者最大通气量夜间最低。此外，此时用药疗效最显著，或气道对药物敏感性夜间较高。也有人认为哮喘夜间发作还与患者夜间呼吸道对α受体反应性增加有关。此外，呼吸道β受体可能受儿茶酚胺调节，β-受体阻滞剂对正常人的呼吸道影响较小，但可使哮喘患者病情恶化。循环中肾上腺素对诸如炎症介质、迷走张力等收缩支气管因子起保护性对抗作用。已证明儿茶酚胺分泌有昼夜节律，哮喘患者气管收缩与儿茶酚胺的尿排泄量及血中肾上腺素浓度密切相关。此外，哮喘发作与血胺含量也有关系。凌晨0：00～2：00是哮喘患者对乙酰胆碱和组胺反应最为敏感的时间，也是哮喘的好发时间，故多数平喘药以临睡前服用为佳。由于黎明前（晨4时左右）血中肾上腺素浓度和cAMP浓度较低，而组胺浓度增高，此时通气功能下降，凌晨0：00～2：00，哮喘患者对引起支气管痉挛的乙酰胆碱和组胺反应最为敏感，故支气管哮喘患者中多半是黎明前加重的夜间发作型。总之，哮喘患者易于夜间至凌晨发作的原因是多方面的，但至少与以下因素有关：①呼吸道抗原乙酰胆碱和组织胺敏感性夜间增高；②呼吸道夜间血清糖皮质激素、肾上腺素浓度降低，而组织胺浓度高；③夜间呼吸道交感神经张力和呼吸道开放的能力降低。

（二）哮喘的时间治疗

哮喘患者呼吸道阻力增加，通气功能下降，并呈现昼夜节律性变化。如前所述，哮喘夜间或凌晨发作概率为白天的100多倍，支气管哮喘在午夜12时至凌晨5时为发作高峰，此时血中肾上腺素浓度和cAMP浓度低，乙酰胆碱和组胺浓度增高，气道阻力增大诱发哮喘，故平喘药应采用日低夜高的给药方案。间羟喘宁早8时口服5mg，晚8时口服10mg，可使其血浓度昼夜保持相对稳定，有效控制哮喘发作。沙丁胺醇缓释片16mg晚间临睡前口服，次日晨6时血浓度为（17.3±5.3）ng/ml，而其有效浓度为20ng/ml，也能获得较好疗效。相同剂量硫酸特布他林8时与20时口服，达峰时间分别为3.5h与6.2h，峰浓度前者明显高于后者。因此，硫酸特布他林晨8时5mg，晚8时10mg，可有效地控制哮喘发作。

茶碱类药物白天吸收较快，而晚间吸收较慢。也应采取日低夜高的给药剂量方案。如慢性阻塞性肺病患者，上午8时口服茶碱缓释片250mg，晚8时500mg，茶碱白天、夜间血浓度分别为10.4μg/ml和12.7μg/ml，有效血浓度维持时间较长，疗效较好而不良反应较轻。因此，选择茶碱缓释剂，每日一次晚饭后给药，可使其夜间到黎明血浓度保持在一定水平。事实上，晚8时800mg一次给药比370mg每日两次给药有更好作用。氨茶碱的时间药动学研究结果提示，无论片剂（普通片或控释片）、溶液剂或胶囊剂，均以早晨服药的血浓度（包括稳态时血浓度）为高，与中午或晚上服药者相比，有显著性差异。晚上服药消除较慢，$t_{1/2}$较长，白天服药则与之相反。早晨服药的t_{max}最短，AUC最小，与晚上服药者相比，二者参数均有显著性差异。而哮喘患者的通气功能具有明显的昼夜节律性，白天气道阻力最小，深夜至凌晨最大，故哮喘患者常在夜间或凌晨发病或病情恶化。因此，晚间服药应增加剂量（尤其是控释制剂），22时后或睡前加服一次，可明显减轻或避免次晨的哮喘发作。

（范振兴）

第三章　药物分析

第一节　概述

药物分析（pharmaceutical analysis）是运用物理学、化学、生物学以及微生物学、信息学等分析测试手段和方法，通过药物研发和临床使用等过程的各个环节，研究和发展药品全面质量控制的一门科学，是药学科学领域中一个重要的组成部分。药物分析的目的是保证药物的安全、有效、质量可控。

传统的药物分析是一种应用化学分析方法对药物进行定性和定量测定、控制药品质量的技术。随着科学技术的发展，现代药物分析的分析对象、领域以及运用的分析手段都得到了广泛拓展，尤其是色谱、光谱、质谱以及其联用技术的快速发展，计算机和信息科学的进步，使得药物分析技术进一步向自动化和智能化、高灵敏和高通量方向发展，特别是对痕量组分的分析鉴定、复杂药物体系（如中药）的全面分析和质控、假冒伪劣药品的检查和打击，得以有效和顺利地开展，药物质量分析和质量控制水平得到了全面提高。

随着药物科学和医药工业的进一步发展，医药领域对于药物分析也不断提出更高要求。药物杂质的检查限量和方法快速更新，药品质量标准的制定愈加规范和严格，新剂型及新型给药系统不断出现，都向药物分析提出了新问题和新挑战。药物分析不再仅仅局限于对药物进行静态的质量控制，而是发展到对生产过程的质量监控、对生物体内和代谢过程进行综合评价和动态分析。

目前，药物分析已经渗透至药物研发、生产、使用和监管的各个方面，是药学科学体系中的“侦察兵”。药物分析为全面控制药品质量，系统建立质控标准，保证药品的质量稳定与可控，保障药品使用的安全、有效和合理，提供了科学的技术和方法。

（朱世真）

第二节　药物的杂质检查

药物来源的广泛性、性质及制备方法的多样性，决定了药物在生产、储存、供应和使用过程中，不可避免会引入各种杂质。

杂质（impurity）是指药物中存在的无治疗作用或影响药物稳定性和疗效，甚至对人体健康有害的物质。为了确保用药安全、有效、合理，杂质检查是控制药物质量的一个重要方面。

一、杂质的来源

药物中存在的杂质，主要有经生产过程中和贮藏过程中引入两个来源。

1. 生产过程中引入　药物在生产过程中引入杂质，主要是由于所用原料不纯或有一部分原料并未反应完全、反应中间产物以及反应副产物的存在。以上物质在精制时未能完全除去，成为产品中的杂质。例如，以工业用氯化钠生产注射用氯化钠为例，从原料中可能引进溴化物、碘化物、硫酸盐、钾盐、钙盐、镁盐和铁盐等杂质；盐酸普鲁卡因注射剂在高温灭菌过程中，可能水解为对氨基苯甲酸和二乙氨基乙醇等杂质。

2. 贮藏过程中引入　药品（特别是性质不稳定的药品）如在贮藏过程中由于包装破损、保管不善或贮藏时间过长，易受外界条件如温度、湿度、日光、空气或微生物作用等的影响，从而发生水解、氧化、分解、异构化、晶型转变、聚合、潮解或发霉而产生杂质。水解反应是药物最容易发生的变质反应，酯、内酯、酰胺、环酰胺、卤代烃及苷类药物在水分存在下均易水解，如阿司匹林易水解产生水杨酸和乙酸。氧化反应则是引起药物变质的另一常见因素，如麻醉乙醚易在空气中氧化分解成醛及有毒的过氧化物。

杂质的产生不仅使药物的外观性状发生改变，更重要的是降低了药物的稳定性和质量，使药物失去疗效甚至对人体产生毒害作用。

二、杂质的分类

杂质按其性质可分为无机杂质和有机杂质。前者如氯化物、硫酸盐、硫化物、氟化物和重金属等；后者如有机药物中引入的原料、中间体、副产物、分解物、异构体和残留有机溶剂等。

杂质按其来源可分为一般杂质和特殊杂质。一般杂质是指在自然界中分布较广泛，在一般药物生产或贮藏过程中容易引入的杂质，如酸、碱、水分、氯化物、硫酸盐、铁盐、重金属和砷盐等；特殊杂质是指某药物在生产和贮藏过程中，根据其性质、特定的生产方法与工艺条件有可能引入的杂质，特殊杂质随药物品种的不同而异。

三、杂质的检查

杂质的检查包括药物的纯度要求、有效性、均一性和安全性四个方面。

药物的纯度（purity of drug）：是指药物的纯净程度，它反映了药物质量的优劣。药物必须保证纯度，才能保证药物的有效和安全。药物的纯度通常可从药物的结构、外观性状、理化常数、杂质检查和含量测定等方面进行评定。

药物中含有杂质是影响纯度的主要因素：如药物中含有超过限量的杂质，就有可能其外观性状产生变异，理化常数发生改变，从而影响药物的稳定性，使药物中的有效成分含量明显偏低或使其活性降低，甚至增加药物的毒副作用。因此，药物的杂质检查是药物纯度要求的一项重要内容，药物的杂质检查也可称为纯度检查。

杂质检查是利用药物与杂质之间理化性质的差异，选择适当有效的方法检测杂质。因此，杂质检查在方法上分为两类，即利用药物和杂质在物理性质上的差异进行杂质检查以及利用药物和杂质在化学性质上的差异进行杂质检查。

四、杂质的限量与限量计算

药物的杂质越少越好，但从生产技术和生产成本方面考虑，要完全去除杂质是不可能的，因此，在不影响药物疗效和稳定性、对人体安全无害的前提下，允许有一定的限量的杂质存在。

药物中所含杂质的最大允许量称为杂质限量，通常用百分之几（%）或百万分之几（parts per million，ppm）来表示。

药物中杂质的检查方法有两种：杂质的定量测定和杂质的限量检查（limit test）。在药品质量标准中多采用限量检查法，即不测定杂质的含量，只检查其是否超过规定限量。

1. 标准对照法　取一定量的待检杂质标准溶液制成的对照品溶液，与一定量的供试品溶液在相同条件下处理后比较反应结果，从而判断供试品中所含杂质是否超过规定限量。

2. 灵敏度法　指在供试品溶液中加入试剂，在一定反应条件下观察反应结果，以不出现正反应为符合规定限量，即以检测条件下的灵敏度来控制杂质限量。

3. 限值法　指取一定量的供试品依法检查，测定的特性参数，如吸光度或旋光度等与规定值比较，不得更大。

一般来说，对人体有害或影响药物稳定性的杂质，必须严格控制其限量，如砷对人体有毒，其限量规定不超过10ppm。重金属等易引起慢性中毒或能在体内累积的杂质，其限量一般不超过50ppm。

根据杂质限量的定义，药物中的杂质限量可按下式计算：

$$\text{杂质限量（L）}=\frac{\text{杂质量（m）}}{\text{供试品量（S）}}\times 100\%$$

如果供试品（S）中所含杂质的量是通过与一定量的标准溶液进行比较来确定的，那么杂质限量在数值上就等于标准溶液的体积（V）与其浓度（C）的乘积。因此，杂质限量（L）的计算式可转换为：

$$\text{杂质限量（L）}=\frac{\text{标准溶液的体积（V）}\times\text{标准溶液的浓度（C）}}{\text{供试品量（S）}}\times 100\%$$

五、一般杂质的检查

一般杂质检查项目包括酸、碱、水分、氯化物、硫酸盐、硫化物、氰化物、铁盐、重金属、砷盐、溶液澄清度、干燥失重、炽灼残渣以及有机残留量等。

1. 氯化物的检查

（1）检查原理：氯化物在硝酸酸性溶液中与硝酸银试液作用，生成白色氯化银浑浊液，与一定量的标准氯化钠溶液在相同条件下生成的氯化银浑浊液比较，浊度不得更大。

（2）检查方法：检查方法及标准氯化钠溶液的制备见药典。

（3）注意事项

1）标准氯化钠溶液每1ml相当于10μg的Cl^-。在测定条件下，氯化物浓度（以Cl^-计）以50ml中含50～80μg（即相当于标准氯化钠溶液5.0～8.0ml）为宜，此时所显浑浊梯度明显，便于比较。因此，应考虑供试品取样量，使氯化物的含量约在此范围内。

2）加入硝酸可加速氯化银沉淀的生成，并可产生较好的乳浊，又可避免碳酸银、氧化银或磷酸银沉淀的形成。本法以50ml中含稀硝酸10ml为宜，酸度过大，所显浑浊度降低，结果重现性差。

3）温度对产生氯化银的浊度有影响，以30～40℃产生的浊度最大，结果也最稳定。但作为限量检查，供试品和对照品在平行条件下操作，故可在室温下进行。

4）供试品溶液如不澄明，可预先用含硝酸的酸性蒸馏水（1→100）洗净滤纸中的可能存在的氯化物，然后用该处理过的滤纸进行过滤。判断洗净的方法是接收洗涤液，加入硝酸银后，观察是否产生浑浊。

5）供试品溶液如带颜色，除另有规定外，按药典（2015 版）操作，用“内消色法”消除颜色干扰。

6）有其他干扰测定的物质存在时，必须在测定前除去。如 Br^-、I^- 与硝酸银作用均能生成卤化银沉淀，硫氰酸盐能与硝酸银作用生成硫氰酸银沉淀。

以下干扰氯化物检查的物质，均需要除去。

溴化物的除去：在供试品中加硝酸和 30% 的过氧化氢溶液，煮沸，使溴离子氧化为溴，挥去。

碘化物的除去：在供试品溶液中加入硝酸和 30% 的过氧化氢溶液，煮沸，使碘离子氧化为碘，挥去；或者在供试品溶液中依次加入氨试液和硝酸银试液，除去碘化银沉淀，而氯化银则溶于氨试液中成为银氨配离子，滤液加硝酸酸化后，又析出氯化银沉淀，再依法检查氯化物。

硫氰酸盐的除去：在供试品溶液中加入硫酸铜与亚硫酸以除去硫氰酸盐，反应如下：

$2KCNS + 2CuSO_4 + H_2SO_3 \longrightarrow Cu_2(CNS)_2\downarrow$（白色沉淀）$+ 2KHSO_4 + H_2SO_4$

7）检查有机氯杂质，可根据有机氯杂质结构，选择适宜的有机破坏方法，将有机氯转变成无机离子状态，再依法检查。如氯代脂烃中氯化物检查，应在碱性液中加热，脱去氯化氢。再如二羟丙茶碱中氯化物检查，可取一定量供试品，在氢氧化钠溶液煮沸 30s，使水解成氯化钠，再依法检查。

8）比浊试验一般在纳氏比色管中进行。药典规定为同置黑色背景上，从比色管上方向下观察比较。

2. 硫酸盐的检查

（1）检查原理：硫酸盐与氯化钡在酸性介质中生成白色硫酸钡混悬液，与一定量的标准硫酸钾溶液在同一条件下生成的混悬液比较，浊度不得更大。

（2）检查方法：方法及标准硫酸钾溶液的制备见药典（2015 版）。

（3）注意事项

1）标准硫酸钾溶液每 1ml 相当于 100μg 的 SO_4^{2-}。硫酸盐的浓度以 200 ~ 500μg SO_4^{2-}/50ml 为宜，即为相当于标准硫酸钾溶液 2 ~ 5ml，此时所显浑浊梯度明显，便于比较。

2）反应在盐酸溶液中进行，可避免碳酸钡或磷酸钡沉淀的形成。以 50ml 供试品溶液中含稀盐酸 2ml 为宜（0.1mol/L，pH = 1.1）。酸度过大，硫酸钡溶解度增大，所显浑浊度降低，反应灵敏度降低。

3）测定时溶液温度对浑浊度有影响，温度太低产生浑浊慢且少，稳定性差。故室温低于 10℃时应将比色管在 25 ~ 30℃水浴中放置 10min，再进行观察比较。

4）供试品溶液加稀盐酸后如不澄明，可预先用含有盐酸的酸性蒸馏水洗净滤纸中可能存在的硫酸盐，然后用该处理过的滤纸进行过滤。

5）供试品溶液如带颜色，可同氯化物检查一样，用“内消色法”进行处理。

6）氯化钡试液浓度在 10% ~25% 范围内，所得硫酸钡的浑浊度差异不大，但以 25% 氯化钡溶液出现硫酸钡浑浊的时间短，结果稳定。

3. 铁盐的检查 药品中含有微量铁盐的检查，药典采用硫氰酸盐法。

（1）检查原理：硫氰酸盐在酸性溶液中与三价铁盐生成红色的可溶性硫氰酸铁配合物，与一定量标准铁溶液用同法处理后所呈红色进行比较，颜色不得更深。

$Fe^{3+} + 6SCN^- \longrightarrow [Fe(SCN)_6]^{3-}$（红色）

（2）检查方法：方法及标准铁溶液的制备见药典（2015 版）。

（3）注意事项

1）用硫酸铁铵［$FeNH_4(SO_4)_2 \cdot 12H_2O$］配制标准铁溶液，并加入硫酸（1 000ml 中加入 2.5ml）防止铁盐水解。标准铁溶液于临用前取储备液稀释而成，每 1ml 标准铁溶液相当于 10μg 的 Fe^{3+}。以 50ml 溶液中含有 10 ~ 50μg 的 Fe^{3+}（相当于标准铁溶液 1.0 ~ 5.0ml）的溶液色泽梯度明显，易于比较。当 50ml 溶液中含 Fe^{3+} 为 5 ~ 90μg 时，溶液的吸光度与浓度线性良好。

2）反应在盐酸的微酸性溶液中进行，防止 Fe^{3+} 水解，并可避免弱酸盐如醋酸盐、磷酸盐、砷酸盐等的干扰。以 50ml 供试品溶液中加稀盐酸 4ml 为宜。

3）反应时需加入过量硫氰酸铵以增加生成配离子的稳定性，并可消除氯离子、硫酸根及枸橼酸根等离子的干扰。

4）光线与温度均会影响硫氰酸铁的稳定性。温度越高，褪色越快，所以测定时应特别注意供试液与标准液实验条件一致，以免造成误差。光线促使硫氰酸铁还原而褪色，褪色的程度与光照时间的长短成正比。通常加入氧化剂过硫酸铵氧化供试品中的 Fe^{2+} 成 Fe^{3+}，同时可防止光线使硫氰酸铁还原而褪色。

$2Fe^{2+} + (NH_4)_2S_2O_8 \longrightarrow 2Fe^{3+} + (NH_4)_2SO_4 + SO_4^{2-}$

5）若供试品管与标准管色调不一致，或所显颜色太浅，可分别用正丁醇或异戊醇提取后，分取醇层比色。因 $Fe(SCN)_6^{3-}$ 配离子在正丁醇等有机溶剂中溶解度大，故可增加颜色深度，并能排除其他物质的影响。

6）某些药物（如葡萄糖、碳酸氢钠、糊精和硫酸镁等）在检查过程中加硝酸处理，则不再加过硫酸铵，但必须加热煮沸除去氧化氮，否则硝酸中可能存在的亚硝酸会与硫氰酸根作用生成红色亚硝酰硫氰化物（NOCNS）而影响比色。

7）某些具环状结构或不溶于水的有机药物，如呋喃唑酮等，需经炽灼破坏，使铁盐变成三氧化二铁留于残渣中，再依法检查。

4. 重金属的检查 重金属是指在实验条件下，能与硫代乙酰胺或硫化钠作用显色的金属杂质，包括银、铅、汞、铜、镉、铋、砷、锑、锡、锌、钴与镍等。

（1）检查原理：由于在药品生产中掺入铅的机会较多，而且铅易积蓄中毒，故以铅为代表检查重金属的限量，反应式如下：

$Pb^{2+} + S^{2-} \longrightarrow PbS$（黑色）

将稀乙酸及硫代乙酰胺或硫化钠试液加入供试品溶液中，使之与微量的重金属杂质作用生成棕色或黑色（以铅为代表）混悬液，并与一定量标准铅溶液经同法处理后所呈颜色进行比较，不得更深。

（2）检查方法：方法及标准铅溶液的制备见药典（2015 版）。药典共收载了三种检查方法。第一法为硫代乙酰胺法，适用于溶于水、稀酸及乙醇的不经有机物破坏的药物，为最常用方法；第二法为炽灼后硫代乙酰胺法，适用于含芳环、杂环以及不溶于水、稀酸及乙醇的需经灼烧破坏的有机药物，如卡马西平、克拉霉素等；第三法为硫化钠法，适用于溶于碱而不溶于稀酸或在稀酸中产生沉淀的药物，如磺胺类、巴比妥类等。第四法微孔滤膜法，适用于重金属限量的药物。

（3）注意事项：标准铅溶液应在临用前配制，使用期不得超过一周，以防铅水解造成误差。配制标准铅液使用的玻璃仪器，均不得含有铅的杂质。

检查新产品重金属时，除有标准管和供试管外，还应配有一个监测管（加入相同量的标准溶液和供试品溶液），三管依同法操作，供试管显色不得深于标准管，监测管显色应深于标准管或与标准管一致。若浅于标准管，则可能供试品中重金属杂质不呈游离状态存在，而与供试品形成配合物而未被检出，应另取供试品经有机破坏后再依法检查。

除以上共同注意事项外，以上三法各有其特别的注意事项。

1）硫代乙酰胺法注意事项：重金属的含量以 Pb 计算为 20μg（即相当于标准铅溶液 2ml）时，加硫代乙酰胺试剂后所显的黄褐色最适用于目视法观察。

检查在醋酸盐缓冲液中进行，溶液酸度应严格控制在 3.0 ~ 3.5（如用硫化钠试液，容易分解析出硫，引起浑浊而影响比色），此时硫化物沉淀比较完全。酸度太大或太小都使颜色显色浅，结果不准确。

供试品在未加硫代乙酰胺以前如带颜色，可用稀焦糖液或其他无干扰的有色溶液调整标准溶液，使两者颜色一致，而后再加硫代乙酰胺试液比色。如按上述方法仍不能使供试品管与标准管颜色一致时，可取 2 倍量的供试品，加水溶解后，分成两等份，在一份中加硫代乙酰胺试液，用滤膜（孔径 3μm）滤除金属硫化物沉淀后，加入规定量的标准铅溶液作为对照溶液，再与另一份供试溶液按药典规定方法处理后比较。

微量高铁离子的存在，能在弱酸溶液中氧化硫化氢溶液而析出硫，产生浑浊而影响比色。药典中利用加入抗坏血酸或盐酸羟胺使高铁离子还原成对检查无干扰的亚铁离子。

2）炽灼后硫代乙酰胺法注意事项：具有芳环或杂环的有机药物，炽灼的温度不能高于 600℃，以免重金属损失。

为使有机物分解破坏完全，炽灼残渣需加硝酸加热处理，处理后必须蒸干除去氧化氮，否则亚硝酸可氧化硫化氢析出硫，影响比色检查。

3）硫化钠法注意事项：硫化钠试液稳定性与硫化钠的纯度有很大关系，采用分析纯硫化钠配制，硫化钠试液对玻璃有一定的腐蚀性，久置后会产生絮状物，应临用新配。

用硫化钠试剂作为显色剂时，反应在碱性溶液中进行。

5. 砷盐的检查　砷盐为毒性杂质，多由药物生产过程中所使用的无机试剂引入，须严格控制其限量。药典（2015 年版）采用两种方法检查砷盐：古蔡氏法（Gutzeit）和二乙基二硫代氨基甲酸银（Ag - DDC）法。

（1）古蔡氏法

检查原理：锌与酸作用产生的新生态氢与供试品中微量砷盐反应生成具有挥发性砷化氢，遇溴化汞试纸生成黄色或棕黄色砷斑，与标准砷溶液在同一条件下所显砷斑的颜色深浅进行比较，颜色不得更深。反应式如下：

$$AsO_3^{3-} + 3Zn^{+} + 9H^{+} \longrightarrow AsH_3 + 3Zn^{2+} + 3H_2O$$

$$AsH_3 + 2HgBr_2 \longrightarrow 2HBr + AsH(HgBr)_2$$（黄色或棕色）

检查方法：方法及标准砷溶液的制备见药典（2015 年版）。

注意事项：

1）用三氧化二砷配制砷储备液，临用前稀释成每1ml相当于1μg As的标准溶液。药典规定2μgAs（即取2ml标准砷液）制备的砷斑清晰度好，适宜比色。故应根据标准砷溶液取用量和药品中的砷盐限量，确定供试品取用量。

2）氢气发生速率影响砷化氢生成速率，从而影响砷斑清晰程度。影响氢气发生速率的因素主要有溶液的酸度、锌粒的粒度和反应温度等。一般采用溶液酸度为2mol/L的盐酸，锌粒粒径2mm以及25～40℃水浴进行反应。

3）五价砷生成砷化氢速度较慢，故需加入碘化钾与酸性氯化亚锡还原剂，将五价砷还原为三价砷，碘化钾被氧化生成的I_2又被氯化亚锡还原，使反应溶液中维持碘化钾还原剂的存在：

$$AsO_4^{3-} + 2I^- + 2H^+ \longrightarrow AsO_3^{3-} + H_2O + I_2$$

$$AsO_4^{3-} + Sn^{2+} + 2H^+ \longrightarrow AsO_3^{3-} + Sn^{4+} + H_2O$$

$$I_2 + SnCl_2 + 2HCl \longrightarrow 2I^- + SnCl_4 + 2H^+$$

碘离子可与反应中生成的锌离子形成配合物，使生成砷化氢的反应不断进行：

$$4I^- + Zn^{2+} \longrightarrow ZnI_4^{2-}$$

氯化亚锡亦可在锌粒表面形成锌锡齐（锌锡的合金）起去极化作用，使锌粒与盐酸作用缓和，放出氢气连续均匀，有利于砷斑的形成，增加反应的灵敏度和准确性。

氯化亚锡与碘化钾存在，还可抑制锑化氢的生成（因它亦与溴化汞试纸作用生成锑斑）。

4）锌粒中含有S^{2-}或供试品溶液中含有S^{2-}、SO_3^{2-}、$S_2O_3^-$等离子时，在酸性情况下可生成硫化氢，也能使溴化汞试纸染色（硫化汞）。故用醋酸铅棉花吸收硫化氢使之生成硫化铅而除去：

$$H_2S + Pb(CH_3COO)_2 \longrightarrow PbS + 2CH_3COOH$$

在测砷管内置干燥醋酸铅棉花时，应先将棉花撕成疏松薄片状，每次小量以细玻璃棒轻轻塞入测砷管中，长5～6cm，上端距管口至少3cm，勿塞入测砷管的近下端，以免醋酸铅棉花吸水使砷斑的灵敏度降低，或影响砷斑的形成。醋酸铅棉花塞入后，应呈均匀疏松状，使砷化氢气体通过，硫化氢气体吸收。但也不能过松而留有空隙，而使硫化氢通过干扰砷斑。测砷管中的醋酸铅棉花应保持干燥状态，如下端打湿，应重新操作。

5）有机药物中砷盐的检查，通常应先进行有机物破坏，常用的有机物破坏有碱破坏法与酸破坏法。我国药典采用碱破坏法，即石灰法，方法是于供试品中加氢氧化钙或无水碳酸钠，经高温灼烧完全灰化后依法检查。可溶于水的脂肪族有机酸，如枸橼酸、乳酸及其盐、葡萄糖酸钙等，以及可溶于水或酸中的某些芳香族化合物如糖精钠、酚磺酞等，一般可不经有机物破坏直接依法检查砷盐。

6）若供试品中含有硫化物、亚硫酸盐、硫代硫酸盐等，可在酸性溶液中生成还原性的硫化氢或二氧化硫气体，使溴化汞试纸染色。故反应前先用硝酸或溴水氧化使之转变为硫酸盐，多余的硝酸加热除去，多余的溴水以氯化亚锡除去。

7）若供试品中含有铁盐，高价铁可消耗还原剂（碘化钾、氯化亚锡）而影响检查，并能氧化砷化氢而干扰测定，故需将Fe^{3+}还原为Fe^{2+}以除去干扰。反应前需先加酸性氯化亚锡试液使黄色褪去，再依法检查。

8）若供试品中含有锑盐，因其在同一实验条件下能生成易混淆的锑斑，故可改用白田道夫法（白田道夫法的原理是氯化亚锡在盐酸酸性条件下，能将砷盐还原成棕褐色的胶态砷，与一定量标准砷溶液用同法处理后的颜色进行比较，即可判断供试品的砷含量）检查砷盐。

（2）二乙基二硫代氨基甲酸银法

检查原理：锌与酸作用产生的新生态氢与供试品中微量砷盐反应生成具有挥发性砷化氢，砷化氢还原 Ag－DDC 产生红色的胶态银，与一定量标准砷溶液经同样处理后所得红色比较，颜色不得更深。或将所得溶液转移至 1cm 吸收池中，照紫外－可见分光光度法（2015 年版药典）在 510nm 波长处测定吸光度，以二乙基二硫代氨基甲酸银试液作空白，供试液的吸光度不得大于标准砷对照溶液的吸光度。

注意事项：

1）当 As 浓度为 1～10μg/40ml 时，线性关系良好，显色在 2h 内稳定，重现性好。

2）Ag－DDC 法中需用有机碱吸收反应中产生的 HDDC，药典（2015 年版）采用 0.25% 的 Ag－DDC 的三乙胺－三氯甲烷溶液。

6. 炽灼残渣检查法

（1）检查原理：炽灼残渣（residue on ignition）是指有机药物经炭化或挥发性无机药物经加热分解后，遗留下的非挥发性无机杂质（多为金属的氧化物、碳酸盐、磷酸盐、硅酸盐和氧化物等），经加硫酸并炽灼（700～800℃），使之完全灰化，所得的硫酸盐，亦称为硫酸盐灰分。炽灼残渣检查是控制有机药物和挥发性无机药物中非挥发性无机杂质（主要为金属氧化物或无机盐）限量的方法。

（2）检查方法：见药典（2015 年版）。

（3）注意事项

1）供试品的取样量应根据规定的残渣限度和称量误差决定。样品量过多，炭化和灰化时间过长，样品量过少，称量误差增大。一般应使炽灼残渣量为 1～2mg，如规定限度 0.1%，则取样约 1g；如规定 0.05%，取样以 2g 为宜；如规定 1%，取样可在 1g 以下；如遇特殊贵重的药品或供试品数量不足时，可考虑减少取样量。

2）恒重是指供试品连续两次炽灼或干燥后的重量差异在 0.3mg 以下，干燥至恒重的第二次及以后各次称重均应在规定的条件下继续干燥 1h 后进行。

3）如炽灼残渣需作重金属检查，则炽灼温度必须控制在 500～600℃，炽灼至恒重的第二次称重应在继续炽灼约 30min 后进行。

7. 干燥失重测定法

（1）检查原理：药品的干燥失重（loss on drying）是指药品在规定的条件下，经干燥后所减失的重量的百分率，主要是指水分、结晶水，也包括其他挥发性的物质，如残留的有机溶剂等。

（2）检查方法：主要有：常压恒温干燥法、常压室温干燥法及减压恒温干燥法 3 种。详见药典（2015 年版）。

（3）注意事项

1）取供试品时应混合均匀，如为较大的结晶，应先迅速捣碎使成 2mm 以下的小粒，以使测定结果准确。

2）取供试品干燥时，应平铺在扁形称量瓶中，取供试品适量（一般约1g或照规定重量），其厚度不可超过5mm，如为疏松物质，厚度不可超过10mm。置烘箱内干燥的供试品，应在干燥后取出，置干燥器中放冷至室温，然后称定重量。

3）干燥器中干燥剂的选择：常用硫酸、五氧化二磷、硅胶、无水氯化钙及石灰等。

4）减压干燥时，压力应控制在2.67kPa以下，温度为60℃。

8. 残留溶剂检查法

（1）检查原理：药品中的残留溶剂（residual solvents），是指在原料药或辅料生产过程中使用的、但在工艺中未能完全除去的有机溶剂。药典（2015年版）按照其毒性大小，将药品中残存的常见有机溶剂分为四类：第一类有机溶剂毒性较大、致癌并对环境有害，应尽量避免使用；第二类有机溶剂对人体有一定毒性，应限量使用；第三类有机溶剂对人的健康危害较小，推荐使用；第四类其他溶剂，应根据生产工艺的特点，制定相应限度，使其符合标准要求。

（2）检查方法：药典（2015年版）采用气相色谱法检查残留溶剂，主要有三种。

1）毛细管柱顶空进样等温法：适用于需要检查的有机溶剂的数量不多且极性差异较小时，可采用此法。

2）毛细管柱顶空进样系统程序升温法：适用于需要检查的有机溶剂数量较多且极性差异较大的有机溶剂测定。

3）溶液直接进样法：可采用填充柱、也可采用适宜极性的毛细管柱。

（3）注意事项：测定氮碱性化合物时，普通气相色谱的不锈钢管路、进样器的衬管等对有机胺等具有较强的吸附作用，使其检出灵敏度降低。当采用顶空进样系统测定此类化合物时，应采用惰性的硅钢材料或镍钢材料管路，或采用溶液直接进样法测定。供试品溶液应不呈酸性，以免待测物与酸反应后不易气化。通常采用弱极性的色谱柱或经碱处理过的色谱柱分析含氮碱性化合物，如果采用胺分析专用柱进行分析，效果更好。

对含卤素元素的残留溶剂如三氯甲烷等，采用电子捕获检测器（ECD），灵敏度较高。

除以上共同注意事项外，以上三法各有其特别的注意事项。

1）毛细管柱顶空进样等温法注意事项：应根据供试品中残留溶剂的沸点选择顶空温度。对沸点较高的残留溶剂选择较高的顶空温度，但应注意温度过高可能使供试品热分解，对测定产生干扰。

顶空平衡时间一般为20～45min，以保证供试品溶液的气－液两相达到平衡。

对照品溶液和供试品溶液分别连续进样不少于2次，测定待测峰的峰面积。

不适宜顶空法测定的残留溶剂有甲酰胺、2－甲氧基乙醇、2－乙氧基乙醇、乙二醇、N－甲基咯烷酮（在酸性环境中）。

2）毛细管柱顶空进样程序升温法注意事项：对照品溶液和供试品溶液分别连续进样不少于2次，测定待测峰的峰面积。

3）溶液直接进样法注意事项：对照品溶液和供试品溶液分别连续进样不少于3次，每次2μl，测定待测峰的峰面积。

六、特殊杂质的检查

药物中的特殊杂质是指特定药物在生产和贮藏过程中可能引入的杂质。特殊杂质因药物而异，其化学结构一般与活性成分相似，但大多不甚明确，故通常称为“有关物质”。特殊杂质的检查方法主要依据药物和杂质在物理或化学性质上的差异而建立，强调方法的专属性，其检查方法收载于药典正文各药品质量标准检查项下。常用的检查方法如下。

1. 一般物理方法　利用药物与杂质在臭、味、挥发性、颜色、溶解行为或旋光性上的差异，检查所含杂质是否符合限量规定。

（1）臭味及挥发性的差异：药物（特别是挥发性药物）中存在的具有特殊臭味的杂质，可从其臭味判断该杂质的存在。

（2）颜色的差异：某些药物无色（或白色），而其分解变质产物有色，或从生产中引入了有色杂质，可通过检查药物溶液的颜色以控制其中有色杂质的限量，如注射用对氨基水杨酸钠溶液颜色的检查，若注射液受日光或遇热变质，则可被氧化成有色的醌型化合物。

（3）溶解行为的差异：药物可溶于水、酸、碱或有机溶剂中，而杂质不溶，或反之，杂质可溶而药物不溶。利用这种溶解行为的差异进行杂质检查的药物品种较多，如葡萄糖中检查糊精，葡萄糖可溶于热乙醇，而糊精溶解度小，供试品加乙醇回流，如有糊精存在，乙醇液不澄明。

（4）旋光性质的差异：如硫酸阿托品中检查莨菪碱，硫酸阿托品为消旋体，无旋光性，而莨菪碱为左旋体，测定供试品溶液的旋光度，以控制莨菪碱限量。

2. 化学反应法　利用药物与杂质在化学反应现象上的差异，检查所含杂质是否符合限量规定。

（1）滴定分析法：利用药物与杂质在酸碱性或氧化还原性方面的差异，采用适宜的标准溶液滴定一定量的供试品溶液，规定消耗标准溶液的量，以控制杂质限量。

（2）沉淀法：药物中的杂质与一定试剂发生沉淀反应，利用该反应的检测限判定所含杂质是否符合限量规定。如枸橼酸钾中草酸盐的检查，就是利用了草酸盐与氯化钙产生浑浊，而枸橼酸与氯化钙不产生浑浊的这一差异进行草酸盐限量的检查。

（3）呈色法：利用药物中的杂质特有的呈色反应，通过与一定量杂质对照品在相同条件下反应后的结果比较，判定所含杂质是否符合限量规定。当杂质可与一定试剂产生颜色时，采用目视比色法控制其杂质限量，如盐酸普萘洛尔中游离萘酚的检查，就是利用萘酚可与重氮盐形成有色的偶氮染料这一性质，也可利用杂质使试剂改变颜色进行杂质限量的检查。如苯甲酸中易氧化物的检查，则是利用苯甲酸中可能引入的苯甲醛类易氧化物，可被高锰酸钾溶液氧化，从而溶液颜色由粉红色变至无色。

（4）产气法：通过检查某些药物杂质与一定试剂反应产生的气体来控制杂质的限量。如检查某些药物中含有的微量硫化物，可利用其在酸性条件下产生硫化氢气体，遇湿润的醋酸铅试纸形成棕黑色的硫斑进行限量控制。

（5）药物经有机破坏后测待检杂质：某些环状结构的有机药物在生产中可能引入磷、硫、卤素及硒等杂质，这些杂质可与有机分子中碳原子以共价键结合而不能被直接检出，需经有机破坏，使待检杂质成游离状态方可检出，故可利用药物与杂质被破坏分解后性质的差异进行检查。有机破坏方法各国药典多采用氧瓶燃烧法。

3. 仪器分析方法　主要有色谱法、光谱法、质谱法、电化学法及磁共振法等，其中色谱法和光谱法应用最为广泛。

药物中的一些杂质（如反应中间体、副产物或分解产物等）与药物结构相近，化学反应性或光谱特性相似，化学光谱法不易区别。色谱法则可以利用药物与杂质被吸附剂吸附和洗脱剂解吸附的性质不同，或在不相混溶（或部分混溶）的溶剂中分配比的不同，加以分离后再进行检查。色谱法具有先分离再分析的特点，成为近年来发展最快的特殊杂质检查方法，主要分为薄层色谱法（thin layer chromatography，TLC）、高效液相色谱法（high performance liquid chromatography，HPLC）、气相色谱法（gas chromatography，GC）和纸色谱法（paper chromatography，PC）这四种类型。

光谱检查法是根据药物和杂质对光选择性吸收的性质差异，按朗伯 - 比耳定律对药物中的杂质进行分光光度法的检查。常用的有紫外分光光度法（ultraviolet spectrophotometry，UV）、红外分光光度法（infrared spectrophotometry，IR）和原子吸收分光光度法（atomic spectrophotometry，AAS）等。

（1）薄层色谱法（简称TLC法）：TLC法灵敏、简便、快速，不需要特殊设备，适用于有机杂质的检查，被各国药典普遍采用。按操作方式分为以下几种。

1）杂质对照品法：当药品中的杂质确切已知并可获得杂质对照品时，采用本法。

检查时根据杂质限量，取杂质对照品溶液和供试品溶液，分别点加在同一薄层板上，展开、定位，将供试品溶液除主斑点外的其他斑点与相应的杂质对照品溶液或系列杂质对照品溶液的主斑点进行比较，判断药物中杂质限量是否合格。如枸橼酸乙胺嗪（diethylcarbamazine citrate）中N - 甲基哌嗪的检查，以N - 甲基哌嗪对照品的甲醇溶液为对照品溶液（50μg/ml），将等体积供试品溶液（50mg/ml）和对照品溶液分别点样于同一薄层板上。供试品溶液如显与对照品相应的杂质斑点，其颜色与对照溶液品溶液主斑点比较，不得更深（0.1%）。

2）供试品溶液自身稀释对照法：又称高低浓度对比法。当杂质结构不确定或无杂质对照品时，多采用本法。

将供试品溶液按限量要求稀释至一定浓度作为对照溶液，与原供试品溶液分别点加于同一薄层板上，展开、定位后，供试品溶液所显杂质斑点数目不得多于规定数目，颜色不得深于对照溶液所显主斑点颜色（或荧光强度不得更强）。如消炎镇痛药吡罗昔康（piroxicam）中有关物质的检查，吡罗昔康加氯仿制成浓度为20mg/ml的溶液，作为供试品溶液，吸取适量后加氯仿稀释成浓度为0.2mg/ml的对照溶液，将等体积的上述两种溶液分别点于同一硅胶GF254薄层板上，以氯仿 - 丙酮 - 甲醇（25 : 25 : 5）为展开剂，紫外光（254nm）检视。供试品溶液如显杂质斑点，与对照溶液所显的主斑点比较，不得更深。

此法虽不及杂质对照品法理想，但其优点是不需制备杂质对照品，并可配成各种限量的对照溶液，以不同浓度对照溶液控制杂质限量，简便易行，故应用较多。采用本法时应注意杂质斑点与药物对照的呈色应有可比性（斑点颜色及显色灵敏度应相同或较为接近）。

3）杂质对照品加供试品稀释液对照法：如硫酸奈替米星（netilmicin sulfate）中有关物质的检查，取奈替米星标准品加水，分别制成浓度为1.5mg/ml的溶液作为标准溶液a；浓度为3mg/ml的溶液作为标准溶液b；另取西梭米星标准品，加水制成1.44mg/ml的溶液作为标准溶液c；取浓度为150mg/ml供试品溶液d；将这四种溶液等体积点样于同一硅胶G薄层板上，以二氯甲烷 - 甲醇 - 浓氨溶液（4 : 4 : 2）展开剂，展开、晾干后，喷以0.2%茚三酮的水饱和正丁醇溶液，110℃下加热20min。结果判断：供试品溶液如显杂质斑点，其颜色与标准溶液c所显主斑点相比较，不得更深，其他杂质与标准溶液a所显主斑点相比较，均不得更深，如有一个斑点超过，应不深于标准溶液 b 的主斑点。

4）母体药物对照法：当无合适的杂质对照品，尤其是供试品所显杂质斑点颜色与主成分斑点颜色有差异，难以判断限量时，可采用质量符合规定的、与供试品相同的药物（即母体药物，要求其中所含待检杂质需符合限量要求）作为对照品。

如马来酸麦角新碱（ergometrine maleate）中有关物质的检查，用马来酸麦角新碱样品配制成浓度为 5mg/ml 的溶液 a 和 0.2mg/ml 溶液 b，同时，用马来酸麦角新碱对照品配制成浓度为 5mg/ml 的溶液 c，将这三种溶液等体积分别点于同一硅胶板上，以三氯甲烷－甲醇－水（25∶8∶1）作展开剂，紫外光（365nm）检视。判断结果：溶液 a 主斑点的颜色与位置应与溶液 c 的主斑点一致，所显杂质斑点的颜色不得深于溶液 c 对应的杂质斑点，并不得有溶液 c 以外的杂质斑点；溶液 b 除主斑点外，不得显任何杂质斑点。该法主要检查异麦角新碱、麦角酸、异麦角酸及其他麦角碱等杂质。马来酸麦角新碱对照品中所含的杂质是符合限量要求的，用它控制供试品中的一种杂质，而其他的杂质用溶液 b 控制。

该法克服了对照品与杂质斑点的不可比性，且不需制备杂质对照品，但要求该对照品中所含待检杂质为规定的限量水平，且稳定性好。

5）检测限法：该法采用试验条件下显色剂对杂质的检测限来控制其限量，但由于影响薄层显色的因素较多（如薄层的厚度、温度、湿度和显色剂用量等），应尽量避免使用。

（2）高效液相色谱法（简称 HPLC 法）：HPLC 法不仅分离效能高、专属性强、灵敏度高，而且可以准确定量，已广泛用于药物的含量测定和杂质检查。用本法检查较用薄层色谱法灵敏，且重现性好。

药典（2015 年版）中常用的高效液相色谱条件：填充剂为十八烷基硅烷键合相硅胶，流动相为甲醇－水或乙腈－水系统，柱温为室温，检测器为紫外检测器。主要采用以下五种检测方法。

1）面积归一化法：用于没有杂质对照品时杂质限量的检查，是一种粗略测定供试品中杂质含量的方法。

取供试品适量进样，经 HPLC 分离，测量各杂质峰的面积和色谱图上除溶剂峰以外的总色谱峰面积，计算各杂质峰面积之和占总峰面积的百分率，不得超过限量。

该法不需对照品，操作简便，但测定误差大。药典（2015 年版）规定，由于面积归一化法测定误差大，通常只用于粗略考察供试品中的杂质含量，除另有规定外，一般不宜用于微量杂质的检查。另外，该法要求供试品溶液中所有组分均出峰。

2）外标法：适用于有杂质对照品或杂质对照品易制备，且进样量可准确控制（以定量环或自动进样器进样）的情况下，杂质的限量测定。

测定时，将杂质对照品配制成一系列不同浓度工作溶液，进样，测量其相应的峰面积或峰高。绘制杂质的量对峰面积或峰高的标准曲线。同法测定供试品溶液，测量杂质（或主成分）峰面积或峰高，在标准曲线上读出供试品溶液中所含杂质的量，计算即得。若标准曲线过原点，则可用外标一点法计算杂质含量，计算公式如下：

$$C_x = \frac{A_x}{A_s} C_s$$

其中，A_x、A_s 和 C_x、C_s 分别为杂质 x 和标准物质 s（此法中为药物对照品）的峰面积和浓度。

3）内标加校正因子法：用于有杂质对照品与合适的内标物质，且能够测定杂质校正因子的条件下，杂质的限量测定。

建立该方法时，首先需要利用杂质对照品和内标测定出杂质相对于内标的校正因子。精密量取杂质对照品溶液和内标溶液，配成校正因子测定用溶液，进样，测量杂质对照品和内标物质的峰面积或峰高，按下式计算相对校正因子。

$$f_{i,s}=\frac{C_i/A_i}{C_s/A_s}$$

其中，A_i、A_s 和 C_i、C_s 分别为杂质 i 和标准物质 s（此法中为内标）的峰面积和浓度。

再配制含有内标的供试品溶液，进样分析，测量杂质峰和内标物质的峰面积或峰高，按下式计算供试品中杂质的含量。

$$C_x=f_{i,s}\frac{A_x}{A_s/C_s}$$

其中，A_x、A_s 和 C_x、C_s 分别为供试品中杂质和标准物质 s（此法中为内标）的峰面积和浓度。

使用本法时，若测定相对校正因子和加入供试品溶液的是同一份内标溶液，则内标溶液不必准确配制。

4）不加校正因子的主成分自身对照法：适用于没有杂质对照品时杂质的限量检查。

将供试品溶液稀释成与杂质限量相当的浓度，作为对照溶液，分别取供试品溶液和对照溶液进样，除另有规定外，供试品溶液的分析时间应为主成分色谱峰保留时间的 2 倍，测量供试品溶液色谱图上各杂质的峰面积及其总和，与对照品溶液主成分的峰面积比较，以确定杂质是否超过限量。若供试品所含部分杂质未与溶剂峰完全分离，则按规定先记录供试品溶液的色谱图Ⅰ，再记录等体积纯溶剂的色谱图Ⅱ，然后从图Ⅰ上杂质峰的总面积（含溶剂峰）减去图Ⅱ上的溶剂峰面积，即为总杂质峰的校正面积，然后依法计算。

该方法多在单一杂质含量较低、无法得到杂质对照品而无法获得校正因子、杂质结构（吸收情况）与相应主药结构相似的情况下适用，前提是假设杂质与主成分的响应因子基本相同。一般情况下，如杂质与主成分的分子结构相似，其响应因子差别不大。

5）加校正因子的主成分自身对照法：适用于测定时不需用杂质对照品的情况。在建立该方法时，需要利用杂质对照品和药物对照品测定出杂质相对于药物的校正因子。

$$f_{i,s}=\frac{C_i/A_i}{C_s/A_s}$$

其中，A_i、A_s 和 C_i、C_s 分别为杂质对照品 i 和标准物质对照品 s 的峰面积和浓度。此校正因子可直接载入各品种质量标准中，在常规检验时用于校正该杂质的实测峰面积。

测定杂质含量时，将供试品溶液稀释成与杂质限量相当的浓度，作为对照溶液。分别取供试品溶液和对照溶液进样，使对照溶液中主成分色谱峰的峰高约为满量程的 10% ~25%。除另有规定外，供试品溶液的记录时间应为主成分色谱峰保留时间的 2 倍。测量供试品溶液色谱图上各杂质的峰面积，分别乘以相应的校正因子后与对照溶液主成分的峰面积比较，依法计算各杂质浓度。

$$C_x=f_{i,s}\frac{A_x}{A_s/C_s}$$

其中，A_x、A_s 和 C_x、C_s 分别为供试品中杂质 x 和标准物质 s（此法中为药物对照品）的峰面积和浓度。

本法无需杂质对照品，又考虑到了杂质与药物的响应因子不一致所引起的测定误差，故准确度较好。缺点是检查时没有杂质对照品的条件下，杂质的定位必须采用相对保留时间，所以杂质相对于药物的相对保留时间也需载入各品种项下。

与内标加校正因子法不同，此法中的相对校正因子实质是通过选取药物对照品作为内标物测得的。

（3）气相色谱法（简称 GC 法）：GC 法主要用于药物中挥发性杂质及有机溶剂残留量的检查。定量方法与高效液相色谱法相同的有面积归一化法、外标法、内标加校正因子法等，除此之外，还有标准溶液加入法。该法具体如下。

将一定量的杂质对照品溶液精密加入到供试品溶液中，根据外标法或内标法测定杂质的含量，再扣除加入的对照品溶液含量，即得供试品溶液中杂质的含量。计算公式为

$$C_x = \frac{\Delta C_x}{(A_{is}/A_x) - 1}$$

其中，A_x、A_{is} 分别为供试品中杂质以及加入杂质对照品后的色谱峰面积；C_x、ΔC_x 分别为供试品中杂质浓度以及加入的杂质对照品的浓度。

（4）纸色谱法（简称 PC 法）：PC 法通常用于极性较大的药物中杂质的检查。但由于纸色谱法较薄层色谱法展开时间长，斑点易扩散，不能用强酸等腐蚀性显色剂，方法也不及薄层色谱简便，故在杂质检查方面的应用较少。

（5）紫外分光光度法（简称 UV 法）：在多数有机药物分子中，因含有某些能吸收紫外－可见光的基团而显示的吸收光谱。此法利用药物与杂质紫外特征吸收的差异进行检查。主要分为三种情况。

1）利用杂质与药物最大吸收波长的差异：杂质在某一波长处有最大吸收，而药物在该波长处无吸收，或药物有吸收而杂质无吸收。如地蒽酚（dithranol）中二羟基蒽醌的检查，后者是地蒽酚合成的原料和氧化分解产物，它的氯仿溶液在 432nm 处有最大吸收，而地蒽酚在该波长处几乎无吸收（图 3－1）。故用 0.10mg/ml 地蒽酚氯仿溶液在 432nm 处测定，吸光度不得大于 0.12，即相当于含二羟基蒽醌的量不大于 2.0%。

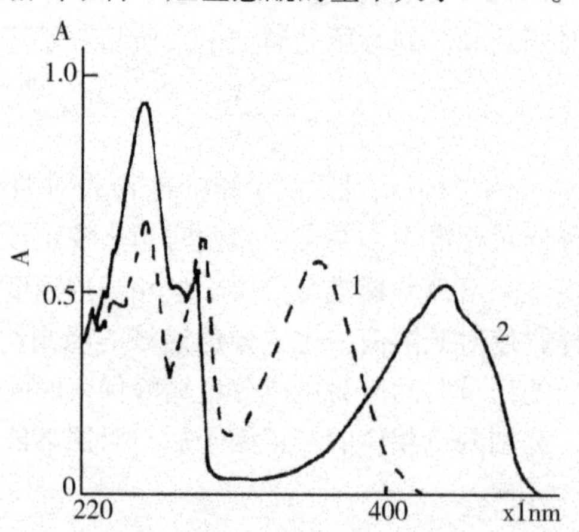

图 3－1　地蒽酚和二羟基蒽醌的紫外吸收光谱

2）利用杂质与药物吸收系数的差异：杂质与药物在某一波长附近均有最大吸收，但两者吸收系数差异较大，通过测定该波长处的吸光度范围，控制药物中杂质的含量。如头孢噻吩钠中噻吩乙酰基的检查，就是利用噻吩乙酰基在237nm处有特征吸收，如在药物中含过量的噻吩乙酸，则237nm处的吸光度上升。如有游离的7－氨基头孢烷酸，则吸光度下降。由此，通过规定供试品的吸光度上下限，可在一定程度上控制产品纯度。

3）利用杂质与药物吸光度比值的差异：杂质和药物的紫外吸收光谱重叠，但在某一波长区间两者变化趋势差异较大时，杂质的存在可改变药物在该区间两个不同波长处的吸光度比值，从而可通过控制供试品溶液的吸光度比值对杂质含量进行控制。如苯丙醇中苯丙酮的检查，两者紫外吸收光谱严重重叠，在苯丙醇中加入不同量的苯丙酮，测定其吸光度比值（A247nm/A258nm)，与含酮量呈直线关系。当苯丙醇中含苯丙酮为0.5%时，A247nm/A258nm为0.79，药典规定此值为上限。

（6）红外分光光度法（简称IR法）：红外光谱是分子的振动－转动光谱，该法在杂质检查中主要用于药物中无效或低效晶型的检查。

某些多晶型药物，由于其晶型结构不同，化学键的键长、键角等发生不同程度的变化，从而导致红外吸收光谱中某些特征峰的频率、峰形和强度出现显著差异。利用这些差异，可以检查药物中低效或无效晶型杂质，结果可靠，方法简便。如甲苯达唑（mebendazole）有三种晶型，其中C晶型为有效晶型，A晶型为无效晶型，采用红外分光光度法进行检查，无效A晶型在640/cm处有强吸收，药物C晶型在此波长的吸收很弱，而在662/cm处，A晶型的吸收很弱，C晶型却有较强吸收。当供试品中含有A晶型时，在上述二波数处的吸光度比值将发生改变。药典（2015年版）采用供试品与对照品同法操作、供试品的吸光度比值应小于对照品比值的方法，限制A晶型的量（图3－2)。

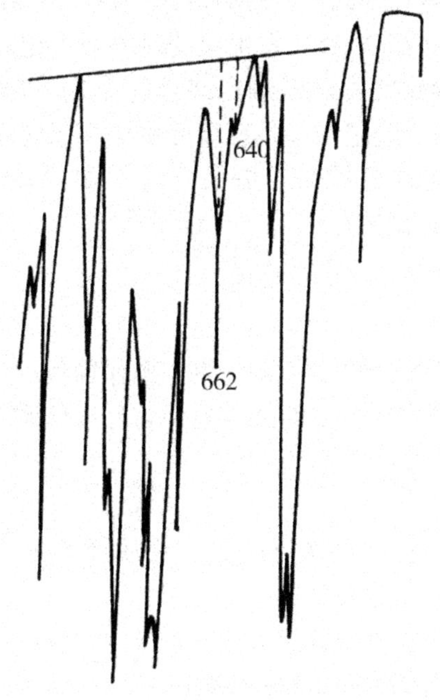

图3－2 甲苯达唑中A晶型检查的IR图谱

（7）原子吸收分光光度法（简称 AAS 法）：该法灵敏度高、专属性强，广泛用于微量元素的分析。在杂质检查中，主要是用于药物中金属杂质的检查，通常采用标准加入法控制金属杂质的限量。

测定时，按各品种项下的规定制备供试品溶液，另取等量的供试品，加入限度量的待测元素溶液，制成对照品溶液。若对照品溶液的读数为 a，供试品溶液的读数为 b，则 b 值小于（a－b）值时，杂质符合限量规定。如维生素 C 中铁盐和铜盐的检查就采用 AAS 法。

（朱世真）

第三节　定量分析方法的分类与特点

《中国药典》正文各品种的含量测定或定量检查项以及附录所收载的用于药物含量、溶出或释放量测定的定量分析方法主要包括：容量分析法、光谱分析法和色谱分析法。

一、容量分析法

容量分析法（也称滴定法），是将已知浓度的滴定液（标准物质溶液）由滴定管滴加到被测药物的溶液中，直至滴定液与被测药物反应完全（通过适当方法指示），然后根据滴定液的浓度和被消耗的体积，按化学计量关系计算出被测药物的含量。

当滴定液与被测药物完全作用时，反应达到化学计量点。在进行容量分析时，当反应达到化学计量点时应停止滴定，并准确获取滴定液被消耗的体积。但在滴定过程中反应体系常常无外观现象的变化，必须借助适当的方法指示化学计量点的到达。其中，最常用的方法是借助指示剂的颜色或电子设备的电流或电压变化来判断化学计量点。即，在滴定过程中，当反应体系中的指示剂（如甲基红或酚酞）的颜色或与反应体系相连的检测设备输出的电信号（如电流计的 mA 或电位计的 mV 数）发生突变时终止滴定。指示剂的颜色或检测设备的电信号的突变点通常被称为滴定终点。但滴定终点与滴定反应的化学计量点不一定恰好符合，二者之差被称为滴定误差。滴定误差是容量分析法中系统误差的重要来源之一，为了减少滴定误差，就需要选择合适的指示剂或指示方法（如在非水溶液滴定中常用电位滴定法），使滴定终点尽可能地接近滴定反应的化学计量点。

（一）容量分析法的特点与适用范围

1. 容量分析法的特点

（1）方法简便易行：本法所用仪器价廉易得，操作简便、快速。

（2）方法耐用性高：影响本法测定的试验条件与环境因素较少。

（3）测定结果准确：通常情况下本法的相对误差在 0.2% 以下，适用于对准确度要求较高的试样的分析。

（4）方法专属性差：本法对结构相近的有关物质或其他干扰测定的杂质缺乏选择性，故一般适用于主成分含量较高的试样的分析。

2. 容量分析法的适用范围　由于容量分析法具有以上特点，被广泛应用于化学原料药物的含量测定，而较少应用于药物制剂的含量测定。

（二）容量分析法的有关计算

1. 滴定度　滴定度系指每 1ml 规定浓度的滴定液所相当的被测药物的质量，《中国药典》用毫克（mg）表示。如，用碘量法测定维生素C的含量时，《中国药典》规定：每1ml碘滴定液（0.05moL/L）相当于8.806mg的维生素C（$C_6H_8O_6$）。

2. 滴定度的计算　在容量分析中，被测药物分子（A）与滴定剂（滴定液中的反应物质单元，B）之间按一定的摩尔（mol）比进行反应，反应可表示为：

$$aA + bB \rightarrow cC + dD$$

当反应完全时，被测药物的量（WA）与滴定剂的量（WB）之间的关系为$\frac{W_A}{aM_A} = \frac{W_B}{bM_B}$，被测药物的量可由下式计算：

$$W_A = \frac{W_B}{bM_B} \times aM_A = n_B \times \frac{a}{b} \times M_A = m_B \times V_B \times \frac{a}{b} \times M_A$$

式中，a与b分别为被测药物与滴定剂进行反应的最简摩尔数（mol）；M_A与M_B分别为被测药物与滴定剂的摩尔质量（分子量，g/mol）；n_B为被测药物消耗的滴定剂的摩尔数（mol）：m_B为滴定液的摩尔浓度（mol/L）；V_B为被测药物消耗的滴定液的体积（ml）。

单位体积（$V_B = 1ml$）的滴定液相当于被测药物的量$W_A = m_B \times \frac{a}{b} \times M_A$，被称为“滴定度”，以T表示，量纲为mg/ml。T是滴定液浓度的一种特殊表示形式。使用T可使滴定结果的计算简化，$W_A = T \times V_B$。故此，被各国药典所采用。

因为不同被测药物的摩尔质量以及与滴定剂反应的摩尔比不同，同一滴定液对不同被测药物的滴定度是不同的，计算通式如下：

$$T\text{（mg/ml）} = m \times \frac{a}{b} \times M$$

式中，m为滴定液的摩尔浓度（mol/L）；a为被测药物的摩尔数；b为滴定剂的摩尔数；M为被测药物的毫摩尔质量（分子量，以mg表示）。

示例3－1　用碘量法测定维生素C（M＝176.13）的含量时，碘滴定液的摩尔浓度为0.05mol/L（以I2为单元），化学反应式如下：

$$C_6H_8O_6 + I_2 \rightarrow C_6H_6O_6 + 2HI$$

由反应式可知，维生素C（$C_6H_8O_6$）与碘（I_2）的摩尔比为1∶1，滴定度（T）计算如下：

$$T = m \times \frac{a}{b} \times M = 0.05 \times \frac{1}{1} \times 176.13 = 8.806\text{（mg/ml）}$$

示例3－2　用溴酸钾法测定异烟肼［M（$C_6H_7N_3O$）＝137.14］的含量时，溴酸钾滴定液的摩尔浓度为0.016 67mol/L（以$KBrO_3$为单元），化学反应式如下：

$$3C_6H_7N_3O + 2KBrO_3 \rightarrow 3C_6H_5NO_2 + 3N_2\uparrow + 2KBr + 3H_2O$$

则，滴定度：

$$T = 0.01667 \times \frac{3}{2} \times 137.14 = 3.429\text{（mg/ml）}$$

3. 含量的计算　用容量分析法测定药物的含量时，滴定方式有两种，即直接滴定法和间接滴定法。其测定结果的计算方法分述如下。

（1）直接滴定法：本法是用滴定液直接滴定被测药物，则被测药物的百分含量计算式为：

$$\text{含量（\%）} = \frac{V \times T}{W} \times 100\%$$

在《中国药典》收载的容量分析法中，均给出了滴定度值。根据供试品的称取量（W）、滴定液的消耗体积（V）和滴定度（T），即可计算出被测药物的百分含量。

在实际工作中，所配制的滴定液的摩尔浓度与《中国药典》中规定的摩尔浓度不一定恰好一致，而《中国药典》中给出的滴定度是指在规定浓度下的滴定度。所以，此时不能直接应用上式计算。应将滴定度（T）乘以滴定液的浓度校正因数（F），换算成实际的滴定度（T′ = TxF），或将滴定体积（V）校正为规定浓度时应消耗的体积（T′ = V × F）。其中，

$$F = \frac{\text{实际摩尔浓度}}{\text{规定摩尔浓度}}$$

于是，被测药物的百分含量可由下式求得：

$$\text{含量（\%）} = \frac{V \times T'}{W} \times 100\% \left(= \frac{V' \times T}{W} \times 100\% \right) = \frac{V \times T \times F}{W} \times 100\%$$

因为，F 值系由滴定液的标定获得，V 值由滴定过程读取。所以，在学习过程中应注意掌握滴定反应的原理，才能明确被测药物与滴定剂在反应中的摩尔比，即反应式中的 a 与 b 的数值，进而正确计算滴定度和百分含量。

（2）间接滴定法：间接滴定法包括生成物滴定法和剩余量滴定法。

1）生成物滴定法：本法系指被测药物与化合物 A 作用，定量生成化合物 B，再用滴定液滴定化合物 B。该法的百分含量计算方法与直接滴定法相同，只是在计算滴定度时需考虑被测药物与化合物 B 以及化合物 B 与滴定剂三者之间的化学计量关系（摩尔比）。

示例 3－3　葡萄糖酸锑钠的含量测定：取本品约 0.3g，精密称定，置具塞锥形瓶中，加水 100ml、盐酸 15ml 与碘化钾试液 lOml，密塞，振摇后在暗处放置 10 分钟，用硫代硫酸钠滴定液（0.1mol/L）滴定，至近终点时，加淀粉指示液，继续滴定至蓝色消失，并将滴定的结果用空白试验校正。每 1ml 硫代硫酸钠滴定液（0.1mol/L）相当于 6.088mg 的锑（Sb）。反应式如下：

$$Sb^{5+} + 2I^- \rightarrow Sb^{3+} + I_2;\ I_2 + 2S_2O_3^{2-} \rightarrow 2I^- + S_4O_6^{2-}$$

可见，1mol 锑（葡萄糖酸锑钠）与碘化钾作用生成 1mol 碘（I_2），而 1mol 碘（I_2）消耗 2mol 硫代硫酸钠。所以，硫代硫酸钠滴定液（0.1mol/L）对葡萄糖酸锑钠（以 Sb = 121.76 计算）的滴定度 $T = m \times \frac{a}{b} \times M = 0.1 \times \frac{1}{2} \times 121.76 = 6.088$（mg/ml）。

2）剩余量滴定法：剩余量滴定法亦称回滴定法，本法是先加入定量过量的滴定液 A，使其与被测药物定量反应，待反应完全后，再用另一滴定液 B 回滴定反应后剩余的滴定液 A。在计算百分含量时，需考虑滴定过程中是否进行空白试验校正。

当不进行空白试验校正时，含量计算公式如下：

$$\text{含量（\%）} = \frac{(V_A \times F_A - V_B \times F_B) \times T_A}{W} \times 100\%$$

式中，V_A 为定量加入的滴定液 A 的体积（ml），V_B 为滴定液 B 在回滴定中被消耗的体积（ml），F_A 为滴定液 A 的浓度校正因数，F_B 为滴定液 B 的浓度校正因数，T_A 为滴定液 A 的滴定度（mg/ml），W 为供试品的称取量（mg，量纲与滴定度的一致）。

剩余量滴定法在滴定过程中，通常涉及化学反应或加热、滤过、分取等操作步骤，使得测定误差显著增加。所以，剩余量滴定法大多进行空白试验校正，其含量计算式如下：

$$含量（\%）=\frac{(V_B^0-V_B^S)\times F_B\times T_A}{W}\times100\%$$

式中，V_B^0 为空白试验时消耗滴定液 B 的体积（ml），V_B^S 为样品测定时消耗滴定液 B 的体积（ml），F_B 为滴定液 B 的浓度校正因数（mg/ml），T_A 为滴定液 A 的滴定度，W 为供试品的称取量。

示例 3 - 4　司可巴比妥钠的含量测定：取本品约 0. 1g，精密称定，置 250ml 碘瓶中，加水 10ml，振摇使溶解，精密加溴滴定液（0. 05mol/L）25ml，再加盐酸 5ml，立即密塞并振摇 1 分钟，在暗处放置 15 分钟后，注意微开瓶塞，加碘化钾试液 10ml，立即密塞，摇匀后，用硫代硫酸钠滴定液（0. 1mol/L）滴定，至近终点时，加淀粉指示液，继续滴定至蓝色消失，并将滴定的结果用空白试验校正。

已知：司可巴比妥钠的摩尔质量 M = 260. 27；司可巴比妥钠与溴反应的摩尔比为 1 ∶ 1；供试品的称取量 W = 0. 102 2g；硫代硫酸钠滴定液（0. 1mol/L）浓度校正因数 F = 1. 038；供试品滴定消耗硫代硫酸钠滴定液 15. 73ml；空白试验消耗硫代硫酸钠滴定液 23. 2lml。

计算：溴滴定液（0. 05mol/L）的滴定度 $T_{Br_2}=0.05\times\frac{1}{1}\times260.27=13.01$（mg/ml）

$$司可巴比妥含量（\%）（\%）=\frac{(V^0-V^S)_{Na_2S_2O_3}\times F_{Na_2S_2O_3}}{W}\times100\%$$

$$=\frac{(23.21-15.73)\times1.038\times13.01}{0.1022\times1000}\times100\%=98.8\%$$

3）讨论：在剩余量滴定法中，第一滴定液与第二滴定液的浓度是相当的。如上例中，第一滴定液为溴滴定液（0. 05mol/L），第二滴定液为硫代硫酸钠滴定液（0. 1mol/L）。因为溴（Br_2）等摩尔转化为碘（I_2），而碘（I_2）与硫代硫酸钠（$Na_2S_2O_3$）反应的摩尔比为 1 ∶ 2，所以溴滴定液与硫代硫酸钠滴定液的浓度比也是 1 ∶ 2。因而，第一滴定液与第二滴定液经浓度校正后的消耗体积（$V'=V\times F$）是相当的。所以，在上述的计算式中，直接用硫代硫酸钠滴定液的校正体积［$(V^0-V^S)_{Na_2S_2O_3}\times F_{Na_2S_2O_3}$］代替与司可巴比妥钠反应所消耗的溴滴定液的校正体积［$(25-V^S)_{Br_2}\times F_{Br_2}$］与溴滴定液的滴定度 T_{Br_2} 相乘计算含量。

二、谱分析法

当物质吸收辐射能（或热能）后，其内部发生能级跃迁。记录由能级跃迁所产生的辐射能随波长的变化所得到的图谱称为光谱。利用物质的光谱进行定性、定量和结构分析的方法称为光谱分析法。通过测定被测物质在光谱的特定波长处或一定波长范围内的吸光度或发光强度，对该物质进行定性或定量分析的方法称为分光光度法。《中国药典》收载的光谱分析法有：紫外—可见分光光度法、红外分光光度法、原子吸收分光光度法、荧光分析法和火焰光度法等。

（一）紫外 - 可见分光光度法

紫外 - 可见分光光度法是基于物质分子对紫外光区（波长为 200 ~ 400nm）和可见光区（波长为 400 ~ 760nm）的单色光辐射的吸收特性建立的光谱分析方法。

1. 朗伯 - 比耳定律　单色光辐射穿过被测物质溶液时，在一定的浓度范围内被该物质吸收的量与该物质的浓度和液层的厚度（光路长度）成正比，其关系式如下式：

$$A = 1g\frac{1}{1} = ECl$$

式中，A 为吸收度；T 为透光率；E 为吸收系数；c 为溶液浓度；l 为液层厚度。

在药物分析中，E 通常采用百分吸收系数（$E_{1cm}^{1\%}$）表示，其物理意义为：当待测溶液浓度为每 100ml 中含待测药物 1g（1%，g/ml），液层厚度为 1cm 时的吸光度值。

物质对光的选择性吸收波长，以及相应的吸收系数是该物质的物理常数。当已知某纯物质在特性条件下的吸收系数（$E_{1cm}^{1\%}$），可用相同条件将含该物质的供试品制成供试溶液，测定其吸光度后即可按下式计算出供试溶液中含该物质的量（c，g/100ml），进而计算出供试品的含量。

$$c\ (g/100ml) = \frac{A}{E_{1cm}^{1\%}}$$

2. 方法特点与适用范围　本法主要特点如下：

（1）简便易行：本法使用的仪器价格较低廉，操作简单，易于普及。

（2）灵敏度高：本法灵敏度可达 $10^{-7} \sim 10^{-4}$g/ml，适用于低浓度试样的分析。

（3）准确度较高：本法的相对误差约为 2% ~5%，适用于对测定结果的准确度有较高要求的试样的分析。

（4）专属性较差：本法通常不受一般杂质的干扰，但对结构相近的有关物质缺乏选择性。

由于紫外 - 可见分光光度法具有以上特点，故本法较少应用于原料药的含量测定，可用于药物制剂的含量测定，但更多应用于药物制剂的定量检查，如片剂的溶出度或含量均匀度检查。

3. 仪器校正和检定

（1）波长：由于环境因素对机械部分的影响，仪器的波长经常会略有变动。因此除应定期对所用仪器进行全面校正检定外，还应于测定前校正测定波长。常用汞灯中的较强谱线 237.83、253.65、275.28、296.73、313.16、334.15、365.02、404.66、435.83、546.07 与 576.96nm，或用仪器中氘灯的 486.02nm 与 656.10nm 谱线进行校正；钬玻璃在波长 279.4、287.5、333.7、360.9、418.5、460.0、484.5、536.2 和 637.5nm 处有尖锐吸收峰，也可作波长校正用，但因来源不同或随时间的推移会有微小的变化，使用时应注意；近年来，常使用高氯酸钬溶液校正双光束仪器，以 10% 的高氯酸溶液为溶剂，配制含 4% 氧化钬（Ho_2O_3）的溶液，该溶液的吸收峰波长为 241.13、278.10、287.18、333.44、345.47、361.31、416.28、451.30、485.29、536.64 和 640.52nm.

仪器波长的允许误差为：紫外光区 ±1nm，500nm 处 ±2nm。

（2）吸光度的准确度：可用重铬酸钾的硫酸溶液检定。取在 120℃干燥至恒重的基准重铬酸钾约 60mg，精密称定，用 0.005mol/L 硫酸溶液溶解并稀释至 1 000ml，在表 3 -1 规定的波长处测定并计算其吸收系数，并与规定的吸收系数比较，应符合表中的规定。

表 3 -1　紫外分光光度计吸光度的准确度检定波长与吸收系数

波长/nm	235（最小）	257（最大）	313（最小）	350（最大）
吸收系数（$E_{1cm}^{1\%}$）的规定值	124.5	144.0	48.6	106.6
吸收系数（$E_{1cm}^{1\%}$）的许可范围	123.0 ~126.0	142.8 ~146.2	47.0 ~50.3	105.5 ~108.5

（3）杂散光的检查：可按表3－2所列的试剂和浓度，配制成水溶液，置1cm石英吸收池中，在规定的波长处测定透光率，应符合表中的规定。

表3－2　紫外分光光度计杂散光的检查波长与透光率

试剂	浓度1%（g/ml）	测定用波长/nm	透光率/%
碘化钠	1.00	220	<0.8
亚硝酸钠	5.00	340	<0.8

（4）对溶剂的要求：含有杂原子的有机溶剂，通常均具有很强的末端吸收。因此，当作溶剂使用时，它们的使用范围均不能小于截止使用波长。例如甲醇、乙醇的截止使用波长为205nm。另外，当溶剂不纯时，也可能增加干扰吸收。因此，在测定供试品之前，应先检查所用的溶剂在供试品所用的波长附近是否符合要求，即将溶剂置1cm石英吸收池中，以空气为空白（即空白光路中不置任何物质）测定其吸光度。溶剂和吸收池的吸光度在220～240nm范围内不得超过0.40；在241～250nm范围内不得超过0.20；在251～300nm范围内不得超过0.10；在300nm以上时不得超过0.05。

（5）测定法：测定时，除另有规定外，应以配制供试品溶液的同批溶剂为空白对照，采用1cm的石英吸收池，在规定的吸收峰波长±2nm以内测试几个点的吸光度，或由仪器在规定波长附近自动扫描测定，以核对供试品的吸收峰波长位置是否正确。除另有规定外，吸收峰波长应在该品种项下规定的波长±2nm以内，并以吸光度最大的波长作为测定波长。一般供试品溶液的吸光度读数，以在0.3～0.7之间为宜。仪器的狭缝波带宽度应小于供试品吸收带的半高宽度的十分之一，否则测得的吸光度会偏低；狭缝宽度的选择，应以减小狭缝宽度时供试品的吸光度不再增大为准。由于吸收池和溶剂本身可能有空白吸收，因此测定供试品的吸光度后应减去空白读数，或由仪器自动扣除空白读数后再计算含量。

当溶液的pH对测定结果有影响时，应将供试品溶液的pH和对照品溶液的pH调成一致。

用于含量测定的方法一般有以下几种：

1）对照品比较法：按各品种项下的方法，分别配制供试品溶液和对照品溶液，对照品溶液中所含被测成分的量应为供试品溶液中被测成分规定量的100%±10%，所用溶剂也应完全一致，在规定的波长测定供试品溶液和对照品溶液的吸光度后，按下式计算供试品中被测溶液的浓度：

$$c_X = \frac{A_X \times c_R}{A_R}$$

式中，c_X 为供试品溶液的浓度；A_X 为供试品溶液的吸光度；c_R 为对照品溶液的浓度；A_R 为对照品溶液的吸光度。

原料药百分含量的计算公式如下式：

$$含量（\%）= \frac{c_X \times}{W} \times 100\%$$

式中，D为稀释体积；W为供试品取样量；其他符号的意义同上。其中，稀释体积D需根据供试品溶液的浓度要求或制备过程计算。

固体制剂含量相当于标示量的百分数可按下式计算：

$$标示量（\%）=\frac{c_X \times D \times \overline{W}}{W \times B} \times 100\%$$

式中，$\overline{W}$ 为单位制剂的平均重量（或装量）；B 为制剂的标示量；其他符号的意义同上。

示例3－5　氟康唑片的溶出度检查：取本品（规格：100mg）。照溶出度测定法（第一法），以盐酸溶液（9→1 000）1 000ml 为溶出介质，转速为每分钟 100 转，依法操作，经 45 分钟时，取溶液滤过，取续滤液，在 261nm 波长处测定吸光度；另取氟康唑对照品适量，精密称定，加溶出介质溶解并定量稀释制成每 1ml 中约含 0.1mg 的溶液，同法测定，计算每片的溶出量。限度为标示量的 80%，应符合规定。

$$标示量（\%）=\frac{A_X \times c_R \times D}{A_R \times B} \times 100\%$$

式中，C_R（对照品溶液的浓度）的单位 mg/ml；D 的单位 ml；B 即片剂规格（单位 mg）。

2）吸收系数法：按各品种项下的方法配制供试品溶液，在规定的波长处测定其吸光度，再以该品种在规定条件下的吸收系数计算含量。供试品溶液浓度按下式计算：

$$c_X（g/ml）=\frac{A_X}{E_{1cm}^{1\%} \times 100}$$

式中，c_X 为供试品溶液的浓度（g/ml）；A_X 为供试品溶液的吸光度；$E_{1cm}^{1\%}$ 为供试品中被测成分的百分吸收系数；100 为浓度换算因数（系将 g/100ml 换算成 g/ml。

用本法测定时，吸收系数通常应大于 100，并注意仪器的校正和检定。供试品的含量，可根据供试品溶液的浓度，按对照品比较法，同法测定，计算，即得。

示例3－6　盐酸氯丙嗪注射液的含量测定：精密量取本品适量（约相当于盐酸氯丙嗪 50mg），置 200ml 量瓶中，用盐酸溶液（9→1 000）稀释至刻度，摇匀；精密量取 2ml，置 100ml 量瓶中，用盐酸溶液（9→1000）稀释至刻度，摇匀，在 254nm 的波长处测定吸光度，按 $C_{17}H_{19}ClN_2S \cdot HCl$ 的吸收系数（$E_{1cm}^{1\%}$）为 915 计算，即得。测定结果的计算式为：

$$标示量（\%）=\frac{A \times D \times \overline{V} \times 1\ 000}{E_{1cm}^{1\%} \times 100 \times V \times B} \times 100\%$$

式中，A 为测得的吸光度；D 为供试品溶液的稀释体积（D＝200×100/2＝10 000（ml）；$\overline{V}$ 为注射液规格（ml/支）；V 为供试品取样量（ml）；B 为标示量（mg/支）；1 000 为单位换算因数（1g＝1 000mg）。当测定片剂含量时，计算式为：

$$标示量（\%）：\frac{A \times D \times \overline{W}}{E_{1cm}^{1\%} \times 100 \times W \times B} \times 100\%$$

式中，$\overline{W}$ 为平均片重（mg/片）；W 为供试品取样量（g）；B 为标示量（mg/片）；其他符号含义同上。

3）计算分光光度法：计算分光光度法有多种，使用时应按各品种项下规定的方法进行。当吸光度处在吸收曲线的陡然上升或下降的部位测定时，波长的微小变化可能对测定结果造成显著影响，故对照品和供试品的测试条件应尽可能一致。计算分光光度法一般不宜用作含量测定。

4）比色法：供试品本身在紫外—可见光区没有强吸收，或在紫外区虽有吸收，但为了避免干扰或提高灵敏度，可加入适当的显色剂使反应产物的最大吸收波长移至可见光区后测定，这种测定方法称为比色法。

用比色法测定时，由于显色时影响显色深浅的因素较多，应取供试品与对照品或标准品同时操作。除另有规定外，比色法所用的空白系指用同体积的溶剂代替对照品或供试品溶液，然后依次加入等量的相应试剂，并经同法处理。在规定的波长处测定对照品和供试品溶液的吸光度后，按上述1）法计算供试品浓度与含量。

当吸光度和浓度关系不成良好线性时，应取数份梯度量的对照品溶液，用溶剂补充至同一体积，显色后测定各份溶液的吸光度，然后以吸光度（纵坐标，V）对相应的浓度（横坐标，x）绘制标准曲线或用最小二乘法计算回归方程 $v = a + bx$，再根据供试品溶液的吸光度在标准曲线上查得或用回归方程求得供试品溶液的浓度，并计算含量。

（二）荧光分析法

某些物质受紫外光或可见光照射激发后能发射出比激发光波长长的荧光。当激发光停止照射后，荧光随之消失。物质的激发光谱和荧光发射光谱，可以用于该物质的定性分析。当激发光强度、波长、所用溶剂及温度等条件固定时，物质在一定浓度范围内，其荧光强度（发射光强度）与溶液中该物质的浓度成正比关系，可以用于定量分析。

在用荧光分析法测定药物含量时，对易被光分解或弛豫时间较长的样品，为使仪器灵敏度定标准确，避免因激发光多次照射而影响待测药物的荧光强度，可选择一种激发光和发射光波长与之近似而对光稳定的物质配成适当浓度的溶液作为基准溶液。例如蓝色荧光可用硫酸奎宁的稀硫酸溶液，黄绿色荧光可用荧光素钠水溶液，红色荧光可用罗丹明B水溶液等。在测定供试品溶液时选择适当的基准溶液代替对照品溶液校正仪器的灵敏度。

1. 方法特点与适用范围　本法具有以下特点：

（1）高灵敏度：荧光分析法的灵敏度一般较紫外—可见分光光度法为高，其灵敏度可达 $10^{-12} \sim 10^{-10}$g/ml。

（2）荧光自熄灭：当溶液中荧光物质的浓度太大时，溶液会有“自熄灭”作用，同时由于在液面附近的溶液会吸收激发光，使荧光强度下降，导致荧光强度与浓度不成正比。因此，荧光分析法应在低浓度溶液中进行。

（3）易受干扰：荧光分析法因灵敏度高，故干扰因素也多，因此必须做空白试验。

由于能产生荧光的物质数量不多，本法在药物分析中的应用较少。但如果采用荧光衍生化试剂，常使无荧光或弱荧光物质得到强荧光产物，可提高分析方法的灵敏度和选择性。如维生素 B_1 及其制剂的含量可采用硫色素荧光法测定。

2. 干扰的排除　荧光分析法干扰因素较多，在使用本法测定含量时需注意排除由以下因素产生的干扰。

（1）溶剂：溶剂不纯会使测定结果产生较大误差。除在测定样品时必须做空白试验外，在测定样品之前应检查空白溶剂的荧光强度，必要时应用磨口玻璃蒸馏器蒸馏后再使用。

（2）溶液：①溶液中待测药物的浓度不宜过高，否则可能产生荧光的自熄灭。②溶液中的悬浮物对光有散射作用。必要时应用垂熔玻璃滤器滤过或使用离心法去除。③溶液中的溶氧有降低荧光强度的作用。必要时可在测定之前通入惰性气体除氧。④溶液的 pH 对荧光强度有显著影响。测定时还应注意调整溶液的 pH。

（3）玻璃量器：实验中所使用的玻璃量器及样品池等均应保持高度的洁净。必要时可使用无机清洁液处理，如先用重铬酸钾硫酸溶液（习称为“洗液”）浸泡后再用水洗涤。

（4）温度：温度对荧光强度有较大的影响，测定时应注意控制温度的一致。

3. 测定法与含量计算　由于不易测定绝对荧光强度，通常荧光分析法都是在一定条件下，用对照品溶液测定荧光强度与浓度的线性关系。当线性关系良好时，可在每次测定前，用一定浓度的对照品溶液校正仪器的灵敏度；然后在相同条件下，分别读取对照品溶液及其试剂空白的荧光强度与供试品溶液及其试剂空白的荧光强度，用下式计算供试品浓度：

$$c_X = \frac{R_X - R_{Xb}}{R_r - R_{rb}} \times c_R$$

式中，c_X 为供试品溶液的浓度；c_R 为对照品溶液的浓度；R_X 为供试品溶液的荧光强度；R_{xb}为供试品溶液试剂空白的荧光强度；R_r 为对照品溶液的荧光强度；R_{rb}为对照品溶液试剂空白的荧光强度。

因荧光分析法中的浓度与荧光强度的线性范围较窄，故（$R_x - R_{Xb}$）/（$R_r - R_{rb}$）应在0.5～2之间为宜，如有超过，应在调节溶液浓度后再测。当浓度与荧光强度明显偏离线性时，应改用工作曲线法。

三、色谱分析法

色谱分析法是一种分离分析方法，系根据混合物中各组分的色谱行为差异（如在吸附剂上的吸附能力的不同或在两相中的分配系数的不同），将各组分从混合物中分离后再（在线或离线）选择性对待测组分进行分析的方法。因此色谱分析法是分析混合物的最有力手段。

1. 色谱分析法的特点与适用范围　本法特点如下：

（1）高灵敏度：色谱分析法最低检出浓度可达10^{-15}～10^{-12}g/ml。

（2）高专属性：色谱分析法可有效分离样品中与待测组分结构相近的有关物质，检测信号具有较高的专属性，可实现对待测组分的选择性检测。

（3）高效能与高速度：色谱分析法中最常用于药物定量分析的HPLC或GC法通常可在10分钟或20分钟内完成药物的定量分析，或在30分钟内完成药物复方制剂中的多组分同时定量分析。

由于色谱分析法具有高灵敏度和高选择性的特点，故广泛应用于药物制剂的含量测定，尤其是复方制剂含量测定的首选方法。

2. 色谱分析法的分类　本法主要有以下两种分类形式：

（1）依据分离原理：色谱分析法可分为吸附色谱法、分配色谱法、离子交换色谱法与分子排阻色谱法等。

（2）依据分离方式：色谱分析法可分为纸色谱法、薄层色谱法、柱色谱法、气相色谱法、高效液相色谱法等。

本章仅概述高效液相色谱法和气相色谱法在药物含量测定中的应用。

（一）高效液相色谱法

高效液相色谱法（high performance liquid chromatography，HPLC）系采用高压输液泵将规定的流动相泵入装有填充剂（固定相）的色谱柱，对供试品进行分离测定的色谱方法。注入的供试品，由流动相带入柱内，各组分在柱内被分离，并依次进入检测器，由积分仪或数据处理系统记录或处理色谱信号。

药品标准中规定的色谱条件，除固定相种类、流动相组分、检测器类型不得改变外，其余如色谱柱内径、长度、载体粒度、流动相流速、混合流动相各组分的比例、柱温、进样量、检测器的灵敏度等，均可适当改变，以适应供试品达到系统适用性试验的要求。其中，调整流动相组分比例时，以组分比例较低者（小于或等于 50%）相对改变量不超过 ±30% 且相对于总量的改变量不超过 ±10% 为限，如 30% 相对改变量的数值超过总量的 10% 时，则改变量以总量的 ±10% 为限。对于必须使用特定牌号的填充剂方能满足分离要求的品种，可在各品种项下注明。

1. 对仪器的一般要求

（1）色谱柱：色谱柱的填充剂种类和流动相组成应按各品种项下的规定使用。反相色谱系统使用非极性填充剂，常用的色谱柱填充剂为化学键合硅胶，以十八烷基硅烷键合硅胶最为常用，辛基硅烷键合硅胶和其他类型的硅烷键合硅胶（如氰基键合硅烷和氨基键合硅烷等）也有使用。正相色谱系统使用极性填充剂，常用的填充剂有硅胶等。离子交换色谱系统使用离子交换填充剂；分子排阻色谱系统使用凝胶或高分子多孔微球等填充剂；对映异构体的分离通常使用手性填充剂。除另有规定外，分析分子量小于 2 000 的化合物应选择孔径在 15nm 以下的填充剂，分析分子量大于 2 000 的高分子化合物则应选择孔径在 30nm 以上的填充剂；填充剂的粒径一般在 3 ~ 10μm 之间，粒径更小（约 2um）的填充剂常用于填装微径柱（内径约 2mm）。

使用微径柱时，输液泵的性能、进样体积、检测池体积和系统的死体积等必须与之匹配；如有必要，色谱条件也需作适当的调整。当对其测定结果产生争议时，应以品种项下规定的色谱条件的测定结果为准。

以硅胶为载体的键合填充剂的使用温度通常不超过 40℃，为改善分离效果可适当提高色谱柱的使用温度，但应不超过 60℃。流动相的 pH 应控制在 2 ~ 8 之间。当 pH 大于 8 时，可使载体硅胶溶解；当 pH 小于 2 时，与硅胶相连的化学键合相易水解脱落。当色谱系统中需要使用 pH 大于 8 的流动相时，应选用耐碱的填充剂，如采用高纯硅胶为载体并具有高表面覆盖度的键合硅胶填充剂、包裹聚合物填充剂、有机 . 无机杂化填充剂或非硅胶基键合填充剂等；当需使用 pH 小于 2 的流动相时，应选用耐酸的填充剂，如具有大体积侧链能产生空间位阻保护作用的二异丙基或二异丁基取代十八烷基硅烷键合硅胶填充剂、有机 - 无机杂化填充剂等。

（2）检测器：最常用的检测器为紫外检测器，包括二极管阵列检测器。其他常用的检测器有荧光检测器、蒸发光散射检测器、示差折光检测器、电化学检测器和质谱检测器。其中，紫外、荧光和电化学检测器为选择性检测器，其响应值不仅与供试品溶液的浓度有关，还与化合物的结构有关；蒸发光散射检测器和示差折光检测器为通用型检测器，对所有化合物均有响应；蒸发光散射检测器对结构类似的化合物，其响应值几乎仅与供试品的质量有关；二极管阵列检测器可以同时记录供试品的吸收光谱，故可用于供试品的光谱鉴定和色谱峰的纯度检查。

紫外、荧光、电化学和示差折光检测器的响应值与供试品溶液的浓度在一定范围内呈线性关系，但蒸发光散射检测器的响应值与供试品溶液的浓度通常呈指数关系，故进行计算时一般需经对数转换。

不同的检测器对流动相的要求不同。如采用紫外检测器，所用流动相应符合紫外．可见分光光度法项下对溶剂的要求。采用低波长时，还应考虑有机相中有机溶剂的截止波长，并选用色谱级有机溶剂。蒸发光散射检测器和质谱检测器通常不允许使用含不挥发性盐组分的流动相。

（3）流动相：反相色谱系统的流动相首选甲醇．水系统（采用紫外末端波长检测时，首选乙腈．水系统），如经试用不适合时，再选用其他溶剂系统。应尽可能少用含有缓冲液的流动相，必须使用时，应尽可能选用含较低浓度缓冲液的流动相。由于C_{18}链在水相环境中不宜保持伸展状态，故对以十八烷基硅烷键合硅胶为填充剂的反相色谱系统，流动相中有机相的比例通常应不低于5%，否则C_{18}链的随机卷曲将导致组分保留值变化，造成色谱系统不稳定。

2. 系统适用性试验　按各品种项下要求对色谱系统进行适用性试验，即用规定的对照品溶液或系统适用性试验溶液在规定的色谱系统进行试验，必要时，可对色谱系统进行适当的调整，以符合要求。色谱系统适用性试验通常包括理论板数、分离度、重复性和拖尾因子等四个指标。其中，分离度和重复性尤为重要。

（1）色谱柱的理论板数（n）：用于评价色谱柱的分离效能。由于不同物质在同一色谱柱上的色谱行为不同，采用理论板数作为衡量柱效能的指标时，应指明测定物质，一般为待测组分或内标物质的理论板数。试验方法为：在规定的色谱条件下，注入供试品溶液或各品种项下规定的内标物质溶液，记录色谱图，量出供试品主成分或内标物质峰的保留时间t_R（以分钟或长度计，下同，但应取相同单位）和峰宽（W）或半高峰宽（$W_{h/2}$），色谱柱的理论板数，按下式计算：

$$n = (t_R/\sigma)^2 = 16(t_R/W)^2 \text{ 或 } n = 5.54(t_R/W_{h/2})^2$$

式中，各参数如图3－1所示。

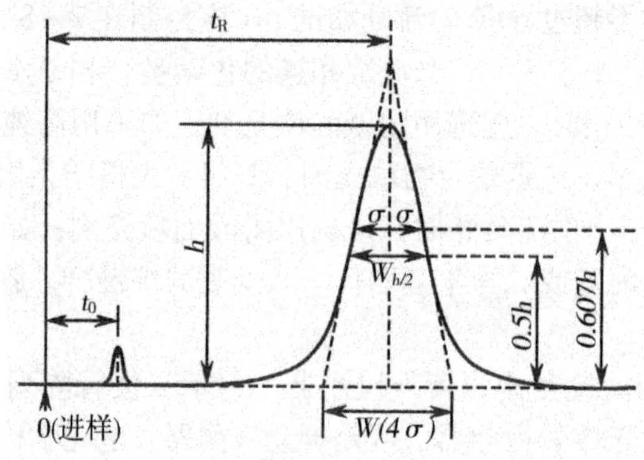

图3－1　HPLC色谱峰

（2）色谱峰的分离度（R）：用于评价待测组分与相邻共存物或难分离物质之间的分离程度，是衡量色谱系统效能的关键指标。可通过测定待测物质与已知杂质的分离度，也可以通过测定待测组分与某一添加的指标性成分（内标物质或其他难分离物质）的分离度，或将供试品或对照品用适当的方法降解，通过测定待测组分与某一降解产物的分离度，对色谱系统进行评价与控制。

无论是定性鉴别或是定量分析，均要求待测物质峰与其他峰、内标峰或特定的杂质对照峰之间有较好的分离度。除另有规定外，待测组分与相邻共存物之间的分离度应大于1.5。分离度的计算式为：

$$R=\frac{2\ (t_{R1}-t_{R2})}{W_1+W_2} \text{或} R=\frac{2\ (t_{R1}-t_{R2})}{1.70\ (W_{1,h/2}+W_{2,h/2})}$$

式中，各参数如图3-2所示，t_{R2}为相邻两峰中后一峰的保留时间；t_{R1}为相邻两峰中前一峰的保留时间；W_1、W_2及$W_{1,h/2}$、$W_{2,h/2}$分别为此相邻两峰的峰宽及半高峰宽。

当对测定结果有异议时，色谱柱的理论板数（n）和色谱峰的分离度（R）均以峰宽（W）的计算结果为准。

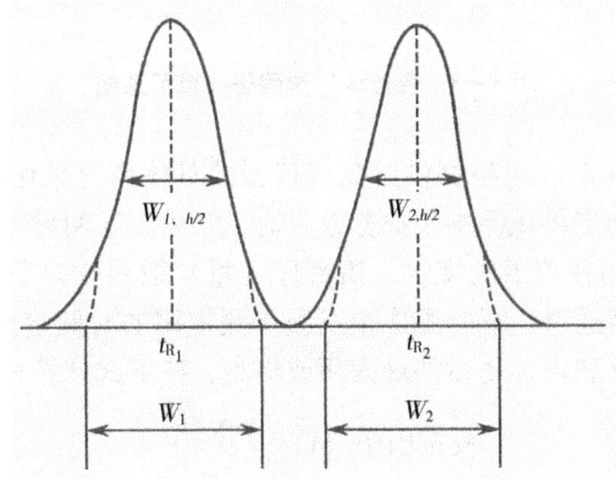

图3-2 色谱峰分离度计算示意图

（3）色谱系统的重复性：用于评价连续进样中，色谱系统响应值的重复性能。采用外标法时，通常取各品种项下的对照品溶液，连续进样5次，除另有规定外，其峰面积测量值的相对标准偏差应不大于2.0%；采用内标法时，通常配制相当于80%、1 000%和120%的对照品溶液，加入规定量的内标溶液，配成3种不同浓度的溶液，分别至少进样2次，计算平均校正因子，其相对标准偏差应不大于2.0%。

（4）色谱峰的拖尾因子（T）：用于评价色谱峰的对称性。为保证分离效果和测量精度，应检查待测组分色谱峰的拖尾因子是否符合各品种项下的规定。拖尾因子计算式为：

$$T=\frac{W_{0.05h}}{2d_1}$$

式中，各参数如图3-3所示，$W_{0.05h}$为5%峰高处的峰宽；d_1为峰顶点至峰前沿之间的距离。

除另有规定外，用峰高定量时T应在0.95～1.05之间。用峰面积计算时，若色谱峰拖尾严重，T值偏离过大，将影响峰面积的准确测量。必要时，应在各品种项下对拖尾因子作出规定。如《中国药典》采用HPLC法测定马来酸依那普利片的含量，按外标法以依那普利峰面积计算，规定在确定的色谱条件下依那普利峰拖尾因子应小于2.0。

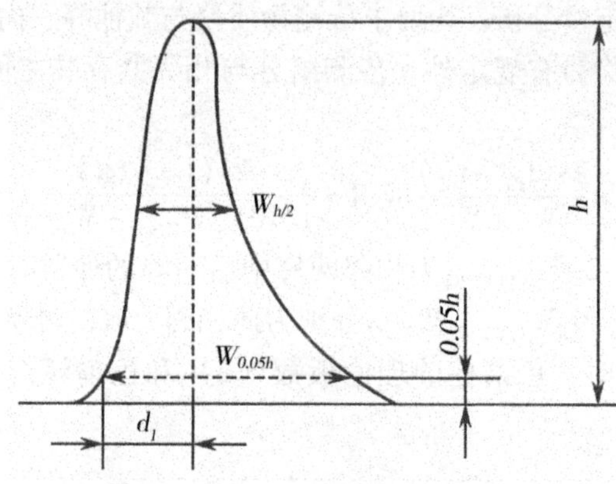

图 3-3　色谱峰拖尾因子计算示意图

3. 测定法　定量测定时，可根据供试品或仪器的具体情况采用峰面积法或峰高法。目前大多采用峰面积法。测定供试品中主成分含量时，常用以下两种方法。

（1）内标法：按各品种项下的规定，精密称（量）取药物对照品和内标物质，分别配成溶液，精密量取各溶液适量，混合配成校正因子测定用的对照溶液。取一定量注入仪器，记录色谱图。测量对照品和内标物质的峰面积或峰高，按下式计算校正因子：

$$校正因子（f）=\frac{A_s/C_s}{A_R/C_R}$$

式中，A_s 为内标物质的峰面积（或峰高）；A_R 为对照品的峰面积（或峰高）；C_s 为内标物质的浓度；C_R 为对照品的浓度。

再取各品种项下含有内标物质的供试品溶液，注入仪器，记录色谱图，测量供试品中待测组分和内标物质的峰面积或峰高，按下式计算含量：

$$含量（c_X）=f\cdot\frac{A_X}{A'_s/c'_s}$$

式中，A_X 为供试品的峰面积（或峰高）；c_X 为供试品的浓度；f 为校正因子；A'_s 和 c'_s 分别为内标物质的峰面积（或峰高）和浓度。

采用内标法，可避免因样品前处理及进样体积误差对结果的影响。

（2）外标法：按各品种项下的规定，精密称（量）取对照品和供试品，配制成溶液，分别精密取一定量，注入仪器，记录色谱图，测量对照品溶液和供试品溶液中待测组分的峰面积（或峰高），按下式计算含量：

$$含量（c_X）=c_R\times\frac{A_X}{A_R}$$

式中，各符号意义同上。

外标法简便，但要求进样量准确及操作条件稳定。由于微量注射器不易精确控制进样量，所以采用外标法测定含量时，以定量环或自动进样器进样为好。

示例 3-7　氨酚待因片（Ⅰ）的含量测定。

本品为对乙酰氨基酚和磷酸可待因的复方制剂，《中国药典》采用 HPLC 法测定含量，并规定：本品每片中含对乙酰氨基酚（$C_8H_9NO_2$）应为 475 ~ 525mg，含磷酸可待因

($C_{18}H_{21}NO_3 \cdot H_3PO_4 \cdot 1.5H_2O$)应为 7.56 ~9.24mg。测定方法如下：

色谱条件与系统适用性试验：用十八烷基硅烷键合硅胶为填充剂；以 0.05mol/L 磷酸二氢钾溶液. 甲醇一四氢呋喃（800 ：100 ：37.5），用磷酸调节 pH 至4.0 为流动相；检测波长为 280nm。理论板数按磷酸可待因峰计不低于 2 000。磷酸可待因峰与对乙酰氨基酚峰的分离度应符合要求。

测定法：取本品 20 片，精密称定，研细，精密称取适量（约相当于磷酸可待因 8.4mg、对乙酰氨基酚 500mg），置 250ml 量瓶中，加水 200ml，超声处理使磷酸可待因与对乙酰氨基酚溶解，放冷，用水稀释至刻度，摇匀，滤膜滤过，精密量取续滤液 10ul，注入液相色谱仪，记录色谱图；另取磷酸可待因对照品（105℃干燥为无水磷酸可待因后使用）与对乙酰氨基酚对照品适量，精密称定，加水溶解并定量稀释制成每 1ml 中约含磷酸可待因 0.03mg 和对乙酰氨基酚 2mg 的溶液，同法测定。按外标法以峰面积计算，即得。在计算磷酸可待因含量时，应将结果乘以 1.068 [1.068 系磷酸可待因（$C_{18}H_{21}NO_3 \cdot H_3PO_4 \cdot 1.5H_2O$）与无水磷酸可待因（$C_{18}H_{21}NO_3 \cdot H_3PO_4$）的分子量比值（424.39/397.37 = 1.068）]。

$$含量计算：\frac{c_R \times \frac{A_X}{A_R} \times D \times \overline{W}}{W}$$

式中，A_X、A_R 及 C_R 的意义同上，C_R 单位为 mg/ml；D 为供试品溶液的稀释体积（D = 250ml）；W 为供试品取样量（g 或 mg）；$\overline{W}$ 为平均片重（单位同 W）。

（二）气相色谱法

气相色谱法（gas chromatography，GC）系采用气体为流动相（载气）流经装有填充剂的色谱柱进行分离测定的色谱方法。物质或其衍生物气化后，被载气带入色谱柱进行分离，各组分先后进入检测器，用数据处理系统记录色谱信号。

药品标准中规定的色谱条件，除检测器种类、固定液品种及特殊指定的色谱柱材料不得任意改变外，其余如色谱柱内径、长度、载体牌号，粒度、固定液涂布浓度、载气流速、柱温、进样量、检测器的灵敏度等，均可适当改变，以适应具体品种并符合系统适用性试验的要求。一般色谱图约于 30 分钟内记录完毕。

1. 对仪器的一般要求　氦、氮和氢可用作载气。根据供试品的性质和检测器种类选择载气，除另有规定外，常用载气为氮气。

色谱柱为填充柱或毛细管柱。填充柱的材质为不锈钢或玻璃，内径为 2 ~4mm、柱长为2 ~4m，内装吸附剂、高分子多孔小球或涂渍固定液的载体，粒径为 0.18 ~0.25mm、0.15 ~0.18mm 或 0.125 ~0.15mmo 常用载体为经酸洗并硅烷化处理的硅藻土或高分子多孔小球，常用固定液有甲基聚硅氧烷、聚乙二醇等。

毛细管柱的材质为熔融石英或玻璃，内壁或载体经交联或涂渍固定液，内径一般为 0.25mm、0.32mm 或 0.53mm，柱长 5 ~60m，固定液膜厚 0.1 ~5.0um，常用的固定液有甲基聚硅氧烷、不同比例组成的苯基甲基聚硅氧烷、聚乙二醇等。

除另有规定外，一般用火焰离子化检测器（FID），用氢气作为燃气，空气作为助燃气。在使用火焰离子化检测器时，检测温度一般应高于柱温，并不得低于 150℃，以免水汽凝结，通常为 250 ~350℃。

气相色谱法的进样方式一般可采用溶液直接进样或顶空进样。进样口温度应高于柱温

30～50℃。

（1）溶液直接进样：采用微量注射器、微量进样阀或有分流装置的气化室进样。采用手动进样或自动进样时，进样量一般不超过数微升（ul）。柱径越细，进样量应越少，采用毛细管柱时，一般应分流以免过载。

（2）顶空进样：适用于固体和液体供试品中挥发性组分的分离和测定。将固态或液态的供试品制成供试液后，置于密闭小瓶中，在恒温控制的加热室中加热至供试品中挥发性组分在液态和气态达到平衡后，由进样器自动吸取一定体积的顶空气注入色谱柱中。

2. 系统适用性试验　除另有规定外，应照高效液相色谱法项下的规定。

3. 测定法　除高效液相色谱法项下的内标法与外标法外，亦可采用标准溶液加入法，方法如下：

精密称（量）取待测组分对照品适量，配制成适当浓度的对照品溶液，取一定量，精密加入到供试品溶液中，根据外标法或内标法测定含量，再扣除加入的对照品溶液含量，即得供试品含量。

由于加入对照品溶液前后校正因子应相同，故可按下式计算待测组分的浓度CX：

$$\frac{A_{is}}{A_X}=\frac{c_X+\Delta c_X}{c_X}\text{或 } c_X=\frac{\Delta c_X}{(A_{is}/A_X)\quad -1}$$

式中，c_X 为供试品中组分 X 的浓度；A_X 为供试品中组分 X 的色谱峰面积；Δc_X 为所加入的已知浓度的待测组分对照品的浓度；A_{is}为加入对照品后组分 X 的色谱峰面积。

由于气相色谱法的进样量一般仅数 μl，为减小进样误差，尤其当采用手动进样时，由于留针时间和室温等对进样量也有影响，故以采用内标法定量为宜；若采用自动进样器时，由于进样重复性的提高，在保证分析误差的前提下，也可采用外标法定量。当采用顶空进样时，由于供试品和对照品处于不完全相同的基质中，故可采用标准溶液加入法以消除基质效应的影响；当标准溶液加入法与其他定量方法结果不一致时，应以标准溶液加入法结果为准。

（姬　诚）

第四节　药品检测方法的要求

一、准确度

准确度（accuracy）是指用该方法测定的结果与真实值或参考值接近的程度，一般以百分回收率（recovery,%）表示。它反映分析方法对样品中被测组分给予全量响应的能力及各步操作加和误差对测量值的影响程度。因此，涉及定量测定的检测项目均须验证准确度。

（一）含量测定方法的准确度

原料药可用已知纯度的对照品或样品进行测定，或用本法所得结果与建立准确度的另一方法测定的结果进行比较。制剂可用含已知量被测物的各组分混合物进行测定。如不能得到制剂的全部组分，可向制剂中加入已知量的被测物进行测定，或与另一个已建立准确度的方法比较测定结果。

如该法已建立了精密度、线性和专属性，准确度有时也能被推算出来，不必再做。

（二）杂质定量测定的准确度

可向原料药或制剂中加入已知量杂质进行测定。如果不能得到杂质或降解产物，可用本法测定结果与另一种成熟的方法进行比较，如药典规定方法或经过验证的方法。如不能测得杂质或降解产物的相对响应因子，可用原料药的响应因子。应明确证明单个杂质和杂质总量相当于主成分的质量百分比。

数据要求：在规定范围内，至少用 9 次测定结果进行评价。例如，制备 3 个不同浓度的样品，各测定 3 次。应报告已知加入量的百分回收率，或测定结果平均值与真实值之差及其置信区间。

二、精密度

精密度（precision）是指在规定的条件下，同一个均匀样品，经过多次取样测定所得结果之间的接近程度。一般来说，精密度用偏差 d、标准偏差 s 或相对标准偏差（变异系数）RSD 表示。含量测定和杂质定量测定应考虑方法的精密度。精密度验证内容包括重复性、中间精密度和重现性。

（一）重复性（repeatability）

也称批内精密度（intraassay precision），是指在较短时间间隔内，由一个分析人员测定所得结果的精密度。在规定范围内，用至少 9 次测定结果进行评价，如制备 3 个不同浓度的样品，各测定 3 次，或把被测物浓度当作 100%，用至少测定 6 次的结果进行评价。

（二）中间精密度（intermediate precision）

是指在同一实验室，由于实验室内部条件的改变，如在不同时间、由不同分析人员或使用不同仪器设备依法测定，所得结果的精密度。用于考查随机变动因素对精密度的影响。

（三）重现性（reproducibility）

是指在不同实验室由不同分析人员依法测定，所得结果的精密度。通常，分析方法将被法定标准采用时，应进行重现性试验。如建立药典分析方法时，通过协同检验得出重现性结果，协同检验的过程、重现性结果均应记载在起草说明中。

数据要求：均应报告标准偏差、相对标准偏差和置信区间。

三、专属性

专属性（specificity）又称选择性（selectivity），是指在其他成分（如杂质、降解产物、辅料等）可能存在的情况下，采用的方法能准确测定出被测物的特性。它反映了该分析方法在有共存物时对供试物准确而专属的测定能力。专属性常用来表示含有添加杂质、降解产物、相关化合物或其他组分的样品与未曾添加的样品所得分析结果的偏离程度，这种偏离表现为两组样品的含量测定结果不同。除了利用上述两组样品进行分析比较来考察该法的选择性之外，如遇杂质或降解产物是未知组分或不易获得者，可用其他方法（如色谱法等）与之对照比较，以度量测试结果的符合程度。

鉴别反应、杂质检查、含量测定方法，均应考察其专属性。如方法不够专属，应采用多个方法予以补充。

（一）鉴别反应

应能与可能共存的物质或结构相似化合物区分。不含被测成分的样品，以及结构相似或组分中的有关化合物，均应呈负反应。

（二）含量测定和杂质测定

色谱法和其他分离方法，应附代表性图谱，以说明专属性。图中应标明诸成分的位置，色谱法中的分离度应符合要求。

在杂质可获得的情况下，对于含量测定，试样中可加入杂质或辅料，考察测定结果是否受干扰，并可与未加杂质和辅料的试样比较测定结果。对于杂质测定，也可向试样中加入一定量的杂质，考察杂质能否得到分离。在杂质或降解产物不能获得的情况下，可将含有杂质或降解产物的试样进行测定，与另一个经验证了的方法或药典方法比较结果。用强光照射、高温、高湿、酸碱水解或氧化的方法进行加速破坏，以研究降解产物。含量测定方法应比较两法的结果，杂质测定应比较检出杂质个数，必要时可采用二极管阵列检测和质谱检测，进行纯度检查。

四、检测限

检测限（limit of detection，LOD 或 detection limit，DL）是指试样中被测物能被检测出的最低量，是一种限度试验的参数，用于表示测量方法在所述条件下对样品中供试物的最低检出浓度，无需定量测定，只需指出高于或低于该规定浓度即可，常用百分数、ppm 或 ppb 表示。

常用的方法有非仪器分析和目视法信噪比法。

非仪器分析目视法：用已知浓度的被测物，试验出能被可靠地检测出的最低浓度或量。

信噪比法：用于能显示基线噪声的分析方法，即把已知低浓度试样测出的信号与空白样品测出的信号进行比较，算出能被可靠地检测出的最低浓度或量。一般以信噪比为 3 ：1 或 2 ：1 时相应浓度或注入仪器的量来确定检测限。数据要求上，应附测试图谱，说明测试过程和检测限结果。

五、定量限

定量限（limit of quantitation，LOQ 或 quantitation limit，QL）是指样品中被测物能被定量测定的最低量，其测定结果应具一定准确度和精密度。进行杂质和降解产物定量测定方法研究时，应确定定量限，用百分数、ppm 或 ppb 表示。

定量限常用信噪比法来确定。一般以信噪比为 10 ：1 时相应的浓度或注入仪器的量进行确定。

确定定量限的方法因所用方法不同而异，当用非仪器分析方法时，与上述检测限的确定方法相同，如用仪器分析方法时，往往将多次空白试验测得的背景响应的标准差，乘以 10，作为定量限的估计值，再通过试验确定，即得。

六、线性

线性（linearity）是指在设计的范围内，测试结果与试样中被测物浓度直接呈正比关系的程度。换句话说，就是供试物浓度（或质量）的变化与试验结果（或测得的响应信号）成线性关系。

线性关系的测定应在规定的范围内进行。可用一储备液经精密稀释，或分别精密称样并制备成一系列供试液的方法进行测定，至少制备5份供试液。以测得的响应信号作为被测物浓度函数作图，观察是否呈线性，再用最小二乘法进行线性回归。必要时，响应信号可经数学转换，再进行线性回归计算。回归曲线的斜率越接近于1.00，表明越呈线性。

数据要求：列出回归方程、相关系数和线性图。

七、范围

范围（range）是指能达到一定精密度、准确度和线性的条件下，测试方法适用的高低限浓度或量的区间。线性与范围既用于评价分析仪器的工作效能，也用作测定样品中被测组分浓度的标准曲线。

范围应根据分析方法的具体应用和线性、准确度、精密度结果和要求确定。原料药和制剂含量测定，范围应为测试浓度的80%～120%；制剂含量均匀度检查，范围应为测试浓度的70%～130%。根据剂型特点，如气雾剂、喷雾剂，范围可适当放宽，溶出度或释放度中的溶出量测定，范围应为限度的±20%，如规定限度范围，则应为下限的－20%至上限的＋20%；杂质测定研究时，范围应根据初步实测，拟订出规定限度的±20%。如果含量测定与杂质检查同时测定，用百分归一化法，则线性范围应为杂质规定下限的－20%至含量限度（或上限）的＋20%。

八、耐用性

耐用性（robustness）是指在测定条件稍有变动时，测定结果不受影响的承受程度，为常规检验提供依据。耐用性表示工作与环境的变化对分析方法没有多大影响，是衡量实验室和工作人员之间在正常情况下，试验结果重现性的尺度。开始研究分析方法时，就应考虑其耐用性。如测定条件要求苛刻，则应在方法中写明。

典型的变动因素有：被测溶液的稳定性，样品提取次数，时间等。

液相色谱中典型的变动因素有：流动相的组成和pH，不同品牌或不同批次的同类型色谱柱、柱温、流速等。

气相色谱法变动因素有：不同品牌或批号的色谱柱、固定相，不同类型的担体，柱温，进样口和检测器温度等。

分析方法的耐用性就是按上述不同条件进行试验，所得结果的重现性再与精密度进行比较，从而确定的。经检验，应说明小的变动能否通过设计的系统适用性试验，以确保方法有效。

九、系统适用性试验

对一些仪器分析方法，在进行验证时，有必要将分析设备、电子仪器与实验操作、被测试样品等一起作为完整的系统进行评估，如系统适用性（system sultability）试验。系统适用性试验参数的设置需根据被验证方法类型而定，如HPLC方法需考察理论板数、分离度、重复性和拖尾因子。

药品质量标准分析方法的验证，并不一定对上述几项指标都有要求。通常根据方法的使用时象有所区别，应视具体方法拟订验证的内容。

表3－3中列出了一些检验项目和相应的验证内容，可供参考。

表3－3 检验项目和验证内容

项目 内容	鉴别	杂质测定		含量测定及溶出度测定
		定量	限度	
准确度	－	＋	－	＋
精密度	－	－	－	＋
重复性	－	＋	－	＋
中间精密度	－	＋[a]	－	＋[a]
专属性[b]	＋	＋	＋	＋
检测限	－	－[c]	＋	－
定量限	－	＋	－	－
线性	－	＋	－	＋
范围	－	＋	－	＋
耐用性	＋	＋	＋	＋

注：[a]已有重现性验证，不需验证中间精密度；[b]如一种方法不够专属，可用其他分析方法予以补充；[c]视具体情况予以验证。

（朱世真）

第四章　药品质量控制

第一节　概述

药物质量控制的主要内容有性状、鉴别、检查、含量测定、有效性和安全性检查等，目的是保证临床应用中的有效性和安全性。

一、法定标准

药品质量标准是对药品质量、规格及检验方法所做的技术规定。我国现行法定质量标准有《中华人民共和国药典》和国家食品药品监督管理总局（China Food and Drug Administration）制定的国家药品标准。

1.《中华人民共和国药典》　简称《中国药典》是我国用于保证药品质量的法典，由国家药典委员会编制，经药典委员会执行委员会审议通过后，国家食品药品监督管理局批准颁布。《中国药典》收载的品种为疗效确切、被广泛应用、能批量生产、质量水平较高、并有合理的质量控制手段的药品。《中国药典》已出版了九版，分别为1953年版、1963年版、1977年版、1985年版、1990年版、1995年版、2000年版、2005年版和2010年版。1953年出版第一部《中华人民共和国药典》。从1963年版起分成一、二两部。一部收载中药材、植物油脂等，二部收载化学药品、抗生素、生化药品、生物制品以及放射性药品。2005年版、2010年版分为三部，一部收载药材和饮品、植物油脂和提取物、成方制剂和单方制剂等，二部收载化学药品、抗生素、生化药品、放射性药品以及药用辅料等，三部收载生物制品。

2.《国家食品药品监督管理局国家药品标准》　简称《局颁药品标准》，由药典委员会编纂出版，国家食品药品监督管理局颁布执行收载了国内已生成、疗效较好，需要统一标准但尚未载入药典的品种。

除上述两种法定药品标准外，我国还曾在建国后相当长的时间里采用过地方标准。地方标准由各省、直辖市、自治区卫生厅（局）批准、发布，曾经对药品的管理发挥了积极作用。但由于各地生产水平参差不齐，往往由不同地区制定的同一品种质量标准间存在差异，而药品出厂以后，是在全国范围内流通，因而地方标准的存在不利于药品管理和质量提高。国家药典委员会已完成了对中西药地方标准进行分批、分期的整顿，现地方标准已作废。

二、其他标准

药品的质量控制是对整个过程的控制，包括药物的研制、生产、经营、贮藏、调配、检验以及其临床使用等诸多环节的质量控制，为此，我国陆续公布了以下对药品质量控制的全过程具有指导性作用的法令文件。

1.《药品非临床研究质量管理规范》(good laboratory practices，GLP)　适用于为申请药品注册而进行的非临床研究。旨在提高药物非临床研究的质量，确保实验资料的真实性、完整性和可靠性，保障人民用药安全。

2.《药品生产质量管理规范》(good manufacturing practices，GMP)　是药品生产管理和质量控制的基本要求。旨在最大限度地降低药品生产过程中污染、交叉污染以及混淆、差错等风险，确保持续稳定地生产出符合预定用途和要求的药品。

3.《药品经营质量管理规范》(good supply practices，GSP)　是药品经营管理和质量控制的基本准则，企业应当在药品采购、储存、销售、运输等环节采取有效的质量控制措施，确保药品质量。

4.《药品临床试验管理规范》(good clinical practices，GCP)　是临床试验全过程的标准规定，包括方案设计、组织实施、监查、稽查、记录、分析总结和报告。目的是保证药品临床试验过程规范、结果科学和可靠，保护受试者的权益并保障其安全。

5.《中药材生产质量管理规范（试行)》(good agricultural practice for Chinese crude drug，GAP)　是中药材生产和质量管理的基本准则，适用于中药材生产企业生产中药材（含植物、动物药）的全过程。旨在规范中药材生产，保证中药材质量，促进中药标准化、现代化。

（朱世真）

第二节　片剂

一、定义

片剂系指药物与适宜的辅料混匀压制而成的圆片状或异形片状的固体制剂。片剂以口服普通片为主，另有含片、舌下片、口腔贴片、咀嚼片、分散片、可溶片、泡腾片、阴道片、阴道泡腾片、缓释片、控释片与肠溶片等。

二、质量要求

(1) 原料药与辅料混合均匀，含药量小或含毒、剧药物的片剂，应采用适宜方法使药物分散均匀。

(2) 为增加稳定性，掩盖药物不良臭味，改善片剂外观等，可对片剂进行包衣。必要时，薄膜包衣片剂应检查残留溶剂。

(3) 片剂外观应完整光洁，色泽均匀，有适宜的硬度和耐磨性，以免包装、运输过程中发生磨损或磨碎。

(4) 除另有规定外，片剂应密封储存。

三、检查项目

1. 重量差异　指以称量法测定每片重与平均片重之间的差异程度。具体做法如下：取供试品 20 片，精密称定总重量，求得平均片重后，再分别精密称定每片的重量，每片重量与平均片重相比较（凡无含量测定的片剂，每片重量应与标示片重比较），按表 4-1 中的规定，超出重量差异限度的不得多于2片，并不得有1片超出限度1倍。

表4-1 片重与重量差异限度的关系

平均片重或标示片重	重量差异限度
0.30g以下	±7.5%
0.30g及0.30g以下	±5%

糖衣片的片心应检查重量差异并符合规定，包糖衣后不再检查重量差异，薄膜衣片应在包薄膜衣后检查重量差异并符合规定。

凡规定检查含量均匀度的片剂，一般不再进行重量差异检查。

2. 崩解时限 除另有规定外，照药典崩解时限检查法（附录Ⅺ A）检查，应符合规定。

阴道片：见药典融变时限检查法（附录Ⅹ B）。

咀嚼片：不进行崩解时限检查。

凡规定检查溶出度、释放度的片剂、胶囊剂，不再进行崩解时限检查。

3. 发泡量 阴道泡腾片照下述方法检查，应符合规定。取25ml具塞刻度试管（内径1.5cm）10支，各精密加水2ml，置37±1℃水浴中5min后，各管中分别投入供试品1片，密塞，20min内观察最大发泡量的体积，平均发泡体积应不少于6ml，且少于3ml的不得超过2片。

4. 分散均匀性 分散片照下述方法检查，应符合规定：取供试品6片，置250ml烧杯中，加15~25℃的水100ml，振摇3min，应全部崩解并通过二号筛。

5. 微生物限度 口腔贴片、阴道片、阴道泡腾片和外用可溶片等局部用片剂照微生物限度检查法（附录Ⅺ J）检查，应符合规定。

（朱世真）

第三节 胶囊剂

一、定义

胶囊剂系指药物或加有辅料充填于空心胶囊或密封于软质囊材中的固体制剂，可分为硬胶囊、软胶囊（胶丸）、缓释胶囊、控释胶囊和肠溶胶囊等，主要供口服用。

二、质量要求

（1）小剂量药物，应先用适宜的稀释剂稀释，并混合均匀。

（2）饮片应按各品种项下规定的方法制成填充物料，其不得引起囊壳变质。

（3）胶囊剂应整洁，不得有黏结、变形、渗漏或囊壳破裂现象，并应无异臭。

（4）除另有规定外，胶囊剂应进行以下相应检查。

三、检查项目

1. 装量差异 除另有规定外，取供试品20粒，分别精密称定重量，倾出内容物（不得损失囊壳），硬质胶囊囊壳用小刷或其他适宜的用具拭净；软胶囊或内容物为半固体或液体的硬胶囊囊壳用乙醚等易挥发性溶剂洗净，置通风处使溶剂挥尽，再分别精密称定囊壳重量，求出每粒内容物的装量。每粒装量与标示装量相比较（无标示装量的胶囊剂，与平均装量比较），按表4-2中的规定，装量差异限度应在标示装量（或平均装量）的±10%以内，超出装量差异限度的不得多于2粒，并不得有1粒超出限度1倍。

表4-2 平均装量与其差异限度的关系

平均装量	装量差异限度
0.30g以下	±10%
0.30g及3.0g以上	±7.5%

凡规定检查含量均匀度的胶囊剂，一般不再进行装量差异检查。

2. 崩解时限 除另有规定外，照崩解时限检查法（附录ⅫA）检查，应符合规定。

3. 微生物限度 照微生物限度检查法（附录XⅢC）检查，应符合规定。

（文九芳）

第四节 注射剂

一、定义

注射剂系指药物与适宜的溶剂或分散介质制成的供注入体内的溶液、乳状液或混悬液，及供临用前配制或稀释成溶液或混悬液的粉末或浓溶液的无菌制剂。注射剂可分为注射液、注射用无菌粉末与注射用浓溶液。

二、质量要求

溶液型注射液应澄明。除另有规定外，混悬型注射液中药物粒度应控制在15μm以下，含15~20μm（间有个别20~50μm）者，不应超过10%，不得用于静脉注射或椎管注射。混悬型滴眼剂的沉降物不应结块或聚集，若有可见沉淀，振摇时应容易分散均匀，应检查沉降体积比。乳状液型注射液应稳定，不得有相分离的现象，不得用于椎管注射。静脉用乳状液型注射液中乳滴的粒度90%应在1μm以下，不得有>5μm的乳滴。除另有规定外，静脉输液应尽可能与血液等渗，滴眼剂应与泪液等渗。

注射剂所用的原辅料应从来源及工艺等生产环节进行严格控制并应符合注射用的质量要求。注射剂所用溶剂必须安全无害，并不得影响疗效和质量，或产生局部刺激。

配制注射剂时加入的附加剂应不影响药物疗效，避免对检验产生干扰，使用浓度不得引起毒性或明显的刺激。静脉输液与脑池内、硬膜外、椎管内用的注射液均不得加抑菌剂。除另有规定外，一次注射量超过15ml的注射液，不得加抑菌剂。

注射剂常用容器的密封性，须用适宜的方法确证。除另有规定外，容器应符合有关注射用玻璃容器和塑料容器的国家标准规定。容器用胶塞要有足够弹性和稳定性，其质量应符合有关国家标准规定。除另有规定外，容器应足够透明，以便内容物的检视。

生产过程中应尽可能缩短注射剂的配制时间，防止微生物与热原的污染及药物变质。注射剂必要时应进行相应的安全性检查，如异常毒性、过敏反应、溶血与凝聚、降压物质、热源或细菌内毒素等，均应符合要求。

三、检查项目

1. 装量　注射液及注射用浓溶液照下述方法检查，应符合规定。标装量为不大于2ml者，取供试品5支，2ml以上至50ml者取供试品3支，开启时注意避免损失，将内容物分别用相应体积的干燥注射器及注射针头抽尽，然后注入经标化的量入式量筒内，在室温下检视，每支装量均不得少于其标示量。具体要求可参照药典最低装量检查法。

2. 装量差异　除另有规定外，注射用无菌粉末照下述方法检查，应符合规定。

取供试品5瓶（支），除去标签、铝盖，容器外壁用乙醇擦净，干燥，开启时注意避免玻璃屑等异物落入容器中，分别迅速精密称定，倾出内容物，容器用水或乙醇洗净，在适宜条件下干燥后，再分别精密称定每一容器的重量，求出每瓶（支）的装量与平均装量。按表4－3中的规定每瓶（支）的装量与平均装量相比较，如有1瓶（支）不符合规定，应另取10瓶（支）复试。

表4－3　平均装量与其差异限度的关系

平均装量	装量差异限度
0.05g及0.05g以下	±15%
0.05g以上至0.15g	±10%
0.15g以上至0.50g	±7%
0.50g以上	±5%

凡规定检查含量均匀度的注射用无菌粉末，一般不再进行装量差异检查。

3. 渗透压摩尔浓度　除另有规定外，静脉输液及椎管输液用注射液按各品种项下的规定，见药典渗透压摩尔浓度测定法（附录Ⅸ G）。

4. 可见异物　除另有规定外，见药典可见异物检查法（附录Ⅸ H）。

5. 不溶性微粒　除另有规定外，溶液型静脉用注射液、注射用无菌粉末及注射用浓溶液见药典不溶性微粒检查法（附录Ⅸ C）。

6. 无菌　检查见药典无菌检查法（附录Ⅺ H）。

7. 细菌内毒素或热原　除另有规定外，静脉用注射剂各品种项下的规定，见药典细菌内毒素检查法（附录Ⅺ E）或药典热原检查法（附录Ⅺ D）。

（文九芳）

第五节　滴眼剂

一、定义

滴眼剂系指由药物与适宜辅料制成的供滴入眼内的无菌液体制剂。可分为水性或油性溶液、混悬液或乳状液。

二、质量要求

滴眼剂中可加入调节渗透压、pH、黏度以及增加药物溶解度和制剂稳定的辅料，并可加适宜浓度的抑菌剂和抗氧剂。所用辅料不应降低药效或产生局部刺激。

除另有规定外，滴眼剂应与泪液等渗。混悬型滴眼剂的沉降物不应结块或聚集，经振摇应易再分散，并应检查沉降体积比。除另有规定外，每个容器的装量应不超过10ml。

除另有规定外，滴眼剂应遮光密封保存。

三、检查项目

1. 可见异物　除另有规定外，见药典可见异物检查法（附录Ⅸ H）。

2. 粒度　除另有规定外，混悬型滴眼剂照下述方法检查，粒度应符合规定。取供试品强烈振摇，立即量取适量（相当于主药10μg）置于载玻片上，见药典粒度和粒度分布测定法（附录Ⅸ E和第一法），>50μm的粒子不得过2个，且不得检出>90μm的粒子。

3. 沉降体积比　混悬型滴眼剂沉降体积比应不低于0.90，除另有规定外，用具塞量筒取供试品50ml，密塞，用力振摇1min，记下混悬液的开始高度 H_0。静置3h，记下混悬液的最终高度H，按下式计算：

沉降体积比 = H/H_0

4. 渗透压摩尔浓度　除另有规定外，水溶液型滴眼剂，见药典渗透压摩尔浓度测定法（附录Ⅸ G）。

5. 无菌　检查见药典无菌检查法（附录Ⅺ H）。

（文九芳）

第六节　栓剂

一、定义

栓剂系指药物与适宜基质制成供腔道给药的固体制剂。栓剂按施用腔道不同，可分为直肠栓、阴道栓和尿道栓，按其性质不同又可分为普通栓和持续释药的缓释栓。

二、质量要求

除另有规定外，供制栓剂用的固体药物，应预先用适宜的方法制成细粉，并全部通过六号筛。

栓剂中的药物与基质应混合均匀。

栓剂外形要完整光滑、无刺激性，既要有适宜的硬度，以免包装或储存时变形，又要在塞入腔道后应能溶化、软化或融化。

缓释栓剂应进行释放度检查，不再进行融变时限检查。

除另有规定外，应在30℃以下密闭储存，防止因受热、受潮而变形、发霉、变质。

三、检查项目

1. 重量差异　取供试品10粒，精密称定总重量，求得平均粒重后，再分别精密称定各粒的重量。每粒重量与平均粒重相比较，按表4－4中的规定，超出重量差异限度的不得多于1粒，并不得超出限度1倍。

表4－4　平均粒重与重量差异限度之间的关系

平均粒重	重量差异限度
1.0g及1.0g以下	±10%
1.0g以上至3.0g	±7.5%
3.0g以上	±5%

凡规定检查含量均匀度的栓剂，一般不再进行重量差异检查。

2. 融变时限　除另有规定外，见药典融变时限检查法。

3. 微生物限度　见药典微生物限度检查法。

（文九芳）

第七节　软膏剂

一、定义

软膏剂系指药物与油脂性或水溶性基质混合制成的均匀的半固体外用制剂。按药物在基质中分散状态不同，分为溶液型软膏剂和混悬型软膏剂两种。

二、质量要求

软膏剂基质应均匀、细腻，涂于皮肤或黏膜上应无刺激性。混悬型软膏剂中不溶性固体药物及糊剂的固体成分，均应预先用适宜的方法磨成细粉，确保粒度符合规定。

软膏剂应具有适当的黏稠度，易涂布，不融化，且黏稠度随季节变化应很小。

软膏剂应无酸败、异臭、变色、变硬的现象。

除另有规定外，软膏剂应遮光密闭保存。

三、检查项目

1. 粒度　除另有规定外，混悬型软膏剂取适量的供试品，涂成薄层，薄层面积相当于盖玻片面积，共涂3片，见药典粒度和粒度分布测定法（附录Ⅸ E第一法），软膏剂不得检出大于180μm的粒子，眼膏剂中大于50μm的粒子不得超过2个，且不得检出大于90μm的粒子。

2. 装量　见药典最低装量检查法（附录Ⅹ F）。

3. 无菌　用于烧伤或严重创伤的软膏剂以及所有眼膏剂，见药典无菌检查法（附录Ⅺ H）。

4. 微生物限度　除另有规定外，见药典微生物限度检查法（附录Ⅺ J）。

（文九芳）

第八节　眼膏剂

一、定义

眼膏剂系指有药物与适宜基质均匀混合，制成无菌溶液型或混悬型膏状的眼用半固体制剂。

二、质量要求

眼膏剂应均匀、细腻、无刺激性，并易涂布于眼部，便于药物分散和吸收。除另有规定外，每个容器的装量应不超过 5g。眼膏剂的基质还应过滤并灭菌，不溶性药物应预先制成极细粉。

除另有规定外，眼膏剂应遮光密封储存。

三、检查项目

1. 装量　见药典最低装量检查法（附录Ⅹ F）。

2. 金属性异物的检查　取供试品 10 个，分别将全部内容物置于底部平整光滑、无可见异物和气泡、直径为 6cm 的平底培养皿中，加盖，除另有规定外，在 85℃保温 2h，使供试品摊布均匀，室温放冷至凝固后，倒置于适宜的显微镜台上，用聚光灯从上方以 45°角的入射光照射皿底，放大 30 倍，检视不小于 50μm 且具有光泽的金属性异物。10 个中每个内含金属性异物超过 8 粒者，不得过 1 个，且其总数不得过 50 粒。如不符合上述规定，应另取 20 个复试。初试、复试结果合并计算，30 个中每个内含金属型异物超过 8 粒者，不得过 3 个，且其总数不得过 10 粒。

3. 粒度　取供试品 10 个，将内容物全部挤于合适的容器中，搅拌均匀，取适量（相当于主药 10μg）置于载玻片上，涂成薄层，薄层面积相当于盖玻片面积，共涂 3 片，见药典粒度和粒度分布测定法（附录Ⅸ E 第一法），每个涂片中大于 50μm 的粒子不得超过 2 个，且不得检出大于 90μm 的粒子。

4. 重量差异　除另有规定外，眼膏剂照下述方法检查，应符合规定：取供试品 20 个，分别称定（或称定内容物），计算平均重量，超过平均重量 ±10% 者不得超过 2 个，并不得有超过平均重量 ±20% 者。

凡规定检查含量均匀度的眼用制剂，一般不再进行重量差异的检查。

5. 无菌　用于烧伤或严重创伤的软膏剂以及所有眼膏剂，见药典无菌检查法（附录Ⅺ H）。

（文九芳）

第九节　颗粒剂

一、定义

颗粒剂系指药物与适宜的辅料制成具有一定粒度的干燥颗粒状制剂。颗粒剂可分为可溶颗粒（通常称为颗粒）、混悬颗粒、泡腾颗粒、肠溶颗粒、缓释颗粒和控释颗粒等，供口服用。

二、质量要求

药物与辅料应混合均匀。

颗粒剂应干燥、颗粒均匀、色泽一致，无吸潮、结块、潮解等现象。

颗粒剂的溶出度、释放度、含量均匀度、微生物限度等应符合要求。必要时，包衣颗粒剂应检查残留溶剂。

三、检查项目

1. 粒度　除另有规定外，见药典粒度和粒度分布测定法（附录Ⅸ E 第二法双筛分法），不能通过一号筛与能通过五号筛的总和不得超过供试量的15%。

2. 干燥失重　除另有规定外，见药典干燥失重测定法（附录Ⅷ L），于105℃干燥至恒重，含糖颗粒剂应在80℃减压干燥，减失重量不得过2.0%。

3. 溶化性　除另有规定外，可溶颗粒和泡腾颗粒照下述方法检查，溶化性应符合规定。

可溶颗粒检查法：取供试品10g，加热水200ml，搅拌5min，可溶颗粒应全部溶化或轻微浑浊，但不得有异物。

泡腾颗粒检查法：取单剂量包装的泡腾颗粒3袋，分别置盛有200ml水的烧杯，水温为15～25℃，应迅速产生气体而成泡腾状，5min内颗粒均应完全分散或溶解在水中。

混悬颗粒或已规定检查溶出度或释放度的颗粒剂，可不进行溶化性检查。

4. 装量差异　单剂量包装的颗粒剂按下述方法检查，应符合规定。

取供试品10袋（瓶），除去包装，分别精密称定每袋（瓶）内容物的重量，求出每袋（瓶）内容物的装量与平均装量。每袋（瓶）装量与平均装量相比较［凡无含量测定的颗粒剂，每袋（瓶）装量应与标示装量比较］，按表4－5中的规定超出装量差异限度的颗粒剂不得多于2袋（瓶），并不得有1袋（瓶）超出装量差异限度1倍。

表4－5　装量与其差异限度的关系

平均装量或标示量	装量差异限度
1.0g及1.0g以下	±10%
1.0g以上至1.5g	±8%
1.5g以上至6.0g	±7%
6.0g以上	±5%

凡规定检查含量均匀度的颗粒剂，一般不再进行装量差异的检查。

5. 装量　多剂量包装的颗粒剂，见药典最低装量检查法（附录Ⅹ F）。

（文九芳）

第十节　其他新剂型

药物剂型是药物存在和投入机体的形式，其发展大致可分为4个阶段：第1代为丸剂、片剂、胶囊和注射剂；第2代为前体药和缓释剂；第3代为速度控制释药剂型；第4代为方向性给药系统。其中前两代属常规剂型，后两代则是近二三十年才发展起来的药物新剂型，尤其是近年来发展的控制释药系统，统称药物运载系统（简称DDS)。首先提出这一概念的是美国RobSion（1978)，具体是说通过制剂手段将药物以活化的物理、化学体系中按程序释放出来，也就是在规定时间，按一定的速度释放，并作用于特定的靶器官，能维持较长时间有效的血液浓度。同常规剂型比较具有疗效高、作用时间长和不良反应少等优点。

目前，药物的新剂型主要有以下几种。

一、透皮给药系统

将药物制成可贴于皮肤的控释剂型，药物经皮肤吸收而起全身治疗作用。该系统给药方便，不受胃肠道因素的影响，药物的吸收代谢个体差异较小，有利于设计给药剂量，并可随时终止给药，患者乐于接受。目前常用为贴剂，系指可粘贴于皮肤上，药物可产生全身性或局部作用的一种薄片状制剂。药典（2010年版）规定贴剂应进行含量均匀度、释放度和微生物限度等检查。

二、气雾剂、粉雾剂、喷雾剂

将药物制成液体、混悬剂或乳浊液与适宜的压缩气体（如氟利昂、二氧化碳及氮气等）装于具有阀门系统的耐压密闭容器中，使用时借气体压力将内容物呈雾滴喷出的制剂。如治疗哮喘的喘乐宁气雾剂，使用时只要将喷射口对准口腔，在吸气时按动阀门，药物即可被吸入气道。

药典（2010年版）规定此类剂型要进行以下检查：

气雾剂应进行每瓶总揿次、每揿主药含量、雾滴（粒）分布、喷射速率、喷出总量、无菌和微生物限度等检查。

粉雾剂应进行含量均匀度、装量差异、排空率、每瓶总吸次、每吸主药含量、雾滴（粒）分布和微生物限度等检查。

喷雾剂应进行每瓶总喷次、每喷喷量、每喷主药含量、雾滴（粒）分布、装量差异、装量、无菌和微生物限度等检查。

三、膜剂

将药物溶解或均匀分散在成膜材料中制成薄膜状剂型，可供口服、口含、舌下给药、眼结膜囊内及体内植入，多用于皮肤及黏膜创伤、烧伤或炎症表面的覆盖等。膜剂的特点为药物含量准确、稳定性好、重量轻、体积小、应用方便，可适合多种给药途径应用。药典（2010年版）规定膜剂应进行重量差异和微生物限度等检查。

四、植入剂

植入剂（implant）指将药物与辅料制成小块状或条状，经手术植入或经针头导入皮下或其他靶向部位的给药系统，具有长效、恒释、靶向生物利用度高、可随时中止给药等优点。

植入剂在生产与贮藏期间应符合下列有关规定：植入剂所用的辅料必须是生物相容的，

可以用生物不降解材料如硅橡胶，也可以用生物降解材料。前者在达到预定事件后，应将材料取出；植入剂应进行释放度测定；植入剂应单剂量包装，包装容器应灭菌；植入剂应严封，遮光储存。

除另有规定外，植入剂应当进行装量差异检查和无菌检查。

植入剂装量差异检查的主要方法是：取供试品 5 支（瓶），用减重法求出每一支（瓶）的装量与平均装量。每一支（瓶）的装量与平均装量相比，平均装量或标示量 0.05g 以下至 0.05g，装量差异限度在 ±15%；平均装量或标示量 0.05g 以上至 0.15g，装量差异限度 ±10%；平均装量或标示量 0.15g 以上至 0.50g，装量差异限度 ±7%；平均装量或标示量 0.5g 以上，装量差异限度 ±5%。

另外，药物新剂型还有微型胶囊剂、毫微型胶囊、复合型乳剂、脂质体、磁性药物制剂及单克隆抗体等，药典（2010 年版）尚未载入这些剂型的质量评价方法。

（文九芳）

第二篇

药剂学

第五章　绪论

药剂学是药物制造的综合应用技术学科。药剂学主要针对药物剂型开展研究，在设计一种药物剂型时，除了要满足医疗、预防的需要外，同时需对药物的性质、制剂的稳定性、生物利用度、制剂质量控制以及生产、储存、运输等到方面加以全面考虑，以达到安全、有效和稳定的目的。本节将对药剂学的基本概况进行介绍。

第一节　药剂学的概念

药剂学（pharmaceutics）是研究药物制剂的基本理论、处方设计、制备工艺、质量控制和合理使用等内容的综合性应用技术科学。

药物剂型（dosage form）是适合于疾病的诊断、治疗或预防的需要而制备的不同给药形式，简称剂型，如注射剂、溶液剂、乳剂、混悬剂、软膏剂、栓剂、气雾剂、散剂、颗粒剂、片剂、胶囊剂等。

由于药物的性质和使用目的不同，需要将药物制备成各种适宜的剂型；不同剂型有其相应的给药方式，不同的给药方式导致药物在体内的行为发生相应的改变。各种剂型中的具体药品称为药物制剂（pharmaceutical preparations），简称制剂，如氯雷他定片、呋塞米注射剂、毛果芸香碱滴眼液等。制剂的研制过程也称为制剂（pharmaceutical manufacturlng）。研究制剂的理论和制备工艺的科学称为制剂学（pharmaceutical engineering）。

药剂学的宗旨是制备安全、有效、稳定、使用方便的药物制剂。随着药学科学的不断发展，人们对药物在体内的吸收、分布、代谢、排泄等特征以及药物的作用机制有了进一步的认识，从而为制备安全、有效的制剂和选择合适的给药途径提供了理论依据。

药剂学是研究药物剂型及制剂的一门综合性学科，其研究内容主要包括：剂型的基础理论、制剂的生产技术、产品的质量控制以及临床的合理应用，研究、设计和开发药物新剂型及新制剂是其核心内容。20 世纪 90 年代以来，随着高分子材料学、分子药理学、生物药物分析、细胞药物化学、药物分子传递学及系统工程学等学科的发展、渗入以及新技术的不断涌现，药物剂型和制剂研究已进入药物传递系统（drug delivery system，DDS）时代，缓控释、透皮、靶向、大分子药物给药系统及基因转导系统已逐渐成为其发展主流。新型药用辅料的出现为DDS的发展提供了坚实的物质基础。

（宁红红）

第二节 药剂学的分支学科

药剂学是药学学科中最早设立的二级学科之一。近30年来，随着生命科学、信息科学、材料科学等最新知识的渗入，药剂学领域研究发展了许多新技术，这些技术早已超出了药剂学的传统定义，从药剂学学科已经分离出了很多三级学科，如临床药剂学、工业药剂学、物理药剂学、药用高分子材料学、生物药剂学、药物动力学等学科体系。这些学科的出现和不断完善对于药剂学的整体发展具有重大影响。

（一）生物药剂学

生物药剂学（biopharmaceutics）是研究药物在体内的吸收、分布、代谢与排泄的机制及过程，阐明药物因素、剂型因素和生理因素与药效之间关系的边缘学科。生物药剂学是20世纪60年代迅速发展起来的药剂学新分支，为正确评价药物制剂质量、设计合理的剂型和制备工艺以及指导临床合理用药提供科学依据，以确保用药的有效性和安全性。它对指导给药方案的设计，探讨人体生理及病理状态对药物体内过程的影响，疾病状态时的剂量调整，剂量与药理效应间的相互关系及对药物相互作用的评价等均发挥重要作用。与药理学、生物化学比较，生物药剂学的研究重点有原则区别。它既不像药理学，把对机体某些部位的作用方式与机制作为主要研究内容；也不像生物化学，把药物如何参与机体复杂的生化过程作为中心内容。

（二）工业药剂学

工业药剂学（Industrial pharmaceutics）是研究药物剂型及制剂的理论、生产制备技术和质量控制的综合性应用技术学科，是药剂学的核心。工业药剂学主要包括药物剂型及制剂的基本理论、制备技术、生产工艺和质量控制等方面内容，是从事药物制剂的生产、研究、开发新制剂和新剂型等工作的基础。工业药剂学在继承药剂学基本内容的同时，重点讲述了制剂加工技术，如粉碎、分级、混合、制粒、压片、过滤、灭菌、空气净化等制剂单元的操作过程以及设备组成。药品是特殊制品，这就要求其在生产过程必须遵循GMP规范化管理。工业药剂学是材料科学、机械科学、粉体工程学、化学工程学等课程理论和实践的有机结合体，在新剂型的研究与开发、处方设计、生产工艺技术的研究与改进以及提高质量方面均具有关键性作用。

（三）物理药剂学

物理药剂学（physical pharmacy）是应用物理化学的基本原理、方法和手段研究药剂学中有关药物剂型设计的一门理论学科。在20世纪50年代，该科学已基本形成相对独立的科学体系。物理药剂学主要通过对物质的化学、物理变化规律与机制的认识，指导药物制剂、剂型的实践。例如：应用胶体化学及流变学的基本原理，指导混悬剂、乳剂、软膏剂等药物制剂的处方、工艺的设计和优化；应用粉体学原理，指导药物固体制剂的处方、工艺设计和优化；应用化学动力学原理，评价并提高药物制剂稳定性；应用表面化学和络合原理，阐述药物的增溶、助溶机制等。物理药剂学涉及的研究范围广泛，并随着生物物理学、分子药理学、基因工程学、酶化学等新科学、新技术的建立和发展而不断扩展。在不久的将来，物理药剂学的发展将使人体内机械给药装置的临床应用成为可能。总之，物理药剂学是药物新剂型发展的理论基础。

（四）药用高分子材料学

药用高分子材料学（polymer sclence in pharmaceutics）是以高分子物理、高分子化学、高分子材料工艺学为基础，研究各种药用高分子材料的合成、结构和性能的一门综合性学科。该学科吸收高分子物理、高分子化学和聚合物工艺学的有关内容，为新剂型设计和新剂型处方提供新型高分子材料和新方法。药用高分子材料学以研究聚合物的原理和特性、各种人工合成和天然功能性聚合物的结构、性能和应用等为基础，对创造新剂型、新制剂和提高制剂质量起着重要的支持和推动作用。因此，了解和掌握药用高分子材料学的基本理论与应用具有重要的意义。

（五）药物动力学

药物动力学（pharmacokinetics，PK）亦称药动学，系应用动力学原理与数学模式，定量地描述和概括药物通过各种途径（如静脉注射、静脉滴注、口服给药等）进入体内的吸收（absorption）、分布（distribution）、代谢（metabolism）和排泄（elimination），即吸收、分布、代谢、排泄（ADME）过程的“量-时”变化或“血药浓度-时”变化的动态规律的一门学科。药物动力学主要研究各种体液、组织和排泄物中，药物的代谢产物水平与时间关系的过程，并进一步探讨建立可反应该过程所需的数学模型。药物动力学与生物药剂学、药理学、毒理学等学科的关系密切，是这些学科的主要基础并推动这些学科不断地蓬勃发展。此外，药物动力学还与其他一些基础学科，如数学、化学动力学、分析化学也有着紧密的联系。近20年来，该学科取得了飞速发展，其研究成果已经在指导新药设计，改进药物剂型并根据临床需要提供高效、速效、长效、低毒、低副作用的药物制剂，优选给药方案等方面发挥了重要作用。

（六）分子生物药剂学

分子生物药剂学（molecular biopharmaceutics）是药剂学与分子生物学、分子药理学、药物动力学等多学科相结合而产生的新型学科，从分子水平阐明药物吸收、分布、代谢、排泄等体内过程与原理。该学科的主要研究内容包括：膜转运蛋白的结构与功能、药物代谢酶的结构与功能、药物相互作用的分子机制、分子生物药剂学的研究手段与方法、靶向给药的分子机制等。分子生物药剂学结合分子生物学及细胞生物学的发展，研究药物吸收、转运及其结构，对药物设计及药物剂型的设计均可产生重要影响，是药剂学领域一个新兴的分支学科。

（宁红红）

第三节　药剂学的任务

从药物的研发过程看，药剂学研究的是一个药品在被正式批准用于临床之前的最后阶段的一部分药学研究内容。在开始药物制剂研究前，该药物的化学结构或有效部分都已得到确证，原料的一般理化性质研究和质量控制方法也已完成，药效学、药理学及毒理学等性质都已明确。如何将这些原料药制成适宜的剂型，以最适合的优质（安全、有效、质量可控、顺应性好）制剂应用于临床，发挥预防、治疗和诊断的作用是药剂学的基本任务。由于疾病的性质各异，对剂型的要求也各不相同。在设计药物剂型时，必须从药物的特点出发，综合药物的理化性质，制剂的稳定性、安全性、有效性以及生产、质量控制、运输、储存，病人的顺应性等各方面进行全面考虑，满足临床治疗和患者的需要。综合而言，药剂学的任务包括以下六个方面内容。

（一）药剂学的基本理论和生产技术

药剂学基本理论的研究对提高药物制剂的生产技术水平，制成安全、有效、稳定的制剂具有重要的意义。目前，药剂学已形成了一些基础理论，如界面科学、粉体学、药物稳定性、药物压缩与成型技术、固体制剂药物释放、药物动力学等理论。这些理论主要通过物理学、化学及生物学的一些基本理论发展而来，并引领药剂学学科的发展和进步。药剂学基本理论的研究是剂型设计的基础，药剂学生产技术是制剂成型的保障，它们对于剂型的改进和完善，新剂型和新制剂的开发以及提高药物制剂的产品质量都有重要的指导作用。

（二）新剂型的设计和开发

随着科学技术的发展和人们对健康需求的提高，原有的剂型和制剂已不能完全满足人们的需要。以普通片剂、注射剂、丸剂和溶液剂等为例，这些剂型已难以满足临床对药物制剂高效、长效、低毒、缓释、控释、定位释放的要求。因此，积极开发新剂型是药剂学的一个重要任务。基于生物药剂学、药物动力学、时辰药理学的原理，人们把剂型的设计视作为药物的载体设计，即药物应用于临床所需的载体，实际上就是目前发展的药物传递系统，即前述的 DDS。DDS 强调定时、定位、定量的概念，在时控、位控和量控的指导原则下进行制剂的处方设计和工艺学研究。目前，发展中的 DDS 有缓释、控释、靶向和自调式释药系统。这些新型的给药系统已显示出了多方面的优点，如延长药物在体内的作用时间、增加药物作用的持久性、降低或减少血药浓度的峰谷现象、增加药物对病灶组织的选择性、提高药物的治疗指数、减少毒副作用、增加病人的耐受性等。因此，积极开发新剂型和新制剂在药剂学研究中具有十分重要的地位。

（三）辅料、设备、工艺和技术的革新

辅料、制备技术和设备是构成一个理想剂型和优良制剂不可缺少的三大支柱。无论制备速释制剂、缓控释制剂或靶向制剂，首先必须选择理想的辅料。可以说，没有优质的辅料，就无法实现药剂学的发展任务。新剂型的开发更是离不开新辅料的产生。目前，我国药典虽已收载了多种药用辅料，但仍不能满足新剂型的开发需求。

自 1969 年第 22 届世界卫生组织大会提出《药品生产质量管理规范》（good manufacture practice，GMP）以来，药品生产设备在具备高效的特点同时，如何符合 GMP 的要求，已成为制剂机械设备发展的前提。为了最大限度地保障药品质量和用药安全，要求制药机械和设备应向一机多用、多机联动和高度自动化的方向发展。制药机械和设备的研制和创新，不仅推进了新剂型的发展，而且有利于提高生产效率、降低成本。

（四）整理中药传统剂型开发现代剂型

中医中药已有几千年历史，是我国的伟大文化宝库之一。开发中药现代制剂，不仅可以

提高中药疗效，改善中药制剂质量，而且对提升我国中医药文化传统无疑具有重大意义。明代李时珍在《本草纲目》中共记载了11 096个偏方，涉及的剂型达130多种。然而，目前在我国沿用的剂型已不到30种，绝大多数在继承中流失或遗漏。因此，我国药剂工作者在这方面仍有大量工作要做。除了在中医药理论指导下继承、整理和发展中药的传统剂型外，还应探索运用现代药剂学知识和理论大力开发中药现代制剂，如中药缓释制剂和中药靶向制剂等。

（五）制剂设计理论的推广应用

一种良好的剂型设计必须有客观的科学基础。利用生物药剂学的原理，深入开展药物的吸收、分布、代谢和排泄等体内过程的研究，指导制剂设计已被广泛认可和实践。在药物制剂设计和剂型开发阶段，如何逐步摆脱经验式的摸索模式并开发出高效、创新的方法，减少工作的盲目性，提高工作效率也是药剂学的研究任务之一。

（六）生物技术药物制剂的研究与开发

随着生物技术的迅速发展，生物大分子药物品种也迅速增加，对非注射给药剂型的需求提高，使得提供安全、无损伤性口服给药途径和经皮给药途径剂型的研究成为生物技术药物制剂发展的重要方向。如何研究和开发适合于这类药物的长效、安全、稳定、使用方便的新剂型，是摆在我们药剂工作者面前的艰巨任务。

（宁红红）

第四节　药物剂型的分类

（一）按分散系统分类

按分散系统对药物剂型分类，便于应用物理化学的原理来阐明各类制剂的特征。但是，该种分类方法不能反应出用药部位与用药方法对剂型的要求，如一种剂型可以分到几个分散体系中。

1. 溶液型　药物以分子或离子状态（质点的直径<1nm）分散于分散介质中所形成的均匀分散体系，也称为低分子溶液，如芳香水剂、溶液剂、糖浆剂、甘油剂、酊剂、注射剂等。

2. 胶体溶液型　主要以高分子（质点的直径在1~100nm）分散在分散介质中所形成的均匀分散体系，也称高分子溶液，如胶浆剂、火棉胶剂、涂膜剂等。

3. 乳剂型　油类药物或药物油溶液以液滴状态分散在分散介质中所形成的非均匀分散体系，如口服乳剂、静脉注射乳剂、部分搽剂等。

4. 混悬型　固体药物以微粒状态分散在分散介质中所形成的非均匀分散体系，如合剂、洗剂、混悬剂等。

5. 气体分散型　液体或固体药物以微粒状态分散在气体分散介质中所形成的分散体系，如气雾剂。

6. 微粒分散型　药物以不同大小微粒呈液体或固体状态分散，如微球制剂、微囊制剂、纳米囊制剂等。

7. 固体分散型　固体药物以聚集体状态存在的分散体系，如片剂、散剂、颗粒剂、胶囊剂、丸剂等。

（二）按给药途径分类

按给药途径对药物剂型进行分类，就是将给药途径相同的剂型归为一类。该种分类方法与药物的临床应用密切相关。

1. 经胃肠道给药剂型　系指药物制剂经口服用后进入胃肠道，局部或经吸收而发挥全身作用的剂型，如常用的散剂、片剂、颗粒剂、胶囊剂、溶液剂、乳剂、混悬剂等。容易受胃肠道中的酸或酶破坏的药物，一般不能采用这类简单剂型。口腔黏膜吸收的剂型不属于胃肠道给药剂型。

2. 非经胃肠道给药剂型　系指经非胃肠道途径给药的剂型，这些剂型可在给药部位起局部作用或被吸收后发挥全身作用。一些药物制剂可以同时设计成经胃肠道和非胃肠道途径给药的剂型，例如：同一药物可以设计成口服散剂和外用散剂；乳剂可以制成口服乳剂和外用乳剂等。

（1）注射给药剂型：如注射剂，包括静脉注射、肌内注射、皮下注射、皮内注射及腔内注射等多种注射途径。

（2）呼吸道给药剂型：如喷雾剂、气雾剂、粉雾剂等。

（3）皮肤给药剂型：如外用溶液剂、洗剂、搽剂、软膏剂、硬膏剂、糊剂、贴剂等。

（4）黏膜给药剂型：如滴眼剂、滴鼻剂、眼用软膏剂、含漱剂、舌下片剂、粘贴片及贴膜剂等。

（5）腔道给药剂型：如栓剂、气雾剂、泡腾片、滴剂及滴丸剂等，用于直肠、阴道、尿道、鼻腔、耳道等。

（三）按形态分类

将药物剂型按物质形态分类，包括以下几种类型：

1. 液体剂型　如芳香水剂、溶液剂、注射剂、合剂、洗剂、搽剂等。

2. 气体剂型　如气雾剂、喷雾剂等。

3. 固体剂型　如散剂、丸剂、片剂、膜剂等。

4. 半固体剂型　如软膏剂、栓剂、糊剂等。

形态相同的剂型，其制备工艺也比较相近。例如，制备液体剂型时多采用溶解、分散等方法；制备固体剂型多采用粉碎、混合等方法；半固体剂型多采用熔化、研和等方法。

（宁红红）

第五节　药物的传递系统

药物传递系统（drug deliverv svstern，DDS）系指人们在防治疾病的过程中所采用的各种治疗药物的不同给药形式，在 20 世纪 60 年代以前的药剂学中称为剂型，如注射剂、片剂、胶囊剂、贴片、气雾剂等。随着科学的进步，剂型的发展已远远超越其原有的内涵，需要用药物传输系统或给药器（device）这一类术语进行表述。即传统的药物与辅料制成的各种剂型已不能满足临床治疗的需要，有的 DDS 可将药物制成输注系统使用，有的给药器则是采用钛合金制成并植入体内应用。DDS 和给药器的应用，保障了临床用药更安全、有效。

为克服普通制剂有效血药浓度维持时间短的缺陷，药剂工作者开发了长效注射剂、口服长效给药系统或缓/控释制剂、经皮给药系统等一系列新型制剂。缓释制剂通常是指口服给药后，能在机体内缓慢释放药物达有效血药浓度，且有效血药浓度能维持较长时间的制剂。控释制剂系指释药速度仅受给药系统本身的控制，而不受外界条件，如 pH、酶、离子、胃肠蠕动等因素的影响，按预定程序控制释药的制剂，如零级释药的渗透泵、脉冲释药的微丸、结肠定位释药的片剂或胶囊以及自动调节释药的胰岛素给药器等。与上述缓释、控释制剂定义不同，亦有些文献对缓释、控释制剂不加以严格区分，统称为缓/控释制剂。由于缓/控释制剂的特点，其市场应用前景较好。

综上所述，随着科学技术的进步，药剂学从经验探索阶段逐渐进入了在理论指导下，应用新技术、新方法开展剂型、制造工艺和应用研究的阶段，并已逐渐发展为由多个分支学科组成、多个其他相关学科参与的学科。药剂学综合性地应用和发展多门类自然科学的理论、技术和方法，用于药物剂型及制剂的研究、设计、开发和生产。数理、电子、生命、材料、信息等科学领域的发明和创造，也有利地推动了药剂学的发展，为药剂学开辟了新的研究领域和课题。药剂学的基础研究则是新剂型和新制剂产生的源头，它的发展不能脱离国际药物制剂工业发展的需要；同时，又需要走在制剂工业的前面，从源头上推进我国剂型、制剂及相关技术从仿制药物向创新药物的转变。从我国药学学科和制药工业发展的现状分析，全面、创新性的药物研发无疑是我国医药工业长期发展的战略需求，但其投资高、周期长、风险大。药剂学的研究则由于投资少、周期较短、风险较小，很有可能对我国医药工业的近、中期发展起到更显著的促进作用。同时，也是我国医药工业长期发展的保障。

（宁红红）

第六章　药剂学基本理论

第一节　药物溶液的形成理论

药物溶液的形成是制备液体制剂的基础，以溶液状态使用的制剂有注射剂，供内服的合剂、芳香水剂、糖浆剂、溶液剂和酊剂等，以及供外用的洗剂、搽剂、灌肠剂、含漱剂、滴耳剂、滴鼻剂等。另外，药物溶液还包括高分子溶液，如右旋糖酐注射剂等代用血浆制剂等。药物的溶解性能是决定其能否形成溶液剂的首要条件。药用溶剂的选择有一定的要求，尤其是注射用非水溶剂，其种类、用量等均受限制。

（一）常用药用溶剂的种类与用途

在制备液体制剂时，溶剂选择合适与否直接影响药物的质量和疗效。优良的溶剂应具有理化性质稳定、不干扰主药的含量测定和药理作用、无刺激性、毒性小、成本低、无不良气味、对药物具有良好的溶解性和分散性，且有一定的防腐能力等特点。药物溶解度与溶剂的极性密切相关。溶剂的极性通常用介电常数（dielectric constant）表示，介电常数大则表示溶剂分子极性大。根据介电常数大小，可将溶剂分为极性溶剂、半极性溶剂和非极性溶剂。

1. 极性溶剂　水是最常用的极性溶剂，其本身无任何药理及毒理作用，有很好的生理相容性，价廉易得，能与乙醇、甘油、丙二醇等极性溶剂任意混合。根据制剂的需要，可将水制成注射用水、纯化水与无菌用水等使用。

2. 半极性溶剂

（1）乙醇：无特殊说明时，溶剂用乙醇通常指95%（V/V）乙醇。乙醇可与水、甘油、丙二醇等溶剂任意比例混合，能溶解大部分有机药物和中药材中的有效成分，如生物碱及其盐类、挥发油、树脂、鞣质、有机酸和色素等。当乙醇浓度 $>20\%$ 时，即可发挥防腐作用。与水比较，乙醇具有一定的生理活性，具有易挥发、易燃烧等缺点。

（2）丙二醇：用溶剂一般选择1，2-丙二醇。1，2-丙二醇的性质与甘油相近，但黏度比甘油小，可作为内服及肌内注射剂的溶剂。丙二醇毒性小、无刺激性，能溶解许多有机药物，合适配比的丙二醇和水的混合溶剂可延缓许多药物的水解，增加药物的稳定性。丙二醇可对药物在皮肤和黏膜的吸收产生一定的促进作用。

（3）聚乙二醇：制备液体制剂时，常用聚乙二醇300～600。聚乙二醇为无色澄明液体，理化性质稳定，能与水、乙醇、丙二醇、甘油等溶剂任意混合。一定配比的聚乙二醇、水混合溶液是良好的溶剂，能溶解许多水溶性无机盐和水不溶性的有机药物。聚乙二醇对一些易水解的药物，有一定的稳定作用。在洗剂中，聚乙二醇能增加皮肤的柔韧性，具有一定的保湿作用。

3. 非极性溶剂

（1）脂肪油：脂肪油为常用非极性溶剂，如麻油、豆油、花生油、橄榄油等植物油。

植物油能与非极性溶剂混合，而不能与极性溶剂混合。在制剂中，脂肪油能溶解油溶性药物，如激素、挥发油、游离生物碱和许多芳香族药物。脂肪油容易酸败，也易受碱性药物的影响而发生皂化反应，进而影响制剂的质量。脂肪油多作为外用制剂的溶剂，如洗剂、擦剂、滴鼻剂等。

（2）液状石蜡：液状石蜡是从石油产品中分离得到的液状烃混合物，无色无臭，化学性质稳定。液状石蜡接触空气，可被氧化并产生不快臭味，加入油性抗氧化剂可抑制其氧化过程。本品能与非极性溶剂混合，能溶解生物碱、挥发油及一些非极性药物等。本品在肠道中不分解也不吸收，能使粪便变软，有润肠通便的作用。此外，液状石蜡还可作为口服制剂和搽剂的溶剂。

（3）乙酸乙酯：乙酸乙酯是一种无色油状的液体，微臭，相对密度（20℃）为0.897～0.906，有挥发性和可燃性。本品在空气中易氧化、变色，需加入抗氧化剂。本品能溶解挥发油、甾体药物及其他油溶性药物，常作为搽剂的溶剂。

（二）药物的溶解度、溶解速度

1. 溶解度　在一定温度下（气体要求在一定压力下），药物在一定量溶剂中所能溶解的最大溶质量称为溶解度（solubility）。通常情况下，用一定温度下100g溶剂（或100g溶液或100ml溶液）中溶解药物的最大克数表示。《中国药典》2010版关于药物溶解度有七种规定，具体见表6－1。

表6－1　中国药典2010版关于溶解度的规定

溶解度描述	溶解限度
极易溶解	溶质1g（ml）能在溶剂不到1ml中溶解
易溶	溶质1g（ml）能在溶剂1～10ml中溶解
溶解	溶质1g（ml）能在溶剂10～30ml中溶解
略溶	溶质1g（ml）能在溶剂30～100ml中溶解
微溶	溶质1g（ml）能在溶剂100～1 000ml中溶解
极微溶	溶质1g（ml）能在溶剂1 000～10 000ml中溶解
几乎不溶或不溶	溶质1g（ml）在溶剂10 000ml中不能完全溶解

2. 影响溶解度的因素

（1）药物的化学结构和溶剂的极性：各种药物具有不同的化学结构，因而极性也不尽相同。当溶剂的极性与药物的极性相似或相近时，药物的溶解度高。

（2）温度：温度对药物溶解度的影响取决于药物的溶解过程是吸热或放热。绝大多数固体药物的溶解是吸热过程，温度升高药物的溶解度增大。与固体药物不同，气体药物的溶解多属于放热过程，溶解度随温度升高而下降。

（3）粒子大小：对于可溶性药物，粒子的大小对溶解度没有影响；对于难溶性药物，当粒径$<0.01\mu m$时，其溶解度随粒径减小而增大。

（4）晶型：不同晶格排列的结晶，称多晶型（polymorphism）。晶型不同，晶格能不同。晶格能越小，晶型越稳定，溶解度就越小、溶解速度也慢。与稳定型晶型比较，亚稳定型晶型溶解度较大、溶解速度更快。无定形晶型由于无晶格能，自由能大，其溶解度和溶解速度均比结晶型晶型大。

（5）溶剂化物：药物在结晶过程中，因溶剂分子的加入而使结晶的晶格发生改变，得到的结晶称为溶剂化物。溶剂化物和非溶剂化物的熔点、溶解度和溶解速度等均有差异，多数情况下，溶解度和溶解速度的顺序按水化物 < 无水物 < 有机溶剂化物排列。

（6）pH：有机弱酸、有机弱碱的溶解度受 pH 影响较大。弱酸性药物的溶解度随着溶液 pH 升高而增大，弱碱性药物的溶解度则随着溶液的 pH 下降而增大。两性化合物在等电点的 pH 时，溶解度最小。

（7）同离子效应：对于电解质类药物，当水溶液中含有的离子与其解离产生的离子相同时，可使其溶解度下降。

（8）其他：电解质溶液中加入非电解质（如乙醇），由于溶液的极性降低，可使电解质溶液的溶解度下降；非电解质溶液中加入电解质，由于电解质的强亲水性，破坏了非电解质溶液与水的弱结合键，可使其溶解度下降。

3. 增加药物溶解度的方法

（1）增溶作用：表面活性剂因其在水中可形成“胶束”，故能增加难溶性药物在水中的溶解度。溶剂中加入表面活性剂后，非极性药物可溶解于胶束的非极性中心区；而具有极性基团且不溶于水的药物，则可在胶束中定向排列，分子中的非极性部分插入胶束中心区，极性部分则伸入胶束的亲水基团方向；对于极性基团占优势的药物，则可完全分布在胶束的亲水基团之间。

（2）助溶作用：由于第三种物质的加入，在溶剂中形成可溶性的络合物或复合物，从而增加难溶性药物溶解度的过程称为助溶（hydrotropy）。常用的助溶剂有：①有机酸及其钠盐：苯甲酸（钠）、水杨酸（钠）、对氨基苯甲酸等；②酰胺类：乌拉坦、尿素、烟酰胺、乙酰胺等；③无机盐类：碘化钾等。例如，碘在10%碘化钾水溶液中可制成含碘达5%的水溶液，即是利用碘与碘化钾形成了可溶性络合物，进而增大了碘在水中的溶解度；咖啡因在水中的溶解度为1 ∶ 50，用苯甲酸钠助溶，则可形成安钠咖复合物，咖啡因的溶解度可增大至1 ∶ 1.2。

（3）成盐：一些难溶性的弱酸或弱碱药物，因其极性小，在水中溶解度很小或不溶。若加入适当的碱或酸，将它们制成盐类，使之成为离子型极性化合物，则可增加其溶解度。含羧基、磺酰胺基、亚胺基等酸性基团的药物，常可用氢氧化钠、碳酸氢钠、氢氧化钾、氢氧化铵、乙二胺、二乙醇胺等碱性化合物作用生成溶解度较大的盐。天然及合成的有机碱，一般用盐酸、醋酸、硫酸、硝酸、磷酸、氢溴酸、枸橼酸、水杨酸、马来酸、酒石酸等制成盐类。通过制成盐类来增加药物的溶解度时，还需考虑成盐后溶液的 pH、溶解性、毒性、刺激性、稳定性、吸潮性等因素对药物的影响。

（4）药物分子结构修饰：在一些难溶性药物的分子中引入亲水基团，可增加药物在水中的溶解度。难溶性药物中可引入的亲水基团包括：磺酸钠基（$-SO_3Na$）、羧酸钠基（$-COONa$）、醇基（$-OH$）、氨基（$-NH_2$）及多元醇或糖基等。例如，樟脑在水中微溶（1 ∶ 800），但制成樟脑磺酸钠后，则易溶于水，且毒性低；维生素 K_3（甲萘醌）在水中不溶，引入亚硫酸氢钠基团（$-SO_3HNa$），制成亚硫酸氢钠甲萘醌后，溶解度可增大至1 ∶ 20。

（5）更换溶剂或选用混合溶剂：药物在单一溶剂中的溶解能力差，但在混合溶剂中比单一溶剂更易溶解的现象称为潜溶（cosolvency），这种混合溶剂称为潜溶剂（cosolvent）。

潜溶剂可提高药物溶解度的原因在于两溶剂间发生氢键缔合后，改变了原来溶剂的介电常数，更有利于药物溶解。常用的潜溶剂包括乙醇、丙二醇、甘油和聚乙二醇等。

此外，升高温度、应用微粉化技术和β－环糊精包合技术等，均可促进药物的溶解。

4. 溶解速度　溶解速度是指在某一溶剂中单位时间内溶解溶质的量。溶解速度的快慢，取决于溶剂与溶质间的吸引力胜过固体溶质结合力的程度及溶质的扩散速度。有些药物虽然溶解度较大，但因其达到溶解平衡的时间较长，所以溶解速度也较小，直接影响药物的吸收与疗效。对于这样的药物，常需要设法增加其溶解速度。

5. 影响溶解速度的因素和改善药物溶出速度的方法

药物的溶解符合 Noyes－Whitney 方程：

$$dC/dt = KS(Cs - C) \quad (6-1)$$

$$K = D/V_h \quad (6-2)$$

式中，K 为溶解速度常数；D 为溶质在溶出介质中的扩散系数；h 为扩散边界层厚；V 为溶出介质的体积；S 为溶出界面积；Cs 为溶质在溶解介质中的溶解度；C 为 t 时间溶液主体中溶质的浓度。在漏槽条件（sink condition）下，C 趋于 0：

$$dC/dt = KSC_s \quad (6-3)$$

从上式可知，影响溶解速度的因素主要有以下几点。

（1）药物的粒径：同一重量的固体药物，其粒径小，表面积大，溶出速度快；对于相同表面积的固体药物，孔隙率高，溶出速度大；对于颗粒状或粉末状的固体药物，如其在溶出介质中易结块，可加入润湿剂改善。

（2）药物的溶解度 Cs：药物在溶出介质中的溶解度增大，能增加溶出速度。所有影响药物溶解度的因素，均能影响药物的溶出速度，如温度、溶出介质的性质和晶型等。

（3）溶出介质的体积 V：溶出介质的体积小，溶液中药物的浓度高，溶出速度慢；溶出介质的体积大，溶液中药物的浓度低，则溶出速度快。

（4）扩散系数 D：溶质在溶出介质中的扩散系数越大，溶出速度越快。在一定温度时，D 的大小与溶出介质的黏度和扩散分子大小相关。

（5）扩散层的厚度 h：扩散层的厚度越大，溶出速度越慢。扩散层的厚度与搅拌程度有关。搅拌程度取决于搅拌或振摇的速度，搅拌器的形状、大小、位置，溶出介质的体积，容器的形状、大小及溶出介质的黏度。

因此，可采取以下措施改善药物的溶出速度。例如，通过粉碎减小粒径，崩解等措施来增大药物的溶出面积；通过加强搅拌，以减少药物扩散边界层厚度或提高药物的扩散系数，从而增大溶解速度常数；通过提高温度，改变晶型，制成固体分散物等措施来提高药物的溶解度。

（甘　为）

第二节　表面活性剂

（一）表面活性剂的概念及结构

表面活性剂（surfactant）是指能够显著降低液体表面张力的物质。表面活性剂为双亲性分子结构，包含了亲油的非极性烃链和一个以上亲水的极性基团。其结构中，亲油部分的烃链碳原子多在8个以上。

（二）表面活性剂的基本性质

1. 形成胶束与增溶作用　当水中表面活性剂的浓度很低时，表面活性剂分子在水－空气界面产生定向排列，亲水基团朝向水而亲油基团朝向空气。当溶液中的表面活性剂浓度较稀时，表面活性剂几乎完全集中在溶液表面并形成单分子层。此时，溶液表面层的表面活性剂浓度大大高于溶液中的浓度，可将溶液的表面张力降低至纯水表面张力以下。当表面活性剂的正吸附到达饱和后，如继续加入表面活性剂，则其分子进一步转入溶液中。因其亲油基团的存在，水分子与表面活性剂分子间的相互排斥力远大于吸引力，导致表面活性剂分子自身依赖范德华力相互聚集，形成亲油基团向内、亲水基团向外，在水中稳定分散，由多个表面活性剂分子缔合形成的胶束（micelles）。可形成胶束的表面活性剂最低浓度，即为临界胶束浓度（critical micelle concentration，CMC）。表面活性剂在水中达到CMC后，由真溶液变为胶体溶液，并具有增溶作用。一些水不溶性或微溶性药物会进入胶束的不同位置而使其在水中的溶解度显著增加，该过程称为增溶，而表面活性剂则称为增溶剂。

2. 亲水亲油平衡值　表面活性剂分子中亲水基团和亲油基团对油或水的综合亲和力称为亲水亲油平衡值（hydrophile lipophile balance，HLB）。HLB值越高，亲水性越强；HLB值越低，亲油性越强。非离子型表面活性剂的HLB值介于0～20，不同的非离子型表面活性剂混合使用时，其HLB值具有加和性。

$$HLB_{ab} = (HLB_a \times W_a + HLB_b \times W_b) / (W_a + W_b) \qquad (6-4)$$

式中，HLB_a、HLB_b分别为表面活性剂a、b的HLB值；W_a、W_b分别为表面活性剂a、b的质量；HLB_{ab}，为混合表面活性剂的HLB值。

HLB值不同的表面活性剂，其用途也不同，详见表6－2。

表6－2　HLB值的范围与应用的关系

HLB值范围	应用
2～3	消泡剂
3～8	W/O乳化剂
7～9	润湿剂与铺展剂
8～16	O/W乳化剂
13～16	去污剂
15～18	增溶剂

3. Krafft点与浊点

（1）Krafft点：离子型表面活性剂的溶解度随温度升高而增大，当达到某一温度时，溶解度可急剧增大，该温度即为Krafft点。Krafft点越高的表面活性剂，其临界胶束浓度越小。Krafft点是表面活性剂应用温度的下限。

（2）浊点：对于某些聚氧乙烯型非离子表面活性剂，当温度升高到一定程度时，可导致聚氧乙烯链与水分子之间的氢键断裂，而在水中的溶解度急剧下降并析出，溶液出现浑浊，这一现象称为起昙，此温度称为浊点或昙点（cloud point）。起浊是一种可逆的现象，当温度低于浊点时，溶液仍可恢复澄明。吐温类表面活性剂可发生起昙现象，浊点范围是70～100℃，而泊洛沙姆188等聚氧乙烯类非离子表面活性剂在常压下则观察不到浊点。

4. 对药物吸收的影响　有研究发现，表面活性剂可增进药物的吸收，也可降低药物的吸收。表面活性剂对药物吸收的影响取决于多种因素，如药物在胶束中的扩散、生物膜的通透性改变、对胃排空速率的影响等，所以很难做出准确预测。如果药物顺利从胶束内扩散或胶束本身迅速与胃肠黏膜融合，则可以增加药物的吸收，如应用吐温 80 可明显促进螺内酯的口服吸收；如果表面活性剂溶解生物膜脂质，增加上皮细胞的通透性，则可以改善药物的吸收，如十二烷基硫酸钠改进头孢菌素钠、四环素、磺胺脒、氨基苯磺酸等药物的吸收，而吐温 80 和吐温 85 因其在胃肠中形成高粘度团块降低胃排空速率、进而增加一些难溶性药物的吸收等。此外，表面活性剂可促进胰岛素在鼻黏膜的吸收，如分别将含有 1% 泊洛沙姆（Poloxamer）108、1% 苄泽（Brij）35 或癸酸钠（NaCap）的胰岛素溶液，经大鼠鼻腔给药 30min 后，即可引起血糖较大幅度的降低。当以 8U/kg 剂量的胰岛素给药 30min 后，血糖可降至给药前血糖值的 60% 左右。这一结果表明含 1% 表面活性剂的胰岛素溶液，可从鼻黏膜迅速吸收并起效。与上述过程不同，当聚氧乙烯类或纤维素类表面活性剂增加胃液黏度而阻止药物向黏膜面的扩散时，则药物的吸收速率随胃液黏度上升而降低，此类表面活性剂延缓了药物的吸收过程。

5. 与蛋白质的相互作用　蛋白质分子结构中氨基酸的羧基，在碱性条件下发生解离而带有负电荷；在酸性条件下，结构中的氨基或胍基发生解离而带有正电荷。因此，在两种不同带电情况下，可分别与阳离子表面活性剂或阴离子表面活性剂发生电性结合。此外，表面活性剂还可破坏蛋白质二维结构中的盐键、氢键和疏水键，使蛋白质各残基之间的交联作用减弱，螺旋结构变得无序或受到破坏，最终使蛋白质发生变性。

6. 毒性　一般而言，阳离子表面活性剂的毒性最大，其次是阴离子表面活性剂，非离子表面活性剂毒性最小。两性离子表面活性剂的毒性小于阳离子表面活性剂。表面活性剂用于静脉给药时的毒性大于口服。阳离子及阴离子表面活性剂不仅毒性较大，而且还有较强的溶血作用。非离子表面活性剂的溶血作用较轻微，在亲水基为聚氧乙烯基非离子表面活性剂中，以吐温类的溶血作用最小，其顺序为聚氧乙烯烷基醚 > 聚氧乙烯烷芳基醚 > 聚氧乙烯脂肪酸酯 > 吐温类；吐温 20 > 吐温 60 > 吐温 40 > 吐温 80。阳离子表面活性剂由于毒性较大，只能作为消毒杀菌药使用；阴离子表面活性剂有较强的溶血作用和刺激性，也只能外用使用；非离子型表面活性剂毒性较小，可用作口服使用。

7. 刺激性　各类表面活性剂都可用于外用制剂，但长期或高浓度使用，可对皮肤或黏膜造成损害。阳离子表面活性剂的刺激性最强，阴离子表面活性剂次之，两性离子和非离子表面活性最弱。表面活性剂的刺激性，随温度和湿度的增加而增加。

（三）表面活性剂的种类及应用

1. 阴离子型表面活性剂　此类表面活性剂中发挥表面活性作用的是阴离子，主要包括肥皂类、硫酸化物和磺酸化物三类。

（1）肥皂类（soaps）：通式为 $(RCOO)^{n-}M^{n+}$，具体可分为碱金属皂（如硬脂酸钠、硬脂酸钾等）、碱土金属皂（如硬脂酸钙、硬脂酸镁等）和有机胺皂（如三乙醇胺皂）三类。碱金属皂和有机胺皂具有较强的亲水性，可作增溶剂和 O/W 型乳化剂使用。碱土金属皂（如硬脂酸钙、硬脂酸镁等）的亲水性较弱，只能作 W/O 型乳化剂及疏水性润滑剂使用。

（2）硫酸化物（sulfates）：通式为 $ROSO_3^- M^+$，对黏膜有一定刺激性。硫酸化物中以十二烷基硫酸钠（又称月桂硫酸钠）最为常用，易溶于水，以 pH 6～7 为宜。在硬水中，硫酸化物仍能发挥表面活性作用，常用作湿润剂及外用乳剂的乳化剂。

（3）磺酸化物（sulfonates）：通式为 $RSO_3^- M^+$。磺酸化物在酸性介质中不水解，对热也较稳定。常用的磺酸化物是丁二酸二辛酯磺酸钠（商品名阿洛索－OT），可用作湿润剂，或与其他乳化剂联合作为软膏及其他外用乳剂的乳化剂。另一种常用的磺酸化物是十二烷基苯磺酸钠，是广泛使用的洗涤剂。

2. 阳离子型表面活性剂　此类表面活性剂中，发挥表面活性作用的是阳离子，故也称为阳性皂。阳离子型表面活性剂为季铵化物，通式为［RNH_3^+］X^-。阳离子型表面活性剂的表面活性弱、毒性大，杀菌力强，常用作消毒、杀菌防腐剂，很少单独用作药剂辅料，如苯扎氯铵（洁尔灭）和苯扎溴铵（新洁尔灭）等。

3. 两性离子型表面活性剂　该类表面活性剂的结构中同时存在正、负电荷基团，并随着溶液 pH 的变化而表现出不同的性质。在等电点以上时，表现出阴离子表面活性剂的性质，即具有很好的起泡、去污作用；在等电点以下时，则呈现出阳离子表面活性剂的性质，即具有很强的杀菌能力。天然的两性离子型表面活性剂包括卵磷脂（图 6－1）、脑磷脂等，毒性很小，可供静脉注射使用，是制备注射用乳剂及脂质体制剂的主要辅料。

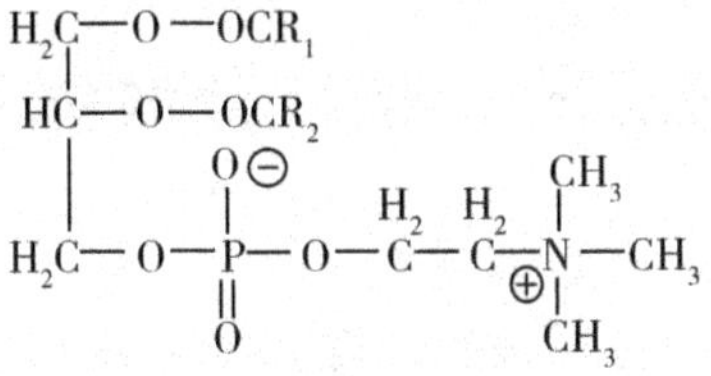

$H_2C—O—OCR_1$, $HC—O—OCR_2$, $H_2C—O—P(O)(O^{\ominus})—O—CH_2—CH_2—N^{\oplus}(CH_3)_3$

图 6－1　卵磷脂分子结构式

4. 非离子型表面活性剂　该类表面活性剂在水中不解离，亲水基团一般为多元醇，亲油基团是长链脂肪酸或长链脂肪醇以及烷基或芳基等。非离子型表面活性剂的配伍禁忌少，毒性小，广泛用于外用、口服制剂和注射剂中，个别品种的非离子型表面活性剂也可用于静脉注射。

（1）脱水山梨醇脂肪酸酯（脂肪酸山梨坦）：商品名为司盘（Span），多不溶于水，是常用的 W/O 型乳化剂（图 6－2）。根据脂肪酸的不同，可将司盘分为司盘 20、司盘 40、司盘 60、司盘 65、司盘 80 和司盘 85 等。其 H/B 值从 1.8～3.8，常与吐温配合使用。

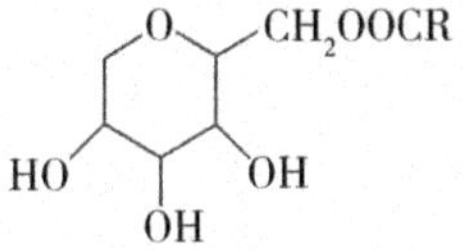

CH_2OOCR, HO, OH, OH

图 6－2　司盘分子结构式

（2）聚氧乙烯脱水山梨醇脂肪酸酯（聚山梨酯）：商品名为吐温（Tween），多溶于水，可用作增溶剂、分散剂、润湿剂及 O/W 型乳化剂（图 6－3）。与司盘的命名相对应，根据脂肪酸不同，有吐温（聚山梨酯）20、40、60、65、80、85 等多种。由于吐温的结构中增加了聚氧乙烯基团，使得其亲水性大大提高，HLB 值均在 8 以上。

$$H_X(OC_2H_4)O \ldots O(C_2H_4O)_YH,\ O(C_2H_4O)_ZH,\ CH_2OOCR$$

图 6-3　吐温分子结构式

（3）聚氧乙烯脂肪酸酯/醇醚：商品名为卖泽（Myrij）/苄泽（Brij），两类都具有较高的 HLB 值，亲水性较强，可作为增溶剂及 O/W 型乳化剂使用。

（4）聚氧乙烯-聚氧丙烯共聚物：又称泊洛沙姆（Poloxamer），商品名普朗尼克（Pluronic），通式为 $HO(C_2H_4O)_a-(C_3H_6O)_b-(C_2H_4O)_aH$，相对分子量在 1 000 ~ 1 400。当聚氧乙烯—聚氧丙烯共聚物结构中的聚氧丙烯基团比例增加时，其亲水性增加。本品具有乳化、润湿、分散、起泡和消泡等作用，但增溶能力较弱。本品毒性低、刺激性小、不易过敏，可高压灭菌，常用于静脉注射用的脂肪乳剂中。Poloxamer188（Pluronic F68）是一种 O/W 型乳化剂，是目前可用于静脉乳剂的极少数乳化剂之一。

（5）其他：非离子型表面活性剂除以上品种外，尚有脂肪酸的蔗糖醚、蔗糖酯、烷基酚基聚醚醇类等。

（甘　为）

第三节　微粒分散体系

（一）微粒分散体系的定义与分类

分散体系（disperse system）是一种或几种物质高度分散在某种介质中所形成的体系。连续的介质称为分散介质（disperse medium），被分散的物质称为分散相（disperse phase）。将微粒直径在 10^{-9} ~ 10^{-4}nm 范围的分散相统称为微粒，由微粒构成的分散体系则统称为微粒分散体系。分散体系按分散相粒子的直径大小分为真溶液：<1nm，胶体分散体系：1 ~ 100nm，粗分散体系：>100nm，微粒分散体系：1nm ~ 100μm。

（二）微粒分散体系的主要性质与特点

微粒分散体系的性质包括其热力学性质、动力学性质、光学性质和电学性质等。这里主要介绍与其粒径大小和物理稳定性有关的基本性质。

1. 微粒大小　微粒大小是微粒分散体系的重要参数，对其体内外的性能有十分重要的影响。微粒大小完全均一的体系称为单分散体系；微粒大小不均一的体系称为多分散体系。微粒大小的测定方法有光学显微镜法、电子显微镜法、激光散射法、库尔特计数法、Stokes 沉降法、吸附法等。

2. 微粒大小与体内分布　不同大小的微粒分散体系在体内具有不同的分布特征。小于 50nm 的微粒能够穿透肝内皮，通过毛细血管末梢或淋巴传递而进入骨髓组织。静脉或腹腔注射 0.1 ~ 3.0μm 的微粒分散体系，则能很快被网状内皮系统（RES）的巨噬细胞吞噬。最终，多数药物微粒将浓集于巨噬细胞丰富的肝和脾等组织，而血液中的微粒则逐渐被清除。若注射 >50μm 的微粒至肠系膜动脉、门静脉、肝动脉或肾动脉，则微粒可分别被截留在肠、肝、肾等相应组织。

3. 微粒的动力学性质和热力学性质　布朗运动是微粒扩散的微观基础，而扩散现象又是布朗运动的宏观表现。正是由于布朗运动，使得很小的微粒具有了动力学的稳定性。微粒分散体系是典型的多相分散体系，存在大量的相界面。随着微粒粒径的变小，表面积不断增加，表面张力降低。分散系中普遍存在微粒的絮凝、聚结、沉降等物理稳定性问题，属于热力学与动力学不稳定体系。

当微粒的半径 >1μm 后，在分散介质中受重力场作用而匀速运动，此时应按 Stoke's 定律，其沉降或上浮的速度 μ 以下式表示：

$$\mu = \frac{2a^2 (\rho - \rho_0) g}{9\eta} \tag{6-5}$$

式中，以为微粒的半径；g 为重力加速度；η 为分散介质的黏度；ρ 和 ρ_0 为微粒和分散介质的密度。由 Stoke's 定律可知，沉降速度 μ 与微粒半径 α 的平方成正比；所以，减小粒径是防止微粒沉降的最有效的方法。同时，沉降速度与 η 成反比；所以，增加分散介质的黏度，也可降低微粒的沉降速度。

4. 微粒的光学性质　当微粒的半径大小适当时，对光的散射现象十分明显。当一束光线在暗室内通过微粒分散体系时，可在其侧面观察到明显的乳光，称为丁达尔现象（Tyndall）。丁达尔现象是微粒散射光的宏观表现，同时也是判断纳米体系的一个简单的方法。同样条件下，粗分散体系由于以反射光为主，不能观察到丁达尔现象；而低分子的真溶液则是以透射光为主，同样也观察不到。可见，微粒大小不同，光学性质差异较大。

5. 微粒的电学性质　微粒的表面可因电离、吸附或摩擦等而带上电荷。如果将两个电极插入微粒分散体系的溶液中，再通以电流，则分散于溶液中的微粒可向阴极或阳极移动，这种在电场作用下微粒的定向移动就是电泳（electrophoresis）。微粒在电场作用下移动的速度与其粒径大小成反比，其他条件相同时，微粒越小，移动越快。

（三）微粒分散体系在药剂学中的应用

在药剂学中，微粒分散体系已被发展成为微粒给药系统。属于粗分散体系的微粒给药系统主要包括微球、微囊、乳剂、混悬剂等，其粒径在 500nm ~ 100μm 范围内；属于胶体分散体系的微粒给药系统主要包括纳米微乳、脂质体、纳米粒、纳米囊、纳米胶束等，其粒径一般都 <1 000nm。上述两者的粒径范围有一定交叉。微粒分散制剂可供静脉、动脉注射，亦可用于口服、皮下注射或植入，还可供肌内注射、关节腔内注射、眼内及鼻腔用药等。

微粒分散体系在药剂学中具有重要的意义，如可以提高药物在分散介质中的溶解度和分散性；提高制剂稳定性及口服生物利用度；通过粒径和处方的设计，构建药物靶向载体，控制药物进入特定的靶器官或靶细胞；延长药物在体内的作用时间，减少剂量，降低毒副作用等。在恶性肿瘤化疗中，可将较大微粒的分散体系用于动脉栓塞，治疗肝癌、肾癌等（40 ~ 200μm）。含药的微粒一方面使肿瘤部位血管闭锁，切断对肿瘤的营养；另一方面，也使肿瘤细胞内的药物浓度较高且持久，而在体循环中的药物浓度相对较低，因而极大提高疗效，降低化疗药物的毒副作用。脂质体静脉注射后，可优先被富含网状内皮系统的组织，如肝、脾等摄取。利用脂质体这一被动靶向性的特点，可将用于杀灭某特定生长周期且主要在网状内皮系统繁殖的寄生虫的药物及主要作用于网状内皮系统白细胞的免疫调节药制备成脂质体，可极大改善药物的疗效、降低毒副作用。

微粒分散体系因具有诸多的优良性能，故在缓控释、靶向制剂等方面发挥着重要的作用。纳米药物载体的应用，为现代给药系统的研究提供了新途径，同时也对微粒分散体系的发展提出了更高、更新的要求。纳米药物载体的研究方向是开发智能化的给药系统：研究并制备可与药物特异性结合的纳米级载体，该载体需具有自动靶向和定量、定时释药的特点，以改善并提高疾病的诊断和治疗效果。随着纳米生物技术的发展，药剂工作者在未来将制备出更为理想且具有智能效果的纳米药物载体，围绕着微粒给药体系的研究和应用，必将有一个非常广阔的前景。

（甘　为）

第四节　药物制剂的稳定性

（一）研究药物制剂稳定性的意义

药物制剂的基本要求是安全、有效、稳定。药物制剂的稳定性（stability）包括化学稳定性（如药物氧化、水解、异构化、聚合、脱羧等）、物理稳定性（如乳剂的乳析、破裂，混悬粒子的沉降、凝固、结块等）、生物活性稳定性（如微生物污染生长，引起药剂的霉败、分解、变质等）以及疗效稳定性和毒性稳定性等。药物制剂的稳定性研究主要指药物在体外的稳定性。研究药物制剂稳定性的任务，就是探讨影响药物制剂稳定性的因素与提高制剂稳定性的措施，同时研究药物制剂稳定性的试验方法，制定药物产品的有效期，保证药物产品的质量，为新产品提供稳定性依据。

药物若分解变质，不仅疗效降低，有些药物甚至可产生毒副作用，故药物制剂稳定性对保证制剂的安全有效是非常重要的。药物产品在不断更新，一个新的产品，从原料合成、剂型设计到制剂研制，药物制剂的稳定性研究是其中最基本的内容。我国已有规定，新药申请必须呈报有关药物制剂稳定性的资料。因此，为了合理地进行剂型设计，提高制剂质量，保证药品疗效与安全，提高经济效益，必须重视药物制剂稳定性的研究。

（二）化学动力学简介

化学动力学是研究化学反应速度和反应机制的科学。自从20世纪50年代初期，Higuchi等用化学动力学的原理来评价药物的稳定性以来，化学动力学作为药物稳定性的预测理论即已得到了广泛应用。

研究药物降解的速率，首先需要解决的问题是浓度对反应速度（reaction rate）的影响。反应速度常用单位时间内、单位体积中反应物浓度的减少或生成物浓度的增加来表示：

$$-dC/dt \tag{6-6}$$

C为t时间反应物的浓度，负号表示反应物的浓度逐渐减少。

根据质量作用定律，反应速度与反应物浓度之间有下列关系：

$$-dC/dt = KC^n \tag{6-7}$$

式中K为反应速度常数，是指各反应物为单位浓度时的反应速度，其大小与反应温度有。K值越大，表示反应物的活跃程度越大，药物制剂越不稳定。n为反应级数，表示反应速度随反应物浓度的变化而改变的方式。n=0为零级反应（zero-order reaction），n=1为一级反应（first-order reaction），n=2为二级反应（second-order reaction），以此类推。

零级反应速度与反应物浓度无关，但可受其他因素如反应物的溶解度或某些光化反应中光强度、光照时间等因素影响。一级反应速率与反应物浓度的一次方成正比。如果反应速率与两种反应物浓度的乘积成正比，则称为二级反应（图6－4）。若其中一种反应物的浓度大大超过另一种反应物，或保持其中一种反应物浓度恒定不变的情况下，则此反应表现出一级反应的特征，故称为伪一级反应（pseudo first－order reaction）。例如，在酸或碱的催化下，酯的水解可用伪一级反应处理。绝大多数药物的降解过程可以用零级、一级和伪一级反应来处理。药物的有效期（shelf life），常用药物降解10%所需的时间，即 $t_{0.9}$ 来表示。

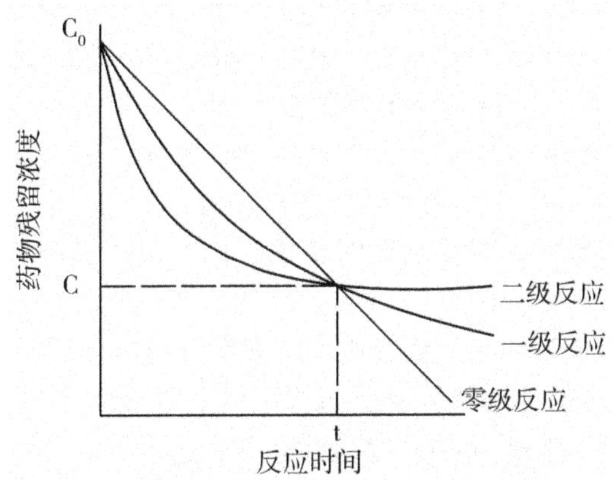

图6－4　反应物浓度与时间的关系

（三）制剂中药物的降解途径

药物的降解途径主要有氧化、水解、脱羧、异构化、聚合等，最常见的是氧化和水解。

1. 水解　水解为药物的主要降解途径，酯类（包括内酯）和酰胺类（包括内酰胺）药物均易水解。与酯类药物比较，酰胺类药物稍稳定。

（1）酯类药物：含有酯键的药物在水溶液中或吸收水分后很易发生水解，生成相应的醇和酸，盐酸普鲁卡因、阿司匹林的水解即是此类药物水解反应的代表。酯类药物水解后可产生酸性物质，使溶液的pH下降。当某些酯类药物灭菌后pH下降时，即提示我们药物可能发生了水解反应。与酯类药物相同，内酯在碱性条件下很易水解开环，如毛果芸香碱、华法林均有内酯结构，易发生水解反应。

（2）酰胺类药物：酰胺类药物易水解生成相应的胺与酸（有内酰胺结构的药物，水解后易开环、失效），这类药物主要有氯霉素、青霉素类、头孢菌素和巴比妥类等。

2. 氧化　氧化也是导致药物变质最常见的反应。药物在催化剂、热或光等因素的影响下，易与氧形成游离基，然后产生游离基的链反应。所以，对于易氧化的药物，要特别注意光、氧和金属离子等对其的影响。氧化作用与药物的化学结构有关，酚类、烯醇类、芳胺类、吡唑酮类和噻嗪类药物较易氧化。药物氧化后，可发生变色、沉淀、失效，甚至产生有毒物质。

（1）酚类药物：肾上腺素、左旋多巴、吗啡、阿扑吗啡和水杨酸钠等药物分子中都具有酚羟基，极易被氧化。例如，肾上腺素氧化后，可先生成肾上腺素红，最后变成棕红色聚合物或黑色素；左旋多巴氧化后，可生成有色物质，最后产物为黑色素。

（2）烯醇类药物：分子中含有烯醇基的药物极易氧化，维生素C即是这类药物的代表，其氧化过程较为复杂。在有氧条件下，维生素C先氧化成去氢抗坏血酸，然后经水解成为

2，3－二酮古罗糖酸，此化合物进一步氧化为草酸与L－丁糖酸。pH为5.4时，维生素C最稳定；无铜离子时，pH在9以上时，可发生明显的氧化反应，铁和铝离子对维生素C的氧化反应具有催化作用。

（3）其他：芳胺类（如磺胺嘧啶钠），吡唑酮类（如氨基比林、安乃近）和噻嗪类（如盐酸氯丙嗪、盐酸异丙嗪）等药物也易发生氧化降解反应。

3. 异构化　异构化一般分光学异构（optical isomerization）和几何异构（geometrlc isomerization）两种。光学异构化又分为外消旋化和差向异构化。药物发生异构化后，通常其生理活性降低甚至活性消失。例如，左旋肾上腺素具有生理活性，其水溶液在 $pH<4$ 时的外消旋化速度较快，生理活性可降低50%；在碱性条件下，毛果芸香碱可发生差向异构化并生成活性较低的异毛果云香碱；维生素A的活性形式是全反式，可发生几何异构化，当全反式维生素A在2、6位形成顺式异构化时，此种异构体的维生素A活性比全反式低。

4. 脱羧　在光、热和水分等因素存在的条件下，对氨基水杨酸钠极易发生脱羧现象而生成间硝基酚，并可进一步氧化变色。

5. 聚合　聚合（polymerization）是指两个或多个药物分子结合在一起而形成复杂分子的过程。浓度较高的氨苄西林水溶液在储存过程中可发生聚合反应，形成二聚物。

（四）影响药物制剂稳定性的因素与稳定化措施

药物制剂的处方组成比较复杂，除主药外，溶液的pH、溶剂、离子强度、附加剂等处方因素均可影响主药的稳定性。环境因素中，温度对各种降解途径均有影响，而光线、空气、金属离子主要影响氧化反应，湿度、水分主要影响固体制剂。此外，包装材料对药物制剂稳定性的影响也是需要考虑的问题。

1. 处方因素

（1）酸－碱催化：许多药物的水解或氧化反应均受pH的影响，被 H^+ 和 OH^- 催化的反应，其速度在很大程度上随pH而改变。在pH较低时，主要受 H^+ 催化；在pH较高时，主要受 OH^- 催化；在pH近中性时，受 H^+、OH^- 共同催化，称为特殊酸－碱催化（specific acid－base catalysis）。有些药物的水解反应还受缓冲盐的影响，称广义酸－碱催化（general acid－base catalysis），如磷酸盐对青霉素G钾盐，醋酸盐、枸橼酸盐、磷酸盐对氯霉素的催化等。确定某药物是否被所用的缓冲液催化，可在保持离子强度不变的条件下，改变缓冲盐的浓度，然后观察药物分解速度是否随缓冲盐的浓度增加而增大。为减少pH和缓冲液的催化作用，应将溶液的酸碱性控制在最稳定的pH值或者调节成偏酸性，缓冲盐应保持在最低的浓度或选用无催化作用的缓冲体系。

（2）离子强度：在制剂处方中，为了调节pH、维持等渗、抗氧化等，常需在溶液中加入电解质。电解质可产生离子强度，进而影响药物的降解速度。当药物带正电荷并受 H^+ 催化或药物带负电荷并受 OH^- 催化时，可因盐的加入，引起离子强度的增加，造成降解反应速度的加快；如果药物是中性分子，则离子强度的改变对药物降解的速度无较大影响。制剂制备过程中，控制溶液的离子强度，尽量避免加入外来离子，采用与主药具有相同酸根离子的酸或能产生水的碱，可提高制剂的稳定性。

（3）溶剂：溶剂的极性和介电常数均能影响药物的降解反应，尤其对药物的水解反应影响更大。离子与离子间的引力与溶剂的介电常数有关，介电常数越大，离子间的引力越弱，对反应速度影响越大。当以介电常数较低的溶剂全部或部分代替水时，可提高易水解药物的稳定性。例如，使用丙二醇、乙醇、甘油等可延缓酰胺类药物的水解；巴比妥类药物的水溶液中加入低介电常数的溶剂时，可使巴比妥类药物的水解速度减慢。

（4）表面活性剂：溶液中加入表面活性剂可影响药物稳定性。多数情况下，一些易水解的药物加入表面活性剂可使稳定性提高，药物被增溶在胶束内部，形成了所谓的“屏障”。但表面活性剂的加入，有时也可使某些药物的分解速度加快，如吐温 80（聚山梨酯 80）可使维生素 D 的稳定性下降。因此，在不确定表面活性剂影响的情况下，应通过实验选用合适的表面活性剂。

（5）其他附加剂：一些半固体剂型的药物制剂，如软膏、霜剂，其稳定性与制剂处方的基质有关，如以聚乙二醇为基质会促进氢化可的松软膏中药物的降解。一些片剂的润滑剂对主药的稳定性也有一定影响，如硬脂酸镁可加速阿司匹林的降解。因此，进行处方研究时，应充分考虑附加剂对主药的影响，通过大量科学实验进行筛选、确定。

2. 环境因素

（1）温度：根据 Vant Hoff 规则，温度每升高 10℃，反应速度增加 2 ~4 倍。温度越高，药物的降解速度越快。例如，青霉素水溶液的水解，在 4℃储存时，7d 后损失效价 16%；而在 24℃贮存时，7d 后损失效价则高达 78%。对于易水解或易氧化的药物，要特别注意控制工艺的温度。尤其是对注射液、一些抗生素和生物制品等，要根据其药物性质，合理地设计处方；生产中采取特殊工艺，如无菌操作、冷冻干燥、低温储存等，在保证充分灭菌的前提下，适当减低灭菌的温度或缩短时间，避免不必要的长时间高温，以防止药物过快的水解或氧化。

（2）光线：光是一种辐射能，波长较短的紫外线更易激发药物的氧化反应，加速药物的降解。药物的光解主要与药物的化学结构有关，酚类药物如肾上腺素、吗啡、苯酚、可待因和水杨酸等，以及分子中有双键的药物如维生素 A、维生素 D、维生素 B、维生素 B_2、维生素 B_{12}、维生素 K_1、维生素 K_4、叶酸、利舍平、硝苯地平和尼群地平等都对光线很敏感。光解反应较热反应更为复杂，光的强度、波长，灌装容器的组成、种类、形状、离光线的距离等，均可对光解反应的速度产生影响。对于易发生光解反应而氧化变质的药物，在生产过程和储存过程中，应尽量避免光线的照射，必要时需使用有色遮光容器保存。

（3）金属离子：原辅料中的微量金属离子可对自动氧化反应产生显著的催化作用，如 0.000 2mol/L 的铜离子即能使维生素 C 的氧化速度增加 1 万倍。金属离子主要来源于原辅料、溶剂、容器及操作工具等。为了避免金属离子的影响，除应选择纯度较高的原辅料并尽量不使用金属器具外，还需在药液中加入金属离子络合剂，如依地酸盐、枸橼酸、酒石酸等。上述金属络合剂可与溶液中的金属离子生成稳定的水溶性络合物，进而避免金属离子的催化作用。

（4）空气：空气中的氧是引起药物制剂氧化的重要因素，大多数药物的氧化是自动氧化反应。对于易氧化的药物，除去氧气是防止氧化的最根本措施。通入惰性气体（如氮气和二氧化碳等），可除去容器空间和药液中的绝大部分氧。另一重要的抗氧化措施是加入抗氧剂（antioxidants），常用的水溶性抗氧剂有焦亚硫酸钠和亚硫酸钠，油溶性抗氧剂有叔丁基对羟基茴香醚（BHA）、二丁甲苯酚（BHT）、生育酚等。酒石酸、枸橼酸和磷酸等可显著增强抗氧剂的效果，被称为协同剂（synergists）。使用抗氧剂时，还应考察抗氧剂是否与主药发生相互作用。

(5) 湿度与水分：空气中的湿度与原辅料的含水量主要影响固体制剂稳定性，如阿司匹林、青霉素 G、氨苄西林、对氨基水杨酸钠和硫酸亚铁等的固体制剂。只要有微量水分存在时，就能加速上述药物的分解。因此，制剂制备时应严格控制环境的湿度，降低原辅料的含水量（一般在1%以下）并采用合适的包装材料。

(6) 包装材料：药物制剂最常用的容器材料是玻璃、金属、塑料和橡胶等。不适合的包装，可使稳定性好的制剂失效，包装材料的恰当与否、质量好坏对药物受外界环境因素的影响及药物自身的稳定都有直接关系。故在给产品选择包装材料时，必须以实验结果和实践经验为依据，经过"装样试验"，确定合适的包装材料。

(五) 药物制剂稳定性试验方法

1. 稳定性试验的目的　考察原料药或药物制剂在温度、湿度和光线等因素的影响下随时间变化的规律，为药品的生产、包装、储存、运输条件提供科学依据，同时通过试验确定药品的有效期。

2. 稳定性试验内容及方法

(1) 影响因素试验（强化试验，stress testing）：该试验是在相比加速试验更为剧烈的条件下进行的试验。①高温试验：供试品开口置适宜的洁净容器中，60℃温度下放置10d，分别于第5、10d取样，按稳定性试验的重点考察项目进行检测（表6-3）。同时，还需准确称量试验前后供试品的重量，以考察供试品风化失重的情况。若供试品的特性发生明显变化（如含量下降5%），则需在40℃条件下同法进行试验。②高湿度试验：供试品开口置恒湿密闭容器中，在25℃于相对湿度90%±5%条件下放置10d，于第5、10天取样，按稳定性重点考察项目要求检测（表6-3），同时准确称量试验前后供试品的重量，以考察供试品的吸湿潮解性能。若吸湿增重5%以上，则在相对湿度75%±5%条件下，同法进行试验。③强光照射试验：供试品开口置光照仪器内，于照度为4 500k±500k的条件下放置10d，于第5、10天取样，按稳定性试验的重点考察项目进行检测（表6-3），特别要注意供试品的外观变化。

(2) 加速试验（accelerated testing）：加速试验在超常条件下进行，其目的旨在通过加速药物的化学或物理变化，为药品审评、包装、运输及储存提供必要的资料。原料药和制剂均需进行此项试验。加速试验中的供试品要求3批，按市售包装，在温度（40±2℃），相对湿度75%±5%的条件下放置6个月。加速试验期间，每月取样1次，按稳定性试验的重点考察项目检测（表6-3），如6个月内供试品经检测不符合制订的质量标准，则应在中间条件下，即在温度（30±2)℃、相对湿度60%±5%的情况下进行加速试验，时间仍为6个月。

(3) 长期试验（Long term testing）：长期试验是在接近药品的实际储存条件下进行的，其目的是为制订药物的有效期提供依据。原料药与制剂均需进行长期试验。长期试验中的供试品为3批，按市售包装，在温度（25±2)℃、相对湿度60%±10%的条件下放置12个月。每3个月取样1次，分别于0、3、6、9、12个月，按稳定性重点考察项目检测（表6-3）。12个月以后，仍需继续考察，分别于18、24、36个月取样进行检测，将结果与0月比较以确定药品的有效期。

表6-3　中国药典2010年版规定的稳定性重点考察项目

剂型	稳定性重点考察项目	剂型	稳定性重点考察项目
原料药	性状、熔点、含量、有关物质、吸湿性以及根据品种性质选定的考察项目	口服混悬剂	性状、含量、沉降体积比、有关物质、再分散性
片剂	性状、含量、有关物质、崩解时限或溶出度或释放度	散剂	性状、含量、粒度、有关物质、外观均匀度
胶囊剂	性状、含量、有关物质、崩解时限或溶出度或释放度、水分，软胶囊要检查内容物有误沉淀	气雾剂	泄漏率、每瓶主要含量、有关物质、每瓶总撤次、每撤主药含量、雾滴分布
注射剂	性状、含量、pH、可见异物、有关物质，应考察无菌	粉雾剂	排空率、每瓶总吸次、每吸主药含量、有关物质、雾粒分布
栓剂	性状、含量、融变时限、有关物质	喷雾剂	每瓶总吸次、每吸喷量、每吸主药含量、有关物质、雾滴分布
软膏剂	性状、均匀性、含量、粒度、有关物质	颗粒剂	性状、含量、粒度、有关物质、溶化性或溶出度或释放度
乳膏剂	性状、均匀性、含量、粒度、有关物质、分层现象	贴剂（透皮贴剂）	性状、含量、有关物质、释放度、黏附力
糊剂	性状、均匀性、含量、粒度、有关物质	冲洗剂、洗剂、灌肠剂	性状、含量、有关物质、分层现象（乳状型）、分散型（混悬型），冲洗剂应考察无菌
凝胶剂	性状、均匀性、含量、有关物质、粒度、乳胶剂应检查分层现象	搽剂、涂剂、涂膜剂	性状、含量、有关物质、分层现象（乳状型）、分散型（混悬型），涂膜剂应考察成膜性
眼用制剂	如为溶液，应考察性状、澄明度、含量、pH、有关物质；如为混悬液，应考察粒度、再分散性；洗眼剂还应考察无菌度；眼丸剂应考察粒度与无菌度	耳用制剂	性状、含量、有关物质，耳用散剂、喷雾剂与半固体制剂分别按相关剂型要求检查
丸剂	性状、含量、有关物质、溶散时限	鼻用制剂	性状、pH、含量、有关物质、鼻用散剂、喷雾剂与半固体制剂分别按相关剂型要求检查
糖浆剂	性状、含量、澄清度、相对密度、有关物质、pH		
口服溶液剂	性状、含量、澄清度、有关物质		
口服乳剂	性状、含量、分层现象、有关物质		

注：有关物质（含降解产物及其他变化所生成的产物）应说明其生成产物的数目及量的变化，如有可能应说明有关物质中何者为原料中的中间体，何者为降解产物，稳定性试验重点考察降解产物。

（甘　为）

第五节　粉体学基础

（一）粉体学的概念

粉体（powder）是无数个固体粒子集合体的总称。粉体学（mlcromeritics）是研究粉体的表面性质、力学性质、电学性质及其应用的科学。通常所说的“粉”、“粒”都属于粉体的范畴，将粒径 <100μm 的粒子叫“粉”，粒径 >100μm 的粒子叫“粒”

（二）粉体的性质

通常物态有三种，即固体、液体和气体，液体与气体具有流动性，而固体无流动性。将较大粒径的固体粉碎成粒子群后，该粒子群则具有与液体类似的流动性、与气体类似的压缩性和与固体相似的抗变形能力。因此，人们也常把“粉体”视为第四种物态处理。由于在散剂、颗粒剂、片剂和胶囊剂等固体制剂的生产中需要对原辅料进行粉碎、混合等处理，以改善粉体的性质，使之满足工艺操作和制剂加工的要求，所以粉体的性质在固体制剂中占有较为重要的地位。

1. 粉体的粒子大小与粒度分布及其测定方法

（1）粉体的粒子大小与粒度分布：粉体的粒子大小（particle size）是粉体的基本性质，它对粉体的溶解性、可压性、密度和流动性等均有显著影响，进而影响药物的溶出与吸收等过程。采用一般方法处理过的粉体，多数情况是组成粉体的各个粒子的大小不同、各方向长度不同、形态不同且不规则，很难像球体、立方体等规则粒子以特征的长度表示其大小。因此，根据实际应用情况选择适当的测定方法，求算其相当径或有效径等。粉体粒径的几种表示方法有：定方向径（显微镜测定）、等价径（粒子的外接圆的直径）、体积等价径（库尔特计数法测定）、有效径（又称 Stocks 径，根据沉降公式计算所得）和筛分径（筛分法测得）等。

粉体的大小不可能均匀一致，而是存在着粒度分布（particle size distribution）的问题，分布不均会导致制剂的分剂量不准、可压性差异以及粒子密度不同等问题。粉体的粒径分布，常用频率分布来表示，即各个平均粒径相对应的粒子占全体粒子群中的百分比（图 6-5）。

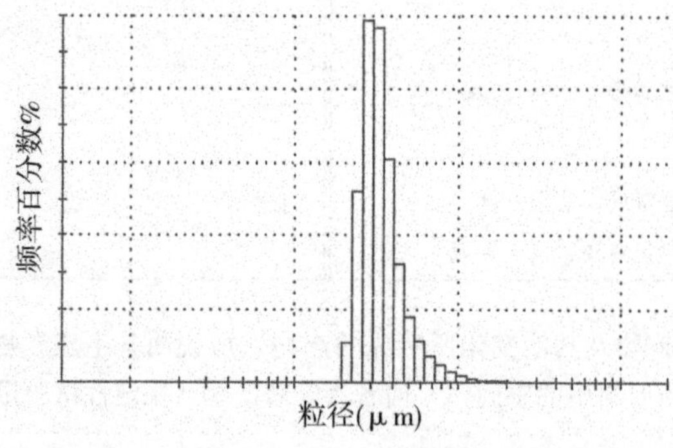

图 6-5　用频率分布表示的粒径分布示意图

（2）粒径测定方法

1）光学显微镜法（microscopic method）：该法是使用最早、应用最广泛的粒径测定方法之一，测定的粒径范围为 0.5 ~ 100μm，但通常用于测定粒径 >45μm 的粒。一般需测定 200 ~ 500 个粒子，才具有统计学意义。

2）库尔特计数法（coulter counter method）：该法的原理是利用电阻与粒子的体积成正比的关系，将电信号换算成粒径，以测定粒径及其分布情况。本法测得的粒径为等体积球的相当径，可求得以个数为基准的粒度分布或以体积为基准的粒度分布。本法可用于混悬剂、乳剂、脂质体和粉末药物等粒径的测定。

3）沉降法（sedimentation method）：该法是液相中混悬的粒子在重力场中恒速沉降时，根据 Stock's 方程求出粒径的方法。Stock's 方程适用于粒径 <100μm 粒子的测定。沉降法中，比较常用的为 Andreasen 吸管法。该法即设定一定的沉降高度，假设在此高度范围内粒子以等速沉降（求出粒子径），并在一定时间间隔内再用吸管取样，测定粒子的浓度或沉降量，最后求得粒度分布。该法测得的粒度分布是以重量为基准的。

4）比表面积法（specific surface area method）：比表面积法是利用粉体的比表面积随粒径的减少而迅速增加的原理，通过粉体层中比表面积的信息与粒径的关系，最后求得平均粒径的方法。比表面积可用吸附法和透过法测定。本法不能求得粒度分布，可测定的粒度范围为 100μm 以下。

5）筛分法（sieving method）：筛分法是利用筛孔将粉体机械阻挡的分级方法。将筛子由粗到细按筛号顺序上下排列，将一定量粉体样品置于最上层中，振动一定时间后，称量各个筛号上的粉体重量，求得各筛号上的不同粒级的重量百分数，最后据此获得以重量为基准的筛分粒径分布及平均粒径。与光学显微镜法相同，筛分法也是使用最早、应用最广泛的粒径测定方法之一，常用于测定 45μm 以上的粒子。筛分法中所用筛子的筛号常用“目”表示，“目”系指在筛面的 25.4mm 长度上开有的孔数。

2. 粉体的比表面积　粉体的比表面积（specific surface area）是表征粉体中粒子粗细及固体吸附能力的一种量度，可用于计算无孔粒子和高度分散粉末的平均粒径。比表面积不仅对粉体性质，而且对制剂性质和药理性质都具有重要意义。

（1）比表面积的表示方法：粒子比表面积的表示方法根据计算基准不同，可分为体积比表面积（Sv）和重量比表面积（SW）。

$$S_V = 6/d \qquad (6-8)$$

$$S_W = 6/\rho d \qquad (6-9)$$

式中，d 为面积平均径，ρ 为粉体的粒密度。体积比表面积（SV）是单位体积粉体的表面积，单位为 cm^2/cm^3；重量比表面积（SW）是单位重量粉体的表面积，单位为 cm^2/g。

（2）比表面积的测定方法：直接测定粉体的比表面积时，常用的方法有气体吸附法和气体透过法。

3. 粉体的孔隙率　孔隙率（porosity）是粉体中总孔隙所占有的比率。总空隙包括粉体内孔隙和粉体间空隙。孔隙率大小与粒子的形态、大小、排列等有关，孔隙率对散剂、胶囊剂的吸湿性，片剂的崩解度等均有很大影响。粉体的充填体积（V）为粉体的真体积（V）、粉体内孔隙体积（V内）与粉体间空隙体积（V间）之和。

$$V = V_t + V_{内} + V_{间} \qquad (6-10)$$

孔隙率的测定方法有压汞法和气体吸附法等。常用的测定粉体孔隙率的方法是将粉体用液体或气体置换法测得的，粉体通过加热或减压法脱气后，将粉体浸入液体中，测定粉体排出液体的体积，从而求得孔隙率。

4. 粉体的密度　粉体的密度系指单位体积粉体的质量。由于粉体的颗粒内部和颗粒间存在空隙，粉体的体积具有不同含义。粉体的密度根据所指的体积不同分为真密度、颗粒密度和松密度三种。各种密度的定义如下：

（1）真密度（true density）：ρ1 是指粉体质量（W）除以不包括颗粒内外空隙的体积（真体积 Vt）所求得的密度，即 $\rho_t = W/V_t$；（6-11）

（2）粒密度（granule density）：ρg 是指粉体质量除以包括开口细孔与封闭细孔在内的颗粒体积 Vg 所求得的密度，即 $\rho_g = W/V_g$；（6-12）

（3）松密度（bulk density）：ρb 是指粉体质量除以该粉体所占容器的体积 V 求得的密度，亦称堆密度，即 $\rho_b = W/V$。（6-13）

5. 粉体的流动性　粉体的流动性（flowability）与粒子的形状、大小、表面状态、密度和空隙率等有关，是粉体的重要性质之一。粉体的流动性对散剂、颗粒剂、胶囊的分装和片剂的分剂量等均有较大影响。

（1）流动性的评价：粉体的流动形式很多，如重力流动、振动流动、压缩流动和流态化流动等，其对应的流动性的评价方法也有所不同。流动性的评价可用休止角、流出速度和压缩度衡量。

1）休止角（angle of repose）：一定量的粉体堆层的自由斜面与水平面间形成的最大夹角，用 θ 表示（图 6-6）。

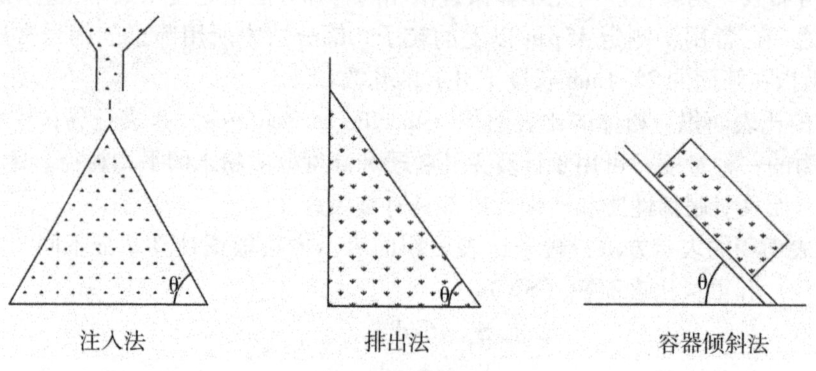

图 6-6　休止角的测定方法

$$\tan\theta = h/r \quad (6-14)$$

式中 r 为圆盘形堆集体的半径，h 为堆集体的高度。θ 越小，表明粉体的流动性越好。当 θ≤40°时，粉体的流动性可满足生产的需要；当 θ>40°时，粉体的流动性差。例如，淀粉的 θ 大于 45°，所以流动性差。粉体吸湿后，θ 会增大；而细粉率高，θ 也增大。

2）流出速度（flow velocity）：流出速度是指将粉体加入漏斗中，测定粉体全部流出的时间。流出速度可用粉体流动性实验装置进行测定。

3）压缩度（compressibility）：压缩度是粉体流动性的重要指标，其大小反映粉体的凝聚性和松软状态。当压缩度在 20% 以下时，粉体的流动性较好；压缩度增大时，粉体的流动性下降。

（2）改善粉体流动性的措施：粒子间的黏着力、摩擦力、范德华力和静电力等，均可阻碍粒子的自由流动，影响粉体的流动性。为了减弱这些力的作用，可采取以下措施。

1）适当增大粒径：对于黏附性的粉末粒子，可通过制粒，减少粒子间的接触，降低粒子间的吸着力；

2）改进粒子的表面及形状：球形粒子的表面光滑，可减少接触点数，减少粒子间的摩擦力。当粉体中加入粗粉或改进粒子形状，均可改善粉体的流动性；

3）加入助流剂：在粉体中加入0.5%～2%滑石粉和微粉硅胶等助流剂时，可极大改善粉体的流动性。其原因主要是微粉粒子可填平粉体粒子的粗糙面而形成光滑表面，减少阻力和静电力等。但若在粉体中加入过多的助流剂，则反而会增加阻力；

4）适当干燥：由于粉体具有吸湿作用，其粒子表面吸附的水分可增加粒子间的黏着力。因此，对粉体进行适当干燥，有利于减弱粉体粒子间的作用力。

6. 粉体的吸湿性　吸湿性（moisture absorption）是指固体表面吸附水分的现象。将药物粉末置于湿度较大的空气中时，易发生不同程度的吸湿现象，致使粉末的流动性下降、固结、润湿和液化等，甚至加速化学反应而降低药物的稳定性。因此，制定合适的防湿对策是药物制剂中的一个重要课题。

（1）水溶性药物的吸湿性特点：水溶性药物在相对湿度较低的环境时，几乎不吸湿；而当相对湿度增大到一定值时，水溶性药物的吸湿量可急剧增加。一般情况下，把吸湿量开始急剧增加时的相对湿度称为临界相对湿度（critical relative humidity，CRH）。CRH是水溶性药物固定的特征参数（表6－4），CRH越小，越易吸水；反之，则不易吸水。在药物制剂的处方中，多数为两种或两种以上的药物或辅料的混合物。与其他混合物比较，水溶性药物的混合物吸湿性更强。根据Flder假说，水溶性药物混合物的CRH约等于各成分CRH的乘积，而与各成分的量无关。

表6－4　某些水溶性药物的CRH（37℃）

药物名称	CRH值（%）	药物名称	CRH值（%）
果糖	53.5	氯化钾	82.3
溴化钠（二分子结晶水）	53.7	枸橼酸钠	84
盐酸毛果芸香碱	59	蔗糖	84.5
重酒石酸胆碱	63	米格来宁	86
硫代硫酸钠	65	咖啡因	86.3
尿素	69	硫酸镁	86.6
枸橼酸	70	安乃近	87
安钠咖（苯甲酸钠咖啡因）	71	苯甲酸钠	88
抗坏血酸钠	71	对氨基水杨梅酸	88
酒石酸	74	盐酸硫胺	88
六甲溴铵（溴化六烃季铵）	75	氨茶碱	92
氯化钠	75.1	烟酸胺	92.8
盐酸苯海拉明	77	葡醛内酯	95
水杨酸钠	78	半乳糖	95.5
乌洛托品	78	抗坏血酸	96
葡萄糖	82	烟酸	99.5

（2）非水溶性药物的吸湿性特点：非水溶性药物的吸湿性随着相对湿度的变化而缓慢变化，无临界点，无特定 CRH。当非水溶性药物的混合物各组分间无相互作用时，其吸湿量具有加和性。

（三）粉体学在药剂学中的应用

粉体学是药剂学的基础理论，可为固体制剂的处方设计、生产过程控制、质量拉制和包装等提供重要的理论依据和试验方法。药物颗粒的大小可影响固体制剂的外观质量、色泽、味道、含量均匀度、稳定性和生物利用度等。一些重要的单元操作，如粉碎、分级、混合、制粒、干燥、压片、包装、输送和储存等，都涉及粉体学的相关理论。另外，药用辅料的粉体学性质对制剂工艺和制剂质量均有重要影响，例如，在控释制剂辅料的粒度分布、密度及弹塑性可影响制片的孔隙率和孔径分布，进而影响不溶性骨架控释片的药物释放。在制剂过程中，通过研究辅料的粉体学性质及其与制剂间的关系，可以寻找到更适宜的辅料，优化药物处方。粉末气雾剂和混悬剂中粒子的大小均可改变药物的沉降速度，影响制剂的稳定性，干扰药物的吸收。综上所述，粉体学是药剂学理论的重要组成部分之一，对药物制剂的设计、生产、包装和使用等均具有重要的指导意义。

（甘　为）

第六节　流变学基础

（一）概述

流变学（theology）是力学的一个分支学科，它主要研究物质在应力、应变、温度、湿度和辐射等条件下，与时间因素有关的变形和流动的规律。流变学研究的对象是流体的流动性质、半固体的黏弹性和固体的弹性形变等性质。

变形（deformation）是指对某一物体施加外力时，它的几何形状和尺寸发生变化的过程。固体在外应力作用下产生固体变形，当去除外应力时恢复原状的现象，称为弹性（elasticity）。黏性（viscosity）是指液体内部所存在并阻碍液体流动的摩擦力，也称内摩擦力。流动是液体的主要性质，流动的难易程度与物质本身的黏性相关，因此，流动也可视为一种非可逆变形过程。在药剂学中，流变学原理已在混悬剂、乳剂、软膏剂和栓剂等剂型中得到了广泛应用，并为这些剂型的开发研究和质量控制提供了重要的理论基础。

物体按流动和变形的特点一般分为牛顿流体（图 6－7）和非牛顿流体两类。水、甘油、真溶液和稀溶胶体系等属于牛顿流体；乳剂、混悬剂、软膏和糊剂等属于非牛顿流体。

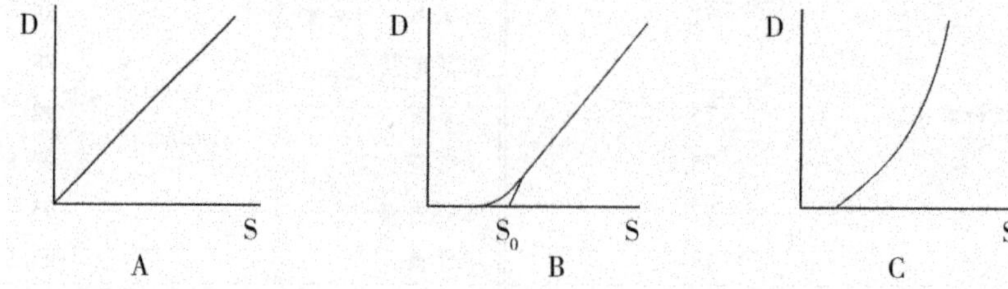

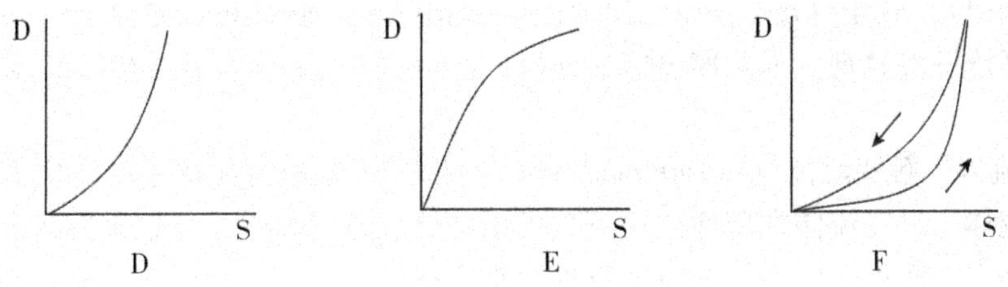

图 6－7　各类型液体的流动曲线

（二）牛顿流体与非牛顿流体

牛顿流体（Newtonian fluid）是指在受力后极易变形，且切应力与变形速率成正比的低黏性流体。凡不同于牛顿流体的，都称为非牛顿流体（non－Nev ｛rtonian fluid｝）。

牛顿内摩擦定律表达式：

$$S = \eta D \tag{6-15}$$

式中：S 为所加的切应力；D 为剪切速率（流速梯度）；η 为度量液体黏滞性大小的物理量，简称为黏度（viscosity），物理意义是产生单位剪切速率所需要的剪切应力。

从流体力学的角度看，凡是服从牛顿内摩擦定律的流体称为牛顿流体，否则称为非牛顿流体。所谓服从内摩擦定律，是指在温度不变的条件下，随着流速梯度的变化，η 值始终不变。对于牛顿流体来说，黏度仅与温度和压强有关，而与流体所受的力无关。水、乙醇等大多数纯液体、轻质油、低分子化合物溶液以及低速流动的气体等，均属于牛顿流体；高分子溶液、胶体溶液、乳剂、混悬剂、软膏以及固一液的不均匀体系的流动均不遵循牛顿定律，属于非牛顿流体。

非牛顿流体又分为塑性流体、假塑性流体、胀性流体和触变流体等（图 6－7）。

1. 塑性流体　塑性流体（plastic fluid）是指当切应力 S 小于某临界值 S_0 时，流体根本不流动，即剪切速率 $D=0$；当 $S>S_0$ 时，才产生牛顿流动。剪切速度 D 和切应力 S 呈直线关系。引起液体流动的最低切应力为屈服值 S_0。流动方程：

$$D = \frac{S - S_0}{\eta} \tag{6-16}$$

η 为塑性黏度，S_0 为屈服值。在制剂中表现为塑性流动的剂型有浓度较高的乳剂、混悬剂、单糖浆和涂剂等。

2. 假塑性流体　绝大多数的高分子液体均属于假塑性流体（pseudoplastic fluid）。假塑性流体流动性的主要特征是该流体流动很慢时，剪切黏度为常数；而随剪切速率增大，黏度则反常地降低一即为切变稀化现象。

$$D = \frac{S^n}{\eta_a} \tag{6-17}$$

η_a 为表观黏度，随剪切速度的改变而改变；n 为指数，n 越大，非牛顿性越大，$n=1$ 时为牛顿流体。甲基纤维素、西黄蓍胶和海藻酸钠等链状高分子的 1% 水溶液，常表现为假塑性流动。

3. 胀性流体　胀性流体（dilatant fluid）的主要流动特征是 S 很低时，其流动行为近似于牛顿流体；当 S 超过某临界值后，剪切黏度随 S 增大而增大，呈剪切变稠效应，流体表观体积略有膨胀，故称胀性流体。胀性流体无屈服应力，一个无限小的剪切应力就能使其开始运动。如（6-17）式中（n<1）的情况所示，n值越大，胀性特性越显著。某些含有大量固体微粒的高浓度混悬剂，如50%的淀粉混悬剂、糊剂、淀粉和滑石粉等，均表现为胀性流动。

4. 触变流体　触变流体（thixotropic fluid）是指在恒温和恒剪切速率作用下，切应力随时间递减的流体。触变流体在剪切作用下，可由黏稠状态变为流动性较大的状态；而剪切作用取消后，则需要滞后一段时间才可恢复到原来状态。广义上讲，假塑性流动和胀性流动也可以归类到触变性流动的范围。药剂学中的很多制剂均具有触变性，如普鲁卡因、青霉素注射液，液体或半固体制剂如糖浆和某些软膏等。

A. 牛顿流体；B. 塑性流体（S_0：屈服值）；C. 假塑性流体；D. 准塑性流动；E. 胀性流动；F. 触变流动

（三）流变学在药剂学中的应用

流变学理论对乳剂、混悬剂和半固体制剂等剂型设计、处方组成以及制备、质量控制等研究均具有重要意义。

在混悬液中，流变学原理可用于讨论黏性对粒子沉降的影响，如混悬液经振荡后从容器中倒出时的流动性变化和混悬液应用于某投药部位时的伸（铺）展性等。良好的混悬剂应该是在贮藏过程中的切变速度很小，呈现较高的黏性；而在应用时，切变速度变大，显示较低的黏性。混悬剂在振摇、倒出及铺展时均能自由流动，是形成理想的混悬剂的最佳条件。

乳剂在制备和使用过程中经常会受到各种剪切力的影响，大部分乳剂表现为非牛顿流动。乳剂的流动性体现在铺展性、通过性和适应性等方面。掌握制剂处方对乳剂流动性的影响非常重要，据此可以改变乳剂的相体积比、粒度和黏度等。

半固体制剂的处方组成发生变化时，也可改变其流变性质。此外，外界因素（如温度等）也可对半固体制剂的流变性质产生影响。具有适宜的黏度，是半固体制剂的处方设计和制备工艺过程优化的关键。

（甘　为）

第七节　药物制剂的设计

药物必须制成适宜的剂型才能用于临床。制剂设计的目的是根据药物的理化性质和临床的用药需要，选择合适的剂型和给药途径。其基本原则为保证药品的安全性、有效性、稳定性、可控性和顺应性。如果剂型选择不当，处方、工艺设计不合理，会对药品质量产生不良影响，甚至可影响药品的药效及安全性。因此，制剂研究在药物研发中占有十分重要的地位。药物制剂的设计主要包括处方设计前工作、给药途径和剂型的选择、处方和工艺研究及制剂评价等。

（一）药物制剂处方设计前工作

原料药的某些理化性质和生物学性质可对制剂质量及制剂生产造成影响。原料药的理化性质包括原料药的色泽、嗅味、pH值、pKa、粒度、晶型、熔点、水分、溶解度和油/水分配系数等，以及原料药在固态和（或）溶液状态下对光、热、湿和氧等条件的稳定性情况。原料药的生物学性质包括对生物膜的通透性，原料药的吸收、分布、代谢、消除等药物动力学性质，药物的毒副作用及治疗窗等。因此，建议根据剂型的特点及药品给药途径，对原料药的理化性质和生物学性质进行了解。药物的理化参数可通过 Chemical Abstracts、MEDLINE 和中国药学文摘等数据库检索或通过网络搜索引擎检索。原料药关键的理化性质研究主要涉及以下几个方面内容：

1. 溶解度和解离常数（pKa）　药物必须处于溶解状态才能被吸收。大多数药物均为有机弱酸和弱碱，在不同的 pH 环境中，其溶解度不同，存在的形式也不同（离子型或分子型），其吸收也有较大差异。分子型的药物易吸收，而离子型的则不易吸收。了解药物的 pKa 值，可指导研究人员根据已知的 pH 变化解决药物的溶解度问题或选用合适的盐，以提高制剂的稳定性。pKa 可用滴定法测定（图 6－8），溶解度一般测定平衡溶解度和 pH－溶解度曲线。

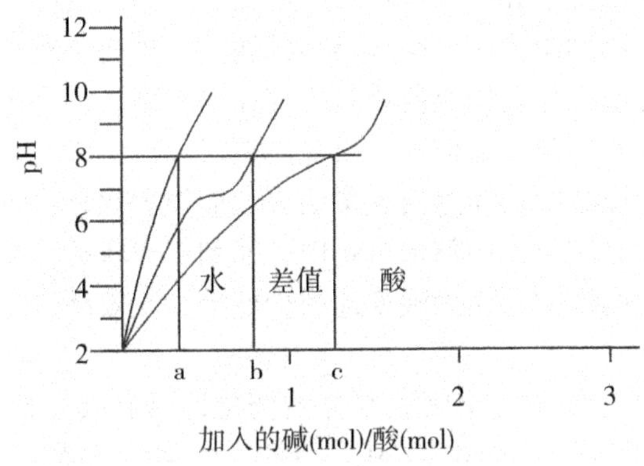

图 6－8　典型的滴定曲线图

Handerson－Hasselbach 公式可以说明药物的解离状态，pKa 和 pH 的关系：

对弱酸性药物 $pH = pK_a + \log \frac{[A^-]}{[HA]}$ （6－18）

对弱碱性药物 $pH = pK_a + \log \frac{[B]}{[BH^+]}$ （6－19）

根据以上两式，研究人员可根据不同 pH 值时对应的药物溶解度，进一步测定 pKa 值；若已知［HA］或［B］和 pKa，可预测任何 pH 条件下的药物溶解度（解离型和非解离型之和）；还可预测盐的溶解度及其与 pH 的关系，有助于为药物选择合适的盐。

2. 分配系数　油/水分配系数（partition cefficient，P）代表药物分配在油相和水相中的比例，是分子亲脂性特征的度量，可表示分子是否容易透过生物膜。

P＝药物在油相中药物的质量浓度/药物在水相中药物的质量浓度

分配系数可用于预测同系列药物的体内吸收（不同酸的盐或不同碱的盐）；有助于药品从样品中（特别是生物样品血或尿中）的提取测定；在分配色谱法中有助于选择 HPLC 色谱柱、TLC 薄层板和流动相等。

最容易的分配系数测定方法是用 V_2（m1）体积的有机溶剂提取 V_1 体积（m1）药物的饱和水溶液，测得平衡时 V_2 的浓度为 C_2，水相中的剩余药量 M：

$$M = C_1V_1 - C_2V_2$$ （6－20）

则分配系数可由下式求得：

$$P = C_2V_1/M \quad (6-21)$$

式中 V_1 为水溶液体积，C_1 为药物饱和水溶液的溶解度，V_2 为有机溶剂的体积，C_2 为平衡时药物在有机溶剂中的溶解度。

如果药物杂粮相中都是以单体存在，则分配系数为药物在两相中的溶解度之比，只要测定药物在两个溶剂中的溶解度即可求得分配系数。

3. 多晶型　许多药物具有同质多晶型（polymorphism）现象，一个药物如果是同质多晶型，则其中仅有一种晶型为稳定型，其他都是亚稳定型和不稳定型。亚稳定型和不稳定性最终均可转变为稳定型，但这种转变所需时间差异较大，从几分钟至几十年不等。实际上，亚稳定型是药物存在的高能状态，该型溶解度大、溶解速度快，制剂制备常需要亚稳定型。如果某药物显示出了较好的药理学和生理学特征，则下一步的开发应主要集中在该晶型。当采用的研究方法不得当时，制剂制备时可引起晶型的转变，进而导致制剂稳定性差和生物利用度低等问题。因此，处方前工作要研究药物是否存在多晶型，具有多少种晶型，能否存在无定型，每种晶型的溶解度及稳定性如何等。研究晶型时，最常用的方法有熔点法、X 射线衍射法、红外光谱法、差示热分析法和溶出速率法等。应根据化合物自身特点，选择适宜的具有专属性的检查方法。在制剂研究的整个过程中，药剂工作者都应充分考虑处方和工艺上的各种因素对晶型可能产生的影响，最大限度地减少低效、无效晶型的产生，保证药品的有效性和安全性。

4. 吸湿性　能从周围环境空气中吸收水分的药物即具有吸湿性（hygroscopicity）。吸湿性的大小，一般决定于周围空气中的相对湿度。室温时，绝大多数药物在相对湿度为 30% ~ 45% 时，与空气相平衡的水分含量低，此条件下储存较稳定。多数药物最好置于相对湿度低于 50% 的环境储存，可在一定程度上降低湿度对药物的影响。考核药物的吸湿性时，可将药物置于已知相对湿度的环境中进行测定，以一定的时间间隔称重，测定其吸水量。对药物吸湿性的研究，可为选择稳定的处方设计和辅料提供科学依据。

5. 粉体学性质　药物的粉体学性质主要包括粒子的形状、大小、粒度分布、粉体的密度、附着性、流动性、润湿性和吸湿性等。该性质对药物制剂的处方设计工艺和产品质量产生较大影响，如流动性、含量均匀度、稳定性、颜色、味道、溶出度和吸收速度等都受药物粉体学性质的影响。

6. 生物利用度和体内药动学参数　生物利用度主要指制剂中药物吸收的速度和程度。药物制剂因素可影响药物的吸收，从而影响药效。所以，在新剂型和新制剂的设计过程中，都必须进行生物利用度和体内药动学研究，以保证用药的安全性和有效性。

7. 药物的稳定性　制剂处方前研究还涉及药物的稳定性研究，包括药物本身的稳定性、药物与辅料配伍的稳定性、处方因素与稳定性、环境因素与稳定性等。

（二）给药途径和剂型的选择

通过对原料药的理化性质及生物学性质的考察，根据临床治疗和应用的需要，选择适宜的剂型。

1. 根据疾病的种类和给药途径的特点选择　疾病类别多样，每种疾病又有轻重缓急的差异。有些疾病的治疗要求全身用药，有些疾病的治疗则要求局部用药而避免全身吸收；有些疾病的治疗要求快速吸收，而有些疾病的治疗则要求缓慢吸收。针对上述特点，设计不同的给药途径和相应的剂型和制剂。

口服给药方便、安全，但胃肠道环境和生理因素可对药物的稳定性和生物有效性产生影响；注射给药起效快，生物利用度高，但患者依从性差，且注射剂型受药物的稳定性和溶解性限制；皮肤或黏膜部位给药应用于眼、鼻腔、口腔、耳道、直肠、阴道等黏膜或腔道部位，药物可产生局部或全身治疗作用，满足治疗的特殊需要，但通常制剂容量小、药物剂量小。

用于出血、休克、中毒等急救治疗的药物，通常应选择注射剂型；心律失常抢救用药宜选择静脉推注的注射剂；控制哮喘急性发作，宜选择吸入剂；对于老年人、儿童及吞咽困难的患者，选择口服溶液、泡腾片或分散片等剂型有一定优点。

2. 根据药物的理化性质和生物学特性选择　药物的理化性质和生物学特性是剂型选择的重要依据。药物的性质在某些程度上限制了其剂型和给药途径的选择，尤以溶解度和稳定性最为重要。

对于易溶于水的药物，可制成各种固体剂型和液体剂型；对于难溶于水的药物，药物的溶解度低限制了其在肠道的吸收，可采取增溶措施促进药物的溶出，提高其生物利用度。例如，在液体制剂中加入增溶剂或助溶剂、采用混合溶剂、改变药物的结构（在结构中增加亲水基团）等；对于固体制剂，则可选择适当的制剂技术将其制成固体分散体，主药微粉化以及制成包合物、微囊脂质体、纳米制剂等。

对于在胃液中不稳定的药物，一般不宜开发为胃溶制剂。对于一些稳定性差宜在固态下贮藏的药物（如某些头孢类抗生素），因其在溶液状态下易降解或产生聚合物而导致临床使用的安全性问题，则不适宜开发成注射液、输液等液体剂型。对于存在明显肝首关效应的药物，可考虑将其制成非口服给药途径的制剂。

（三）处方与工艺研究

根据处方前研究工作所掌握的药物理化性质、生物学性质及稳定性试验结果等情况，结合所选剂型的特点，确定适当的技术参数，选择适宜的辅料，至少设计 3 种以上的处方与工艺操作，进行小样试制，并对制剂进行相关评价。

1. 辅料的选择及相关研究　辅料是制剂中除主药外其他物料的总称，是药物制剂的重要组成部分。实际工作中，可根据剂型的特点及给药途径的需要选择辅料。选择辅料时，辅料不应与主药发生不良的相互作用，不影响制剂的含量测定及有关物质检查。生产药品所需的药用辅料，必须符合相关法规的药用要求。

在选定辅料前，可通过前期调研，了解辅料在上市药品中的给药途径及其合理的用量范围，辅料与辅料、辅料与药物间的相互作用情况，以避免处方设计时选择不适宜的辅料。对于缺乏相关研究数据的，可考虑进行相容性研究。对某些具有生理活性的辅料、超出常规用量且无文献支持的辅料、改变给药途径的辅料，需进行必要的安全性试验。

辅料理化性质（包括分子量及其分布、取代度、黏度、性状、粒度及其分布、流动性、水分和 pH 等）的变化，可影响制剂的质量。因此，需要根据制剂的特点及给药途径，分析处方中辅料可能影响制剂质量的理化性质，进一步制订或完善相应的质控指标，选择适宜的供货来源，明确辅料的规格和型号。

2. 处方筛选与工艺研究　处方筛选是在前期对药物和辅料有关研究的基础上，根据剂型的特点及临床应用的需要，制订几种基本合理的处方，通过相应的实验开展处方筛选和优化研究。处方包括主药及与符合剂型要求的各类辅料，如片剂处方的组成通常为稀释剂、黏合剂、崩解剂和润滑剂等；对于难溶性药物，可考虑使用适量的可改善药物溶出度的辅料；对于某些稳定性差的药物，可考虑使用适量的抗氧剂和金属离子络合剂等。

工艺研究的目的是保证生产过程中药品的质量及其重现性，重点是确定影响制剂生产的关键环节和因素，并建立生产过程的质量控制指标和工艺参数。例如，片剂的工艺操作一般包括粉碎、过筛、混合、配制、干燥和成型等过程，在工艺研究中应针对上述步骤对制剂的影响，进行深入研究，特别应注意温度、转速和时间等工艺条件对制剂的影响。

制剂处方筛选与工艺研究，在进行预实验的基础上，可以采用比较法，也可用正交设计、均一设计或其他适宜的方法。

3. 制剂的评价　制剂的评价是指根据不同剂型，选择合理的指标，对处方和工艺进行全面的评价。制剂的评价一般包括基本性能评价、稳定性评价、毒理学评价、药效学评价、药物动力学和生物利用度评价。

（1）基本性能评价：对处方和工艺研究过程中发现的可影响制剂质量的重要因素，如原料药或辅料的某些指标，应进行评价和控制，以保证制剂的质量和药效。在进行制剂的基本性能评价时，除了应考察与主药相关的性质外，还应选择能反映剂型特征的相关项目。例如，对于液体制剂，需要考察 pH、溶液澄清度与颜色、澄明度、不溶性微粒、无菌、细菌内毒素或热原等项目；对于混悬剂，则应考察沉降体积比、粒度、再分散性和干燥失重等项目。

（2）稳定性评价：对经过制剂基本项目考察合格的样品，选择两种批次以上的样品进行制剂影响因素的考察，主要的考察项目包括含量、有关物质及外观变化情况，具体的实验方法参见药物稳定性指导原则。

（3）药效学评价：新制剂应进行药理学评价，以证明制剂的等效或有效。临床前研究需在动物体内进行，已上市的原料药的相关数据可用文献资料代替。

（4）药物动力学与生物利用度：一般单纯改变剂型的制剂不要求做临床试验，但要求进行新制剂与参比制剂之间的生物等效性试验。

（5）毒理学评价：新制剂还应进行急性毒性与慢性毒性试验，有时还要进行致畸、致癌和致突变等试验。如是单纯的改变剂型，且能检索到相关的毒理学资料，则可免做部分试验。局部用药时，必须做刺激性试验。对于大输液，还需做过敏性试验、溶血试验及热源检查。

制剂的研究还涉及工艺的放大研究、制剂质量研究等环节，各项工作既有其侧重点和需要解决的关键问题，彼此间又有着密切联系。剂型的选择是以对药物的理化性质、生物学性质及临床应用需求等综合分析为基础的，而这些方面也正是处方及工艺研究中的重要问题。质量研究和稳定性考察是处方筛选和工艺优化的重要的科学基础；同时，处方及工艺研究中获取的信息为药品质量控制中项目的设定和建立提供了参考依据。因此，研究中需要注意加强各项工作间的沟通和协调，研究结果需注意进行全面、综合的分析。

（甘　为）

第七章 药物剂型概述

第一节 液体制剂

（一）概述

液体制剂系指药物溶解或分散在适宜的液体分散介质中制成的供内服或外用的液态制剂。

1. 液体制剂的特点

（1）优点：药物分散度大，吸收快，药效迅速，生物利用度高；降低药物刺激性；给药途径广泛；易于分剂量，使用方便，适用于婴幼儿和老年患者；工艺简单。

（2）缺点：易化学降解；非均相液体制剂物理稳定性较差；水性液体制剂易霉变；携带、运输、储存不方便。

2. 液体制剂的质量要求　均相液体制剂应是澄明溶液；非均相液体制剂药物粒子应分散均匀；液体制剂应有一定的防腐能力；液体制剂的包装均应便于患者携带和使用；口服液体制剂应外观良好，口感适宜；外用液体制剂应无刺激性。

3. 液体制剂的分类

（1）按给药途径分类：①内服液体制剂：包括溶液剂、糖浆剂、合剂和滴剂等；②外用液体制剂：包括皮肤用液体制剂，如涂剂、涂膜剂、洗剂和搽剂；腔道用液体制剂，如灌肠剂和灌洗剂；五官科用液体制剂，如滴鼻剂和滴耳剂；口腔科用液体制剂，如滴牙剂和含漱剂等。

（2）按分散系统分类：①均相液体制剂：为药物以离子或分子形式溶解于溶剂中而成的均匀分散体系，外观澄明，物理稳定性高，包括低分子溶液剂和高分子溶液剂；②非均相液体制剂：为药物以胶粒、液滴或微粒状态分散于液体分散介质中而成的不稳定的多相分散体系，包括溶胶剂、乳剂和混悬剂。

（二）液体制剂的溶剂和附加剂

1. 常用溶剂　按介电常数大小，可将溶剂分为极性溶剂、半极性溶剂和非极性溶剂。常用的极性溶剂为纯化水、甘油和二甲基亚砜；半极性溶剂为乙醇、丙二醇和聚乙二醇300～600；非极性溶剂为植物油和液状石蜡等。

2. 常用附加剂

（1）助溶剂：助溶剂多为水溶性低分子化合物，应能与难溶性药物形成可溶性络合物、缔合物或复盐，以增加药物溶解度。例如，茶碱的助溶剂为二乙胺，碘的助溶剂为碘化钾和聚乙烯吡咯烷酮，新霉素的助溶剂为精氨酸，核黄素的助溶剂为苯甲酸钠等。

（2）潜溶剂：使用混合溶剂，可增加药物的溶解度。与水能形成潜溶剂的有乙醇、甘油、丙二醇和聚乙二醇等。例如，洋地黄毒苷注射液以水－乙醇为溶剂，醋酸去氢皮质酮注射液以水－丙二醇为溶剂等。

（3）增溶剂：常用的增溶剂包括聚山梨酯类和聚氧乙烯脂肪酸酯类等表面活性剂，表面活性剂能增大难溶性药物的溶解度，与其能在水中形成“胶束”有关。

（4）防腐剂：液体制剂污染和滋长微生物后会发生理化性质的变化，严重影响制剂质量，并危害人体健康。制剂中加入适宜的防腐剂，是行之有效的防腐措施之一。常用的防腐剂有对羟基苯甲酸酯类、苯甲酸和苯甲酸钠、山梨酸和山梨酸钾（钙）、苯扎溴铵、醋酸氯己定及挥发油（薄荷油、桉叶油、桂皮油）等。

（5）矫味剂：①甜味剂：天然甜味剂有蔗糖、单糖浆、桂皮糖浆、橙皮糖浆及甜菊苷等；合成甜味剂有阿司帕坦和糖精钠等；②芳香剂：天然香料为芳香性挥发油及其制剂，有薄荷油、橙皮油、薄荷水及桂皮水等。人造香料有香蕉香精和苹果香精等；③胶浆剂：胶浆剂可增加制剂的稠度，干扰味蕾味觉，如阿拉伯胶浆、明胶胶浆、琼脂胶浆及甲基纤维素胶浆等；④泡腾剂：泡腾剂是采用有机酸和碳酸氢钠的混合物，遇水可产生二氧化碳，麻痹味蕾。

（6）着色剂：使制剂着色，以区分内、外用制剂或提高患者用药的依从性。内服液体制剂采用可食用的天然色素，如甜菜红、姜黄、胡萝卜素、叶绿酸铜钠盐和焦糖等或合成色素，如苋菜红、柠檬黄、靛蓝和胭脂红等；外用液体制剂可采用非食用色素，如品红、伊红和亚甲蓝等。

（7）其他：可根据制剂的需要加入抗氧剂、金属离子络合剂及 pH 调节剂等。

（三）低分子溶液剂

低分子溶液剂系指小分子药物以离子或分子状态分散于溶剂中形成的，可供内服或外用的均相液体制剂，其分散相质点须 <1nm。

1. 溶液剂（solutions）　溶液剂系指药物溶解于溶剂中形成的均相澄明液体制剂，供口服或外用。溶液剂的处方中可加入抗氧剂、助溶剂、矫味剂或着色剂等附加剂。溶液剂可采用溶解法和稀释法制备。

（1）溶解法：制备过程为药物称量→溶解→滤过→质量检查→包装。处方中溶解度较小的药物或附加剂，应先溶解于溶剂中，易挥发性药物应在最后加入。过滤可用普通滤器、垂熔玻璃滤器及砂滤棒等。

例 1：复方碘溶液

【处方】碘 5g，碘化钾 100g，蒸馏水加至 1 000ml。

【制备】加碘化钾至适量蒸馏水中，使成饱和溶液，再加入碘，搅拌至溶解后，加蒸馏水至全量，即得。

【注解】①碘在水中的溶解度为 1 ：2 950，加入碘化钾生成络盐，增加其溶解度；②碘有腐蚀性和挥发性，配制时应选择适当条件。

（2）稀释法：稀释法系先将药物制成高浓度溶液或将易溶性药物制成浓储备液，再用溶剂稀释至需要浓度。

2. 糖浆剂（syrups）　糖浆剂系指含药物或芳香物质的浓蔗糖水溶液。纯蔗糖的近饱和水溶液称为单糖浆，浓度为 85%（g/ml）或 64. 7%（g/ml），用作矫味剂和助悬剂。

（1）糖浆剂的特点：甜度大，能掩盖药物不良臭味，易于服用，受儿童欢迎；糖浆剂中蔗糖浓度高时，渗透压大，可抑制微生物的生长繁殖；但蔗糖浓度低时，易滋长微生物，需加防腐剂如苯甲酸（钠）或对羟基苯甲酸酯等。

（2）糖浆剂的质量要求：含糖量应符合规定，制剂应澄清，在储存期间不得有酸败、异臭、产气及其他变质现象。含药材提取物的糖浆剂，允许含少量轻摇即散的沉淀。

（3）糖浆剂的制备方法：①热溶法：该法是将蔗糖溶于沸水中，降温后加入药物及其他附加剂，搅拌溶解、滤过，再通过滤器加蒸馏水至全量，分装即得。其特点为溶解速度快，制备过程中不易污染微生物。但糖浆剂颜色易变深，适用于对热稳定的药物和有色糖浆的制备。②冷溶法：该法是将蔗糖溶于冷水或含药的溶液中制成糖浆剂的方法。特点是糖浆剂不变色，但制备时间较长，容易污染微生物，适用于热不稳定或挥发性药物。③混合法：系将药物与单糖浆储备液均匀混合制备糖浆剂的方法。

例 2：单糖浆

【处方】蔗糖 850g，蒸馏水加至 1 000ml。

【制备】取蒸馏水 450ml，煮沸，加蔗糖，不断搅拌使溶解，放冷至 40℃，加入 1 滴管蛋清搅匀，继续加热至 100℃使溶液澄清，趁热用精制棉过滤，加热蒸馏水至 1 000ml，搅匀，即得。

【注解】①配制时加热温度不宜过高，时间不宜过长，避免蔗糖焦化与转化；②本品应密封，在 30℃以下避光保存。

例 3：磷酸可待因糖浆

【处方】磷酸可待因 5g，蒸馏水 15ml，单糖浆加至 1 000ml。

【制备】取磷酸可待因溶解于蒸馏水中，加单糖浆至全量，搅匀，即得。

3. 芳香水剂（aromatic waters） 芳香水剂系指含芳香挥发性药物（多为挥发油）的饱和或近饱和水溶液。可用作矫味剂，也可发挥治疗作用。用乙醇和水的混合溶剂制成的含较大量挥发油的溶液，称为浓芳香水剂。制备方法为溶解法、稀释法和蒸馏法。

其他低分子溶液剂还包括甘油剂、醑剂和酊剂等。

（四）高分子溶液剂

高分子溶液剂系指高分子化合物溶解于溶剂中制成的均相液体制剂。以水为溶剂时，称为亲水性高分子溶液剂，亦称胶浆剂。分散相质点大小为 1～100nm，属热力学稳定的胶体分散体系。

1. 高分子溶液剂的性质

（1）高分子的荷电性：水溶液中高分子化合物因解离而带电，带正电荷的有琼脂及碱性染料（亚甲蓝、甲基紫）等；带负电荷的有淀粉、阿拉伯胶、西黄蓍胶、海藻酸钠及酸性染料（伊红、靛蓝）等；随 pH 不同，蛋白质水溶液可带正电荷、负电荷或不带电荷。

（2）高分子溶液的黏度：高分子溶液是黏稠性可流动液体，其黏度与高分子化合物的分子量有关。

（3）高分子溶液的渗透压：亲水性高分子溶液的渗透压较高，其大小与高分子溶液的浓度有关。

（4）胶凝现象：一些亲水性高分子溶液如琼脂水溶液或明胶水溶液，在温热条件下呈现可流动的黏稠液体状态；但当温度降低时，高分子之间可形成网状结构，水被全部包含在网状结构中，形成不流动的半固体状物，称为凝胶，形成凝胶的过程称为胶凝。凝胶失去网状结构中的水分时，体积缩小，形成干燥固体称为干胶。

（5）高分子的聚结现象：高分子化合物含有大量亲水基，其周围形成牢固的水化膜，可阻止高分子化合物分子之间的凝聚，使高分子溶液处于稳定状态。当向溶液中加入大量电解质时，由于电解质强烈的水化作用，破坏了水化膜，可使高分子化合物凝结而沉淀，这一过程称为盐析。若加入脱水剂，如乙醇或丙酮等，也可因脱水而析出沉淀。高分子溶液在放置过程中，可自发地凝结而沉淀，称为陈化现象。由于 pH、盐类、射线及絮凝剂等的影响，高分子化合物可发生凝结，称为絮凝现象。带相反电荷的两种高分子溶液混合时，由于相反电荷中和而产生凝结沉淀，如复凝聚法采用阿拉伯胶和明胶制备微囊就是利用这一原理。

2. 高分子溶液剂的制备　高分子溶解过程即溶胀过程，包括有限溶胀和无限溶胀。有限溶胀是指水分子渗入到高分子化合物分子间的空隙中，与高分子中的亲水基团发生水化作用，高分子空隙间充满了水分子而使体积膨胀。无限溶胀指有限溶胀后，高分子空隙间的水分子降低了高分子分子间的范德华力，使高分子化合物完全分散在水中而形成高分子溶液。有限溶胀需浸泡适宜的时间，无限溶胀则常需搅拌或加热等方法才能完成。

例 4：枸橼酸铁铵合剂

【处方】枸橼酸铁铵 100g，单糖浆 200ml，食用香精适量，对羟基苯甲酸乙酯溶液 10ml，纯化水加至 1 000ml。

【制备】取对羟基苯甲酸乙酯溶液缓缓加入 700ml 纯化水中，随加随搅，取枸橼酸铁铵分次撒于上述液面，随即搅拌溶解，加食用香精，单糖浆搅匀，加纯化水至 1 000ml，搅匀，即得。

【注解】①枸橼酸铁铵为胶体化合物，配制时应将其分次撒于液面，任其自然溶解或略加搅拌以加速溶解，切勿直接加水搅拌溶解，避免结成团而影响溶解；②本品配制时不宜加热，不宜过滤，且不宜久放，以免枸橼酸铁铵分解；③本品遇光易变质，应遮光包装。

（五）溶胶剂

溶胶剂（sols）系指固体药物微细粒子分散在水中形成的非均相液体制剂。分散相质点为多分子聚集体，大小为 1～100nm。

溶胶剂具有双电层结构，有电泳现象；有 Tyndall 效应；属动力学和热力学不稳定系统；加入少量电解质或脱水剂，即可产生浑浊或沉淀。向溶胶剂中加入亲水性高分子溶液可提高溶胶剂的稳定性，形成保护胶体。溶胶剂可采用分散法和凝聚法制备。

（六）混悬剂

混悬剂（suspensions）系指难溶性固体药物以微粒状态分散于液体分散介质中形成的非均相液体制剂。混悬剂的微粒粒径一般在 0.5～1.0μm。所用分散介质多为水，也可用植物油。毒剧药或剂量小的药物，不宜制成混悬剂。

1. 混悬剂的质量要求　粒子大小应适宜给药途径；有适宜黏度，粒子沉降速度应缓慢，沉降后不结块，经振摇可均匀分散；药物化学性质稳定；内服混悬剂应适口，外用混悬剂应易涂布。

2. 混悬剂的物理稳定性　混悬剂属于动力学和热力学均不稳定的粗分散系。

（1）混悬粒子的沉降：混悬剂中的微粒由于重力作用，静置时会自然沉降，沉降速度服从 Stoke's 定律：

$$V = [2r^2(\rho_1 - \rho_2)]g/9\eta$$

式中，V——沉降速度，r——微粒半径，ρ_1、ρ_2 为微粒和介质的密度，g——重力加速度，η——分散介质的黏度。由 Stoke's 公式可见，微粒沉降速度与微粒半径平方、微粒与分散介质的密度差成正比，与分散介质的黏度成反比。要减小微粒的沉降速度，提高混悬剂动力学稳定性，需减小微粒的粒径、加入高分子助悬剂以增加分散介质的黏度、减小微粒与分散介质之间的密度差。

（2）微粒的荷电与水化：混悬剂中的微粒具有双电层结构，即有 ξ 电位，可使微粒间产生排斥作用。同时，由于微粒周围存在水化膜，可阻止微粒间的聚结，使混悬剂稳定。

（3）絮凝与反絮凝：加入适当的电解质，使 ξ 电位降低，可减小微粒间的斥力。ξ 电位降低到一定程度后，混悬剂中的微粒形成疏松的絮状聚集体，这一过程称为絮凝，加入的电解质称为絮凝剂。絮凝状态的特点是：沉降速度快，有明显的沉降面，沉降体积大，经振摇后能迅速恢复均匀的混悬状态。向絮凝状态的混悬剂中加入电解质，使絮凝状态变为非絮凝状态的过程称为反絮凝，加入的电解质称为反絮凝剂，反絮凝剂与絮凝剂均为相同的电解质。

（4）微粒的长大：对于难溶性药物，如粒径小则溶解度大，粒径大则溶解度小。当混悬剂的微粒大小不均时，在放置过程中，小微粒可不断溶解，数目不断减少，大微粒则不断长大，微粒的沉降速度加快，混悬剂的稳定性降低。

3. 混悬剂的稳定剂

（1）润湿剂：润湿剂系指能增加疏水性药物微粒被水润湿能力的附加剂。常用润湿剂为 HLB 值在 7～11 的表面活性剂，如聚山梨酯类、聚氧乙烯脂肪醇醚类或泊络沙姆等。

（2）助悬剂：助悬剂系指能增加分散介质的黏度以降低微粒的沉降速度或增加微粒亲水性的附加剂。

1）低分子助悬剂：如甘油及糖浆剂等。

2）高分子助悬剂：天然高分子助悬剂有阿拉伯胶、西黄蓍胶、海藻酸钠及琼脂等；合成或半合成高分子助悬剂有纤维素衍生物、聚维酮、卡波姆及葡聚糖等。

3）触变胶：塑性流动和假塑性流动的高分子水溶液具有触变性，加入混悬剂中使其静置时形成不流动的凝胶，防止微粒沉降，振摇后变为可流动的液态，不影响使用。

（3）絮凝剂与反絮凝剂均为电解质。

4. 混悬剂的制备

（1）分散法：该法是将粗颗粒的药物分散成符合混悬剂微粒要求的分散程度，再分散于分散介质中制成混悬剂的方法。小量制备可用乳钵，大量生产可用乳匀机、胶体磨等机械。

例 5：磺胺嘧啶混悬液

【处方】磺胺嘧啶 100g，枸橼酸钠 50g，单糖浆 400ml，氢氧化钠 16g，枸橼酸 29g，4% 羟苯乙酯乙醇液 10ml，蒸馏水适量。

【制备】将磺胺嘧啶混悬于 200ml 蒸馏水中，将氢氧化钠溶液缓缓加入磺胺嘧啶混悬液中，随加随搅，使磺胺嘧啶成钠盐溶解；另取枸橼酸钠与枸橼酸加适量蒸馏水溶解，过滤，滤液缓缓加入上述钠盐溶液中，不断搅拌，析出细微磺胺嘧啶。最后，加单糖浆和对羟苯甲酸乙酯乙醇液，加蒸馏水至1 000ml，摇匀，即得。

【注解】本品系化学凝聚法制得的混悬液，粒子大小均在30μm以下，可显著提高本品的生物利用度。

（2）凝聚法：①物理凝聚法：将药物制成热饱和溶液，在搅拌下加至另一种不同性质的液体中，使快速结晶，再分散于适宜介质中制成混悬剂；②化学凝聚法：两种原料发生化学反应生成难溶性药物微粒，再混悬于分散介质中制成混悬剂。

5. 混悬剂的质量评价　包括微粒大小、沉降容积比、絮凝度、ξ电位、重新分散试验及流变学性质等。

（七）乳剂

乳剂（emulsions）系指互不相溶的两相液体混合，其中一相液体以液滴状态分散于另一相液体中形成的非均相液体制剂。形成液滴的液体称为内相、分散相或非连续相，另一相液体则称为外相、分散介质或连续相。乳剂中水或水性溶液为水相，用W表示；另一相为油相，用O表示。

1. 乳剂的分类　按照乳滴粒径大小分类：普通乳（1～100μm）、亚微乳（0.1～1μm）和纳米乳（10～100nm）；按照内外相性质不同分类：水包油型（O/W）和油包水型（W/O）。复乳可分为水包油包水型（W/O/W）和油包水包油型（O/W/O）。乳剂类型可用稀释法、电导法、染色法或滤纸润湿法进行鉴别。

2. 乳剂的特点　分散度大，药物吸收快，生物利用度高；O/W型乳剂可掩盖药物的不良臭味；剂量准确；静脉注射乳剂具有靶向性；外用乳剂能改善药物对皮肤、黏膜的渗透性。

3. 乳剂的附加剂　包括乳化剂、增稠剂、矫味剂及防腐剂等。

（1）乳化剂的基本要求：乳化剂应有较强的乳化能力，能在乳滴周围形成牢固的乳化膜，无毒、无刺激。

（2）乳化剂的种类

1）表面活性剂类乳化剂：阴离子型表面活性剂，如十二烷基硫酸钠、硬脂酸钠、硬脂酸钾、油酸钠和油酸钾等和非离子型表面活性剂，如脱水山梨醇脂肪酸酯类、聚山梨酯类、聚氧乙烯脂肪酸酯类和聚氧乙烯脂肪醇醚类等。

2）天然乳化剂：包括阿拉伯胶、西黄蓍胶、明胶和卵磷脂等。

3）固体微粒乳化剂：包括O/W型乳化剂，如氢氧化镁、氢氧化铝、二氧化硅、皂土等和W/O型乳化剂，如氢氧化钙、氢氧化锌和硬脂酸镁等。

4）辅助乳化剂：指能提高乳剂的黏度，并能增强乳化膜的强度，与其他乳化剂合用能增加乳剂稳定性的物质。可增加水相黏度的辅助乳化剂有纤维素衍生物、阿拉伯胶、西黄蓍胶和黄原胶等；可增加油相黏度的辅助乳化剂有单硬脂酸甘油酯、硬脂酸、硬脂醇、鲸蜡醇和蜂蜡等。

4. 乳剂的制备

（1）乳剂的制备方法：①干胶法：又称油中乳化剂法。先将乳化剂与油相研匀，按比例加水，用力研磨制成初乳，再加水稀释至全量，混匀即得。本法中，制备初乳是关键。②湿胶法：又称水中乳化剂法。先将乳化剂分散于水中，再将油相加入，用力研磨制成初乳，再加水稀释至全量，混匀即得。本法也需制备初乳。③机械法：将油相、水相和乳化剂混合后，用乳化机械制成乳剂。乳化机械主要有搅拌乳化装置、乳匀机、胶体磨合超声波乳化器。④其他方法：包括新生皂法、两相交替加入法及二步乳化法等。

（2）乳剂中药物的加入方法：若药物溶于油相或水相，可将药物溶解后再制成乳剂；若药物在两相中均不溶，可用亲和性大的液相研磨药物，再制成乳剂，也可将药物先用少量已制成的乳剂研细再与剩余乳剂混匀。

5. 乳剂的稳定性　乳剂属热力学不稳定的非均相分散体系。

（1）分层：系指乳剂放置后出现分散相粒子上浮或下沉的现象，又称乳析。振摇后，乳剂可重新分散均匀。

（2）絮凝：乳剂中分散相的乳滴形成可逆的疏松聚集体的现象。

（3）转相：由于某些条件的变化，乳剂类型发生改变的现象。

（4）合并与破裂：合并系指乳剂中的小乳滴周围的乳化膜被破坏而导致乳滴变大的现象。变大的乳滴进一步合并，最后导致油水两相彻底分离的现象称为破裂。

（5）酸败：乳剂污染和滋长微生物后变质的现象。

6. 乳剂的质量评价　包括乳剂的粒径大小、分层现象、乳滴合并速度及稳定常数等的测定。

例6：苯酚薄荷乳

【处方】苯酚10g，氧化锌80g，薄荷脑2.5g，花生油450ml，氢氧化钙溶液加至1 000ml。

【制备】取苯酚、薄荷脑研磨液化后，加入已过筛的氧化锌细粉与适量花生油，研成细腻糊状物；再加剩余的花生油研匀，而后分次缓缓加入氢氧化钙溶液，随加随研成乳剂，使成1 000ml，即得。

例7：鱼肝油乳

【处方】鱼肝油500ml，阿拉伯胶125g，西黄蓍胶浆7g，蒸馏水加至1 000ml。

【制备】①干法：按油－水－胶（4 ：2 ：1）比例，将油与胶轻轻混合均匀，一次加入水，向一个方向不断研磨，直至稠厚的乳白色初乳生成为止，再加入水稀释研磨至足量；②湿法：胶与水先研成胶浆再加入西黄蓍胶浆，然后加油，随加随研，至初乳制成，再加入水稀释至全量，研匀，即得。

【注解】①干法应选用干燥乳钵，且研磨时不能停止，亦不能改变研磨方向；②乳剂制备必须先制成初乳，方可加水稀释。

（八）合剂与口服液

合剂（mixtures）系指以水为溶剂，含有一种或一种以上药物成分的内服液体制剂。合剂的溶剂主要是水，有时为了增加药物的溶解可加入少量的乙醇。合剂中可酌加矫味剂、着色剂和防腐剂。合剂包括溶液型、混悬型及乳剂型的液体制剂。

口服液（oral liquids）为单剂量包装的合剂，但必须是澄明溶液或允许含有极少量的一摇即散的沉淀物，如吡拉西坦口服溶液、藿香正气口服液及活力苏口服液等。

（九）洗剂

洗剂（lotions）系指专供清洗或涂抹无破损皮肤的外用液体制剂。洗剂一般轻轻涂于皮肤或用纱布蘸取敷于皮肤上，有消毒、消炎、止痒、收敛和保护等局部作用。洗剂分散介质为水和乙醇，如酮康唑洗剂。

（十）搽剂

搽剂（liniments）系指专供揉搽无破损皮肤的液体制剂，有镇痛、收敛、保护、消炎和杀菌等作用。搽剂也可涂于敷料上贴于患处。分散介质为乙醇、植物油及液状石蜡等，如酮洛芬搽剂、麝香祛痛搽剂和骨友灵搽剂等。

（十一）滴鼻剂

滴鼻剂（nasal drops）系指由药物与适宜附加剂制成的溶液、混悬液或乳状液，专供滴入鼻腔内使用的液体制剂。滴鼻剂以发挥局部消炎、消毒、收缩血管和麻醉作用为主，也可通过鼻腔吸收发挥全身作用。分散介质为水、丙二醇、液状石蜡和植物油。滴鼻剂应调节渗透压与鼻黏液等渗、pH 应为 5.5 ~ 7.5，不改变鼻黏液的正常黏度，不影响鼻纤毛的正常运动，如盐酸麻黄碱滴鼻液和利巴韦林滴鼻液等。

（十二）滴耳剂

滴耳剂（ear drops）系指供滴入耳道内的外用液体制剂，有消毒、止痒、收敛、消炎和润滑作用。分散介质为水、乙醇、甘油、丙二醇及聚乙二醇等，如氧氟沙星滴耳液和氯霉素滴耳液等。

（十三）涂剂和涂膜剂

涂剂（paints）系指含药物的水性或油性溶液、混悬液或乳状液，临用前用纱布或棉花蘸取或涂于皮肤或口腔喉部黏膜的液体制剂。常用甘油、乙醇或植物油作为分散介质，发挥消炎、杀菌和滋润作用。

涂膜剂（film coating agents）系指将高分子成膜材料及药物溶解或分散在挥发性有机溶剂中，涂于患处后形成薄膜的外用液体制剂，起保护和治疗作用。常用的成膜材料有聚乙烯醇、聚乙烯醇缩甲乙醛、聚乙烯缩丁醛和乙基纤维素等；增塑剂常用甘油、丙二醇和邻苯二甲酸二丁酯等；挥发性溶剂一般为乙醇、丙酮或二者混合物，如疏痛安涂膜剂。

（十四）含漱剂

含漱剂（gargarisms）系指用于咽喉及口腔清洗的液体制剂。具有清洗、去臭、防腐、收敛和消炎作用。一般用药物的水溶液，也可含少量甘油和乙醇。含漱剂要求微碱性，如葡萄糖酸氯已定含漱液。

（十五）滴牙剂

滴牙剂（drop dentifrices）系指用于局部牙孔的液体制剂。其特点是药物浓度大，刺激性、毒性较大，由医护人员直接用于牙病治疗。

（十六）灌肠剂

灌肠剂（enemas）系指灌注于直肠的水性或油性溶液或混悬液，发挥治疗、诊断或营养作用。

（赵　瑞）

第二节 灭菌制剂与无菌制剂

（一）灭菌制剂与无菌制剂

灭菌制剂（sterilized preparation）系指采用物理或化学方法杀灭或除去所有活的微生物的药物制剂；无菌制剂（sterile preparation）系指在无菌环境中采用无菌操作法或无菌技术制备的不含任何活的微生物的药物制剂。

灭菌制剂与无菌制剂包括注射剂、眼用制剂、植入剂、创面用制剂和手术用制剂等。

（二）灭菌法

灭菌法（sterilization）是指采用物理或化学方法杀灭或除去物料中所有微生物的繁殖体和芽孢的技术。药剂学中的灭菌既要杀灭或除去微生物，又要保证药物制剂的稳定性、有效性和安全性。

1. 物理灭菌法

（1）干热灭菌法：①火焰灭菌法该法系指直接在火焰中烧灼进行灭菌的方法，特点是简便、迅速、可靠，适用于耐烧灼材质的物品如金属、玻璃及瓷器等的灭菌。②干热空气灭菌法该法是指在高温干热空气中灭菌的方法。由于干燥空气导热能力差，故需长时间高热才能达到灭菌目的。不同的温度灭菌过程所需的时间也不同：140℃必须在3h以上，160～170℃在2h以上。260℃为45min。

（2）湿热灭菌法：该法是在含水分的环境中加热灭菌的方法。①热压灭菌法：是指用压力大于常压的热饱和水蒸气杀灭微生物的方法。蒸气潜热大，穿透力强，灭菌效率高。湿热灭菌一般条件为116℃，40min；121℃，30min；126℃，15min。凡能耐湿热的药物制剂、玻璃容器、金属容器、瓷器、橡胶塞及膜滤过器等均能采用此法。②流通蒸气灭菌法：是指在常压下，用100℃流通蒸气杀灭微生物的方法。通常情况下，灭菌时间为30～60min。③煮沸灭菌法是把待灭菌物品放入沸水中加热灭菌的方法，通常煮沸30～60min。

（3）射线灭菌法：①辐射灭菌法：以放射性核素（^{60}Co或^{137}Cs）产生的γ线灭菌的方法。特点是不升高灭菌产品的温度，穿透性强，可带包装灭菌；该法适合于激素、肝素、维生素、抗生素、医疗器械及高分子材料等的灭菌。②紫外线灭菌法：用紫外线照射杀灭微生物的方法，灭菌力最强的波长是254nm。紫外线直接照射后，可使空气中产生微量臭氧，进而达到杀菌效果。但紫外线穿透力差，只适用于表面灭菌、无菌室的空气灭菌及蒸馏水的灭菌。③微波灭菌法：利用微波产生的热量杀灭微生物的方法。

（4）滤过除菌法：利用除菌滤过器，以滤过方式除去活或死的微生物的方法。除菌滤膜的孔径一般不超过0.22μm，适用于对热非常不稳定的药物溶液、气体及水等的除菌。

2. 化学灭菌法

（1）气体灭菌法：利用化学消毒剂产生气体杀灭微生物的方法，常用的包括环氧乙烷、甲醛、臭氧及气态过氧化氢等杀菌性气体。

（2）药液法：利用杀菌剂药液杀灭微生物的方法，常用的有75%乙醇、2%煤酚皂溶液及0.1%～0.2%苯扎溴铵溶液等。

3. 无菌操作法　无菌操作法是指在无菌条件下制备无菌制剂的操作方法。无菌操作的环境及一切用具、材料等均需按灭菌法灭菌。无菌操作时，需在无菌操作室或无菌柜内进行。

4. 无菌检查法　无菌检查法是指检查药品与辅料是否无菌的方法。经灭菌或无菌操作法处理后的制剂，必须经过无菌检查法检验证实已无活微生物后，方可使用。

（三）注射剂

注射剂（injections）系指药物与适宜的溶剂或分散介质制成的供注入体内的溶液、乳状液或混悬液，及供临用前配成或稀释成溶液或混悬液的粉末或浓缩液的无菌制剂。

1. 注射剂的分类　按分散系统分类，注射剂可分为四类。

（1）溶液型注射剂：用水、油或其他非水溶剂制成，如氯化钠、氨茶碱、维生素C、维生素E及黄体酮等注射剂。

（2）混悬型注射剂：在水中微溶、极微溶解或几乎不溶的药物或注射后要求延长药效的药物，可制成水性或油性的混悬液。混选型注射剂一般仅供肌内注射，如鱼精蛋白胰岛素注射剂及醋酸可的松注射剂等。

（3）乳剂型注射剂：油类或油溶性药物均可制成乳剂型注射剂，如静脉脂肪乳注射剂。

（4）注射用无菌粉末：亦称粉针剂，为药物的无菌粉末或采用冻干技术制成的疏松块状物，临用前加灭菌注射用水溶解或混悬后注射，如青霉素G钾、阿奇霉素及多肽类药物等。

近年来，出现了脂质体注射剂、聚合物胶束注射剂、微球注射剂和纳米粒注射剂等靶向及长效注射剂。

2. 注射剂的特点

（1）优点：作用迅速、可靠，可准确发挥局部定位作用或长效作用。注射剂适用于不能口服的病人及不宜口服的药物。

（2）缺点：注射剂的研制和生产过程复杂，质量要求高，成本较高；安全性差，使用不当易发生危险；注射时可致疼痛，使用不便，患者依从性差。

3. 注射剂的质量要求

（1）无菌。

（2）无热源。

（3）澄明度：溶液型注射剂不得有肉眼可见的混浊或异物。进行不溶性微粒检查时，除另有特殊规定外，小针剂每个供试品容器（份）中含10μm以上的微粒不得超过6 000粒，含25μm以上的微粒不得超过600粒。

（4）渗透压：通常情况下，注射剂的渗透压需与血浆的渗透压相等或接近。脊椎腔内注射液必须等渗，静脉输液应等渗或稍偏高渗或等张。

（5）pH：pH应尽可能与血液的pH相近，其允许的pH范围为4 ~9。

（6）安全性：注射剂不应对组织产生刺激或毒性反应，不能产生溶血或使血浆蛋白沉淀。

（7）稳定性：具有必要的物理和化学稳定性。

（8）降压物质：有些注射剂，如复方氨基酸注射剂，其降压物质必须符合相关规定。

4. 注射剂的给药途径

（1）静脉注射：有推注与滴注两种方法。推注可用于急救，一般推注体积不能超过

50ml；滴注多用于常规治疗，输液量不限。油溶液型和混悬型注射剂不能用于静脉注射。

（2）肌内注射：水、油溶液、混悬液及乳状液均可用于肌内注射，注射量不宜超过5ml。

（3）脊椎腔注射：pH 及渗透压应与脑脊液相等，只能用水溶液，注射量不超过10ml。

（4）皮下注射：注射于真皮和肌肉之间，一般为水溶液，注射量为1～2ml。皮下注射时，药物吸收较慢。

（5）皮内注射：注射于表皮与真皮之间，注射量为0.1～0.2ml，主要用于过敏性试验及疾病诊断。

（6）其他：包括动脉内注射、心内注射、穴位注射及关节腔内注射等。

5. 注射剂的处方组成　注射剂的处方主要包括主药、溶剂和附加剂。

（1）注射用原料：配制注射剂必须使用符合《中国药典》或相应的国家药品质量标准要求的注射用原料药。

（2）注射用溶剂

1）注射用水：注射用水系指将纯化水经蒸馏法或反渗透法制得，可供注射使用的水。注射用水的质量应符合《中国药典》2010 年版二部注射用水项下的规定。注射用水应无热原。

注射用水的制备方法：蒸馏法是在纯化水的基础上，制备注射用水最可靠的方法。小量生产时，一般采用塔式蒸馏水器。大量生产时，常用多效蒸馏水器。综合法制备注射用水的流程为：自来水→砂滤器→药用炭过滤器→饮用水→细过滤器→电渗析或反渗透装置→阳离子树脂床→脱气塔→阴离子树脂床→混合树脂床→纯化水→多效蒸馏水机或气压式蒸馏水机→热储水器（80℃）→注射用水。

2）注射用油：注射用油应无异臭、无酸败；色泽不得深于黄色6号标准比色液，10℃时应澄明，应符合碘值、酸值和皂化值的要求。常用的注射用油为芝麻油、大豆油及茶油等。

3）其他注射用溶剂：水溶性非水溶剂有乙醇、甘油、丙二醇、聚乙二醇300及聚乙二醇400等；油溶性非水溶剂有苯甲酸苄酯和油酸乙酯等。

（3）注射剂的附加剂：注射剂中应用附加剂的目的是增加药物的溶解度、物理和化学稳定性，减轻注射时疼痛及抑制微生物生长。常用的附加剂是：①等渗调节药：常用氯化钠和葡萄糖。②pH 调节药：常用盐酸、氢氧化钠、碳酸氢钠和磷酸盐缓冲对等。③抑菌药：用于多剂量注射剂及不经灭菌的无菌操作制剂，静脉和脊椎注射的产品不得添加抑菌药。常用苯甲醇、三氯叔丁醇、硝酸苯汞及对羟苯甲酸酯类等。④抗氧药：常用亚硫酸氢钠、焦亚硫酸钠及硫代硫酸钠。金属螯合剂常用 EDTA · 2Na，惰性气体常用二氧化碳或氮气。⑤局部止痛药：常用苯甲醇及三氯叔丁醇等。⑥表面活性药：发挥增溶、润湿和乳化等作用，常用聚山梨酯80及卵磷脂。⑦助悬药：常用明胶、甲基纤维素及羧甲基纤维素钠等。⑧其他：根据具体产品的需要，注射剂中可加入特定的稳定剂，如肌酐或甘氨酸等；填充剂，如乳糖或甘露醇等（冷冻干燥制品中）；保护剂，如乳糖、蔗糖或麦芽糖等（蛋白类药物中）。

6. 热原　热原系指微生物产生的细菌内毒素，由磷脂、脂多糖和蛋白质组成，其中脂多糖是致热中心。热原进入人体后，可引起发冷、寒战、发热及恶心、呕吐等反应，严重者体温可升至42℃，出现昏迷、虚脱，甚至发生生命危险。

热原可通过溶剂、原料、容器、用具、管道、装置、制备过程以及临床应用过程等污染药物制剂。

热原可采用《中国药典》2010年版规定的家兔法和鲎试剂法检测。

热原的性质与除去热原的方法：

（1）水溶性：热原溶于水，故水性注射液易污染热原。

（2）滤过性：热原可以通过一般滤器和微孔滤器，但超滤装置可将其除去。

（3）吸附性：热原在水溶液中可被药用炭、石棉或白陶土等吸附后过滤而除去，药液可利用此法除热原。

（4）耐热性：热原具有一定耐热性，但仍可被高温破坏。当以100℃加热1h时，热原不分解；但100℃ 3～4h、200℃ 60min或250℃ 30～45min时，可使热原彻底破坏。玻璃制品或金属制品等，均可用此法破坏热原。

（5）不挥发性：热原能溶于水但不挥发。因此，制备注射用水时，需经多次蒸馏除去热原。

（6）耐酸、耐碱及耐氧化性：热原能被强酸、强碱及强氧化剂破坏，玻璃制品可用此法去除热原。

除去热原方法还有凝胶滤过法及反渗透法等。

7. 注射剂的制备

（1）注射剂的工艺流程与环境要求：注射剂的制备流程，见图7－1。

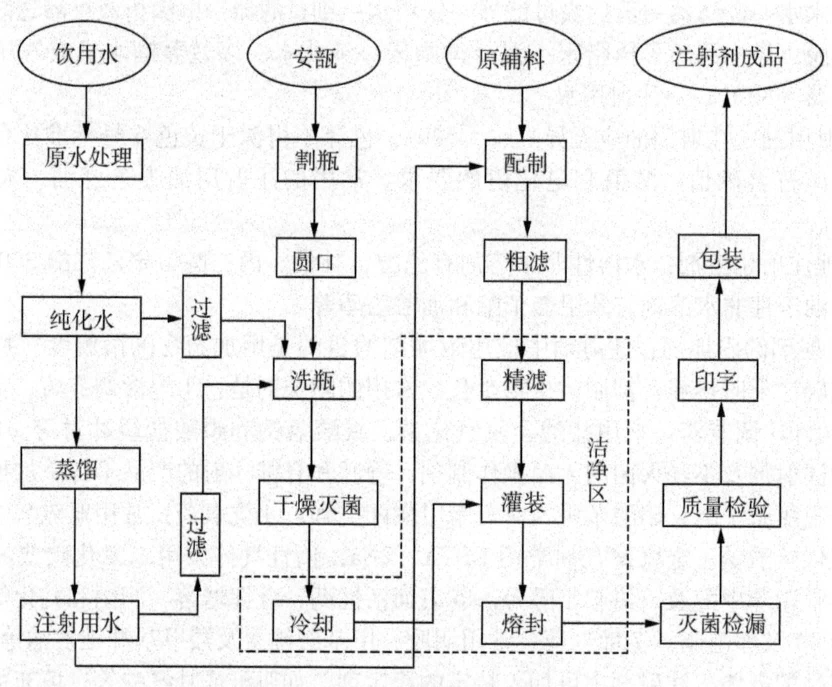

图7－1　注射剂的制备流程图

洁净区是指有较高洁净度要求和较严格菌落数要求的生产房间，规定为10 000级或100级。控制区是对洁净度和菌落数有一定要求的生产或辅助房间，一般定为>10万级或10万级。其他区域为一般生产区，无具体的洁净度要求。

由纯化水制备注射用水、安瓿洗瓶、干燥、灭菌以及药液的配制，应在控制区中进行；

备用安瓿的储存、药液的过滤、灌装和封口，则必须在洁净区进行。

（2）注射剂的容器及处理：注射剂的容器一般为由硬质中性玻璃、含钡玻璃（耐碱）或含锆玻璃（耐酸碱）制成的安瓿，分为曲颈易折安瓿和粉末安瓿。安瓿首先进行切割与圆口，然后用注射用水采取甩水洗涤法或加压喷射汽水洗涤法洗净，于 120～140℃烘箱内干燥，必要时 180℃干热灭菌 1.5h 备用。

（3）注射液的配制

1）投料：所用原料药必须符合注射用规格。辅料应符合药典规定的药用标准，辅料若有符合注射用规格者，应选用注射用规格。按处方计算投料量时，需考虑制备过程中以及容器挂壁所造成的药液损失，应酌情适当增加投料量。

2）配液：配制药液有稀配和浓配两种方法。稀配法是将全部原料药物加入全量溶剂中，立即配成所需浓度后过滤，此法适于优质原料；浓配法是将全部原料药物加入部分溶剂中先配成浓溶液，滤过后再稀释至需要浓度，此法适用于易产生澄明度问题的一般原料。对不易滤清的药液，可加入 0.1%～0.3% 的注射用药用炭处理后过滤，药用炭起吸附和助滤作用。

3）滤过：注射剂生产中常用的滤器有砂滤棒、垂熔玻璃滤器、微孔滤膜滤器、板框式压滤机及钛滤器。一般采用先粗滤、后精滤的方法，顺序为砂滤棒→垂熔玻璃滤器→微孔滤膜滤器。也可采用高位静压滤过、减压滤过或加压滤过。

（4）注射剂的灌装和封口：配液后应立即灌封。灌装药液时应剂量准确，药液不粘瓶口。灌装易氧化的药物时，应先充入惰性气体。封口方法有拉封和顶封两种方法，现多采用全自动灌封机。

注射剂灌封后不应出现剂量不准、封口不严、焦头、大头及瘪头等质量问题。

（5）注射剂的灭菌和检漏：注射剂灌封后必须在 12h 内灭菌。目前，注射剂多采用热压灭菌法。对不耐热压灭菌的注射剂品种，可采用流通蒸汽灭菌法。一般情况下，体积为 1～5ml 的安瓿，可采用 100℃ 30min；体积为 10～20ml 的安瓿，可采用 100℃ 45min。完成灭菌的产品必须进行检漏，以有色溶液（一般用曙红或亚甲蓝）是否渗入安瓿作为判断标准。

（6）注射剂的质量检查：注射剂的质量检查项目包括含量、装量、pH、可见异物检查、无菌检查、热原或内毒素检查以及特定的检查项目。

（7）注射剂的印字和包装：完成灭菌的产品，每支安瓿或每瓶注射液均需及时印字或贴签，内容包括品名、规格、批号和厂名等。

例 8：维生素 C 注射液

【处方】维生素 C 104g，依地酸二钠 0.05g，碳酸氢钠 49.0g，亚硫酸氢钠 2.0g，注射用水加至 1 000ml。

【制备】加维生素 C 至处方量 80% 经二氧化碳饱和的注射用水，搅拌溶解后缓缓加入碳酸氢钠，搅拌溶解；再加入依地酸二钠溶液和亚硫酸氢钠溶液，调 pH 6.0～6.2，加经二氧化碳饱和的注射用水至全量，100℃流通蒸汽 15min 灭菌，即得。

【注解】①碳酸氢钠可中和部分维生素 C，降低其注射时的刺激性；②维生素 C 易水解，且空气中的氧气或溶液的 pH 和金属离子等均对注射液稳定性影响较大。因此，需采取在处方中加入金属离子络合剂、pH 值调节剂和抗氧剂等措施，以提高产品稳定性；③在配制工艺上，采用通入惰性气体的注射液和流通蒸汽灭菌等措施，可进一步提高产品的稳定性。

例9：氨茶碱注射液

【处方】氨茶碱1 250g，乙二胺72ml，苯甲醇200ml，药用炭适量，注射用水加至1 000ml。

【制备】取氨茶碱加入适量注射用水，加入部分乙二胺搅拌使溶解后加入苯甲醇，搅匀，注射用水稀释至全量；用剩下乙二胺调pH 9.3～9.5，加药用炭，搅拌，滤过，灌封，灭菌，即得。

【注解】①氨茶碱为茶碱与乙二胺的复盐，其溶液易吸收空气中的二氧化碳，析出茶碱结晶。因此，可添加适量的乙二胺，增加氨茶碱溶解度；②配制时，溶液温度不宜过高（50℃以下），避免乙二胺挥发过多而影响pH和澄清度。

（四）输液

输液（infusions）系指由静脉滴注输入体内的大剂量注射剂，一次给药体积多为100ml以上。输液的基本要求与安瓿注射剂相似，无菌、无热原及澄明度均有严格要求。

1. 输液的分类及临床用途

（1）电解质输液：如乳酸钠、氯化钠、复方氯化钠及碳酸氢钠等注射液，用于补充体内水分及电解质，纠正酸碱平衡等。

（2）营养输液：如糖类（葡萄糖、果糖、木糖醇等）、氨基酸及脂肪乳注射液等，用于补充体液、营养及热能，适于不能口服的患者。

（3）胶体输液：如右旋糖酐及羟乙基淀粉注射液等，可调节体内渗透压。

（4）含药输液：含有治疗药物的输液，如替硝唑输液。

2. 质量要求

（1）无菌。

（2）无热源。

（3）pH：尽可能与血浆的pH相近，其允许范围为pH 4～9。

（4）渗透压：应等渗或稍偏高渗，不能低渗；临床治疗中，需采用高渗溶液时，可选择高渗注射剂；有些药物的输液，须与红细胞膜等张。

（5）澄明度：不得有肉眼可见的浑浊（乳剂型除外）或异物。进行不溶性微粒检查时，除另有特殊规定外，1ml中含10μm以上的微粒不得超过25粒，含25μm以上的微粒不得超过3粒。

（6）不得添加抑菌剂。

（7）不能含有引起过敏反应的异性蛋白及降压物质。

3. 输液的制备　输液的制备工艺流程，见图7－2。

（1）输液的容器及处理：输液的容器有玻璃瓶、塑料瓶和塑料袋，常用容积为250ml和500ml两种。玻璃瓶必须经严格的洗瓶后，方可使用，其清洗方法同安瓿。医用聚丙烯塑料瓶和非聚氯乙烯软塑料袋，可成型后立即灌装药液，节省工序，减少污染。

（2）橡胶塞：可用稀酸或碱处理，再用水洗净。然后，加注射用水煮沸30min，置于新鲜注射用水中备用。

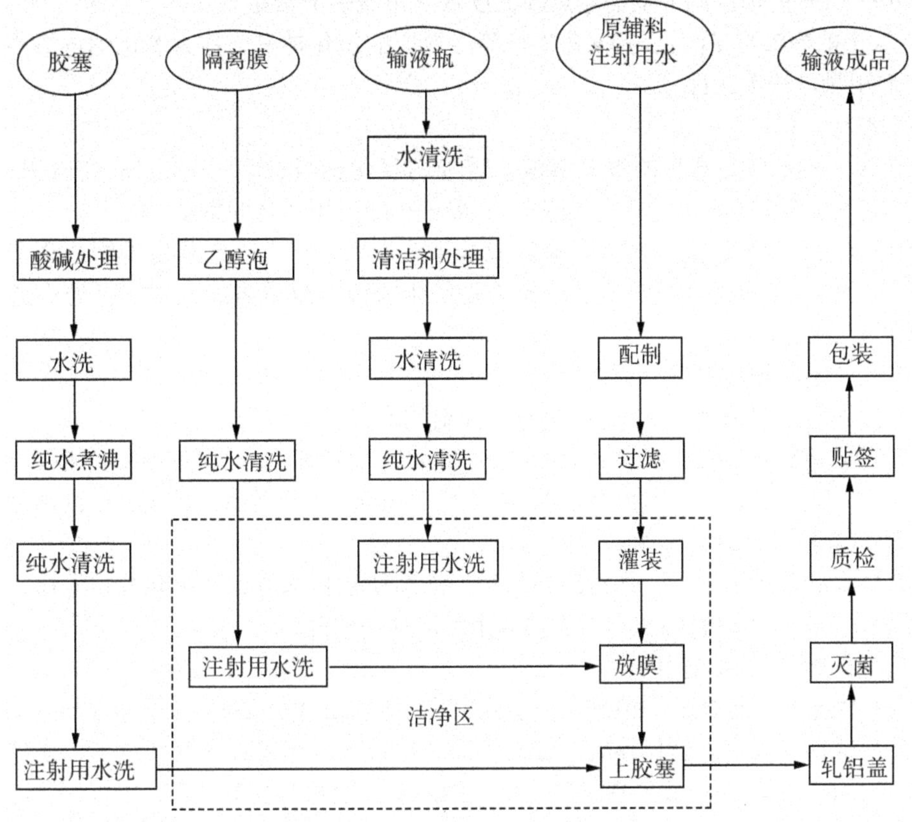

图 7－2　输液的制备工艺流程

（3）隔离膜：为防止橡胶塞直接接触药液而污染药液，加涤纶膜起隔离作用。将隔离膜置于药用 95% 乙醇中浸泡，再于蒸馏水中煮沸 30min，然后用注射用水反复漂洗至澄明度合格，置于新鲜注射用水中备用。

（4）药液的配制：多采用浓配法。

（5）药液的过滤：一般采用加压三级过滤法，即砂滤棒→G3 滤球→微孔滤膜。

（6）输液的灌封：输液的灌封过程为药液灌装、放隔离膜、盖胶塞、轧铝盖。目前，绝大多数的药厂已实现联动化或机械化生产。配液后，应立即灌封。

（7）输液的灭菌：配液至灭菌的全部过程，应在 4h 内完成。输液的灭菌条件为 121℃ 15min、116℃ 40min。对塑料袋装的输液，可用 109℃ 45min 灭菌。

（8）输液的质量检查：检查项目包括药物含量、装量、pH、澄明度、不溶性微粒、无菌检查、热原检查以及特定的检查项目。

4. 渗透压的调节与计算　用于静脉滴注的大输液，若大量输入低渗溶液，可造成溶血。因此，低渗溶液必须调节至等渗。常用的调整方法如下。

（1）冰点降低法：血浆与泪液的冰点均为 0.52℃。根据溶液的依数性，冰点下降度为 0.52℃的药液，即与血浆等渗。渗透压调节剂用量的计算公式为：

$$X = (0.52 - a) / b$$

式中：X——每 100ml 溶液中，需加渗透压调节剂的量；a——药物溶液测得的冰点下降度数；b——1%渗透压调节剂的冰点降低度数（可查表或测定）。

（2）氯化钠等渗当量法：与1g药物呈等渗效应的氯化钠量，称为氯化钠等渗当量。渗透压调节剂用量可按下式计算：

$X = 0.009V - EW$

式中：X——配成体积V的等渗溶液，需加的氯化钠量；V——欲配液的体积；E——1g药物的氯化钠等渗当量（可查表或测定）；W——配液用药物的重量。

5. 等渗溶液与等张溶液　有些药物配成等渗溶液后，仍有不同程度的溶血现象，如甘油及尿素等。此种溶液虽是等渗溶液，但不是等张溶液。故需再加入一定量的渗透压调节剂，将其调至等张溶液。

例10：5%葡萄糖注射液

【处方】注射用葡萄糖50g，盐酸适量，注射用水加至1 000ml。

【制备】取葡萄糖，加入适量煮沸的注射用水中，使成50%～70%浓溶液；用盐酸调pH 3.8～4.0，加入0.1%的活性炭混匀，煮沸约20min；趁热过滤活性炭，滤液加注射用水至全量，质检合格，灌封，灭菌，即得。

【注解】本品采用浓配法；加盐酸并加热、煮沸使糊精水解，并中和胶粒电荷，使蛋白凝聚，再加入活性炭吸附滤除，均极大提高了本品的澄清度。

例11：静脉注射用脂肪乳

【处方】精制大豆油150g，精制大豆磷脂15g，注射用甘油25g，注射用水加至1 000ml。

【制备】取精制大豆磷脂捣碎后，加入甘油和适量注射用水；在氮气流下，搅拌至形成半透明状的磷脂分散体系；放入高压匀化机，加入精致豆油与注射用水，得乳剂；冷却后滤过，灌装，灭菌，即得。

【注解】豆磷脂为乳化剂，是由豆油中分离出的全豆磷脂经提取精制而得。其主要成分为卵磷脂，比其他磷脂稳定且毒性小，但易被氧化。

（五）注射用无菌粉末

注射用无菌粉末（sterile powder for injection）也称粉针剂，系指由药物制成的，供临用前用适宜的无菌溶剂或溶液配成溶液或均匀混悬液的无菌固体粉末或块状物。在水溶液中很不稳定的药物，特别是一些对湿热十分敏感的抗菌类药物及酶或血浆等生物制品，宜制成粉针剂。

注射用无菌粉末分为注射用无菌分装产品和注射用冻干制品两类。

1. 注射用无菌分装产品　用适当的精制方法，如重结晶法或喷雾干燥法，制得无菌粉末原料；在无菌操作条件下，将其分装于灭菌的容器内密封。无菌分装产品易发生的问题有装量差异、澄明度与无菌问题。

2. 注射用冻干制品　将药物与附加剂用适当的方法制成无菌药液，在无菌操作条件下，分装于灭菌容器中，降温冻结成固体；然后，低温抽真空使溶剂水从冷冻的固态直接升华成气体，而使药物干燥成疏松的块状或粉末状产品。

（1）冷冻干燥的原理：利用水在低温（水的冰点以下）低压（接近于真空）下的升华原理，使药液中的水分从固态直接升华为气态而除去。该法适合于遇湿热不稳定药物的干燥。

（2）冷冻干燥的工艺过程：工艺流程为药液→预冻（药液共熔点以下10～20℃）→减

压（接近于真空）→升华干燥→再干燥→成品。

例 12：注射用辅酶 A

【处方】辅酶 A 56.1 单位，葡萄糖酸钙 1mg，水解明胶 5mg，半胱氨酸 0.5mg，甘露醇 10mg。

【制备】将处方中各成分用适量注射用水溶解后，无菌过滤，分装于安瓿中，每支 0.5ml，冷冻干燥后封口，漏气检查即得。

【注解】辅酶 A 粉末有吸湿性，易溶于水，易被空气、过氧化氢、碘或高锰酸盐等氧化成无活性的二硫化物。因此，可在本品中加入半胱氨酸等，并用甘露醇或水解明胶等作为赋形剂。

（六）眼用无菌液体制剂

眼用无菌液体制剂系指供洗眼、滴眼或眼内注射，以治疗或诊断眼部疾病的无菌液体制剂，分为滴眼剂、洗眼剂和眼内注射剂。

滴眼剂（eye drops）系指药物制成可供滴眼用的澄明溶液、乳状液或混悬液，可发挥消炎杀菌、散瞳缩瞳、降低眼压、治疗白内障、诊断以及局部麻醉等作用。通常以水为分散介质。

药物滴入眼睛后，可通过角膜途径和结膜途径吸收。

1. 滴眼剂的质量要求

（1）可见异物：不得有肉眼可见的玻璃屑、纤维和其他不溶性异物。

（2）无菌：供角膜等外伤治疗或手术用的滴眼剂，必须无菌。对于其他目的使用的滴眼剂，须按药典微生物限度法检查并符合规定，不得检出绿脓杆菌和金黄色葡萄球菌。

（3）pH：pH 6～8 时，眼睛无不适感；眼睛可耐受的 pH 范围为 5.0～9.0。

（4）渗透压：应与泪液的渗透压相等或相近似，实际工作中，0.8%～1.2% 的氯化钠溶液对眼无刺激。

（5）粒度：混悬型滴眼剂中，50μm 的粒子不得超过 10%，15μm 以下的粒子不得少于 90%。

2. 滴眼剂的处方成分

（1）pH 调节剂：磷酸盐缓冲液、硼酸盐缓冲液及硼酸溶液等。

（2）渗透压调节剂：氯化钠、硼酸、葡萄糖及硼砂等。

（3）抑菌剂：硝酸苯汞、苯扎氯铵、苯扎溴铵、氯己定、三氯叔丁醇、苯氧乙醇、山梨酸和对羟苯甲酸酯类。用于眼外伤和眼部手术的滴眼剂，则不能添加抑菌剂。

（4）黏度调节剂：甲基纤维素、聚乙烯醇、聚乙二醇及聚维酮等。

3. 滴眼剂的制备

（1）用于外伤和手术的滴眼剂：按安瓿剂的生产工艺制备，分装于单剂量容器中密封或熔封，最后灭菌。对于主药不稳定者，应按照严格的无菌操作法制备。

（2）一般滴眼剂：可将用具与容器以适当的方法清洗后，灭菌备用；然后，在无菌环境中配制药液、分装，并可加入适量抑菌药。滴眼剂的灌装，多采用减压灌装，容器为玻璃瓶、软塑料瓶和硬塑料瓶。

例 13：醋酸可的松滴眼液

【处方】醋酸可的松 5.0g，聚山梨酯 80 0.8g，硝酸苯汞 0.02g，硼酸 20.0g，羧甲基纤维素钠2.0g，蒸馏水加至1 000ml。

【制备】取硝酸苯汞，溶于500ml蒸馏水中，加热至40～50℃，加入硼酸、聚山梨酯80使溶解，过滤，待用；另将羧甲基纤维素钠溶于300ml蒸馏水中，过滤后加热至80～90℃，加入醋酸可的松搅匀，保温30min，冷至40～50℃；再与硝酸苯汞等溶液混合，加蒸馏水至足量，滤过，分装，封口，灭菌，即得。

【注解】①羧甲基纤维素钠为助悬剂，配液前需精制；②氯化钠能显著降低羧甲基纤维素钠的黏度，因此改用硼酸作为pH和等渗调节剂。

（赵　瑞）

第三节　固体制剂

（一）概述

1. 固体剂型的吸收过程　口服或腔道用固体剂型中药物的吸收过程如下：固体制剂→崩解（或分散）→溶出→吸收。口服药物的胃肠道吸收以被动扩散为主，故药物从剂型中溶出的速度是吸收的限速过程。

2. 固体剂型的溶出　对多数固体剂型而言，可用Noyes－Whitney方程描述药物溶出的规律。

Noyes－Whitney方程：$dc/dt = kS(C_s - C)$

Nernst－Noyes－Whitney方程：$dc/dt = DS(C_s - C)/Vh$

式中，dc/dt——溶出速率；D——药物在溶出介质中的扩散系数；V——溶出介质的体积；h——扩散层厚度；S——药物与介质接触的表面积；Cs——药物的溶解度；C——时间t时溶液的浓度。

当溶出药物迅速吸收，Cs >> C时，Noyes－Whitnev方程可简化为：

$dc/dt = kSC_s$

上式表明，药物从固体剂型中的溶出速率，与药物粒子的表面积及溶解度成正比。故制剂的分散度或崩解程度越大，药物溶出越快，吸收越快。口服固体剂型吸收的快慢顺序是散剂 > 颗粒剂 > 胶囊剂 > 片剂 > 丸剂。

（二）散剂

散剂（powders）系指药物与适宜辅料经粉碎、均匀混合后制成的干燥粉末状制剂，可供内服或外用。

1. 散剂的分类与特点

（1）散剂的分类：按组成药味的多少，可将散剂分为单散剂与复方散剂；按剂量，可将其分为分剂量散与不分剂量散；按用途，可将其分为内服散、外用散、溶液散、煮散及眼用散等。

（2）散剂的特点：比表面积大、起效快；外用覆盖面大，具保护和收敛作用；制备工艺简单；剂量易控制，便于小儿服用；储存、运输及携带方便。但散剂的稳定性较其他固体剂型差。

2. 散剂的制备　散剂制备的一般工艺流程是物料→前处理→粉碎→过筛→混合→分剂

量→质检→包装→成品。

（1）物料的前处理：主要是干燥过程。

（2）粉碎与过筛：粉碎方法有湿法粉碎、干法粉碎、单独粉碎、混合粉碎、低温粉碎及流能粉碎等。常用的粉碎器械有研钵、球磨机、冲击式粉碎机或气流粉碎机等。散剂的过筛是一个分等匀化的过程，以获得所需粒径的粉体或多组分的均匀混合物，常用1～9号标准药筛。

（3）混合：常用方法有研磨混合、搅拌混合与过筛混合，常用器械有V形混合机、双锥形混合机、圆筒形混合机或锥形螺旋搅拌混合机等。影响混合效果的因素及混匀措施如下。

1）组分的比例：组分比例相差较大的物料难以混匀，应采用等体积递增配研法混合。即，量小的药物研细后，加入等体积量大的药物细粉研匀；如此，倍量增加至全部混匀。

2）组分的堆密度：物料堆密度差异较大时，应将堆密度小（质轻）者先放入混合容器中，再加入堆密度大（质重）者混合，较易混匀。

3）粉体的吸附性：有的药粉对混合器械具吸附性，影响混合并造成损失。一般情况下，应将量大且不易吸附的药粉或辅料垫底，饱和器壁后再加入量少且易吸附者。对于混合时摩擦起电的粉末，还可加入少量表面活性剂或润滑剂抗静电。

4）液体或易吸湿性组分：可用处方中的其他组分吸收液体组分。若液体组分量大，宜用吸收剂吸收。常用的吸收剂有磷酸钙、白陶土、蔗糖和葡萄糖等。含结晶水的药物可用等摩尔无水物代替；吸湿性强的药物（如胃蛋白酶或乳酶生等）可在低于其临界相对湿度条件下，迅速混合并密封防潮包装；混合后引起吸湿的，可分别包装。

5）形成低共熔混合物的组分：可发生低共熔现象的药物有冰片、水合氯醛、萨罗、樟脑和麝香草酚等，应尽量避免将其混合。

（4）散剂的质检：质检项目包括外观均匀度、装量差异、干燥失重、水分和微生物限度等。

（5）散剂的包装、贮藏：散剂包装应密封，干燥处贮藏，防止吸湿。

例14：痱子粉

【处方】薄荷脑6g，樟脑6g，氧化锌120g，硼酸150g，滑石粉718g。

【制备】取薄荷脑、樟脑研磨，使液化；加适量滑石粉充分研匀，依次加入氧化锌、硼酸及剩余的滑石粉；研和，过筛，混匀，即得。

【注解】薄荷脑和樟脑研磨时可发生共熔，液化后便于和其他药物混合均匀。

（三）颗粒剂

颗粒剂（granules）是将药物与适宜的辅料混合制成的具有一定粒度的干燥颗粒状制剂，可直接吞服或冲入水中饮服。《中国药典》（2010年版）规定，颗粒剂的粒度范围是不能通过1号筛（2 000μm）的粗粒和通过5号筛（180μm）的细粒的总和不能超过15%。

1. 颗粒剂的分类和特点

（1）分类：颗粒剂分为可溶性颗粒剂、混悬性颗粒剂及泡腾性颗粒剂。

（2）特点：飞散性、附着性、团聚性、吸湿性较小；服用方便，可调节色、香、味；可进行包衣，制成防潮及缓释或肠溶制剂；多种颗粒混合时，可因粒径不同或粒密度差异大而产生离析现象，导致剂量不准确。

2. 颗粒剂的制备　颗粒剂的制备工艺流程：物料→粉碎→过筛→混合→制软材→制粒→干燥→整粒与分级→质检→分剂量→成品。

药物的粉碎、过筛、混合操作与散剂的制备过程相同。

（1）制软材：将药物与适当的稀释剂、崩解剂、黏合剂及润湿剂等（见片剂相关内容）混合，采用湿法制粒技术制软材时，液体黏合剂或润湿剂的加入量可根据经验“手握成团，轻压即散”为准。

（2）制湿颗粒：采用挤出制粒法。近年来，常采用流化（沸腾）制粒法，也叫“一步制粒法”。此法可在一台机器内完成混合、制粒及干燥过程。

（3）颗粒的干燥：常用方法有箱式干燥法及流化干燥法等。

（4）整粒与分级：干燥后的颗粒应进行适当的整理，以使结块、粘连的颗粒散开，获得具有一定粒度的均匀颗粒。一般采用过筛方法进行颗粒剂的整粒和分级。

（5）质量检查与分剂量：将制得的颗粒进行含量测定与粒度检查等，须按剂量将其装入适宜袋中。颗粒剂的储存标准，基本与散剂相同。

3. 颗粒剂的质量检查　颗粒剂的质检项目包括外观、粒度、主药含量、干燥失重、溶化性和装量差异等。

例 15：复方维生素 B 颗粒剂

【处方】盐酸硫胺 1.20g，苯甲酸钠 4.0g，核黄素 0.24g，枸橼酸 2.0g，盐酸维生素 B_6 0.36g，橙皮酊 20ml，烟酰胺 1.20g，蔗糖粉 986g，混悬泛酸钙 0.24g。

【制备】将核黄素加蔗糖混合粉碎 3 次，过 80 目筛；将盐酸维生素 B_6、混悬泛酸钙、橙皮酊和枸橼酸，均溶于蒸馏水中作润湿剂；另将盐酸硫胺、烟酰胺等，与上述稀释的核黄素搅拌混合均匀后制粒，60～65℃干燥，整粒，分级即得。

【注解】枸橼酸可使颗粒呈弱酸性，增加主药的稳定性。

（四）胶囊剂

胶囊剂（capsules）系指将药物与辅料充填于硬质空心胶囊或密封于具有弹性的软质囊材中制成的固体制剂，供口服或直肠、阴道等使用。

1. 胶囊剂的分类和特点

（1）分类：分为硬胶囊、软胶囊、肠溶胶囊、缓释胶囊和控释胶囊。

（2）特点：①与片剂、丸剂相比，胶囊剂在胃肠液中分散快、吸收好、生物利用度高；②液体药物固体剂型化，弥补其剂型的不足。例如，含油量高或液态的药物难以制成丸、片剂时，可制成胶囊剂；③掩盖药物的不良臭味，提高药物的稳定性；④减小药物的刺激性；⑤可制成缓释、控释及肠溶等多种类型的胶囊剂；⑥可使胶囊具有各种颜色或印字，便于识别。

（3）不宜制成胶囊剂的药物：能使胶囊壳溶解的水性药液、易溶的刺激性药物、易风化药物和吸湿性药物。

2. 胶囊剂的制备　胶囊壳的主要成分为明胶、淀粉、甲基纤维素及羟丙基甲基纤维素等高分子物质，附加剂包括增塑剂（甘油、山梨醇等）、增稠剂（琼脂）、遮光剂（二氧化钛）、防腐剂（对羟基苯甲酸酯类）和色素等。空胶囊共有 000、00、0、1、2、3、4 和 5 号八种规格，000 号最大，5 号最小，常用 0～5 号。

（1）硬胶囊剂的制备：硬胶囊剂是将一定量的药物与辅料制成均匀的粉末或颗粒，充填于空胶囊中，或将药物粉末或颗粒直接分装于空胶囊中制成。药物的填充采用胶囊自动填充机。目前，多使用锁口式胶囊。若囊帽和囊体平口套合，则须用明胶液封口。

（2）软胶囊的制备：常用滴制法（如鱼肝油胶丸）和压制法（如藿香正气软胶囊）。

（3）肠溶胶囊剂的制备：制备肠溶胶囊有两种方法：一种是明胶与甲醛发生胺醛缩合反应，使明胶无游离氨基存在，失去与酸结合能力，只能在肠液中溶解；另一种方法，则是在明胶壳表面或在胶囊内部的填充物表面包肠溶衣料。

3. 胶囊剂的质量检查　胶囊剂的质检项目包括外观、水分、装量差异、崩解时限、溶出度或释放度等。

例16：奥美拉唑肠溶胶囊

【处方与制备】取处方量药物与辅料，经湿法制粒，采用挤出滚圆造粒机制备18～24目的微丸，采用流化床包衣机，以3.0% HPMC水溶液包隔离衣；干燥后，再以丙烯酸树脂L 30D－55水分散体包肠溶衣，干燥后即得。

【注解】奥美拉唑的结构中具有亚磺酰基，在水和酸中不稳定，而肠溶衣液的pH须在4左右。因此，须选用对奥美拉唑无影响的HPMC作为隔离材料先进行隔离层的包衣步骤。

（五）片剂

片剂（tablets）系指药物与适宜辅料均匀混合后经制粒或不制粒直接压制而成的圆片状或异形片状固体制剂，可供内服或外用。

1. 片剂的分类与特点

（1）片剂的分类：①压制片：指药物与辅料混合后，经压制而成的普通片剂。②包衣片：指在压制片（片芯）表面包上衣膜的片剂。根据包衣物料的不同，可分为糖衣片或薄膜衣片。薄膜衣片又分为胃溶衣片、肠溶衣片和不溶衣片。③多层片：指由两层或多层构成的片剂，各层含不同的药物或辅料。将药物制成多层片，可避免复方制剂中不同成分之间的配伍变化或达到速释和缓释组合作用，如胃仙－U双层片。④咀嚼片：指须在口中咀嚼后，咽下的片剂，适合儿童或吞咽困难的患者。咀嚼片中应添加适宜的矫味剂，但不可加崩解剂，如碳酸钙咀嚼片。⑤泡腾片：指含有泡腾崩解剂，遇水产生大量二氧化碳气体使其迅速崩解并呈泡腾状的片剂，可供口服或外用，如维生素C泡腾片。⑥分散片：指在水中能迅速崩解并均匀分散的片剂，可含服、吞服或分散于水中饮用，如罗红霉素分散片。⑦口含片：指含在口腔中缓慢溶解并释药的片剂，多用于口腔及咽喉疾病患者，发挥消炎、杀菌、收敛、止痛、局麻等作用，如含碘喉症片。⑧舌下片：指置于舌下后能迅速溶化，经舌下黏膜吸收而发挥全身作用的片剂。药物由舌下黏膜吸收，可避免胃肠道和肝首关效应，如硝酸甘油舌下片。⑨口腔速溶片：指在口腔中能迅速崩解或溶解的片剂，需加矫味剂，如法莫替丁口腔速溶片。服药时不用水，适于老年人、儿童和吞咽困难患者。⑩其他：还有溶液片、植入片、缓释片、控释片及阴道片等。

（2）片剂的优点：①剂量准确，使用方便；②质量稳定，携带、运输和储存方便；③生产机械化、自动化程度高，产量大，成本低；④片剂种类多，能满足预防、治疗用药的多种要求；⑤片面可以压上主药名称和药量标记，也可着色，便于识别。

（3）片剂的缺点：①婴、幼儿和昏迷病人不易吞服；②片剂为压缩剂型，易出现溶出度和生物利用度方面的问题。

2. 片剂的质量要求

（1）色泽均匀，完整美观。

（2）含量准确、重量差异小。

（3）硬度适宜。

（4）口服片剂的崩解度、溶出度或释放度应符合要求。

（5）卫生学检查应合格：小剂量药物片剂的含量均匀度应符合要求，植入片应无菌，口含片、舌下片、咀嚼片和口腔速崩片立有良好的口感。

3. 片剂的辅料

（1）填充剂：用于增加片剂的重量和体积，以利于片剂成型和分剂量的辅料，又称稀释剂。片剂的直径一般不＜6mn，片重100mg以上，故小剂量的药物须加填充剂以利压片。常用的填充剂有淀粉、预胶化淀粉、糖粉、糊精、乳糖、甘露醇及微晶纤维素等。

（2）润湿剂与黏合剂：润湿剂系指本身无黏性，但可润湿物料并诱发其黏性，以利于制颗粒的液体。常用的润湿剂有蒸馏水和乙醇。黏合剂系指本身具有黏性，能使无黏性或黏性较小的物料聚集黏结成颗粒或压缩成型的黏稠液体或固体粉末。常用黏合剂有羟丙基甲基纤维素（HPMC）、羟丙基纤维素（HPC）、羧甲基纤维素钠（CMCNa）、甲基纤维素（MC）、乙基纤维素（EC）、聚维酮（PVP）、聚乙二醇、糖粉、糖浆及淀粉浆等。

（3）崩解剂：系指能促使片剂在胃肠液中迅速碎裂成小粒子的辅料。口含片、舌下片、植入片、咀嚼片和缓控释片不加崩解剂。常用的崩解剂有干淀粉、羧甲基淀粉钠、交联羧甲基纤维素钠、低取代羟丙基纤维素、交联聚维酮、泡腾崩解剂等。

（4）润滑剂：可降低颗粒间摩擦力、改善粉体流动性的辅料，称为助流剂；可减小压片时物料对冲头和冲模的黏附性，保证压片顺利进行并使片剂表面光洁的辅料，称为抗黏着剂；可降低颗粒及片剂与模孔壁间的摩擦力，使片剂从模孔顺利推出的辅料，称为润滑剂；此三类辅料，统称为润滑剂。

常用的润滑剂有硬脂酸镁、微粉硅胶、滑石粉、氢化植物油、聚乙二醇（PEG4000及PEG6000）和十二烷基硫酸钠（镁）等。

4. 片剂的制备　片剂的制备包括制粒压片和直接压片两种方法。制粒压片法适用于流动性和可压性差的物料，分为湿法制粒压片和干法制粒压片；直接压片法适用于流动性和可压性良好的物料，分为粉末直接压片、结晶直接压片和空白颗粒压片。

（1）制粒方法：①湿法制粒法：湿法制粒法工艺流程如下。原辅料→干燥→粉碎→过筛→混合→制软材→制湿粒→干燥→整粒。②流化喷雾制粒法（一步制粒法）。③喷雾制粒法。④干法制粒法：适用于对湿、热不稳定且需要制粒的药料，采用滚压法或大片法制粒。

（2）压片：采用单冲压片机或旋转多冲压片机制备片剂。

（3）直接压片法：①粉末直接压片法：系指药物粉末与适宜的辅料混合后，不经制粒而直接压片的方法。②结晶直接压片法：某些结晶性或颗粒性药物，具有适宜的流动性和可压性，只需稍加粉碎、过筛等处理，再加入崩解利和润滑剂混匀，即可直接压片。

5. 片剂的包衣　片剂包衣是指在片剂（片芯、素片）表面，包裹上适宜材料衣层的操作。

（1）包衣的目的：掩盖药物的不良臭味；增加药物的稳定性；控制药物在胃肠道的释放部位或释放速度；避免配伍变化；改善片剂的外观和便于识别等。

（2）包衣的种类和质量要求：①包衣的种类：根据包衣材料不同，片剂的包衣分为糖衣和薄膜衣。其中，薄膜衣又分为胃溶性、肠溶性及不溶性三类。②质量要求：衣层应均匀，牢固，经较长时间储存仍能保持光洁、美观、色泽一致并无裂片现象，衣层与片芯不起反应，且不影响药物的崩解、溶出和吸收，崩解时限应符合相关规定。

（3）包衣材料及包衣过程：①糖衣：以糖浆为主要包衣材料。糖衣片包衣工艺流程如下。隔离层→粉衣层→糖衣层→有色糖衣层→打光隔离层材料有明胶浆、阿拉伯胶浆、虫胶乙醇溶液及玉米朊乙醇溶液等，粉衣层材料为滑石粉，糖衣层和有色糖衣层材料是糖浆及食用色素，打光剂用川蜡。②薄膜衣：指在片芯外，包上比较稳定的高分子衣料。该法包衣自动化，生产周期短，效率高，片剂增重小，对崩解影响小。常用薄膜衣材料为纤维素衍生物类（羟丙基甲基纤维素、羟丙基纤维素、乙基纤维素等）、聚维酮及丙烯酸树脂类等。常用的肠溶衣材料有邻苯二甲酸醋酸纤维素（CAP）和丙烯酸树脂类等。

（4）包衣方法：常用的包衣方法有滚转包衣法、埋管式包衣法、流化床包衣法及压制包衣法等。

6. 片剂的质量评价　质量检查项目有外观、片重差异限度、含量均匀度、硬度与脆碎度、崩解时限、溶出度和卫生学检查等。

例 17：复方阿司匹林

【处方】阿司匹林 268g，对乙酰氨基酚 136g，咖啡因 33. 4g，淀粉 266g，淀粉浆 85g，滑石粉 25g，轻质液状石蜡 2. 5g，酒石酸 2. 7g。

【制备】将咖啡因、对乙酰氨基酚与 1/3 的淀粉混匀，加淀粉浆制软材；经干燥、整粒后，此颗粒与阿司匹林混合均匀，加入剩余的淀粉和吸附有液状石蜡的滑石粉；混匀后，过筛，压片，即得。

【注解】①本品中淀粉作为填充剂和崩解剂；②阿司匹林、对乙酰氨基酚和咖啡因混合制粒，干燥时会产生低共熔现象。因此，宜采用分别制粒法，且避免了阿司匹林直接与水接触。

例 18：兰索拉唑肠溶片

【处方】兰索拉唑 15mg，甘露醇 - 乳糖（3 ∶ 2）适量，poloxamer - 5% PVP 无水乙醇溶液适量。

【制备】将兰索拉唑和甘露醇 - 乳糖高速混合均匀后，以 poloxamer - 5% PVP 无水乙醇溶液作为黏合剂，经制软材、制粒、干燥、整粒、压片后，以滑石粉 - 5% PVP 无水乙醇溶液和Ⅱ号树脂无水乙醇溶液分别为隔离层包衣液和肠溶层包衣液，包衣，干燥，即得。

【注解】①兰索拉唑对酸不稳定，在片芯与肠溶层之间包隔离层，可避免Ⅱ号树脂的酸性对兰索拉唑的影响；②兰索拉唑为难溶性药物，选择甘露醇 - 乳糖作为稀释剂、聚乙烯吡咯烷酮为黏合剂、泊络沙姆为增溶剂，以提高片剂的溶出度。

（六）滴丸剂

滴丸剂（guttate pills）系指固体或液体药物与适宜基质加热熔融混匀后，滴入不相混溶的冷凝液中，液滴由于表面张力作用收缩冷凝成球状而制成的固体制剂。滴丸主要供口服，亦可供眼、耳、鼻、直肠及阴道等使用。

1. 滴丸剂的特点　①药效迅速、生物利用度高、副作用小；②增加药物的稳定性；③液体药物固体剂型化，便于携带、储存和使用；④设备简单，操作方便，产率高，成本低，无粉尘，有利于劳动保护；⑤可制成内服、外用、缓释及控释等多种类型的滴丸剂。

2. 滴丸的常用基质　水溶性基质包括 PEG 类、肥皂类及甘油明胶等；脂溶性基质包括硬脂酸、单硬脂酸甘油酯、虫蜡及氢化植物油等。

3. 滴丸剂的制备　采用滴丸机制备。

例 19：水飞蓟宾缓释滴丸

【处方】水飞蓟宾 7g，聚乙二醇 6000 14g，硬脂酸 10.5g，泊洛沙姆 188 7g。

【制备】取聚乙二醇 6000，在约 75℃加热熔化；加入硬脂酸和泊洛沙姆，完全熔化后，加入水飞蓟宾，充分混匀；放入保温罐中，以二甲硅油为冷凝液，滴头直径 2.3mm/4.1mm，滴速为 40 滴/min，冷凝固化成丸，吸去多余的二甲硅油，即得。

【注解】水飞蓟宾不溶于水，口服吸收差。将其制备成缓释滴丸后，可提高其溶出度，还能达到缓慢释放的目的。

（七）膜剂

膜剂（films）系指药物溶解或均匀分散于成膜材料中或包裹于成膜材料中，制成的单层或多层膜状制剂。膜剂可供口服、口含及舌下给药，也可用于眼结膜囊内或阴道内以及皮肤和黏膜创伤、烧伤或炎症表面的覆盖。

1. 膜剂的分类和特点

（1）分类：分为单层膜、多层膜和夹心膜。

（2）特点：体积小，重量轻，携带、运输和使用方便；工艺简单，无粉尘飞扬；成膜材料用量少，含量准确；稳定性好；制成多层复合膜可避免配伍问题；既可速效，也可控释。缺点是载药量低，只适用于剂量小的药物。

2. 成膜材料

（1）天然高分子材料：有虫胶、明胶、阿拉伯胶、琼脂、淀粉及玉米朊等。

（2）合成高分子材料：有聚乙烯醇类、聚维酮类、纤维素衍生物及乙烯－醋酸乙烯共聚物（EVA）等。

3. 膜剂的制备方法　膜剂处方中除成膜材料外，还包括增塑剂（甘油、山梨醇等）、填充剂（碳酸钙、二氧化硅等）、着色剂（色素、二氧化钛）和表面活性剂等。制备方法有匀浆制膜法、热塑制膜法和复合制膜法。

4. 膜剂的质量要求　外观完整光洁，色泽均匀，厚度一致，无明显气泡，重量差异限度符合要求，无受潮、发霉、变质现象，微生物限度检查合格。

（赵　瑞）

第四节　半固体制剂

（一）软膏剂

软膏剂（ointments）系指药物与适宜基质均匀混合制成，且具有一定稠度的半固体外用制剂。其中，用乳剂型基质制成的软膏剂，称为乳膏剂（creams）；将大量固体粉末均匀分散于适宜基质中形成的半固体制剂，称为糊剂（pastes）。软膏剂主要起保护、润滑和局部治疗作用，也可通过透皮吸收产生全身治疗作用。

1. 软膏剂的分类　按分散系统可分为溶液型、混悬型和乳剂型软膏。

2. 软膏剂的质量要求

（1）均匀、细腻，具有适当的稠度，易涂布于皮肤或黏膜上。

（2）性质稳定，无酸败、异臭、变色、变硬和油水分离现象。

（3）无刺激性、过敏性及其他不良反应。

（4）用于创面的软膏及眼用软膏剂应无菌。

3. 软膏剂的基质

（1）油脂性基质：系指以动植物油脂、类脂、烃类及硅酮类等疏水性物质为基质。此类基质涂于皮肤能形成封闭性油膜，促进皮肤水合作用，对表皮增厚、角化、皲裂有软化保护作用，但不适用于有渗出液的创面。常用的油脂性基质有凡士林、固体石蜡、液状石蜡、羊毛脂、蜂蜡及二甲硅油等。

（2）水溶性基质：水溶性基质是天然或合成的水溶性高分子物质溶解后形成的水凝胶。水溶性基质无油腻性，释药快，能与渗出液混合，易洗除，可用于湿润或糜烂的创面。目前，常用的水溶性基质主要有聚乙二醇和甘油明胶等。水溶性基质不宜用于遇水不稳定的药物。应用水溶性基质制备软膏时，需在其中添加保湿剂和防腐剂。

（3）乳剂型基质：乳剂型基质是由油相加热液化后与水相在乳化剂的作用下，在一定温度下混合乳化，最后在室温下形成的半固体基质。乳剂型基质不妨碍皮肤表面分泌物的分泌和水分的蒸发，对皮肤的正常功能影响较小，可用于亚急性、慢性、无渗出的皮肤破损和皮肤瘙痒症，忌用于糜烂、溃疡、水泡及化脓性创面。

乳剂型基质有水包油型（O/W）和油包水型（W/O）两类。

乳剂型基质的油相可用前述的油脂性基质；乳化剂可选择肥皂类（一价皂、二价皂或三价皂等）、十二烷基硫酸钠、高级脂肪醇及多元醇酯类（十六醇、十八醇、硬脂酸甘油酯、司盘类或吐温类等）；保湿剂常用甘油、丙二醇或山梨醇等；防腐剂常用羟苯酯类、苯甲酸、山梨酸、苯氧乙醇或三氯叔丁醇等；抗氧剂常用丁羟基茴香醚（BHA）、二丁基羟基甲苯（BHT）或没食子酸丙酯（PG）等。

4. 软膏剂的制备　软膏剂的制备方法有研和法、熔和法和乳化法。

5. 软膏剂的质量检查　软膏剂的质量检查包括主药含量测定、装量检查、稠度检查、微生物限度检查和粒度检查等。

例20：复方苯甲酸软膏

【处方】苯甲酸120g，羊毛脂50g，水杨酸60g，白凡士林适量。

【制备】取苯甲酸和水杨酸研细过筛，另取羊毛脂与凡士林加热融化；待基质将至冷凝时，取少量加入过筛的药品中；研匀后，加入全部基质，研匀，即得。

【注解】羊毛脂的皮肤穿透力大，但单用羊毛脂因其黏稠性太大反而影响其穿透，故加凡士林稀释，以降低其黏稠度。

（二）眼膏剂

眼膏剂（eye ointments）系指供眼用的灭菌软膏。眼膏剂应均匀、细腻，易涂布于眼部，对眼无刺激。眼膏剂常用的基质，一般用凡士林八份，液状石蜡、羊毛脂各一份混合而成。用于眼部手术或创伤的眼膏剂应采用灭菌或无菌方法制备，不可添加抑菌剂或抗氧剂。

眼膏剂的制备与一般软膏剂制法基本相同，但必须在净化条件下进行。眼膏剂质量检查项目有装量、金属性异物、颗粒细度（药物颗粒≤75μm）和微生物限度等。

（三）凝胶剂

凝胶剂（gels）系指药物与能形成凝胶的辅料制成溶液型、混悬型或乳状型的稠厚液体或半固体制剂，可供内服或外用。

目前，临床上应用较多的是水性凝胶剂。水性凝胶基质有卡波姆、纤维素衍生物、琼脂、明胶、西黄蓍胶和淀粉等。

例 21：盐酸达克罗宁凝胶

【处方】盐酸达克罗宁 1g，卡波姆 1g，聚山梨酯 805g，三乙醇胺 1. 35g，甘油 10g，山梨酸 2. 5g，糖精钠适量，薄荷脑适量，去离子水加至 100g。

【制备】取甘油、山梨酸、糖精钠、薄荷脑溶于适量水中，加入卡波姆充分溶胀后，加入三乙醇胺形成凝胶基质；聚山梨酯 80 加入处方量 40% 的去离子水再加入盐酸达克罗宁搅拌溶解后，加入上述凝胶基质中，混合均匀，脱泡，即得。

【注解】1% 的盐酸达克罗宁在水中不能完全溶解，故加入聚山梨酯 80 作为增溶剂。同时，由于本品为口唇用软膏剂，又加入了糖精钠、薄荷脑作为矫味剂，山梨酸为防腐剂。

（四）栓剂

栓剂（suppositories）系指药物与适宜基质制成的具有一定形状供腔道给药的固状制剂。栓剂塞入腔道后，在体温下能迅速软化熔融或溶解于分泌液，逐渐释放药物而产生局部或全身作用。

1. 栓剂的分类　按给药部位可分为肛门栓、阴道栓和尿道栓等。

2. 栓剂的质量要求　栓剂外形应完整光滑，药物与基质应混合均匀，塞入腔道后应能融化、软化或溶解，无刺激性，有适宜的硬度，以免在包装、储存或使用时变形。

3. 栓剂基质

（1）油脂性基质：常用的油脂性基质有可可豆脂、半合成椰油酯、半合成山苍子油酯、半合成棕榈油酯和硬脂酸丙二醇酯。

（2）水溶性和亲水性基质：常用的水溶性和亲水性基质有甘油明胶、聚乙二醇类、聚山梨酯及泊络沙姆等。

4. 栓剂的制备方法　栓剂的制备方法有冷压法与热熔法。

5. 栓剂的作用

（1）全身作用：主要应用直肠栓，通过直肠中、下静脉和肛管静脉吸收，进而避免药物在肝脏的首过效应。制备直肠栓时，应根据药物性质选择与药物溶解性能相反的基质，有利于药物释放、增加吸收。

（2）局部作用：对于水溶性基质制成的栓剂，因其腔道中的液体量有限，使其溶解速度受限，释药缓慢，有利于发挥局部疗效。

6. 栓剂的质量检查　栓剂质量检查项目有外观检查、含量测定、融变时限、重量差异和溶出度试验等。

（赵　瑞）

第八章　药物制剂新技术和新剂型

第一节　固体分散体的制备技术

一、概述

固体分散体（solid dispersion）是指药物高度分散在适宜的固体载体材料中形成的一种固态物质。固体分散体由主药和载体组成，将药物高度均匀分散于固体载体的技术，称固体分散技术（solid dispersion technology）。

固体分散体的概念，是由 Sekiguchi 和 Obi 于 1961 年首次提出。当时，以尿素为载体材料，以磺胺噻唑为模型药物，采用热融法制成了固体分散体。固体分散体口服给药后，其药物的吸收比普通片剂显著提高。

固体分散体有如下特点：①可以大大提高难溶性药物的溶出速率，从而有利于提高药物的口服吸收与生物利用度；②可用于油性药物的固体化；③难溶性药物以速释为目的时，所用载体以水溶性材料为宜；以缓释或肠溶为目的时，可在水溶性载体中配以难溶性或肠溶性高分子材料。采用固体分散技术并以提高药物的生物利用度为目的时，其特点与生物药剂学分类Ⅱ的药物相同。

固体分散体是一种制剂的中间体，添加适宜的辅料并通过适宜的制剂工艺可进一步制成片剂、胶囊剂、滴丸剂及颗粒剂等。

固体分散体存在的问题，主要体现在：①载药量小，往往需要大量的载体材料才能达到理想的溶出效果。因此，不适用于剂量较大的难溶性药物；②物理稳定性较差。固体分散体属于高能不稳定态，高度分散的药物分子可自发聚集成晶核，微晶进一步逐渐生长成为晶粒，亚稳态（无定型）可转化成稳定晶型，这些过程称老化。老化现象，往往在长期储存过程中逐步发生。

二、固体分散体的速释与缓释原理

1. 固体分散体的速释原理　固体分散体的最大特点是药物高度分散于载体中。根据 Noyes Whitney 方程，药物的溶出速率正比于药物的表面积。因此，增加固体分散体药物的溶出表面积，是提高难溶性药物的溶出速率和吸收速率的主要方法。药物的分散状态不同，溶出速率也不同，溶出速率大小的顺序通常为分子分散状态 > 无定形态 > 微晶态。药物的分散状态与药物的性质、载体的性质、药物与载体的比例、制备方法等有关。药物在载体中，可以一种分散状态或两种及多种分散状态存在。

2. 固体分散体的缓释原理　利用固体分散技术提高难溶性药物的溶出速度，是目前固体分散体应用最为广泛的一个方面。但是，当选择适宜的载体和载体量时，也可用于制备缓释制剂。归纳起来，固体分散体的缓释机制有：①在固体分散体的制备过程中，加入适量的分散载体，控制微晶的大小，以控制药物的释放速度；②在制备固体分散体时，同时加入适量的难溶性载体材料，可以控制药物的释放速度。因为难溶性材料可在固体分散体中形成网状骨架结构，被分散的药物分子或微晶被镶嵌在骨架结构中，靠药物的扩散机制缓慢释放药物。根据所用载体的材料不同、用量不同，可使药物的释放符合一级过程甚至零级过程。常用的缓释固体分散载体材料有 EC，Eudragit RS 和 Eudragit RL 等，HPMCP 可作为肠溶的固体分散材料。采用乳化溶剂扩散法直接制备的尼群地平及尼莫地平等固体分散体的速释微丸和缓释微丸，均已取得了较好的效果。

（宁红红）

第二节　包合物的制备技术

一、概述

包合物（inclusion compounds）是指一种分子被全部或部分包合于另一种分子的空穴结构内形成的特殊的络合物。包嵌药物的物质即为包合材料主分子（host molecula）；被包嵌的物质称客分子（gest molecula）。常用的包合材料是环糊精及其衍生物。被包合的药物可以是难溶性药物、水溶性药物，也可以是油性药物等。

包合技术在制剂过程中具有以下优点：①提高难溶性药物的溶解度，提高生物利用度；②提高药物的稳定性；③液体药物可微粉化；④防止挥发性成分的挥发；⑤掩盖药物的不良气味或味道；⑥降低药物的刺激性与毒副作用；⑦调剂释放速率。这些优点显示包合物在药剂学中的良好应用前景。

包合过程是物理过程，其稳定性依赖于两组分间的范德华力。形成包合物的必要条件是包合材料和药物分子间的立体结构和极性互相适应，即客分子必须和主分子的空穴形状和大小相适应。被环糊精包合的药物应至少符合下列条件之一：药物分子的原子数大于 5；如具有稠环，稠环数应小于 5；药物的分子量在 100～400；水中溶解度小于 10g/L，熔点低于 250℃。对于无机药物而言，大多数不宜用环糊精包合。

包合物有两种分类方法：①根据主分子的构成，可将其分为多分子包合物、单分子包合物和大分子包合物；②根据主分子空穴的几何形状，又可将其分为管形包合物、笼形包合物和层状包合物。

二、包合作用的影响因素

1. 主客分子的结构和性质

（1）主客分子大小的影响：客分子的大小和形状应与主分子的空穴相适应，才能获得性质稳定的包合物。如果客分子太大，则无法完全嵌入主分子的空穴，造成只有侧链包合，性质不稳定；如果客分子太小，则不能将空穴填满，包合力弱，客分子可自由出入而脱落，包合不稳定。

（2）客分子极性的影响：常用的主分子材料环糊精空穴内为疏水区，因此疏水性或非解离型药物易进入而被包合，容易形成稳定的包合物。极性药物可嵌在空穴口的亲水区，可与环糊精的羟基形成氢键结合。自身可缔合的药物，往往先发生解缔合，然后再进入环糊精的空穴内。

2. 主客分子的比例　由于环糊精提供的空穴内径是确定的，足以将大多数药物包嵌在空穴中。因此，通常环糊精与药物按1：1的摩尔比形成包合物。但在包合物的形成过程中，主分子所提供的空穴数，往往不能完全被客分子占有，因此包合物中主客分子的比例取决于客分子的性质。一般来说，成分单一的客分子与环糊精形成包合物时，其最佳主客分子摩尔比多表现为1：1或2：1，如酮洛芬、吲哚美辛及硝苯地平等包合物。对于复杂成分的客分子形成包合物时，常常通过实验筛选其最佳主客分子的配比。只有确定主客分子配比后，才能确保经济、有效地制备包合物。

3. 包合条件　不同的包合方法、包合温度、搅拌速率及时间、干燥过程的工艺参数等，均可影响包合效率。

（宁红红）

第三节　纳米乳与亚微乳的制备技术

一、定义

纳米乳（nanoemulsion）系指粒径在1～100nm之间的乳滴分散在另一种液体中形成的热力学稳定的胶体分散系统，其乳滴多为球形，大小比较均匀，透明或半透明。

亚微乳（submicroemulsion）系指粒径为100～1 000nm的乳滴形成的分散体系，外观不透明或呈乳状。亚微乳的稳定性不及纳米乳，虽可热压灭菌，但反复加热或加热时间过长，体系可能会分层。

在普通乳剂中增加乳化剂并加入助乳化剂可以得到纳米乳，而在浓的胶束溶液中加入一定量的油及助乳化剂也可以得到纳米乳。因此目前多数人认为纳米乳是介于普通乳和胶束溶液之间的一种稳定的胶体分散系统。

二、性质和特点

纳米乳和亚微乳的粒径小且均匀，毒性小，安全性高。作为药物载体，可提高药物的分散度，改善难溶性药物和脂溶性药物的溶出速率，促进大分子药物在体内的吸收，增强药物的稳定性。两种乳剂均具有制备工艺简单，易于工业化生产等特点。

由纳米乳的尺寸效应带来的突出特点是：①光学性质，纳米乳的外观透明或半透明，多数呈乳光，而亚微乳和普通乳没有这种性质；②热力学和动力学性质稳定。纳米乳可经受热压灭菌和高速离心，而普通乳不能。亚微乳的稳定性介于乳剂和纳米乳之间；③超低界面张力，可使制备过程自发进行。而普通乳或亚微乳，则必须提供较强的机械外力。

纳米乳由于具有较高的动力学稳定性，具有很好的应用前景。但纳米乳制备时，需加入较大量的表面活性剂，使其临床应用受到了一定限制。亚微乳作为一种较为稳定的乳剂类型，可供静脉注射。在体内，亚微乳能完全被机体代谢和利用，是目前临床治疗中比较受关注的胃肠外给药体系。

自乳化给药系统（self emulsifying drug delivery system，SEDDS）的研究始于 20 世纪 80 年代。SEDDS 不含水相，主要由药物、油相和表面活性剂等组成。有时，SEDDS 中可含有助溶剂，遇水轻微搅拌即自发形成水包油型分散系统。SEDDS 形成的乳剂经稀释后，乳滴大小一般介于 100 ~ 300nm。自乳化后形成的粒径 <100nm 的纳米乳，亦称自乳化纳米给药系统（self emulsifying nanodrug delivery system，SENDDS）。SENDDS 口服后，在胃肠液中，可自发形成 O/W 型纳米乳，从而促进药物的吸收，提高药物的口服生物利用度。SENDDS 的机制主要有以下几方面：①在胃肠道蠕动下，可自发形成粒径很小的纳米乳，降低表面张力，提高亲水性，促进药物经胃肠道黏膜吸收；②纳米乳中的脂质在胰酶和胆汁的作用下分解，形成粒径更小的纳米乳滴和胆盐胶束，进一步增加药物的溶解度，促进药物吸收；③处方中的脂质成分，还可使药物经肠道淋巴管吸收，可提高多肽蛋白类药物的口服吸收等。SENDDS 是脂溶性、吸收差的药物，特别是疏水性蛋白多肽大分子的理想载体。

（宁红红）

第四节　微囊与微球的制备技术

微囊（microcapsules）系指固态或液态药物被囊材包裹而成的小包囊。通常粒径在 1 ~ 250μm 的微囊，称微囊；而粒径在 0.1 ~ 1μm 的，称亚微囊；粒径在 100nm 以下的，则称纳米囊。将药物包裹于囊材的技术称微囊化（microencapsulation）技术。

微球（microspheres）系指药物溶解或分散在高分子材料中形成的骨架型微小球状实体。通常粒径在 1 ~ 250μm 的，称微球；而粒径在 0.1 ~ 1μm 的，称亚微球；粒径在 100nm 以下，称纳米球。

微囊与微球的大小一样，但在结构上有所不同。微囊是包囊结构，即由囊材和囊心组成，囊材包裹囊心。囊材通常是高分子材料，而囊心是药物。微球是骨架结构，由高分子材料和药物均匀混合而成，微球的里外结构都是相同的骨架结构。

然而，它们都有类似的性质。以微囊为例说明其特点：

1. 掩盖药物的不良气味　如鱼肝油和氯贝丁酯等。

2. 提高药物的稳定性　如易氧化的 β - 胡萝卜素和挥发油等。

3. 防止药物在胃内失活或减少药物对胃的刺激性　前者如尿激酶，后者如红霉素和阿司匹林等。

4. 使液态药物固态化　便于应用与储存，如油性药物和香料等。

5. 减少复方药物的配伍变化　如阿司匹林与氯苯那敏的复方制剂。分别包囊后，可避免阿司匹林的加速水解。

6. 控制药物释放速率　如吲哚美辛缓释微囊及促肝细胞生长素的速释微囊等。

7. 使药物浓集于靶区　如将细胞毒素药物微囊化后，可将药物浓集于肝或肺等靶区，提高疗效，降低毒副作用。

8. 包裹活细胞、疫苗等生物活性物质　可避免其活性损失或变性，如破伤风类毒素微囊等。

无论是微囊还是微球，在制剂过程中，两者均是一个中间体。先制备微囊/微球，之后根据需要制备成各种剂型，如散剂、胶囊剂、注射剂、混悬剂、咀嚼片、含片、洗剂、埋植片、软膏剂、涂剂、栓剂及膜剂等。

（宁红红）

第五节　纳米粒的制备技术

一、概述

纳米粒（nanoparticles）一般系指粒径介于1～100nm的粒子。由于其粒径小于100nm，其具备了一系列独特的理化性质和生物学性质，并成为了药剂学中非常受关注的研究领域之一。药剂学中的纳米粒有两大类，即药物（结晶）纳米粒和载体纳米粒。目前，研究较多的是载体纳米粒，简称纳米粒。

载体纳米粒系指药物以溶解、分散、吸附或包裹于载体材料中形成的纳米级粒子。纳米粒根据其结构特征，可分为骨架实体型纳米球（nanospheres）和膜壳药库型纳米囊（nanocapsules）。纳米囊和纳米球是继微囊、微球之后发展起来，具有“尺寸意义”的新型载药系统。

药物的载体材料分为两大类：

1. 天然高分子材料　如脂类、糖类及蛋白质等。

2. 合成的高分子材料　如聚氰基丙烯酸烷酯（polyalkylcyanoacrylate，PACA），包括甲酯、乙酯、丁酯、己酯、异己酯及十六烷基酯等；聚酯，主要有聚乳酸（polylactide，PLA）、聚乳酸聚乙醇酸共聚物（polylacticcoglycollic acid，PLGA）、聚己内酯（polycaprolactone，PCL）、聚羟丁酸（polyhydroxybutyrate，PHB）等。目前，美国FDA批准可用于注射的载体材料为PLA和PLGA。这些材料被公认为无毒、生物相容性好、可生物降解。此外，尚有合成的脂类，如硬脂酸等。

纳米粒的优点：①颗粒小、比表面积大、表面反应活性高；②能够经生物膜转运；③可控制药物的释放；④提高药物稳定性；⑤具有靶向性；⑥可制备成各种剂型等。虽然纳米粒具有很好的应用前景，但仍存在着制备要求比较严格、产业化困难等问题。

二、常见载体纳米粒介绍

1. 脂质纳米粒　脂质纳米粒（lipid nanoparticles）是由天然或合成的类脂材料，如脂肪酸、脂肪醇及磷脂等，形成的固体或半固体纳米粒。这些类脂多是内源性的生理物质，生物相容性好，是机体脂肪的主要成分和能量的主要来源，在体内有固有的降解途径，对人体没有毒性，是一种理想的载体材料。

脂质纳米粒的特点是：①脂质材料毒性低；②由于药物被包封在固体脂粒的骨架中，药物在储存过程中不易泄漏；③具有缓释、控释作用；④在网状内皮系统（reticulo endothelial system，RES）的分布增加，具有靶向性。

（1）固体脂质纳米粒：固体脂质纳米粒（solid lipid nanoparticle，SLN）是近年来发展起来的一种用于药物控制释放的新型给药系统。由于其是固体基质，所以具有类似于聚合物纳米粒的缓释性好、药物泄漏少等优点。SLN的制备主要适合于亲脂性药物，但存在载药量低、不易控制药物的释放速度等问题。对于亲水性药物，SLN的包封率低，存在突释和储存过程中药物被排挤等现象。

（2）脂质-药物复合物纳米粒：将药物与固体脂质材料通过成盐反应或共价键结合的复合物，进一步采用高压乳匀制备纳米粒，其粒径一般介于10~200nm范围。由于药物与脂质相结合，不仅能提高药物的包封率，而且可以避免药物从载体中渗漏或骨架不稳定的缺陷。

（3）脂质纳米粒的内部结构：多数的固体脂质纳米粒均具有载药量低、亲水性药物的包封率低、储存过程中药物被排挤等缺点。为了克服上述缺点，在固体脂质材料中混入液体脂质材料，可扰乱固体脂质的规则结构，使承载药物的空间容积增加，从而提高载体的载药能力。在选择液体脂质材料时，应考虑其是否对药物有良好溶解性、与固体脂质有较高亲和性，以利于制备载药能力高、结构稳定的纳米粒。

2. 磁性纳米粒　磁性纳米粒是在纳米粒中加入磁性物质，使之能响应体外磁场信号而导向至靶部位，也称为磁性靶向制剂。磁性物质通常是超细磁流体，如 $FeO \cdot Fe_2O_3$（Fe_3O_4）或 Fe_2O_3。

3. 胶束型纳米粒　胶束型纳米粒也称为聚合物胶束（polymeric micelles），是近几年发展中的一类新型纳米载体。聚合物胶束一般由双亲性的嵌段或接枝共聚高分子材料在水性介质中自聚集形成，具有独特的核—壳结构。形成聚合物胶束的主要驱动力，是内核-外壳结构自由能的减少。其疏水性链段构成胶束的内核，亲水性链段形成胶束的外壳，这种特殊的结构决定了聚合物胶束可以作为不同性质药物的传递载体。与小分子表面活性剂胶束比较，聚合物胶束通常具有更低的临界胶束浓度（CMC）和解离速率，表现为在生理环境中具有良好的稳定性，能使装载的药物保留更长时间，在靶向部位有更高的药物累积量。

聚合物胶束具有粒径小（一般≤100nm）、载药量大、可使难溶性药物增溶、结构稳定、组织渗透性良好，体内滞留时间长及具有靶向作用等特点。聚合物胶束表面有较多的活性基团，可作为化学修饰的位点，用于改善胶束结构的稳定性和紧密性，从而实现缓释和控释给药。

目前，对于聚合物胶束作为药物载体的研究，主要集中在两类药物的传递中。第一类是高效、毒性大、难溶的药物，主要为抗癌药物，如紫杉醇、多柔比星等。第二类是生理环境下不稳定，且细胞摄取率低的药物，主要为基因药物，如DNA质粒和寡核苷酸等。

三、修饰纳米粒

现有纳米粒的表面修饰，根据其修饰的目的不同，大致可分为以下几个方面。

1. 促进纳米粒的穿透性　研究表明，聚乳酸聚乙醇酸共聚物（polylacticcoglycollic acid，PLGA）纳米粒的表面用壳聚糖修饰后，可促进纳米粒在小肠黏膜的透过性。该结果可从小肠的荧光吸收照片上得到证实，其原因为壳聚糖能够打开小肠上皮细胞的紧密连接。

2. 长循环纳米粒　纳米粒给药后，可被网状内皮系统摄取，很快分布于肝、脾、肺等器官。研究表明，用PEG修饰的纳米粒，不易被这些器官识别，可延长纳米粒在体内的循环时间，其作用机制可能与改变纳米粒表面的疏水性及形成特定的空间结构有关。例如，可采用溶剂-非溶剂法，将聚乳酸（polylactide，PLA）或聚乳酸聚乙醇酸（polylacticcoglycollic acid，PGA）共聚物用PEG（分子量为350~20 000）修饰。经PEG修饰后的纳米粒粒径为200nm，用放射性同位素标记后，经静脉注射给药5min，其在肝中的量仅为未修饰的37.5%，而血中的量则为未修饰纳米粒的400%。4h后，血液中未修饰的纳米粒已被消除，而PEG修饰物仍尚有总量的30%。除PEG外，还可用泊洛沙姆（F68）及其他含聚氧乙烯基团类修饰纳米粒。

3. 生物靶向纳米粒

（1）抗体修饰纳米粒：抗体修饰纳米粒，是载药纳米粒与单克隆抗体或基因抗体共价结合而成，亦称免疫纳米粒。免疫纳米粒借助抗体与靶细胞表面抗原或受体相结合的作用，进入靶细胞，释放包载的药物，从而实现靶向治疗的目的，亦称"生物导弹"。例如，应用乳化-化学交联法制得的粒径为200~420nm的阿霉素白蛋白纳米粒，通过化学交联反应嫁接抗人膀胱癌BIU-87单克隆抗体BDI-1。经注射给药后，对人膀胱癌BIU-87具明显的靶向杀伤作用。随后的研究发现，这种早期的"生物导弹"技术，在人的在体试验中效果并不理想，其原因可能在于鼠源性单克隆抗体的分子量大，而且在结构中包含了许多无关的片段。

目前，单克隆抗体技术取得了很多新的进展，如第二代单克隆抗体及第三代单克隆抗体等。全人抗体的研发，已取得了较好的效果，但还需经高通量的筛选。

（2）配体修饰纳米粒：不同细胞表面具有特异性受体，可与之结合的配体也不同。配体与受体间，有特异、强烈的亲和力。将纳米粒表面用配体修饰，可使纳米粒导向相对应的靶细胞（受体），从而改变纳米粒的体内分布。

四、纳米粒的给药途径与体内分布

1. 纳米粒的注射给药　纳米粒经静脉注射后，可被网状内皮系统摄取，主要分布于肝（60%~90%）、肺（3%~10%）和脾（2%~10%）；粒径小于50nm的纳米粒，则易进入骨髓。某些纳米粒具有淋巴靶向性和肿瘤靶向性，有些纳米粒则具有明显的脑组织靶向性。利用纳米粒具有的这些特异性组织或器官的靶向作用，可实现药物的靶向治疗。

静注后，纳米粒可能会受到血液和组织液中的生物酶、巨噬细胞和各种组织、器官的吞噬、破坏以及转运过程中的生理限制。研究结果显示：①药物被纳米粒完全包裹或在较强吸附条件下，生物酶对药物的破坏作用则减弱；②血液中的巨噬细胞对纳米粒具有较强的吞噬作用；③将纳米粒表面用亲水性高分子材料（如PEG或泊洛沙姆）修饰，有利于避免巨噬细胞的吞噬作用；④具柔性亲水表面结构的纳米粒，有利于避开巨噬细胞的识别和吞噬。

由于生理学原因，较大的纳米粒不利于被导向至靶细胞。纳米粒要到达循环系统以外的靶部位时，须经细胞内、细胞间或穿过内皮壁。研究表明：除肝、脾和肺外，对于粒径大于200nm的纳米粒，其从血液向组织的分布或转运，较难实现。

然而，有关纳米粒的脑靶向研究结果表明，用吐温80修饰的聚氰基丙烯酸烷酯（poly alkyl cyano acrylate，PACA）纳米粒静脉注射后，可透过人体的血脑屏障，进入大脑中枢神经系统。这一结果，对于应用纳米粒技术制备药物制剂，治疗老年性痴呆及脑肿瘤等，提供了新的思路。修饰后的纳米粒可透过血脑屏障的机制可能有以下两种：①聚合物纳米粒能使大脑内皮细胞连接处的缝隙张开，以便游离的药物或载有药物的纳米粒透过；②修饰表面活性剂能增溶脑部内皮细胞膜，促使纳米粒被脑部内皮细胞吞噬后释放药物。

纳米粒皮下或肌内注射给药后，以局部滞留形式为主，纳米材料在局部注射部位可生物降解、释放药物。纳米粒药物释放速度和维持时间取决于纳米材料的降解速度。纳米粒注射剂具有刺激性小、可以恒定速度释放药物等优点。

聚合物胶束静脉注射给药后，胶束凭借其较小的粒径，可以在体内保留较长时间。同时，胶束的亲水性区域也可以降低单核－吞噬细胞系统的吞噬。聚合物胶束可通过“渗透性增强与滞留效应”（enhanced permeahility and retention effect，EPR）被动性靶向到达肿瘤部位，实现肿瘤组织的靶向治疗，以减小药物的毒副作用。聚合物胶束和普通纳米粒一样，用PEG修饰后，可使其在体内实现长循环；通过表面修饰，可实现主动靶向，如嫁接叶酸以靶向至肿瘤组织的目的；通过糖基化修饰，以实现肝靶向等。

2. 纳米粒的口服给药　生物大分子药物口服给药后吸收很难，主要原因在于一方面分子量大，不易透过胃肠黏膜吸收；另一方面，在胃肠道的pH环境和消化酶（主要是肽酶和蛋白水解酶）的作用下，易被破坏而失去生物活性等。近年来，纳米粒口服给药系统的开发和研究，为实现生物大分子药物的口服给药带来了希望。

1988年，Damge C等发表了胰岛素聚氰基丙烯酸烷酯纳米粒大鼠口服给药后，可使血糖显著降低的报道。至此，开辟了生物大分子药物纳米粒的口服以及吸收机制的研究。多年的研究结果表明，纳米粒可通过胃肠道淋巴结的M细胞并完整地进入血液循环。药物可被纳米粒载体保护，而不易受酶的破坏，从而提高生物利用度。尽管如此，纳米粒的体内吸收仍是有限的。因而，开发及研究纳米粒的吸收促进剂以及酶抑制剂的报道频繁出现。其中，壳聚糖是非常受关注的材料之一。壳聚糖不仅可以做纳米粒的材料，还可起到酶抑作用及胃肠黏附作用，打开肠细胞间隙从而提高药物的吸收等。

纳米粒口服吸收机制的研究一直是热门话题，纳米粒是通过淋巴结的M细胞完整吸收，还是通过肠细胞吸收目前尚无统一的定论。通常认为，纳米粒的淋巴倾向性较高。而且，因毛细淋巴管的管径较毛细血管大2～5倍甚至10倍以上，使得毛细淋巴管的通透性很大，有利于纳米粒的体内转运。

纳米粒在口服给药中的应用，包括：①对于一些无法通过胃肠道黏膜吸收的生物大分子药物，利用脂质纳米载体可经淋巴转运吸收的特性，使这一类药物的口服给药成为可能；②脂质纳米载体具有淋巴靶向的特性，而淋巴又是肿瘤转移的特殊器官。因此，关于抗肿瘤药物纳米粒的研究较多，如淋巴系统疾病（淋巴癌）的治疗等。有研究表明，口服吸收的脂质纳米粒中，大约70%须通过胃肠道淋巴系统转运吸收。

（宁红红）

第六节　脂质体的制备技术

一、概述

脂质体（liposomes）是磷脂等类脂质，分散于水相中所形成的封闭囊泡。脂质体的每一层均为脂质双分子层，各层之间被水相隔开。根据药物亲水、亲油的性质，可被分别包封于脂质体的水相或类脂（如磷脂）双分子层中。脂质体作为中间体，可制备静脉注射、口服、肺部吸入、眼用、黏膜用、外用、经皮吸收、局部注射（肌内、关节腔或肿瘤内等）等给药途径的制剂。其中，静脉注射给药制剂最为常见。已有产品上市，如益康唑脂质体凝胶剂

(Pevaryl Lipogel)，两性霉素 B 脂质体（Ambisome®）、阿霉素脂质体（DoxiL®）、柔红霉素脂质体（DaunoXome®）、阿糖胞苷脂质体（DepoCyt）等。

脂质体作为药物的载体具有以下特点：①靶向性：脂质体可将药物输送至不同的组织和细胞而释放药物，达到部分特异性和靶向给药的目的。靶向性是脂质体作为药物载体最重要的特征，如未修饰的脂质体进入体内后可被巨噬细胞作为外界异物吞噬，如静脉给药时，能选择地集中于网状内皮系统，较多的集中于肝和脾组织中；②缓释性：脂质体可通过减少肾排泄和代谢，延长药物在血液中的滞留时间，使药物在体内缓慢释放，延长药物作用时间，达到长效作用；③降低药物毒性：由于脂质体的靶向作用，使药物在心、肾中积累量比游离药物明显降低，如将对心、肾有毒性的药物或对正常细胞有毒性的抗癌药包封于脂质体中，则可明显降低药物的毒性；④提高药物稳定性：由于脂质体类脂双分子层膜的保护作用，不仅提高了药物稳定性，也保护了药物在体内免受机体酶和免疫系统的分解；⑤具有良好的组织相容性和细胞亲和性。

脂质体存在的缺点是脂质体易被内皮网状系统清除，其在体内清除较快；放大生产时，重现性较差；药物易渗漏、磷脂易氧化或降解等。

脂质体可作为多种药物的载体：①抗肿瘤药物的载体；②抗真菌药物的载体；③抗寄生虫药物的载体；④激素类药物的载体；⑤酶的载体；⑥解毒剂的载体；⑦抗结核药物的载体；⑧免疫激活剂的载体；⑨脂质体介导的基因转染；⑩作为造影剂的载体等。

二、脂质体的修饰

不加修饰的脂质体由于易被内皮网状系统所捕获，较多地分布于肝和脾等组织中。近年来，为实现脂质体在其他器官与组织的靶向性，脂质体表面修饰技术得到了较快发展，主要的脂质体修饰技术有以下几种：长循环脂质体（long circulating liposomes）、免疫脂质体（immuno liposomes）、糖基脂质体、热敏脂质体（temperature sensitive liposomes）和 pH 敏感脂质体（pH sensitive liposomes）等。

三、泡囊

泡囊（niosomes）又称类脂质体，也称囊泡。由非离子型表面活性剂组成，具有类似脂质体封闭双分子层结构的球形或椭球形的单室或多室结构。与脂质体相比，由非离子型表面活性剂替代磷脂而形成的泡囊，不但具有脂质体的缓释性、降低药物毒性和提高药物稳定性等特性，而且还具有结构稳定、易于保存、成本低和毒性低等优点。作为脂质体的替代品，泡囊越来越广泛地成为新型药物传递系统的研究热点之一。

泡囊形成机制是当表面活性剂的浓度大于邻界胶束浓度时，表面活性剂的疏水段受到水分子的排斥而聚集，形成以疏水段为夹心、以亲水段为内外层的膜，在水中自发形成具有亲水腔的泡囊。这同胶束类似，关键在于表面活性剂的结构不同，有研究认为表面活性剂中亲水段在分子中所占的体积比是决定因素，只有当亲水段的体积比在适当范围时才会形成泡囊。

（宁红红）

第七节 缓控迟释制剂

一、概述

药物剂型的发展大致可分为四个阶段：第一代普通制剂；第二代缓释制剂；第三代控释制剂；第四代靶向制剂。随着人们对疾病认识的不断深入，以及新材料、新工艺技术的快速发展，药物新剂型正向“精确给药、定向定位给药、按需给药”的智能化方向发展。

缓释制剂系指在规定释放介质中，按要求缓慢地非恒速释放药物，其与相应的普通制剂比较，给药频率比普通制剂减少一半或给药频率比普通制剂有所减少，且能显著增加患者的顺应性的制剂。控释制剂系指在规定的释放介质中，按要求缓慢地恒速或接近恒速释放药物，其与相应的普通制剂比较，给药频率比普通制剂减少一半或给药频率比普通制剂有所减少，血药浓度比缓释制剂更加平稳，且能显著增加患者的顺应性的制剂。迟释制剂为给药后不立即释放药物的制剂。

第二代至第四代药物制剂，统称为药物传递系统（drug delivery system，DDS）。DDS 已经被广泛应用于各种给药途径，如口服、注射、经皮、鼻腔、口腔等。

1. 速度控制型给药系统　速度控制型给药系统分缓释、控释和迟释制剂。缓释和控释制剂主要根据释放速度所遵循的规律划分，即控释制剂的释放符合零级释放规律，而缓释制剂的释放符合一级或 Higuchi 等动力学过程。缓释制剂可经口服、注射及黏膜等途径给药，如注射用长效胰岛素、醋酸地塞米松眼部植入剂或克拉霉素缓释片等。控释制剂根据控制释放的机制，可分为膜控型或渗透泵型制剂，如硝苯地平控释片（渗透泵型）、布洛芬缓释（膜控小丸）胶囊剂等。经皮给药系统也是一种良好的控释制剂，依赖控释膜或皮肤的控释作用，可达到恒速释放和（或）吸收，如东莨菪碱贴剂及芬太尼贴剂等。

迟释制剂是一种将药物运送至特定给药部位或可在预设特定时间释药的制剂，既可以起全身作用，也可以起局部作用。常见的有肠溶制剂以及脉冲给药制剂，如奥美拉唑肠溶（小丸）胶囊剂及维拉帕米定时释放片等。

2. 方向控制型给药系统　方向控制型给药系统主要是指控制药物在体内特定的部位释放的给药系统，包括靶向给药系统和定位给药系统等。靶向给药系统有被动靶向和主动靶向之分，被动靶向主要是利用机体的生理学特性，使组织器官对不同大小的微粒和纳米粒选择性地摄取、释放药物而发挥疗效；主动靶向是通过受体介导等手段，将药物浓集于靶组织或靶细胞而发挥药效。此外，还可以通过磁场、pH 敏感材料或热敏材料等物理化学手段，实现靶器官或靶细胞的药物浓集。在口服给药系统中，胃内滞留制剂、生物黏附制剂以及结肠定位释放制剂等，也属于方向控制型给药系统。

3. 应答式给药系统　一些疾病的发作显示出生理节律的变化，疾病的防治有时需要一种能根据生理或病理需要，定时、定量释放药物的系统，这就是应答式释药系统。应答式释药系统包括开环和闭环两种系统，开环系统被称作脉冲式释药系统（pulsatile DDS）或外调式释药系统（stimuli responsive DDS），而闭环系统则被称为自调式释药系统（self regulating DDS）。

外调式释药系统，是利用外界变化因素，如磁场、光、温度、电场及特定的化学物质等的变化来调节药物的释放。自调式释药系统，则是利用体内的信息反馈控制药物的释放，不需外界的干预。已有报道的自调式释药系统有尿素－尿素酶体系、pH－敏感溶胀型聚合物凝胶体系、葡萄糖－葡萄糖酶体系及pH－敏感性溶解度控制自调式给药系统等。

二、口服缓、控释给药系统

缓释制剂（sustained release preparations）系指用药后，能在机体内缓慢释放药物，吸收的药物能在较长时间内维持有效血药浓度的制剂，其药物的释放一般符合一级或Higuchi动力学过程。控释制剂（controlledrelease preparations）系指药物在规定溶剂中，按设计好的程序缓慢地恒速或接近恒速释放的制剂，药物的释放符合零级速度过程，并且释药速度仅受制剂本身设计的控制，而不受外界条件，如pH、酶及胃肠蠕动等因素的影响。

肠溶制剂、结肠定位制剂和脉冲制剂等，又被称为迟释制剂（delayed release preparations）。《中国药典》2010年版，对于缓释、控释和迟释制剂分别提出了详细的指导原则。《美国药典》将缓控释制剂统一归为调释制剂（modified release preparations），文献中常见的英文名称还有extended release preparations，prolonged action preparations，repeat action preparations及retard prepations等。

与普通制剂比较，缓控释制剂具有以下优点：①减少服药次数，极大提高患者的依从性；②释药徐缓，使血药浓度平稳，避免峰谷现象，有利于降低药物的毒副作用；③缓控释制剂可发挥药物的最佳治疗效果；④某些缓控释制剂可以按要求，实现定时、定位释放，更有利于疾病的治疗。

但缓控释制剂也有不利的一面：①临床应用中剂量调节的灵活性较差。当出现较大的毒副作用时，往往不能立刻停止治疗；②缓释制剂往往是基于健康人群的平均药动学参数设计，如药物在疾病人群的体内药动学特性发生改变时，不能灵活调整其给药方案；③制备缓控释制剂所需设备和工艺费用较常规制剂昂贵。

近年来，发展了多种剂型的缓控释制剂，如片剂、胶囊剂（内装缓释微丸等）、栓剂、渗透泵片、贴剂、植入剂、黏膜黏附剂及注射剂（如微球、纳米粒和脂质体等）等。其中，缓释微丸的应用比较多，其优势在于：①安全性好：在多元粒子中，如果个别单元（粒）被破坏，药物可迅速释放，但对整体影响很小；相比之下，若单元制剂（如缓释片）出现“爆破释放”（dose dumping），则可影响整体的治疗效果，甚至出现中毒现象（缓释制剂剂量常为普通制剂的数倍）；②个体差异小：胃内容物或胃肠运动对片剂的排空影响较大，而对微小单元，如微丸的胃排空影响较小。因此，可以减少饭前饭后胃功能差别或个体差异的影响。

1. 缓、控释制剂的设计原则

（1）影响设计的因素

1）剂量因素：一般认为每剂0.5～1.0g，是普通口服制剂单次给药的最大剂量，同样也适用于缓控释给药系统。随着制剂技术的发展和异形片的出现，目前已上市的口服片剂中，已有超过此剂量限度的制剂。必要时，可采用一次服用多片的方法降低每片的含药量。对于一些治疗窗（therapeutic window）较窄的药物应在安全剂量范围内，设计其缓控释制剂。

2）药物的理化性质：药物的理化性质包括药物的溶解度、pKa和油/水分配系数。药物的口服吸收，受其溶解度及油/水分配系数等理化性质的影响。由于大多数呈弱酸或弱碱性的药物，其在胃肠道的不同部位受局部 pH 的影响，呈现不同的解离程度，导致吸收程度也不同。在设计缓控释制剂时，必须考虑药物在胃肠道环境中的溶解和吸收特点。对于难溶的药物，应根据具体情况采取一定的技术提高药物溶解度；同时，控制药物的释放。此外，对于溶解度很小的药物（<0.01mg/ml），由于其本身即具有“缓释”效果，其溶解速度即为药物释放和吸收的限速步骤，不宜设计成扩散控制型的缓控释制剂。

油/水分配系数过高的药物，脂溶性过大，会与脂质膜产生强结合力而不能进入血液循环中；分配系数过小的药物，亲水性强，不易透过生物膜。因此，只有分配系数适中的药物，才容易透过生物膜，进入血液循环中。

3）胃肠道稳定性：口服药物易受胃肠道酸碱水解、酶促降解以及细菌分解的影响。在特定部位降解的药物，可以设计成定位释放制剂，以避免在特定部位的降解。例如，质子泵抑制药奥美拉唑在胃中不稳定，可以制成肠溶制剂给药；蛋白多肽类药物在小肠中将被消化酶大量降解，可以设计成结肠定位给药系统，以提高其生物利用度。

（2）生物因素

1）生物半衰期：制备缓控释制剂的目的是要在较长时间内，使血药浓度维持在治疗的有效浓度范围内。最理想的缓控释制剂应该是药物进入血液循环的速度，与其在体内的消除速度相同。生物半衰期（biological half - life）反映药物的消除速度，对维持治疗浓度至关重要。生物半衰期太短的药物，要维持治疗浓度，必须加大单位给药剂量，不方便给药。一般对于生物半衰期小于 1h 的药物，如呋塞米和左旋多巴等，都不适宜制成缓释制剂。对于半衰期大于 24h 的药物，由于其本身在体内的药效就可以维持较长的时间，没有必要制成缓释制剂，如地高辛、华法林和苯妥英等。此外，大多数药物在胃肠道的运行时间为 8 ~ 12h。因此，药物的释放和吸收时间不宜设计为 12h 以上。如果在结肠部位可以吸收，则可能使药物释放时间增至 24h，从而制成每日服药一次的缓控释制剂。

2）吸收因素：药物的吸收特性，对缓控释制剂的设计影响很大。制备缓控释制剂的目的是通过对制剂的释药速度进行控制，以控制药物的吸收。因此，释药速度必须比吸收速度慢。假设大多数药物和制剂在胃肠道吸收部位的运行时间为 8 ~ 12h，则吸收的最大半衰期应接近于 3 ~ 4h，这样可吸收 80% ~ 95% 的药物；如果吸收半衰期 >3 ~ 4h，则药物还没有释放完全，制剂已离开吸收部位。而药物的最小表观吸收速度常数应为 0.17 ~ 0.23/h，实际相当于药物从制剂中释放的速度常数。因此，缓控释制剂的释放速度常数最好在 0.17 ~ 0.23/h。实践证明，本身吸收速度小的药物不宜制成缓控释制剂。

如果药物是通过主动转运吸收或吸收局限于小肠的某一特定部位，则不利于制成缓释制剂。例如，维生素 B_2 只在十二指肠上部吸收，而硫酸亚铁的吸收则在十二指肠和空肠上端。因此，药物应在通过这一区域前释放药物。对于这类药物，应设法延长其在胃中的停留时间，使药物在胃中缓慢释放，然后到达吸收部位，可采用胃漂浮或生物黏附等策略。

3）代谢因素：在吸收前有代谢作用的药物如制成缓释剂型，生物利用度则会降低。大多数肠壁酶系统对药物的代谢作用具有饱和性，当药物缓慢地释放到这些部位，由于酶代谢过程未达到饱和，可使大部分药物转换成代谢物。例如，服用阿普洛尔缓释制剂，药物在肠壁代谢的程度增加，生物利用度降低。多巴 - 脱羧酶在肠壁浓度高，对左旋多巴产生酶代谢，若将左旋多巴与抑制多巴 - 脱羧酶的化合物一起制成缓释制剂，则既能增加吸收，又能延长其治疗作用时间。

2. 设计要求

（1）生物利用度：缓控释制剂的生物利用度，一般应在普通制剂的 80% ~120% 的范围内。若药物吸收部位主要在胃与小肠，宜设计成每 12h 服一次；若药物在结肠也有一定的吸收，则可考虑设计为每 24h 服一次。为了保证缓控释制剂的生物利用度，应根据药物在胃肠道中的吸收速度，控制药物从制剂中的释放速度。

（2）峰、谷浓度比值（C_{max}/C_{min}）。缓控释制剂稳态时的峰浓度与谷浓度之比应小于普通制剂，也可用波动度（fluctuation）表示。根据此项要求，一般半衰期短、治疗窗窄的药物，可设计每 12h 服用一次；而半衰期长或治疗窗宽的药物，则可设计每 24h 服用一次；若设计零级释放剂型，如渗透泵制剂，其峰谷浓度的比值应显著小于普通制剂。

3. 处方设计　一般半衰期较短的药物（$t_{1/2}=2\sim8h$），可以制成缓控释制剂，以降低药物浓度在体内的波动性。例如，盐酸普萘洛尔（$t_{1/2}=3.1\sim4.5h$）、茶碱（$t_{1/2}=3\sim8h$）以及吗啡（$t_{1/2}=2.28h$）等，均适合制成缓控释制剂。

目前，对于适合制备缓控释口服制剂的药物尚无明确的限定，应视临床治疗需要而定。一些原先认为不宜制成缓控释制剂的药物，也已经被制成缓控释制剂使用，如；①生物半衰期很短（<1h，如硝酸甘油）或很长（>12h，如地西泮）的药物；②抗生素：过去认为，抗生素制成缓控释制剂后易导致细菌的耐药性。但目前，已有头孢氨苄缓释胶囊和克拉霉素缓释片等上市；③首关作用强的药物，如美托洛尔和普罗帕酮等；④一些成瘾性药物也可制成缓释制剂，以适应特殊的医疗需要。

4. 质量评价　缓控释制剂体内评价的主要意义在于用动物或人体，验证缓控释制剂在体内控制释放性能的优劣，评价体外实验方法的可靠性，并通过体内试验进行制剂的体内药动学研究．计算有关药动学参数，为临床用药提供可靠的依据。体内评价主要包括生物利用度和生物等效性评价。

生物利用度（bioavailability）是指剂型中的药物吸收进入人体血液循环的速度和程度。生物等效性（bioequivalence）是指一种药物的不同制剂，在相同实验条件下，给予相同剂量，其吸收速度和程度无明显差异。《中国药典》2010 年版规定，缓控释制剂的生物利用度与生物等效性的评价应在单次给药与多次给药两种条件下进行。

单次给药（双周期交叉）的实验目的，在于比较受试者分别在空腹状态下服用缓控释受试制剂与参比制剂的吸收速度和吸收程度的生物等效性，并确认受试制剂的缓控释药动学特征。多次给药是比较受试制剂与参比制剂多次连续用药达稳态时，药物的吸收程度、稳态血药浓度和波动情况。参比制剂一般应选用国内外上市的同类缓控释制剂的主导产品，若系创新的缓控释制剂，则应选择国内外上市的同类普通制剂主导产品。

（宁红红）

第八节　择时与定位释药制剂

长期以来，药物传递系统的设计一直是基于 Claude Bernard 的生物体内环境自身平衡理论，即生物体可以自身调节并保持内环境的相对稳定。因此，大多数治疗药物都被设计为等间隔、等剂量、多次给药或缓控释剂型，以实现体内平稳的血药浓度及理想的治疗效果。近年来，时辰生物学（chronobiolog）、时辰病理学（chronopathology）、时辰药理学（chronopharmacology）和时辰治疗学（chronotherapy）等方面的进展，动摇了上述理论。这些研究表明，许多疾病的发作存在着明显的周期性节律变化。例如，哮喘患者的呼吸困难、最大气流量的降低，在深夜时最为严重；胃溃疡患者的胃酸分泌，在夜间增多；牙痛等疼痛，在夜间至凌晨时更为明显；凌晨睡醒时，血压和心率急剧升高，最易出现心脏病发作和局部缺血现象。而恒速释药的控释制剂，已不能满足这些节律性变化疾病的临床治疗要求。

择时治疗，应根据疾病发病时间规律及治疗药物时辰药理学特性，设计不同的给药时间和剂量方案，选用合适的剂型，降低药物的毒副作用，达到最佳的疗效。口服择时（定时）释药系统（oral chronopharmacologic drug delivery system）就是根据人体的这些生物节律变化特点，按照生理和治疗的需要，定时、定量释药的一种新型给药系统。目前，口服择时给药系统主要有渗透泵脉冲释药制剂、包衣脉冲释药制剂和定时脉冲塞胶剂等。

口服定位释药系统（oral site - specific drug delivery system）是指口服后，能将药物选择性地输送到胃肠道某一特定部位，以速释、缓释或控释释放药物的剂型。其主要目的是：①改善药物在胃肠道的吸收，避免其在胃肠生理环境下失活，如蛋白质或肽类药物制成的结肠定位释药系统；②治疗胃肠道的局部疾病，可提高疗效，减少剂量，降低全身性副作用；③改善缓控释制剂因受胃肠道运动的影响而造成的药物吸收不完全、个体差异大等现象。根据药物在胃肠道的释药部位不同，可设计为胃定位释药系统、小肠定位释药系统和结肠定位释药系统。

一、口服择时（定时）释药系统

1. 渗透泵脉冲释药制剂　渗透泵定时释药系统的基本组成为片芯、半渗透膜包衣层和释药小孔，片芯可为单层或双层。以双层片芯为例，其中一层是含药和渗透物质的聚合物材料层，离释药小孔近；另一层是远离释药小孔的渗透物质层，提供推动药物释放的渗透压。水分通过半透膜渗入膜内后，渗透物质吸水产生足够渗透压的过程需要一定时间。因此，包衣材料的种类、配比以及药物层中聚合物材料的种类和用量都是影响控释药物释放时间的重要因素。必要时，还可通过在渗透泵片的外面包衣，以延长开始释药的时间。

例如，在美国上市的产品 Covera - HS，其主药为盐酸维拉帕米；片芯药物层选用聚氧乙烯（分子量 30 万）、PVPK 29 - 32 等作为促渗剂；渗透物质层则包括聚氧乙烯（分子量 700 万）、氯化钠、HPMCE - 5 等；外层包衣用醋酸纤维素、HPMC 和 PEG3350；用激光在靠近药物层的半透膜上，打释药小孔。此法制备的维拉帕米定时控释片，可在服药后 5h，定时按零级释放药物。临床实践表明，在清晨 3 点左右，高血压患者体内的儿茶酚胺水平增高，收缩压、舒张压和心率增加。因此，心血管患者的意外事件（心肌梗死和心血管猝死）多发生于清晨。晚上临睡前 10 点左右服用 Covera - HS 后，可于次日清晨疾病即将发作时释放出一个脉冲剂量的药物，符合该病节律变化的治疗需要。

2. 包衣脉冲释药制剂　包衣脉冲释药制剂包括含活性药物成分的片芯、微芯和包衣层（可以是一层或多层）。包衣层可阻滞药物从核心中释放，阻滞时间由衣层的组成和厚度来决定。某些制剂的片芯中，还含有崩解剂。当衣层溶蚀或破裂后，崩解剂可使片芯迅速崩解并快速释放药物。脉冲释药制剂主要通过膜包衣技术和压制包衣技术制备。

二、口服定位给药系统

1. 胃定位释药系统　胃内定位释药，主要通过延长胃内的滞留时间来解决。胃内滞留片（gastric retention tablets）是指一类能滞留于胃液中，延长药物在消化道内的释放时间，改善药物吸收，提高药物生物利用度的片剂。

胃内滞留的目的：①促进弱酸性药物和在十二指肠段有主动转运药物的吸收；②提高在肠道环境不稳定药物在胃部的吸收；③提高治疗胃部和十二指肠部位疾病药物的疗效；④延长胃肠道滞留时间，使药物得到充分的吸收。

实现胃滞留的途径有胃内漂浮滞留（gastric floating retention）、胃壁黏附滞留（gastric adhesive retention）及磁导向定位技术（magnetic target site technology）和膨胀滞留（expansion retention）。

2. 结肠定位释药制剂　近年来，受到普遍关注的口服结肠定位给药系统（oral colon - specific drug delivery system，OCDDS），多为肠溶膜控释剂型。所谓 OCDDS，系指用适当方法，避免药物在胃、十二指肠、空肠和回肠前端释放，运送到人体回盲部后释放而发挥局部或全身治疗作用的一种给药系统，是一种定位在结肠释药的制剂。

结肠定位释药的优点有：①提高结肠局部药物浓度，提高药效，利于治疗结肠局部病变，如 Crohn's 病、溃疡性结肠炎、结肠癌和便秘等；②结肠给药可避免首关效应；③结肠部位酶活性低，利于多肽和蛋白质类大分子药物的吸收；④固体制剂在结肠中的转运时间很长，可达 20 ~ 30h。因此，开展 OCDDS 的研究对于缓控释制剂，特别是日服 1 次制剂的开发，具有指导意义。

根据释药原理，可将 OCDDS 分为以下几种类型。

（1）时间控制型 OCDDS：药物经口服后到达结肠的时间约为 6h，用适当方法制备具有一定时滞的时间控制型制剂，可使药物在胃、小肠不释放，到达结肠后开始释放，实现结肠定位给药的目的。大多数的 OCDDS，均由药物储库和外包衣层组成。此包衣层可在一定时间后，溶解、溶蚀或破裂，使药物从储库内芯中迅速释放发挥疗效。时控型 OCDDS 可受到食物的影响，必须控制食物的类型，做到个体化给药，否则可能影响药物的生物利用度。

（2）pH 依赖型 OCDDS：结肠的 pH 为 7.0 ~ 7.5，比胃和小肠的 pH 略高。采用在结肠 pH 环境下溶解的 pH 依赖性高分子聚合物，如聚丙烯酸树脂（Eudragit S100，pH > 7.0 溶解）等，可使药物在结肠部位释放并发挥疗效。目前，壳聚糖经人工改造后显示出了良好的结肠定位作用，如半合成的琥珀酰 - 壳聚糖及邻苯二甲酸 - 壳聚糖等。

（3）时控和 pH 依赖结合型 OCDDS：药物在胃肠的转运过程中，胃的排空时间在不同情况下有很大差异，但通过小肠的时间相对稳定，平均约为 4h。另外胃肠的 pH 除在胃中 pH 较低外，在小肠和结肠的 pH 差异较小。在结肠细菌作用以及在病理情况下，可出现结肠 pH 比小肠低的情况。所以，单纯采用时控型和 pH 依赖型，都很难实现 OCDDS 设计的目的。因此，有必要综合时控型和 pH 依赖型设计出一种特殊胶囊，来实现结肠定位释药。此法是将药物与有机酸装入硬胶囊，并用 5% 乙基纤维素的乙醇液密封胶囊连接处。然后，依下列顺序包衣，首先，用胃溶性材料包酸溶性衣层；其次，为羟丙甲纤维素（HPMC）包衣的亲水层；最后，为肠溶性材料包衣的肠溶层；最终形成了三层包衣系统。外层的肠溶层在 pH > 5 的条件下溶解，可防止药物在胃中释放。到达小肠后，由于 pH 升高，肠溶层和亲水层溶解，最内层的酸溶性衣层仍能阻滞药物在小肠的释放。到达结肠后，则随着水分向内渗透，有机酸溶解，使得胶囊内 pH 下降，酸溶性衣层溶解，最终释放药物。三层包衣系统，保证了药物在结肠的定位释放，且避免了药物在胃内滞留时间差异的影响；同时，可通过调节酸溶性衣层的厚度，达到控制药物释放时间的目的。

(4) 压力控制型 OCDDS：由于结肠内大量的水分和电解质被重新吸收，导致肠内容物的黏度增大。当肠道蠕动时，可对物体产生较大的直接压力，使物体破裂。依此原理，人们设计了压力控制型胶囊。即，将药物用聚乙二醇（PEG）溶解后，注入内表面涂有乙基纤维素（EC）的明胶胶囊内；口服后，明胶层立即溶解，内层的 EC 此刻呈球状（内含药物）；到达结肠后，由于肠压的增大而致其崩解，药物随之释放出来。

(5) 酶触发型 OCDDS：结肠内存在大量的细菌及独特的酶系，如偶氮降解酶及糖苷酶等。由酶降解性材料制成的制剂到达结肠后，被降解而释放药物，达到定位给药的目的。此类给药系统，有以下几种类型。

1) 前体药物的 OCDDS：将药物与能被结肠糖苷酶或细菌降解的高分子载体结合。口服后，由于胃、小肠内缺乏可降解高分子材料的酶，从而保证了药物只能在结肠定位释放。常见的有偶氮双键前体药物及葡聚糖前体药物等，这些前体药物在胃、小肠不易水解，只有到达结肠时才可被糖苷酶水解并释放药物，发挥疗效。

2) 包衣型的 OCDDS：选用能被结肠酶或细菌降解的包衣材料对药物进行包衣，以达到结肠定位给药的目的。较为常用的包衣材料是多糖类，如壳聚糖、环糊精、直链淀粉及果胶；另外，还有偶氮聚合物及二硫化物聚合物等。

3) 骨架片型的 OCDDS：将药物与可被结肠酶或细菌降解的载体制成骨架片，以达到结肠靶向给药的目的。

（宁红红）

第九节　靶向制剂

一、概述

1. 靶向给药制剂的定义　靶向制剂亦称靶向给药系统（targeted drug delivery systems, TDDS），系指药物进入体循环系统之后，选择性地浓集于需要发挥作用的靶组织、靶器官、靶细胞或细胞内某靶点的制剂。

2. 靶向给药制剂的分类　根据到达靶部位的不同，可把药物的靶向性分为三级：第一级：到达的特定部位是器官或组织；第二级：到达的部位是器官或组织内的特定的细胞（如肿瘤细胞而不是正常细胞，肝实质细胞而不是枯否氏细胞）；第三级：到达的部位是靶细胞内的特定的细胞器（如线粒体）等。

根据靶向传递机制分类，TDDS 大体可分为以下三类：被动靶向制剂、主动靶向制剂和物理化学靶向制剂。

二、被动靶向制剂

被动靶向制剂即自然靶向制剂，系利用药物载体被生理过程自然吞噬而实现靶向的制剂，包括脂质体、乳剂、微球、纳米囊和纳米球等。

1. 脂质体　脂质体（liposomes）与细胞膜的组成相似，能显著增强细胞摄取，延缓和避免耐药性。脂质体在体内细胞水平上的作用机制包括吸附、脂交换、内吞及融合等。脂质体经静注进入体内后，主要集中分布在肝、脾、肺、淋巴结、骨髓等网状内皮，且在炎症、感染和某些实体瘤部位亦较多聚集，具有被动靶向性。脂质体经肌内、皮下或腹腔注射后，首先进入局部淋巴结中，是治疗和预防肿瘤扩散和转移的优良药物载体。脂质体的体内行为主要受四种因素的影响；磷脂组成及含量、胆固醇含量、粒径大小及表面电荷。

2. 纳米粒

（1）纳米粒：纳米粒（nano particles）与脂质体相比，其物理稳定性好，但无脂质体的可特异性融合细胞膜的作用。普通纳米粒经静脉注射后，可被网状内皮系统摄取，被动靶向分布于肝、脾和骨髓。为了提高其他部位的靶向性，可对其进行修饰，制备长循环纳米粒、主动靶向纳米粒及磁性靶向纳米粒等。目前，紫杉醇的白蛋白纳米粒已被美国 FDA 批准上市。

（2）固体脂质纳米粒：固体脂质纳米粒（solid lipid nanoparticles，SLN）采用的类脂生物相容性好、毒性低、理化性质稳定，可以克服脂质体、类脂体及乳剂等剂型的不稳定问题。经静脉给药后，其不仅具有纳米粒的特征，还具有类似乳剂的淋巴靶向性，适合制备抗癌药及消炎药的被动靶向制剂。

（3）聚合物胶束：聚合物胶束（polymeric micelles）是两亲性的高分子物质，在水中自发形成一种自组装结构的纳米粒。与小分子表面活性剂胶束比较，聚合物胶束通常具有更低的临界胶束浓度和解离速率，表现为在生理环境中具有良好的稳定性，能使装载的药物保留更长时间，在靶向部位有更高的药物累积量。聚合物胶束大小为 10～100nm，药物可通过化学结合或物理作用包裹于其中。目前，对于聚合物胶束作为药物载体的研究，主要集中在两类药物的传递系统中。第一类是高效、毒性大、难溶的药物，主要为抗癌药物，如紫杉醇和多柔比星等；第二类是生理环境下不稳定，且细胞摄取率低的药物，主要为基因药物，如 DNA 质粒和寡核苷酸等。

3. 微球　微球（microspheres）静脉注射后，首先与肺部毛细血管网接触。粒径 >7μm 的微球，被肺有效截获；而 7μm 以下的微球，则会很快被网状内皮系统的巨噬细胞清除，主要集中于肝、脾等含网状内皮系统丰富的组织。

4. 纳米乳　纳米乳（nano emulsions）是粒径为 10～100nm 的胶体分散系统。纳米乳作为药物传输系统，具有淋巴系统靶向性。抗癌药物制备成注射纳米乳注入体内后，可提高抗癌药物在肝、脾、肺及淋巴等部位的浓度，可提高疗效，降低不良反应；较高的淋巴药物浓度还可有效防止癌细胞从淋巴途径转移。

三、主动靶向制剂

主动靶向制剂一般是指具有主动寻靶功能的药物制剂，包括前体药物和修饰的药物微粒载体两大类。

前体药物：前体药物（prodrugs）是活性药物经化学修饰衍生而成的，在体外无活性或活性很低，在体内经化学反应或酶反应，使母体药物再生而发挥其治疗作用的物质。前体药物在特定的靶部位再生为母体药物的基本条件是：前体药物转化的反应物或酶仅在靶部位存在或表现出活性；前体药物能同药物受体充分接近；有足够量的酶以产生足够量的活性药物；产生的活性药物应能在靶部位滞留，而不漏入循环系统产生不良反应。有些前体药物或者由于不够稳定，或者由于在体内转运受到阻碍，可再制备其衍生物，称为双重前体药物。

（1）脑部靶向前体药物：脑部靶向前体药物的设计，通常是以一些与细胞生长有关或参与体内代谢的生理活性物质，如氨基酸、羧酸及杂环等化合物为载体，将其接入药物分子中，以增加药物与血脑屏障中生物大分子的亲和力，或增加药物的脂溶性，使之容易透过血脑屏障，最后经酶解后释放原药起效。例如，海洛因作为吗啡的二酰基衍生物，由于其脂溶性增加，其穿透血脑屏障的能力较吗啡增强100倍。

（2）结肠靶向前体药物：药物与能被结肠菌群分解的、具有特异性酶生物降解的高分子材料结合后，形成前体药物。前体药物口服后，在胃、小肠不降解，到达结肠之后才能降解，从而保证了药物在结肠的定位释放。例如，5－氨基水杨酸是治疗结肠炎的药物，其前体药物为奥沙拉嗪，通过偶氮键联接两个分子的5－氨基水杨酸。该化合物在胃和小肠部位不能吸收也不能分解，到达结肠后在结肠内特有的偶氮还原酶的作用下，偶氮键降解，还原两个分子的5－氨基水杨酸，从而发挥抗炎作用。

（3）肾靶向前体药物：通常采用低分子量蛋白质（low molecular weight protein，LMWP）、糖基复合物等药物转运载体制备前体药物。例如，学者张志荣、郑强等选用治疗慢性肾炎的雷公藤内酯醇（triptolide，TP）为模型药物，选用溶菌酶（lysozyme，LZM）为载体，制备了雷公藤内酯醇－溶菌酶结合物（TPS－LZM）。体内分布试验显示，与原药相比，结合物具有较好的肾靶向性和滞留时间，而在其他各脏器中的分布显著减少。

（4）肝靶向前体药物：不同类型肝细胞表面具有不同的特异性受体，如肝实质细胞表面的去唾液酸糖蛋白受体（asialoglycoprotein receptor，ASGPR），低密度脂蛋白受体（low－density lipoprotein receptor，LDLR）和高密度脂蛋白受体（high－density lipoprotein receptor，HDLR），库普弗细胞表面的甘露糖受体和“清道夫”受体（scavenger receptor，SR）等。以ASGP－R为例，它是一种在肝实质细胞表面表达并可专一性识别末端含有半乳糖或乙酰氨基半乳糖的糖蛋白。因此，可将大分子药物等经半乳糖糖基化后，制成以ASGP－R受体为介导的肝靶向前体药物。

（5）肿瘤靶向前体药物：肿瘤靶向前体药物治疗系统是利用肿瘤中某些酶水平的升高，活化前体药物释放出活性的原药。例如，5－氟尿苷的前药5－去氧－5－氟尿苷，即利用骨髓细胞缺少、在肿瘤细胞中大量存在的核苷磷酸酶的作用，释放母体药物，从而降低了药物对正常细胞的毒副反应。

四、物理化学靶向制剂

1. 磁性靶向制剂　磁性制剂是将药物与磁性物质共同包裹于高分子聚合物微粒中，利用体外磁场引导微粒在体内定向移动和定位浓集的给药系统。Pulfer等制备了粒径10～20nm的中性葡聚糖磁性纳米粒，以4mg/kg的剂量动脉注射给予荷RG－2瘤的雄性大鼠，并在脑部给予0～6 000G的磁场，分别于30min和6h后处死，收集脑组织进行分析。结果表明，未给予磁场时，每1g脑组织中的药量为23%～31%；外加磁场时，药量可增至41%～48%。

2. 动脉栓塞靶向制剂　将微球制剂选择性地注入动脉，栓塞于某些组织而使这些组织的病灶缺氧、坏死的方法为动脉栓塞给药。这些微球制剂用于肿瘤治疗。一方面，载体长时间停留在动脉内，阻断血液向肿瘤组织提供营养，防止癌细胞的繁殖；另一方面，药物可以不断向肿瘤组织扩散，不但使肿瘤部位的药物浓度长时间维持在较高水平而体循环中的药物浓度较低，从而提高药物的治疗指数，降低毒副作用。值得一提的是，肝是由肝动脉与静脉双重供血的器官，肝细胞70% ~90%的供血来自门静脉，而肿瘤组织95%的供血来自肝动脉，这一特点对肝肿瘤的栓塞化疗极为有利。

3. 热敏靶向制剂　脂质膜在由“凝胶态”转变到液晶结构的相转变温度时，膜的流动性增大，此时包封的药物释放速率亦增大；而未到相转变温度时，药物释放缓慢。根据这一原理，可制备温度敏感脂质体。例如，^{3}H 标记的甲氨蝶呤温度敏感脂质体，注入荷 Lewis 肺癌小鼠的尾静脉后，用微波发生器加热肿瘤部位至42℃；4h 后，试验组循环系统中的放射活性为对照组的4倍。

4. pH 敏感靶向制剂　根据肿瘤间质液的 pH 值一般比周围正常组织低的特点，可设计 pH 敏感脂质体。其原理是 pH 低时可引起六方晶相的形成，致使脂质体膜融合而加速药物释放。pH 敏感的典型磷脂是二油酰磷酯酰乙醇胺。例如，采用二油酰磷酯酰乙醇胺：胆固醇：油酸（摩尔比4 ：4 ：3）制备的 pH 敏感脂质体，将荧光染料导入 NIH3T3 细胞及人胚肺中的成纤维细胞；研究显示，脂质体进入 NIH3T3 细胞后，可在微酸环境中破裂，使荧光物质浓集到细胞内。

（宁红红）

第十节　经皮给药制剂

一、概述

1. 经皮给药系统的发展历史　经皮给药系统（transdermal drug delivery system，TDDS）或经皮治疗系统（transdermal therapeutic system，TTS）是指药物以一定的速率透过皮肤经毛细血管吸收进入体循环产生药效的一类制剂。一般情况下，TDDS 指经皮给药新剂型，即透皮贴剂（transdermal patches）；而广义的经皮给药制剂包括软膏剂（ointments）、硬膏剂（plasters）、巴布剂（cataplasms）和贴剂（patches），搽剂（liniments）和气雾剂（aerosols）等。

2. 经皮给药制剂的特点　TDDS 可实现无创伤性给药，具有其他给药方法的不可比拟的优点。例如，直接作用于靶部位发挥药效；避免肝的首关效应和胃肠因素的干扰；避免药物对胃肠道的副作用；长时间维持恒定的血药浓度，避免峰谷现象，降低药物毒副反应；减少给药次数，提高患者用药依从性；患者可以自主用药，特别适合于婴儿、老年人及不宜口服给药的患者；出现副作用时，可随时停止给药。

同其他给药途径相似，经皮给药亦存在一些缺点。例如，不适合剂量大或对皮肤产生刺激的药物；起效较慢，不适合要求起效快的药物；药物吸收个体和吸收部位差异较大等。

二、药物经皮吸收

1. 药物经皮吸收途径　皮肤由表皮、真皮和皮下脂肪组织及皮肤附属器构成。药物的经皮吸收过程主要包括释放、穿透及吸收入血液循环三个阶段。药物经皮吸收进入体循环的路径有两条，即经表皮途径和经附属器途径。

（1）经表皮途径（transepidermal route）：是指药物透过表皮角质层进入活性表皮，扩散至真皮被毛细血管吸收并进入体循环的途径，这是药物经皮吸收的主要途径。

（2）经附属器途径（appendageal route）：即药物通过毛囊、皮脂腺和汗腺吸收，药物通过附属器的穿透速度比经表皮途径快，但由于其表面积小，使得该途径不是药物经皮吸收的主要途径。

2. 影响药物经皮吸收的因素

（1）生理因素

1）种属：种属不同，皮肤的角质层或全皮厚度、毛孔数、汗腺数以及构成角质层脂质的种类亦不同，从而使药物透过皮肤存在很大差异。一般认为药物经皮通透性大小顺序为家兔 > 大鼠 > 豚鼠 > 猪 > 人。

2）年龄：年龄不同皮肤的生理条件也不同。成熟新生儿的皮肤透过性与成年人相当；老年人皮肤通透性显著小于青年人。

3）部位：人体不同部位皮肤的角质层厚度和细胞个数、皮肤附属器数量、脂质组成以及皮肤血流不同，对药物的透过性也不同。

4）皮肤状态：由于受到机械、物理及化学等损伤因素对皮肤的影响，皮肤结构被破坏，会不同程度地降低角质层的屏障作用，使药物对皮肤透过性明显增大。烫伤的皮肤角质层被破坏时药物很容易被吸收。皮肤水化后，引起组织软化、膨胀、结构致密程度降低，使药物透过量增加。

5）皮肤温度：随着皮肤温度的升高，使药物的透过速度升高，一般平均每升高 10℃，皮肤透过速度增加 1.4 ~3.0 倍。

6）皮肤结合作用：皮肤结合作用是指药物与皮肤蛋白质或者脂质等的可逆性结合。结合作用可延长药物透过的时间，也可能在皮肤内形成药物储库。药物与皮肤组织结合力愈强，时滞与储库维持时间也愈长。

7）代谢作用：药物可在皮肤内酶的作用下发生氧化、还原、水解与结合等作用。由于皮肤内酶含量很低，皮肤血流量也仅为肝的7%，并且经皮吸收制剂的面积很小，所以酶代谢对多数药物的皮肤吸收不产生明显的首关效应。

（2）药物理化性质

1）分配系数与溶解度：药物的油/水分配系数是影响药物经皮吸收的主要的因素之一。脂溶性大的药物易通过角质层，药物穿过角质层后，进入活性表皮继而被吸收。因活性表皮是水性组织，脂溶性太大的药物难以分配进入活性表皮。药物穿过皮肤的通透系数的对数，与油/水分配系数的对数往往呈抛物线关系。因此，用于经皮吸收的药物最好在水相及油相中均有较大溶解度。

2）分子大小与形状：分子体积小时对扩散系数的影响不大。分子量与分子体积呈线性关系，分子量大时，显示出对扩散系数的负效应。分子量大于500 的物质，已较难透过角质层。药物分子的形状与立体结构对药物的经皮吸收影响也很大，线性分子通过角质细胞间类脂双分子层结构的能力要明显优于非线性分子。

3）pKa：很多药物是有机弱酸或有机弱碱，它们以分子型存在时有较大的透过性，而离子型药物则难以通过皮肤。表皮内 pH 为 4.2 ~5.6，真皮内 pH 为 7.4 左右。经皮吸收过程中，药物溶解在皮肤表皮的液体时，可能发生解离反应。因此，根据药物的 pKa 调节 TDDS 介质的 pH，降低药物离子型和非离子型的比例，有利于提高药物透过量。

4）熔点：一般情况下，低熔点药物易于透过皮肤，这是因为低熔点的药物晶格能较小，在介质中的溶解度较大。根据经验，药物熔点每升高 100℃，其透过系数可降低至原来的 1/10。

5）分子结构：药物分子结构中具有氢键供体或受体时，会和角质层的类脂形成氢键，对药物的经皮吸收起负效应。一般药物分子内，氢键供体或受体以小于 2 个为宜。

（3）剂型因素

1）剂型：剂型能够影响药物的释放性能，进而影响药物的经皮吸收。药物从制剂中释放越快，越有利于经皮吸收。一般半固体制剂中药物的释放较快，骨架型贴剂中药物的释放较慢。同一剂型的不同处方组成，药物的经皮吸收亦可能存在很大差异。

2）基质：药物与基质的亲和力不同，会影响药物在基质和皮肤间的分配。一般基质和药物亲和力不应太大，否则，药物难以从基质中释放并转移到皮肤；基质和药物的亲和力也不能太弱，否则，载药量无法达到设计要求。

3）pH：给药系统内的 pH 能影响有机酸或有机碱类药物的解离程度，因为离子型药物的透过系数小，而分子型药物的透过系数大，继而影响药物的经皮吸收。

4）药物浓度与给药面积：大部分药物的稳态透过量与膜两侧的浓度梯度成正比，基质中药物浓度越大，药物经皮吸收量越大。但当浓度超过一定范围时，吸收量则不再增加。给药面积越大，经皮吸收的量亦越大。因此，一般贴剂都有几种规格。但面积太大，则患者的用药依从性差。实际经验证明，贴剂面积不宜超过 $60cm^2$。

5）穿透促进剂：一般制剂中添加经皮穿透促进剂，会提高药物经皮吸收速率，这也有利于减少给药面积和时滞。穿透促进剂的添加量对促透效果也有影响，添加量过小，起不到促进作用；添加量过多，则会对皮肤产生刺激性。

3. 药物经皮吸收促进方法　皮肤是人体的天然屏障，阻碍药物进入体内。即使是有效剂量较低的一些药物，经皮透过速率也难以满足治疗需要，这已成为 TDDS 开发的最大障碍。如何保证足够量的药物透过皮肤进入体内达到治疗剂量，是目前 TDDS 研究的重点。目前，常用的促透方法包括化学方法和药剂学方法等。

（1）化学方法：包括应用经皮穿透促进剂、离子对和前体药物。至今，已开发了包括水、醇类、亚砜类、氮酮及其同系物、吡咯酮类、脂肪酸及酯类、表面活性剂类、萜类及环糊精类等在内的 200 余种穿透促进剂。

1）月桂氮䓬酮：月桂氮䓬酮是强亲脂性物质，它的油/水分配系数是 6.21。月桂氮䓬酮常与极性溶剂丙二醇合用，产生协同作用。丙二醇能够增加月桂氮䓬酮在皮肤角质层中的溶解度，从而提高月桂氮䓬酮对皮肤角质层的作用时间和作用强度。月桂氮䓬酮的常用促透浓度为 1% ~5%，其促透作用起效缓慢。

2）油酸反式构型不饱和脂肪酸：该物质具有很强的扰乱双分子层中脂质有序排列的作用。油酸常与丙二醇合用产生协同作用，常用浓度 $<10\%$。如浓度超过 20%，则易引起皮肤红斑和水肿。

3）肉豆蔻酸异丙酯：肉豆蔻酸异丙酯刺激性很低，具有很好的皮肤相容性。肉豆蔻酸异丙酯与其他促进剂合用，可产生协同作用。例如，肉豆蔻酸异丙酯和 N－甲基吡咯烷酮合用，可以大大降低后者的起效浓度，减少毒性。

4）N－甲基吡咯烷酮：该物质具有较广泛的促透作用，对极性、半极性和非极性药物均有一定的促透作用。N－甲基吡咯烷酮具有用量低、毒性小、促透作用强等特点。但易引起人体皮肤红斑和其他刺激性反应，使其应用受到一定限制。

5）醇类：低级醇类可以增加药物的溶解度，改善其在组织中的溶解性，促进药物的经皮透过。在外用制剂中，常用丙二醇作保湿剂，乙醇作为药物溶剂。

6）薄荷醇：具有清凉和镇痛作用，具有起效快、毒副作用小等优点，常与丙二醇合用产生协同作用。

7）二甲基亚砜：它可以取代角质层中的水分，并伴有脂质的抽提和改变蛋白质构型作用，从而提高药物的透过性。二甲基亚砜可被皮肤吸收，发挥促透作用需要较高的浓度。因其可对皮肤产生较严重的刺激性，使应用受到限制。

8）表面活性剂：表面活性剂除对角质层中的磷脂起增溶作用外，其促透作用与角蛋白间的相互作用有关。阳离子表面活性剂的促透作用优于阴离子表面活性剂和非离子表面活性剂，但对皮肤具有刺激作用。因此，一般选择非离子表面活性剂。常用的表面活性剂有蔗糖脂肪酸酯类、聚氧乙烯脂肪醇醚类和失水山梨醇脂肪酸酯类等。

9）离子对：离子型药物难以透过角质层，通过加入与药物带有相反电荷的物质，形成离子对（ion pairs），使之容易分配进入角质层类脂。当它们扩散到水性的活性表皮内时，解离成带电荷的分子继续扩散到真皮。例如，在双氯芬酸及氟吡洛芬等强脂溶性药物中加入有机胺类后，可显著地增加其经皮透过量。

10）前体药物：设计前体药物时，应使药物在油和水中的溶解度均较大。亲水性药物可制成脂溶性大的前药，以增加其在角质层内溶解度；强亲脂性的药物可引入亲水性基团，以利于其从角质层向活性皮肤组织分配。

（2）药剂学方法：药剂学方法主要借助于微米或纳米药物载体，包括微乳（microemulsions）、脂质体（liposomes）、传递体（transfersomes）、醇脂体（ethosomes）及囊泡（niosomes）、纳米粒（nanoparticles）等，以改善药物透过皮肤的能力。

（宁红红）

第十一节　生物制剂

一、概述

生物技术（biotechnology）是指对有机体的操作技术，是21世纪备受关注的高新技术之一。现代生物技术包括基因工程技术、细胞工程技术、发酵工程技术和酶工程技术，其中核心技术是基因工程技术。近二十年来，随着基因工程技术的发展，转基因技术、基因治疗技术和蛋白质工程技术得到快速发展并日臻成熟，使得生物技术药物可以不断上市并进入临床应用。

生物技术药物（biotechnology drugs）是采用现代生物技术，借助某些微生物、植物或动物来生产的药物，主要包括重组细胞因子类药物、重组激素类药物、重组溶栓药物、基因工程疫苗、治疗性抗体、基因药物和反义核苷酸等，其中以重组细胞因子类药物的数量最多。

基因工程技术在生物制药中应用的最大成就，是其可以方便、有效地大量生产许多从自然界难以获得或不可获得的生物活性蛋白和多肽，如免疫性蛋白、细胞因子、激素和酶类等。这些内源性生理活性物质作为药物应用已有多年的历史，但由于其来源少、制造困难、造价高、免疫抗原和纯度低等原因，使它们的临床应用受到了极大的限制。基因工程技术从根本上解决了上述问题，为人类获取大量有价值的多肽及蛋白质开辟了一条新途径。自 1982 年，美国 Lily 公司开发的世界上第一个基因工程药物重组人胰岛素获准上市以来，至今已有 100 多个生物技术药物上市。近年来，生物技术品占新药总数的 20% 以上。生物技术作为 21 世纪的重要支柱产业之一，显示出前所未有的生命力，也影响了整个医药工业的发展方向。

生物技术药物可分为四类：重组细胞因子类、单克隆抗体类、基因治疗产品和疫苗，生物技术产品又可归为两大类：生理肽和非生理肽。生理肽的代表产品有凝血因子、胰岛素、人生长激素和促红细胞生成素等；非生理肽的代表产品有干扰素、细胞因子、组织纤溶酶原激活因子和尿激酶等，这些产品均以非生理浓度发挥治疗作用。此外，非生理肽中还包括生理肽的突变型，如疫苗和溶栓剂等。

生物技术药物大多为蛋白多肽和核酸类药物。与化学药物比较，具有以下特点：①药理活性强，给药剂量小，副作用小；②提取纯化工艺复杂，药物稳定性差；③体内可快速清除，生物半衰期短；④分子量较大，生物膜透过性差，很难透过胃肠道上皮细胞层，故口服给药不易吸收。因此，注射给药是其常用的给药途径，但该类药物由于体内半衰期短，普遍需频繁注射给药，给患者带来痛苦和不便。

由于现代生物技术的发展，可以获得大量的生物技术药物，但将生物技术药物制备成安全、有效、稳定的制剂则是一项艰巨任务。生物技术药物给药的相关新技术和新剂型的研究与开发，也将充满着严峻的挑战与新的发展机遇。

二、蛋白质多肽类药物的新型给药系统

蛋白多肽类药物的药理活性强，在较低浓度下即可起效，在很多疾病的治疗中都是一类理想的候选药物。然而，这些有利的性质也有可能受到药物传递系统的影响。例如，口服及透皮等非注射给药途径的生物利用度极低，目前只有通过注射给药。这些药物的体内半衰期较短，通常只有几分钟到几个小时，临床需要频繁给药。这些均影响患者的用药依从性和经济性考虑。目前，生物技术药物的非注射给药系统的研究与开发，已成为药剂学领域研究的热点，目前已有缓释微球等产品上市。

1. 注射给药系统　蛋白多肽类药物均可通过静脉注射、肌内注射、皮下注射及腹腔注射途径给药。这类药物多数体内半衰期较短，清除率高。如需注射途径给药，往往需通过其他方法延长药物在体内作用时间，最简单的方法是将静脉注射给药改为肌内注射或皮下注射。采取此法时，应注意随之引起的蛋白质降解和体内配置的变化。因为与静脉注射相比，肌内注射和皮下注射延长了药物在给药部位的滞留时间，同时也增加了药物降解的概率。由于蛋白多肽类药物分子量较大，通过肌内注射和皮下注射给药，药物常通过淋巴管进入血液循环，而不是通过注射部位的毛细血管进入血液循环。蛋白多肽类药物通过淋巴管吸收的比率，与其分子量成正比。另一种延长蛋白多肽类药物体内半衰期的方法，则是采取新的给药系统，延缓药物释放，如输入泵、生物降解微球、植入剂、脂质体和聚合物结合物等。第三种方法，就是对蛋白多肽类药物分子进行化学修饰以抑制其体内清除，如目前比较成功的蛋

白质的 PEG 化修饰。

在设计蛋白多肽类药物的给药系统时，应注意治疗性蛋白质药物的药动学特征。如果蛋白质药物是内源性的活性剂（如胰岛素、t-PA、生长激素、红细胞生成素或白介素等），则需要充分认识它们在生理及不同病理情况下的作用特点。目前，我们已明确了内源性活性物质存在三种分泌方式，即内分泌、旁分泌（paracrine）和自分泌。这些物质的量效关系通常不是S形，而是呈钟形（bell-shaped），即高剂量时，作用反而会消失。保证这些物质安全、有效的关键是其能到达并滞留在靶细胞、药物释放时间合理。特别是旁分泌和自分泌的蛋白质，其治疗剂量需要定位释放；否则，药物在靶区外易发生副作用，如白介素2和肿瘤坏死因子等。可见，设计并开发可定位释放及控速释放的蛋白多肽类药物至关重要。

（1）缓释注射微球：为实现蛋白多肽类药物的缓慢释放，可将其制成生物降解的微球制剂。该制剂通过皮下或肌内注射，使药物缓慢释放，延长药物在体内的作用时间。微球作为蛋白缓释的载体，主要应用在以下4个方面：系统传递、局部传递、有屏障保护部位的传递（如脑及眼）和疫苗传递的载体。

进行蛋白多肽类药物注射缓释微球的研究，其主要难度仍在于如何解决蛋白质不稳定的问题。此外，还要求蛋白质在生理条件下必须以水合形式存在。

美国 FDA 已批准的蛋白多肽类药物的缓释微球和植入剂中所用微球骨架材料多为可生物降解材料，如聚乳酸（PLA）或聚丙交酯-乙交酯共聚物（poly-lactide coglycolide，PLGA），又称聚乳酸羟基乙酸共聚物（copoly-lactic/glycolic acid）。通过改变丙交酯与乙交酯的比例或分子盐，可得到不同降解周期的微球。

（2）疫苗给药系统：疫苗抗原蛋白具有独特的性质，即单剂量或多剂量（通常2~3个剂量）给药后，可诱发长期的免疫应答。对于多剂量疫苗，需多次接种，如破伤风疫苗的全程免疫需要3次注射，且每次接种间隔时间较长，导致多剂量疫苗的辍种率较高。脉冲式给药系统在疫苗类抗原蛋白的传递给药中有明显优势，将多剂量疫苗（如肝炎及破伤风等）开发为单剂量控释疫苗，其中之一即是研制成脉冲式给药系统。例如，将破伤风类毒素制成 PLGA 脉冲式控释微球制剂。由于采用了具不同降解速率的 PLGA 微球，一次注射该微球即可产生两次脉冲释药，一次即开始的释药，二次是注射后的3周或7周的脉冲式释药，达到全程免疫的目的。

疫苗微球的制备也通常采用乳化包囊法制得，乳化过程会破坏所包囊疫苗蛋白的完整性。然而，与前所述的治疗用蛋白多肽类药物不同，对于疫苗抗原蛋白保持其完整性并不特别重要。疫苗的给药目的是要产生抗体，只要保持其主要的抗原决定簇是完整的即可。基于上述特点，疫苗微球的制备工艺，可耐受较大程度的变性操作。除此之外，乳剂、脂质体、聚合物纳米粒和微粒也已用于疫苗的传递系统研究中。目前，疫苗的缓释传递系统研究仍存在很多困难，在产品开发方面仍稍落后于蛋白多肽类药物传递系统。

（3）植入剂：植入剂分为两种，即非注射植入剂和可注射植入剂。非注射植入剂是指通过手术方式植入体内的制剂，主要用于需长期用药的慢性病治疗，一般可持续释药达数月或几年。目前，已有该类产品上市。例如，左炔诺酮植入剂（与硅橡胶混合制成）和卡莫司汀植入剂（聚苯丙生物降解材料制成的薄片），前者植入前臂皮下，可持续释药5年，是一种较好的避孕制剂。由于非注射植入剂，需手术植入或取出，导致患者给药的依从性降低。近年来，开发了可注射植入剂，并已有产品上市。例如，戈舍瑞林可注射植入剂是一种用D，L－乳酸－羟基乙酸共聚物为载体制成的可生物降解植入剂，该植入剂为白色或奶白色、直径为2mm的小柱。将其装入特殊注射器中，经腹部进行皮下注射，其缓慢释药长达28d。

（4）输液泵给药系统：输入泵是医院静脉输注药物的常用工具。用输入泵输入蛋白多肽类药物的优点是可根据需要，调节输入速度和输入量。缺点是蛋白多肽类药物长期放置后不稳定。蛋白多肽类药物在37℃或室温时稳定，但此方法需不断对患者进行有创取样、监测；计算后，才可重新调整输入速度。

胰岛素是使用泵输入药物的先例。胰岛素泵能模拟正常胰岛素的分泌方式，可持续24h向人体输入微量的胰岛素。此外，还可输入餐前剂量。两部分综合，可使患者的血糖控制在较理想的水平，该装置对血糖难以控制的患者疗效尤为突出。常规的输入泵由四部分组成，包括输入泵、剂量调节装置、药物储存器和输注导管。

（5）PEG化修饰的蛋白质注射给药系统：蛋白多肽类药物的PEG化修饰，是指活性聚乙二醇与蛋白质、多肽分子的非必须基团的共价结合而修饰药物。其目的是将PEG修饰到蛋白的表面，增加蛋白在水溶液中的溶解度和稳定性，改变其体内生物分配行为，增大分子量，产生空间屏障，减少药物的酶解、避免在肾的代谢和消除，并使药物不被免疫系统细胞所识别，从而产生延长蛋白类药物体循环时间。除此之外，PEG还可作为一种屏障，掩蔽蛋白质分子表面的抗原决定簇，避免抗体的产生或阻止抗原与抗体的结合从而抑制免疫反应。PEG修饰后的蛋白质具有以下优点：免疫原性极大降低，难以激发抗体产生，不会通过免疫反应被清除，体内半衰期延长；修饰后蛋白分子量增加，使其不被肾代谢、血液循环时间延长。

研究表明，修饰PEG分子的大小、结构（直链或支化结构）、连接方式与连接部位都直接影响最终产物的体内药动学、药效学和稳定性等。一般情况下，PEG分子量越大，修饰后的蛋白药物的分子量也越大，降低或躲避肾小球过滤的能力越强，消除半衰期延长。但分子量越大，对药物分子结构的影响也增加，由于空间位阻的增大，降低了药物与受体结合的能力，使其生物活性极大降低。因此，蛋白PEG化修饰，应综合平衡PEG的分子量、生物学活性和体内半衰期的关系。目前，腺苷脱氨酶和干扰素的PEG化产品，均已获准上市。

PEG修饰蛋白多肽类药物也存在一些问题：①PEG修饰后的蛋白活性降低，其原因可能是PEG为长链大分子，与蛋白结合后，破坏了蛋白多肽类药物的活性位点或引起空间结构的变化，影响蛋白质与受体的结合；②PEG修饰后的蛋白多肽类药物的分子量变大，体内扩散速度降低，影响药物向组织的转运而影响药效；③目标修饰产物不纯，副产物不易分离等。

（6）其他注射给药系统：其他用于注射给药的传递系统包括脂质体、纳米粒、乳剂、微乳、原位凝胶及自调式给药系统等。其中，以脂质体的研究较多。脂质体作为生物技术药物的载体，具有可避免药物体内酸、碱及酶系统的降解和体液中和抗体的作用，提高药物的稳定性，延长药物的半衰期，产生缓释长效作用，提高药物靶向性。脂质体是目前生物技术药物给药剂型中的研究热点，基于蛋白多肽类及疫苗等药物的特性，生物技术药物脂质体则更加实用。目前，此项技术已用于IL－2、类胰岛素生长因子－1、胰岛素、集落刺激因子及α－干扰素等缓释制剂的研究中。

自调式给药系统药物的释放是根据体内的刺激信号而产生。截至目前，研究仍集中在胰岛素领域，最终目标是根据体内血糖水平释放胰岛素，保持糖尿病患者体内稳定的血糖水平。自调式给药系统的药物释放有两种方式：①竞争解吸；②酶底物反应。

2. 口服给药系统　口服给药途径方便、简单，易于被患者所接受，但蛋白多肽类药物的口服给药主要存在四个问题：①受胃酸的催化降解；②受胃肠道内酶的降解；③对胃肠道黏膜的透过性差；④受肝的首关作用。口服给药时，蛋白多肽药物在胃中首先被胃蛋白酶及肽酶水解而生成小肽，小肽进一步受肠酶水解。在肠黏膜上的肽酶有亮氨酸氨基肽酶、氨基多肽酶、氨基三肽酶、丝氨酸羧肽酶及一些蛋白酶。最终肠酶将蛋白质分解成氨基酸或小肽（二肽或三肽）。这种机制对人体完全吸收利用蛋白质是有利的，但对蛋白多肽类药物的吸收则是一个天然障碍。除此之外，大分子药物透过完整的胃肠道黏膜能力极差，肠黏膜的孔径约0.4nm，氨基酸、二肽和三肽可以穿透肠壁，较大分子量的肽则不易穿透。因此，一般蛋白多肽类药物口服吸收总量均小于2%，生物利用度极低，使得口服给药成为生物技术药物难度最大的给药途径。目前，蛋白多肽类药物口服制剂研究的重点主要集中在寻找促进蛋白多肽类药物吸收、提高其生物利用度等方面。目前，常采用的促进吸收、提高生物利用度的方法如下。

（1）提高吸收屏障的通透性：加入吸收促进剂，如脂肪酸、磷脂、胆盐、苯基苷氨酸烯胺衍生物、酯和醚型的（非）离子表面活性剂、皂角苷类、水杨酸酯衍生物、夫西地酸或干草酸衍生物或甲基-β-环糊精；使用脂质体、微球、微乳和纳米粒等载体，如多肽类药物环孢素口服制剂即是使用自乳化给药系统，体内形成自发微乳后有较好的吸收。环孢素是目前已上市的少数几种口服多肽类药物制剂之一。

（2）降低吸收部位和吸收途径肽酶的活性：加入抑肽酶、杆菌肽、大豆络氨酸抑制药、硼酸亮氨酸及硼酸缬氨酸等酶抑制药。

（3）修饰分子结构防止降解。

（4）延长作用时间：如采用生物黏附技术延长给药制剂在吸收部位的滞留，延长吸收时间。

3. 其他给药系统　蛋白多肽类药物其他给药途径包括鼻黏膜、肺部、直肠、口腔黏膜及皮肤给药系统等。上述途径的蛋白多肽类药物给药系统需要解决的首要问题仍是生物利用度过低的问题。

（1）鼻黏膜给药：鼻黏膜给药对不易口服吸收的蛋白多肽药物来说是一种最有前途的非注射给药途径。蛋白多肽类药物的分子量大，直接鼻腔给药不易吸收，可应用吸收促进剂或对药物进行化学修饰制成前体药物，以及应用载体（如脂质体、微球、纳米粒及凝胶剂等）促进黏膜对药物的吸收。药物在鼻腔的分布也取决于给药的方式。研究表明，喷雾给药的生物利用度比滴鼻给药高2~3倍。

对蛋白多肽类药物鼻腔给药的生物利用度、分子量与加入吸收促进剂甘胆酸盐之间的关系的研究结果表明，吸收促进剂提高生物利用度的效果较为显著。但吸收促进剂主要存在的问题是重现性、病理条件影响和临床使用安全性等问题。此外，吸收促进效果还存在明显的种族差异。目前，已有一些蛋白多肽类药物的鼻腔给药制剂上市，并应用于临床，主要剂型为滴鼻剂及喷鼻剂等。具体药物包括黄体生成素释放激素（LHRH）激动剂布舍瑞林、那法瑞林、去氨加压素（DDAVP）、降钙素、催产素及加压素等。

（2）肺部给药：肺部巨大的表面积、单层上皮细胞结构和可避免肝首关效应的特点，为高效传递蛋白多肽类大分子药物提供了给药途径。选择合适的给药装置将药物送至肺泡组织是实现肺部给药的关键。粉雾剂是肺部给药的主要剂型，新型吸入粉雾剂的开发为肺部给药提供了可行性。目前，已有多家公司研制并开发出了新型肺部给药装置。例如，Battelle Pharma 公司研制的电子流体动力学气雾剂给药装置，该装置无需推进剂就可将高浓度的药物输送至肺部；Aradigm 公司和 Aerogen 公司研制的电子流体气雾吸入器。据报道，蛋白多肽药物如亮丙瑞林（9 个氨基酸）、胰岛素（51 个氨基酸）、生长激素（129 个氨基酸）和干扰素（165 个氨基酸）都可以经肺部吸收给药，生物利用度可达 10% ~25% 。胰岛素粉雾剂是未来最有希望批准应用于临床的多肽类肺部给药制剂。肺部给药系统目前存在的主要问题，包括长期给药后安全性的评价，分子量大小对肺吸收的限制、吸收促进剂的选择和稳定的蛋白多肽类药物处方的设计等。

（3）透皮给药系统：蛋白多肽类药物经皮肤或黏膜给药具有诸多优点，它可以避免胃肠道因素对药物的影响，延长药物的作用时间，单次给药即可满足多天的治疗需要，且使用方便，可随时停止给药。但是，皮肤角质层对大多数药物分子，尤其是大分子的蛋白多肽类药物具有天然的屏障作用。研究该类药物的皮肤促透技术，是透皮给药系统研究开发的关键。离子导入、电致孔、超声导入、高速微粉给药、微针给药系统和类脂转运技术的应用，均有可能实现蛋白多肽类药物的经皮转运，如胰岛素、精氨酸加压素和干扰素等药物的透皮给药吸收研究均已有报道。

（4）口腔黏膜给药系统：药物经口腔黏膜吸收后，可经颈静脉、上腔静脉直接进入体循环，避免首关效应。与其他黏膜给药制剂相比，口腔黏膜的通透性仅次于鼻黏膜，且酶的活性又较鼻黏膜低，可有效避免药物降解代谢，是蛋白多肽类药物给药可供选择的可行给药途径。蛋白多肽类药物口腔黏膜给药的研究重点仍然集中在如何提高药物的膜穿透性，加入适宜吸收促进剂和抑制药物代谢等方面。目前，有关胰岛素口腔黏膜给药制剂的研究较多。例如，胰岛素口腔喷雾剂，采用十二烷基硫酸钠、水杨酸钠及磷脂等作为吸收促进剂，其生物利用度接近 10% 。

（5）直肠给药系统：直肠给药具有 pH 接近中性，酶活性低，大部分避免肝首关效应的优点。如不加吸收促进剂，一般蛋白多肽类药物的直肠吸收较少。胰岛素的直肠黏膜吸收低于鼻腔，但高于口腔和舌下给药。选择适宜的吸收促进剂可明显提高蛋白多肽类药物的直肠吸收。常用的吸收促进剂包括水杨酸类、胆盐类、氨基酸的钠盐、烯胺类、环糊精和表面活性剂等，也可结合固体分散和包合技术促进药物吸收。

（宁红红）

第三篇

西药学临床应用

第九章　化学合成的抗菌药

第一节　磺胺类

磺胺药（sulfonamides）为比较常用的一类药物，具有抗菌谱广、可以口服、吸收较迅速，有的（如磺胺嘧啶，SD）能通过血脑屏障渗入脑脊液，较为稳定、不易变质等优点。磺胺药单独应用，微生物易产生耐药性，甲氧苄啶的出现加强了磺胺药的抗菌作用，使磺胺药的应用更为普遍。

1. 分类

（1）磺胺药物口服吸收后，其血药浓度持续时间不同。按其 $t_{1/2}$ 长短可分为短效磺胺（$t_{1/2}$ 约6小时）、中效磺胺（$t_{1/2}$ 接近12小时）和长效磺胺（$t_{1/2}$ 超过24小时）三类。目前临床上应用的主要是中效磺胺，常用磺胺甲噁唑（SMZ）和磺胺嘧啶（SD）两种。其他均已少用。

（2）外用磺胺：主要有磺胺醋酰钠（SA；SC－Na）、磺胺米隆（甲磺灭脓，SML）、磺胺嘧啶银（SD－Ag）等。

2. 不良反应　一般不良反应有恶心、呕吐、眩晕等，多可自行消失。严重的反应表现在血液系统有粒细胞减少或缺乏、贫血、血小板减少，对体内葡萄糖－6－磷酸（G－6－P）脱氢酶缺乏者可致正铁血红蛋白血症和溶血性贫血。皮肤反应常见者为皮疹，也偶致剥脱性皮炎或大疱性表皮松解性药疹，以及重症多形红斑、光敏性皮炎等。还可致肝、肾损害和周围神经炎等。

3. 用药注意事项

（1）肾功能有损害时，磺胺（尤其是长效磺胺）的排泄减慢，此时应慎用或不用。

（2）临床使用磺胺时，不可任意加大剂量、增加用药次数或延长疗程，以防蓄积中毒。

（3）磺胺类有可能导致畸胎，故妊娠期妇女不宜应用。

（4）磺胺药之间有交叉过敏性，当患者对某一磺胺产生过敏后，不宜换用其他磺胺药。细菌对不同磺胺可产生交叉耐药性，因此细菌对某一磺胺产生耐药性后，换另一磺胺药一般是无用的。

（5）由于磺胺药能抑制大肠杆菌的生长，妨碍B属维生素在肠内的合成，必要时，应给予维生素B以预防其缺乏。

（6）对氨苯甲酸能减弱磺胺药的抑菌效力，故某些含有对氨苯甲酰基的局部麻醉药如普鲁卡因、苯佐卡因、丁卡因等，不宜与磺胺合用。

一、磺胺嘧啶（Sulfadiazine）

$$NH_2-C_6H_4-SO_2NH-C_4H_3N_2$$

1. 其他名称　磺胺哒嗪，磺胺嘧啶钠，SD。

2. ATC 编码　J01EC02。

3. 性状　为白色或类白色的结晶或粉末；无臭，无味，遇光色渐变暗。在乙醇或丙酮中微溶，在水中几乎不溶；在氢氧化钠试液或氨试液中易溶，在稀盐酸中溶解。血清中溶解度约为 1 ∶ 620（37℃）。

其钠盐为白色结晶性粉末；无臭，味微苦；遇光色渐变暗；久置潮湿空气中，即缓缓吸收二氧化碳而析出磺胺嘧啶。其 20% 水溶液的 pH 为 9.6～10.5。游离酸 pKa 为 6.4。

4. 药理学　有抑制细菌生长繁殖的作用，对脑膜炎双球菌、肺炎链球菌、淋球菌、溶血性链球菌的抑制作用较强，对葡萄球菌感染疗效差。细菌对本品可产生耐药性。本药排泄较慢，蛋白结合率较低（45%），脑脊髓液浓度可达血清的 70%，因此为治疗流脑的首选药物。其 $t_{1/2}$ 为 17h，为中效磺胺药。

5. 适应证　防治敏感脑膜炎球菌所致的流行性脑膜炎。

6. 用法和用量

（1）口服：成人：①预防脑膜炎，1 次 1g，1 日 2g；②治疗脑膜炎，1 次 1g，1 日 4g。儿童：①一般感染，可按 1 日 25～30mg/kg，分为 2 次用；②流脑，则按 1 日 100～150mg/kg 应用。

（2）缓慢静脉注射或静脉滴注：治疗严重感染，成人 1 次 1～1.5g，1 日 3～4.5g。本品注射液为钠盐，需用灭菌注射用水或等渗氯化钠注射液稀释，静脉注射时浓度应低于 5%；静脉滴注时浓度约为 1%（稀释 20 倍），混匀后应用。

7. 不良反应　参见“本节不良反应”。

8. 禁忌证　对本药或磺胺类药过敏者、严重肝肾功能不全者、妊娠期妇女、哺乳期妇女及 2 个月以下婴儿禁用。

9. 注意

（1）在体内的代谢产物乙酰化物的溶解度低，容易在泌尿道中析出结晶，引起结晶尿、血尿、疼痛、尿闭等。过去本品常按 1 日 4 次服用，产生此类不良反应的机会多，故习惯上需要与等量的碳酸氢钠同服，以使尿呈碱性，减少结晶的析出。现本品通常 1 日只用 2 次，引起结晶尿的情况已大大减少。服药期间注意多饮水（每日至少 1 500ml），一般不会引起结晶尿、血尿，因此可不同服碳酸氢钠。

（2）注射剂仅供重患者用，不宜做皮下、鞘内或肌内注射。

（3）注射液遇酸类可析出不溶性的 SD 结晶。若用 5% 葡萄糖液稀释，由于葡萄糖液的弱酸性，有时可析出结晶。空气中的 CO_2 也常可使本品析出游离酸结晶。

10. 药物相互作用

（1）与口服抗凝药、降糖药、甲氨蝶呤和苯妥英钠等合用，由于本药可取代这些药物的蛋白结合部位，或抑制其代谢，以致药物作用增强、时间延长或毒性增加。

（2）在输液中忌与碳酸氢钠配伍，因可产生沉淀。

（3）与骨髓抑制药合用可能增强此类药物对造血系统的不良反应。

（4）与酸性药物如维生素 C 合用，可析出结晶。

（5）可能干扰青霉素类药物的杀菌作用，应避免同时应用。

11. 制剂　片剂：每片 0.5g。磺胺嘧啶混悬液：10%（g/ml）。

磺胺嘧啶钠注射液：每支 0.4g（2ml）；1g（5ml）。注射用磺胺嘧啶钠：每瓶 0.4g；1g。

复方磺胺嘧啶（双嘧啶，SD－TMP）片：每片含磺胺嘧啶（SD）400mg 和甲氧苄啶（TMP）50mg。本品的治疗效果约与复方磺胺甲噁唑（SMZ－TMP）片相近。

12. 贮法　密闭、在凉暗处保存。

二、磺胺甲噁唑（Sulfamethoxazole）

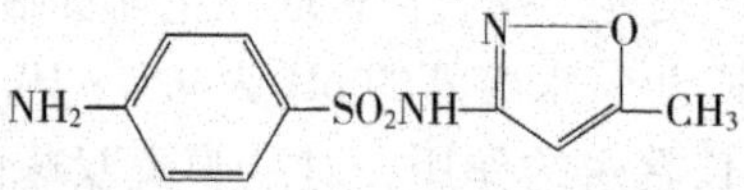

N—O

NH_2—⟨苯环⟩—SO_2NH—⟨异噁唑环⟩—CH_3

1. 其他名称　磺胺甲基异噁唑，新诺明，SMZ，SINOMIN。

2. ATC 编码　J01EC01。

3. 性状　为白色结晶性粉末；无臭，味微苦。在水中几乎不溶，在稀盐酸、氢氧化钠试液或氨试液中易溶。pKa＝5.6。

4. 药理学　抗菌谱与 SD 相近，但抗菌作用较强。$t_{1/2}$为 11h。在尿中乙酰化率高，且溶解度较低，故较易出现结晶尿、血尿等。大剂量、长期应用时宜与碳酸氢钠同服。适用于尿路感染、呼吸道感染、皮肤化脓性感染、扁桃体炎等。与增效剂甲氧苄啶（TMP）联合应用时，其抗菌作用有明显增强，临床应用范围也扩大。

5. 适应证　用于急性支气管炎、肺部感染、尿路感染、伤寒、布氏杆菌病、菌痢等，疗效与氨苄西林、氯霉素、四环素等相近。

6. 用法和用量　1 日 2 次，每次服 1g。

7. 注意　参见磺胺嘧啶。

8. 制剂　片剂：每片 0.5g。

复方磺胺甲噁唑〔基（基）〕（复方新诺明，SMZ－TMP）片：每片含 SMZ 0.4g、TMP 0.08g。用于支气管炎，肺部、尿路感染，伤寒等。成人及 12 岁以上儿童每日 2 次，每次服 2 片，首剂 2～4 片，早饭及晚饭后服。2～6 岁儿童早晚各服儿童片（每片含 SMZ 0.1g、TMP 0.02g）1～2 片，6～12 岁早晚各服儿童片 2～4 片。近报道可引起药物过敏，轻者出现红斑性药疹，重者发生大疱性表皮松解、萎缩坏死性或剥脱性皮炎，甚至危及生命。故应用时须注意：①对高度过敏体质特别是对磺胺过敏者禁用；②发现药物过敏（皮疹），应立即停药，并采取抗过敏措施。此外，尚可引起白细胞减少、肾功能损伤。用于肾功能不全患者，用量应为常用量的 1/2，并且要进行监测。

联磺甲氧苄啶片（增效联磺片）：每片含 SMZ 0.2g、SD 0.2g、TMP 0.08g，作用与复方磺胺甲噁唑片相似。口服，1 次 2 片，1 日 2 次。

复方磺胺甲噁唑〔基〕（复方新诺明；SMZ－TMP）注射液：每支 2ml，含 SMZ 0.4g、

TMP 0.08g。用途同上。肌内注射：1 日 2 次，每次 2ml。静脉滴注因不良反应较多，故少用。

9. 贮法　密闭、在凉暗处保存。

三、柳氮磺吡啶（Sulfasalazine）

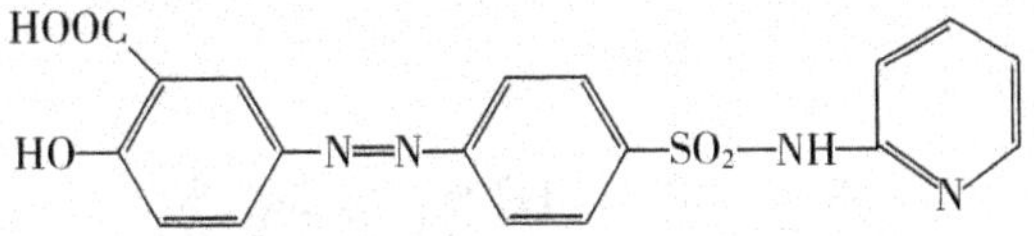

$$\text{HOOC}-\text{HO}-C_6H_3-N{=}N-C_6H_4-SO_2-NH-C_5H_4N$$

1. 其他名称　水杨酰偶氮磺胺吡啶，Salicylazosulfapyridine，SASP。

2. ATC 编码　A07EC01。

3. 性状　为暗黄色至棕黄色粉末；无臭。在乙醇中极微溶解，在水中几乎不溶；在氢氧化钠试液中易溶。

4. 药理学　口服后，少部分药物在胃和上部肠道吸收。大部分药物进入远端小肠和结肠，在肠微生物作用下分解成 5 - 氨基水杨酸和磺胺吡啶。磺胺吡啶在药物分子中主要起载体作用，在肠道碱性条件下，微生物使重氮键破裂而释出有作用的药物。5 - 氨基水杨酸有抗炎和免疫抑制作用，能抑制溃疡性结肠炎的急性发作并延长其缓解期。

5. 适应证　用于治疗轻中度溃疡性结肠炎，活动期的克罗恩病，类风湿性关节炎。

6. 用法和用量　口服：治疗溃疡性结肠炎，1 次 0.5 ~ 1g，1 日 2 ~ 4g。如需要可逐渐增量至 1 日 4 ~ 6g，好转后减量为 1 日 1.5g，直至症状消失。也可用于灌肠，每日 2g，混悬于生理盐水 20 ~ 50ml 中，作保留灌肠，也可添加白及粉以增大药液黏滞度。

治疗类风湿性关节炎，用肠溶片，每次 1g（4 片），每日 2 次。

直肠给药：重症患者，一次 0.5g，早、中、晚各 1 次。轻中度患者，早、晚各 0.5g。症状明显改善后，每晚或隔日睡前 0.5g。用药后需侧卧半小时。

7. 不良反应　长期服药可发生恶心、呕吐、药疹、药物热、红斑及瘙痒、头痛、心悸等不良反应。少见头晕、耳鸣、蛋白尿、血尿红细胞异常、发绀及皮肤黄染等。

8. 禁忌证　对本品、磺胺类或水杨酸盐过敏者禁用，肠梗阻、妊娠期妇女、哺乳期妇女及 2 岁以下小儿禁用。

9. 注意

（1）建议固定每日服药时间，进餐时服用比较好。最初治疗时应逐渐增加剂量。

（2）服药期间应检查血象，且尿液可呈橘红色为正常现象。应多饮水以防结晶尿。

（3）肝、肾病患者慎用。尚可影响精子活动能力而致男性不育症。

（4）治疗类风湿性关节炎，一般 1 ~ 2 个月后显效。

10. 药物相互作用

（1）与口服抗凝药、降糖药、甲氨蝶呤和苯妥英钠等合用，由于本药可取代这些药物的蛋白结合部位，或抑制其代谢，以致药物作用增强、时间延长或毒性增加。

（2）溶栓药与本品合用，可能增大其潜在的毒性作用。

（3）与骨髓抑制药合用可能增强此类药物对造血系统的不良反应。

（4）抑制肠道菌群的药物可抑制本品在肠道中分解，因而影响 5 - 氨基水杨酸的游离，有可能使本品疗效降低，尤以各种广谱抗菌药物为甚。

11. 制剂　片剂：每片0.25g。栓剂：每个0.5g。肠溶片：每片0.25g。

12. 贮法　密闭、在凉暗处保存。

其他磺胺类药物，如磺胺米隆、磺胺嘧啶银、磺胺嘧啶锌、磺胺异噁唑、磺胺多辛、磺胺醋酰钠。

（梁绪中）

第二节　甲氧苄啶类

【甲氧苄啶】（Trimethoprim）

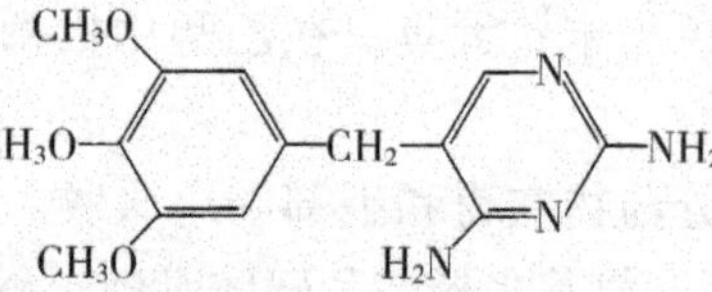

CH_3O

CH_3O — — CH_2 — N — NH_2

N

CH_3O　H_2N

1. 其他名称　甲氧苄氨嘧啶，TMP。

2. ATC 编码　J01EA01。

3. 性状　为白色或类白色结晶性粉末；无臭，味苦。在氯仿中略溶，在乙醇或丙酮中微溶，在水中几乎不溶；在冰醋酸中易溶。

4. 药理学　抗菌谱与磺胺药相近，有抑制二氢叶酸还原酶的作用，可阻碍四氢叶酸合成。磺胺药则竞争二氢叶酸合成酶，妨碍二氢叶酸合成。两者合用，可使细菌的叶酸代谢受到双重阻断，因而抗菌作用大幅度提高（可增效数倍至数十倍），故有磺胺增效剂之称，并可减少抗药菌株的出现。

5. 适应证　常与磺胺药合用（多应用复方制剂）于治疗肺部感染、急慢性支气管炎、菌痢、尿路感染、肾盂肾炎、肠炎、伤寒、疟疾等，也与多种抗生素合用。本品单独可应用于大肠杆菌、奇异变形杆菌、肺炎克雷伯杆菌、肠杆菌属、凝固酶阴性的金黄色葡萄球菌所致单纯性尿路感染。本品单用易引起细菌耐药，故不宜单独用。

6. 用法和用量　口服，每次0.1～0.2g，1日0.2～0.4g。

7. 不良反应　服后可能出现恶心、呕吐、食欲不振、血尿药物过敏、白细胞和血小板减少等，停药后即可恢复正常。

8. 禁忌证　妊娠期妇女禁用。严重肝肾疾病、血液病（如白细胞减少、血小板减少、紫癜症等）禁用。

9. 注意

（1）早产儿、新生儿避免使用。

（2）较长期服用（超过15～20d）或按较大剂量连续用药时，应注意血象变化。

10. 药物相互作用

（1）本品有肝药酶抑制作用，可使苯妥英的消除率降低，半衰期延长。

（2）与环孢素合用，可增加肾毒性。

11. 制剂　片剂：每片0.1g。

（杜力巍）

第三节 硝基呋喃类

硝基呋喃类（nitrofurans）是一类合成的抗菌药物，它们作用于微生物酶系统，抑制乙酰辅酶 A，干扰微生物糖类的代谢，从而起抑菌作用。

目前在医疗上应用较广者有：呋喃西林、呋喃妥因和呋喃唑酮。呋喃西林只供局部应用。后两者则可供系统治疗应用。

一、呋喃妥因（Nitrofurantoin）

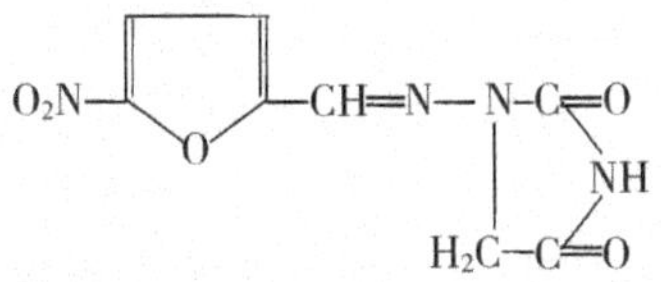

O_2N— —CH=N—N-C=O
O NH
H_2C—C=O

1. 其他名称 呋喃坦啶，FURADANTIN。

2. ATC 编码 J01XE01。

3. 性状 为鲜黄色结晶性粉末；无臭，味苦；遇光色渐变深。在二甲基甲酰胺中溶解，在丙酮中微溶，在乙醇中极微溶解，在水或氯仿中几乎不溶。

4. 药理学 本品具有广谱抗菌性质，对葡萄球菌、肠球菌、大肠杆菌、奈瑟球菌（淋球菌等）、枯草杆菌、痢疾杆菌、伤寒杆菌等有良好的抗菌作用；对变形杆菌、克雷伯杆菌、肠杆菌属、沙雷杆菌等作用较弱；对铜绿假单胞菌无效。

口服后吸收迅速，并很快由尿液排泄，因此血药浓度低，而在尿内可回收口服量的 40% ~50%。

5. 适应证 本品主要应用于敏感菌所致的泌尿系统感染。一般地说，微生物对本品不易耐药，如停药后重新用药，仍可有效。但近年来耐药菌株有一定程度发展。必要时可与其他药物（如 TMP）联合应用以提高疗效。

6. 用法和用量 每次 0. 1g，1 日 0. 2 ~0. 4g，至尿内检菌阴性再继续用 3 日，但连续应用不宜超过 14d。

7. 不良反应 周围神经炎（服药量大或时间长时易发生，表现为手足麻木，久之可致肌萎缩，往往迁延难愈），过敏反应（包括气喘、胸闷、皮疹、药物热、嗜酸性粒细胞增多），胃肠道反应和中毒性精神症状如幻听、幻觉、烦躁等。此外，尚可引起溶血性贫血、黄疸、肺部并发症（咳嗽、气急、呼吸困难）等。

8. 禁忌证 硝基呋喃类药物过敏者、肾功能减退者、新生儿、妊娠晚期者禁用。

9. 注意

（1）肾功能不全者、葡萄糖 -6 -磷酸脱氢酶缺乏者、周围神经病变者慎用。

（2）与食物同服可增加吸收，应用肠溶片可减轻胃肠道反应。

10. 药物相互作用

（1）与喹诺酮类不宜合用，因两者有拮抗作用。

（2）与可致溶血的药物、肝毒性药物、神经毒性药物同用毒性增强。

（3）本品在酸性尿液中活性较强，碱性尿液中药效降低，故不宜与碳酸氢钠等碱性药物合用。

（4）与甲氧苄啶合用可增加抗菌作用。

11. 制剂　肠溶片：每片0.05g；0.1g。

二、呋喃唑酮（Furazolidone）

1. 其他名称　痢特灵，Nifurazolidone，FUROXON。

2. ATC 编码　G01AX06。

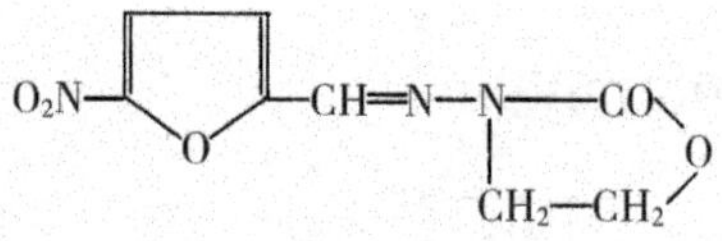

O_2N—（呋喃环，O）—CH═N—N——CO

O

CH_2—CH_2

3. 性状　为黄色结晶性粉末，无臭，味苦，极微溶于水与乙醇，遇碱分解，在光线下渐变色。

4. 药理学　抗菌谱类似呋喃妥因，对消化道的多数菌如大肠杆菌、葡萄球菌、沙门杆菌、志贺杆菌、部分变形杆菌、产气杆菌、霍乱弧菌等有抗菌作用，此外对梨形鞭毛虫、滴虫也有抑制作用。口服后吸收较少，主要在胃肠道中起作用，少量吸收部分由尿排出体外。

5. 适应证　主要用于菌痢、肠炎，也可用于伤寒、副伤寒、梨形鞭毛虫病和阴道滴虫病。

6. 用法和用量　常用量1次0.1g，1日3～4次，症状消失后再服2d。梨形鞭毛虫病疗程为7～10d。

7. 不良反应　常见有恶心、呕吐等肠胃道反应。近年来过敏反应也常见，主要表现为皮疹（多为荨麻疹）、药物热、哮喘。也可有肺浸润、头痛、体位性低血压、低血糖、多发性神经炎等。

8. 禁忌证　对本药或其他硝基呋喃类药物过敏者、新生儿、妊娠期妇女、哺乳期妇女禁用。

9. 注意　肾功能不全者、葡萄糖－6－磷酸脱氢酶（G－6－PD）缺乏者、溃疡病及哮喘患者慎用。

10. 药物相互作用

（1）本药可增强地西泮的药效，可增强和延长胰岛素的降糖作用。

（2）有单胺氧化酶抑制作用，可抑制苯丙胺等药物的代谢而导致血压升高。使用本品期间，食用含多量酪胺的食物，也可有类似反应。

（3）抑制乙醛脱氢酶，与乙醇合用可致双硫醒反应。

（4）与麻黄碱合用，可升高血压，出现高血压危象。

（5）与三环类抗抑郁药合用，可增强神经毒性。

11. 制剂　片剂：每片0.1g。

12. 贮法　遮光，密封保存。

（杜力巍）

第四节　喹诺酮类

喹诺酮类（4 - quinolones），又称吡酮酸类或吡啶酮酸类，是一类合成抗菌药。

喹诺酮类和其他抗菌药的作用点不同，它们以细菌的脱氧核糖核酸（DNA）为靶。细菌的双股 DNA 扭曲成为袢状或螺旋状（称为超螺旋），使 DNA 形成超螺旋的酶称为 DNA 回旋酶，喹诺酮类妨碍此种酶，进一步造成染色体的不可逆损害，而使细菌细胞不再分裂。它们对细菌显示选择性毒性。当前，一些细菌对许多抗生素的耐药性可因质粒传导而广泛传布。本类药物则不受质粒传导耐药性的影响，因此，本类药物与许多抗菌药物间无交叉耐药性。

喹诺酮类是主要作用于革兰阴性菌的抗菌药物，对革兰阳性菌的作用较弱（某些品种对金黄色葡萄球菌有较好的抗菌作用）。

随着喹诺酮类药物的广泛应用，耐药菌株日趋增多。其耐药机制：一是 DNA 旋转酶的 A 或 B 亚单位的变异；二是细胞外膜 Porin 转运蛋白减少，使细菌细胞膜对药物通透性降低，从而产生耐药。细胞膜通透性降低的耐药机制，可能是细菌对喹诺酮类和头孢菌素类抗菌药物产生交叉耐药性的主要原因。国外文献报道，环丙沙星、左氧氟沙星和加替沙星之间存在严重交叉耐药。

美国食品药品管理局（FDA）曾向医务人员发布信息，警告氟喹诺酮类药品可能增加腱炎和腱断裂的风险，并要求生产企业在药品说明书中加入“黑框警告”警示。

1. 分类　喹诺酮类按发明先后及其抗菌性能的不同，分为四代。

第一代喹诺酮类，只对大肠杆菌、痢疾杆菌、克雷伯杆菌、少部分变形杆菌有抗菌作用。具体品种有萘啶酸（nalidixicacid）和吡咯酸（piromidic acid）等，因疗效不佳现已少用。

第二代喹诺酮类，在抗菌谱方面有所扩大，对肠杆菌属、枸橼酸杆菌、铜绿假单胞菌、沙雷杆菌也有一定抗菌作用。吡哌酸是国内主要应用品种。此外尚有新噁酸（cinoxacin）和甲氧噁喹酸（miloxacin），在国外有生产。

第三代喹诺酮类的抗菌谱进一步扩大，对葡萄球菌等革兰阳性菌也有抗菌作用，对一些革兰阴性菌的抗菌作用则进一步加强。目前临床应用品种数最多。

第四代喹诺酮类与前三代药物相比在结构上修饰，结构中引入 8 - 甲氧基，有助于加强抗厌氧菌活性，而 C - 7 位上的氮双环结构则加强抗革兰阳性菌活性并保持原有的抗革兰阴性菌的活性，不良反应更小，但价格较贵。对革兰阳性菌抗菌活性增强，对厌氧菌包括脆弱拟杆菌的作用增强，对典型病原体如肺炎支原体、肺炎衣原体、军团菌以及结核分枝杆菌的作用增强。多数产品半衰期延长，如加替沙星与莫西沙星。

2. 不良反应　本类药物的不良反应主要有：①胃肠道反应：恶心、呕吐、不适、疼痛等；②中枢反应：头痛、头晕、睡眠不良等，并可致精神症状。由于本类药物可抑制 γ - 氨基丁酸（GABA）的作用，因此可诱发癫痫，有癫痫病史者慎用；③光敏反应：少数喹诺酮类药物如洛美沙星较明显，因此，服药期间应避免紫外线和日光照射；④关节损害与跟腱炎：本类药物可影响软骨发育，妊娠期妇女、未成年人不可使用；⑤可产生结晶尿，尤其在碱性尿中更易发生；⑥大剂量或长期应用本类药物易致肝损害；⑦心脏毒性：QT 间期延长；

⑧干扰糖代谢：糖尿病患者使用时应注意。

3. 药物相互作用

（1）碱性药物、抗胆碱药、H_2 受体阻滞剂以及含铝、钙、铁等多价阳离子的制剂均可降低胃液酸度而使本类药物的吸收减少，应避免同服；

（2）利福平（RNA 合成抑制药）及伊曲康唑、氯霉素（蛋白质合成抑制药）均可使本类药物的作用降低，使萘啶酸和诺氟沙星的作用完全消失，使氧氟沙星和环丙沙星的作用部分抵消；

（3）氟喹诺酮类抑制茶碱的代谢，与茶碱联合应用时，使茶碱的血药浓度升高，可出现茶碱的毒性反应，应予注意；

（4）其他药物：与口服抗凝药如华法林同时使用有增加出血的危险；依诺沙星与布洛芬合用有引起惊厥的危险；司帕沙星与吩噻嗪类、三环类抗抑郁药及抗心律失常药等合用，有增加心律失常的危险，应禁止合用。

一、吡哌酸（Pipemidic Acid）

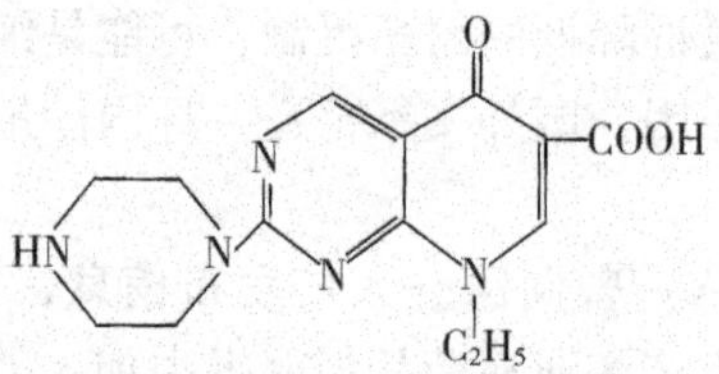

1. 其他名称　PPA。

2. ATC 编码　J01MB04。

3. 性状　为微黄色或淡黄色结晶性粉末；无臭，味苦。在甲醇或二甲基甲酰胺中微溶，在水或氯仿中极微溶解，在乙醇、乙醚或苯中不溶，在氢氧化钠试液或 SD 冰醋酸中易溶。本品对光不稳定，遇光色泽渐变为污黄色。

4. 药理学　对大肠杆菌、变形杆菌、克雷伯杆菌、枸橼酸杆菌、沙雷杆菌、痢疾杆菌等有较强的抗菌作用；对肠杆菌属、铜绿假单胞菌、金黄色葡萄球菌等需较高浓度才有抗菌作用；对肠球菌无效。

口服 400mg，2h 血清药物浓度达峰，约为 2.5μg/ml，不足治疗浓度。但尿中浓度可达血清浓度的百倍以上，1 日 2 次，每次口服 400mg，尿浓度可达 900μg/ml，到 12h 仍保持 170～230μg/ml，$t_{1/2}$约为 3.3h，而肾功能不全者则可延长到 16 小时。

5. 适应证　临床主要应用于敏感革兰阴性杆菌和葡萄球菌所致尿路、肠道和耳道感染，如尿道炎、膀胱炎、菌痢、肠炎、中耳炎等。

6. 用法和用量　成人口服：一次 0.5g，一日 1.5～2g，分次给予，一般不超过 10d。

7. 不良反应　常见食欲不振、恶心、呕吐、胃痛、腹泻、便秘等胃肠道症状。有时可导致氨基转移酶、肌酐、BUN 等值上升，也可引起头痛、头晕、倦怠、口渴、口炎等反应。也可致发疹、瘙痒、发热、颜面水肿，以及白细胞减少等症状，宜及时停药。偶可引起休克。

8. 禁忌证　对本药或萘啶酸过敏者禁用。

9. 注意

（1）可影响软骨发育，18 岁以下青少年不宜使用。

（2）妊娠期妇女、哺乳期妇女不宜使用。

（3）严重肝肾功能不全者、中枢神经系统疾患者以及有癫痫病史者慎用。

（4）用药期间不宜长期暴露于阳光下。

10. 药物相互作用 参见“本节药物相互作用”。与庆大霉素、羧苄西林、青霉素等常可起协同的抗菌作用。

11. 制剂 片剂：每片0.25g；0.5g。胶囊剂：每胶囊0.25g。

12. 贮法 干燥处保存，避免阳光直射。

二、诺氟沙星（Norfloxacin）

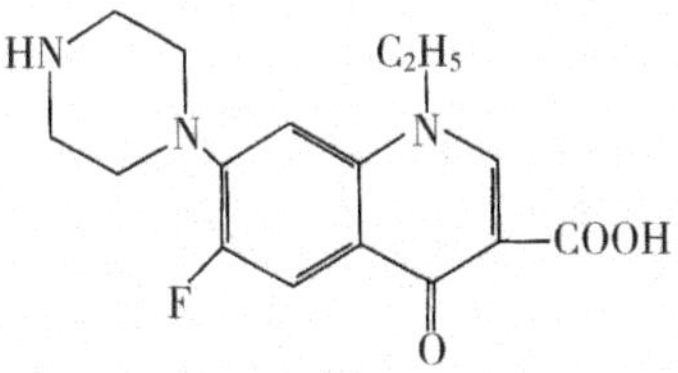

1. 其他名称 氟哌酸。

2. ATC编码 J01MA06。

3. 性状 为类白色至淡黄色结晶性粉末；无臭，味微苦；在空气中能吸收水分，遇光色渐变深。在二甲基甲酰胺中略溶，在水或乙醇中极微溶解，在醋酸、盐酸或氢氧化钠溶液中易溶。熔点218～224℃。

4. 药理学 为第三代喹诺酮类药物，具有抗菌谱广、作用强的特点，尤其对革兰阴性菌，如铜绿假单胞菌、大肠杆菌、肺炎克雷伯杆菌、奇异变形杆菌、产气杆菌、沙门菌、沙雷菌、淋球菌等有强的杀菌作用，其最低抑菌浓度（MIC）远较常用的抗革兰阴性菌药物为低。对于金黄色葡萄球菌，本品的作用也较庆大霉素为强。

口服后迅速吸收，组织分布良好，在肝、肾、胰、脾、淋巴结、腮腺、支气管黏膜等组织中浓度均高于血浓度，并可渗入各种渗出液中，但在脑组织和骨组织中浓度低。在体内几不被代谢，绝大部分自尿排出，尿中药物浓度极高。$t_{1/2}$为3.5h。

5. 适应证 本品应用于敏感菌所致泌尿道、肠道、耳鼻喉科、妇科、外科和皮肤科等感染性疾病。

6. 用法和用量 口服，成人1次0.1～0.2g，1日3～4次。空腹服药吸收较好。一般疗程为3～8d，少数病例可达3周。对于慢性泌尿道感染病例，可先用一般量2周，再减量为200mg/d，睡前服用，持续数月。

严重病例及不能口服者静脉滴注。用量：每次200～400mg，每12小时一次。将一次量加于输液中，滴注1h。

7. 不良反应 服药初期可有上腹部不适感，一般不需停药，可逐渐自行消退。少数患者可引起氨基转移酶升高，停药后可恢复正常。少数患者可出现周围神经刺激症状，四肢皮肤有针扎感，或有轻微的灼热感，加用维生素 B_1 和 B_{12} 可减轻。滴注给药可引起局部刺激、脉管炎等。

8. 禁忌证 对氟喹诺酮类过敏者、18岁以下青少年、妊娠期妇女、哺乳期妇女禁用。

9. 注意

(1) 有胃溃疡史的患者、中枢神经系统疾患者以及有癫痫病史者慎用。严重肾功能不全患者慎用。

(2) 口服宜空腹服用，同时饮水250ml，避免结晶尿发生。

10. 药物相互作用　参见“常见本节药物相互作用”。

11. 制剂　胶囊：每粒100mg，输液：每瓶200mg/100ml（尚有其他规格）。滴眼液：8ml（24mg）。软膏：1%。

12. 贮法　干燥处保存，避免阳光直射。

三、氧氟沙星（Ofloxacin）

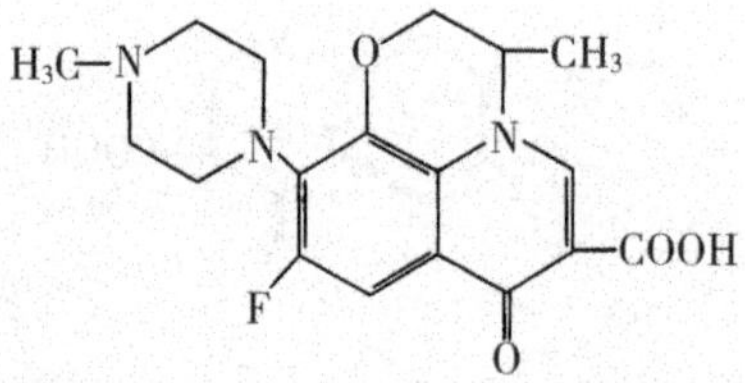

1. 其他名称　氟嗪酸，TARMD。

2. ATC编码　J01MA01。

3. 性状　为黄色或灰黄色结晶性粉末，无臭，有苦味，微溶于水、乙醇、丙酮、甲醇，极易溶于冰醋酸中。

4. 药理学　为第三代喹诺酮类抗菌药，对葡萄球菌、链球菌（包括肠球菌）、肺炎链球菌、淋球菌、大肠杆菌、枸橼酸杆菌、志贺杆菌、肺炎克雷伯杆菌、肠杆菌属、沙雷杆菌属、变形杆菌、流感嗜血杆菌、不动杆菌、螺旋杆菌等有较好的抗菌作用，对铜绿假单胞菌和沙眼衣原体也有一定的抗菌作用。尚有抗结核杆菌作用，可与异烟肼、利福平并用于治疗结核病。

口服吸收良好，口服100mg和200mg，血药达峰时间为0.7h，峰浓度分别为1.33μg/ml和2.64μg/ml。尿中48h可回收药物70%～87%。$t_{1/2}$为6.7～7.4h。

5. 适应证　主要用于上述革兰阴性菌所致的呼吸道、咽喉、扁桃体、泌尿道（包括前列腺）、皮肤及软组织、胆囊及胆管、中耳、鼻窦、泪囊、肠道等部位的急、慢性感染。

6. 用法和用量　口服：每日200～600mg，分2次服，根据病情适当调整剂量。抗结核用量为每日0.3g，顿服。控制伤寒反复感染：每日50mg，连用3～6个月。

滴注给药：每次200～400mg，每12小时1次，以适量输液稀释，滴注1h。

7. 不良反应　可致肾功能障碍（BUN升高、血肌酐值升高）、肝酶升高、血细胞和血小板减少、胃肠功能障碍，也可见过敏反应和中枢症状（失眠、头晕等）。

8. 禁忌证　对本药或其他喹诺酮类药过敏者、妊娠期妇女、哺乳期妇女禁用。

9. 注意

(1) 18岁以下儿童不宜使用，如细菌仅对此类药物敏感应权衡利弊后使用。

(2) 严重肾功能不全者、有癫痫病及脑动脉硬化者慎用。

(3) 老年人及肾功能不全者应调整剂量。

（4）用药期间多饮水，避免过度暴露于阳光下。

（5）注射液仅用于缓慢静滴，每200mg静滴时间应大于30min。

10. 制剂　片剂：每片100mg。注射液：每支400mg/10ml（用前需稀释）。输液：每瓶400mg/100ml（可直接输注）。

11. 贮法　遮光，密闭保存。

四、左氧氟沙星（Levofloxacin）

1. 其他名称　可乐必妥，利复星，来立信，左克。

2. ATC编码　J01MA12。

3. 药理学　本品是氧氟沙星的左旋体，其体外抗菌活性是氧氟沙星的2倍。口服吸收迅速，1～2h达血药峰浓度。单次用药剂量与其血药浓度和AUC均呈剂量相关性。等量本药口服或静脉滴注血浆浓度谱变化相似，因此，静脉给药和口服给药可相互转化。血清半衰期约6h，主要以原形从尿中排出。口服48h内尿中排出约为给药量的80%～90%。72h内自粪便中累积排出量少于给药量的4%。

4. 适应证　与氧氟沙星相同。

5. 用法和用量　口服，每次100mg，每日2次，根据感染严重程度可增量，最多每次200mg，每日3次。静脉滴注，一日200～600mg，分1～2次静滴。

6. 注意　参见氧氟沙星。

7. 制剂　片剂：每片100mg；200mg；500mg。注射液：200mg（100ml）；300mg（100ml）；500mg（100ml）。

8. 贮法　遮光，密闭，在阴凉处保存。

五、依诺沙星（Enoxacin）

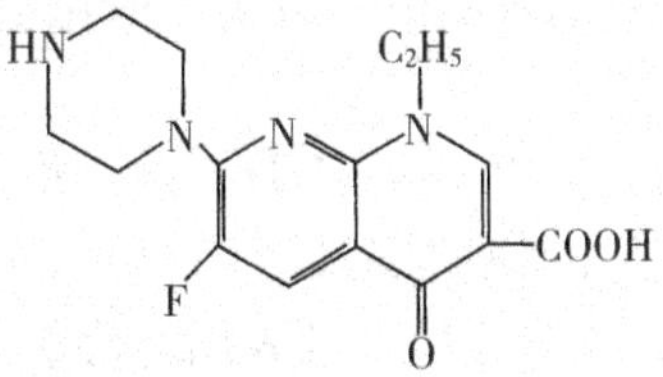

HN　N　N　N　C_2H_5　COOH　F　O

1. 其他名称　氟啶酸，FLUMARK，GYRAMID。

2. ATC编码　J01MA04。

3. 性状　为类白色或微黄色的结晶性粉末，无臭，味苦；易溶于冰醋酸或稀碱液，极微溶于甲醇、乙醇、丙酮或氯仿，不溶于水、苯或醋酸乙酯中。

4. 药理学　为第三代喹诺酮类药物。抗菌谱与氧氟沙星近似，对葡萄球菌、链球菌、志贺杆菌、克雷伯杆菌、大肠杆菌、沙雷杆菌、变形杆菌、铜绿假单胞菌及其他假单胞菌、流感杆菌、不动杆菌、淋球菌、螺旋杆菌等有良好的抗菌作用。

口服200～600mg，1～2h血浆药物峰浓度可达1～4μg/ml；在多数器官和组织中可达治疗浓度。本品主要由肾排泄，24h内可排出口服剂量的60%。$t_{1/2}$为3.4～6.7h。

5. 适应证　用于敏感菌所致的咽喉、支气管、肺、尿路、前列腺、胆囊、肠道、中耳、鼻旁窦等部位感染，也可用于脓皮病及软组织感染。

6. 用法和用量　成人常用量一日 400 ~ 600mg（按无水物计量）。分 2 次给予。

7. 注意　本品严重抑制茶碱的正常代谢，联合应用需监测茶碱血浓度，其他参见氧氟沙星。

8. 制剂　片剂：每片 100mg（标示量以无水物计，相当于含水物 108.5mg）；200mg（相当于含水物 217mg）。

9. 贮法　遮光，密闭，在干燥处保存。

六、环丙沙星（Ciprofloxacin）

本品为合成的第三代喹诺酮类抗菌药物，其药用品有盐酸盐一水合物（供口服用）和乳酸盐（供注射用）。

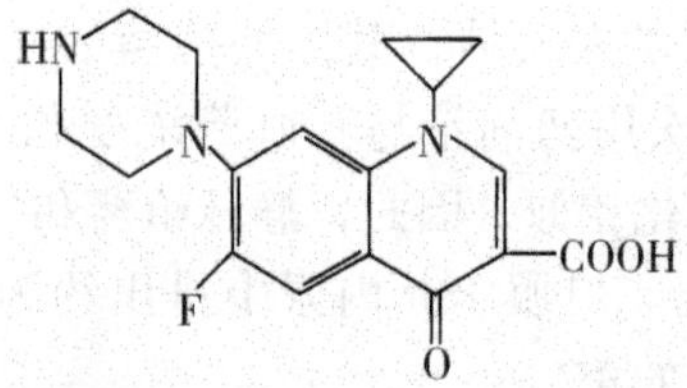

1. 其他名称　环丙氟哌酸，悉复欢，CIPRO。

2. ATC 编码　J01MA02。

3. 药理学　抗菌谱与诺氟沙星相似，对肠杆菌、铜绿假单胞菌、流感嗜血杆菌、淋球菌、链球菌、军团菌、金黄色葡萄球菌、脆弱拟杆菌等的最低抑菌浓度（MIC_{90}）为 0.008 ~ 2μg/ml，显著优于其他同类药物以及头孢菌素、氨基苷类等抗生素，对耐 β - 内酰胺类或耐庆大霉素的病菌也常有效。

口服的生物利用度约为 52%（因有首过代谢），服药后 85min 血药浓度可达峰。静脉注射本品，$t_{1/2\alpha}$ 为 5 ~ 10 分钟，$t_{1/2\beta}$ 为 2，8 ~ 4.2h。本品易渗入许多组织，其组织浓度常高于血清浓度。

4. 适应证　适用于敏感菌所致的呼吸道、尿道、消化道、胆道、皮肤和软组织、盆腔、眼、耳、鼻、咽喉等部位的感染。

5. 用法和用量　口服：成人 1 次 250mg，1 日 2 次，重症者可加倍用量。但 1 日最高量不可超过 1 500mg。肾功能不全者（肌酐消除率低于 30ml/min）应减少服量，

静脉滴注：1 次 100 ~ 200mg，1 日 2 次，预先用等渗氯化钠或葡萄糖注射液稀释，滴注时间不少于 30min。

6. 注意

（1）严重抑制茶碱的正常代谢，联合应用可引起茶碱的严重不良反应，应监测茶碱的血药浓度。对咖啡因、可能对华法林也有同样影响，应予注意；

（2）可与食物同服，但抗酸药抑制本品吸收，应避免同服；

（3）妊娠期妇女、哺乳期妇女和未成年者不宜用本品。

7. 制剂　片剂：每片（标示量按环丙沙星计算）为 250mg；500mg；750mg（含盐酸盐一水合物量分别为 291mg、582mg 和 873mg）。注射液：每支 100mg（50ml）；200mg（100ml）（含乳酸盐分别为 127.2mg 和 254.4mg）。

8. 贮法　遮光，密封保存。

七、洛美沙星（Lomefloxacin）

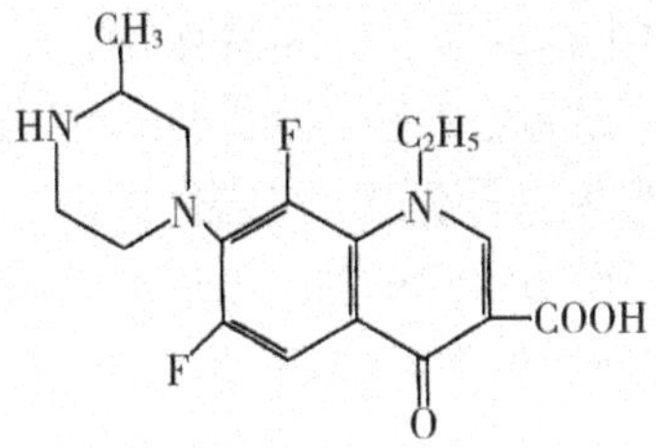

1. 其他名称　倍诺，爱帮，洛美星。

2. ATC 编码　J01MA07。

3. 性状　本品盐酸盐为白色至灰黄色粉末，略溶于水，几不溶于乙醇，在水溶液中对热稳定，但遇光变色。

4. 药理学　本品的抗菌谱类似氧氟沙星，主要包括腐生葡萄球菌、枸橼酸杆菌、阴沟肠杆菌、大肠杆菌、流感嗜血杆菌、肺炎克雷伯杆菌、卡他球菌、奇异变形杆菌以及铜绿假单胞菌（对后者仅尿道感染有效），尚对一些革兰阴性杆菌（包括沙雷菌、军团菌、吲哚阳性变形杆菌、亲水气杆菌、哈夫尼亚菌以及上述一些菌的同属菌）有体外抗菌作用。

空腹服本品，吸收率为95%～98%，t_{max}为0.8～1.4h。$t_{1/2}$约为8h。被吸收药物的65%呈原形由尿排泄。按每日1次400mg服用，第7天服药后4h尿药浓度可达300μg/ml。尿液的pH对本品的溶解度有影响（pH 5.2为7.8mg/ml；pH 6.5为2.4mg/ml；pH 8.12为3.03mg/ml）。肾清除率（健康者，以GRF为120ml/min计）为145ml/min。食物可延迟本品吸收并降低AUC。老年人（61～76岁）的$t_{1/2}$为8小时，但血浆药物清除率降低约25%，AUC增加约33%，主要由肾功能降低所致。

5. 适应证　应用于上述敏感菌所致的下呼吸道、尿道感染。本品对链球菌、肺炎链球菌、洋葱假单胞菌、支原体和厌氧菌均无效。

6. 用法和用量　口服：每日1次400mg，疗程10～14d。手术感染的预防，手术前2～6h，1次服400mg。静脉滴注：每次200mg，每日2次，或每次400mg，每日1次。每100mg药物需用5%葡萄糖液或0.9%氯化钠液60～100ml稀释后缓慢滴注。

肾功能不全患者的用量，按血清肌酐值，依下式计算：

男性：$\frac{\text{体重（kg）} \times (140-\text{年龄})}{72 \times \text{血清肌酐值（mg/dl）}}$

女性：按男性结果×0.85

7. 不良反应　消化系统常见恶心、呕吐、腹泻，偶见消化道出血、肝功能异常及假膜性肠炎。光敏反应发生率较其他喹诺酮类药物高。其他不良反应参见“本节不良反应”。

8. 禁忌证　对喹诺酮类过敏者、18岁以下青少年、妊娠期妇女、哺乳期妇女禁用。

9. 注意

（1）肝、肾功能不全者，有癫痫病及脑动脉硬化者慎用。

（2）本品不宜用于治疗由肺炎链球菌引起的慢性支气管炎急性发作。

（3）用药期间和停药后数日，应避免过多暴露于阳光、紫外光照射下。一旦出现光敏反应，立即停药对症处理。

（4）用药时大量饮水避免发生结晶尿。

10. 药物相互作用　参见“本节药物相互作用”。

（1）与芬布芬联合应用可致中枢兴奋、癫痫发作。

（2）硫糖铝和制酸药可使本品吸收速率减慢25%，AUC降低约30%，如在本品服用前4小时或服用后2小时服硫糖铝或制酸药则影响甚微。

（3）尿碱化剂可减低本品在尿中的溶解度，导致结晶尿和肾毒性。

（4）丙磺舒可延迟本品的排泄，使平均AUC增大63%，平均t_{max}延长50%，平均C_{max}增高4%。

（5）可加强口服抗凝血药如华法林等的作用，应监测凝血酶原时间及其他项目。

（6）与环孢素合用，可使环孢素血药浓度升高，应监测环孢素血药浓度，并调整剂量。

11. 制剂　薄膜衣片：每片400mg。注射液（盐酸盐或天冬氨酸盐）：每支100mg/2ml；每瓶200mg/100ml、400mg/250ml。

12. 贮法　遮光，密封保存。

八、培氟沙星（Pefloxacin）

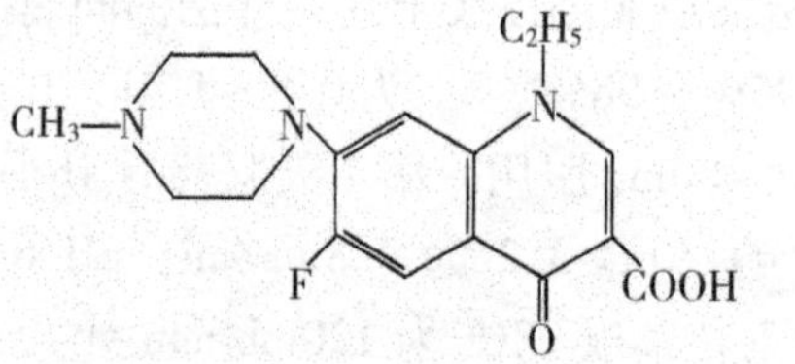

C_2H_5　CH_3—N　N　N　F　COOH　O

1. 其他名称　氟哌沙星，甲氟哌酸，甲磺酸培氟沙星。

2. ATC编码　J01MA03。

3. 性状　为白色或微黄色结晶性粉末，无臭、味苦，遇光色渐变深。本品微溶于水，甲磺酸盐则极易溶于水，在氯仿、乙醇中几乎不溶。

4. 药理学　为第二代喹诺酮类抗菌药，抗菌谱较广，对大肠杆菌、克雷伯菌属、变形杆菌属、志贺菌属、沙门菌属以及流感杆菌、奈瑟菌属、金黄色葡萄球菌具有良好的抗菌活性，对铜绿假单胞菌具有一定抗菌作用。

口服吸收迅速完全，一次口服400mg后，血药峰浓度可达5～6μg/ml，$t_{1/2}$为10～13h，血浆蛋白结合率20%～30%。体内分布广泛，可通过脑膜进入脑脊液。本品主要在肝脏代谢，其原形和代谢物经肾和肝排泄。

5. 适应证　用于治疗革兰阴性菌和金黄色葡萄球菌引起的中度或重度感染。如：泌尿系统、呼吸道、耳鼻喉、生殖系统、腹部和肝、胆系统感染，脑膜炎、骨和关节感染，败血症和心内膜炎。

6. 用法和用量　口服：成人每日400～800mg，分2次给予。静脉滴注：1次400mg，加入5%葡萄糖注射液250ml中，缓慢滴入，滴注时间不少于60min，每12小时一次。

7. 禁忌证　对喹诺酮类过敏者、6-磷酸葡萄糖脱氢酶缺乏者、18岁以下患者、妊娠期妇女、哺乳期妇女禁用。

8. 注意　参见司氟沙星。

（1）偶见注射局部刺激症状。

（2）稀释液不能用生理盐水或其他含氯离子的溶液。

9. 制剂　片剂：每片200mg。注射液（甲磺酸盐）：每支400mg（5ml）。

10. 贮法　遮光，密封保存。

九、芦氟沙星（Rufloxacin）

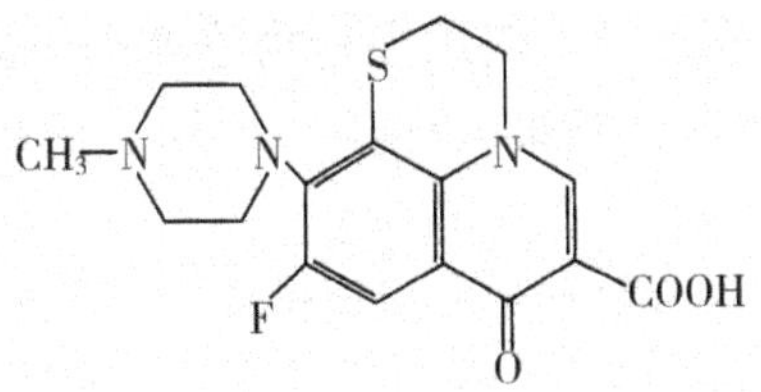

1. 其他名称　盐酸芦氟沙星，MONOS，QARI，TEBRAXIN。

2. ATC编码　J01MA10。

3. 性状　为微黄色结晶性粉末，无臭，味苦。

4. 药理学　本品为广谱氟喹诺酮类药物，对革兰阴性菌，包括大肠杆菌、伤寒杆菌、志贺菌属、流感嗜血杆菌、淋球菌等均有较强的抗菌作用。对葡萄球菌属、溶血性链球菌等革兰阳性球菌亦具有一定的抗菌作用，对铜绿假单胞菌无效。

口服400mg，3小时后血浆药物峰浓度大约至4μg/ml；组织内浓度比血浆浓度高2～3倍。血浆蛋白结合率约为60%，血浆半衰期大约35h。本品45%～50%通过肾脏排泄，20%经消化道排出。

5. 适应证　临床用于敏感菌引起的下呼吸道及尿道感染。如肺炎，急慢性支气管炎，急慢性肾盂肾炎，急性膀胱炎，尿道炎以及皮肤软组织化脓性感染。

6. 用法和用量　成人每日1次，每次200mg，早餐后服。5～10d为一疗程，前列腺炎的疗程可达4周。

7. 禁忌证　对喹诺酮类过敏者、18岁以下青少年、妊娠期妇女、哺乳期妇女禁用。

8. 注意　参见司氟沙星。

（1）本品会干扰反应能力，驾驶汽车或机器操纵者慎用。

（2）服用本品过程中，出现严重和持续性腹泻应立即停药，可服用万古霉素等药物予以治疗。

9. 制剂　片剂：每片200mg。胶囊剂：每粒100mg。

10. 贮法　遮光，密封、干燥处保存。

十、司帕沙星（Sparfloxacin）

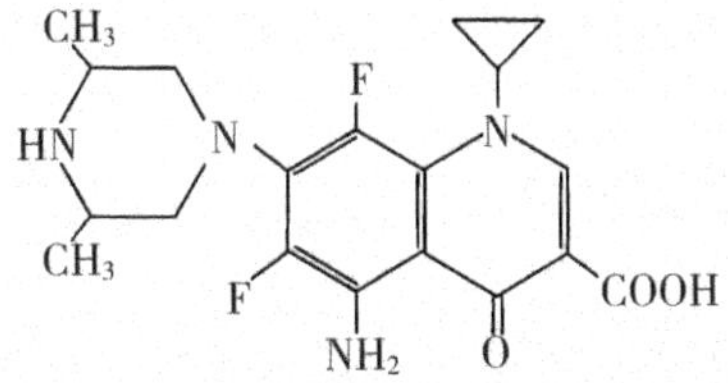

1. 其他名称　司氟沙星，SPARA，SPARLOX，TOROSPAR，ZAGAM。

2. ATC编码　J01MA09。

3. 性状　为黄色结晶或结晶性粉末，无臭，味苦，略溶于冰醋酸、氯仿，极微溶于甲醇、乙醇，乙醚或水中几乎不溶。

4. 药理学　对革兰阴性菌抗菌活性与环丙沙星相似，对葡萄球菌、肺炎链球菌、支原体、衣原体、军团菌、结核杆菌及非典型分枝杆菌等微生物的抗菌活性比常见的喹诺酮强。口服200～400mg，约4h血浆药物浓度可达0.5～1.4μg/ml，主要通过小肠吸收；血浆蛋白结合率为42%～44%；体内分布广泛，组织中药物浓度高于血浆药物浓度，主要分布于胆囊，其次为皮肤、前列腺、子宫、卵巢、耳鼻喉组织、肺组织等；其消除半衰期 $t_{1/2}$ 为18～21h。

5. 适应证　临床用于敏感菌所致的咽喉、扁桃体、支气管、肺、胆囊、尿道、前列腺、肠道、子宫、中耳、鼻旁窦等部位感染，还可用于皮肤、软组织感染及牙周组织炎。

6. 用法和用量　口服：成人每次100～300mg，最多不超过400mg，每日1次，疗程一般5～10天。

7. 不良反应　不良反应与其他喹诺酮类药物相似，常见胃肠道及中枢神经系统反应。

8. 禁忌证　妊娠期妇女、哺乳期妇女及未成年者禁用。

9. 注意

（1）肝、肾功能不全者，有癫痫病史及其他中枢神经系统疾病者慎用。

（2）光过敏患者慎用或禁用。

（3）用药期间，患者应尽量避免晒日光。出现光过敏症状应立即停药。

10. 药物相互作用

（1）与非甾体抗炎药合用可引起痉挛。

（2）禁止与吩噻嗪类、三环类抗抑郁药、抗心律失常药合用，避免引起心血管系统的不良反应。

（3）钙、铝、镁、铁等金属离子可与本药形成螯合物，从而降低本药的生物利用度。

11. 制剂　胶囊剂：每粒100mg。

12. 贮法　遮光，密封保存。

十一、氟罗沙星（Fleroxacin）

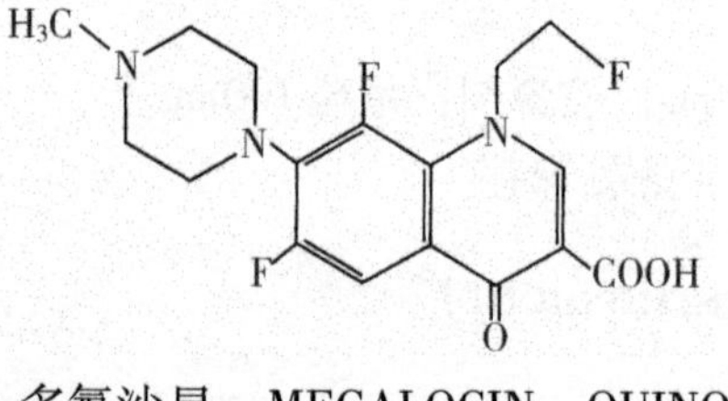

H3C N N F F N F COOH O

1. 其他名称　多氟哌酸，多氟沙星，MECALOCIN，QUINODIS。

2. ATC编码　J01MA08。

3. 性状　为白色或微黄色结晶性粉末，无臭，味微苦，在水中微溶，可溶于酸液或碱液中。

4. 药理学　为第三代喹诺酮类，抗菌谱包含革兰阴性菌和一些革兰阳性菌，如淋球菌、哈夫尼亚菌、大肠杆菌、志贺菌、沙门菌、普通变形杆菌、枸橼酸杆菌、肠杆菌属、金黄色葡萄球菌、肺炎克雷伯杆菌等，高浓度对铜绿假单胞菌有抗菌作用。对实验动物细菌感染的保护作用较好。

口服吸收良好，生物利用度与注射近似，蛋白结合率低，服后1~2h在主要器官中浓度接近或高于同期血药浓度。半衰期长 $t_{1/2}$ 约为9~13h，有效浓度可维持24h。主要以原形随尿液排泄。

5. 适应证　用于敏感菌所致的呼吸系统、泌尿生殖系统、消化系统的感染，以及皮肤软组织、骨、关节、耳鼻喉、腹腔、盆腔感染。

6. 用法和用量　口服：每日0.4g，一次顿服。疗程视感染不同而定：复杂性尿路感染1~2周；呼吸道感染1~3周；皮肤、软组织感染4日~3周；骨髓炎、化脓性关节炎2~12周；伤寒1~2周；沙眼衣原体尿道炎5日；单纯性尿路感染、细菌性痢疾、淋球菌尿道炎（宫颈炎）只用1次。静脉滴注：一次200~400mg，一日1次，加入5%葡萄糖注射液250ml中，避光缓慢滴注（每100ml滴注至少45~60min）。

7. 不良反应　本品可引起消化道、中枢症状，并可致肌痛、关节痛以及心悸、发热、寒战、排尿困难和二重感染。可见血清肌酐、尿素氮、嗜酸性粒细胞升高，血小板和血细胞比容下降，也可见皮肤过敏、药疹等反应。

8. 禁忌证　对喹诺酮类过敏者、18岁以下青少年、妊娠期妇女、哺乳期妇女禁用。

9. 注意

（1）肝肾功能损害者、有中枢神经系统疾病及高龄患者慎用。

（2）与氯化钠或其他含氯离子的溶液有配伍禁忌。也不宜与其他药物混合静脉滴注。

10. 药物相互作用

（1）铝、镁等抗酸药可使本品吸收减低，但较其他喹诺酮类影响小。

（2）西咪替丁干扰本品正常代谢，不良反应发生率增高。

（3）与口服降糖药合用，可能引起高血糖或低血糖。

11. 制剂　胶囊剂：每粒200mg；400mg。

12. 贮法　遮光、密封，在干燥处保存。

十二、莫西沙星（Moxifloxacin）

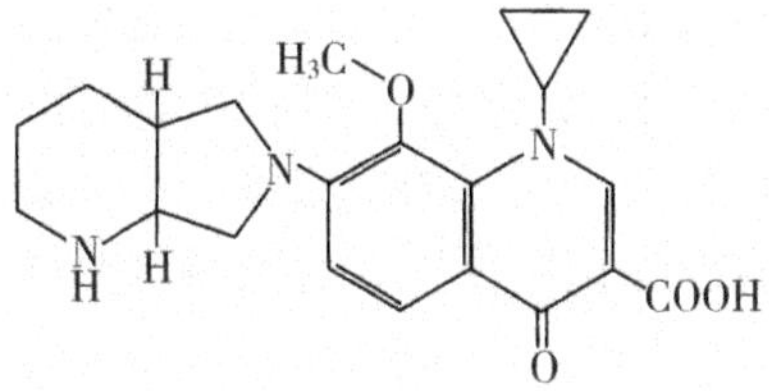

H　H_3C　O　N　N　N H　H　COOH　O

1. 其他名称　盐酸莫昔沙星，莫昔沙星，拜复乐，AVALOX。

2. ATC编码　J01MA14。

3. 药理学　本品为第四代喹诺酮类广谱抗菌药物，C-7位上氮双环结构加强了对革兰阳性菌抗菌作用，甲氧基则加强对厌氧菌的作用。对常见的呼吸道病原菌，青霉素敏感和耐药的肺炎链球菌、嗜血杆菌属、卡他莫拉菌属以及肺炎支原体、肺炎衣原体和肺炎军团菌等均较敏感。

口服吸收迅速良好，口服200~400mg，1~3h达峰浓度1.2~5μg/ml，同服二、三价阳离子抗酸药可明显减少吸收。迅速分布于体液及组织中，在血浆、支气管黏膜、肺泡巨噬体中均有足够浓度，有22%原药和约50%葡萄糖醛酸结合物随尿液排泄，$t_{1/2}$为11～15h。本品在体内不依赖细胞色素C代谢。

4. 适应证　适用于敏感菌所致的呼吸道感染，包括慢性支气管炎急性发作，轻度或中度的社区获得性肺炎，急性鼻窦炎等。

5. 用法和用量　成人每日1次400mg，连用5～10d，口服或静脉滴注。滴注时间为90分钟。

6. 不良反应　本品不良反应有消化道反应，肝酶升高，神经精神系统反应，心电图Q－Tc间段延长（心脏病者应慎用），以及光敏性皮炎（较司氟沙星为轻）。

7. 禁忌证　有喹诺酮过敏史者、哺乳期妇女、儿童禁用。

8. 注意

（1）严重肝功能不全者、严重心动过缓或急性心肌缺血者、有中枢系统疾病者慎用。

（2）用药期间，从事驾驶或操作机器者应谨慎。

9. 制剂　片剂400mg。注射液250ml（莫西沙星0.4g）。

10. 贮法　避光、密封、干燥条件下贮存。

十三、加替沙星（Gatifloxacin）

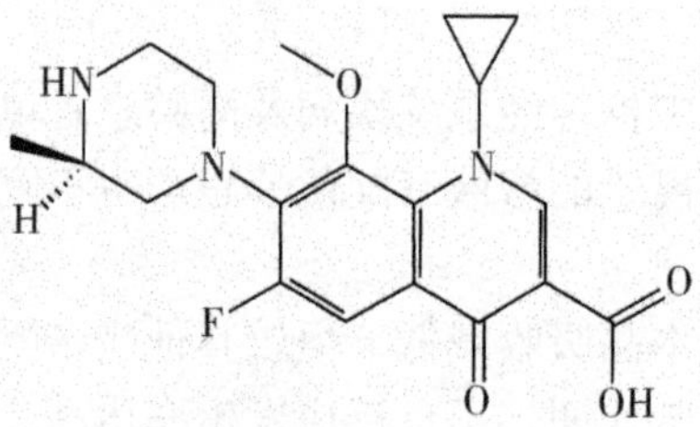

HN N F O O OH O N H

1. 其他名称　澳莱克，恒森，天坤，万悦。

2. ATC编码　J01MA16。

3. 性状　为微黄色结晶性粉末。

4. 药理学　本品为8－甲氧基氟喹诺酮类外消旋体化合物，同时作用于DNA回旋酶和Ⅳ型拓扑异构酶两个靶位，减少了细菌产生耐药突变的机会。对甲氧西林敏感金黄色葡萄球菌、表皮葡萄球菌、青霉素敏感或耐药肺炎链球菌、溶血型链球菌、化脓性链球菌、流感和副流感嗜血杆菌、肺炎克雷伯菌、卡他莫拉菌、沙门菌属、淋病奈瑟球菌等有较强的抗菌作用。对多数奇异变形菌、不动杆菌属、铜绿假单胞菌、产气肠杆菌等具有良好抗菌作用。对嗜肺衣原体、军团菌和支原体有较强抑制作用。对耐甲氧西林金葡菌和表皮葡萄球菌、尿肠球菌作用较差。

口服与静脉给药生物利用度近似，大约96%。达峰时间口服为1～2h，静脉滴注约1h。蛋白结合率为20%。在胆汁、肺泡巨噬细胞、肺实质、肺表皮细胞层、支气管黏膜、窦黏膜、阴道、宫颈、前列腺液、精液等靶组织的药物浓度高于血浆浓度。无酶诱导作用，主要以原形经肾脏排出，静脉给药后48h尿中回收率大于70%。其消除半衰期7～14h。

5. 适应证　用于敏感菌所引致的慢性支气管炎急性发作、急性鼻窦炎、社区获得性肺炎、尿路感染、急性肾盂肾炎、女性淋球菌性宫颈感染。

6. 用法和用量　静脉给药：成人每次200～400mg，每日1次，疗程一般5～10d。治疗中由静脉给药改为口服给药时，无须调整剂量。治疗非复杂性淋球菌尿路或直肠感染和女性淋球菌性宫颈感染，400mg 单次给药。中度肝功能不全患者，无须调整剂量；中、重度肾功能不全患者，应减量使用。

7. 不良反应　本品常见的不良反应有恶心、头痛、眩晕、腹泻、阴道炎；偶见寒战、发热、胸背痛、心悸、腹痛、便秘及消化不良、多梦、失眠、感觉异常、皮疹、出汗、耳鸣等；罕见思维异常、烦躁不安、抑郁、关节痛、哮喘、口面部水肿、肌痛以及假膜性肠炎等。少数患者可引起白细胞减少，谷丙转氨酶、谷草转氨酶、碱性磷酸酶及总胆红素升高。

8. 禁忌证　对本品或喹诺酮类药物过敏者禁用。

9. 注意

（1）妊娠期妇女、哺乳期妇女使用，应权衡利弊；18 岁以下儿童不推荐使用。

（2）有中枢系统疾病的患者，如严重脑动脉粥样硬化、癫痫等，应慎用。

（3）肾功能不全的患者应调整剂量。

（4）静脉滴注应不少于 60min，不宜与其他药物混合输注。注射部位可能出现局部反应。

（5）使用本品后避免在阳光下暴晒。

10. 制剂　片剂：每片 100mg；200mg；400mg。注射液：100mg（100ml）；200mg（100ml）；400mg（40ml）。

11. 贮法　避光、密闭，凉暗处保存。

十四、帕珠沙星（Pazufloxacin）

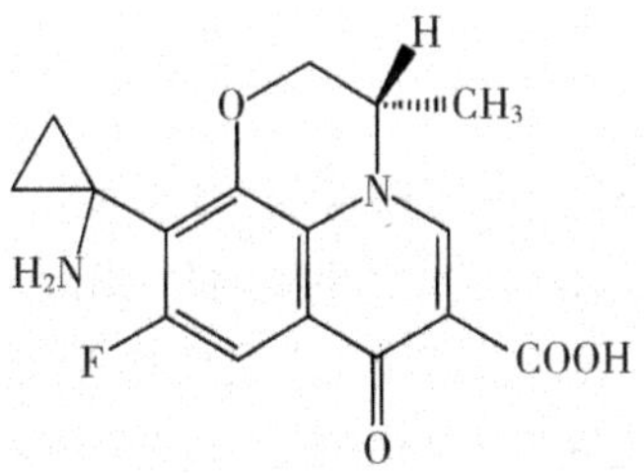

H
O
CH_3
N
H_2N
F
COOH
O

1. 其他名称　诺君欣，派佐沙星，PAZUCROSS，MAXALT，RIZALIV。

2. ATC 编码　J01MA18。

3. 药理学　本品是第三代喹诺酮类抗菌药物，抗菌谱广。对革兰阴性菌抗菌活性与其他喹诺酮类药物相当，对革兰阳性菌的活性明显增强，尤其对厌氧菌有较强的作用，且抗生素后效应时间长。对葡萄球菌、链球菌、肠球菌等革兰阳性菌，大肠埃希菌、奇异变形杆菌、克雷伯菌、阴沟肠杆菌、流感嗜血杆菌、卡他莫拉菌、铜绿假单胞菌等革兰阴性菌具有较强的抗菌活性。对产气荚膜梭状芽孢杆菌、核粒梭形杆菌、痤疮丙酸杆菌、脆弱拟杆菌等厌氧菌也有良好的抗菌活性。

口服吸收迅速，在肺组织炎症部位和眼内分布良好，$t_{1/2}$ 约 2h，主要从尿中排泄。一项单剂量和多剂量静脉给药试验研究表明，单剂量给药后血药浓度、C_{max} 和 AUC 均与给药剂量呈线性关系，$t_{1/2}$ 为 1.74～1.88h。给药后 24h 内尿中回收药物为 89.5%～93.9%。多剂量给药 1 天后，达稳态血药浓度，尿液排泄未见药物累计。

4. 适应证　用于敏感菌所致的呼吸道感染、泌尿道感染，妇科、外科、耳鼻喉科和皮肤科等感染性疾病。

5. 用法和用量　静脉滴注，每次 300mg，滴注时间为 30 ~ 60min，每日 2 次，疗程7 ~ 14d。肾功能不全者应调整剂量：肾清除率 > 44.7ml/min，每次 300mg，每日 2 次；肾清除率为 13.6 ~ 44.7ml/min，每次 300mg，每日 1 次；透析患者用量为每次 300mg，每 3 日 1 次。

6. 禁忌证　对喹诺酮类过敏者、18 岁以下青少年、妊娠期妇女、哺乳期妇女禁用。

7. 注意　参见加替沙星。

（1）肝、肾功能不全的老年患者，应注意调整剂量；严重肝、肾功能不全者慎用。

（2）静脉给药可能引起静脉炎。

8. 制剂　甲磺酸帕珠沙星注射液：100mg（10ml）；150mg（10ml）；200mg（100ml）；300mg（100ml）。

9. 贮法　密闭、凉暗处保存。

十五、托氟沙星（Tosufloxacin）

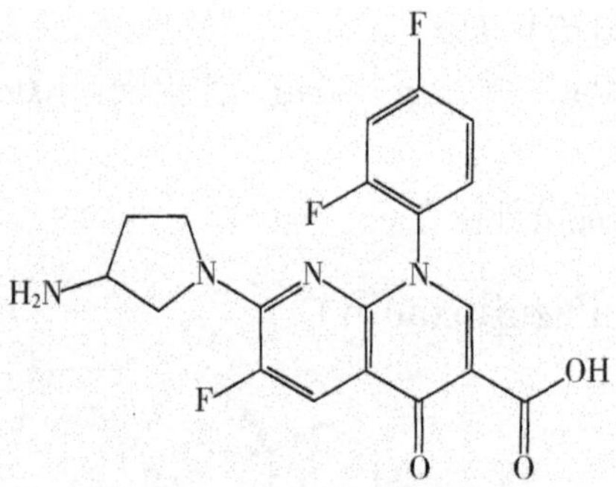

1. 其他名称　妥舒沙星，多氟啶酸，赐尔泰，TELX。

2. 药理学　本品为第三代喹诺酮类抗菌药，对厌氧菌、革兰阳性菌和阴性菌具有广谱抗菌活性。对葡萄球菌、链球菌、肺炎球菌的抗菌作用是氧氟沙星、诺氟沙星的 8 ~ 16 倍；对革兰阴性菌如大肠杆菌、克雷伯菌、产气杆菌、变形杆菌、沙门菌属、志贺菌属等肠杆菌抗菌活性与环丙沙星相似或略差，但强于氧氟沙星、诺氟沙星；对流感杆菌、铜绿假单胞菌、厌氧菌的抗菌力比氧氟沙星、诺氟沙星强，对沙眼衣原体的抗菌力比氧氟沙星强 4 ~ 16倍。

本品口服吸收迅速，食物能促进其吸收。餐后单次口服 150mg、300mg，达峰时间为 1.5 ~ 3h，峰浓度分别为 65μg/ml 和 108μg/ml，$t_{1/2}$约为 3.3 ~ 3.6h。除脑组织外，广泛分布于各组织，在小肠、肾脏和肝脏药物浓度最高，其次是肾上腺、脾脏、肌肉和肺组织中，眼球和脂肪中药物浓度较低。蛋白结合率约为 37%，24h 内尿中原形药回收率为 45.8%，尿中浓度可达 56μg/ml，其他由粪便排出。

3. 适应证　临床用于敏感菌引起的呼吸系统、泌尿系统、胃肠道、皮肤软组织感染，以及中耳炎、牙周炎、眼睑炎等。

4. 用法和用量　口服每次 75 ~ 150mg，每日 2 ~ 3 次，一般疗程 3 ~ 7d；最多每日剂量 600mg，分 2 ~ 3 次服用，疗程 14d。

5. 不良反应　常见胃肠道不适，表现为腹痛、口干、便秘、腹泻、食欲不振等；神经系统可见头晕、失眠，偶有倦怠感；偶见皮疹、皮肤瘙痒等过敏症状。实验室检查可见尿素氮、肌酸酐、谷草转氨酶、谷丙转氨酶、碱性磷酸酶、胆红素升高，白细胞、血小板减少，嗜酸性粒细胞增多等，停药后可恢复正常。

6. 禁忌证　对本品或喹诺酮类药物过敏者禁用。

7. 注意

（1）妊娠期妇女、哺乳期妇女使用，应权衡利弊；18 岁以下未成年人和儿童不推荐使用。

（2）有中枢神经系统疾病的患者，如严重脑动脉粥样硬化、癫痫等，应慎用。

（3）肝、肾功能不全者慎用，若使用，应根据减退程度调整剂量。

（4）使用本品后避免在阳光下暴晒，如出现皮肤灼热、发红、肿胀、水疱、瘙痒、皮炎时应停药，对症治疗。

8. 制剂　托西酸托氟沙星片：每片 75mg；150mg；300mg。甲苯磺酸托氟沙星片：每片 150mg。

9. 贮法　避光、干燥、密闭保存。

（杜力巍）

第五节　硝咪唑类

一、甲硝锉（Metronidazole）

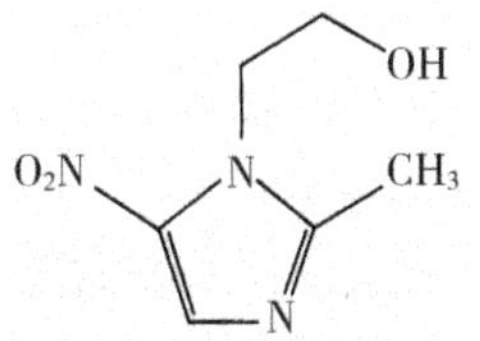

1. 其他名称　甲硝基羟乙唑，灭滴灵，灭滴唑，FLACYL。

2. ATC 编码　J01XD01。

3. 性状　为白色或微黄色结晶或结晶性粉末；有微臭，味苦而略咸。在乙醇中略溶，在水或氯仿中微溶，在乙醚中极微溶解。熔点为 159～163℃。

4. 药理学　除用于抗滴虫和抗阿米巴原虫外，近年来，广泛地应用于抗厌氧菌感染。本品的硝基，在无氧环境中还原成氨基而显示抗厌氧菌作用，对需氧菌或兼性需氧菌则无效。对下列厌氧菌有较好的抗菌作用：①拟杆菌属，包括脆弱拟杆菌；②梭形杆菌属；③梭状芽孢杆菌属，包括破伤风杆菌；④部分真杆菌；⑤消化球菌和消化链球菌等。

口服吸收良好（>80%），口服 250mg 或 500mg，1～2h 血清药物浓度达峰，分别为 6μg/ml 和 12μg/ml。静脉滴注本品 15mg/kg，以后每 6 小时滴注 7.5mg/kg，血浆药物浓度达稳态时峰浓度为 25μg/ml，谷浓度可达 18μg/ml。本品在体内分布广泛，可进入唾液、乳汁、肝脓肿的脓液中，也可进入脑脊液（正常人脑脊液中的浓度可达血液的 50%）。在体内，经侧链氧化或与葡萄糖醛酸结合而代谢，有 20% 药物则不经代谢。其代谢物也有一定活性。甲硝唑及其代谢物大量由尿排泄（占总量的 60%～80%），少量由粪排出（6%～

15%）。$t_{1/2}$约为8小时。

5. 适应证　主要用于治疗或预防上述厌氧菌引起的系统或局部感染，如腹腔、消化道、女性生殖系、下呼吸道、皮肤及软组织、骨和关节等部位的厌氧菌感染，对败血症、心内膜炎、脑膜感染以及使用抗生素引起的结肠炎也有效。治疗破伤风常与破伤风抗毒素（TAT）联用。还可用于口腔厌氧菌感染。

6. 用法和用量　厌氧菌感染：口服，1次0.2～0.4g，1日0.6～1.2g；静脉滴注，1次500mg，8小时1次，每次滴注1h。一疗程7d。预防用药：用于腹部或妇科手术前一天开始服药，1次0.25～0.5g，1日3次。治疗破伤风：1日量2.5g，分次口服或滴注。

7. 不良反应　消化道反应最为常见，包括恶心、呕吐、食欲不振、腹部绞痛，一般不影响治疗；神经系统症状有头痛、眩晕，偶有感觉异常、肢体麻木、共济失调、多发性神经炎等，大剂量可致抽搐。少数病例发生荨麻疹、潮红、瘙痒、膀胱炎、排尿困难、口中金属味及白细胞减少等，均属可逆性，停药后自行恢复。

8. 禁忌证　有活动性中枢神经系统疾患和血液病者禁用。妊娠期妇女及哺乳期妇女禁用。

9. 注意

（1）经肝代谢，肝功能不全者药物可蓄积，应酌情减量。

（2）应用期间应减少钠盐摄入量，如食盐过多可引起钠潴留。

（3）可诱发白色念珠菌病，必要时可并用抗念珠菌药。

（4）可引起周围神经炎和惊厥，遇此情况应考虑停药（或减量）。

（5）可致血象改变，白细胞减少等，应予注意。本品的代谢产物可使尿液呈深红色。

10. 药物相互作用

（1）本品可减缓口服抗凝血药（如华法林等）的代谢，而加强其作用，使凝血酶原时间延长。

（2）西咪替丁等肝酶诱导剂可使本品加速消除而降效。

（3）本品可抑制乙醛脱氢酶，因而可加强乙醇的作用，导致双硫醒反应。在用药期间和停药后1周内，禁用含乙醇饮料或药品。

11. 制剂　片剂：每片0.2g。

注射液：50mg（10ml）；100mg（20ml）；500mg（100ml）；1.25g（250ml）；500mg（250ml）。甲硝唑葡萄糖注射液：250ml，含甲硝唑0.5g及葡萄糖12.5g。

栓剂：每个0.5g；1g。直肠给药，1次0.5g，1日1.5g。甲硝唑阴道泡腾片：每片0.2g。阴道给药，1次0.2～0.4g，7日为一疗程。

二、替硝唑（Tinidazole）

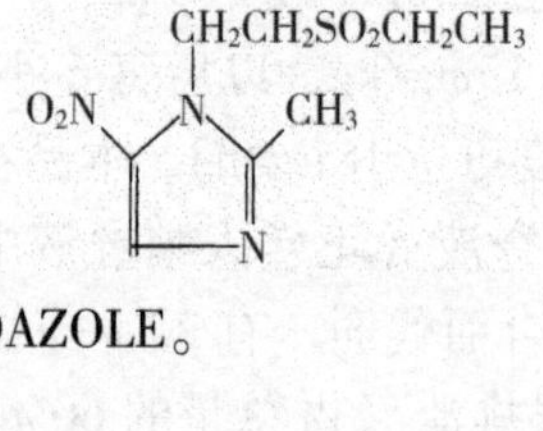

$CH_2CH_2SO_2CH_2CH_3$

O_2N　N　CH_3

N

1. 其他名称　替尼达唑，FADAZOLE。

2. ATC编码　J01XD02。

3. 性状　为白色或类白色结晶性粉末，味微苦。

4. 药理学　对大多数致病厌氧菌，如脆弱拟杆菌、梭状芽孢杆菌、真杆菌、梭形杆菌、阴道嗜血杆菌、消化球菌、消化链球菌、韦荣球菌等以及滴虫、阿米巴原虫、梨形鞭毛虫等有杀灭作用。对微需氧菌、幽门杆菌也有一定的抗菌作用。

口服吸收良好，2 小时血药达峰。口服 2g，血药峰浓度为 40 ~ 51μg/ml。$t_{1/2}$为 12 ~ 14h。本品主要由尿排泄（静脉给药后约 25% 原形药；代谢物 12%，口服 250mg 后约 16% 原形药），少量随粪排出，中度或重度肾功能不全者药物动力学性质无明显变化。本品在体内蛋白结合率为 12%，能进入各种体液，并可通过血脑屏障。

5. 适应证　用于厌氧菌的系统与局部感染，如腹腔、妇科、手术创口、皮肤软组织、肺、胸腔等部位感染以及败血症、肠道或泌尿生殖道毛滴虫病、梨形鞭毛虫病以及肠道和肝阿米巴病。

6. 用法和用量　厌氧菌系统感染：口服每日 2g；重症可静脉滴注，每日 1. 6g，1 次或分为 2 次给予。手术感染的预防：术前 12h 服 2g，手术间或结束后输注 1. 6g（或口服 2g）。非特异性阴道炎：每日 2g，连服 2d。急性齿龈炎：1 次口服 2g。泌尿生殖道毛滴虫病：1 次口服 2g，必要时重复 1 次；或每次 0. 15g，每日 3 次，连用 5d。须男女同治以防再次感染。儿童 1 次 50 ~75mg/kg，必要时重复 1 次。合并白色念珠菌感染者须同时进行抗真菌治疗。梨形鞭毛虫病：1 次 2g。肠阿米巴病：每日 2g，服 2 ~3d。儿童每日 50 ~60mg，连用 5d。肝阿米巴病：每日 1. 5 ~2g，连用 3 日，必要时可延长至 5 ~10d。应同时排出脓液。口服片剂应于餐间或餐后服用。

静脉滴注每 400mg（200ml）应不少于 20min。

7. 不良反应　不良反应主要有恶心、厌食、腹泻、口中有金属味，偶见头痛、疲倦、舌苔、深色尿。尚有过敏反应，如皮疹、荨麻疹、血管神经性水肿、白细胞一时性减少等。静脉滴注部位偶致静脉炎。有时也可出现神经系统障碍，如头昏、眩晕、共济失调等，停药可恢复。

8. 禁忌证　禁用于有血液病史者及器质性神经系统疾病者。对本药、甲硝唑过敏者、妊娠早期、哺乳期妇女禁用。

9. 注意

（1）12 岁以下儿童禁止注射给药。

（2）肝功能减退者应调整剂量或用药间隔时间。

10. 药物相互作用

（1）本品有抑制乙醛脱氢酶作用，加强酒精的效应，可出现双硫仑（双硫醒）反应，如呕吐、面部潮红、腹部痉挛等。服用本品期间应或停药后 5d 内禁酒；

（2）本药可增强口服抗凝药的作用，增加出血的危险性。

11. 制剂　片剂：每片 0. 25g；0. 5g。注射液：每瓶 400mg/200ml 或 800mg/400ml（含葡萄糖 5. 5%）。栓剂：每个 0. 2g。

12. 贮法　避光、密闭保存。

三、奥硝唑（Ornidazole）

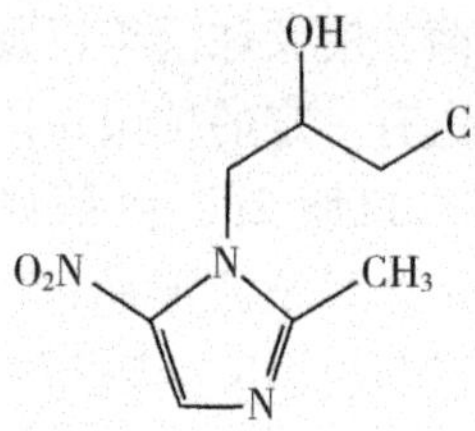

1. 其他名称　氯丙硝唑，氯醇硝唑。

2. ATC 编码　J01XD03。

3. 药理学　本品为第三代硝基咪唑类衍生物，作用于厌氧菌、阿米巴、贾第鞭毛虫和毛滴虫细胞的 DNA，使其螺旋结构断裂或阻止其转录复制而导致致病菌死亡。

口服 2 小时后可达血药峰浓度。阴道给予栓剂 500mg，12h 后达 5mg/ml 峰浓度。本品口服生物利用度约 90%，体内分布广泛，蛋白结合率小于 15%，主要在肝脏代谢，其活性代谢物 M_1、M_2 的消除半衰期分别为 5h 和 6h，原形药消除半衰期为 11～14h。绝大部分以游离或结合代谢产物的形式经尿排泄，约 4% 以药物原形排泄，其余 22% 经粪便排泄。

4. 适应证　用于由厌氧菌感染引起的多种疾病。男女泌尿生殖道毛滴虫、贾第鞭毛虫感染引起的疾病。还用于肠、肝阿米巴病。

5. 用法和用量　口服：预防术后厌氧菌感染，术前 12h 服用 1 500mg，以后每次 500mg，每日 2 次，至术后 3～5d；治疗厌氧菌感染，每次 500mg，每日 2 次；急性毛滴虫病，于夜间单次服用 1 500mg；慢性毛滴虫病，一次 500mg，一日 2 次，共用 5d；贾第鞭毛虫病，于夜间顿服 1 500mg，用药 1～2d；阿米巴痢疾，于夜间顿服 1 500mg，用药 3d；其他阿米巴病，一次 500mg，一日 2 次。静脉滴注：预防术后厌氧菌感染，术前 1～2h 给药 1 000mg，术后 12h 给药 500mg，24h 再给药 500mg；治疗厌氧菌感染，初始剂量为 500～1 000mg，以后每 12 小时 500mg，疗程 3～6d。

6. 注意　参见替硝唑。

（1）本药与酒精有无相互作用，尚需更多的研究证实。

（2）为减少胃肠道反应，应在餐后或与食物同服。

7. 药物相互作用

（1）巴比妥类药、雷尼替丁、西咪替丁肝酶诱导剂可使本品加速消除而降效，并可影响凝血，禁止合用。

（2）本药可增强口服抗凝药的作用，增加出血的危险性。

8. 制剂　片剂（胶囊剂）：每片（粒）0. 25g。注射液：0. 25g（5ml）。奥硝唑氯化钠（葡萄糖）注射液：0. 25g（100ml）；0. 5g（100ml）。

9. 贮法　避光，密闭保存。

四、塞克硝唑（Secnidazole）

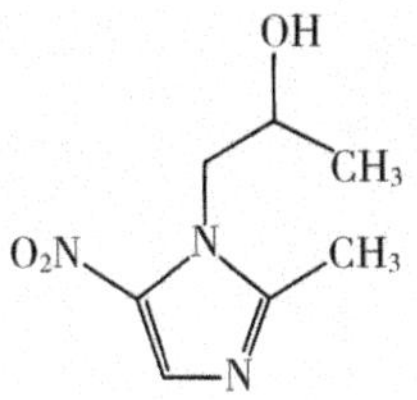

1. 其他名称 信爽，尼克。

2. ATC 编码 P01AB07。

3. 性状 为白色或微黄色结晶或结晶性粉末。

4. 药理学 塞克硝唑为 5-硝基咪唑类抗原虫药，其结构及药理作用与甲硝唑相似。塞克硝唑的体外抗原虫谱与甲硝唑相当，包括阴道毛滴虫、牛毛滴虫、痢疾阿米巴、兰伯贾第虫（十二指肠贾第鞭毛虫、肠贾第鞭毛虫）。塞克硝唑对阴道毛滴虫的 MIC 与甲硝唑相似（0.7μg/ml），二者对痢疾阿米巴的最小抑制浓度也相似（6μg/ml）。塞克硝唑对十二指肠贾第鞭毛虫的最小抑制浓度（0.2μg/ml）明显低于甲硝唑（1.2μg/ml）。

口服后吸收迅速，1.5～3h 血药浓度达峰值，单次口服塞克硝唑 0.5～2g 的绝对生物利用度近 100%。体内分布范围不广泛，稳态分布体积很小（49.2L），仅约血浆药物总量的 15% 与血浆蛋白或球蛋白结合。血清药物浓度与龈缝液中药物的浓度相近，因此本品极易透过牙龈组织。本品还能透过胎盘屏障进入乳汁。主要在肝脏代谢，消除速度为 1.68L/h（28ml/min），以原形随尿液排出。单次口服塞克硝唑 2g，72h 后尿样中可检出大约10%～25% 塞克硝唑（包括原药和代谢物），96h 累积经尿排泄量约为 50%。其消除半衰期为 17～29 小时。

5. 适应证 主要用于由阴道毛滴虫引起的尿道炎和阴道炎，肠阿米巴病，肝阿米巴病及贾第鞭毛虫病。

6. 用法和用量 口服，成人 2g，单次服用。治疗阴道滴虫病和尿道滴虫病，配偶应同时服用。肠阿米巴病：有症状的急性阿米巴病，成人 2g，单次服用；儿童 30mg/kg，单次服用；无症状的急性阿米巴病，成人一次 2g，一日 1 次，连服 3 日；儿童一次 30mg/kg，一日 1 次，连服 3d。肝脏阿米巴病：成人一日 1.5g，一次或分次口服，连服 5 日；儿童一次 30mg/kg，一次或分次口服，连服 5 日。贾第鞭毛虫病：儿童 30mg/kg，单次服用。

7. 不良反应 常见不良反应为口腔金属异味。偶见不良反应有消化道紊乱（如恶心、呕吐、腹泻、腹痛）、皮肤过敏反应（如皮疹、荨麻疹，瘙痒）、深色尿、白细胞减少（停药后恢复正常）。罕见不良反应：眩晕、头痛、中度的神经功能紊乱。

8. 禁忌证 对塞克硝唑或一般硝基咪唑类药物过敏者、妊娠期及哺乳期妇女、有血液疾病史的患者禁用。

9. 注意 参见替硝唑。

10. 制剂 片剂（胶囊）：每片/粒 0.25g；0.5g。

11. 贮藏 遮光、密封、干燥处保存。

（杜力巍）

第六节　噁唑酮类

【利奈唑胺】（Linezolid）

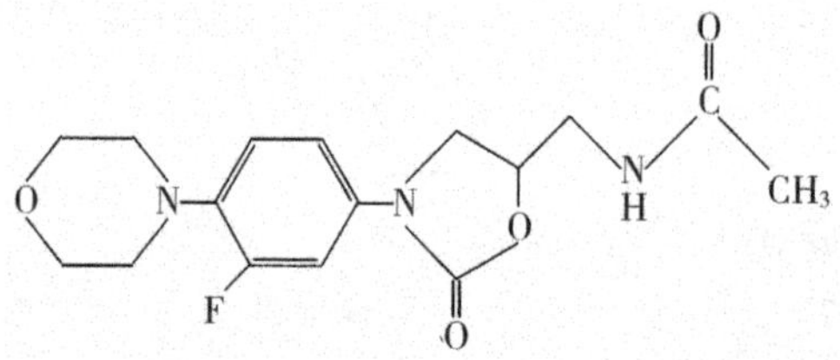

1. 其他名称　利奈唑德，Zyvox。

2. ATC 编码　J01XX08。

3. 药理学　本品为合成的噁唑酮类（oxaxolidinones）抗菌药，能抑制细菌蛋白质合成，其特点是与细菌50S 核糖体附近界面的30S 亚基结合，阻止70S 初始复合物的形成而产生杀菌作用。由于其结构特殊和作用机制独特，因此与其他抗菌药无交叉耐药性。对多重耐药的革兰阳性球菌，包括 MRSA、MRSE、PRSP、CRSP，尤其是对万古霉素耐药的肠球菌最有效。

口服吸收迅速完全，口服400mg，于1.52h 达峰；C_{max}为8～10μg/ml，高脂饮食可降低本品血药浓度，但 AUC 仍相近。静脉滴注本品600mg。滴毕血药浓度为12.90μg/ml，认为口服与滴注间不必调整剂量，血浆蛋白结合率约31%，V_d为40～50L（成年人）。体内代谢成无效代谢物，此反应与细胞色素无关。代谢物有30%由尿液，10%由粪便排泄。$t_{1/2}$为4.4～5.2h。

4. 适应证　主要用于控制耐万古霉素屎肠球菌所致的系统感染，包括败血症、肺炎以及复杂性皮肤和皮肤组织感染等。

5. 用法和用量　口服与静滴剂量相同。成人和超过12岁儿童，每次600mg，每12小时一次。治疗耐万古霉素肠球菌感染疗程14～28d，肺炎、菌血症及皮肤软组织感染疗程10～14d。儿童（出生至11岁者），每次10mg/kg，每12小时一次，疗效欠佳可增至每8小时一次，口服或静脉给药。

6. 不良反应　不良反应有消化道症状，失眠、头晕、药热、皮疹等。可见血小板减少，尚有白细胞、中性粒细胞减少、骨髓抑制，AST、ALT、LDH、ALP、脂酶、淀粉酶、总胆红素、BUN 和肌酐等变化，舌变色、口腔白色念珠菌病，罕见乳酸性酸中毒。

7. 禁忌证　对本药或其他成分过敏者禁用。

8. 注意

（1）本品应严格控制使用指征，避免滥用。妊娠期妇女和哺乳妇慎用。

（2）空腹或饭后服用，须避开高脂性饮食及含酪胺食物和含醇饮料。

（3）有高血压病史者使用本品应注意观察。

9. 药物相互作用

（1）本品有 MAO 抑制作用，禁忌并用拟肾上腺素药物（伪麻黄碱、多巴胺、肾上腺素等）和5－HT 再摄取抑制药（如抗抑郁药）、禁用含酪胺食物（奶酪、肉干等）和某些含醇饮料（啤酒、红酒等）以免引起血压异常升高。

（2）避免与减少血小板的药物合用。

（3）与两性霉素 B、氯丙嗪、地西泮、红霉素、喷他脒、苯妥英有配伍禁忌。

10. 制剂　片剂：每片 600mg。注射液：600mg（300ml）。

11. 贮法　避光、密封、室温保存。

（杜力巍）

第十章　抗生素

第一节　抗生素的分类

（1）β－内酰胺类：是指分子中含有β－内酰胺环的抗生素，青霉素和头孢菌素均属此类。还包括β－内酰胺酶抑制剂、氧头孢类、碳青霉烯类等。

（2）氨基苷类：如链霉素、庆大霉素、卡那霉素、小诺米星、阿司米星等。

（3）四环素类。

（4）氯霉素类。

（5）大环内酯类。

（6）林可霉素类。

（7）其他主要抗细菌的抗生素：如去甲万古霉素、杆菌肽、多粘菌素、磷霉素等。尚有卷曲霉素、利福平等，列入抗结核病药中介绍。

（8）抗真菌抗生素。

（9）抗肿瘤抗生素：如丝裂霉素、放线菌素D、博来霉素、阿霉素等。

（李　涛）

第二节　抗生素的合理应用

（1）选择有效药物：首先要掌握不同抗生素的抗菌谱，务必使所选药物的抗菌谱与所感染的微生物相适应。例如，青霉素的抗菌谱主要包括一些球菌和某些革兰阳性杆菌。链球菌是引起上呼吸道感染的重要病原菌，它对青霉素尚有一定程度的敏感性，所以在适当情况下选用青霉素。也可考虑用红霉素、第一代头孢菌素或其他适当的药物。链球菌感染不宜用庆大霉素，因为链球菌对氨基苷类抗生素常是不敏感的，因而无效。

第二，要考虑细菌对药物的耐药性。随着抗生素的大量使用，细菌的耐药菌株相应增多。如葡萄球菌的多数菌株对青霉素G、氨苄西林和抗假单胞菌青霉素耐药。淋球菌耐青霉素类的菌株也日益增多。一些曾经有效的药物逐渐失效（或减效）。所以，在选择药物时必须考虑细菌耐药性的发展。

第三，还要考虑各种药物的吸收、分布等特性。透过血脑屏障性能好的药物，如氯霉素、磺胺、青霉素、氨苄西林等（后两者仅在脑膜受损时可透过），可用于中枢感染。而氨基苷类、大环内酯类等不易透过血脑屏障，则只宜用于中枢以外的感染。大环内酯类在胆汁中的浓度高于血清浓度，对治疗胆道感染有利，但氨基苷类的胆汁浓度甚低，因此氨基苷类不宜选用于胆道感染。青霉素类、头孢菌素类、氨基苷类在尿液中浓度甚高，对于敏感菌所致的尿路感染只要用低剂量就有效。

（2）应用方法合理：选定药物以后，还要根据其药物代谢动力学性质确定给药方案。如中效磺胺，应按照其 $t_{1/2}$ 间隔，1 日给药 2 次，过少就不能维持有效血药浓度，过多则可致蓄积中毒。具有抑菌性质的药物常要求在体液中保持一定的浓度，以维持其作用。而繁殖期杀菌性药物（青霉素、头孢菌素类）则要求快速进入体内，在短时间内形成高血药浓度（间歇冲击疗法），以发挥杀菌作用。

（3）防止不良反应：不良反应的发生主要原因有以下四个方面：

1）不适当地增大剂量或增加给药次数：均可导致药物蓄积而产生不良反应。

2）不适当地联合用药：同类药物的联合应用，除抗菌作用相加外，毒性也是相加的。如氨基苷类中同类药物联合应用，常导致其耳、肾和神经肌肉阻滞毒性增强。不同类的药物联合应用也可导致某些毒性增强，如氨基苷类和强效利尿药联合应用可导致耳毒性增强；氨基苷类和头孢菌素类联合应用往往可导致肾毒性增强等。

3）不合理的给药方法：不合理的给药方法常可导致不良反应的产生。如氨基苷类药物若进入血流过快，可产生严重的不良反应，由于神经肌肉阻滞而导致呼吸抑制。因此，这类药物不可直接静脉注射，以免产生不良后果。

4）过敏反应：许多抗菌药物可致过敏反应，甚至发生严重的剥脱性皮炎、过敏性休克等。为了防止过敏反应的发生，用药前应了解既往药物过敏史。必要时可进行皮肤敏感试验来加以判断。

（4）避免引起病原菌的耐药性：病原菌产生耐药性而使药物失效是当前抗菌治疗中的一个大问题。一些常见的病原菌对常用的抗菌药物都有较高的耐药率。为此，要掌握病原菌对抗菌药物的敏感性，选用那些敏感率较高的抗菌药物。加强用药的目的性，不要无目的地应用。还要避免频繁地更换或中断抗菌药物以及减少抗菌药物的外用等。

（李 涛）

第三节 青霉素类

一、青霉素（Benzylpenicillin）

1. 其他名称 苄青霉素，青霉素 G，Penicillin G。

2. ATC 编码 J01CE01。

3. 性状 钠盐、钾盐均为白色结晶性粉末；无臭或微有特异性臭，有引湿性；遇酸、碱或氧化剂即迅速失效，水溶液在室温放置易失效。在水中极易溶解，在乙醇中溶解，在脂肪油或液状石蜡中不溶。普鲁卡因青霉素（procaine benzylpenicillin）为白色微晶性粉末；遇酸、碱或氧化剂等即迅速失效。在甲醇中易溶，在乙醇或氯仿中略溶，在水中微溶。苄星青霉素（benzathine benzylpenicillin）为白色结晶性粉末。青霉素游离酸的 pKa 为 2.8。

青霉素钠 0.6μg 为 1 单位，1mg 相当于 1 670 单位。青霉素钾 0.625μg 为 1 单位，1mg 相当于 1 598 单位。

4. 药理学 在细菌繁殖期起杀菌作用，对革兰阳性球菌（链球菌、肺炎球菌、敏感的葡萄球菌）及革兰阴性球菌（脑膜炎球菌、淋球菌）的抗菌作用较强，对革兰阳性杆菌（白喉杆菌）、螺旋体（梅毒螺旋体、回归热螺旋体、钩端螺旋体）、梭状芽孢杆菌（破伤风杆菌、气性坏疽杆菌)、放线菌以及部分拟杆菌有抗菌作用。

青霉素钠、钾不耐酸，口服吸收差，不宜用于口服。肌内注射吸收迅速，肌内注射 100 万单位，血清浓度于 0.5 小时达峰值，约 20 单位/ml；消除迅速，大部分由尿排泄，数小时从体内消除，$t_{1/2}=0.5$ 小时。

5. 适应证　青霉素用于敏感菌所致的急性感染，如：菌血症、败血症、猩红热、丹毒、肺炎、脓胸、扁桃体炎、中耳炎、蜂窝织炎、疖、痈、急性乳腺炎、心内膜炎、骨髓炎、流行性脑膜炎（流脑)、钩端螺旋体病（对本病早期疗效较好)、奋森咽峡炎、创伤感染、回归热、气性坏疽、炭疽、淋病、放线菌病等。治疗破伤风、白喉宜与相应的抗毒素联用。

普鲁卡因青霉素吸收缓慢，肌内注射 30 万单位，血药浓度峰值约 2 单位/ml，24 小时仍可测得。适用于梅毒和一些敏感菌所致的慢性感染。

苄星青霉素吸收极缓慢，血药浓度低，适用于需长期使用青霉素预防的患者，如慢性风湿性心脏病患者。

6. 用法和用量　青霉素钠常用于肌内注射或静脉滴注。肌内注射成人 1 日量为 80 万 ~ 320 万单位，儿童 1 日量为 3 万 ~5 万单位/kg，分为 2 ~4 次给予。静脉滴注适用于重病，如感染性心内膜炎、化脓性脑膜炎患者。成人 1 日量为 240 万 ~2 000 万单位，儿童 1 日量为 20 万 ~40 万单位/kg，分 4 ~6 次加至少量输液中作间歇快速滴注。输液的青霉素（钠盐）浓度一般为 1 万 ~4 万单位/ml。本品溶液（20 万 ~40 万单位/2 ~4ml）可用于气雾吸入，1 日 2 次。

青霉素钾通常用于肌内注射，由于注射局部较痛，可以用 0.25% 利多卡因注射液作为溶剂（2% 苯甲醇注射液已不用)。钾盐也可静脉滴注，但必须注意患者体内血钾浓度和输液的钾含量（每 100 万单位青霉素 G 钾中含钾量为 65mg，与氯化钾 125mg 中的含钾量相近)，并注意滴注速度不可太快。

普鲁卡因青霉素仅供肌内注射，1 次量 40 万 ~80 万单位，每日 1 次。

苄星青霉素仅供肌内注射，1 次 60 万单位，10 ~14 日 1 次；1 次 120 万单位，14 ~21 日 1 次。

7. 不良反应

（1）常见过敏反应：包括严重的过敏性休克和血清病型反应、白细胞减少、药疹、接触性皮炎、哮喘发作等。

（2）低剂量的青霉素不引起毒性反应：大剂量应用，可出现神经 - 精神症状，如反射亢进、知觉障碍、幻觉、抽搐、昏睡等，也可致短暂的精神失常，停药或降低剂量可恢复。对于少数有凝血功能缺陷的患者，大剂量青霉素可扰乱凝血机制，而致出血倾向。

（3）普鲁卡因青霉素偶可致一种特异反应：注射药物当时或之后 1 ~2 分钟内，患者自觉有心里难受、濒危恐惧感、头晕、心悸、幻听、幻视等症状。一般无呼吸障碍和循环障碍，多数病例可出现血压升高（可与过敏性休克相鉴别)。一般不需特殊处理，症状维持 1 ~2小时可自行恢复正常。用镇静药（地西泮）或抗组胺药（肌内注射苯海拉明 20mg）有助于恢复。

8. 禁忌证　对本品或其他青霉素类药过敏者禁用。对普鲁卡因过敏者禁用普鲁卡因青霉素。

9. 注意

(1) 以上几种青霉素都可导致过敏反应，用前要按规定方法（见前述）进行皮试。苄星青霉素因使用间隔期长，所以在每次用药前都要进行皮试。

(2) 重度肾功能损害者应调整剂量或延长给药间隔。

(3) 不宜鞘内给药。

(4) 青霉素钠盐或钾盐的水溶液均不稳定，应现配现用，必须保存时，应置冰箱中，以在当天用完为宜。

10. 药物相互作用

(1) 丙磺舒（1 次 0.5g，1 日 3 次口服）可阻滞青霉素类药物的排泄，联合应用可使青霉素类血药浓度上升。

(2) 理论上氯霉素、红霉素、四环素类、林可霉素类、磺胺类等抑菌药可能减弱青霉素的杀菌作用，但是在球菌性脑膜炎时常与磺胺嘧啶钠联用；流感嗜血杆菌性脑膜炎时与氯霉素联用。

(3) 与华法林同用，可加强抗凝血作用。

(4) 同时服用避孕药，可能影响避孕效果。

11. 制剂　注射用青霉素钠：每支（瓶）0.24g（40 万单位）、0.48g（80 万单位）或 0.6g（100 万单位）。

注射用青霉素钾：每支 0.25g（40 万单位）。

注射用普鲁卡因青霉素：每瓶 40 万单位者，含普鲁卡因青霉素 30 万单位及青霉素钾盐或钠盐 10 万单位；每瓶 80 万单位者其含量加倍。既有长效，又有速效作用。每次肌内注射 40 万～80 万单位，每日 1 次。

注射用苄星青霉素（长效青霉素，长效西林）：每瓶 120 万单位，肌内注射。

12. 贮法　贮存在干燥、凉暗处，勿置冰箱中，以免瓶装品吸潮。

二、青霉素 V（Phenoxymethylpenicillin）

1. 其他名称　苯甲氧青霉素，青霉素 V 钾，Penicillin V。

2. ATC 编码　J01CE10。

3. 药理学　本品属青霉素酶敏感性青霉素，常用其钾盐。本品的抗菌谱、抗菌作用均同青霉素钠。口服后不被破坏，吸收率为 60%，其吸收不受胃中食物的影响。口服后 0.5～1 小时达血药浓度峰值。在血浆中与血浆蛋白结合率较高。56% 经肝代谢失活，20%～40% 经肾排泄。$t_{1/2}$ 为 1 小时。

适应证、不良反应、禁忌证、注意、药物相互作用均同青霉素钠。

4. 用法和用量　口服。成人：125～500mg（20 万～80 万单位）/次，每 6～8 小时 1 次。儿童：每日 15～50mg/kg，分 3～6 次服用。

5. 制剂　片剂、胶囊剂：每片或粒 125mg（20 万单位）；250mg（40 万单位）；500mg（80 万单位）。还有颗粒剂或口服干糖浆。

6. 贮法　密封、遮光、凉暗干燥处保存。

三、苯唑西林钠（Oxacillin Sodium）

1. 其他名称　苯唑青霉素钠，新青霉素Ⅱ，BACTOCIL。

2. ATC 编码　J01CF04。

3. 性状　为白色粉末或结晶性粉末；无臭或微臭。在水中易溶；在丙酮或丁醇中极微溶解；在醋酸乙酯或石油醚中几乎不溶。本品游离酸的 pKa 为 2.8。水溶液的 pH 为 5.0~7.0。

4. 药理学　本品为半合成的异噁唑类，具有耐葡萄球菌青霉素酶的性质；不为金黄色葡萄球菌所产生的青霉素酶所破坏，对产酶金黄色葡萄球菌菌株有效；但对不产酶菌株的抗菌作用不如青霉素 G。

空腹口服本品 1g，于 0.5~1 小时血清浓度达峰值，约 12μg/ml，吸收量可达口服量的 1/3 以上；肌内注射 0.5g，血清浓度于 0.5 小时达峰值，约 16μg/ml。在体内分布广，肝、肾、肠、脾、胸腔积液和关节囊液中均可达有效治疗浓度；腹水中含量较低，痰和汗液中含量微少；本品不能透过正常脑膜。进入体内的药物，约有 1/3~1/2 以原形在尿中排泄，$t_{1/2}$ 约为 0.4 小时。

5. 适应证　本品主要用于产酶的金黄色葡萄球菌和表皮葡萄球菌的周围感染，包括内脏、皮肤和软组织等部位的感染，但对耐甲氧西林金黄色葡萄球菌（MRSA）感染无效。对中枢感染不适用。

6. 用法和用量　静脉滴注：1 次 1~2g，必要时可用到 3g，溶于 100ml 输液内滴注 0.5~1 小时，1 日 3~4 次。小儿每日用量 50~100mg/kg，分次给予。肌内注射：1 次 1g，1 日 3~4 次。口服、肌内注射均较少用。肾功能轻中度不足者可按正常用量，重度不足者应适当减量。

7. 不良反应

（1）可出现胃肠道反应，如恶心、呕吐、腹胀、腹泻、食欲不振等，口服给药时较常见。其他尚有静脉炎。大剂量应用可出现神经系统反应，如抽搐、痉挛、神志不清、头痛等。偶见中性粒细胞减少，对特异体质者可致出血倾向。个别人氨基转移酶升高。

（2）尚可见药疹、药物热等过敏反应。少数人可发生白色念珠菌继发感染。

8. 禁忌证　对本品或其他青霉素类过敏者禁用。新生儿、肝肾功能严重损害者、有过敏性疾病史者慎用。

9. 注意

（1）本品可致过敏性休克，用药前应作过敏试验。

（2）严重肾功能不全者应减少给药剂量。

10. 药物相互作用

（1）丙磺舒阻滞本品的排泄，血药浓度升高，使作用维持较长。

（2）与西索米星或奈替米星联用，可增强其抗金黄色葡萄球菌的作用。

（3）与庆大霉素或氨苄西林联用，可相互增强对肠球菌的抗菌作用。

11. 制剂　注射用苯唑西林钠：每瓶 0.5g；1g（效价）。

12. 贮法　密闭、干燥处保存。

四、氯唑西林钠（Cloxacillin Sodium）

1. 其他名称　邻氯青霉素钠，氯苯西林钠，氯唑青。

2. ATC 编码　J01CF02。

3. 性状　为白色粉末或结晶性粉末；微臭，味苦；有引湿性。在水中易溶，在乙醇中溶解，在醋酸乙酯中几乎不溶。本品游离酸的 pKa 为 2.7，10% 水溶液的 pH，为 5.0～7.0。

4. 药理学　本品为半合成的异嗯唑类，具有耐抗葡萄球菌青霉素酶性质。类似苯唑西林，对产酶金黄色葡萄球菌有抗菌作用，适用于葡萄球菌感染。

口服吸收达 50%。肌内注射 0.5g，0.5 小时血清浓度达峰值，约 18μg/ml。主要由肾脏排泄、尿药浓度可达数百至 1 000μg/ml。本品蛋白结合率可达 95%，不易透过血脑屏障和进入胸腔积液。$t_{1/2}$约为 0.6 小时。

5. 适应证　主要用于产酶金黄色葡萄球菌或不产酶葡萄球菌所致的败血症、肺炎、心内膜炎、骨髓炎或皮肤软组织感染等。但对耐甲氧西林金黄色葡萄球菌（MRSA）感染无效。

6. 用法和用量　肌内注射：1 次 0.5～1g，1 日 3～4 次。静脉滴注：1 次 1～2g，溶于 100ml 输液中，滴注 0.5～1 小时，1 日 3～4 次。小儿每日用量 30～50mg/kg，分次给予。口服剂量：每次 0.25～0.5g，1 日 4 次，空腹服用。

不良反应 、禁忌证、注意、药物相互作用均参见苯唑西林钠。

7. 制剂　注射用氯唑西林钠：每瓶 0.5g（效价）。胶囊剂：每胶囊 0.125g；0.25g；0.5g。颗粒剂：50mg。

8. 贮法　密闭、干燥处保存。

五、氨苄西林（Ampicillin）

1. 其他名称　氨苄青霉素，安比西林，安必欣。

2. ATC 编码　J01CA01。

3. 性状　为白色结晶性粉末；味微苦。在水中微溶，在氯仿、乙醇、乙醚或脂肪油中不溶；在稀酸溶液或稀碱溶液中溶解。pKa 为 2.5 和 7.3。0.25% 水溶液的 pH 为 3.5～5.5。其钠盐为白色或类白色的粉末或结晶；无臭或微臭，味微苦；有引湿性。在水中易溶，在乙醇中略溶，在乙醚中不溶。10% 水溶液的 pH 为 8～10。

本品在干燥状态下较稳定。受潮或在水溶液中，除发生降解反应外，还发生聚合反应，生成可致敏的聚合物。

4. 药理学　为半合成的广谱青霉素，其游离酸含 3 分子结晶水，供口服用；其钠盐供注射用。对革兰阳性菌的作用与青霉素 G 近似，对绿色链球菌和肠球菌的作用较优，对其他菌的作用则较差。对耐青霉素 G 的金黄色葡萄球菌无效。革兰阴性菌中淋球菌、脑膜炎球菌、流感杆菌、百日咳杆菌、大肠杆菌、伤寒副伤寒杆菌、痢疾杆菌、奇异变形杆菌、布氏杆菌等对本品敏感，但易产生耐药性。肺炎杆菌、吲哚阳性变形杆菌、铜绿假单胞菌对本品不敏感。

正常人空腹口服 0.5g 或 1g，血清浓度 2 小时达峰值，分别为 5.2μg/ml 和 7.6μg/ml。肌内注射 0.5g，血清浓度于 0.5～1 小时达峰值，约为 12μg/ml。体内分布广，在主要脏器中均可达有效治疗浓度。在胆汁中的浓度高于血清浓度数倍。透过正常脑膜能力低，但在脑膜发炎时则透膜量明显增加。在痰液中的浓度低。进入体内的药物，有80%以原形由尿排泄，$t_{1/2}$ ≤1小时。

5. 适应证　本品主要用于敏感菌所致的泌尿系统、呼吸系统、胆道、肠道感染以及脑膜炎、心内膜炎等。

6. 用法和用量　口服：1日50~100mg/kg，分成4次空腹服用；儿童1日50~100mg/kg，分成4次。肌内注射：1次0.5~1g，1日4次；儿童1日50~150mg/kg，分成4次。静脉滴注：1次1~2g，必要时可用到3g，溶于100ml输液中，滴注0.5~1小时，1日2~4次，必要时每4小时1次；儿童1日100~150mg/kg，分4次给予。

7. 不良反应　本品可致过敏性休克，皮疹发生率较其他青霉素为高，可达10%或更多。有时也发生药热。偶见粒细胞和血小板减少，少见肝功能异常，大剂量静脉给药可发生抽搐等神经症状。

8. 禁忌证　对本品或其他青霉素类过敏者禁用；传染性单核细胞增多症、巨细胞病毒感染、淋巴细胞白血病、淋巴瘤等患者避免使用。

9. 注意

（1）严重肾功能损害者，有哮喘、湿疹、荨麻疹等过敏性疾病，均应慎用。

（2）用药期间如出现严重的持续性腹泻，可能是假膜性肠炎，应立即停药，确诊后采用相应抗生素治疗。

（3）本品针剂应溶解后立即使用，溶解放置后致敏物质可增多。

（4）本品在弱酸性葡萄糖液中分解较快，因此宜用中性液体作溶剂。

10. 药物相互作用

（1）与下列药物有配伍禁忌：氨基苷类、多黏菌素类、红霉素、四环素类、氯化钙、葡萄糖酸钙、肾上腺素、间羟胺、多巴胺、维生素B族、维生素C、含有氨基酸的注射剂等。

（2）与阿司匹林、吲哚美辛和磺胺类药物合用，可减少本药的排泄，使血药浓度升高。

（3）本品可加强华法林的抗凝血作用，降低口服避孕药的药效。

11. 制剂　胶囊剂：每胶囊0.25g。注射用氨苄西林钠：每瓶0.5g；1.0g。

12. 贮法　密闭、干燥处保存。

六、阿莫西林（Amoxicillin）

1. 其他名称　羟氨苄青霉素，阿莫仙，强必林，益萨林，再林。

2. ATC编码　J01CA04。

3. 性状　为白色或类白色结晶性粉末；味微苦。在水中微溶，在乙醇中几乎不溶。pKa为2.4、7.4和9.6。0.5%水溶液的pH为3.5~5.5。本品的耐酸性较氨苄西林为强。

4. 药理学　抗菌谱与氨苄西林相同，微生物对本品和氨苄西林有完全的交叉耐药性。本品口服吸收良好。服用同量药物，本品的血清药物浓度比氨苄西林高约一倍。

5. 适应证　常用于敏感菌所致的呼吸道、尿路和胆道感染以及伤寒等。

6. 用法和用量　口服：成人每日1~4g，分3~4次服。儿童每日50~100mg/kg，分3~4次服。

肾功能严重不足者应延长用药间隔时间；肾小球滤过率（GFR）为10~15ml/min者8~

12 小时给药 1 次；<10ml/min 者 12～16 小时给药 1 次。

不良反应、禁忌证、注意、药物相互作用参见氨苄西林。

7. 制剂　片剂（胶囊）：每片（粒）0.125g；0.25g（效价）。

8. 贮法　遮光、密封保存。

七、哌拉西林钠（Piperacillin Sodium）

1. 其他名称　氧哌嗪青霉素，哔唑西林，哌氨苄青霉素。

2. ATC 编码　J01CA12。

3. 性状　为白色或类白色粉末；极易引湿。在水或甲醇中极易溶解，在无水乙醇中溶解，在丙酮中不溶。10% 水溶液的 pH 为 5.0～7.0。

4. 药理学　为半合成的氨脲苄类抗假单胞菌青霉素。对革兰阳性菌的作用与氨苄西林相似，对肠球菌有较好的抗菌作用，对于某些拟杆菌和梭菌也有一定作用。对革兰阴性菌的作用强，抗菌谱包括淋球菌、大肠杆菌、变形杆菌、克雷伯肺炎杆菌、铜绿假单胞菌、枸橼酸杆菌、肠杆菌属、嗜血杆菌等，对沙门杆菌、痢疾杆菌、一些假单胞菌（除铜绿假单胞菌外）、脑膜炎球菌、耶尔森杆菌等在体外也有抗菌作用，但其临床意义尚未明确。本品不耐酶。

本品口服不吸收。肌内注射 2g，血清药物浓度于 0.5 小时达峰值，约为 36μg/ml。于 30 分钟内静脉滴注 4g，即时血药浓度 >200μg/ml，于 1 小时为 ≥100μg/ml，$t_{1/2}$ 约为 1 小时。体内分布较广，周围器官均可达有效浓度，在胆汁和前列腺液中有较高浓度。本品主要由肾排泄，12 小时内尿中可排出给药量的 1/2～2/3。

5. 适应证　临床上用于上述敏感菌株所引起的感染（对中枢感染疗效不确切）。

6. 用法和用量　尿路感染，1 次 1g，1 日 4 次，肌内注射或静脉注射。其他部位（呼吸道、腹腔、胆道等）感染：1 日 4～12g，分 3～4 次静脉注射或静脉滴注。严重感染 1 日可用 10～24g。

7. 不良反应　注射局部引起静脉炎或局部红肿。消化系统反应有腹泻、恶心、呕吐，少见肝功能异常、胆汁淤积性黄疸等。可致皮疹，偶见过敏性休克。神经系统可见头痛、头晕、乏力等。少见肾功能异常，白细胞减少及凝血功能障碍。

8. 禁忌证　对本品或其他青霉素类过敏者禁用。

9. 注意

（1）有出血史、溃疡性结肠炎、克罗恩病或假膜性结肠炎者慎用。

（2）长期用药应注意检查肝、肾功能。

10. 药物相互作用

（1）丙磺舒阻滞本品的排泄，血药浓度升高，使作用维持较长。

（2）与氨基苷类联用，对铜绿假单胞菌、沙雷菌、克雷伯菌、其他肠杆菌属和葡萄球菌的敏感菌株有协同抗菌作用。

（3）与肝素等抗凝血药合用，增加出血危险。与溶栓药合用，可发生严重出血。

11. 制剂　注射用哌拉西林钠：每瓶 0.5g；1.0g（效价）。

12. 贮法　密闭、在凉暗干燥处保存。

八、美洛西林钠（Mezlocillin Sodium）

1. 其他名称　美洛林，磺唑氨苄青霉素钠，诺美，诺塞林。

2. ATC 编码　J01CA10。

3. 性状　为白色结晶性粉末，极易溶于水，溶液透明，无色或微灰黄色，在 0.9% 氯化钠液或 5% 葡萄糖液中尚稳定，但应在临用前溶解为宜。

4. 药理学　抗菌谱与哌拉西林近似，主要是革兰阴性杆菌，对链球菌属（包括肠球菌）、拟杆菌属也有抗菌作用。但铜绿假单胞菌等对本品的耐药性发展较快，与氨基苷类联合可对铜绿假单胞杆菌、沙雷杆菌、克雷伯杆菌等有协同抗菌作用，对 MRSA 无效。

静脉注射本品 1g，即时血药浓度为 149μg/ml；30 分钟时为 40μg/ml；2 小时为 5.3μg/ml；6 小时为 0.5μg/ml。静脉滴注 3g（历时 0.5 小时），1 小时和 4 小时的血药浓度分别为 57μg/ml 和 4.4μg/ml。按 3g 静脉滴注，每 4 小时一次，连用 7 日，平均血药浓度超过 100μg/ml，全过程血药浓度 >50μg/ml。体内分布于血清、腹膜液、胸膜液、支气管与创口分泌液、骨及其他组织中，在胆汁中有甚高浓度。本品很少透过血脑屏障，但脑膜炎时，可进入脑脊液中。本品主要由肾排泄，其中有 <10% 为代谢物。血液透析可迅速除去大部分药物，腹腔透析也可除去部分药物。

5. 适应证　本品主要用于一些革兰阴性病原菌，如假单胞菌、克雷伯菌、肠杆菌属、沙雷菌、变形杆菌、大肠杆菌、嗜血杆菌以及拟杆菌和其他一些厌氧菌（包括革兰阳性的粪链球菌）所致的下呼吸道、腹腔、胆道、尿路、妇科、皮肤及软组织部位感染以及败血症。

6. 用法和用量　用氯化钠液、葡萄糖液或乳酸钠林格液溶解后静脉注射或静脉滴注，也可肌内注射给药。

成人一般感染每日 150~200mg/kg，或每次 2~3g，每 6 小时一次；重症感染每日 200~300mg/kg，或每次 3g，每 4 小时一次；极重感染可用到每日 24g 分 6 次用；淋球菌尿道炎，1~2g，只用一次，用前 0.5 小时服丙磺舒 1g。

新生儿用量：≤7 日龄者每日 150mg/kg 或 75mg/kg，每 12 小时一次。>7 日龄者，根据体重不同可按每日 225~300mg/kg，或每次 75mg/kg，每日 3~4 次。

肾功能受损者：肌酐清除率 >30ml/min 者可按正常用量；10~30ml/min 者，按疾病轻重用每次 1.5~3g，每 8 小时一次；<10ml/min 者用 1.5g，每 8 小时一次，重症可用到 2g，每 8 小时一次。

手术预防感染给药：每次 4g，于术前 1 小时及术后 6~12 小时各给一次。

7. 不良反应

（1）常见过敏反应：食欲缺乏、恶心、呕吐、腹泻、肌注局部疼痛和皮疹，且多在给药过程中发生，大多程度较轻，不影响继续用药，重者停药后上述症状迅速减轻或消失。

（2）少数病例可出现血清氨基转移酶、碱性磷酸酶升高及嗜酸性粒细胞一过性增多。中性粒细胞减少、低钾血症等极为罕见。未见肾功能改变以及电解质紊乱等严重反应。

8. 禁忌证　对本品或其他青霉素类过敏者禁用。

9. 注意　用前做皮试，用青霉素钠皮试液或本品溶液（300μg/ml），阴性反应者始可用药。妊娠期妇女一般避免应用，十分必要时应慎用。哺乳妇可用本品。本品与氨基苷类可互相影响活力，勿混合给药。本品溶液贮存于冷处可析出结晶，可将容器置温水中使溶解后再应用。其他均参见青霉素。

10. 药物相互作用

（1）氯霉素、红霉素、四环素类等抗生素和磺胺药等抑菌剂可干扰本品的杀菌活性，不宜与本品合用，尤其是在治疗脑膜炎或急需杀菌剂的严重感染时。

（2）丙磺舒、阿司匹林、吲哚美辛、保泰松、磺胺药可减少本品自肾脏排泄，因此与本品合用时使其血药浓度增高，排泄时间延长，毒性也可能增加。

（3）本品与重金属，特别是铜、锌和汞呈配伍禁忌，因后者可破坏其氧化噻唑环。由锌化合物制造的橡皮管或瓶塞也可影响其活力。

（4）本品静脉输液加入头孢噻吩、林可霉素、四环素、万古霉素、琥乙红霉素、两性霉素 B、去甲肾上腺素、间羟胺、苯妥英钠、盐酸羟嗪、丙氯拉嗪、异丙嗪、维生素 B 族、维生素 C 等后将出现混浊。

（5）避免与酸碱性较强的药物配伍，pH 4.5 以下会有沉淀发生，pH 4.0 以下及 pH 8.0 以上效价下降较快。

（6）本品可加强华法林的作用。

（7）与氨基糖苷类抗生素合用有协同作用，但混合后，两者的抗菌活性明显减弱，因此两药不能置同一容器内给药。

11. 制剂　粉针剂：每瓶 1g。注射剂：0.5g；1.0g。

12. 贮法　密封、在干燥凉暗处保存。

九、阿洛西林钠（Azlocillin Sodium）

1. 其他名称　苯咪唑青霉素，阿乐欣，可乐欣。

2. ATC 编码　J01CA09。

3. 性状　参见美洛西林钠。

4. 药理学　本品与美洛西林、哌拉西林同为氨脲苄类抗假单胞菌青霉素，比美洛西林在侧链上少一个甲硫酰基。本品的抗菌性质与哌拉西林、美洛西林相似。快速静脉注射 1g 后 5 分钟时血药峰浓度为 92.9mg/L，30 分钟内静脉滴注本品 5g，结束时血药浓度为 409mg/L，$t_{1/2}$ 分别为 0.7～1.1 小时和 1.2～1.8 小时。体内分布良好，在支气管分泌物、组织间液和创口渗出物中有较高浓度，但在骨骼中浓度甚低。对铜绿假单胞菌脑膜炎患者，每 6 小时静脉注射本品 5g，脑脊液中药物浓度可达 42～125mg/L（同期血药浓度为 13.7～460mg/L）。血浆蛋白结合率约 30%，给药量的大部分（50%～80%）由尿液排泄。

5. 适应证　主要用于铜绿假单胞菌与其他革兰阴性菌所致的系统感染，如败血症、脑膜炎、肺炎及尿路和软组织感染。必要时可与氨基苷类联合以加强抗铜绿假单胞菌的作用。

6. 用法和用量　尿路感染：每日 50～100mg/kg；重症感染，成人每日 200～250mg/kg，儿童每日 50～150mg/kg。

以上量分 4 次，静脉注射或静脉滴注，也可肌内注射给予。可用氯化钠注射液、葡萄糖液或乳酸钠林格液溶解后给予，也可加入墨菲管中，随输液进入（但要掌握速度，不宜过快）。

7. 注意　用前应做皮试，用青霉素钠皮试液或本品溶液（300μg/ml），阴性后始可用药。进药速度避免过快，以减少反应。

8. 制剂　粉针剂：每支2g；3g；4g。

9. 贮法　密闭、干燥处保存。

十、磺苄西林钠（Sulbenicillin Sodium）

1. 其他名称　磺苄青霉素，磺苄西林，卡他西林，美罗。

2. ATC 编码　J01CA16。

3. 性状　为白色或淡黄色冻干粉末。

4. 药理学　为广谱半合成青霉素类抗生素，对大肠埃希菌、变形杆菌属、肠杆菌属、枸橼酸菌属、沙门菌属和志贺菌属等肠杆菌科细菌，以及铜绿假单胞菌、流感嗜血杆菌、奈瑟菌属等其他革兰阴性菌具有抗菌作用。本品对溶血性链球菌、肺炎链球菌以及不产青霉素酶的葡萄球菌亦具抗菌活性。本品对消化链球菌、梭状芽孢杆菌在内的厌氧菌也有一定作用。

本品口服不吸收。肌内注射本品1g后半小时达血药峰浓度（C_{max}），为30mg/L。静脉推注2g后15分钟血药浓度为240mg/L。于1小时内和2小时内静脉滴注5g，滴注结束即刻血药浓度均大于200mg/L。血清蛋白结合率约为50%。本品广泛分布于胆汁、腹膜液、痰液、肺、胸壁、子宫、脐带、羊水中，其中胆汁中浓度可为血浓度的3倍。$t_{1/2}$约为2.5～3.2小时。24小时尿中药物排出量为给药量的80%。

5. 适应证　临床上用于敏感的铜绿假单胞菌、某些变形杆菌属以及其他敏感革兰阴性菌所致肺炎、尿路感染、复杂性皮肤软组织感染和败血症等。对本品敏感菌所致腹腔感染、盆腔感染宜与抗厌氧菌药物联合应用。

6. 用法和用量　中度感染，成人一日8g，重症感染或铜绿假单胞菌感染时剂量需增至一日20g，分4次静脉滴注或可静脉注射；儿童根据病情每日剂量按体重80～300mg/kg，分4次给药。

7. 不良反应　过敏反应较常见，皮疹、发热等；过敏性休克偶见，一旦发生，必须就地抢救，予以保持气道畅通、吸氧及给用肾上腺素、糖皮质激素等治疗措施。可见恶心、呕吐等胃肠道反应。实验室检查异常包括白细胞或中性粒细胞减少，血清转氨酶一过性增高等。大剂量用药可出现血小板功能或凝血机制异常，发生出血倾向。注射部位局部疼痛、硬结等。

8. 禁忌证　对本品或其他青霉素类过敏者禁用。

9. 注意

（1）有哮喘、湿疹、荨麻疹等过敏史者，肝、肾功能减退者，年老、体弱者慎用。

（2）妊娠期妇女、哺乳期妇女使用应权衡利弊。

（3）用前必须皮试，可用青霉素皮试，也可用本品配成500μg/ml 皮试液。

10. 药物相互作用

（1）丙磺舒可阻滞本品的排泄，血药浓度升高，使作用维持较长。

（2）与庆大霉素联用，可相互增加对肠球菌的抗菌作用。

11. 制剂　注射用磺苄西林钠：每瓶1.0g；2g；4g。

12. 贮法　遮光，密闭，在凉暗干燥处保存。

（李　涛）

第四节　头孢菌素类

一、头孢氨苄（Cefalexin）

1. 其他名称　苯甘孢霉素，先锋霉素Ⅳ，赐福力欣，福林。

2. ATC 编码　J01DB01。

3. 性状　为白色或乳黄色结晶性粉末；微臭。在水中微溶，在乙醇、氯仿或乙醚中不溶。pKa 为 2.5、5.2 和 7.3。水溶液的 pH 为 3.5～5.5。

4. 药理学　本品为半合成的第一代口服头孢菌素。对金黄色葡萄球菌（包括耐青霉素 G 菌株）、溶血性链球菌、肺炎球菌、大肠杆菌、奇异变形杆菌、克雷伯杆菌（肺炎杆菌）、流感嗜血杆菌、卡他球菌等有抗菌作用。葡萄球菌的部分菌株、粪链球菌、吲哚阳性变形杆菌、肠杆菌属对本品耐药。本品对铜绿假单胞菌无抗菌作用。

本品口服吸收良好。空腹给药吸收率可达 90%，口服 0.25g、0.5g、1g，1 小时的平均血清药物浓度分别为 9μg/ml、18μg/ml、32μg/ml，6 小时尚可测出。本品吸收后主要由尿呈原形排泄，8 小时内可排出 90% 以上。口服 0.25g 后尿药峰浓度约 1mg/ml。$t_{1/2}$ 约为 0.6 小时。

5. 适应证　用于敏感菌所致的呼吸道、泌尿道、皮肤和软组织、生殖器官（包括前列腺）等部位的感染，也常用于中耳炎。

6. 用法和用量　成人：1 日 1～2g，分 3～4 次服用，空腹服用。小儿：1 日 25～50mg/kg，分 3～4 次服用。

7. 不良反应　服药后常见胃肠道反应，如恶心、腹泻、食欲不振等。少见皮疹、荨麻疹、红斑、药物热等过敏反应，偶见过敏性休克。用药后可出现暂时性肝功能异常。少数患者可能出现血红蛋白降低、血小板减少、中性粒细胞减少、嗜酸粒细胞增多，偶见溶血性贫血。对肾脏影响，少数患者可出现尿素氮、肌酸、肌酸酐值升高。

8. 禁忌证　对头孢菌素过敏者及有青霉素过敏性休克史者禁用。

9. 注意

（1）对青霉素过敏或过敏体质者慎用。

（2）肾功能严重损害者应酌减用量。

10. 药物相互作用

（1）与庆大霉素或阿米卡星联用，对某些敏感菌株有协同抗菌作用。

（2）与丙磺舒合用，可抑制本品在肾脏的排泄，使血药浓度升高约 30%。

（3）与肾毒性药物如强利尿剂、氨基苷类、抗肿瘤药等同用，可增加肾毒性。

（4）与华法林同用可增加出血的危险。

11. 制剂　片（胶囊）剂：每片（粒）0.125g；0.25g。颗粒剂：1g 含药 50mg。

12. 贮法　遮光、密封，在凉暗处保存。

二、头孢唑林钠（Cefazolin Sodium）

1. 其他名称　先锋霉素 V，西孢唑啉，凯复唑，赛福宁。

2. ATC 编码　J01DB04。

3. 性状　常用其钠盐，为白色或类白色的结晶性粉末，无臭，味苦，极易溶于水，微溶于甲醇，极微溶于乙醇，不溶于丙酮、乙醚或氯仿中。其游离酸的 pKa 为 2.5，溶液的 pH 为 4.5 ~6（接近 5.5）。水溶液较稳定，室温下可保存 24 小时；受冷常析出结晶，宜温热溶化后应用。

4. 药理学　为半合成的第一代头孢菌素。抗菌谱类似头孢氨苄，对葡萄球菌（包括产酶菌株）、链球菌（肠球菌除外）、肺炎链球菌、大肠杆菌、奇异变形杆菌、克雷伯杆菌、流感嗜血杆菌以及产气肠杆菌等有抗菌作用。本品的特点是对革兰阴性菌的作用较强，对葡萄球菌的 β - 内酰胺酶耐抗性较弱。

本品通常用于注射。肌内注射 1g，1 小时血药浓度为 64μg/ml；静脉注射 1g，30 分钟血药浓度为 106μg/ml。本品的半衰期较长（$t_{1/2}$ =1.8 小时），有效血药浓度较持久。除脑组织外，在全身分布良好，在胆汁中的浓度较低（为血清药物浓度的 1/5 ~1/2）。本品主要由尿呈原形排泄，肌内注射 500mg 6 小时内有 60% ~80% 药物由尿排出，尿药峰浓度可达 1 000μg/ml。

5. 适应证　用于敏感菌所致的呼吸道、泌尿生殖系、皮肤软组织、骨和关节、胆道等感染，也可用于心内膜炎、败血症、咽和耳部感染。

6. 用法和用量　肌内或静脉注射：1 次 0.5 ~1g，1 日 3 ~4 次。革兰阳性菌所致轻度感染：1 次 0.5g，1 日 2 ~3 次；中度或重症感染：1 次 0.5 ~1g，1 日 3 ~4 次；极重感染：1 次 1 ~1.5g，1 日 4 次。泌尿系感染：1 次 1g，1 日 2 次。儿童 1 日量为 20 ~40mg/kg，分 3 ~4次给予；重症可用到 1 日 100mg/kg。新生儿 1 次不超过 20mg/kg，1 日 2 次。

7. 不良反应　常见皮疹、红斑、药物热、支气管痉挛等过敏反应，偶见过敏性休克。胃肠道反应有恶心、呕吐、食欲减退、腹痛、腹泻、味觉障碍等症状，偶见假膜性肠炎。用药后可出现暂时性肝功能异常。少数患者可能出现血红蛋白降低、血小板减少、中性粒细胞减少、嗜酸粒细胞增多，偶见溶血性贫血。对肾脏影响，少数患者可出现尿素氮、肌酸、肌酸酐值升高。

8. 禁忌证　对头孢菌素过敏者禁用。

9. 注意

（1）青霉素过敏者，肝、肾功能不全者慎用。

（2）肌内注射偶可引起局部疼痛，静脉注射少数患者可引起静脉炎。

（3）有的供肌内注射的注射剂内含利多卡因，不可注入静脉。

10. 药物相互作用　参见头孢氨苄。

11. 制剂　注射用头孢唑林钠：每瓶 0.5g；1g；2g。

12. 贮法　密封、在干燥凉暗处保存。

三、头孢羟氨苄（Cefadroxil）

1. 其他名称　羟氨苄头孢菌素，欧意，力欣奇。

2. ATC 编码　J01DB05。

3. 性状　为白色或类白色结晶性粉末，有特异性臭味。在水中微溶，在乙醇、氯仿或乙醚中几乎不溶。5% 水溶液的 pH 为 4 ~6。在弱酸性条件下稳定。

4. 药理学 本品为半合成的第一代口服头孢菌素。其作用类似头孢氨苄，对金黄色葡萄球菌、溶血性链球菌、肺炎链球菌、大肠杆菌、奇异变形杆菌、肺炎克雷伯杆菌等有抗菌作用。

本品口服吸收良好，受食物的影响小，口服 0.5g 或 1g 后，平均血药峰浓度分别为 16μg/ml 或 28μg/ml。体内有效浓度维持较久，用药 12 小时尚可测出。有 90% 以上的药物由尿呈原形排出，1 次口服 0.5g，尿药峰浓度可达 1 800μg/ml，有效浓度可维持 20 小时。

5. 适应证 用于呼吸道、泌尿道、咽部、皮肤等部位的敏感菌感染。

6. 用法和用量 成人平均用量：1 日 1 ~ 2g，分 2 ~ 3 次口服，泌尿道感染时，也可 1 次服下。小儿 1 日量 50mg/kg，分两次服。

肾功能不全者，首次服 1g，以后按肌酐清除率制订给药方案：肌酐清除率为 25 ~ 50ml/min 者，每 12 小时服 0.5g；10 ~ 25ml/min 者，每 24 小时服 0.5g；< 10ml/min 者，每 36 小时服 0.5g。

不良反应、注意、药物相互作用参见头孢氨苄。

7. 制剂 片剂（胶囊剂）：每片（粒）0.125g；0.25g。

8. 贮法 遮光、密封、在干燥凉暗处保存。

四、头孢拉定（Cefradine）

本品为第一代头孢菌素。其游离酸供口服。注射制剂有两种：一种是游离酸与无水碳酸钠的混合物（1 : 0.315）；另一种是游离酸与精氨酸的混合物。

1. 其他名称 头孢环已烯，先锋霉素Ⅵ，泛捷复，君必清，VELOSEF。

2. ATC 编码 J01DB09。

3. 性状 为白色或类白色的结晶性粉末；微臭。在水中略溶，在乙醇、氯仿、乙醚中几乎不溶。pKa 为 2.5 和 7.3。1% 水溶液 pH 为 3.5 ~ 6。在碱性物质存在时，游离酸容易溶解。

4. 药理学 抗菌性能类似头孢氨苄，对金黄色葡萄球菌、溶血性链球菌、肺炎链球菌、大肠杆菌、奇异变形杆菌、肺炎克雷伯杆菌、流感嗜血杆菌等有抗菌作用。

空腹口服 250mg 或 500mg，平均血药峰浓度于 1 小时内到达，分别为 9μg/ml 或 16.5μg/ml。食物延迟本品吸收，但不影响吸收总量。90% 药物在 6 小时内以原形由尿排泄，口服 250mg 后，尿药峰浓度可达 1 600μg/ml。本品的肾毒性较轻微。

静脉注射本品 1g，5 分钟时血药浓度为 86μg/ml；15 分钟为 50μg/ml；30 分钟为 26μg/ml；1 小时为 12μg/ml；到 4 小时为 1μg/ml。

5. 适应证 用于呼吸道、泌尿道、皮肤和软组织等部位的敏感菌感染，注射剂也用于败血症和骨感染。

6. 用法和用量 口服：成人 1 日 1 ~ 2g，分 3 ~ 4 次服用。小儿每日 25 ~ 50mg/kg，分 3 ~ 4次服用。肌内注射、静脉注射或滴注：成人 1 日 2 ~ 4g，分 4 次注射；小儿 1 日量为 50 ~ 100mg/kg，分 4 次注射。肾功能不全者按患者肌酐清除率制订给药方案：肌酐清除率 > 20ml/min 者，每 6 小时服 500mg；15 ~ 20ml/min 者，每 6 小时服 250mg；< 15ml/min 者，每 12 小时服 250mg。

7. 不良反应 长期用药可致菌群失调、维生素 B 族、维生素 K 缺乏、二重感染等不良反应。

8. 禁忌证　对头孢类抗生素过敏者禁用。

9. 注意

（1）对青霉素过敏或有过敏体质者及肾功能不全者慎用。

（2）国内上市后不良反应报道，使用本品可能导致血尿，95%以上是由静脉注射用药引起的。儿童是发病的易感人群，儿童患者应用本品应谨慎并在监测下用药。

10. 制剂　胶囊剂：每粒0.25g；0.5g。干混悬剂：0.125g；0.25g。

注射用头孢拉定（添加碳酸钠）：每瓶0.5g；1g。

注射用头孢拉定A（添加精氨酸）：每瓶0.5g；1g。

11. 贮法　置干燥、阴凉处，避免受热。

五、头孢呋辛钠（Cefuroxime Sodium）

1. 其他名称　头孢呋肟，新福欣，西力欣，伏乐新，达力新，ZINACEF。

2. ATC编码　J01DC02。

3. 性状　为白色或微黄色结晶性粉末，易溶于水。其水溶液，视浓度和溶剂的不同，由浅黄色至琥珀色。其游离酸的pKa为2.5，新制备液的pH为6～8.5。

4. 药理学　本品为半合成的第二代头孢菌素。对革兰阳性菌的抗菌作用低于或接近于第一代头孢菌素。革兰阴性的流感嗜血杆菌、淋球菌、脑膜炎球菌、大肠杆菌、克雷伯杆菌、奇异变形杆菌、肠杆菌属、枸橼酸杆菌、沙门菌属、志贺菌属以及某些吲哚阳性变形杆菌对本品敏感。本品有较好的耐革兰阴性菌的β-内酰胺酶的性能，对上述菌中耐氨苄西林或耐第一代头孢菌素的菌株也能有效。铜绿假单胞菌、弯曲杆菌、不动杆菌、沙雷杆菌大部分菌株、普通变形杆菌、难辨梭状芽孢杆菌、李斯特菌等对本品不敏感。

肌内注射750mg，血药浓度达峰值时间约45分钟，平均浓度为27μg/ml；静脉注射750mg或1.5g，15分钟血药浓度分别为50μg/ml或100μg/ml，分别在5.3小时或8小时内维持2μg/ml的有效浓度，$t_{1/2}$约80分钟。约有90%的药物在8小时内由肾排泄，尿药峰浓度可达1 300μg/ml。

5. 适应证　临床应用于敏感的革兰阴性菌所致的下呼吸道、泌尿系、皮肤和软组织、骨和关节、女性生殖器等部位的感染。对败血症、脑膜炎也有效。

6. 用法和用量　肌内注射或静脉注射，成人：1次750～1 500mg，1日3次；对严重感染，可按1次1 500mg，1日4次。应用于脑膜炎，1日剂量在9g以下。儿童：平均1日量为60mg/kg，严重感染可用到100mg/kg，分3～4次给予。肾功能不全者按患者的肌酐清除率制订给药方案：肌酐清除率>20ml/min者，每日3次，每次0.75～1.5g；10～20ml/min者每次0.75g，1日2次；<10ml/min者每次0.75g，1日1次。

肌内注射：1次用0.75g，加注射用水3ml，振摇使成混悬液，用粗针头作深部肌内注射。静脉给药：每0.75g本品，用注射用水约10ml，使溶解成澄明溶液，缓慢静脉注射或加到墨菲管中随输液滴入。

7. 不良反应　常见皮肤瘙痒、胃肠道反应、血红蛋白降低、转氨酶和血胆红素升高、肾功能改变等。肌内注射可致局部疼痛。

8. 注意

（1）对青霉素过敏或过敏体质者慎用。

（2）严重肝肾功能不全者慎用。

（3）本品可透过胎盘，也可经乳汁排出，妊娠期妇女、哺乳期妇女用药应权衡利弊。

9. 药物相互作用

（1）不可与氨基苷类置同一容器中注射。

（2）与高效利尿药（如呋塞米）联合应用，可致肾损害。

10. 制剂　注射用头孢呋辛钠：每瓶0.75g；1.5g。

11. 贮法　遮光、密封、在干燥凉暗处保存。

六、头孢克洛（Cefaclor）

1. 其他名称　头孢氯氨苄，希刻劳，新达罗，再克，CECLOR。

2. ATC 编码　J01DC04。

3. 性状　为白色或类白色结晶性粉末，略溶于水（1 ∶ 100），极微溶于氯仿、乙醚或甲醇中，2.5%水混悬液的pH为3～4.5，对胃酸稳定，遇碱逐渐分解。

4. 药理学　本品为半合成头孢菌素，抗菌谱较其他的第一代略广。抗菌性能与头孢唑啉相似，对葡萄球菌（包括产酶菌株）、化脓性链球菌、肺炎链球菌、大肠杆菌、奇异变形杆菌、流感嗜血杆菌等有良好的抗菌作用。

本品口服应用，空腹服0.25g、0.5g或1g，在30～60分钟内血药峰浓度分别为7μg/ml、13μg/ml或23μg/ml。主要分布于血液、内脏器官、皮肤组织中。脑组织中的浓度低。$t_{1/2}$为0.6～0.9小时，药物由尿呈原形排出，一次口服0.25g，尿药峰浓度可达600μg/ml，肾功能不全者半衰期稍延长。

5. 适应证　用于上述敏感菌所致的呼吸道、泌尿道和皮肤、软组织感染，以及中耳炎等。

6. 用法和用量　成人：口服常用量为每次250mg，每8小时1次。重病或微生物敏感性较差时，剂量可加倍，但1日量不可超过4g。儿童：1日口服剂量为20mg/kg，分3次（每8小时1次）；重症可按1日40mg/kg给予，但1日量不超过1g。

7. 不良反应　参见头孢氨苄。长期应用可致菌群失调，还可引起继发性感染。

8. 禁忌证　对头孢类抗生素过敏者禁用。

9. 注意

（1）对于肾功能轻度不全者，可不减用量；对肾功能严重不全或完全丧失者，应进行血药浓度监测，降低用量。

（2）与青霉素类有部分交叉过敏性，对青霉素过敏者应慎用。

（3）可透过胎盘，妊娠期妇女不宜应用。

（4）与食物同用时，血药峰浓度仅为空腹用药的50%～75%，故宜空腹给药。

10. 药物相互作用　参见头孢氨苄。

11. 制剂　胶囊剂（片剂）：每粒（片）0.125g；0.25g。干混悬剂：0.125g；1.5g。

12. 贮法　遮光、密封、在干燥凉暗处保存。

七、头孢噻肟钠（Cefotaxime Sodium）

1. 其他名称　头孢氨噻肟，凯福隆，治菌必妥，泰可欣，CLAFORAN。

2. ATC 编码　J01DD01。

3. 性状　为白色、类白色或淡黄白色结晶；无臭或微有特殊臭。在水中易溶，在乙醇中微溶，在氯仿中不溶。10% 溶液的 pH 为 4.5～6.5。稀溶液无色或微黄色，浓度高时显灰黄色。若显深黄色或棕色，则表示药物已变质。

4. 药理学　本品为半合成的第三代头孢菌素。对革兰阳性菌的作用与第一代头孢菌素近似或较弱，对链球菌（肠球菌除外）抗菌作用较强。对革兰阴性菌有较强的抗菌效能。奈瑟菌属、流感杆菌、大肠杆菌、奇异变形杆菌、克雷伯杆菌、沙门杆菌等对本品甚敏感；枸橼酸杆菌对本品中度敏感；沙雷杆菌、吲哚阳性变形杆菌等对本品也有一定的敏感性。铜绿假单胞菌、阴沟杆菌、脆弱拟杆菌等对本品较不敏感。

在肠道中不吸收。肌内注射 1g，0.5 小时血药浓度达峰，约为 22μg/ml，6 小时降为 1.5μg/ml，$t_{1/2}$约为 1 小时，药物血浆蛋白结合率为 30%～45%。体内分布面较广，胆汁中较高，不易透过正常脑膜，但脑膜有炎症时可增加透入量。在肝内代谢为活性较低的代谢物，连同一些原形物由尿排出，尿中有较高的有效浓度。

5. 适应证　用于敏感菌所致的呼吸道、泌尿道、骨和关节、皮肤和软组织、腹腔、胆道、消化道、五官、生殖器等部位的感染，对烧伤、外伤引起的感染以及败血症、中枢感染也有效。

6. 用法和用量　临用前，加灭菌注射用水适量使溶解，溶解后立即使用。成人：肌内或静脉注射，1 次 0.5～1g，1 日 2～4 次。一般感染用 2g/d，分成两次肌内注射或静脉注射；中等或较重感染 3～6g/d，分为 3 次肌内注射或静脉注射；败血症等 6～8g/d，分为 3～4 次静脉给药；极重感染 1 日不超过 12g，分为 6 次静脉给药；淋病用 1g 肌内注射（单次给药已足）。静脉滴注，2～3g/d。小儿：肌内注射或静脉注射 1 日量为 50～100mg/kg，分成 2～3次给予。婴幼儿不能肌内注射。

7. 不良反应　过敏反应可致皮疹、发热、瘙痒等。消化系统出现食欲缺乏、恶心、呕吐、腹泻等。肝功能异常，一过性血尿素氮和肌酸酐增高。偶见白细胞、中性粒细胞、血小板减少，嗜酸性粒细胞增多。长期用药可致二重感染，如念珠菌病、假膜性肠炎等。

8. 禁忌证　对头孢类抗生素过敏者禁用。

9. 注意

（1）对青霉素过敏和过敏体质者、严重肾功能不全者慎用。

（2）溃疡性结肠炎、克罗恩病或假膜性肠炎者慎用。

10. 药物相互作用

（1）与庆大霉素或妥布霉素合用，对铜绿假单胞菌有协同抗菌作用。

（2）与阿米卡星合用，对大肠杆菌、肺炎克雷伯杆菌有协同作用。

（3）与氨基苷类、其他头孢菌素或强利尿剂同用，可能增加肾毒性。

（4）与丙磺舒合用，可抑制本品在肾脏的排泄，提高血药浓度及延长血浆半衰期。

11. 制剂　注射用头孢噻肟钠：每瓶 0.5g；1g；2g。

12. 贮法　密封、在干燥凉暗处保存。

八、头孢曲松钠（Ceftriaxone Sodium）

1. 其他名称　头孢三嗪，罗氏芬，菌必治，罗塞秦，ROCEPHIN。

2. ATC 编码　J01DD04。

3. 性状　为白色至黄色的结晶性粉末，溶于水，略溶于甲醇，极微溶于乙醇，水溶液因浓度不同而显黄色至琥珀色。其 1% 溶液的 pH 约为 6.7。

4. 药理学　本品为半合成的第三代头孢菌素。抗菌谱与头孢噻肟近似，对革兰阳性菌有中度的抗菌作用。对革兰阴性菌的作用强，主要敏感菌有金黄色葡萄球菌、链球菌属、肺炎链球菌、嗜血杆菌属、奈瑟菌属、大肠杆菌、肺炎克雷伯杆菌、沙雷杆菌、各型变形杆菌、枸橼酸杆菌、伤寒杆菌、痢疾杆菌、消化球菌、消化链球菌、梭状芽孢杆菌等。铜绿假单胞菌、肠杆菌属对本品也敏感。产酶金黄色葡萄球菌、耐氨苄青霉素的流感嗜血杆菌、耐第一代头孢菌素和庆大霉素的一些革兰阴性菌常可对本品敏感。但粪链球菌和耐甲氧西林的葡萄球菌对本品均耐药。

在消化道不吸收。肌内注射 1g，血药浓度 2 小时达峰值，约为 76μg/ml，到 12 小时尚有约 29μg/ml。静脉滴注 1g，历时 0.5 小时，滴完当时血药浓度约为 150μg/ml，到 12 小时约 28μg/ml，24 小时约 9μg/ml。体内分布广，可透过血脑屏障，并可进入羊水和骨组织。在体内不经生物转化，以原形排出体外，约 2/3 量通过肾脏，1/3 通过胆道排泄，因此在尿液和胆汁中有很高的浓度。$t_{1/2}$ 为 6～8 小时。

5. 适应证　用于敏感菌所致的肺炎、支气管炎、腹膜炎、胸膜炎，以及皮肤和软组织、尿路、胆道、骨及关节、五官、创面等部位的感染，还用于败血症和脑膜炎。

6. 用法和用量　一般感染，每日 1g，1 次肌内注射或静注。严重感染，每日 2g，分 2 次给予。脑膜炎，可按 1 日 100mg/g（但总量不超过 4g），分 2 次给予。淋病，单次用药 250mg 即足。儿童用量一般按成人量的 1/2 给予。肌内注射：将 1 次药量溶于适量 0.5% 盐酸利多卡因注射液，作深部肌内注射。静脉注射：按 1g 药物用 10ml 灭菌注射用水溶解，缓缓注入，历时 2～4 分钟。静脉滴注：成人 1 次量 1g 或 1 日量 2g，溶于等渗氯化钠注射液或 5%～10% 葡萄糖液 50～100ml 中，于 0.5～1 小时内滴入。

7. 不良反应　参见头孢噻肟钠。

8. 禁忌证　对头孢类抗生素过敏者禁用。

9. 注意

（1）青少年、儿童使用本品，偶可致胆结石，但停药后可消失。

（2）对青霉素过敏和过敏体质者、严重肾功能不全者慎用。

（3）本品不能加入哈特曼氏以及林格氏等含有钙的溶液中使用。头孢曲松禁用于正在或准备接受含钙的静脉注射用产品的新生儿。

10. 药物相互作用

（1）与氨基苷类药合用，有协同抗菌作用，但同时可能加重肾损害。

（2）本品与含钙剂或含钙产品合并用药有可能导致致死性结局的不良事件。

（3）本药可影响乙醇代谢，使血中乙酰醛浓度升高，出现双硫仑样反应。

（4）丙磺舒不影响本药的消除。

11. 制剂　注射用头孢曲松钠：每瓶 0.5g；1g；2g。

12. 贮法　遮光、密封、在干燥凉暗处保存。

九、头孢哌酮钠（Cefoperazone Sodium）

1. 其他名称　头孢氧哌唑，先锋必，CEFOBID。

2. ATC 编码　J01DD12。

3. 性状　为白色或类白色结晶性粉末；无臭，有引湿性。在水中易溶，在甲醇中略溶，在乙醇中极微溶解，在丙酮和醋酸乙酯中不溶。25%水溶液的 pH 为 4.5 ~ 6.5。水溶液因浓度不同由无色到浅黄色。

4. 药理学　本品为半合成的第三代头孢菌素。抗菌性能与头孢噻肟相似。对革兰阳性菌的作用较弱，仅溶血性链球菌和肺炎链球菌较为敏感。对大多数的革兰阴性菌，本品的作用略次于头孢噻肟，对铜绿假单胞菌的作用较强。

口服不吸收，肌内注射 1g 后 1 小时，血药浓度达峰值，约为 65μg/ml。静脉注射 1g 后数分钟内血药浓度可达 175μg/ml。在 2 小时内滴注本品 1g，结束时，血药浓度为 100μg/ml，到第 10 小时约为 4μg/ml。$t_{1/2}$ 约为 2 小时。本品由尿和胆汁排泄，因此在尿液和胆汁中有很高的浓度，还可以分布到胸水、腹水、羊水、痰液中，在脑膜发炎时，可进入脑脊液。

5. 适应证　用于各种敏感菌所致的呼吸道、泌尿道、腹膜、胸膜、皮肤和软组织、骨和关节、五官等部位的感染，还可用于败血症和脑膜炎等。

6. 用法和用量　肌内或静脉注射，成人 1 次 1 ~ 2g，1 日 2 ~ 4g。严重感染，1 次 2 ~ 4g，1 日 6 ~ 8g。小儿每日 50 ~ 150mg/kg，分 2 ~ 4 次注射。

7. 不良反应　参见头孢噻肟钠。可干扰体内维生素 K 的代谢，造成出血倾向，大剂量或长期用药时尤应注意。

8. 禁忌证　对头孢类抗生素过敏者禁用。肝功能不全及胆道阻塞患者禁用。

9. 注意

（1）对青霉素过敏和过敏体质者慎用。

（2）本品可透过胎盘，少量可经乳汁排出，妊娠期妇女、哺乳期妇女用药应权衡利弊。

10. 药物相互作用

（1）与氨基苷类合用，对大肠杆菌、铜绿假单胞菌某些敏感菌株有协同抗菌作用。

（2）与非甾体镇痛药、血小板聚集抑制药合用，可增加出血的危险性。

（3）与氨基苷类、其他头孢菌素或强利尿剂同用，可能增加肾毒性。

（4）抗凝药或溶栓药同用，可干扰维生素 K 代谢，导致低凝血酶原血症。

11. 制剂　注射用头孢哌酮钠：每瓶 0.5g；1g；2g。

注射用头孢哌酮钠/舒巴坦（1 : 1；2 : 1；4 : 1；8 : 1）

国家药品不良反应监测中心提示，警惕注射用头孢哌酮钠/舒巴坦钠严重不良反应，主要以全身性损害、呼吸系统损害为主。对死亡病例报告分析显示，54%的患者存在合并用药情况，14%存在多种药品混合静脉滴注的情况。儿童患者存在不同程度的超剂量用药，尤其是一次用药剂量过大的问题。

用药期间饮酒：注射用头孢哌酮钠/舒巴坦钠可影响乙醇代谢，使血中乙酰醛浓度上升，如在用药期间及停药后 5 日内饮酒，或者使用含乙醇成分的药物或食物，可能会出现双硫仑样反应。注射用头孢哌酮钠/舒巴坦钠严重病例报告中，用药前后饮酒引起的双硫仑样反应约占 6%。

12. 贮法　密封、在干燥凉暗处保存。

十、头孢他啶（Ceftazidime）

1. 其他名称　头孢羧甲噻肟，复达欣，FORTUM。

2. ATC 编码　J01DD02。

3. 性状　为无色或微黄色粉末，加水即泡腾溶解生成澄明药液。因浓度的不同，药液可由浅黄色至琥珀色。新制备液的 pH 为 6～8。

4. 药理学　对革兰阳性菌的作用与第一代头孢菌素近似或较弱；葡萄球菌、链球菌 A 和 B 群、肺炎链球菌对本品敏感。对革兰阴性菌的作用突出，对大肠杆菌、肠杆菌属、克雷伯杆菌、枸橼酸杆菌、奇异变形杆菌、普通变形杆菌、流感嗜血杆菌（包括耐氨苄西林菌株）、脑膜炎球菌等有良好的抗菌作用。对铜绿假单胞菌的作用强，超过其他 β－内酰胺类和氨基苷类抗生素。对某些拟杆菌也有效。肠球菌、耐甲氧西林的葡萄球菌、李斯特菌、螺旋杆菌、难辨梭状芽孢杆菌和脆弱拟杆菌（大部分菌株）对本品耐药。

口服不吸收，静脉注射 1g，0.5 小时血药浓度为 60μg/ml，1 小时为 39μg/ml，2 小时为 23μg/ml，4 小时为了 11μg/ml，8 小时尚有 3μg/ml。$t_{1/2}$ 约为 1.8～2 小时。本品体内分布广，可进入胸水、腹水、痰液、淋巴液、脑脊液（脑膜发炎时）中，在骨组织、胆汁、心肌中也有一定的浓度。本品在体内不代谢，由肾脏排泄，在尿中达甚高浓度。

5. 适应证　用于革兰阴性菌的敏感菌株所致的下呼吸道、皮肤和软组织、骨和关节、胸腔、腹腔、泌尿生殖系以及中枢等部位感染，也用于败血症。

6. 用法和用量　轻症一日剂量为 1g，分 2 次肌内注射。中度感染 1 次 1g，1 日 2～3 次，肌内注射或静脉注射。重症 1 次可用 2g，1 日 2～3 次，静脉滴注或静脉注射。本品可加入氯化钠注射液、5%～10% 葡萄糖注射液、含乳酸钠的输液、右旋糖酐输液中。

7. 不良反应　长期用药可发生菌群失调和二重感染。可引起念珠菌病及维生素 K、维生素 B 缺乏。

8. 禁忌证　对头孢类抗生素过敏者禁用。

9. 注意

（1）对青霉素过敏或过敏体质者慎用。早产儿及 2 个月以内的新生儿慎用。

（2）本品遇碳酸氢钠不稳定，不可配伍。

10. 药物相互作用

（1）与美洛西林或哌拉西林联用，对大肠杆菌、铜绿假单胞菌有协同或累加作用。

（2）与氨基苷类合用，有协同抗菌作用。

（3）与氨基苷类、抗肿瘤药或强利尿剂同用，可加重肾毒性。

（4）与氯霉素合用，有相互拮抗作用。

11. 制剂　注射用头孢他啶：每瓶 1g；2g。

12. 贮法　密封、在干燥凉暗处保存。

十一、头孢美唑（Cefmetazole）

1. 其他名称　先锋美他醇，头孢甲氧氰唑，CEFMETAZON。

2. ATC 编码　J01DC09。

3. 性状 常用其钠盐，为白色或微黄色粉末或团块；几无臭；极易溶于水，易溶于甲醇，略溶于丙酮，微溶于乙醇。有引湿性。

4. 药理学 系第二代头霉素类半合成抗生素，性能与第二代头孢菌素相近。抗菌谱包括革兰阳性、阴性菌和厌氧菌，对葡萄球菌、大肠杆菌、克雷伯杆菌、吲哚阴性和阳性变形杆菌、脆弱拟杆菌等有良好的抗菌作用。本品的耐酶性能强，对一些已对头孢菌素耐药的病原菌也可有效。

静脉注射1g，10 分钟时血药浓度为 188μg/ml；静脉滴注 1g 历时 1 小时，滴完时为76μg/ml；静脉注射1g，6 小时血药浓度为 1.9μg/ml；而静脉滴注 1g，6 小时血药浓度为2.7μg/ml。$t_{1/2}$约为1 小时。易透入子宫，在胆汁中也有较高浓度。在体内几不代谢，6 小时内有 85% ~90% 原形药物由尿排出，尿药浓度甚高。

5. 适应证 用于葡萄球菌、大肠杆菌、克雷伯杆菌、吲哚阴性和阳性杆菌、拟杆菌等微生物的敏感菌株所致的肺炎、支气管炎、胆道感染、腹膜炎、泌尿系统感染、子宫及附件感染等。

6. 用法和用量 静脉注射或静脉滴注。成人，1 日量为 1 ~2g，分为 2 次；儿童，1 日量为 25 ~100mg/kg，分为 2 ~4 次。重症或顽症时，成人可用到 1 日 4g，儿童可用到 1 日150mg/kg。溶剂可选用等渗氯化钠注射液或 5% 葡萄糖液，静注时还可用灭菌注射用水（但不适用于滴注，因渗透压过低）。

7. 不良反应 可致过敏，出现荨麻疹、皮疹、药热等，偶可致休克。偶可致 BUN 升高，停药可恢复。嗜酸性粒细胞增多、白细胞减少以及红细胞减少。少数患者可有氨基转移酶和碱性磷酸酶升高。消化道不良反应有恶心、呕吐和腹泻等。极少数病例可致假膜性肠炎，也可致念珠菌二重感染。

8. 禁忌证 对头孢类抗生素过敏者禁用。

9. 注意

（1）对其他头孢菌素类药物过敏者，以及过敏体质者应慎用。

（2）由于主要经肾排泄，肾功能受损者应慎用。

（3）妊娠期妇女、哺乳期妇女慎用。

10. 药物相互作用 参见头孢噻肟钠。

11. 制剂 注射用头孢美唑钠：每瓶 0.25g；0.5g；1g；2g（效价）。

12. 贮法 密闭、在干燥凉暗处保存。

十二、头孢克肟（Cefixime）

1. 其他名称 氨噻肟烯头孢菌素，世伏素，达力芬，CEFSPAN。

2. ATC 编码 J01DD08。

3. 性状 为白色至淡黄色结晶性粉末，无味，具轻微特异臭，易溶于甲醇、二甲亚砜，略溶于丙酮，难溶于乙醇，几不溶于水、醋酸乙酯、乙醚、己烷中。

4. 药理学 本品为口服用的第三代头孢菌素类抗生素。具第三代头孢菌素的抗菌特性，其抗菌谱包括链球菌、肺炎链球菌、淋球菌、大肠杆菌、克雷伯杆菌、卡他布拉汉菌、沙雷杆菌、枸橼酸杆菌、阴沟肠杆菌、产气肠杆菌、流感嗜血杆菌等。对细菌的 β - 内酰胺酶甚稳定。

正常人 1 次空腹口服 50mg、100mg、200mg，4 小时血中药物水平达峰，分别为 0.69μg/ml、

1.18μg/ml、1.95μg/ml，$t_{1/2}$为2.3～2.5小时。儿童1次按1.5mg/kg、3.0mg/kg、6.0mg/kg空腹服用，3～4小时血药水平达峰，分别为1.14μg/ml、2.01μg/ml、3.97μg/ml，$t_{1/2}$为3.2～3.7小时。体内分布，以痰、扁桃体、颌窦、中耳分泌物及胆汁中浓度较高。0～12小时的尿排泄率为20%～25%，口服50mg，4～6小时尿液药物峰浓度为42.9%。

5. 适应证　用于上述敏感菌所引起的肺炎、支气管炎、泌尿道炎、淋病、胆囊炎、胆管炎、猩红热、中耳炎、副鼻窦炎等。

6. 用法和用量　成人及体重为30kg以上的儿童：1次50～100mg，1日2次；重症1次口服量可增至200mg。体重为30kg以下的儿童：1次1.5～3mg/kg，1日2次；重症1次量可增至6mg/kg。

7. 不良反应　本品偶引起过敏性反应，如皮疹、瘙痒、发热、颗粒性白细胞减少、嗜酸性粒细胞增多、血小板减少；可致肝氨基转移酶及碱性磷酸酶升高；可致菌群失常，并引起维生素缺乏或二重感染，也可致过敏性休克。

8. 禁忌证　对头孢类抗生素过敏者禁用。

9. 注意

（1）肾功能不全者应减量使用。

（2）妊娠期妇女、新生儿、早产儿均宜慎用。

（3）本品可干扰尿糖反应，使Benedict、Fehling及Clintest试验出现假阳性反应。并可使直接血清抗球蛋白试验（Coombs test）出现阳性反应。

10. 药物相互作用　参见头孢氨苄。

11. 制剂　胶囊剂：每粒50mg或100mg；颗粒：每1g中含本品50mg（效价）。

12. 贮法　遮光、密封、凉暗处保存。

（李　涛）

第五节　β－内酰胺酶抑制剂

一、克拉维酸钾（Potassium Clavulanate）

1. 其他名称　棒酸钾。

2. 性状　为无色针状结晶，易溶于水，水溶液不稳定。

3. 药理学　本品是由棒状链霉菌（Streptomyces clavuligerus）所产生的一种新型β－内酰胺抗生素。仅有微弱的抗菌活性，但可与多数的β－内酰胺酶牢固结合，生成不可逆的结合物。它具有强力而广谱的抑制β－内酰胺酶的作用，不仅对葡萄球菌的酶有作用，而且对多种革兰阴性菌所产生的酶也有作用，因此为一有效的β－内酰胺酶抑制药。

口服125mg，1～2小时内平均血清峰药浓度为2.3μg/ml，在6小时内，血清AUC为5μg/（ml·h），$t_{1/2}$约为1小时。本品在体内分布较广，可渗入许多体液中，但在脑组织和脑脊液中浓度甚微。在6小时内，有25%～40%药物以原形由尿排泄。

单独应用无效。常与青霉素类药物联合应用以克服微生物产β－内酰胺酶而引起的耐药性，提高疗效。

二、舒巴坦（Sulbactam）

1. 其他名称　舒巴克坦，青霉烷砜钠。

2. ATC 编码　J01CG01。

3. 性状　常用其钠盐，为白色或类白色结晶性粉末，溶于水，在水溶液中尚稳定。

4. 药理学　本品为不可逆性竞争型 β－内酰胺酶抑制剂，由合成法制取。可抑制 β－内酰胺酶Ⅱ、Ⅲ、Ⅳ、Ⅴ等型酶（对Ⅰ型酶无效）对青霉素、头孢菌素类的破坏；与氨苄西林联合应用可使葡萄球菌、卡他球菌、奈瑟球菌、嗜血杆菌、大肠杆菌、克雷伯杆菌、部分变形杆菌以及拟杆菌等微生物对氨苄西林的最低抑菌浓度（MIC）下降而增效，并可使产酶菌株对氨苄西林恢复敏感；而单独应用则仅对奈瑟球菌淋球菌、脑膜炎球菌洧抗菌作用。

在消化道吸收很少，注射后很快分布到各组织中，在血液、肾、心、肺、脾、肝中的浓度均较高，主要经肾排泄，尿中有很高浓度，正常人脑组织中浓度甚低，$t_{1/2}<1$ 小时。

单独应用仅对淋球菌和脑膜炎球菌的周围感染有效，但较少单独应用。

5. 制剂　注射用舒巴坦钠：0.5g；1g。

三、他唑巴坦（Tazobactam）

1. 其他名称　三唑巴坦。

2. ATC 编码　J01CG02。

3. 性状　常用其钠盐，为白色或类白色结晶性粉末，水中溶解度 50mg/ml，为澄清无色溶液。

4. 药理学　本品既属 β－内酰胺类抗生素，又为 β－内酰胺酶抑制剂，但其抗菌作用微弱；而具有较广谱的抑酶功能，作用比克拉维酸和舒巴坦强。临床上常与 β－内酰胺类抗生素联合应用。

（李　涛）

第十一章　解热、镇痛抗炎药

一、阿司匹林（Aspirin）

1. 其他名称　乙酰水杨酸、醋柳酸。

2. 药理作用　非甾体类抗炎药。具有以下作用：

（1）镇痛作用：主要是通过抑制前列腺素及其他能使痛觉对机械性或化学性刺激敏感的物质（如缓激肽、组胺）的合成，属于外周性镇痛药。但不能排除中枢镇痛（可能作用于下丘脑）的可能性。

（2）解热作用：可能通过作用于下丘脑体温调节中枢引起外周血管扩张，皮肤血流增加，出汗，使散热增加而起解热作用。此种中枢性作用可能与前列腺素在下视丘的合成受到抑制有关。

（3）抗炎作用：可能由于本品作用于炎症组织，通过抑制前列腺素或其他能引起炎性反应的物质（如组胺）的合成而起抗炎作用。抑制溶酶体酶的释放及白细胞趋化性等也可能与其有关。

（4）抑制血小板聚集的作用：通过抑制血小板的环氧酶，减少前列腺素的生成而起作用。

3. 适应证

（1）镇痛、解热：缓解轻度或中度的疼痛，如头痛、牙痛、神经痛、肌肉痛及月经痛，也用于感冒和流感等退热。本品只能缓解症状，不能治疗引起疼痛和发热的病因，故需同时应用其他药物对病因进行治疗。

（2）抗炎、抗风湿：为治疗风湿热的常用药物。用药后可解热，使关节疼痛等症状缓解，同时使血沉下降，但不能改变风湿热的基本病理变化，也不能治疗和预防风湿性心脏损害及其他合并症。

（3）关节炎：除风湿性关节炎外，本品也用于治疗类风湿关节炎，可改善症状，但须同时进行病因治疗。此外，本品也用于骨关节炎、强直性脊柱炎、痛风性关节炎、幼年型关节炎以及其他非风湿性炎症的骨骼肌肉疼痛，也能缓解症状。但近年在这些疾病已很少应用本品。

（4）抑制血小板黏附聚集：不稳定性心绞痛（冠状动脉血流障碍所致的心脏疼痛）；急性心肌梗死；预防心肌梗死复发；动脉血管的手术后（动脉外科手术或介入手术后，如主动脉冠状动脉静脉搭桥术）；预防大脑一过性的血流减少（短暂性脑缺血发作）和已出现早期症状（如面部和手臂肌肉一过性瘫痪或一过性失明）后的脑梗死。

（5）儿童皮肤－黏膜－淋巴结综合征（川崎病）。

4. 用法用量

（1）成人：口服。

1）解热、镇痛：一次0.3～0.6g，一日3次。必要时可每4～6小时1次，但24小时不超过2g。

2）抗炎、抗风湿：一日3～6g，分4次服。

3）抑制血小板聚集：应用小剂量，通常为一次0.075～0.15g，一日1次。在急性心肌梗死或血管重建手术开始可以用较高剂量（0.16～0.325g）作为负荷剂量，以后改为常用低剂量。

肠溶片：不稳定性心绞痛，一日0.075～0.3g，建议每日0.1g。急性心肌梗死，一日0.1～0.16g，建议每日0.1g。预防心肌梗死复发，一日0.3g。动脉血管术后，一日0.1～0.3g，建议每日0.1g。预防一过性脑缺血发作，一日0.03～0.3g。建议每日0.1g。

（2）小儿：口服。

1）解热、镇痛：①每日1.5g/m^2，分4～6次口服，或每次5～10mg/kg，必要时可每4～6小时1次。②泡腾片：1～3岁，体重10～15kg，一次50～100mg；4～6岁，体重16～21kg，一次150～200mg；7～9岁，体重22～27kg，一次200～250mg；10～12岁，体重28～32kg，一次300mg。若症状持续，可每4～6小时给药1次，24小时内给药不超过4次。③肠溶片：8～14岁，一次300mg，可隔4～6小时给药1次，24小时内不超过1.2g；14岁以上同成人剂量。④栓剂：1～6岁，一次100mg，如发热或疼痛持续不缓解，可间隔4～6小时给药1次，24小时内不超过400mg；6岁以上，一次150～300mg，一日2次。

2）抗风湿：每日80～100mg/kg，分3～4次服，如1～2周未获疗效，可根据血药浓度调整剂量。

3）儿童皮肤－黏膜－淋巴结综合征（川崎病）：开始每日80～100mg/kg，每日3～4次；退热2～3天后改为每日30mg/kg，每日3～4次；症状解除后减少剂量至每日3～5mg/kg，每日1次，连续服用2月或更久；血小板增多、血液呈高凝状态期间，一日5～10mg/kg，顿服。

5. 不良反应　一般用于解热镇痛的剂量很少引起不良反应。长期大量用药（治疗风湿热），尤其当药物血浓度＞200μg/ml时较易出现不良反应。血药浓度愈高，不良反应愈明显。

（1）中枢神经系统：出现可逆性耳鸣、听力下降、头晕、头痛、精神障碍等，多在服用一定疗程，血药浓度达200～300μg/ml后出现。少见眩晕。

（2）过敏反应：出现于0.2%的患者，表现为哮喘、荨麻疹、血管神经性水肿或休克。多为易感者，服药后迅速出现呼吸困难，严重者可致死亡，称为阿司匹林哮喘。有的是阿司匹林过敏、哮喘和鼻息肉三联症，往往与遗传和环境因素有关。

（3）肝、肾功能损害：与剂量大小有关，尤其是剂量过大使血药浓度超过250μg/ml时易发生。损害均是可逆性的，停药后可恢复，但有引起肾乳头坏死的报道。

（4）胃肠道：对胃黏膜有直接刺激作用，胃肠道不良反应最常见，表现为恶心、呕吐、上腹部不适或疼痛等，停药后多可消失。少见胃肠道出血、溃疡或穿孔。

（5）血液系统：长期使用可使凝血因子Ⅱ减少，凝血时间延长，出血倾向增加。本品引起的胃肠道出血可导致缺铁性贫血。可促使葡萄糖－6－磷酸脱氢酶缺陷患者发生溶血性贫血。服大剂量本品治疗风湿性关节炎的患者可出现叶酸缺乏性巨幼细胞贫血。本品还有引起再生障碍性贫血、粒细胞减少、血小板减少的报道。

（6）代谢及内分泌系统：小剂量用药能引起血浆皮质激素浓度受抑制、血浆胰岛素浓度升高及尿酸排泄减少，易感者可出现痛风发作；中至大剂量用药可引起糖尿病患者的血糖降低；大剂量用药能引起血清胆固醇浓度降低。

6. 禁忌

（1）活动性溃疡病或其他原因引起的消化道出血。

（2）血友病或血小板减少症。

（3）有阿司匹林或其他非甾体抗炎药过敏史者，尤其是出现哮喘、神经血管性水肿或休克者。

（4）孕妇及哺乳期妇女。

7. 注意事项

（1）下列情况应慎用：①有哮喘及其他过敏性反应时。②葡萄糖－6－磷酸脱氢酶缺陷者（本品偶见引起溶血性贫血）。③痛风（本品可影响排尿酸药的作用，小剂量时可能引起尿酸滞留）。④肝功能减退时（可加重肝脏毒性反应，加重出血倾向，肝功能不全和肝硬化患者易出现肾脏不良反应）。⑤心功能不全或高血压（大量用药时可能引起心力衰竭或肺水肿）。⑥肾功不全时（有加重肾脏毒性的危险）。

（2）对诊断的干扰：①长期每日用量超过2.4g时，硫酸铜尿糖试验可出现假阳性，葡萄糖酶尿糖试验可出现假阴性。②可干扰尿酮体试验。③当血药浓度超过130μg/ml时，用比色法测定血尿酸可得假性高值，但用尿酸氧化酶法则不受影响。④用荧光法测定尿5－羟吲哚醋酸（5－HIAA）时可受本品干扰。⑤尿香草基杏仁酸（VMA）的测定，由于所用方法不同，结果可高可低。⑥由于本品抑制血小板聚集，可使出血时间延长。剂量小到40mg/d也会影响血小板功能，但是临床上尚未见小剂量（＜150mg/d）引起出血的报道。⑦肝功能试验，当血药浓度超过250μg/ml时，丙氨酸氨基转移酶、门冬氨酸氨基转移酶及血清碱性磷酸酶可有异常改变，剂量减小时可恢复正常。⑧大剂量应用，尤其是血药浓度超过300μg/ml时，凝血酶原时间可延长。⑨每天用量超过5g时血清胆固醇可降低。⑩由于本品作用于肾小管，使钾排泄增多，可导致血钾降低。⑪大剂量应用本品时，用放射免疫法测定血清甲状腺素（T_4）及三碘甲腺原氨酸（T_3）可得较低结果。⑫由于本品与酚磺酞在肾小管竞争性排泄，而使酚磺酞排泄减少（即PSP排泄试验）。

（3）长期大量用药时应定期检查血细胞比容、肝功能及血清水杨酸含量。

（4）本品易于通过胎盘：动物实验在妊娠头3个月应用本品可致畸胎，如脊椎裂、头颅裂、面部裂、腿部畸形，以及中枢神经系统、内脏和骨骼的发育不全。也有报道在人类应用本品后发生胎儿缺陷者。此外，在妊娠后3个月长期大量应用本品可使妊娠期延长，也有增加过期产综合征及产前出血的危险。在妊娠的最后2周应用，可增加胎儿出血或新生儿出血的危险。在妊娠晚期长期用药也有可能使胎儿动脉导管收缩或早期闭锁，导致新生儿持续性肺动脉高压及心力衰竭。曾有报道，在妊娠晚期因过量应用或滥用本品而增加了死胎或新生儿死亡的发生率（可能由于动脉导管闭锁、产前出血或体重过低）。FDA对本药的妊娠安全性分级为C级，妊娠晚期足量给药时为D级。

（5）本品可在乳汁中排泄，故长期大剂量用药时婴儿有可能产生不良反应。

（6）儿童患者（尤其有发热及脱水时）使用本品易出现毒性反应。急性发热性疾病，尤其是流感及水痘患儿使用本品，可能发生Reye's综合征，但在国内尚不多见。12岁以下儿童慎用。

（7）老年患者由于肾功能下降，服用本品易出现毒性反应。

8. 药物相互作用

（1）与其他非甾体抗炎药同用时疗效并不加强，因为本品可以降低其他非甾体抗炎药的生物利用度。本品与对乙酰氨基酚长期大量同用有引起肾脏病变（包括肾乳头坏死、肾癌或膀胱癌）的可能。

（2）与任何可引起低凝血酶原血症、血小板减少、血小板聚集功能降低或胃肠道溃疡出血的药物同用时，可有加重凝血障碍及引起出血的危险。

（3）与抗凝药（香豆素、肝素等）、溶栓药（链激酶、尿激酶）同用，可增加出血的危险。

（4）尿碱化药（碳酸氢钠等）、抗酸药（长期大量应用）可增加本品自尿中排泄，使血药浓度下降。但当本品血药溶度已达稳定状态而停用碱性药物，又可使本品血药浓度升高到毒性水平。碳酸酐酶抑制药可使尿碱化，但可引起代谢性酸中毒，不仅能使血药浓度降低，而且使本品透入脑组织中的量增多，从而增加毒性反应。

（5）尿酸化药可减低本品排泄，使其血药浓度升高。本品血药浓度已达稳定状态的患者加用尿酸化药后可能导致本品血药浓度升高，毒性反应增加。

（6）糖皮质激素可增加本品的排泄，同用时为了维持本品的血药浓度，必要时应增加本品的剂量。本品与糖皮质激素长期同用，尤其是大量应用时，有增加胃肠道溃疡和出血的危险性。不主张两种药物同时应用。

（7）胰岛素或口服降糖药物的降糖效果可因与本品同用而加强和加速。

（8）与甲氨蝶呤同用时，可减少甲氨蝶呤与蛋白的结合，减少其从肾脏的排泄，使血药浓度升高而增加毒性反应。

（9）丙磺舒或磺吡酮的排尿酸作用，可因同时应用本品而降低；当水杨酸盐的血药浓度超过50μg/ml时即明显降低，超过150μg/ml时更甚。丙磺舒可降低水杨酸盐自肾脏的清除率，从而使后者的血药浓度升高。

9. 规格　片剂：0.025g；0.1g。肠溶片：0.025g；0.1g。泡腾片：0.1g。栓剂：0.1g；0.3g。

二、对乙酰氨基酚（Paracetamol）

1. 其他名称　扑热息痛。

2. 药理作用　乙酰苯胺类解热镇痛药。通过抑制下丘脑体温调节中枢前列腺素的合成，起解热的作用，其解热作用强度与阿司匹林相似。通过抑制中枢神经系统前列腺素的合成以及阻断痛觉神经末梢的冲动而产生镇痛作用，作用较阿司匹林弱。本品无明显抗炎作用。

3. 适应证　用于退热，缓解轻中度疼痛如头痛、关节痛、神经痛等。

4. 用法用量

（1）口服：成人，一次0.3～0.6g，根据需要一日3～4次，一日用量不宜超过2g。退热治疗一般不超过3天，镇痛给药不宜超过10天。儿童，一次10～15mg/kg，每4～6小时1次。3～12岁下儿童每24小时不超过5次剂量，疗程不超过5天。

（2）直肠给药：成人，一次0.3g，若持续高热或疼痛，可间隔4～6小时重复一次，24小时内不超过1.2g。3～12岁下儿童，一次0.15～0.3g，一日1次。

5. 不良反应　常规剂量下，对乙酰氨基酚的不良反应很少，偶尔可引起恶心、呕吐、出汗、腹痛、皮肤苍白等，少数病例可发生过敏性皮炎（皮疹、皮肤瘙痒等）、粒细胞缺乏、血小板减少、高铁血红蛋白血症、贫血、肝肾功能损害等，很少引起胃肠道出血。

6. 禁忌 严重肝肾功能不全患者及对本品过敏者禁用。

7. 注意事项

（1）酒精中毒、患肝病或病毒性肝炎（有增加肝脏毒性的危险）、肾功能不全者（长期大量使用，有增加肾脏毒性的危险）应慎用。

（2）对阿司匹林过敏者一般对本品不发生过敏反应。但有报告在因阿司匹林过敏发生哮喘的患者中，少数患者可在服用本品后发生支气管痉挛。

（3）若服用本品后出现红斑或水肿症状，应立即停药。

（4）对诊断的干扰：①血糖测定：应用葡萄糖氧化酶/过氧化酶法测定时可得假性低值，而用己糖激酶/6-磷酸脱氢酶法测定时则无影响。②血清尿酸测定：应用磷钨酸法测定时可得假性高值。③尿5-羟吲哚醋酸测定：用亚硝基萘酚试剂做定性过筛试验时可得假阳性结果，定量试验不受影响。④肝功能试验：大剂量或长期使用时，凝血酶原时间、血清胆红素、血清乳酸脱氢酶、血清转氨酶均可增高。

（5）本品可透过胎盘和在乳汁中分泌，故孕妇及哺乳期妇女不推荐使用。FDA对本药的妊娠安全性分级为B级。

（6）3岁以下儿童因其肝、肾功能发育不全，应避免使用。

（7）老年患者由于肝、肾功能发生减退，本品半衰期有所延长，易发生不良反应，应慎用或适当减量使用。

8. 药物相互作用

（1）在长期饮酒或应用其他肝酶诱导剂，尤其是应用巴比妥类或抗惊厥药的患者，长期或大量服用本品时，更有发生肝脏毒性的危险。

（2）本品与氯霉素合用，可延长后者的半衰期，增强其毒性。

（3）与抗凝血药合用，可增强抗凝血作用，故要调整抗凝血药的用量。

（4）长期大量与阿司匹林或其他非甾体抗炎药合用时，有明显增加肾毒性的危险。

（5）与抗病毒药齐多夫定合用时，可增加其毒性，应避免同时应用。

9. 规格 片剂：0.3g。胶囊剂：0.3g。混悬液：30ml：0.96g；100ml：3.2g。滴剂：10ml：1g。栓剂：0.15g；0.3g。

三、贝诺酯（Benorilate）

1. 药理作用 为对乙酰氨基酚与阿司匹林的酯化物，具解热、镇痛及抗炎作用。其作用机制基本同阿司匹林及对乙酰氨基酚，主要通过抑制前列腺素的合成而产生镇痛抗炎和解热作用。作用时间较阿司匹林及对乙酰氨基酚长。

2. 适应证 用于急慢性风湿性关节炎、类风湿关节炎、痛风性关节炎以及发热、头痛、神经痛、手术后疼痛等。

3. 用法用量 口服。

（1）解热镇痛：成人一次0.5~1g，一日3~4次，疗程不超过10天。老年人用药一日不超过2.6g，疗程不超过5天。

（2）活动性类风湿及风湿性关节炎：口服混悬液一次20ml，早晚各1次；或一次10ml，一日3~4次。

（3）幼年类风湿关节炎：口服混悬液一次5ml，一日3～4次。

4. 不良反应

（1）胃肠道反应较轻，可有恶心、烧心、消化不良及便秘，也有报道引起腹泻者。

（2）可引起皮疹。

（3）可引起嗜睡、头晕及定向障碍等神经精神症状。

（4）在小儿急性发热性疾病，尤其是流感及水痘患儿有引起Reye's综合征的危险，但中国尚不多见。

（5）长期用药可影响肝功能，并有引起肝细胞坏死的报道。

（6）长期应用有可能引起药物性肾病。

（7）用量过大时，有些患者可发生耳鸣或耳聋。

5. 禁忌　肝肾功能不全、对阿司匹林和对乙酰氨基酚以及其他非甾体抗炎药引起过哮喘、鼻炎及鼻息肉综合征者禁用。

6. 注意事项

（1）交叉过敏：对阿司匹林或其他非甾抗炎药过敏者对本品也可能过敏。

（2）作为抗风湿药物较长期应用时须谨慎。

（3）尚无本品致畸的报道，但本品有引起出血的危险，孕妇慎用。

（4）本品及代谢物可经乳汁分泌，哺乳期妇女慎用。

（5）老年人应用本品时，应注意防止肾脏受损。

7. 药物相互作用

（1）与口服抗凝药合用时，可增加出血危险。

（2）与水痘疫苗合用，发生Reye's综合征的危险性增加，接种6周内不应使用本品。

8. 规格　片剂：0.2g；0.5g。口服混悬液：50ml；10g。

四、吲哚美辛（Indometacin）

1. 其他名称　消炎痛。

2. 药理作用　本品具有抗炎、解热及镇痛作用，其作用机理为通过对环氧化酶的抑制而减少前列腺素的合成。制止炎症组织痛觉神经冲动的形成，抑制炎性反应，包括抑制白细胞的趋化性及溶酶体酶的释放等。作用于下丘脑体温调节中枢，引起外周血管扩张及出汗，使散热增加，产生退热作用。这种中枢性退热作用也可能与在下丘脑的前列腺素合成受到抑制有关。

3. 适应证

（1）关节炎，可缓解疼痛和肿胀。

（2）软组织损伤和炎症。

（3）解热。

（4）其他：用于治疗偏头痛、痛经、手术后痛、创伤后痛等。

4. 用法用量　口服。

（1）成人：①抗风湿：初始剂量一次25～50mg，一日2～3次，一日最大量不超过150mg。②镇痛：首剂一次25～50mg，继之25mg，一日3次，直到疼痛缓解。③退热：一次6.25～12.5mg，一日不超过3次。

（2）小儿：一日1.5～2.5mg/kg，分3～4次，待有效后减至最低量。

5. 不良反应

（1）消化系统：出现消化不良、胃痛、胃烧灼感、恶心反酸等症状，出现溃疡、胃出血及胃穿孔。

（2）神经系统：出现头痛、头晕、焦虑及失眠等，严重者可有精神行为障碍或抽搐等。

（3）泌尿系统：出现血尿、水肿、肾功能不全，在老年人多见。

（4）皮肤：各型皮疹，最严重的为大疱性多形性红斑（Stevens－Johnson综合征）。

（5）血液系统：造血系统受抑制而出现再生障碍性贫血、白细胞减少或血小板减少等。

（6）过敏反应：哮喘、血管性水肿及休克等。

6. 禁忌

（1）活动性溃疡病，溃疡性结肠炎及有此病史者，癫痫，帕金森病及精神病患者，肝肾功能不全者，对本品或对阿司匹林或其他非甾体抗炎药过敏者，血管神经性水肿或支气管哮喘者禁用。

（2）孕妇及哺乳期妇女禁用。

（3）14岁以下小儿禁用。

7. 注意事项

（1）下列情况应慎用：①心功能不全及高血压等患者（导致水钠潴留）。②血友病及其他出血性疾病患者（使出血时间延长，加重出血倾向）。③再生障碍性贫血、粒细胞减少等患者（对造血系统有抑制作用）。

（2）交叉过敏反应：本品与阿司匹林有交叉过敏性。由阿司匹林过敏引起的喘息患者，应用本品时可引起支气管痉挛。对其他非甾体类抗炎镇痛药过敏者也可能对本品过敏。

（3）本品解热作用强，通常一次服6.25mg或12.5mg即可迅速大幅度退热，故应防止大汗和虚脱，应补充足量液体。

（4）本品因对血小板聚集有抑制作用，可使出血时间延长，停药后此作用可持续1天，用药期间血尿素氮及血肌酐含量也常增高。

（5）用药期间应定期检查血象及肝、肾功能。个案报道提及本品能导致角膜色素沉着及视网膜改变（包括黄斑病变），遇有视力模糊时应立即做眼科检查。

（6）为减少药物对胃肠道的刺激，本品宜于饭后服用或与食物或制酸药同服。

（7）本品不能控制疾病过程的进展，故必须同时应用能使疾病过程改善的药物。由于本品的毒副反应较大，治疗关节炎一般已不作首选用药，仅在其他非甾体类抗炎药无效时才考虑应用。

（8）本品用于妊娠的后3个月时可使胎儿动脉导管闭锁，引起持续性肺动脉高压，孕妇禁用。FDA对本药的妊娠安全性分级为B级，如持续使用超过48小时或在妊娠34周以后用药为D级。

（9）本品可自乳汁排出，对婴儿可引起毒副反应。

（10）儿童对本品较敏感，有使用本品后因潜在性感染被激发而死亡者。在幼儿体内代谢缓慢，对幼儿血小板聚集的抑制作用较强。可诱导幼儿动脉导管闭锁，产生严重的全身性中毒反应。14岁以下小儿禁用。

（11）老年患者易发生不良反应，应慎用。

8. 药物相互作用

（1）与对乙酰氨基酚长期合用可增加肾脏毒性，与其他非甾体类抗炎药同用时消化道溃疡的发病率增高。

（2）与阿司匹林或其他水杨酸盐同用时并不能加强疗效，而胃肠道不良反应则明显增多。由于抑制血小板聚集的作用加强，可增加出血倾向。

（3）饮酒或与皮质激素、促肾上腺皮质激素同用，可增加胃肠道溃疡或出血的危险。

（4）与洋地黄类药物同用时，可使洋地黄的血药浓度升高（因抑制从肾脏的清除）而增加毒性，需调整洋地黄剂量。

（5）与肝素、口服抗凝药及溶栓药合用时，本品可竞争性结合蛋白，使抗凝作用加强。同时本品有抑制血小板聚集作用，有增加出血的潜在危险。

（6）与胰岛素或口服降糖药合用，可加强降糖效应，须调整降糖药物的剂量。

（7）与呋塞米同用时，可减弱后者排钠及抗高血压作用。

（8）与氨苯喋啶合用时可致肾功能减退（肌酐清除率下降、氮质血症）。

（9）与硝苯地平或维拉帕米同用时，可致后二者血药浓度增高，因而毒性增加。

（10）丙磺舒可减少本品自肾及胆汁的清除，增高血药浓度，使毒性增加，合用时须减量。

（11）与秋水仙碱、磺吡酮合用时可增加胃肠溃疡及出血的危险。

（12）与锂盐同用时，可减少锂自尿液排泄，使血药浓度增高，毒性加大。

（13）本品可使甲氨蝶呤血药浓度增高，并延长高血浓度时间。正在用本品的患者如需作中或大剂量甲氨蝶呤治疗，应于24～48小时前停用本品，以免增加其毒性。

（14）与抗病毒药齐多夫定同用时，可使后者清除率降低，毒性增加。同时本品的毒性也增加，故应避免合用。

9. 规格　片剂：25mg。胶囊剂：25mg。肠溶片：25mg。

五、双氯芬酸（Diclofenac）

1. 药理作用　非甾体类抗炎镇痛药，可抑制炎症渗出，减轻红肿，减轻炎症递质致炎致痛的增敏作用。其作用机理为抑制环氧化酶活性，从而阻断花生四烯酸向前列腺素的转化。同时，它也能促进花生四烯酸与甘油三酯结合，降低细胞内游离的花生四烯酸浓度，而间接抑制白三烯的合成。本品对前列腺素合成的抑制作用强于阿司匹林和吲哚美辛等。

2. 适应证

（1）缓解类风湿关节炎、骨关节炎、脊柱关节病、痛风性关节炎、风湿性关节炎等各种关节炎的关节肿痛症状。

（2）治疗非关节性的各种软组织风湿性疼痛，如肩痛、腱鞘炎、滑囊炎、肌痛及运动后损伤性疼痛等。

（3）治疗急性轻、中度疼痛，如手术后、创伤后、劳损后、痛经、牙痛、头痛等。

（4）对成人和儿童的发热有解热作用。

3. 用法用量

（1）成人：每日剂量为100～150mg。对轻度患者或需长期治疗的患者，每日剂量为75～100mg。通常将每日剂量分2～3次服用。对原发性痛经，通常每日剂量为50～150mg，分次服用。必要时可在若干个月经周期之内提高剂量达到最大剂量200mg/d。症状一旦出现应立即开始治疗，并持续数日，治疗方案依症状而定。

（2）小儿：一日0.5～2.0mg/kg，最大量为3mg/kg，分3次服。

4. 不良反应

（1）胃肠道反应为最常见的不良反应，约见于10%服药者，主要为胃不适、烧灼感、反酸、纳差、恶心等，停药或对症处理即可消失。其中少数可出现溃疡、出血、穿孔。

（2）神经系统表现有头痛、眩晕、嗜睡、兴奋等。

（3）可起浮肿、少尿、电解质紊乱等不良反应，轻者停药并相应治疗后可消失。

（4）其他少见的有血清转氨酶一过性升高，极个别出现黄疸、皮疹、心律失常、粒细胞减少、血小板减少等，停药后均可恢复。

5. 禁忌

（1）对本品过敏者禁用。

（2）对阿司匹林或其他非甾体类抗炎药引起哮喘、荨麻疹或其他变态反应的患者禁用。

（3）胃肠道溃疡者禁用。

（4）12个月以下的儿童禁用。

6. 注意事项

（1）有肝、肾功能损害或溃疡病史者慎用。

（2）本品可通过胎盘，动物实验表明，本品对胎鼠有毒性，但不致畸，孕妇慎用。FDA对本药的妊娠安全性分级为：口服给药B级，眼部用药C级，如在妊娠晚期或临近分娩时为D级。

（3）少量本品活性物质可进入乳汁，哺乳期妇女慎用。

（4）本品可能诱导或加重老年人胃肠道出血、溃疡和穿孔，老年患者慎用。

7. 药物相互作用

（1）饮酒或与其他非甾体类抗炎药同用时增加胃肠道不良反应，并有致溃疡的危险。长期与对乙酰氨基酚同用时可增加对肾脏的毒副作用。

（2）与阿司匹林或其他水杨酸类药物同用时，药效不增强，而胃肠道不良反应及出血倾向发生率增高。

（3）与肝素、香豆素等抗凝药及血小板聚集抑制药同用时有增加出血的危险。

（4）与呋塞米同用时，后者的排钠和降压作用减弱。

（5）与维拉帕米、硝苯地平同用时，本品的血药浓度增高。

（6）可增高地高辛的血药浓度，同用时须注意调整地高辛的剂量。

（7）可增强抗糖尿病药（包括口服降糖药）的作用。

（8）与抗高血压药同用时可影响后者的降压效果。

（9）丙磺舒可降低本品的排泄，增加血药浓度，从而增加毒性，故同用时宜减少本品剂量。

（10）可降低甲氨蝶呤的排泄，增高其血药浓度，甚至可达中毒水平，故本品不应与中或大剂量甲氨蝶呤同用。

（11）与锂剂合用时，本品可能会增高其血药浓度。

（12）与糖皮质激素类药合用时，可能会增加副作用的发生。

8. 规格　肠溶片：25mg。

六、萘普生（Naproxen）

1. 药理作用　为非甾体类抗炎药，具镇痛、抗炎、解热作用，通过抑制前列腺素合成而起作用。本品疗效与布洛芬基本相同；在治疗风湿性关节炎和类风湿关节炎时，疗效与阿司匹林类似。

2. 适应证　用于治疗风湿性和类风湿性关节炎、骨关节炎、强直性脊柱炎、痛风、关节炎、腱鞘炎。亦可用于缓解扭伤、挫伤、损伤以及痛经等所致的疼痛。

3. 用法用量　口服。

（1）片剂、胶囊剂

1）成人：①抗风湿：一次 0.25～0.5g，早晚各 1 次。②止痛：首次 0.5g，以后每次 0.25g，必要时每 6～8 小时 1 次。③痛风性关节炎急性发作：首次 0.75g，以后每次 0.25g，每 8 小时 1 次，直到急性发作停止。④痛经：首次 0.5g，以后每次 0.25g，每 6～8 小时 1 次。

2）小儿：抗风湿，一次 5mg/kg，一日 2 次。

（2）缓释片、缓释胶囊剂：一次 0.5g，一日 1 次。

4. 不良反应

（1）皮肤瘙痒、呼吸短促、呼吸困难、哮喘、耳鸣、下肢水肿、胃烧灼感、消化不良、胃痛或不适、便秘、头晕、嗜睡、头痛、恶心及呕吐等。

（2）视力模糊或视觉障碍、听力减退、腹泻、口腔刺激或痛感、心慌及多汗等。

（3）胃肠出血、肾脏损害（过敏性肾炎、肾病、肾乳头坏死及肾衰竭等）、荨麻疹、过敏性皮疹、精神抑郁、肌肉无力、出血或粒细胞减少及肝功损害等。

5. 禁忌　对本品或同类药有过敏史者，对阿司匹林或其他非甾体类抗炎药引起过哮喘、鼻炎及鼻息肉综合征者，胃、十二指肠活动性溃疡患者禁用。

6. 注意事项

（1）下列情况应慎用：有凝血机制或血小板功能障碍时、哮喘、心功能不全或高血压、肝肾功能不全。

（2）交叉过敏：对阿司匹林或其他非甾体类抗炎药过敏者对本品也可能过敏。

（3）对诊断的干扰：可影响尿 5－羟吲哚醋酸及 17－酮类固醇的测定值。

（4）长期用药应定期进行肝肾功能、血象及眼科检查，并须根据患者对药物的反应而调整剂量，一般应用最低的有效量。

（5）本品对胎儿的影响研究尚不充分，由于其他非甾体抗炎药可使胎儿动脉导管早闭，又因可抑制前列腺素合成导致难产或产程延长，孕妇不宜应用。

（6）本品分泌入乳汁中的浓度相当于血药浓度的 1%，哺乳期妇女不宜用。

（7）本品在老年患者体内消除半衰期延长，用量应酌减。

7. 药物相互作用

（1）饮酒或与其他非甾体类抗炎药同用时，胃肠道的不良反应增多，并有溃疡发生的危险。

（2）与肝素及香豆素等抗凝药同用，出血时间延长，可出现出血倾向，并有导致消化性溃疡的可能。

（3）可降低呋塞米的排钠和降压作用。

（4）可抑制锂随尿液排泄，使锂的血药浓度升高。

（5）与丙磺舒同用时，本品的血药浓度升高，可增加疗效，但毒性反应也相应加大。

（6）与抗高血压药同用时可影响后者的降压效果。

（7）可降低甲氨蝶呤的排泄，增高其血药浓度，甚至可达中毒水平，故本品不应与中或大剂量甲氨蝶呤同用。

（8）可增强口服降糖药的作用。

8. 规格　片剂：0.1g；0.125g；0.25g。胶囊剂：0.125g；0.2g；0.25g。缓释片：0.25g；0.5g。缓释胶囊剂：0.25g。

七、布洛芬（Ibuprofen）

1. 药理作用　为非甾体类抗炎镇痛药，具镇痛、抗炎、解热作用。其作用机制通过对环氧化酶的抑制而减少前列腺素的合成，由此减轻因前列腺素引起的组织充血、肿胀，降低周围神经痛觉的敏感性。通过下丘脑体温调节中枢而起解热作用。

2. 适应证

（1）缓解类风湿关节炎、骨关节炎、脊柱关节病、痛风性关节炎、风湿性关节炎等各种慢性关节炎的急性发作期或持续性的关节肿痛症状。

（2）治疗非关节性的各种软组织风湿性疼痛，如肩痛、腱鞘炎、滑囊炎、肌痛及运动后损伤性疼痛等。

（3）急性的轻、中度疼痛，如手术后、创伤后、劳损后、原发性痛经、牙痛、头痛等。

（4）急性上呼吸道感染等引起的发热。

3. 用法用量

（1）成人

1）抗风湿：一次0.4～0.8g，一日3～4次。类风湿关节炎比骨关节炎用量要大些。最大限量一般为每天2.4g。

2）轻或中等疼痛及痛经的止痛：一次0.2～0.4g，每4～6小时1次。最大限量一般为每天2.4g。缓释胶囊，一次0.3g，早晚各1次。

3）发热：一次0.2g，一日3～4次。

4）抗炎：缓释胶囊，一次0.3g，早晚各1次。

（2）小儿：12岁以上儿童同成人（除风湿性疾病外）。

1）发热：混悬液，一日20mg/kg，分3次服用。混悬滴剂，一次5～10mg/kg，需要时每6～8小时重复使用，每24小时不超过4次。

2）疼痛：混悬液，一日30mg/kg，分3次服用。混悬滴剂用法用量同发热。

3）风湿性疾病：用于12岁以上儿童，混悬液，一次0.3～0.4g，一日3～4次。

4. 不良反应

（1）消化道症状包括消化不良、胃烧灼感、胃痛、恶心、呕吐，停药上述症状消失，不停药者大部分亦可耐受。少数（<15）出现胃溃疡和消化道出血，亦有因溃疡穿孔者。

（2）神经系统症状如头痛、嗜睡、晕眩、耳鸣少见，出现在1%～3%患者。

（3）肾功能不全很少见，多发生在有潜在性肾病变者。但少数服用者可出现下肢浮肿。

（4）其他少见症状有皮疹、支气管哮喘发作、肝酶升高、白细胞减少等。

5. 禁忌　对阿司匹林或其他非甾体类抗炎药过敏者禁用。

6. 注意事项

（1）有下列情况者应慎用：①原有支气管哮喘者（可加重）。②心功能不全、高血压（可致水潴留、水肿）。③血友病或其他出血性疾病包括凝血障碍及血小板功能异常（用药后出血时间延长，出血倾向加重）。④有消化道溃疡病史者。⑤肾功能不全者。

（2）对血小板聚集有抑制作用，可使出血时间延长，但停药24小时即可消失。

（3）可使血尿素氮及血清肌酐含量升高，肌酐清除率下降。

（4）长期用药时应定期检查血象及肝、肾功能。

（5）用于晚期妊娠妇女可使孕期延长，引起难产及产程延长。FDA对本药的妊娠安全性分级为B级，妊娠晚期为D级。

7. 药物相互作用

（1）饮酒或与其他非甾体类抗炎药同用时增加胃肠道副作用，并有致溃疡的危险。长期与对乙酰氨基酚同用时可增加对肾脏的毒副作用。

（2）与阿司匹林或其他水杨酸类药物同用时，药效不增强，而胃肠道不良反应及出血倾向发生率增高。

（3）与肝素、香豆素等抗凝药及血小板聚集抑制药同用时有增加出血的危险。

（4）与呋塞米同用时，后者的排钠和降压作用减弱。

（5）与维拉帕米、硝苯地平同用时，本品的血药浓度增高。

（6）可增高地高辛的血药浓度，同用时须注意调整地高辛的剂量。

（7）可增强抗糖尿病药（包括口服降糖药）的作用。

（8）与抗高血压药同用时可影响后者的降压效果。

（9）丙磺舒可降低本品的排泄，增加血药浓度，从而增加毒性。

（10）可降低甲氨蝶呤的排泄，增高其血药浓度，甚至可达中毒水平，不应与中或大剂量甲氨蝶呤同用。

8. 规格　片剂：0.1g；0.2g。缓释胶囊剂：0.3g。混悬液：60ml：1.2g；100ml：2g。混悬滴剂：15ml：0.6g。

八、洛索洛芬（Loxoprofen）

1. 药理作用　为非甾体类抗炎镇痛药，具有镇痛、抗炎及解热作用，其镇痛作用很强。本品为前体药物，经消化道吸收后转化为活性代谢物，通过抑制环氧化酶，减少前列腺素的合成，抑制中性粒细胞向炎症部位的趋向性及趋向因子的形成而发挥作用。

2. 适应证

（1）下述疾患及症状的消炎和镇痛：类风湿关节炎、骨性关节炎、腰痛症、肩关节周围炎、颈肩腕综合征。

（2）手术后、外伤后及拔牙后的镇痛和消炎。

（3）急性上呼吸道感染（包括伴有急性支气管炎的急件上呼吸道感染）的解热和镇痛。

3. 用法用量　口服。应随年龄及症状适宜增减剂量。

（1）消炎和镇痛：成人每次 60mg，一日 3 次。出现症状时可一次口服 60～120mg。

（2）急性上呼吸道感染的解热和镇痛：出现症状时，成人每次 60mg，一日 2 次，一日最多 180mg。

4. 不良反应

（1）消化系统：可出现嗳气、恶心、呕吐、食欲缺乏、消化不良、胃部不适、胃灼热、腹胀、腹痛、腹泻、便秘及口腔炎等，偶可出现消化性溃疡，也可出现消化道出血。

（2）神经精神系统：可出现失眠、嗜睡和头晕，偶可出现头痛等。

（3）血液系统：可出现嗜酸粒细胞增多，偶可出现溶血性贫血、血小板减少、白细胞减少、再生障碍性贫血等严重不良反应。

（4）泌尿系统：可见浮肿，偶可引起急性肾衰竭、肾病综合征、间质性肾炎等严重不良反应。

（5）肝脏：可出现丙氨酸氨基转移酶、门冬氨酸氨基转移酶、碱性磷酸酶升高，偶可引起肝损伤。还可出现伴有黄疸的肝功能障碍、突发性肝炎等严重不良反应。

（6）皮肤：可出现皮疹、皮肤瘙痒，偶可出现荨麻疹，也可引起大疱性多形性红斑等严重不良反应。

（7）其他：可出现发热、心悸、体温过度下降、虚脱及四肢湿冷，也可引起休克等严重不良反应。

5. 禁忌

（1）消化性溃疡患者、严重血液学异常患者、严重肝功能损害者、严重肾功能损害患者、严重心功能不全患者、对本品过敏患者、阿司匹林哮喘者禁用。

（2）妊娠晚期妇女禁用。

6. 注意事项

（1）有消化性溃疡史患者、血液异常或有其既往史患者、肝损害或有其既往史患者、肾损害或有其既往史患者、心功能异常患者、有过敏症既往史患者、支气管哮喘患者慎用。

（2）长期用药时，应定期进行尿液检查、血液检查及肝功能检查等。若出现异常应减量或停止用药。

（3）密切观察患者病情，注意不良反应的发生。有时会出现体温过度下降、虚脱及四肢变冷等，因此伴有高热的高龄者或合并消耗性疾患的患者尤应注意。

（4）有可能掩盖感染症状，故用于感染引起的炎症时，应合用适当抗菌药并注意观察，慎重给药。

（5）因动物实验（大鼠）有延迟分娩及有胎仔动脉导管狭窄的报告，妊娠晚期妇女禁用。

（6）哺乳期妇女避免用药，必须用药时，应停止哺乳（大鼠实验报告本品能泌入乳汁）。

（7）尚未确立低出生体重儿、新生儿、婴儿、乳儿、幼儿或儿童用药的安全性，不推荐儿童使用。

（8）高龄者易出现不良反应，故应从低剂量开始给药，并观察患者状态，慎重用药。

7. 药物相互作用

（1）与香豆素类抗凝血药（华法林）合用时，会增强该药的抗凝血作用，必要时应减量。

（2）与磺酰脲类降血糖药（甲苯磺丁脲等）合用时，会增强该药的降血糖作用，必要时应减量。

（3）与新喹诺酮类抗菌药（依诺沙星等）合用时，有可能增强该类药的诱发痉挛作用。

（4）与锂制剂（碳酸锂）合用时，可能使血中锂浓度上升而引起锂中毒，必要时应减量。

（5）与噻嗪类利尿药（氢氟噻嗪及氢氯噻嗪等）合用时，有可能减弱该类药的利尿及降压作用。

8. 规格　片剂：60mg。胶囊剂：60mg。

九、吡罗昔康（Piroxicam）

1. 药理作用　为非甾体类抗炎药，具有镇痛、抗炎及解热作用。本品通过抑制环氧化酶使组织局部前列腺素的合成减少及抑制白细胞的趋化性和溶酶体酶的释放而起到药理作用。本品治疗关节炎时的镇痛、消肿等疗效与吲哚美辛、阿司匹林、萘普生相似。

2. 适应证　用于骨关节炎、类风湿关节炎和强直性脊柱炎的症状缓解。作为非甾体类抗炎药用于以上适应证时，本品不作为首选药物。

3. 用法用量　口服。成人一次 20mg，一日 1 次，或一次 10mg，一日 2 次，饭后服用。每日最大剂量不超过 20mg。

4. 不良反应

（1）恶心、胃痛、纳减及消化不良等胃肠道不良反应最为常见，其中 3.5% 需为此撤药。服药量超过一日 20mg 时胃溃疡发生率明显增高，有的合并出血，甚至穿孔。

（2）中性粒细胞减少、嗜酸性粒细胞增多、血尿素氮增高、头晕、眩晕、耳鸣、头痛、全身无力、水肿、皮疹或瘙痒等，发生率 1% ~3%。

（3）肝功能异常、血小板减少、多汗、皮肤瘀斑、脱皮、多形性红斑、中毒性上皮坏死、大疱性多形性红斑（Stevens - Johnson 综合征）、皮肤对光过敏反应、视力模糊、眼部红肿、高血压、血尿、低血糖、精神抑郁、失眠及精神紧张等，发生率 <1%。

5. 禁忌

（1）对本品过敏、消化性溃疡、慢性胃病患者禁用。

（2）儿童禁用。

（3）孕妇禁用。

6. 注意事项

（1）交叉过敏：对阿司匹林或其他非甾体类抗炎药过敏的患者，对本品也可能过敏。

（2）下列情况应慎用：①有凝血机制或血小板功能障碍时。②哮喘。③心功能不全或高血压。④肾功能不全。⑤老年人。

（3）饭后给药或与食物或抗酸药同服，可减少胃肠道刺激。

（4）一般在用药开始后 7 ~ 12 天，还难以达到稳定的血药浓度，疗效的评定常须在用药 2 周后。

（5）用药期间如出现过敏反应、血象异常、视力模糊、精神症状、水潴留及严重胃肠反应时，应立即停药。

（6）长期用药者应定期检查肝、肾功能及血象。

（7）能抑制血小板聚集，作用比阿司匹林弱，但可持续到停药后2周。术前和术后应停用。

（8）本品应由具有治疗经验的医生开具处方。

（9）应用本品治疗的受益性和耐受性应在14天内复查确定，如有必要继续治疗，应进行更频繁的检查。

（10）观察研究的证据显示，本品引起的严重皮肤反应的风险高于其他非昔康类非甾体类抗炎药物。在治疗过程的早期，患者的风险似乎更高，在大多数病例中，不良反应发生于治疗的第一个月。在首次出现皮疹、黏膜病变或其他高敏反应时，应终止本品治疗。

（11）FDA对本药的妊娠安全性分级为C级，如在妊娠晚期或临近分娩时为D级。妊娠的后3个月服药的孕妇可抑制分娩，造成难产，同时可出现胃肠道毒性反应。此外，在妊娠后期长期用药可能致胎儿动脉导管早期闭锁或狭窄，以致新生儿出现持续性肺动脉高压和心力衰竭。

（12）本品可引起乳汁分泌减少，与用药量有关，哺乳期妇女不宜用。

7. 药物相互作用

（1）饮酒或与其他非甾体类抗炎药、钙离子通道阻滞药同服时，胃肠道不良反应增加。

（2）与香豆素等抗凝药同用时，后者效应增强，出血倾向显著，用量宜调整。

（3）与阿司匹林同用时，本品的血药浓度可下降到一般浓度的80%，同时胃肠道溃疡形成和出血倾向的危险性增加。

（4）与锂制剂（碳酸锂）合用时，可能使血中锂浓度上升而引起锂中毒，必要时应减量。

（5）可降低甲氨蝶呤的排泄，增高其血药浓度，使其毒性增加。

（6）与磺酰脲类降血糖药（甲苯磺丁脲等）合用时，会增强该药的降血糖作用。

（7）与左氧氟沙星、氧氟沙星合用，可抑制氨酪酸对中枢的抑制作用，使中枢的兴奋性增高，癫痫发作的危险性增加。

8. 规格　片剂：10mg；20mg。胶囊剂：10mg；20mg。

十、氯诺昔康（Lornoxicam）

1. 药理作用　非甾体类抗炎镇痛药，系噻嗪类衍生物，具有较强的镇痛和抗炎作用。它的作用机制包括：①通过抑制环氧化酶活性进而抑制前列腺素合成。但是本品并不抑制5-脂质氧化酶的活性，因此不抑制白三烯的合成，也不将花生四烯酸向5-脂质氧化酶途径分流。②激活阿片神经肽系统，发挥中枢性镇痛作用。还具有解热作用。

2. 适应证　急性轻度至中度疼痛和由某些类型的风湿性疾病引起的关节疼痛和炎症。

3. 用法用量

（1）片剂：①急性轻度或中度疼痛：每日剂量为8~16mg，分2~3次服用。每日最大剂量为16mg。②风湿性疾病引起的关节疼痛和炎症：每日剂量为12mg，分2~3次服用。

（2）注射剂：起始剂量8mg。如8mg不能充分缓解疼痛，可加用一次8mg。有些病例在术后第一天可能需要另加8mg，即当天最大剂量为24mg。其后剂量为8mg，每日2次。每日剂量不应超过16mg。

本品只能由医师或护士做肌肉（>5秒）或静脉（>15秒）注射。在注射前必须将本品冻干粉用随药提供的注射用水溶解。

4. 不良反应

（1）最常见为胃肠道反应，如恶心、呕吐、胃烧灼感、胃痛及消化不良等。

（2）可引起眩晕、头痛、嗜睡、皮肤潮红或注射部位疼痛、发热、刺痛等。

（3）可能出现胃肠胀气、腹泻、味觉障碍、口干、躁动、血压升高、心悸、寒战、多汗、白细胞减少、血小板减少及排尿障碍等。

（4）个别可出现消化道出血、胃溃疡及穿孔。

5. 禁忌

（1）对非甾体类抗炎药（如乙酰水杨酸）过敏、对本品过敏、水杨酸诱发的支气管哮喘、急性胃肠出血或急性胃或肠溃疡、严重心功能不全、严重肝功能不全、血小板计数明显减低患者禁用。

（2）孕妇及哺乳期妇女禁用。

6. 注意事项

（1）以下情况的患者慎用：①肝、肾功能受损者。②有胃肠道出血或十二指肠溃疡病史者。③凝血障碍者。④哮喘患者。

（2）长时间使用必须定期检查血象及肝肾功能。

（3）在脊椎麻醉或硬膜外麻醉时同时使用消炎镇痛药和肝素会增加脊椎和硬膜外水肿的危险。

（4）18岁以下患者缺乏临床研究资料，不推荐使用。

（5）只要不影响肝肾功能，老人不必减少剂量。否则应减小每天的服用剂量。

7. 药物相互作用

（1）与香豆素等抗凝药同用时，后者效应增强，出血倾向显著，用量宜调整。

（2）与磺酰脲类降血糖药（甲苯磺丁脲等）合用时，会增强其降血糖作用。

（3）与噻嗪类利尿药（氢氯噻嗪等）合用时，有可能减弱该类药的利尿及降压作用。

（4）与锂制剂（碳酸锂）合用时，可能使血中锂浓度上升而引起锂中毒，必要时应减量。

（5）可降低甲氨蝶呤的排泄，增高其血药浓度，使其毒性增加。

（6）西咪替丁可减少本品代谢，使本品血药浓度升高。

（7）与地高辛同用，后者清除率降低，中毒危险性增加。

（8）与环孢素合用，后者中毒危险性增加。

（9）与其他非甾体类药物、钙离子通道阻滞药同服时，胃肠道不良反应增加。

（10）与左氧氟沙星合用，发生癫痫危险性增加。

8. 规格　片剂：8mg。注射剂：8mg。

十一、美洛昔康（Meloxicam）

1. 药理作用　非甾体类抗炎药，具有消炎、止痛和退热的作用。可选择性抑制环氧化酶2参与前列腺素的合成，而对环氧化酶1的抑制作用较轻。

2. 适应证　用于骨关节炎症状加重时的短期症状治疗以及类风湿关节炎和强直性脊柱炎的长期症状治疗。

3. 用法用量　口服。每日剂量不得超过15mg。

（1）骨关节炎症状加重时：一次7.5mg，一日1次，如果症状没有改善，必要时，剂量可增至一次15mg，一日1次。

（2）类风湿关节炎和强直性脊柱炎：一次15mg，一日1次，根据治疗后反应，剂量可减至一次7.5mg，一日1次。

严重肾衰竭需透析的患者，剂量不应超过每天7.5mg。轻度至中度肾功能不全的患者（肌酐清除率大于25ml/min）、肝功能不全的患者无需调整剂量。

4. 不良反应

（1）血液和淋巴系统：常见贫血，少见血细胞计数失调、白细胞减少、血小板减少、粒细胞缺乏症。

（2）免疫系统：罕见过敏性或过敏样反应。

（3）精神系统：罕见情绪障碍、失眠和做噩梦。

（4）神经系统：常见轻微头晕、头痛，少见眩晕、耳鸣、嗜睡。

（5）眼：罕见视力障碍（包括视力模糊）。

（6）心脏：少见心悸。

（7）血管：少见血压升高、潮红。

（8）呼吸道、胸廓和纵隔：罕见个别患者在服用后出现哮喘发作。

（9）胃肠道：常见消化不良、恶心、呕吐、腹痛、便秘、胀气、腹泻；少见胃肠道出血、消化性溃疡、食管炎、口炎；罕见胃肠道穿孔、胃炎、结肠炎、消化性溃疡、胃肠道出血。

（10）肝胆系统：少见短暂的转氨酶或胆红素升高；罕见肝炎。

（11）皮肤和皮下组织：常见瘙痒、皮疹；少见荨麻疹；罕见Stevens - Johnson综合征和毒性表皮坏死松解、血管性水肿、大疱性多形性红斑、光过敏。

（12）肾脏和泌尿系统：少见血清肌酐或尿素氮升高；罕见肾衰。

（13）全身系统：常见水肿（包括下肢水肿）。

5. 禁忌

（1）对本品过敏者，使用其他非甾体类抗炎药后出现哮喘、鼻腔息肉、血管水肿或荨麻疹等症状的患者，活动性消化性溃疡患者或有消化性溃疡再发史的患者，严重肝功能不全者，非透析性严重肾功能不全者，胃肠道出血，脑出血或其他出血症的患者，严重的未控制的心衰患者禁用。

（2）孕妇禁用。

（3）15岁以下儿童禁用。

6. 注意事项

（1）凝血障碍者，因体液潴留和水肿而加重高血压或心脏疾病的患者，肾血流和血容量减少的患者，轻中度肝功能不全患者，正使用抗凝药的患者慎用。

（2）和其他非甾体类抗炎药一样，可能会掩盖基础感染性疾病的症状。

（3）如果出现视觉障碍、嗜睡、眩晕或发生其他中枢神经系统障碍，避免驾驶和操作机器。

（4）虽然临床前试验中未观察到致畸作用，但孕妇禁用。FDA 对本药的妊娠安全性分级为 C 级，如在妊娠晚期或临近分娩时为 D 级。

（5）本品可泌入乳汁，哺乳妇女应避免使用。

（6）儿童用药安全性尚不明确。

7. 药物相互作用

（1）同时使用两种或两种以上的 NSAID 可能通过协同作用而增加胃肠道溃疡和出血的可能性。

（2）与口服抗凝剂、肝素、溶栓剂合用，可增加出血的可能。

（3）可增加锂的血浆浓度，建议在开始使用、调节和停用本品时监测血浆锂水平。

（4）与甲氨蝶呤合用，会增加甲氨蝶呤的血液毒性。

（5）可降低保钾利尿药的利尿作用，可能导致高钾血症或中毒性肾损害。

（6）与抗高血压药（β 受体阻滞剂、ACE 抑制剂、血管舒张药、利尿剂）合用，可通过抑制致血管舒张作用的前列腺素使得抗高血压药作用降低。

（7）在胃肠道中考来烯胺与本品结合可加快本品的消除。

（8）与环孢素合用，会提高环孢素的肾毒性。

（9）与口服降糖药的相互作用不能排除，可能会导致低血糖。

8. 规格　片剂：75mg。胶囊剂：7.5mg。

十二、塞来昔布（Celecoxib）

1. 其他名称　塞来考昔。

2. 药理作用　非甾体类抗炎药，具有抗炎、镇痛和退热的作用。通过抑制环氧化酶 2（COX－2）来抑制前列腺素生成而起效。本品对环氧化酶 1（COX－1）没有抑制作用。

3. 适应证

（1）用于缓解骨关节炎、成人类风湿关节炎的症状和体征。

（2）治疗成人急性疼痛。

（3）作为常规疗法（如内镜监测、手术）的一项辅助治疗，可减少家族性腺瘤息肉患者的腺瘤性结直肠息肉的数目。

4. 用法用量

（1）骨关节炎：口服 200mg，每日 1 次，或每次 100mg，每日 2 次。

（2）类风湿关节炎：每次 100～200mg，每日 2 次。

（3）急性疼痛：第 1 天首剂 400mg，必要时，可再服 200mg，随后根据需要，每日 2 次，每次 200mg。

（4）家族性腺瘤息肉：患者在接受本品治疗时，应继续其常规的治疗。口服，一次 400mg，每日 2 次，与食物同服。

中度肝功能损害患者（Child－Pugh Ⅱ级）本品的每日推荐剂量应减少大约 50%。

5. 不良反应

（1）胃肠道系统：本品所致的胃肠道不良反应（出血、溃疡、穿孔）危险性较其他非甾体类抗炎药低，长期用药不良反应发生的危险性增加。还可见腹痛、腹泻、消化不良、胃肠胀气、恶心等。

（2）心血管系统：高血压加重、心绞痛、冠状动脉病变、心肌梗死。

（3）神经系统：腿抽筋、张力亢进、感觉迟钝、偏头痛、神经痛、神经病、感觉异常、眩晕。

（4）呼吸系统：支气管炎、支气管痉挛、支气管痉挛恶化、咳嗽、呼吸困难、喉炎、肺炎。

（5）泌尿系统：蛋白尿、膀胱炎、排尿困难、血尿、尿频、肾结石、尿失禁、泌尿道感染。

（6）肝胆系统：肝功能异常、丙氨酸氨基转移酶升高、门冬氨酸氨基转移酶升高。

（7）血液系统：贫血。

（8）皮肤及其附属器：秃发、皮炎、指甲病变、光敏反应、瘙痒症、红斑皮疹、斑丘疹、皮肤病变、皮肤干燥、多汗、风疹。

（9）视力：视觉模糊、白内障、结膜炎、眼睛痛、青光眼。

6. 禁忌　对本品过敏者，对磺胺过敏者，服用阿司匹林或其他非甾体类抗炎药后诱发哮喘、荨麻疹或过敏反应的患者，冠状动脉搭桥手术围术期疼痛患者，有活动性消化道溃疡（出血）的患者，重度心力衰竭患者禁用。

7. 注意事项

（1）支气管哮喘、过敏性鼻炎、荨麻疹患者，肾功能不全者，高血压或心脏疾病患者慎用。

（2）尚无孕妇用药的研究资料，妊娠早中期用药应权衡利弊。妊娠晚期可导致胎儿动脉导管提前闭合，应避免使用本品。FDA 对本药的妊娠安全性分级为 C 级，如在妊娠晚期或临近分娩时为 D 级。

（3）能否经哺乳妇女的乳汁分泌尚不清楚，用药应权衡利弊。

（4）目前尚无 18 岁以下患者应用本品的疗效和安全性资料。

（5）老年患者和年轻患者在药物的疗效和安全性方面未见明显的差异。老年患者发生致命性胃肠道事件和急性肾衰竭的报告多于年轻患者。

8. 药物相互作用

（1）与氟康唑合用，本品血药浓度升高 2 倍。

（2）和锂合用，锂血药浓度升高，锂中毒危险性增加。

（3）与呋塞米和血管紧张素转化酶抑制剂合用，可使以上药物降压和利尿作用降低。

（4）同阿司匹林联合使用时胃肠道的溃疡和其他并发症的发生率会增加，但本品不能替代阿司匹林在预防心血管事件方面的治疗。

（5）与华法林或其同类药合用，可增加出血危险。

9. 规格　胶囊剂：0.1g；0.2g。

（李　冠）

第十二章　抗癫痫药

一、苯妥英钠（Phenytoin Sodium）

1. 其他名称　大仑丁。

2. 药理作用　本品为抗癫痫药、抗心律失常药。治疗剂量不引起镇静催眠作用。

（1）动物实验证明，本品对超强电休克、惊厥的强直相有选择性对抗作用，而对阵挛相无效或反而加剧，故其对癫痫大发作有良效，而对失神性发作无效。其抗癫痫作用机制尚未阐明，一般认为，增加细胞钠离子外流，减少钠离子内流，而使神经细胞膜稳定，提高兴奋阈，减少病灶高频放电的扩散。

（2）本品缩短动作电位间期及有效不应期，还可抑制钙离子内流，降低心肌自律性，抑制交感中枢，对心房、心室的异位节律点有抑制作用，提高房颤与室颤阈值。

（3）可稳定细胞膜及降低突触传递，具有抗神经痛及骨骼肌松弛作用。

（4）本品可抑制皮肤成纤维细胞合成或分泌胶原酶。还可加速维生素 D 代谢。可引起淋巴结肿大，有抗叶酸作用，对造血系统有抑制作用。可引起过敏反应，有酶诱导作用，静脉用药可扩张周围血管。

3. 适应证

（1）用于治疗全身强直 - 阵挛性发作、复杂部分性发作（精神运动性发作、颞叶癫痫）、单纯部分性发作（局限性发作）和癫痫持续状态。

（2）用于治疗三叉神经痛，隐性营养不良性大疱性表皮松解，发作性舞蹈手足徐动症，发作性控制障碍（包括发怒、焦虑和失眠的兴奋过度等的行为障碍疾患），肌强直症及三环类抗抑郁药过量时心脏传导障碍等。

（3）用于洋地黄中毒所致的室性及室上性心律失常。对其他各种原因引起的心律失常疗效较差。

4. 用法用量

（1）片剂

1）抗癫痫：成人常用量：开始时每次 100mg，每日 2 次，1 ~ 3 周内增加至每次 250 ~ 300mg，分 3 次口服。极量：一次 300mg，一日 500mg。由于个体差异及饱和药动学特点，用药需个体化。应用达到控制发作和血药浓度达稳态后，可改用长效（控释）制剂，一次顿服。小儿常常用量：开始每日 5mg/kg，分 2 ~ 3 次服用，按需调整，以每日不超过 250mg 为度。维持量为 4 ~ 8mg/kg 或 250mg/m^2，分 2 ~ 3 次服用。

2）抗心律失常：成人常用量：100 ~ 300mg，一次或分 2 ~ 3 次服用，或第一日 10 ~ 15mg/kg，第 2 ~ 4 日 7.5 ~ 10mg/kg，维持量 2 ~ 6mg/kg。小儿常用量：开始 5mg/kg，分 2 ~ 3次口服，根据病情调整，每日量不超过 300mg，维持量 4 ~ 8mg/kg，或 250mg/m^2，分 2 ~ 3次口服。

3）胶原酶合成抑制：成人开始每日2～3mg/kg，分2次服用，在2～3周内，增加到患者能够耐受的用量，血药浓度至少达8μg/ml，一般每日100～300mg。

（2）注射剂：加入5%葡萄糖注射液20～40ml缓慢静脉注射。

1）抗惊厥：成人常用量：150～250mg，每分钟不超过50mg，必要时30分钟后可再次静注100～150mg，一日总量不超过500mg。小儿常用量：静注5mg/kg或250mg/m^2，1次或分2次注射。

2）抗心律失常：成人常用量：为终止心律失常以100mg缓慢静注2～3分钟，根据需要每10～15分钟重复一次至心律失常终止，或出现不良反应为止，总量不超过500mg。

5. 不良反应

（1）常见齿龈增生，儿童发生率高，应加强口腔卫生和按摩齿龈。

（2）长期服用后或血药浓度达30μg/ml可能引起恶心、呕吐甚至胃炎，饭后服用可减轻。

（3）神经系统不良反应与剂量相关，常见眩晕、头痛，严重时可引起眼球震颤、共济失调、语言不清和意识模糊，调整剂量或停药可消失。较少见的神经系统不良反应有头晕、失眠、一过性神经质、颤搐、舞蹈症、肌张力不全、震颤、扑翼样震颤等。

（4）可影响造血系统，致粒细胞和血小板减少，罕见再障；常见巨幼红细胞性贫血，可用叶酸加维生素B_{12}防治。

（5）可引起过敏反应，常见皮疹伴发热，罕见严重皮肤反应，如剥脱性皮炎、多形性红斑、系统性红斑狼疮和致死性肝坏死、淋巴系统霍奇金病等。一旦出现症状立即停药并采取相应措施。

（6）小儿长期服用可加速维生素D代谢，造成软骨病或骨质异常。

（7）孕妇服用偶致畸胎。

（8）可抑制抗利尿激素和胰岛素分泌使血糖升高。

（9）有致癌的报道。

6. 禁忌

（1）对乙内酰脲类药有过敏史者禁用。

（2）阿－斯综合征、Ⅱ～Ⅲ度房室传导阻滞、窦房结阻滞、窦性心动过缓等心功能损害者禁用。

7. 注意事项

（1）对乙内酰脲类中一种药过敏者，对本品也可能过敏。

（2）有酶诱导作用，可对某些诊断产生干扰，如地塞米松试验、甲状腺功能试验，使血清碱性磷酸酶、丙氨酸氨基转移酶、血糖浓度升高。

（3）用药期间需检查血象、肝功能、血钙、口腔、脑电图、甲状腺功能，并经常检测血药浓度，防止毒性反应。妊娠期每月测定一次、产后每周测定一次血药浓度以确定是否需要调整剂量。

（4）下列情况应慎用：嗜酒，使本品的血药浓度降低；贫血，增加严重感染的危险性；心血管病（尤其老人）；糖尿病，可能升高血糖；肝肾功能损害，改变本药的代谢和排泄；甲状腺功能异常者。

（5）本品能通过胎盘，可能致畸，但有认为癫痫发作控制不住致畸的危险性大于用药的危险性，应权衡利弊。凡用本品能控制发作的患者，孕期应继续服用，并保持有效血浓，分娩后再重新调整。产前1个月应补充维生素K，产后立即给新生儿注射维生素K减少出血危险。FDA对本药的妊娠安全性分级为D级。本品可分泌入乳汁，一般主张服用苯妥英的母亲避免母乳喂养。

（6）小儿由于分布容积与消除半衰期随年龄而变化，因此应经常做血药浓度测定。新生儿或婴儿期对本品的药动学较特殊，临床对中毒症状评定有困难，一般不首先采用。学龄前儿童肝脏代谢强，需多次监测血药浓度以决定用药次数和用量。

（7）老年人应用本品时须慎重，用量应偏低，并经常监测血药浓度。

8. 药物相互作用

（1）长期应用对乙酰氨基酚患者应用本品可增加肝脏中毒的危险，并且疗效降低。

（2）与皮质激素、洋地黄类（包括地高辛）、口服避孕药、环孢素、雌激素、左旋多巴、奎尼丁、土霉素或三环类抗抑郁药合用时，可降低这些药物的效应。

（3）长期饮酒可降低本品的浓度和疗效，但服药同时大量饮酒可增加血药浓度；与氯霉素、异烟肼、保泰松、磺胺类合用可能降低本品代谢，使血药浓度增加，增加本品的毒性；与抗凝剂合用，开始增加抗凝效应，持续应用则降低。

（4）与含镁、铝药物或碳酸钙等合用时可能降低本品的生物利用度，两者应相隔2~3小时服用。

（5）与降糖药或胰岛素合用时，因本品可使血糖升高，需调整后两者用量。

（6）原则上用多巴胺的患者，不宜用本品。

（7）本品与利多卡因或普萘洛尔合用，可能加强心脏的抑制作用。

（8）虽然本品消耗体内叶酸，但增加叶酸反可降低本品浓度和作用。

（9）苯巴比妥或扑米酮对本品的影响变化很大，应经常监测血药浓度；与丙戊酸类合用有蛋白结合竞争作用，应经常监测血药浓度，调整本品用量。

（10）与卡马西平合用，后者血药浓度降低。如合并用大量抗精神病药或三环类抗抑郁药可能使癫痫发作，需调整本品用量。

9. 规格　片剂：50mg；100mg。注射剂：100mg；250mg。

二、卡马西平（Carbamazepine）

1. 其他名称　痛惊宁、酰胺咪嗪。

2. 药理作用　本品为抗惊厥药和抗癫痫药。卡马西平的药理作用表现为抗惊厥、抗癫痫、抗神经性疼痛、抗躁狂-抑郁症、改善某些精神疾病的症状、抗中枢性尿崩症，产生这些作用的机制可能分别为：①阻滞各种可兴奋细胞膜的钠离子通道，故能明显抑制异常高频放电的发生和扩散，②抑制T型钙通道。③增强中枢的去甲肾上腺素能神经的活性。④促进抗利尿激素（ADH）的分泌或提高效应器对ADH的敏感性。

3. 适应证

（1）癫痫：①部分性发作：复杂部分性发作、简单部分性发作和继发性全身发作。②全身性发作：强直、阵挛、强直-阵挛发作。

（2）抗神经性疼痛：用于三叉神经痛和舌咽神经痛发作，亦用作三叉神经痛缓解后的长期预防性用药。也可用于脊髓痨和多发性硬化、糖尿病性周围神经痛、幻肢痛和外伤后神经痛以及疱疹后神经痛。

（3）预防或治疗躁狂－抑郁症：对锂剂、抗精神病药、抗抑郁药无效的或不能耐受的躁狂－抑郁症，可单用或与锂盐和其他抗抑郁药合用。

（4）中枢性部分性尿崩症：可单用或氯磺丙脲或氯贝丁酯等合用。

（5）酒精癖的戒断综合征。

4. 用法用量

（1）成人

1）抗惊厥：初始剂量每次0.1～0.2g，每天1～2次，逐渐增加剂量直至最佳疗效。

2）镇痛：开始一次0.1g，一日2次；第二日后每隔一日增加0.1～0.2g，直到疼痛缓解，维持量每日0.4～0.8g，分次服用。每日不超过1.2g。

3）尿崩症：单用时一日0.3～0.6g，如与其他抗利尿药合用，每日0.2～0.4g，分3次服用。

4）抗躁狂或抗精神病：开始每日0.2～0.4g，逐渐增加至最大量1.6g，分3～4次服用。

（2）小儿

1）6岁以前：开始每日按体重5mg/kg，每5～7日增加一次用量，达每日10mg/kg，必要时增至20mg/kg，维持血药浓度8～12μg/kg。

2）6～12岁儿童：第一日0.1g，服2次，隔周增加0.1g，直至出现疗效；维持量调整到最小有效量，一般为每日0.4～0.8g，不超过1g，分3～4次服用。

5. 不良反应

（1）神经系统常见的不良反应有头晕、共济失调、嗜睡和疲劳。

（2）因刺激抗利尿激素分泌可引起水潴留和低钠血症（或水中毒），发生率10%～15%。

（3）较少见的不良反应有Stevens－Johnson综合征或中毒性表皮坏死松解症、皮疹、荨麻疹、瘙痒、儿童行为障碍、严重腹泻、红斑狼疮样综合征（荨麻疹、瘙痒、皮疹、发热、咽喉痛、骨或关节痛、乏力）。

（4）罕见的不良反应有腺体病，心律失常或房室传导阻滞（老年人尤其注意），骨髓抑制，中枢神经系统中毒（语言困难、精神不安、耳鸣、震颤、幻视），过敏性肝炎，低钙血症，直接影响骨代谢导致骨质疏松，肾脏中毒，周围神经炎，急性尿紫质病，栓塞性脉管炎，过敏性肺炎，急性间歇性卟啉病，甲状腺功能减退。曾有一例合并无菌性脑膜炎的肌阵挛性癫痫患者，接受本品治疗后引起脑膜炎复发。偶见粒细胞减少，可逆性血小板减少，再障，中毒性肝炎。

6. 禁忌

（1）已知对卡马西平相关结构药物（如三环类抗抑郁药）过敏者禁用。

（2）有房室传导阻滞、血清铁严重异常、骨髓抑制、严重肝功能不全等病史者禁用。

7. 注意事项

（1）与三环类抗抑郁药有交叉过敏反应。

（2）下列情况应慎用：乙醇中毒，心脏损害，冠心病，糖尿病，青光眼，对其他药物有血液反应史者（易诱发骨髓抑制），肝病，抗利尿激素分泌异常或其他内分泌紊乱，尿潴留，肾病。

（3）一般疼痛不宜用本品。

（4）糖尿病患者可能引起尿糖增加，应注意。

（5）癫痫患者不能突然撤药。

（6）已用其他抗癫痫药的患者，本品用量应逐渐递增，避免自身诱导所致血药浓度下降。

（7）下列情况应停药：肝中毒或骨髓抑制症状出现，心血管系统不良反应或皮疹出现。

（8）用于特异性疼痛综合征止痛时，如果疼痛完全缓解，应逐渐减量至停药。

（9）饭后服用可减少胃肠反应，漏服时应尽快补服，不可一次服双倍量，可一日内分次补足。

（10）用药期间注意检查：全血细胞（包括血小板、网织红细胞及血清铁，应经常复查达2~3年），尿常规，肝功能，眼科情况，卡马西平血药浓度测定。

（11）本品能通过胎盘，是否致畸尚不清楚，妊娠早期需慎用。FDA对本药安全性分级为D级。本品能分泌入乳汁，约为血药浓度的60%，哺乳期妇女不宜应用。

（12）老年患者对本品敏感者多，常可引起认知功能障碍、激越、不安、焦虑、精神错乱、房室传导阻滞或心动过缓，也可引起再障。

8. 药物相互作用

（1）与对乙酰氨基酚合用，尤其是单次超量或长期大量应用，肝脏中毒的危险性增加，有可能使后者疗效降低。

（2）与香豆素类抗凝药合用，由于本品的肝酶的正诱导作用，使抗凝药的血浓度降低，半衰期缩短，抗凝效应减弱，应测定凝血酶原时间而调整药量。

（3）与碳酸酐酶抑制药合用，骨质疏松的危险增加。

（4）由于本品的肝酶诱导作用，与氯磺丙脲、氯贝丁酯、去氨加压素、赖氨加压素、垂体后叶素、加压素等合用，可加强抗利尿作用，合用的各药都需减量。

（5）与含雌激素的避孕药、环孢素、洋地黄类（可能地高辛除外）、雌激素、左甲状腺素及奎尼丁合用时，由于卡马西平对肝药酶的诱导，这些药的效应都会降低，用量应作调整。与口服避孕药合用可能出现阴道大出血。

（6）与多西环素合用，后者的血药浓度可能降低，必要时需要调整用量。

（7）红霉素与醋竹桃霉素以及右丙氧芬可抑制卡马西平的代谢，引起后者血药浓度的升高，出现毒性反应。

（8）氟哌啶醇、洛沙平、马普替林、噻吨类或三环类抗抑郁药可增强卡马西平的代谢，引起后者血药浓度升高，出现毒性反应。

（9）锂盐可以降低卡马西平的抗利尿作用。

（10）卡马西平（与三环类抗抑郁药结构相似）与单胺氧化酶（MAO）抑制药合用，可引起高热或（和）高血压危象、严重惊厥甚至死亡，两药应用至少要间隔14天。当卡马西平用作抗惊厥剂时，MAO抑制药可以改变癫痫发作的类型。若临床情况允许可停服单胺氧化酶抑制剂。

（11）卡马西平可以降低诺米芬辛的吸收并加快其消除。

（12）苯巴比妥和苯妥英可加速卡马西平的代谢，可将卡马西平的 $t_{1/2}$ 降至9~10小时。

9. 规格　片剂：0.1g；0.2g。

三、奥卡西平（Oxcarbazepine）

1. 其他名称　氧痛惊宁。

2. 药理作用　卡马西平10－酮基结构类似物，为新型抗癫痫药。本品主要通过其活性代谢产物10－单羟基代谢物（MHD）发挥作用。本品和MHD能阻滞电压敏感性钠通道，稳定过度兴奋性神经细胞膜，抑制神经元重复放电，减少突触冲动传递，这些作用对防止癫痫发作在整个大脑的扩散非常重要。另外，本品可增加钾通道传导性和调节高电位激活钙通道，这有助于抑制癫痫发作。本品及其活性成分MHD可防止啮齿类动物电诱导的强直－阵挛发作，对化学诱导的肌阵挛发作也有一定的保护作用，还可消除或减少Rhesus猴难治性癫痫发生率。

3. 适应证　本品适用于成年人和5岁以及5岁以上儿童患者的癫痫原发性全面强直－阵挛发作和部分性发作伴有或不伴有继发性全面性发作。

4. 用法用量　本品可单独或与其他抗癫痫药联合使用。应从临床有效剂量开始用药，一天内分2次给药。根据患者的临床反应增加剂量。如果本品与其他抗癫痫药联合使用，由于患者总体的抗癫痫药物剂量的增加，需要减少其他抗癫痫药的剂量或（和）更加缓慢地增加本品的剂量。本品可以空腹或与食物一起服用。

（1）成人

1）单独治疗：起始剂量一天600mg，分2次给药。为了获得理想的效果，可以每隔1周增加每天的剂量，每次增加剂量不超过600mg。每日维持剂量范围在600～2 400mg之间，绝大多数患者对每日900mg的剂量即有效果。

2）联合治疗：起始剂量为一天600mg，分2次给药。为了获得理想的效果，可以每隔1周增加每天的剂量，每次增加剂量不超过600mg。每日维持剂量范围在600～2 400mg之间。

（2）5岁和5岁以上的儿童：起始治疗剂量为每天8～10mg/kg，分为2次给药。

联合治疗中，平均大约每天30mg/kg的维持剂量就能获得较好的治疗效果。如果临床提示需要增加剂量，可以每隔1周增加每天的剂量，每次增量不要超过每天10mg/kg，最大剂量为每天46mg/kg。

（3）肝功能损害患者：中度以下患者不需要调整剂量。

（4）肾功能损害患者：肌酐清除率<30ml/min的患者在服用本品时应从初始剂量的一半（300mg/d）开始，并逐渐缓慢加量，达到所需临床疗效。有肾功能损害的患者在增加剂量时，必须进行仔细的监测。

5. 不良反应　本品最常见的（发生率≥5%）不良反应有头晕、嗜睡、复视、疲倦、恶心、呕吐、共济失调、视力异常、腹痛、震颤、消化不良及步态障碍。

因不良反应导致成人患者停药的常见症状有头晕（6.4%）、复视（5.95%）、共济失调（5.2%）、呕吐（5.1%）、恶心（4.9%）、嗜睡（3.8%）、头痛（2.9%）、疲倦（2.1%）、视力异常（2.1%）、震颤（1.8%）、步态障碍（1.7%）、皮疹（1.4%）及低钠血症（1.0%）。

因不良反应导致儿童患者停药的常见症状有嗜睡（2.4%）、呕吐（2.0%）、共济失调

（1.8%）、复视（1.3%）、头晕（1.3%）、疲倦（1.1%）及眼球震颤（1.1%）。

6. 禁忌

（1）对本品或其任一成分过敏的患者禁用。

（2）房室传导阻滞患者禁用。

7. 注意事项

（1）本品可引起低钠血症，服药期间应定时检查血钠。若血钠 < 125mmol/L，通过减量、停药或保守处理（如限制饮水）后血钠水平可恢复正常。

（2）本品可能降低激素避孕药效果，建议服用本品期间改用其他不含激素的避孕方法。

（3）应逐渐减量至停药，以最大可能地避免癫痫发作频率增加。

（4）本品可引起头晕和嗜睡，服用本品后不要驾驶车辆或操作机器。

（5）对卡马西平过敏的患者只有在可能的益处大于潜在的危险时才可服用本品，如出现过敏反应迹象或临床症状，应立即停药。

（6）目前没有充分研究本品对妊娠妇女的影响。但本品结构和卡马西平相似，后者对人有致畸作用，本品可能对人也有致畸作用，因此，只有在确定本品对胎儿的益处大于潜在危险时，孕妇才可服用。

（7）本品和 MHD 可泌入母乳，对哺乳期婴儿可能有严重副作用，因此应根据服药对患者是否必要决定哺乳母亲停止哺乳或停止用药。

8. 药物相互作用

（1）本品和 MHD 可诱导 CYP3A 族亚类（CYP3A4 和 CYP3A5），后者在二氢吡啶类钙通道拮抗剂和口服避孕药的代谢中有重要作用，从而降低这些药物的血药浓度。

（2）本品与卡马西平合用，本品代谢物 MHD 血药浓度降低。

（3）本品与苯巴比妥合用，苯巴比妥血药浓度增加，本品代谢物 MHD 血药浓度降低。

（4）本品与苯妥英钠合用，本品代谢物 MHD 的血药浓度降低，苯妥英钠的血药浓度增加，此时本品应减量。

（5）丙戊酸钠与本品合用，本品代谢物 MHD 血药浓度降低。

（6）非洛地平与本品合用，非洛地平 AUC 降低。

（7）本品与维拉帕米合用，本品代谢物 MHD 血药浓度降低。

（8）西咪替丁、红霉素和右旋丙氧芬不影响 MHD 的药代动力学。

（9）华法林与单剂或多剂本品合用时，无明显相互作用。

9. 规格　片剂：0.3g。

四、丙戊酸钠（Sodium Valproate）

1. 药理作用　本品为抗癫痫药。其作用机理尚未完全阐明。实验见本品能增加 γ－氨基丁酸（GABA）的合成和减少 GABA 的降解，从而升高抑制性神经递质 GABA 的浓度，降低神经元的兴奋性而抑制发作。在电生理实验中见本品可产生与苯妥英相似的抑制钠通道的作用。

2. 适应证　主要用于单纯或复杂失神发作、肌阵挛发作，大发作的单药或合并用药治疗，有时对复杂部分性发作也有一定疗效。

3. 用法用量

（1）片剂、糖浆剂：①成人：每日 600～1 200mg，分次 2～3 次服。1 周后递增，至能控制发作为止。每日最大量为 30mg/kg。②小儿：每日 15mg/kg，分 2～3 次服用，按需每隔 1 周增加 5～10mg/kg，至有效或不能耐受为止。

（2）注射剂：成人癫痫持续状态时静脉注射 400mg，每日 2 次。

4. 不良反应

（1）常见不良反应表现为腹泻、消化不良、恶心、呕吐、胃肠道痉挛、月经周期改变。

（2）较少见短暂的脱发、便秘、嗜睡、眩晕、疲乏、头痛、共济失调、轻微震颤、异常兴奋、不安和烦躁。

（3）长期服用偶见胰腺炎及急性重型肝炎。

（4）可使血小板减少引起紫癜、出血和出血时间延长，应定期检查血象。

（5）对肝功能有损害，可引起血清碱性磷酸酶和氨基转移酶升高，服用 2 个月要检查肝功能。

（6）偶有过敏。

（7）偶有听力下降和可逆性听力损坏。

5. 禁忌

（1）有药源性黄疸个人史或家族史者禁用。

（2）有肝病或明显肝功能损害者禁用。

6. 注意事项

（1）有血液病、肝病史、肾功能损害、器质性脑病时慎用。

（2）用药期间避免饮酒，饮酒可加重镇静作用。

（3）停药应逐渐减量以防再次出现发作；取代其他抗惊厥药物时，本品应逐渐增加用量，而被取代药应逐渐减少用量。

（4）外科手术或其他急症治疗时应考虑可能遇到的时间延长，或中枢神经抑制药作用的增强。

（5）用药前和用药期间应定期做全血细胞（包括血小板）计数、肝肾功能检查。

（6）对诊断的干扰：尿酮试验可出现假阳性，甲状腺功能试验可能受影响。

（7）可使乳酸脱氢酶、丙氨酸氨基转移酶、门冬氨酸氨基转移酶轻度升高，并提示无症状性肝脏中毒。血清胆红素可能升高，提示潜在的严重肝脏中毒。

（8）本药能通过胎盘，动物实验有致畸的报道，孕妇应权衡利弊，慎用。FDA 对本药的妊娠安全性分级为 D 级。

（9）本品亦可分泌入乳汁，浓度为母体血药的 1%～10%。哺乳期妇女应慎用。

（10）本品可蓄积在发育的骨骼内，应注意。

7. 药物相互作用

（1）饮酒可加重镇静作用。

（2）全麻药或中枢神经抑制药与本品合用，前者的临床效应可更明显。

（3）与抗凝药如华法林或肝素等以及溶血栓药合用，出血的危险性增加。

（4）与阿司匹林或双嘧达莫合用，可由于减少血小板凝聚而延长出血时间。

（5）与苯巴比妥类合用，后者的代谢减慢，血药浓度上升，因而可增加镇静作用而导致嗜睡。

（6）与扑米酮合用，也可引起血药浓度升高，导致中毒，必要时需减少扑米酮的用量。

（7）与氯硝西泮合用防止失神发作时，曾有报道少数病例反而诱发失神状态。

（8）与苯妥英合用时，因与蛋白结合的竞争可使两者的血药浓度发生改变，由于苯妥英浓度变化较大，需经常测定。但是否需要调整剂量应视临床情况与血药浓度而定。

（9）与卡马西平合用，由于肝酶的诱导而致药物代谢加速，可使二者的血药浓度降低和半衰期缩短，故须监测血药浓度以决定是否需要调整用量。

（10）与对肝脏有毒性的药物合用时，有潜在肝脏中毒的危险。有肝病史者长期应用须经常检查肝功能。

（11）与氟哌啶醇、洛沙平、马普替林、单胺氧化酶抑制药、吩噻嗪类、噻吨类和三环类抗抑郁药合用，可以增加中枢神经系统的抑制，降低惊厥阈和丙戊酸的效应，须及时调整用量以控制发作。

8. 规格　片剂：100mg；200mg。糖浆剂：5ml：200mg；5ml：500mg。注射剂：0.4g。

五、拉莫三嗪（Lamotrigine）

1. 药理作用　本品为电压依从性的钠离子通道阻滞剂。在培养的神经细胞中，它反复放电和抑制病理性谷氨酸释放（这种氨基酸对癫痫发作的形成起着关键性的作用），也抑制谷氨酸诱发的动作电位的爆发。

2. 适应证　癫痫。

（1）对12岁以上儿童及成人的单药治疗：①简单部分性发作。②复杂部分性发作。③继发性全身强直－阵挛性发作。④原发性全身强直－阵挛性发作。

（2）2岁以上儿童及成人的加用疗法：①简单部分性发作。②复杂部分性发作。③继发性全身强直－阵挛性发作。④原发性全身强直－阵挛性发作。

本品也可用于治疗合并有Lennox－Gastaut综合征的癫痫发作。

3. 用法用量

（1）单药治疗剂量：成人及12岁以上儿童，初始剂量是25mg，每日1次，连服2周；随后用50mg，每日1次，连服2周。此后，每隔1～2周增加剂量，最大增加量为50～100mg，直至达到最佳疗效。通常达到最佳疗效的维持剂量为100～200mg/d，每日1次或分2次给药。

（2）加用疗法剂量

1）成人及12岁以上儿童：①对合用丙戊酸钠的患者，不论其是否服用其他抗癫痫药，本品的初始剂量为25mg，隔日服用，连服2周；随后两周每日1次，每次25mg。此后，应每隔1～2周增加剂量，最大增加量为25～50mg，直至达到最佳的疗效。通常达到最佳疗效的维持量为每日100～200mg，1次或分2次服用。②对合用具酶诱导作用的抗癫痫药的患者，不论是否服用其他抗癫痫药（丙戊酸钠除外），本品的初始剂量为50mg，每日1次，连服2周；随后两周每日100mg，分2次服用。此后，每隔1～2周增加一次剂量，最大增加量为100mg，直至达到最佳疗效。通常达到最佳疗效的维持量为每日200～400mg，分2次服用。

2）2～12岁儿童：①服用丙戊酸钠加或不加任何其他抗癫痫药的患者，本品的初始剂量是每天0.15mg/kg，每日服用1次，连服两周；随后两周每日1次，每次0.3mg/kg。此后，应每隔1~2周增加剂量，最大增加量为0.3mg/kg，直至达到最佳的疗效。通常达到最佳疗效的维持量为每天1~5mg/kg，单次或分两次服用。②服用具酶诱导作用的抗癫痫药的患者，不论加或不加其他抗癫痫药（丙戊酸钠除外），本品的初始剂量为每天0.6mg/kg，分两次服，连服两周；随后两周剂量为每天1.2mg/kg。此后，每隔1~2周增加一次剂量，最大增加量为1.2mg/kg，直至达到最佳的疗效。通常达到最佳疗效的维持量是每天5~15mg/kg，分2次服用。

如患者所服用的抗癫痫药与本品的药代动力学的相互作用目前尚不清楚，所增加的剂量应采用本品与丙戊酸钠合用时的推荐剂量，直至达到最佳疗效。

（3）肝功能受损患者的剂量：初始、递增和维持剂量在中度（Child-PughB级）和重度（Child-PughC级）肝功能受损患者通常应分别减少约50%和75%。递增和维持剂量应按临床疗效进行调整。

4. 不良反应

（1）常见不良反应包括头痛、头晕、皮疹、恶心、呕吐、嗜睡、共济失调、复视、视力模糊等。

（2）较少见不良反应包括光敏性皮炎、变态反应、颜面水肿、肢体坏死、纳差、腹胀、体重减轻等。

（3）罕见致命性皮疹（Stevens-Johnson综合征、中毒性表皮坏死松解，大部分患者停药后可恢复）、弥漫性血管内凝血和多器官功能衰竭。

（4）其他的不良反应包括失眠、疲倦、结膜炎、焦虑、精神错乱和幻觉。

（5）有以下不良反应的报道：皮疹伴发热、淋巴结病变等全身过敏性症状；精神病或精神症状（如攻击行为、焦躁、易激惹、抑郁）、肌阵挛性癫痫加重、横纹肌溶解；运动紊乱（如抽搐、不安、眼球震颤和震颤等）、舞蹈病、手足徐动症、出现锥体外系症状；帕金森病症状加重；中性白细胞减少症、白细胞减少、血小板减少、全血细胞减少；肝功能异常。

（6）自杀风险。

5. 禁忌　对本品过敏的患者禁用。

6. 注意事项

（1）肾衰患者、严重肝功能受损患者应慎用。

（2）FDA对本药的妊娠安全性分级为C级。在动物的生殖实验中，本品不损害生育力，超过人类治疗剂量时并未有致畸作用。人类妊娠期使用的资料不足，还不能评价其安全性。妊娠期用药应权衡利弊。

（3）资料显示拉莫三嗪能进入乳汁，其浓度通常可达到血浆浓度的40%~60%。哺乳期妇女用药应权衡利弊。

（4）因为对儿童进行的相应的研究所获得的数据尚不充分，故无法推荐对于12岁以下儿童进行单药治疗的剂量。

7. 药物相互作用

（1）诱导肝药物代谢酶的抗癫痫药（例如苯妥英、卡马西平、苯巴比妥和扑米酮）会增强拉莫三嗪的代谢，需增加使用剂量。

（2）丙戊酸钠与拉莫三嗪竞争肝药物代谢酶，可降低拉莫三嗪的代谢，拉莫三嗪的平均半衰期增加近两倍。

（3）正在服用卡马西平的患者，服用拉莫三嗪之后有中枢神经系统反应的报告，包括头痛、恶心、视力模糊、头晕、复视和共济失调。这些反应在减少卡马西平的剂量后通常都会消失。

8. 规格　片剂：50mg；100mg。

六、托吡酯（Topiramate）

1. 药理作用　本品可阻断神经元持续去极化导致的反复电位发放，此作用与使用本品后的时间密切相关，表明托吡酯可以阻断钠通道；本品可以增加 γ－氨基丁酸（GABA）激活 $GABA_A$ 受体的频率，加强氯离子内流，表明本品可增强抑制性中枢神经递质的作用；本品可降低谷氨酸 AMPA 受体的活性，表明本品可降低兴奋性中枢神经递质的作用。上述作用不被苯二氮䓬类拮抗剂氟马西尼阻断，本品也不增加通道开放的持续时间，因此，托吡酯与苯巴比妥调节 $GABA_A$ 受体的方式不同。

2. 适应证

（1）用于初诊为癫痫的患者的单药治疗或曾经合并用药现转为单药治疗的癫痫患者。

（2）用于成人及 2～16 岁儿童部分性癫痫发作的加用治疗。

3. 用法用量　对成人和儿童皆推荐从低剂量开始治疗，然后逐渐增加剂量，调整至有效剂量。

（1）加用治疗

1）成人（17 岁及以上）：推荐日总量为 400mg，分 2 次服用。治疗应从 50mg/d 开始，逐渐调整到有效剂量。

2）2～16 岁儿童患者：推荐日总量为 5～9mg/kg，分 2 次服用。剂量调整应在第 1 周从 25mg 开始（或更少，剂量范围每天 1～3mg/kg），在晚间服用。然后每间隔 1 或 2 周每天加量 1～3mg/kg（分 2 次给药），直至达到最佳的临床效果。剂量的调整应根据临床效果进行。

（2）单药治疗：当撤出其他合用的抗癫痫药物而转用托吡酯单药治疗时，应考虑撤药对癫痫控制的影响。除非因安全性考虑要快速撤出其他抗癫痫药物，一般情况下，应缓慢撤药，建议每 2 周减掉 1/3 的药量。当撤出酶诱导类药物时，托吡酯血药浓度会升高，出现临床症状时，应降低托吡酯的服用量。

1）成人（17 岁及以上）：剂量调整应从每晚 25mg 开始，服用 1 周。随后，每周或每两周增加剂量 25～50mg，分 2 次服用。如果患者不耐受，应调整剂量方案，或降低剂量增加量，或延长剂量调整时间间隔。剂量应根据临床疗效进行调整。单药治疗，推荐日总量为 100mg，最大为 500mg。上述推荐的剂量适用于所有成人包括老年人和无肾脏疾患的患者。

2）2～16 岁儿童：剂量调整应从每晚 0.5～1mg/kg 给药开始，服用 1 周后，每间隔 1～2 周递增每天 0.5～1mg/kg（分 2 次服用）。如果儿童不耐受，应调整剂量方案，或降低剂量增加量，或延长剂量调整时间间隔。剂量应根据临床疗效进行调整。单药治疗，推荐日总量为 3～6mg/kg。

3）肾功能受损患者：推荐肾功能受损的患者（肌酐清除率＜70ml/min）服用成人剂量的一半。这些患者可能需要稍长的时间达到每个剂量的稳态。

4）进行血液透析的患者：托吡酯以正常人4～6倍的速度经血液透析清除，因此，延长透析时间可能会导致托吡酯浓度降至维持其抗癫痫疗效所需的浓度以下。为避免血液透析时托吡酯血浆浓度迅速下降，可能需补充托吡酯剂量。实际上，剂量调整应考虑透析时间、透析系统的清除速度、透析患者肾脏对托吡酯有效的清除率。

4. 不良反应　多数不良反应为轻中度。

成年癫痫患者的加用治疗试验中，发生率超过5%的不良反应包括嗜睡、头晕、疲乏、烦躁不安、体重下降、智力迟钝、感觉异常、复视、协调障碍、恶心、眼球震颤、昏睡、厌食症、发音困难、视力模糊、食欲下降、记忆障碍和腹泻。

儿童癫痫患者的加用治疗试验中，发生率超过5%的不良反应包括食欲下降、疲乏、嗜睡、昏睡、易怒、注意力障碍、体重下降、攻击、皮疹、行为异常、厌食症、平衡障碍、便秘。

成年癫痫患者的单药治疗试验中，发生率超过5%的不良反应包括感觉异常、体重下降、疲乏、厌食症、抑郁、记忆障碍、焦虑、腹泻、虚弱、味觉障碍、感觉迟钝。

儿童癫痫患者的单药治疗试验中，发生率超过5%的不良反应（以发生频率的降序排列）包括体重下降、感觉异常、腹泻、注意力障碍、发热、脱发。

5. 禁忌　对本品过敏者禁用。

6. 注意事项

（1）对于癫痫患者，包括本品在内的抗癫痫药物应逐渐停药以使发作频率增加的可能性减至最低。

（2）服用托吡酯时应保持足够的饮水量：足够的饮水可以减少肾结石发生的风险。

（3）在使用本品的治疗中，曾观察到情绪障碍和抑郁的发生率有所增加。

（4）包括本品在内的抗癫痫药可能增加任何适应证而服用此类药物的患者产生自杀观念或行为的风险。

（5）某些患者，尤其是伴有潜在肾结石病因素的患者可能有增加肾结石形成以及出现有关体征和症状如肾绞痛、肾区疼痛和侧腹疼痛的危险。

（6）肝功能受损的患者应慎用本品，因其对本品的清除能力可能下降。

（7）与所有抗癫痫药物一样，本品作用于中枢神经系统，可产生嗜睡、头晕或其他相关症状，也可能导致视觉障碍和（或）视力模糊。这些不良事件均可能使患者在驾驶车辆或操纵机器时发生危险，特别是处于用药早期的患者。

（8）接受托吡酯治疗的患者中，有报告出现假性近视和继发性闭角型青光眼综合征者，症状包括突发视力下降和（或）眼睛痛。

（9）伴有高氯血症的非阴离子间隙的代谢性酸中毒可能与使用托吡酯治疗有关。

（10）动物实验表明，本品具有生殖毒性：尚未在妊娠妇女中进行本品足够的、良好对照的研究。只有在潜在利益超过对胎儿可能的风险时才可在妊娠期应用本品。

（11）托吡酯可自哺乳大鼠的乳汁中排出：在研究中未对托吡在人乳中的排泄进行评价，对患者有限的观察显示了托吡酯会经母乳排出。由于许多药物可经人乳排泄，哺乳期妇女用药应权衡利弊，用药期间应停止哺乳。

7. 药物相互作用

（1）托吡酯与其他抗癫痫药物（苯妥英、卡马西平、丙戊酸、苯巴比妥、扑米酮）加用治疗时，除在极少数患者中发现托吡酯与苯妥英合用时可导致苯妥英血浆浓度增高外，托吡酯对其他药物的稳态血浆浓度无影响。

（2）苯妥英和卡马西平可降低托吡酯的血浆浓度：在托吡酯治疗时加用或停用苯妥英或卡马西平时可能需要调整托吡酯的剂量。

8. 规格　片剂：25mg；50mg；100mg。胶囊剂：15mg；25mg。

七、加巴喷丁（Gabapentin）

1. 药理作用　加巴喷丁在结构上与神经递质 GABA 相似，抗惊厥作用的机制尚不明确。但不与 GABA 受体产生相互作用，它既不能代谢转化为 GABA 或 GABA 激动剂，也不是 GABA 摄取或降解的抑制剂。

2. 适应证

（1）疱疹感染后神经痛：用于成人疱疹后神经痛的治疗。

（2）癫痫：用于成人和 12 岁以上儿童伴或不伴继发性全身发作的部分性发作的辅助治疗。也可用于 3 ~12 岁儿童的部分性发作的辅助治疗。

3. 用法用量

（1）疱疹感染后神经痛：第一天一次性服用 0.3g；第二天服用 0.6g，分 2 次服完；第三天服用 0.9g，分 3 次服完。随后，根据缓解疼痛的需要，可逐渐增加剂量至每天 1.8g，分 3 次服用。

（2）癫痫：加巴喷丁可与其他抗癫痫药物合用进行联合治疗。①12 岁以上患者：在给药第一天可采用每日 1 次，每次 0.3g；第二天为每日 2 次，每次 0.3g；第三天为每日 3 次，每次 0.3g；之后维持此剂量服用。②3 ~12 岁的患者：开始剂量为每天 10 ~15mg/kg，分 3 次服用，在大约 3 天达到有效剂量。5 岁以上的患者加巴喷丁的有效剂量为每天 25 ~35mg/kg，分 3 次服用。3 ~4 岁患者的有效剂量是每天 40mg/kg，分 3 次服用。如有必要，剂量可增为每天 50mg/kg。长期临床研究表明剂量增加到每天 50mg/kg 耐受性良好。

两次服药之间的间隔时间最长不能超过 12 小时。为减少头晕、嗜睡等不良反应的发生，第一天用药可在睡前服用。

在治疗过程中，加巴喷丁的停药或新治疗方案的加入均需逐渐进行，时间最少为 1 周。

4. 不良反应

（1）用于疱疹感染后神经痛时：主要是眩晕、嗜睡以及周围性水肿。国外临床试验中发生的其他发生率高于 1% 并高于安慰剂对照组的不良事件包括：衰弱、感染、头痛、意外外伤、腹痛；腹泻、便秘、口干、恶心、呕吐、胃肠胀气；体重增加、高血糖；共济失调、思维异常、异常步态、不配合、感觉迟钝；咽炎；皮疹；弱视、复视、结膜炎、中耳炎。

（2）用于抗癫痫时：最常见的不良事件是嗜睡、疲劳、眩晕、头痛、恶心、呕吐、体重增加、紧张、失眠、共济失调、眼球震颤、感觉异常及厌食。偶有出现衰弱、视觉障碍（弱视、复视）、震颤、关节脱臼、异常思维、健忘、口干、抑郁及情绪化倾向。

（3）加巴喷丁胶囊治疗的患者中有发生出血性胰腺炎的报道。

（4）有个别病例服用加巴喷丁胶囊治疗时发生过敏反应的报道（Stevens - Johnson 综合征、多形性红斑）。

5. 禁忌　已知对该药中任一成分过敏者、急性胰腺炎患者禁服。

6. 注意事项

（1）不应突然停止服用，因为可能增加癫痫发作的频率。

（2）研究（包括对照和非对照的）表明，用加巴喷丁治疗的 2 074 名患者中有 31 名（1.5%）出现癫痫持续状态。但没有足够的资料说明加巴喷丁是否与癫痫持续状态的发生有关系。

（3）临床对照研究中，16% 的患者出现了可能有临床意义的血糖波动（<3.3mmol/L 或者≥7.8mmol/L）。因此糖尿病患者需经常监测血糖，如必要，随时调整降糖药剂量。

（4）本品作用于中枢神经系统，可引起镇静、眩晕或类似症状，降低反应速度，使驾驶能力、操纵复杂机器的能力和在暴露环境中工作的能力受到损害，特别在治疗初期、药物加量、更换药物时或者同时饮酒时。

（5）目前尚无孕期妇女使用本品的经验，只有在充分评估利益及风险后，才可以使用本品。FDA 对本药的妊娠安全性分级为 C 级。

（6）本品在母乳中有分泌，因尚不能排除本品可致婴儿严重不良事件的可能，所以哺乳期妇女在必须使用本品时，应停止哺乳或停止使用本品。

7. 药物相互作用

（1）加巴喷丁很少代谢，也不干扰其他一般合用的抗癫痫药物的代谢。

（2）氢氧化铝可降低加巴喷丁的生物利用度。建议加巴喷丁在氢氧化铝服用后至少 2 小时服用。

8. 规格　胶囊剂：0.1g。

八、扑米酮（Primidone）

1. 其他名称　扑痫酮。

2. 药理作用　本品在体内的主要代谢产物为苯巴比妥，与其共同发挥作用。体外电生理实验见其使神经细胞的氯离子通道开放，细胞去极化，拟似 γ－氨基丁酸（GABA）的作用。在治疗浓度时可降低谷氨酸的兴奋作用，加强 γ－氨基丁酸的抑制作用，抑制中枢神经系统单突触和多突触传递，导致整个神经细胞兴奋性降低，提高运动皮质电刺激阈，使发作阈值提高，还可以抑制致痫灶放电的传播。

3. 适应证　用于癫痫强直－阵挛性发作（大发作），单纯部分性发作和复杂部分性发作的单药或联合用药治疗，也用于特发性震颤和老年性震颤的治疗。

4. 用法用量

（1）成人：50mg 开始，睡前服用，3 日后改为每日 2 次，一周后改为每日 3 次，第 10 日开始改为 250mg，每日 3 次，总量不超过每日 1.5g；维持量一般为 250mg，每日 3 次。

（2）小儿：①8 岁以下，每日睡前服 50mg；3 日后增加为每次 50mg，每日 2 次；一周后改为 100mg，每日 2 次；10 日后根据情况可以增加至 125～250mg，每日 3 次，或每日 10～25mg/kg，分次服用。②8 岁以上同成人。

5. 不良反应

（1）患者不能耐受或服用过量可产生视力改变、复视、眼球震颤、共济失调、认识迟钝、情感障碍、精神错乱、呼吸短促或障碍。

（2）少见者为儿童和老人异常的兴奋或不安等反常反应。

（3）偶见有过敏反应（呼吸困难、眼睑肿胀、喘鸣或胸部紧迫感）、粒细胞减少、再障、红细胞发育不良、巨幼红细胞性贫血。

（4）可发生手脚不灵活或引起行走不稳、关节挛缩、眩晕、嗜睡。少数患者出现性功能减退、头痛、食欲不振、疲劳感、恶心或呕吐，但继续服用往往会减轻或消失。可出现中毒性表皮坏死。

6. 禁忌　对本品过敏者禁用。

7. 注意事项

（1）下列情况慎用：①肝肾功能不全者（可能引起本品在体内的积蓄）。②有卟啉病者（可引起新的发作）。③哮喘、肺气肿或其他可能加重呼吸困难或气道不畅等呼吸系统疾患。④脑功能障碍患者。

（2）对巴比妥类过敏者对本品也可能过敏。

（3）对诊断的干扰：血清胆红素可能降低。酚妥拉明试验可出现假阳性，如需做此试验需停药至少 24 小时，最好 48 ~ 72 小时。

（4）个体间血药浓度差异很大，用药需个体化。

（5）停药时用量应递减，防止重新发作。

（6）用药期间应注意检查血细胞计数，定期测定扑米酮及其代谢产物苯巴比妥的血药浓度。

（7）本品能通过胎盘，可能致畸，也有胎儿发生苯妥英综合征的报道（生长迟缓，颅面部及心脏异常，指甲及指节的发育不良）。只有在充分评估利益及风险后，才可以使用本品。FDA 对本药的妊娠安全性分级为 D 级。

（8）本品分泌入乳汁可致胎儿中枢神经受到抑制或嗜睡，哺乳期妇女慎用。

（9）少数可出现认知功能障碍，烦躁不安，兴奋或嗜睡。

8. 药物相互作用

（1）饮酒、全麻药、具有中枢神经抑制作用的药、注射用硫酸镁与本品合用时可增加中枢神经活动或呼吸的抑制，用量需调整。

（2）与抗凝药、皮质激素、洋地黄、地高辛、盐酸多西环素或三环类抗抑郁药合用时，由于苯巴比妥对肝酶的诱导作用，使这些药物代谢增快而疗效降低。

（3）与单胺氧化酶抑制药合用时，本品代谢抑制，可能出现中毒。

（4）本品可减低维生素 B_{12} 的肠道吸收，增加维生素 C 由肾排出。由于肝酶的诱导作用，可使维生素 D 代谢加快。

（5）与垂体后叶素合用，有增加心律失常或冠脉供血不足的危险。

（6）与卡马西平合用，由于两者相互的肝酶诱导作用而疗效降低，应测定血药浓度。

（7）与其他抗癫痫药合用，由于代谢的变化可引起癫痫发作的形式改变，需及时调整用量。

（8）与丙戊酸钠合用，本品血药浓度增加，同时丙戊酸半衰期缩短，应调整用量，避免引起中毒。

（9）不宜与苯巴比妥合用。

（10）与苯妥英钠合用时本品代谢加快。

（11）与避孕药合用时可致避孕失败。

9. 规格 片剂：50mg；100mg；250mg。

九、左乙拉西坦（Levetiracetam）

1. 药理作用 左乙拉西坦是一种吡咯烷酮衍生物，其化学结构与现有的抗癫痫药物无相关性。左乙拉西坦抗癫痫作用的确切机制尚不清楚。在多种癫痫动物模型中评估了左乙拉西坦的抗癫痫作用。左乙拉西坦对电流或多种致惊厥剂最大刺激诱导的单纯癫痫发作无抑制作用，在亚最大刺激和阈值试验中仅显示微弱活性。但对毛果芸香碱和红藻氨酸诱导的局灶性发作继发的全身性发作观察到保护作用。左乙拉西坦对复杂部分性发作的大鼠点燃模型的点燃过程和点燃状态均具有抑制作用。体外、体内试验显示，左乙拉西坦抑制海马癫痫样突发放电，而对正常神经元兴奋性无影响，提示左乙拉西坦可能选择性抑制癫痫样突发放电的超同步性和癫痫发作的传播。左乙拉西坦在浓度高至一定值时，对多种已知受体无亲和力，如苯二氮䓬类、GABA、甘氨酸、NMDA、再摄取位点和第二信使系统。体外试验显示左乙拉西坦对神经元电压门控的钠离子通道或T型钙电流无影响。左乙拉西坦并不直接易化GABA能神经传递，但研究显示对培养的神经元GABA和甘氨酸门控电流负调节子活性有对抗作用。在大鼠脑组织中发现了左乙拉西坦的可饱和的和立体选择性的神经元结合位点，但该结合位点功能目前尚不明确。

2. 适应证 抗癫痫药，用于成人及4岁以上儿童癫痫患者部分性发作的加用治疗。

3. 用法用量

（1）成人和青少年（12～17岁，体重≥50kg者）：起始治疗剂量为每次500mg，每日2次。根据临床效果及耐受性，每日剂量可增加至每次1 500mg，每日2次。剂量的变化应每2～4周增加或减少每次500mg，每日2次。

（2）老年人（≥65岁）：根据肾功能状况，调整剂量。

（3）4～11岁的儿童和青少年（12～17岁，体重≤50kg者）：起始治疗剂量为10mg/kg，每日2次。根据临床效果及耐受性，剂量可以增加至30mg/kg，每日2次。剂量变化应每2周增加或减少10mg/kg，每日2次。应尽量使用最低有效剂量。

（4）婴儿和小于4岁的儿童患者：目前尚无相关的充足的资料。

（5）肾功能受损的患者：成人肾功能受损患者，根据肾功能状况，按肌酐清除率调整日剂量。轻度异常（肌酐清除率50～79ml/min）：每次500～1 000mg，每日2次。中度异常（肌酐清除率30～49ml/min）：每次250～750mg，每日2次。严重异常（肌酐清除率<30ml/min）：每次250～500mg，每日2次。正在进行透析晚期肾病患者：500～1 000mg，每日1次。服用第1天推荐负荷剂量为左乙拉西坦750mg。透析后，推荐给予250～500mg附加剂量。

（6）肝病患者：对于轻度和中度肝功能受损的患者，无需调整给药剂量。

4. 不良反应

（1）成人最常见的不良反应有嗜睡、乏力和头晕，常发生在治疗的开始阶段。随时间的推移，中枢神经系统相关的不良反应发生率和严重程度会随之降低。左乙拉西坦不良反应没有明显的剂量相关性。

（2）儿童最常见的不良反应有嗜睡、敌意、神经质、情绪不稳、易激动、食欲减退、乏力和头痛。除行为和精神方面不良反应发生率较成人高外，总的安全性和成人相仿。

5. 禁忌　对左乙拉西坦、吡咯烷酮衍生物或者其他任何成分过敏的患者禁用。

6. 注意事项

（1）根据当前的临床实践，如需停止服用本品，建议逐渐停药。一些患者对加用左乙拉西坦治疗有效应，可以停止原合并应用的抗癫痫药物。

（2）临床研究中报告有14%服用左乙拉西坦的成人及儿童患者癫痫发作频率增加25%以上，但在服用安慰剂的成人及儿童患者中，也各有26%及21%患者癫痫发作频率增加。

（3）由于个体敏感性差异，在治疗初始阶段或者剂量增加后，会产生嗜睡或者其他中枢神经症状。因而，对于需要服用药物的患者，不推荐操作需要技巧的机器，如驾驶车辆或者操纵机械。

7. 药物相互作用

（1）体外研究数据显示，治疗剂量范围内获得的高于 C_{max} 水平的浓度时左乙拉西坦及其主要代谢物既不是人体肝脏细胞色素P450、环氧化水解酶或尿苷二磷酸－葡萄苷酶的抑制剂，也不是它们具有高亲和力的底物，因此，不易出现药代动力学相互作用。另外，左乙拉西坦不影响丙戊酸的体外葡萄苷酶作用。左乙拉西坦血浆蛋白结合率低（$<10\%$），不易产生因与其他药物竞争蛋白结合位点所致临床显著性的相互作用。

（2）左乙拉西坦与其他抗癫痫药物间的相互作用：苯妥英与左乙拉西坦（每日3 000mg）同用治疗难治性的癫痫患者，本品对苯妥英药代动力学特性不产生作用，苯妥英的应用也不影响本品的药代动力学特性。

丙戊酸钠与左乙拉西坦（1 500mg，每日2次）同用不改变健康志愿者丙戊酸钠药代动力学特性。丙戊酸钠500mg，每日2次，不改变左乙拉西坦吸收的速率或程度，或其血浆清除率，或尿液排泄，也不影响主要代谢物的暴露水平和排泄。

左乙拉西坦不影响其他抗癫痫药物（卡马西平、加巴喷丁、拉莫三嗪、苯巴比妥、苯妥英、扑米酮和丙戊酸钠）的血药浓度，这些常用的抗癫痫药物也不影响本品药代动力学特性。

（3）儿童患者抗癫痫药物的作用：同时服用酶诱导型抗癫痫药，本品体内表观总清除率增加约22%，但无需进行剂量调整。左乙拉西坦不影响卡马西平、丙戊酸钠、托吡酯或拉莫三嗪的血浆药物浓度。

（4）其他药物相互作用：本品不影响避孕药功效。口服避孕药也不影响本品的药代学特性。

地高辛与左乙拉西坦（1 000mg，每日2次）同用不影响每日剂量0.25mg地高辛的药代动力学和药效学特性。应用地高辛并不影响本品的药代学特性。

华法林与左乙拉西坦（1 000mg，每日2次）同用不影响R和S型华法林的药代动力学特性。凝血时间不受左乙拉西坦影响。应用华法林并不影响本品的药代学特性。

目前尚无左乙拉西坦合并丙磺舒用药的研究，左乙拉西坦合并应用其他主动分泌药物对药效影响（例如非甾体类抗炎药、磺胺药和甲氨蝶呤），尚不明确。

8. 规格　片剂：250mg；500mg；1 000mg。

（李洪云）

第十三章　钙通道阻滞药

钙通道阻滞药（calcium channel blockers），又称钙拮抗药（calcium antagonist）或钙内流阻滞药（calcium entry blockers），是一类能选择性地减少慢通道的 Ca^{2+} 内流，因而干扰了细胞内 Ca^{2+} 的浓度而影响细胞功能的药物。

细胞内的 Ca^{2+} 对细胞功能有极重要的作用，它是重要的细胞内第二信使，调节许多细胞反应和活动，参与神经递质释放、肌肉收缩、腺体分泌、血小板激活等，特别是对心血管系统的功能起到重要的作用。钙通道阻滞药可阻滞 Ca^{2+} 进入细胞内，降低细胞内 Ca^{2+} 浓度，从而抑制了 Ca^{2+} 调节的细胞功能，故主要可对心血管方面产生影响，其中较重要的为对心脏的负性肌力、负性频率及负性传导作用和对血管平滑肌的舒张作用；对血小板聚集和释放也有一定的抑制作用；在大剂量时还能抑制兴奋－分泌耦联过程而影响一些激素（如胰岛素、促肾上腺皮质激素等）的分泌。

钙通道阻滞药的作用机制在于它可与 Ca^{2+} 通道的特异部位（受体或位点）相结合而影响 Ca^{2+} 经通道的内流。现已知 Ca^{2+} 通道有两类，一为受体调控的 Ca^{2+} 通道（receptor operated channel，简称为 ROC），另一类为电压调控的 Ca^{2+} 通道（voltage operated channel 或 potential dependentchannel，简称 VOC 或 PDC）。钙拮抗药对 VOC（或 PDC）的阻滞作用较强。各类钙通道阻滞药由于其化学结构不同，对不同组织和器官（如血管、心脏；心肌和传导系统）具有不同的选择作用。

1987 年世界卫生组织（WHO）专家委员会建议将钙通道阻滞药分为两大类、六小类：

1. 选择性 Ca^{2+} 通道阻滞药

（1）维拉帕米（苯烷基胺）类：如维拉帕米、噻帕米、阿尼帕米、法利帕米、加洛帕米等。

（2）硝苯地平（二氢吡啶）类：如硝苯地平、尼卡地平、尼莫地平、尼群地平、尼索地平、尼伐地平、非洛地平、氨氯地平、伊拉地平、达罗地平、尼鲁地平、贝尼地平等。

（3）地尔硫䓬（苯噻氮䓬）类：地尔硫䓬。

2. 非选择性 Ca^{2+} 通道阻滞药

（1）哌嗪类：如桂利嗪、利多氟嗪、氟桂利嗪等。

（2）普尼拉明类：如普尼拉明、芬地林等。

（3）其他类：如哌克昔林、卡罗维林、苄普地尔、吗多明等。

国际药理学联合会则按药物的作用部位，将作用于电压调控的钙通道药物分为 3 类：

1 类－选择作用于 L 型钙通道的药物，按其结合点，又分为 3 个亚类，即 1a 类（硝苯地平类）、1b 类（地尔硫䓬类）和 1c 类（维拉帕米类）。

2 类－选择作用于其他型（T、N 及 P）钙通道的药物，如作用于 T 通道的米贝拉地尔（mibefradil）及粉防己碱。

3 类－非选择性钙通道调节剂，如桂利嗪等。

钙通道阻滞药在临床上多用于治疗心脏和血管系统疾病，如心律失常、高血压、心肌缺血性疾病（冠心病、心绞痛）、脑血管性疾病、慢性心功能不全等。由于本类的各个药物的选择性作用不同而被用于不同的疾病。

一、维拉帕米（Verapamil）

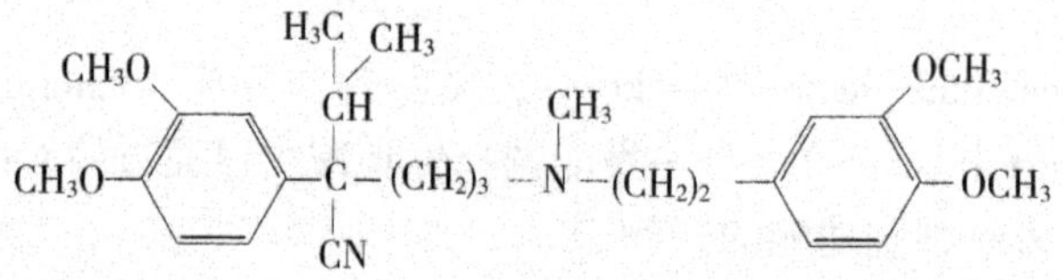

其他名称：异搏定，戊脉安，凡拉帕米，异搏停，IPROVERATRIL，ISOPTIN。

ATC 编码：C08DA01

性状：常用其盐酸盐，为白色粉末；无臭。在甲醇、乙醇或氯仿中易溶，在水中溶解。熔点 140～145℃。

药理学：为钙通道阻滞药。由于抑制钙内流可降低心脏舒张期自动去极化速率，而使窦房结的发放冲动减慢，也可减慢传导。可减慢前向传导，因而可以消除房室结折返。对外周血管有扩张作用，使血压下降，但较弱，一般可引起心率减慢，但也可因血压下降而反射性心率加快。对冠状动脉有舒张作用，可增加冠脉流量，改善心肌供氧，此外，它尚有抑制血小板聚集作用。

口服吸收完全，t_{max} 为 30～45 分钟，30 分钟起效，维持 5～6 小时。口服的 85% 经肝灭活，故口服剂量较静脉注射者大 10 倍。在血浆中 90% 与血浆蛋白结合。静脉注射后 1～2 分钟开始作用，10 分钟达最大效应，作用持续 15 分钟。

适应证：用于抗心律失常及抗心绞痛。对于阵发性室上性心动过速最有效；对房室交界区心动过速疗效也很好；也可用于心房颤动、心房扑动、房性早搏。

用法和用量：一次 40～120mg，一日 3～4 次。维持剂量为一次 40mg，一日 3 次。稀释后缓慢静脉注射或静脉滴注，0.075～0.15mg/kg，症状控制后改用片剂口服维持。

不良反应：可有眩晕、恶心、呕吐、便秘、心悸等不良反应。

禁忌证：低血压、传导阻滞及心源性休克患者禁用。

注意：支气管哮喘患者慎用。心力衰竭者慎用或禁用。

药物相互作用：①若与 β 受体拮抗药合用，易引起低血压、心动过缓、传导阻滞，甚至停搏。②与地高辛合用可使后者的血药浓度升高，如需合用时应调整地高辛剂量。

制剂（片剂）：每片 40mg。注射液：每支 5mg（2ml）。

贮法：遮光，密闭保存。

二、加洛帕米（Gallopamil）

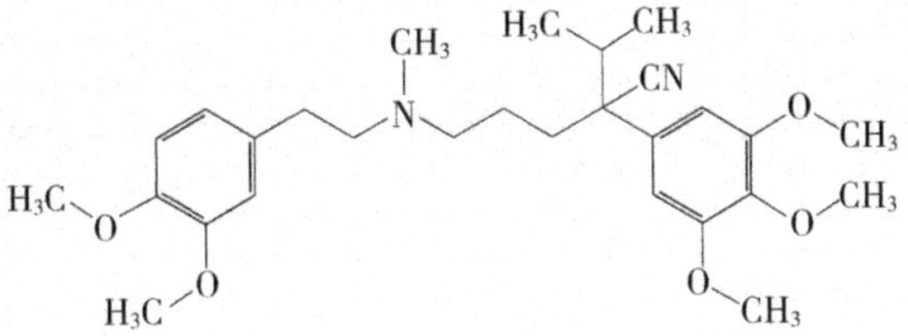

为维拉帕米类的钙拮抗药，化学结构与维拉帕米极为相似，多一甲氧基。常用其盐酸盐。

其他名称：棓帕米，帕米，甲氧戊脉安，甲氧异搏定，心钙灵，D600，PROCORUM，ALGOCOR，CORGAL，WINGOM。

ATC 编码：C08DA02

药理学：其药理作用与维拉帕米相似，但较之强 3 ~ 4 倍。可舒张血管，使血压下降；抑制心脏窦房结自动节律，使心率减慢。口服吸收 90%，0.5 ~ 1 小时后起效。生物利用度约 25%。与血浆蛋白结合率 90%。在肝中代谢。

适应证：可用于心绞痛、心律失常（参见维拉帕米）。

用法和用量：口服，一般情况下一次 25 ~ 50mg，一日 3 次。一日剂量不超过 400mg。肝病患者适当减量。

不良反应：其不良反应似维拉帕米，但较轻。

禁忌证：严重肝、肾功能不全患者禁用。2 ~ 3 度房室传导阻滞者禁用。

制剂（片剂）：每片 25mg；50mg。

三、噻帕米

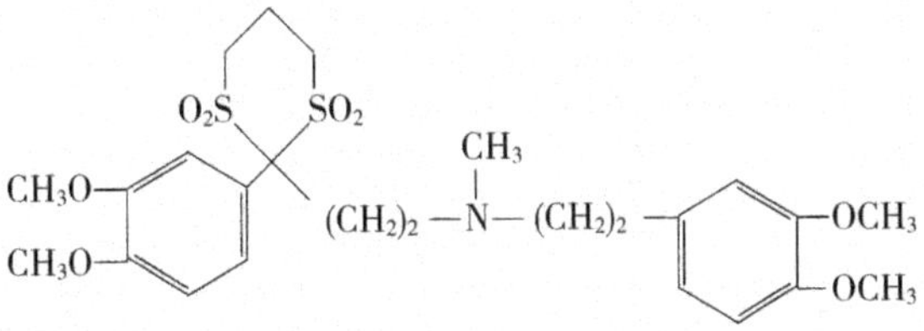

其他名称：RO - 11 - 1781。

本品为维拉帕米类钙拮抗药，对心肌缺血有保护作用，能减少室性早搏的发生率，可缩小心肌梗死面积。可用于心律失常（阵发性室上性心动过速、室上性或室性早搏），也可用于心绞痛和高血压。口服，一日 200 ~ 600mg，分次服，可根据降压情况于 4 周内递增剂量至一日 900mg。用于心律失常时可静脉注射，1 ~ 1.5mg/kg；用于急性心肌梗死时可静脉滴注，每分钟滴注 25 ~ 50μg/kg。不良反应较少，有时可发生头痛、头晕、疲劳、恶心、上腹部不适、颜面潮红、心悸等。

四、法利帕米（Falipamil）

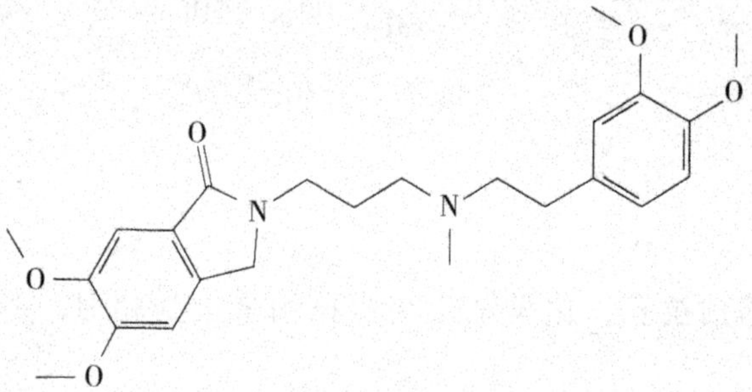

其他名称：AQ－A39。

为维拉帕米类钙拮抗药。对心脏有选择性作用，特别是对窦房结的抑制作用可产生明显的抗心动过速，降低心肌氧耗量，对心肌局部缺血有保护作用。试用于心绞痛及窦性心动过速。口服，1 次 100～200mg。

五、阿尼帕米（Anipamil）[1]

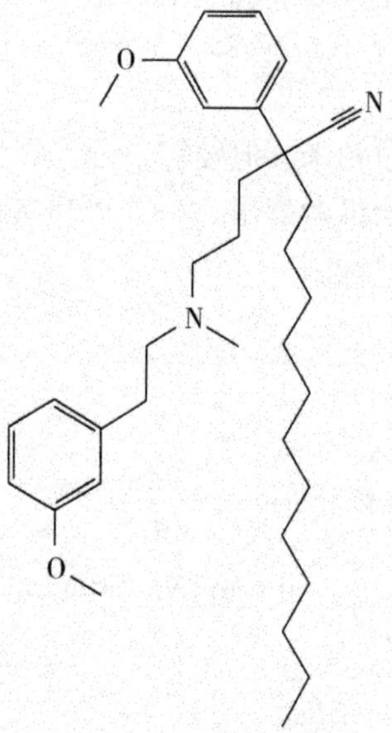

其他名称：安尼帕米，LU－42668。

为维拉帕米类钙拮抗药，作用类似维拉帕米，但首关效应低，$t_{1/2}$ 较长。具有保护心肌缺血性损伤作用，也有降压作用。用途同维拉帕米。口服，一日 1 次 40～120mg。不良反应较少。

六、硝苯地平（Nifedipine）

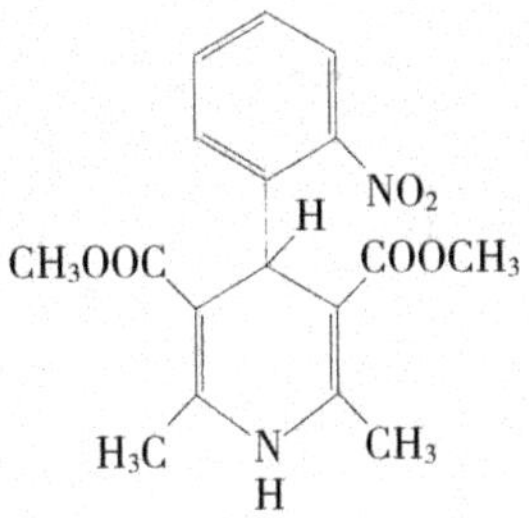

NO_2
H
CH_3OOC　$COOCH_3$
H_3C　N　CH_3
H

其他名称：硝苯吡啶，心痛定，利心平，欣乐平，益心平，拜心同，ADALAT，Bay a 1040，UNIDIPINE，NIFELAT。

ATC 编码：C08CA05

性状：为黄色结晶性粉末；无臭，无味，遇光不稳定。在丙酮或氯仿中易溶，在乙醇中略溶，在水中几乎不溶。熔点 171 ~175℃。

药理学：具有抑制 Ca^{2+} 内流作用，能松弛血管平滑肌，扩张冠状动脉，增加冠脉血流量，提高心肌对缺血的耐受性，同时能扩张周围小动脉，降低外周血管阻力，从而使血压下降。小剂量扩张冠状动脉时并不影响血压，为较好的抗心绞痛药。用作抗高血压药，没有一般血管扩张剂常有的水钠潴留和水肿等不良反应。口服吸收良好，经 10 分钟生效，1 ~2 小时达最大效应，作用维持 6 ~7 小时。舌下含服作用较口服迅速。喷雾给药 10 分钟即出现降压作用，经 1 小时疗效最显著，约 3 小时后血压回升（个别可持续 11 小时）。静脉注射 10 分钟内可降低血压 21% ~26%。

适应证：用于预防和治疗冠心病心绞痛，特别是变异型心绞痛和冠状动脉痉挛所致心绞痛。对呼吸功能没有不良影响，故适用于患有呼吸道阻塞性疾病的心绞痛患者，其疗效优于 β 受体拮抗剂。还适用于各种类型的高血压，对顽固性、重度高血压也有较好疗效。由于能降低后负荷，对顽固性充血性心力衰竭亦有良好疗效，宜于长期服用。

用法和用量：口服：一次 5 ~10mg，一日 15 ~30mg。急用时可舌下含服。对慢性心力衰竭，每 6 小时 20mg。咽部喷药：每次 1.5 ~2mg（约喷 3 ~4 次）。

不良反应：不良反应一般较轻，初服者常见面部潮红，其次有心悸、窦性心动过速。个别有舌根麻木、口干、发汗、头痛、恶心、食欲不振等。

禁忌证：妊娠期妇女禁用。

注意：低血压患者慎用。

药物相互作用：①与其他降压药同用可致血压过低。②与 β 受体拮抗剂同用可导致血压过低、心功能抑制，心力衰竭。③突然停用 β 受体拮抗剂治疗而启用本品，偶可发生心绞痛，须逐步递减前者用量。④与蛋白结合率高的药物如双香豆素、洋地黄、苯妥英钠、奎尼丁、奎宁、华法林等合用时，这些药的游离浓度常发生改变。⑤与硝酸酯类合用，治疗心绞痛作用可增强。⑥与西咪替丁等合用时本品的血药浓度峰值增高，须注意调节剂量。

制剂（片剂）：普通片每片 5mg；10mg。控释片：每片 20mg。胶丸剂：每丸 5mg。胶囊剂：每粒 5mg；10mg。喷雾剂：每瓶 100mg。

贮法：遮光，密封保存。

七、尼卡地平（Nicardipine）

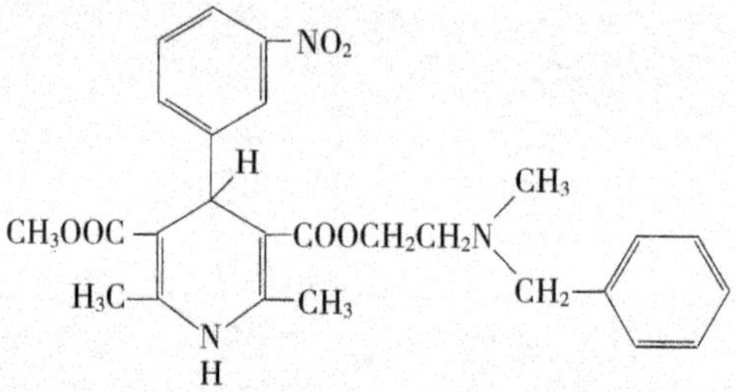

其他名称：硝苯苄胺啶，PERDIPINE。

ATC 编码：C08CA04

性状：常用其盐酸盐，为淡黄色粉末或黄色结晶性粉末；无臭，几乎无味。在甲醇中溶解，在乙醇、氯仿中略溶，在水中或乙醚中几乎不溶，在冰醋酸中溶解。

药理学：作用与硝苯地平相似，能松弛血管平滑肌，产生明显的血管扩张作用。其降压作用迅速。对脑血管也有扩张作用。

适应证：用于治疗高血压、脑血管疾病、脑血栓形成或脑出血后遗症及脑动脉硬化症等。

用法和用量：口服，每次 20mg，一日 60mg。静脉滴注：高血压急症时以每分钟 0.5μg/kg 速度开始，根据血压监测调节滴速。

不良反应：①较常见者有脚肿、头晕、头痛、脸红，均为血管扩张的结果。②较少见者有心悸、心动过速、心绞痛加重，常为反射性心动过速的结果，减小剂量或加用 β 受体拮抗剂可以纠正。③少见者有恶心、口干、便秘、乏力、皮疹等。

禁忌证：颅内出血、颅内压增高的患者及妊娠期妇女、哺乳期妇女禁用。

注意：低血压、青光眼和肝、肾功能不全患者慎用。

药物相互作用：①与西咪替丁合用，本品血药浓度增高。②与地高辛合用未见地高辛血药浓度增高，但须测定地高辛血药浓度。③与环孢素合用时环孢素血浓度增高。

制剂（片剂）：普通片每片 10mg；20mg；40mg。缓释片：每片 10mg。盐酸尼卡地平注射液：5ml：5mg（以尼卡地平计算）。

贮法：遮光，密封保存。

八、尼鲁地平（Niludipine）

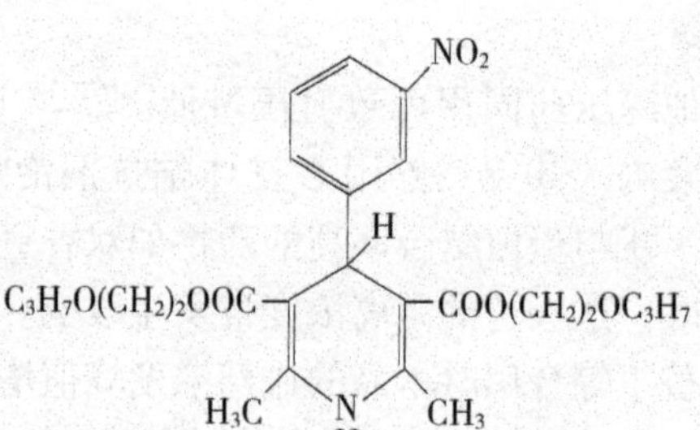

其他名称：硝苯丙氧乙啶。

其作用与硝苯地平相似，扩张冠状动脉的作用比之强 3～10 倍，持续时间较之长 1 倍。

心率及血压下降时冠脉流量仍有增加，可能是由于静脉回流增加所致。对心肌耗氧量无影响。具有较强的降压作用，且持久。具有负性肌力作用和负性频率作用。用于治疗心绞痛。口服，日剂量 60 ~ 120mg。不良反应较少，可见轻度腹胀、便秘、皮疹等。

九、尼群地平（Nitrendipine）

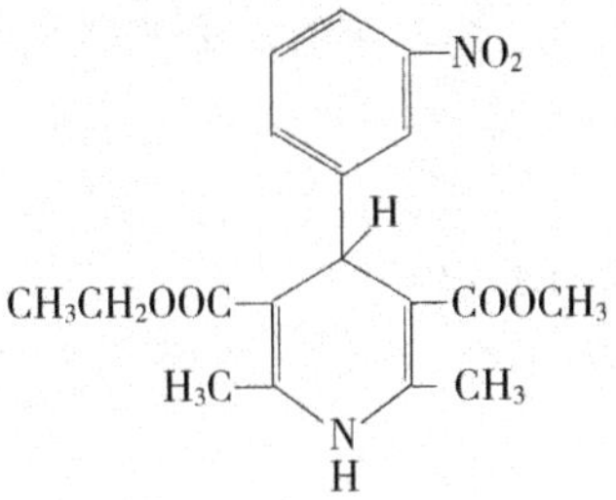

其他名称：硝苯甲乙吡啶。

ATC 编码：C08CA08

性状：为黄色结晶或结晶性粉末；无臭，无味；遇光易变质。在丙酮或氯仿中易溶，在甲醇或乙醇中略溶，在水中几乎不溶。

药理学：为选择作用于血管平滑肌的钙拮抗剂，它对血管的亲和力比对心肌者大。对冠状动脉的选择作用更佳。能降低心肌耗氧量，对缺血性心肌有保护作用。可降低总外周阻力，使血压下降。

口服后可吸收，口服 30mg 后，t_{max}为 30 分钟。在血浆中与血浆蛋白结合率约 98%。$t_{1/2}$约 2 ~ 4 小时。

适应证：用于冠心病及高血压，尤其是患有这两种疾病的患者，也可用于充血性心力衰竭。

用法和用量：口服，一次 10mg，一日 30mg。

禁忌证：严重主动脉瓣狭窄者禁用。

注意：①少数患者可产生头痛、眩晕和心悸等不良反应，停药后即可消失。②用于心力衰竭时，如与地高辛合用可使后者血药浓度增高几乎达一倍，宜减少后者的剂量。

药物相互作用：①与其他降压药如 β 受体拮抗剂、血管紧张素转换酶抑制剂合用可加强降压作用。②与 β 受体拮抗剂合用可减轻本品降压后发生的心动过速。③本品与地高辛合用，地高辛血药浓度可能增高。

制剂（片剂）：每片 10mg。

十、尼索地平（Nisoldipine）

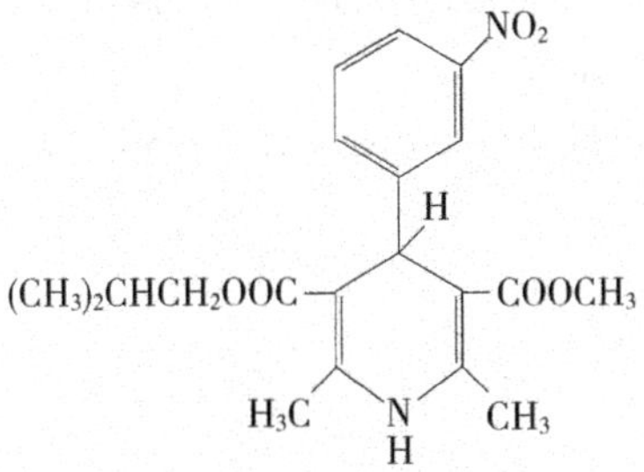

其他名称：硝苯异丙啶。

ATC 编码：C08CA07

药理学：为当前最强的钙拮抗剂，具有选择性地扩张冠状动脉作用，比硝苯地平强 4 ~ 10 倍。对心率及心收缩力的影响极小。能降低心肌耗氧量及总外周阻力，也可增加冠脉侧支循环，使冠脉流量增加。

口服易吸收，t_{max}为 1.5 小时、$t_{1/2}$约 3 小时。血浆蛋白结合率较高。

适应证：用于缺血性心脏病、充血性心力衰竭及高血压病患者，对冠心病合并高血压的患者尤为适宜。

用法和用量：口服，一日剂量 10 ~ 30mg。

不良反应：常见的不良反应有脸红、头痛、心悸、倦怠等，但较硝苯地平为低。与地高辛合用时也可增高后者的血药浓度。

药物相互作用：①与 β 受体拮抗剂或其他降压药合用有协同降压作用，应注意体位性低血压。②与西咪替丁合用可使本品血药浓度增高，作用加强。③奎尼丁可能使本品药 - 时曲线下面积（AUC）轻度减少，可能需要调整本品剂量。④利福平由于诱导本品代谢酶的活力而加速本品代谢而减弱降压作用，需调整本品剂量。

制剂（片剂）：5mg；10mg。

十一、尼莫地平（Nimodipine）

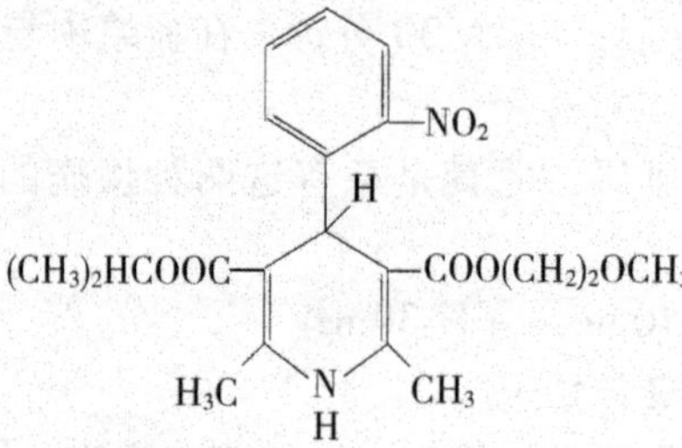

$-NO_2$

H

$(CH_3)_2HCOOC-$ $-COO(CH_2)_2OCH_3$

H_3C N CH_3

H

其他名称：硝苯甲氧乙基异丙啶。

ATC 编码：C08CA06

药理学：为选择性地作用于脑血管平滑肌的钙拮抗剂，对外周血管的作用较小，故降压作用较小。对缺血性脑损伤有保护作用，尤其对缺血性脑血管痉挛的作用更明显。近来有资料表明它有保护或促进记忆作用。

口服可吸收，血浆蛋白结合率约 98%，$t_{1/2}$约 2 ~ 7 小时。脑脊液中的药物浓度为血浆中的 10%。

适应证：用于脑血管疾患，如脑血管灌注不足，脑血管痉挛，蛛网膜下出血，脑卒中和偏头痛等。对突发性耳聋也有一定疗效。

用法和用量：口服，一日剂量 40 ~ 60mg，分 2 ~ 3 次服。

十二、非洛地平（Felodipine）

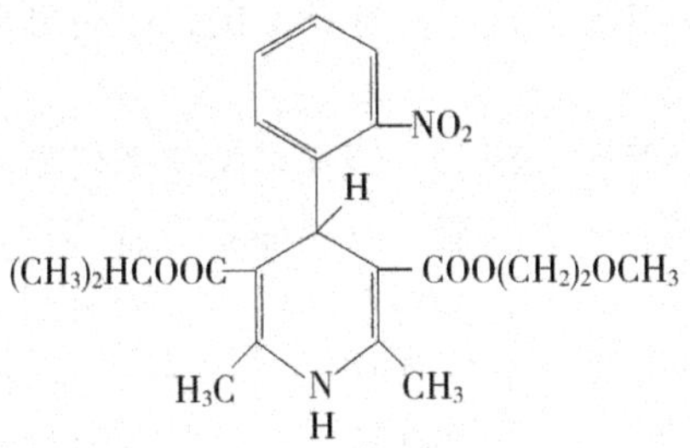

NO_2
H
$(CH_3)_2HCOOC$　$COO(CH_2)_2OCH_3$
H_3C　N　CH_3
H

其他名称：费乐地平，二氯苯吡啶。

ATC 编码：C08CA02

药理学：作用与硝苯地平相似，对冠脉及外周血管均有扩张作用；高浓度时兼有抑制钙调素从而干扰细胞内钙的利用。可增加冠状窦血流量，降低全身及冠脉血管阻力，使血压下降。

口服后吸收完全，血浆蛋白的结合率为99%，在体内由肝灭活。$t_{1/2}$约25小时。

适应证：用于高血压病、缺血性心脏病和心力衰竭患者。

用法和用量：一日剂量20mg，分次服。

不良反应：常用量时不良反应较轻。大剂量时可出现头晕、头痛、心悸、疲乏等不良反应。也可发生齿龈增生或踝关节肿胀。

注意：①动物研究表明可损伤胚胎，妊娠期妇女慎用。②老年或有肝功能受损患者须调整剂量。

药物相互作用：①与地高辛合用时可增加后者的血药浓度，应注意减量。②与肝药酶抑制剂合用时可使非洛地平血药浓度增加；反之与肝药酶诱导剂合用时则其血浓度降低。

制剂（片剂）：每片5mg；10mg。

十三、氨氯地平（Amlodipine）

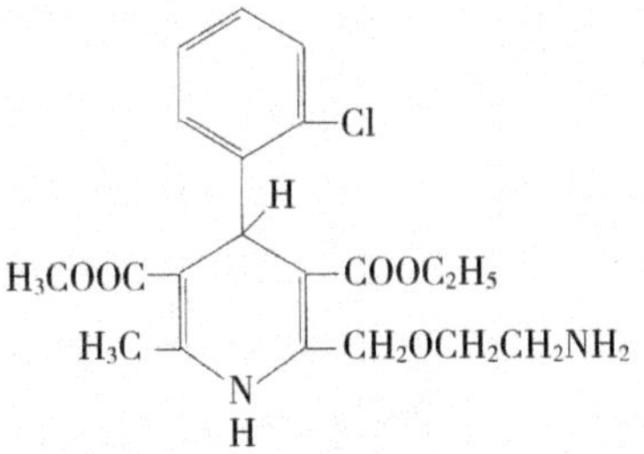

Cl
H
H_3COOC　$COOC_2H_5$
H_3C　$CH_2OCH_2CH_2NH_2$
N
H

其他名称：阿莫洛地平，安洛地平，络活喜，ISTIN，NORVASC。

ATC 编码：C08CA01

药理学：为二氢吡啶类钙拮抗药，其作用与硝苯地平相似，但对血管的选择性更强，可舒张冠状血管和全身血管，增加冠脉血流量，降低血压，产生作用缓慢，但持续时间长。故一日口服1次即可。口服后吸收迅速，生物利用度也较高（52%～88%）。大部分经肝代谢。$t_{1/2}$约30小时。

适应证：用于治疗高血压，单独应用或与其他抗高血压药合用均可；也可用于稳定型心绞痛患者，尤其是对硝酸盐和β受体拮抗剂无效者。

用法和用量：口服，开始时1次5mg，每日1次，以后可根据情况增加剂量，最大剂量为每日10mg。

不良反应：不良反应与硝苯地平相似，但较其发生率较低。

禁忌证：低血压、重度主动脉瓣狭窄、肝功能不全者禁用。

药物相互作用：①麻醉药：吸入烃类与本品同时应用可引起低血压。②非甾体类抗炎药（尤其吲哚美辛）与本品同用可减弱降压作用，可能由于抑制前列腺素合成和（或）引起水、钠潴留。③β受体拮抗剂与本品同用耐受良好，但可引起低血压，罕见病例可增加充血性心力衰竭发生。④与雌激素合用可增加液体潴留而增高血压。⑤与锂制剂同用，可引起神经中毒，有恶心、呕吐、腹泻、共济失调、震颤和（或）麻木，须慎用。⑥拟交感胺可减弱本品的降压作用。

制剂（片剂）：每片2.5mg；5mg；10mg。

缬沙坦氨氯地平片：缬沙坦80mg和苯磺酸氨氯地平5mg。

阿替洛尔氨氯地平片：阿替洛尔12.5mg和苯磺酸氨氯地平5mg。

氨氯地平阿托伐他汀钙片：苯磺酸氨氯地平5mg和阿托伐他汀钙10mg。

十四、左氨氯地平（Levamlodipine）

其他名称：施慧达。

本品为氨氯地平的左旋光学异构体。作用和适应证同氨氯地平。口服后6~12小时达血药峰浓度。与血浆蛋白的结合率为97%。经肝代谢后失活。有少量以原形由尿排出，$t_{1/2}$约50小时。

初剂量为2.5mg，每日1次；根据病情可增加剂量至每次不超过5mg，一日1次。不良反应较轻。常用其苯磺酸盐片剂：每片2.5mg。

十五、西尼地平（Cilnidipine）

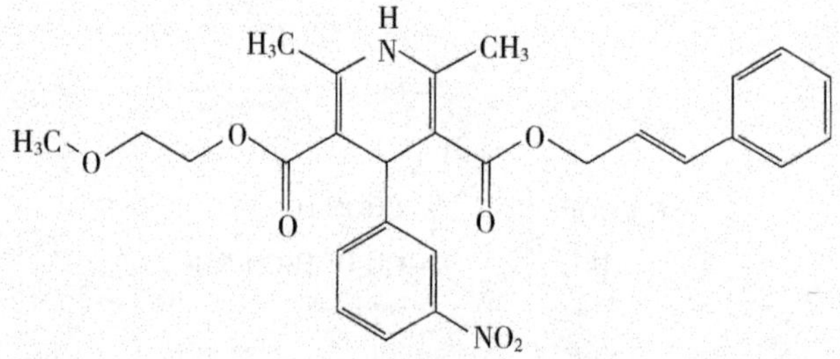

H
H₃C N CH₃
H₃C O O O
O O
NO₂

ATC编码：C08CA14

药理学：为亲脂性的二氢吡啶类钙通道阻滞剂，与血管平滑肌细胞膜上L型钙通道的二氢吡啶位点结合，抑制钙通过L型钙通道的跨膜内流，从而松弛、扩张血管平滑肌，起到降压作用。它还可通过抑制钙通过交感神经细胞膜上N型钙通道的跨膜内流而抑制交感神经末梢去甲肾上腺素的释放和交感神经活动。

口服吸收良好。血药峰浓度呈剂量依赖性增加。未发现药物蓄积。主要在肝脏经

CYP3A4 和 CYP2C19 代谢；尿中未检测出原形药物。

适应证：用于治疗高血压，可单独应用或与其他降压药合用。

用法和用量：口服，一次 5 ~ 10mg，每日 1 次。必要时可增至 20mg，每日 1 次。早餐后服用。根据患者的临床反应，可将剂量增加，最大可增至每次 10mg。

不良反应：不良反应有尿频、头痛、头晕、发困、胸痛、心悸、心电图异常、低血压、性功能障碍、便秘、腹胀、肝功能异常等。

禁忌证：妊娠期妇女禁用。由于会引起血压过低等症状，故高空作业、驾驶机动车及操作机器工作时应禁用。

注意：

（1）肝功能不全、慢性肾功能不全、充血性心力衰竭患者慎用。

（2）育龄妇女治疗期间应采取避孕措施。

（3）对下述情况时不推荐使用本品：①不稳定型心绞痛；②1 个月内曾发生过心肌梗死；③左室流出道梗阻。

药物相互作用：①不能与药酶抑制剂或诱导剂合用。②与其他降压药合用可能有叠加降压作用。③与地高辛合用可能使地高辛血药浓度上升。④与西咪替丁合用有作用增强的报道。⑤与利福平合用有作用减弱的报道。⑥与偶氮类抗真菌药（如：酮康唑和伊曲康唑）合用时血药浓度会增加。⑦哺乳期妇女应避免使用。

制剂（片剂）：每片 5mg。

十六、乐卡地平（Lercanidipine）

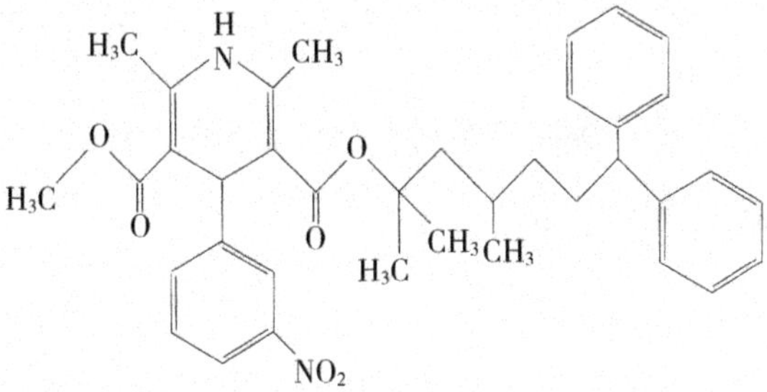

H
H_3C N CH_3
O O
H_3C O O
O O CH_3 CH_3
H_3C
NO_2

其他名称：再宁平，Masnidipine，ZANEDIP。

ATC 编码：C08CA13

脂溶性高，可以长时间地贮存于细胞膜的脂质层中，故起效慢、作用持久。对血管舒张的选择性高，对心脏抑制作用少。口服吸收完全，1.5 ~ 3 小时后达血药峰浓度。经肝代谢，经肾以原形排出 50%。$t_{1/2}$为 2 ~ 5 小时。

用于中度及轻度高血压和老年收缩期高血压。不引起反射性心率加快。常用量为每次 10 ~ 20mg，每日 1 次，餐前服，开始时每日 10mg，2 周后可增至每日 20mg。不良反应与硝苯地平类者相似。片剂：每片 10mg。

十七、伊拉地平（Isradipine）

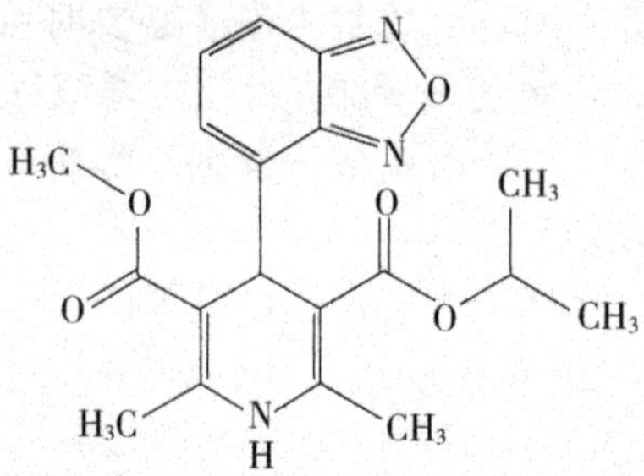

其他名称：易拉地平，导脉顺，PN－200－110，COMIR，PRESCAL，DYNACIRC。

ATC 编码：C08CA03

药理学：为二氢吡啶类钙拮抗药，对血管的选择性高，能舒张外周血管、冠状血管和脑血管，对心脏的作用较小，仅抑制窦房结的自发活动。可使血压下降，生效较慢（2～4周），持续时间较久。口服后吸收良好，由于首关效应明显，生物利用率仅17%。口服 t_{max} 为2小时，在血浆中与蛋白的结合率为95%。在肝中代谢。$t_{1/2}$ 约为9小时。

适应证：用于高血压、冠心病、心绞痛和充血性心力衰竭。

用法和用量：口服，1次2.5mg，1日2次；必要时可将剂量递增至1次5mg，1日2次。

不良反应：其不良反应主要是由于血管舒张所致的头痛、眩晕、心悸、面部潮红等。偶见肝功能异常，且为时短暂。有时出现胃肠道不适等。

注意：①主动脉狭窄、窦房结病综合征及低收缩压患者慎用。②用于心绞痛时，勿突然停药。

制剂（片剂）：每片2.5mg。缓释胶囊剂：每粒2.5mg；5mg。

十八、尼伐地平（Nivaldipine）

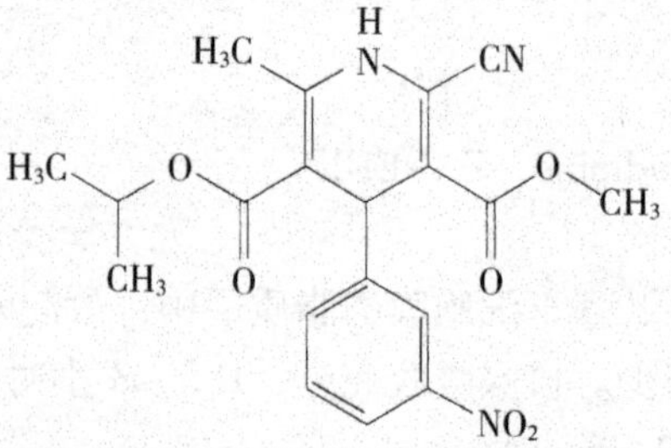

其他名称：NIVADIL。

ATC 编码：C08CA10

性状：为黄色结晶性粉末；无臭。易溶于丙酮、氯仿、甲醇，不溶于水。

药理学：为二氢吡啶类钙拮抗药，其与 Ca^{2+} 通道特异部位的结合力比硝苯地平强10倍，作用持续时间亦较之长2～3倍。血管扩张作用选择性强，对心脏的作用较小，故降低血压作用明显。此外，尚有抗心绞痛及抗动脉粥样硬化作用。口服可吸收，t_{max} 为2小时，$t_{1/2}$ 约为10小时。

适应证：用于防治心绞痛、高血压、脑血管痉挛及缺血性心脏病。

用法和用量：口服，1 次 2～4mg，一日 2 次。

不良反应：常见的不良反应有面部潮红及发热感，心悸。偶见氨基转移酶升高、头痛、眩晕、腹部不适及过敏反应。

制剂（片剂）：每片 2mg；4mg。

十九、马尼地平（Manidipine）

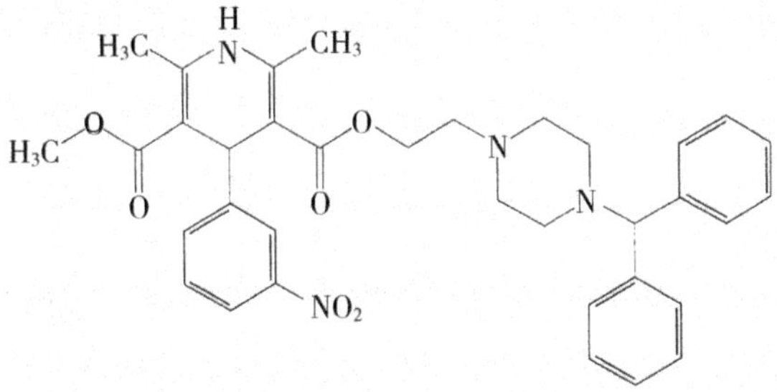

其他名称：Calslot。

ATC 编码：C08CA11

为二氢吡啶类钙拮抗药，对血管的选择性高，降压作用强而持久，能增加肾血流量，对心脏的作用较弱。口服易吸收，血药浓度达峰时间 1～2 小时。在血浆中与蛋白结合率为 97%。$t_{1/2}$约 5 小时。用于高血压。口服，开始时一日 1 次 5mg，然后根据需要递增至每日 1 次 10～20mg。其不良反应类似硝苯地平，偶见有肝功能或肾功能异常、白细胞减少等。片剂：每片 5mg。

二十、拉西地平（Lacidipine）

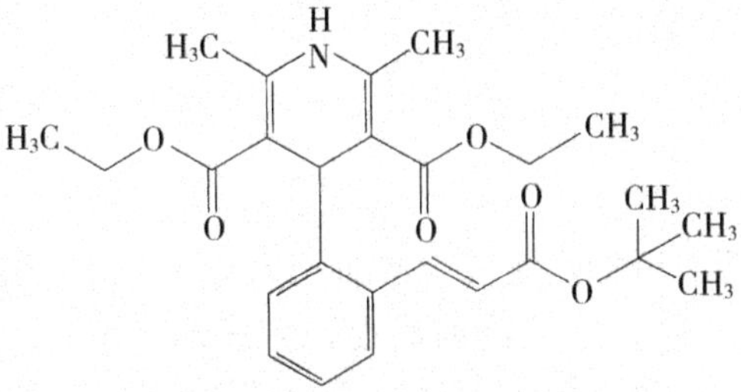

其他名称：Lacidil。

ATC 编码：C08CA09

为二氢吡啶类钙拮抗药，对血管舒张作用选择性强，降压作用强而持久。口服后起效慢，5 小时达峰效。生物利用度很高，仅 10% 左右经肝代谢。

用于治疗高血压。开始时可每日 1 次，每次 4mg，如效不佳可增至每日 1 次，每次 6mg。肝功能不全患者开始时需减半量。其不良反应似硝苯地平。片剂：每片 2mg；4mg。

二十一、贝尼地平（Benidipine）

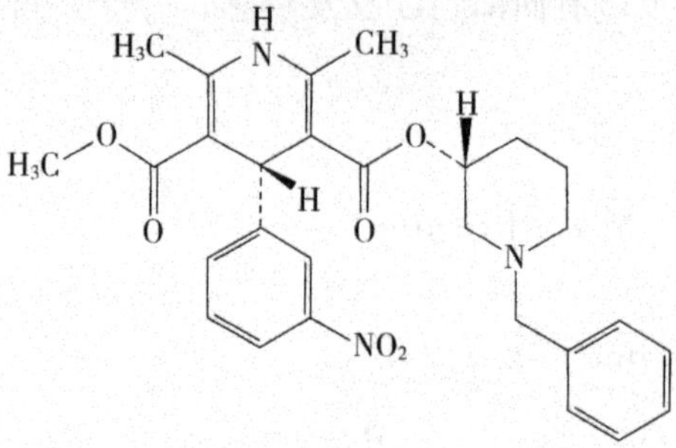

其他名称：CONIEL。

ATC 编码：C08CA15

为二氢吡啶类钙拮抗药。可舒张血管，能降低血压和增加冠脉流量，作用比硝苯地平强。口服后吸收迅速，但生物利用度较低，仅10%左右在肝代谢，$t_{1/2}$约2小时。

用于治疗高血压和心绞痛。口服，1日1次，每次2～4mg，早餐后服。可按需要增量至每日1次8mg。不良反应与马尼地平相似，严重肝功能不全者慎用，心源性休克者禁用，妊娠期妇女禁用。片剂：每片2mg；4mg；8mg。

二十二、巴尼地平（Barnidipine）

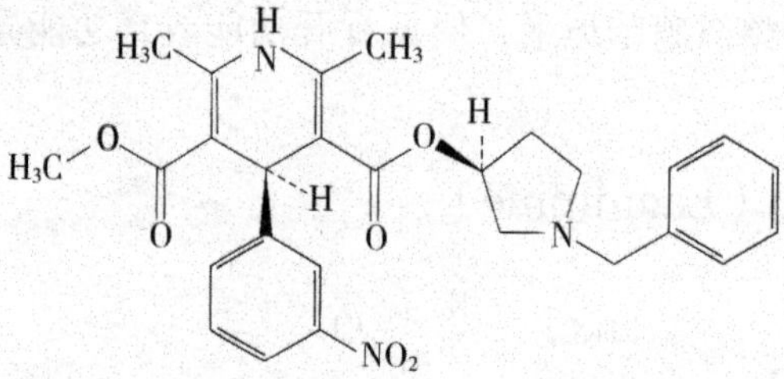

其他名称：Hypoca。

ATC 编码：C08CA12

为二氢吡啶类钙拮抗药。可舒张血管，增加冠脉流量，使血压下降，作用强而持久，可持续24小时。口服后吸收良好，1～6小时后血药浓度达峰值。$t_{1/2}$约10小时。用于治疗高血压。口服，一般每日1次，每次10～15mg，从小剂量开始，逐渐增量。不良反应及注意事项同贝尼地平。胶囊剂：每粒5mg；10mg；15mg。

二十三、地尔硫䓬（Diltiazem）

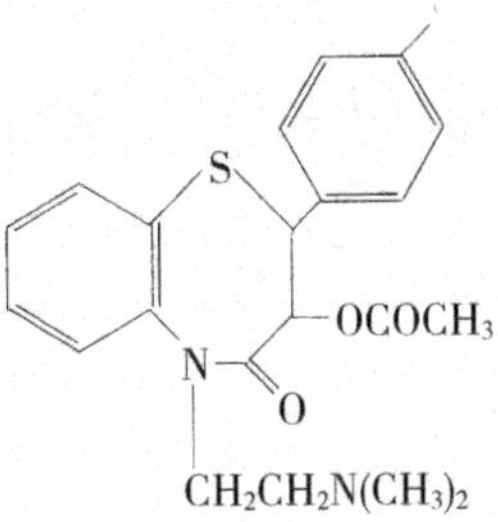

其他名称：硫氮䓬酮，哈氮䓬，合心爽，恬尔心，奥的镇，蒂尔丁，CRD401，Dilthiazem，ODIZEM，HERBESSER。

ATC 编码：C08DB01

性状：常用其盐酸盐，为白色或类白色的结晶或结晶性粉末；无臭、味苦。在水、甲醇或氯仿中易溶，在乙醇或苯中不溶。熔点：210～215℃（分解）。

药理学：为苯噻氮䓬类钙拮抗剂。它对心脏的电生理效应与维拉帕米类似，能阻断去极化的蒲氏纤维放电，并消除电去极的心室肌的自动节律性，抑制房室结传导及延长其不应期。其直接减慢心率的作用较强。可扩张冠状动脉及外周血管，使冠脉流量增加和血压下降。可减轻心脏工作负荷及减少心肌耗氧量，解除冠脉痉挛。

口服后吸收迅速完全，t_{max} 为 30 分钟，$t_{1/2}$ 约 4 小时。在血浆中与蛋白结合率为 80%。由肝灭活约 65%。

适应证：用于室上性心律失常、典型心绞痛、变异型心绞痛、老年人高血压等。

用法和用量：口服，常用量，一次 30～60mg，一日 90～180mg。用于心律失常：口服，一次 30～60mg，一日 4 次；起始剂量为 250μg/kg 于 2 分钟静脉注射；必要时 15 分钟后再给 350μg/kg。以后的剂量应根据患者的情况个体化制定。在房颤或房扑患者，最初输注速率 5～10mg/h，必要时可增至最大 15mg/h（增幅 5mg/h）。静脉输注最多可维持 24 小时。用于心绞痛：每 6～8 小时 30～60mg。用于高血压：一日剂量 120～240mg，分 3～4 次服。

不良反应：如出现头痛、头晕、疲劳感、心动过缓等症状时应减少剂量或停用。有时还会出现胃部不适、食欲不振、便秘或腹泻等。

禁忌证：有Ⅱ度以上房室阻滞或窦房阻滞患者以及妊娠期妇女禁用。

注意：服缓释片时不能嚼碎。

制剂（片剂）：普通片每片 30mg；60mg；90mg；缓释片：每片 30mg；60mg；90mg。缓释胶囊：90mg。注射用盐酸地尔硫䓬：①10mg；②50mg。

二十四、桂利嗪（Cinnarizine）

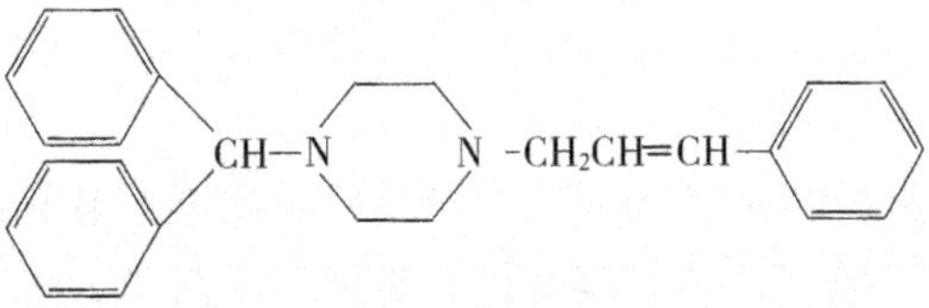

其他名称：肉桂苯哌嗪，桂益嗪，脑益嗪，MIDRONA。

ATC 编码：N07CA02

性状：白色或类白色结晶或结晶性粉末；无臭，无味。在氯仿或苯中易溶，在沸乙醇中溶解，在水中几乎不溶。

为哌嗪类钙拮抗药。对血管平滑肌有扩张作用，能显著地改善脑循环及冠脉循环，据报告还有防止血管脆化的作用。

用于脑血栓形成、脑栓塞、脑动脉硬化、脑出血恢复期、蛛网膜下腔出血恢复期、脑外伤后遗症、内耳眩晕症、冠状动脉粥样硬化、由于末梢循环不良引起的疾患等。口服：每次 25～50mg，一日 3 次，餐后服。静脉注射：1 次 20～40mg，缓慢注入。偶见嗜睡、皮疹、胃肠道反应。静脉注射可使血压短暂下降。片剂及胶囊剂：每片（粒）25mg。注射液：每支 20mg（20ml）。

二十五、氟桂利嗪（Flunarizine）

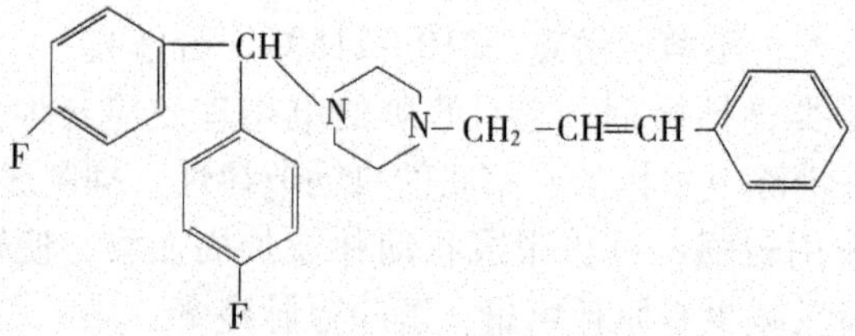

其他名称：氟脑嗪，脑灵，SIBELIUM，R14950。

ATC 编码：N07CA03

常用其二盐酸盐，为白色或类白色结晶或结晶性粉末；无臭，无味。在甲醇或乙醇中略溶，在氯仿中微溶，在水中极微溶解，在苯中几乎不溶。

为哌嗪类钙拮抗药。其药理及应用与桂利嗪相似，有扩张血管作用。此外它对注意力减弱、记忆力障碍、易激动以及平衡功能障碍、眩晕等均有一定疗效。用于老年患者。剂量：一次 5～10mg，一日 10mg（以氟桂利嗪计），在一般情况下，可于晚上顿服。胶囊剂：每粒 5mg（以氟桂利嗪计）。

二十六、利多氟嗪（Lidoflazine）

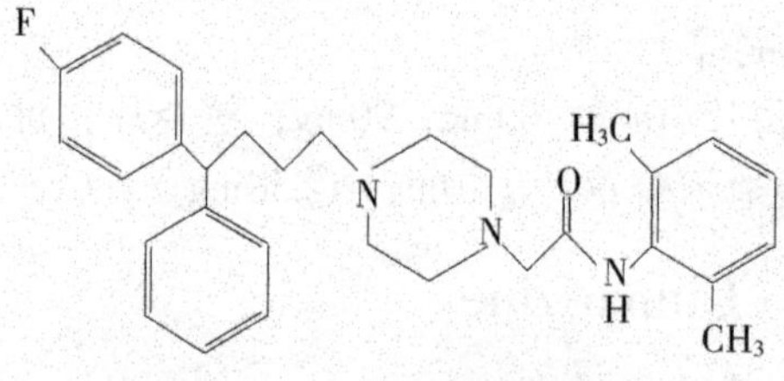

其他名称：利多福心，立得安，CALNIUM，CORFLAZINE，ORDIFLAZINE。

ATC 编码：C08EX01

为哌嗪类钙拮抗药。选择性地扩张冠状动脉，且有增强腺苷扩张冠状动脉的作用，可明显增加冠脉流量，并能促进侧支循环。能降低心脏前、后负荷，减慢心率。口服 t_{max} 为 2～4 小时，作用持续 12～24 小时。用于心绞痛。口服，一次 60mg，一日 3 次。耐受良好，不良反应少，偶有头痛、耳鸣、胃肠道反应等。急性心肌梗死、传导阻滞者及妊娠期妇女禁用。片剂：每片 60mg。

二十七、普尼拉明（Prenylamine）

$(C_6H_5)_2CHCH_2CH_2NHCH(CH_3)CH_2-C_6H_5$

其他名称：心可定，双苯丙胺，SEGONTIN。

ATC 编码：C01DX02

性状：常用其乳酸盐，为白色结晶性粉末，无臭，味苦麻。易溶于水。熔点140～142℃。

药理学：为普尼拉明类钙拮抗药的代表药物。除具有阻滞 Ca^{2+} 内流作用外，尚具有抑制磷酸二酯酶和抗交感神经作用。降低心肌收缩力和松弛血管平滑肌，增加冠脉流量，同时能降低心肌氧耗量。另据报告尚有促进侧支循环的作用。

适应证：用于心绞痛的防治。又能抑制心室的传导和减弱心肌收缩力，对早搏和室性心动过速有一定效果。

用法和用量：一次 15～30mg，每日 3 次。症状减轻后，每次 15mg，每日 2～3 次。

不良反应：服后有的患者产生食欲不振、皮疹、疲劳感等，减量后可逐渐消失。

禁忌证：肝功能异常、心力衰竭、高度房室传导阻滞患者禁用。

制剂（片剂）：每片 15mg。

贮法：须避光密闭，置干燥处保存。

二十八、芬地林（Fendiline）

$(C_6H_5)_2CHCH_2CH_2NHCH(CH_3)-C_6H_5$

其他名称：苯乙二苯丙胺。

ATC 编码：C08EA01

为普尼拉明类钙拮抗药，化学结构及作用与普尼拉明极相似。用于劳力型心绞痛。口服，一次 0.1g，一日 2 次。

二十九、哌克昔林（Perhexiline）

2-(2,2-dicyclohexylethyl)piperidine: piperidine (NH) ring —CH_2CH— two rings

其他名称：双环己哌啶，沛心达，心舒宁，PEXID。

ATC 编码：08EX02

性状：常用其马来酸盐，为白色结晶性粉末，无臭，无味，熔点 192 ~ 195℃。不溶于水、乙醇、丙酮，略溶于苯，溶于氯仿。

药理学：为钙拮抗药，具有抑制 Ca^{2+} 内流作用，能舒张血管平滑肌，明显扩张冠状动脉，增加冠脉血流量，对心绞痛效果较好。但由于其不良反应较多（周围神经炎、颅内压升高、肝功能障碍），限制了它作为首选抗心绞痛药。同时本品能减慢心率，减轻左心室负荷，从而可降低心肌氧耗量。

适应证：用于治疗心绞痛有较好疗效。用于室性心律失常亦有效，对室上性心律失常疗效较差；对其他抗心律失常药无效的患者，本品往往能奏效。

用法和用量：口服，开始 1 次 100mg，每日 2 次，以后渐增至每日 300 ~ 400mg，最大量每日 600mg。

不良反应：常见不良反应有眩晕、头痛、恶心、呕吐、食欲不振等。少数有无力、步态不稳、精神错乱、嗜睡或失眠、肝功能障碍、周围神经炎、颅内压升高等。

制剂：每片（粒）50mg，片（胶囊）剂。

三十、吗多明（Molsidomin）

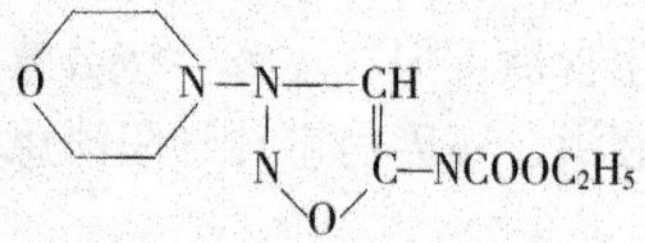

O N—N—CH
N C—NCOOC$_2$H$_5$
O

其他名称：脉导敏，吗导敏，脉心导敏，吗斯酮胺，Molsydomine，Motazomin，MOLSIDOLAT，DILATCOR。

ATC 编码：C01DX12

性状：为白色或带微黄色结晶性粉末，无臭、无味。熔点 138 ~ 142℃。稍难溶于水，易溶于氯仿、乙醇。

药理学：可扩张血管平滑肌（特别是静脉和小静脉的平滑肌），使血压轻度下降，回心血量减少，心排血量降低，心脏工作负荷减轻，心肌氧耗减少。此外尚能扩张冠状动脉，促进侧支循环，改善缺血心肌部位的血液分布，作用迅速而持久。

适应证：可用于防治心绞痛的发作。

用法和用量：口服，一次 1 ~ 2mg，一日 2 ~ 3 次。舌下：一次 2mg。喷雾吸入：每次揿吸 1 ~ 2 次（相当于本品 0.2 ~ 0.4mg），每日次数酌定。

不良反应：一般不良反应可有头痛、面部潮红、眩晕等，停药后可自行消失。

禁忌证：低血压、青光眼患者禁用。

制剂（片剂）：每片 1mg；2mg。气雾剂：每瓶含 42mg（可揿吸 200 次左右）。

三十一、苄普地尔（Bepridil）

$$(CH_3)_2CHCH_2-OCH_2-CHCH_2N(C_6H_5)(CH_2C_6H_5)$$

其他名称：苄丙洛，双苯吡乙胺，CORDIUM，ANGOPRIL。

ATC 编码：C08EA02

药理学：苄普地尔是一种新型、长效钙拮抗药。它具有阻滞 Ca^{2+}、Na^{+} 及 K^{+} 通道的作用，还具有抑制钙调蛋白的作用。其 Ca^{2+} 通道阻滞作用，可降低窦房结自律性，减慢心率及延缓房室传导，能舒张血管平滑肌，能使血压下降，但作用温和，不致引起反射性交感神经兴奋。它还可使冠脉流量增加。其 Na^{+} 通道阻滞作用，可抑制心室自律组织的异常自律性，可阻滞心肌缺血诱发的心律失常。其 K^{+} 外流阻滞作用可使动作电位时间延长、QT 间期延长，心室有效不应期/动作电位时间比值延长，这一作用同第Ⅲ类抗心律失常药物相似，故可发挥Ⅰ、Ⅲ、Ⅳ类抗心律失常药物的作用。其抑制钙调蛋白的作用也与血管舒张及抗心律失常有关。此外，本品尚具良好的抗心肌缺血作用，这与它可增加心肌氧供和减少心肌氧耗有关。

口服后吸收良好，t_{max} 为 1～6 小时。与血浆蛋白结合率约 99%。有首关效应，生物利用度约 60%。$t_{1/2}$ 约 50 小时，经肝代谢，部分代谢产物具有药理活性。

适应证：用于治疗心绞痛、各种心律失常、高血压。

用法和用量：口服，一日 1 次 150～450mg。静脉注射：1 次 2～4mg/kg。

不良反应：不良反应较轻，常见的有胃肠道症状（恶心、腹泻）及神经系统症状（虚弱、紧张、眩晕等）。

制剂（片剂）：每片 50mg；100mg。注射液：每支 100mg（2ml）。

三十二、粉防己碱（Tetrandrine）

粉防己碱为防己科植物粉防己（Stephania tetrandraS. Moore）的主要生物碱，属双苄基异喹啉类。

其他名称：汉防己碱，汉防己甲素，金艾康。

药理学：对心脏有负性肌力作用，负性频率作用及负性传导作用，并降低心肌耗氧量。可延长心肌的不应期和房室传导，可增加心肌血流量。可降低总外周血管阻力，使血压下降，降压时无反射性心率增快，由于后负荷降低，心输出量可增加。其作用机制与地尔硫䓬相似。

适应证：主要用于治疗早期轻度高血压。

用法和用量：口服，用于治疗早期轻度高血压，每次 100mg，一日 3 次。亦可用于重症高血压及高血压危象，静脉注射，一次 120～180mg，一日 2 次。

不良反应：①不良反应较轻、较少。少数患者服药后出现轻度嗜睡、乏力、恶心、腹部不适，个别患者服后大便次数增加。停药后症状可缓解。②静脉注射部位可能发生疼痛或静脉炎。

制剂（片剂）：每片 20mg；50mg。注射液：每支 30mg（2ml）。

（沈 伟）

第十四章　治疗慢性心功能不全的药物

治疗慢性心功能不全的药物有四大类：

1. 强心苷　以洋地黄类为代表，能增强心肌收缩力，增加心搏出量。各种强心苷的作用基本相似，但有强弱、快慢、久暂的不同（见表14－1）。

表14－1　强心苷类的作用时间及剂量

分类	药名	给药方法	作用时间			全效量（饱和量）（mg）	每日维持量（mg）
			开始	高峰	作用完全消失		
慢效	洋地黄毒苷	口服	2～4小时	8～12小时	2～3周	0.7～1.2	0.05～0.1
		静脉注射	30分钟	4～8小时	12～20天	0.5～1.2	
中效	地高辛	口服	1～2小时	3～6小时	4～7天	1～1.5	0.125～0.5
		静脉注射	10～30分钟	2～4小时	3～6天	0.75～1.25	
	甲地高辛	口服	10～20分钟	1小时	6天	0.8～1.2	0.2～0.3
		静脉注射	1～2分钟	0.5小时		0.2～0.4	
速效	去乙酰毛花苷	静脉注射	5～30分钟	1～2小时	3～6天	1.0～1.6	
	毒毛花苷K	静脉注射	5～15分钟	1～2小时	1～4天	0.25～0.5	0.25
	铃兰毒苷	静脉注射	20～25分钟	2小时	5天	0.2～0.3	0.05～0.1
	黄夹苷	静脉注射	5～10分钟	0.5～2小时	1天	0.25～0.5	
		口服		2～4小时	6～8小时	1.5～2	0.25～0.5

强心苷的体内过程较特殊，故应用时一般分为两个步骤：先用全效量（或称饱和量或洋地黄化量，即在短期内给予最适当的治疗剂量，使其发挥全部效应，同时机体也能耐受），然后继续给予维持量（即每日补充被排泄和代谢的量）。近年研究发现，某些中效强心苷可不先给全效量，只要每日按一定剂量给予，经过一段时间，也能在血中达到稳定浓度而奏效，如地高辛，对病情不急的患者，逐日给一定剂量即可。强心苷在患者的个体差异较大，故用量要注意因人而异，且需在用药期间严密观察病情变化，灵活调整剂量。必要时尚需检测血药浓度。

2. 非苷类强心药　主要为磷酸二酯酶抑制剂，如氨力农、米力农、匹莫苯（pimobendan）、维司力农（versnarinone）、依诺昔酮等，它们兼有正性肌力作用和血管扩张作用，能降低心脏前、后负荷，改善心功能。此外，还有增加收缩成分对钙敏感的药物，它能在不增加细胞内钙浓度的条件下增强心肌收缩力，可以避免因细胞内钙浓度增高而引起的心律失常和细胞损伤。目前尚缺乏选择性钙增敏药。匹莫苯及维司力农兼有此作用。现正在进行临床研究中。

3. 血管扩张剂　主要有血管紧张素转换酶抑制药（如卡托普利、依那普利等）、钙拮抗药（如硝苯地平等）、α受体拮抗药（如酚妥拉明、哌唑嗪等）和直接松弛血管平滑肌的药物（如硝普钠、硝酸盐类、肼屈嗪等），它们通过舒张容量血管和阻力血管，降低心脏前、后负荷，使心搏出量增加。

4. 利尿药　各种利尿药通过利尿而减少血容量，从而降低心脏前负荷，改善心功能。

尽管心力衰竭的药物治疗目前仍以强心苷和利尿药为主，但磷酸二酯酶抑制药、血管紧张素转换酶抑制药等新型药物的开发与应用，使心功能不全的临床前景发生了改观。

一、洋地黄毒苷（Digitoxin）

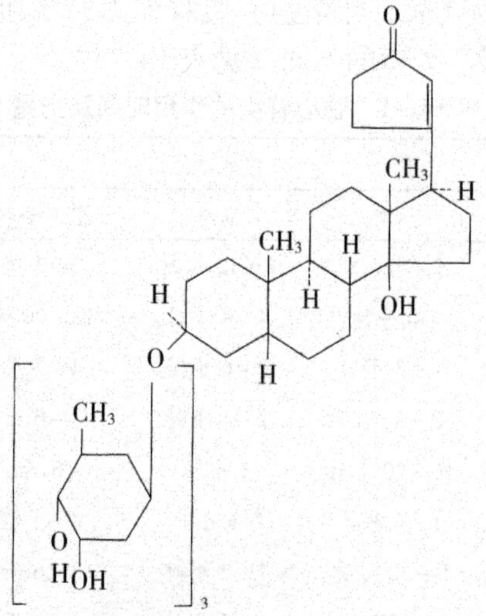

其他名称：狄吉妥辛，洋地黄毒苷，DIGOTIN。

ATC 编码：C01AA04

性状：为白色或类白色的结晶粉末；无臭。熔点 256～257℃。在氯仿中略溶，在乙醇或乙醚中微溶，在水中不溶。

药理学：为洋地黄的提纯制剂。洋地黄及所含苷类能选择地直接作用于心脏，治疗剂量时可增强心肌收缩力、减慢心率、抑制心脏传导系统，使心搏出量和心输出量增加，改善肺循环及体循环，从而慢性心功能不全时的各种临床表现（如呼吸困难及水肿等）得以减轻或消失。中毒剂量时则因抑制心脏的传导系统和兴奋异位节律点而发生各种心律失常的中毒症状。

口服几乎能完全吸收，经 2～4 小时起效，8～12 小时达最大效应，作用维持 2～3 周。静脉注射经 0.5 小时见效，4～8 小时达最大效应。由于有较大蓄积作用，可能引起洋地黄中毒。

适应证：用于维持治疗慢性心功能不全。

用法和用量：主要采用口服，不宜口服者可以肌内注射，必要时静脉注射。全效量：成人 0.7～1.2mg；于 48～72 小时内分次服用。小儿 2 岁以下 0.03～0.04mg/kg，2 岁以上 0.02～0.03mg/kg。维持量：成人每日 0.05～0.1mg；小儿为全效量的 1/10，每日 1 次。

不良反应：

（1）常见的反应包括：出现新的心律失常、胃纳不佳或恶心、呕吐（刺激延髓中枢）、下腹痛、异常的无力软弱（电解质失调）。

（2）少见的反应包括：视力模糊或“黄视”（中毒症状）、腹泻（电解质平衡失调）、中枢神经系统反应如精神抑郁或错乱。

（3）罕见的反应包括：嗜睡、头痛、皮疹、荨麻疹（过敏反应）。

（4）洋地黄中毒表现中促心律失常最重要，最常见者为室性早搏，约占心脏反应的33%。其次为房室传导阻滞，阵发性或非阵发性交界性心动过速，阵发性房性心动过速伴房室传导阻滞，室性心动过速，窦性停搏、心室颤动等。儿童心律失常比其他反应多见，但室性心律失常比成人少见。新生儿可有P-R间期延长。

禁忌证：禁用于①对任何强心苷制剂中毒者；②室性心动过速、心室颤动患者；③梗阻型肥厚型心肌病（若伴收缩功能不全或心房颤动仍可考虑）患者；④预激综合征伴心房颤动或扑动者。

注意：

（1）洋地黄苷类排泄缓慢，易于蓄积中毒，故用药前应详细询问服药史，原则上两周内未用过慢效洋地黄苷者，才能按常规给予，否则应按具体情况调整用量。

（2）强心苷治疗量和中毒量之间相差很小，每个患者对其耐受性和消除速度又有很大差异，而所列各种剂量大都是平均剂量，故需根据病情、制剂、疗效及其他因素来摸索不同患者的最佳剂量。

（3）强心苷中毒，一般有恶心、呕吐、厌食、头痛、眩晕等，首先应鉴别是由于心功能不全加重，还是强心苷过量所致，因前者需加量，后者则宜停药。如中毒一旦确诊，必须立即停药，并根据具体情况应用下列药物：①轻者，口服氯化钾，每次1g，一日3次；若病情紧急，如出现精神失常及严重心律失常，则用1.5~3g氯化钾，溶于5%葡萄糖500ml中，缓慢静脉滴注；同时也需补充镁盐，可使用硫酸镁或L-天门冬氨酸钾镁。但肾功能不全、高钾血症或重症房室传导阻滞者不宜用钾盐。②强心苷引起的房室传导阻滞、窦性心动过缓、窦性停搏等，可静脉注射阿托品1~5mg，2~3小时重复1次。③洋地黄苷引起的室性心律失常，以用苯妥英钠效果较好。对紧急病例，一般先静脉滴注250mg，然后再根据病情继续静脉滴注100mg或肌内注射100mg，此后可改口服，每日400mg分次服用。对非紧急病例，仅口服给药即可。利多卡因亦可用于洋地黄苷引起的室性心律失常和心室颤动。④用药期间忌用钙注射剂。

药物相互作用：

（1）与两性霉素B、皮质激素或失钾利尿剂如布美他尼、依他尼酸等同用时，可引起低血钾而致洋地黄中毒。

（2）与制酸药（尤其三硅酸镁）或止泻吸附药如白陶土与果胶、考来烯胺和其他阴离子交换树脂、柳氮磺吡啶或新霉素同用时，可抑制洋地黄强心苷吸收而导致强心苛作用减弱。

（3）与抗心律失常药、钙盐注射剂、可卡因、泮库溴铵、萝芙木碱、琥珀胆碱或拟肾上腺素类药同用时，可因作用相加而导致心律失常。

（4）β受体拮抗剂与本品同用可导致房室传导阻滞而发生严重心动过缓，但并不排除用于单用洋地黄不能控制心室率的室上性快速心律。

（5）与奎尼丁同用，可使本品血药浓度提高一倍，甚至达到中毒浓度，提高程度与奎尼丁用量相关，合用后即使停用地高辛，其血药浓度仍继续上升，这是奎尼丁从组织结合处置换出地高辛，减少其分布容积之故，一般两药合用时应酌减地高辛用量。

(6) 与维拉帕米、地尔硫䓬或胺碘酮同用，由于降低肾及全身对地高辛的清除率而提高其血药浓度，可引起严重心动过缓。

(7) 依酚氯铵与本品同用可致明显心动过缓。

(8) 血管紧张素转换酶抑制剂及其受体拮抗剂、螺内酯，均可使本品血药浓度增高。

(9) 吲哚美辛可减少本品的肾清除，使本品半衰期延长，有洋地黄中毒危险，需监测血药浓度及心电图。

(10) 与肝素同用时，由于本品可能部分抵消肝素的抗凝作用，需调整肝素用量。

(11) 洋地黄化时静脉用硫酸镁应极端谨慎，尤其是也静脉注射钙盐时，可发生心脏传导变化和阻滞。

(12) 红霉素由于改变胃肠道菌群，可增加本品在胃肠道吸收。

(13) 甲氧氯普胺因促进肠运动而减少地高辛的生物利用度约25%。普鲁本辛因抑制肠蠕动而提高地高辛生物利用度约25%。

制剂（片剂）：每片0.1mg。注射液：每支0.2mg（1ml）。

贮法：避光密闭保存。

二、地高辛（Digoxin）

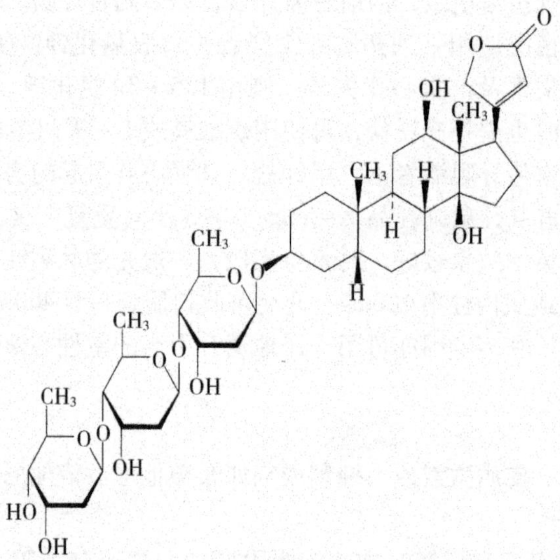

其他名称：狄戈辛，LANOXIN。

ATC编码：C01AA05

性状：为白色结晶或结晶性粉末；无臭，味苦。熔点235~245℃（分解）。在吡啶中易溶，在稀醇中微溶，在氯仿中极微溶解，在水或乙醚中不溶。

药理学：为由毛花洋地黄中提纯制得的中效强心苷，作用可参阅洋地黄毒苷，其特点是排泄较快而蓄积性较小，临床使用比洋地黄毒苷安全。口服吸收不完全，也不规则，生物利用度约为75%~88%。吸收率约50%~70%，起效时间为1~2小时，最大作用3~6小时，作用维持的时间4~7天。静脉注射经10~30分钟生效，2~4小时达最大效应，3~6天后作用消失。地高辛从尿中排出主要为原形物，少量为代谢物。

适应证：用于各种急性和慢性心功能不全以及室上性心动过速、心房颤动和扑动等。通常口服，对严重心力衰竭患者则采用静脉注射。

用法和用量：全效量：成人口服 1～1.5mg；于 24 小时内分次服用。小儿 2 岁以下 0.06～0.08mg/kg，2 岁以上 0.04～0.06mg/kg。不宜口服者亦可静脉注射，临用前，以 10%或25%葡萄糖注射液稀释后应用，常用量静脉注射一次 0.25～0.5mg；极量，一次 1mg。维持量：成人每日 0.125～0.5mg，分 1～2 次服用；小儿为全效量的 1/4。有通过研究证明，地高辛逐日给予一定剂量，经 6～7 天也能在体内达到稳定的浓度而发挥全效作用，因此，病情不急而又易中毒者，开始不必给予全效量，可逐日按 5.5μg/kg 给药，也能获得满意的疗效，并能减少中毒发生率。

不良反应、禁忌证、注意、药物相互作用参阅洋地黄毒苷。

制剂（片剂）：每片 0.25mg。注射液：0.5mg（2ml）。

贮法：避光避潮，贮于干燥阴凉处。

三、甲地高辛（Metildigoxin）

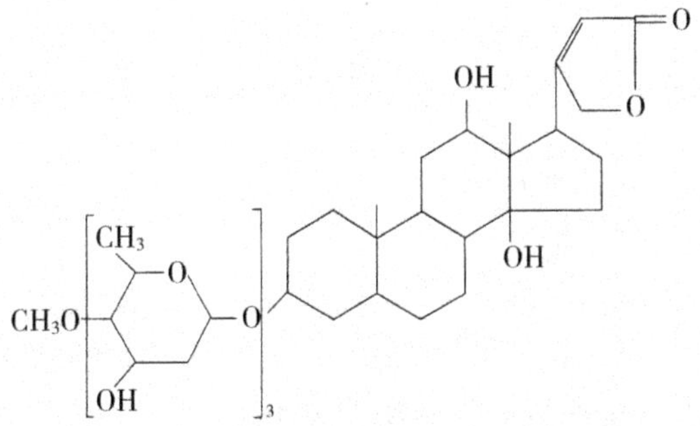

其他名称：甲基狄戈辛，Medigoxin，β－Methyldigoxin，DIGICOR，LANITOP。

ATC 编码：C01AA08

性状：为白色或类白色结晶性粉末；无臭，味苦。在氯仿中略溶，在甲醇、乙醇中极微溶解，在水中几乎不溶。

药理学：作用同地高辛但较强，其 0.3mg 的效应与 0.5mg 地高辛者同，并具有口服吸收好、起效迅速和安全性高等优点。口服从胃肠道吸收迅速而完全，吸收率高达 91%～95%，且吸收规则。服后 10～20 分钟生效，t_{max} 为 30～40 分钟，约 1 小时达最大效应；静脉注射经 1～2 分钟生效。作用完全消失时间为 6 天。其排泄速度也较地高辛快，大部分以原形和代谢物于 7 天内从尿中排出。

适应证：用于急性和慢性心力衰竭。

用法和用量：口服或静脉注射：一次 0.1～0.2mg，一日 2～3 次，2～3 天后改用维持量。维持量：口服，一次 0.05～0.1mg，一日 2 次；静脉注射每日 0.2～0.3mg。

不良反应：一般无明显不良反应，个别有恶心、呕吐、头昏等。肝、肾功能不全者慎用。

禁忌证、药物相互作用参阅洋地黄毒苷。

制剂（片剂）：每片 0.1mg。注射液：每支 0.2mg（2ml）。

四、毛花苷丙（Lanatoside C）

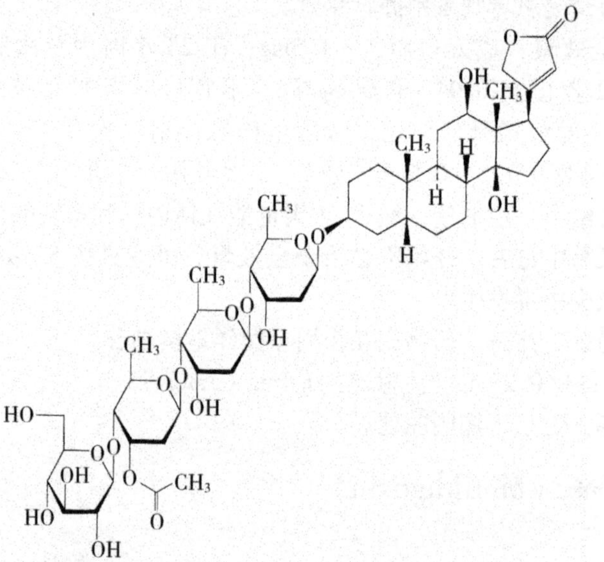

其他名称：毛花洋地黄苷，西地兰，CEDILANID，DIGILANIDC。

ATC 编码：C01AA06

性状：为白色结晶性粉末，有吸湿性，无臭，熔点 240℃（分解）。不溶于水，略溶于乙醇，易溶于甲醇、二氧六环、吡啶。

药理学：由毛花洋地黄中提出的一种速效强心苷，作用同地高辛，但其较地高辛快，但比毒毛花苷 K 稍慢。口服经 2 小时见效，作用维持 3～6 天；静脉注射开始作用为 5～30 分钟，作用维持 2～4 天。由于排泄较快，蓄积性较小。

适应证：用于急性和慢性心力衰竭。

用法和用量：缓慢全效量：口服，1 次 0.5mg，1 日 4 次。维持量：一般为 1 日 1mg，2 次分服。静脉注射：成人常用量，全效量 1～1.2mg，首次剂量 0.4～0.6mg；2～4 小时后可再给予 0.2～0.4mg，用葡萄糖注射液稀释后缓慢注射。

不良反应、注意、禁忌证、药物相互作用参阅洋地黄毒苷。

制剂（片剂）：每片 0.5mg。注射液：每支 0.4mg（2ml）。

贮法：避光、密闭保存。

五、去乙酰毛花苷（Deslanoside）

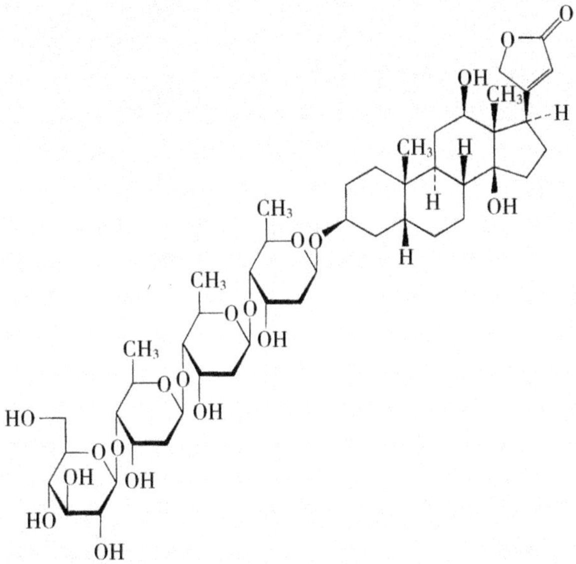

其他名称：毛花强心丙，西地兰 D，CEDILANID D，DEACETYLDIGILANID C。

ATC 编码：C01AA07

性状：为白色结晶性粉末；无臭，味苦；有引湿性。在甲醇中微溶，在乙醇中极微溶解，在水或氯仿中几乎不溶。

药理学：为毛花苷丙的脱乙酰基衍生物，其药理性质与毛花苷丙相同，但比较稳定，作用迅速，常以注射给药用于快速饱和，继后用其他慢速、中速类强心苷作维持治疗。静脉注射经 5～30 分钟生效，1～2 小时达最大效应，$t_{1/2}$ 33 小时。3～6 日作用完全消失。

适应证：用于急性心力衰竭及心房颤动、扑动等。

用法和用量：静脉注射 1 次 0.4～0.8mg，用葡萄糖注射液稀释后缓慢注射。全效量 1～1.6mg，于 24 小时内分次注射。儿童每日 20～40μg/kg，分 1～2 次给药。然后改用口服毛花苷丙维持治疗。

不良反应：可有恶心、呕吐、食欲不振、头痛、心动过缓等。

注意：①禁与钙注射剂合用。②严重心肌损害及肾功能不全者慎用。

制剂：注射液：每支 0.2mg（1ml）；0.4mg（2ml）。

贮法：避光保存。

六、毒毛花苷 K（Strophanthin K）

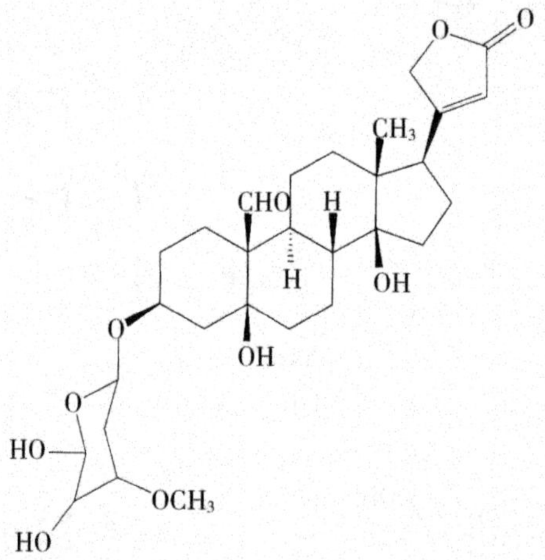

本品系由夹竹桃科植物绿毒毛旋花（StrophanthusKombe）的种子中提取出的各种苷的混合物。

其他名称：毒毛旋花子苷 K，毒毛苷 K，Strophantin K，STROFAN－K。

ATC 编码：C01AC01

性状：为白色或淡黄色粉末，溶于水、乙醇，微溶于氯仿，不溶于乙醚。在碱性溶液中易分解。

药理学：为常用的速效强心苷。其口服不易吸收，且吸收不规则；静脉注射作用较毛花苷丙、地高辛快，排泄亦快，蓄积作用小。静脉注射经 5～15 分钟生效，1～2 小时达最大效应，作用维持 1～4 天。

适应证：用于急性心力衰竭。动脉硬化性心脏病患者发生心力衰竭时，如心率不快，可选用本品。

用法和用量：静脉注射：首剂 0.125～0.25mg，加入等渗葡萄糖液 20～40ml 内缓慢注入（时间不少于 5 分钟），1～2 小时后重复 1 次，总量每天 0.25～0.5mg。病情转好后，可改用洋地黄苷口服制剂，给予适当的全效量。

注意：①近 1～2 周内用过洋地黄制剂者，不宜应用，以免中毒危险。②不宜与碱性溶液配伍。其余见洋地黄。

制剂：注射液：每支 0.25mg（1ml）。

七、氨力农（Amrinone）

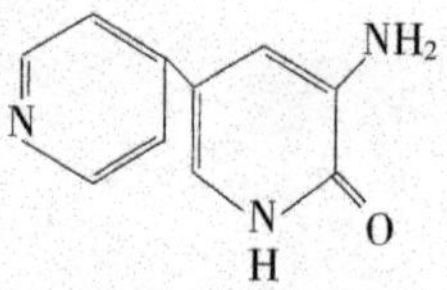

其他名称：氨双吡酮，氨吡酮，氨利酮，INOCOR，WINCORAM。

ATC 编码：C01CE01

性状：结晶，熔点294～297℃（分解）。

药理学：是一种新型的非苷、非儿茶酚胺类强心药，口服和静脉注射均有效，兼有正性肌力作用和血管扩张作用，能增加心肌收缩力，增加心排血量，降低心脏前、后负荷，降低左心室充盈压，改善左心室功能，增加心脏指数，但对平均动脉压和心率无明显影响，一般不引起心律失常。尚可使房室结传导功能增强，故对伴有室内传导阻滞的患者较安全。其作用机制不同于洋地黄类和儿茶酚胺类，主要是通过抑制磷酸二酯酶Ⅲ和增加环磷酸腺苷（cAMP）的浓度，使细胞内钙浓度增高，从而增强心肌的收缩力；血管舒张作用可能是直接松弛血管平滑肌的结果。口服后1小时起效，1～3小时达最大效应，作用维持4～6小时。静脉注射2分钟内生效，10分钟作用达高峰，$t_{1/2}$为5～30分钟，作用持续1～1.5小时。口服量的10%～40%在24小时内以原形从尿中排泄。

适应证：用于对洋地黄、利尿药、血管舒张药治疗无效或效果欠佳的各种原因引起的急性、慢性顽固性充血性心力衰竭的短期治疗。

用法和用量：静脉注射负荷量0.75mg/kg，2～3分钟缓慢静注，继之以每千克5～10μg/min维持静滴，单次剂量最大不超过2.5mg/kg。每日最大量<10mg/kg。疗程不超过2周。应用期间不增加洋地黄的毒性，不增加心肌耗氧量，未见对缺血性心脏病增加心肌缺血的征象，故不必停用洋地黄、利尿药及血管舒张药。

不良反应：少数有轻微胃肠道反应，如食欲减退、恶心、呕吐等。亦可有心律失常，低血压等心血管反应。大剂量长期应用时可有血小板减少，常于用药后2～4周出现，但减量或停药后即好转。亦可有肝损害等。其他包括头痛、发热、胸痛、过敏反应等。长期口服由于副作用大，甚至可导致死亡率增加，已不再应用。现只限用于对其他治疗无效的心力衰竭短期静脉制剂应用。

禁忌证：严重低血压、室性心律失常及室上性心动过速、严重肾功能不全者禁用。

注意：①严重的主动脉瓣或肺动脉瓣狭窄患者、急性心肌梗死或其他急性缺血性心脏病者、妊娠期妇女、哺乳期妇女慎用。②用药期间应监测血压、心率、心律、血小板计数和肝肾功能。保持水、电解质平衡。③本品不能用含右旋糖酐或葡萄糖的溶液稀释；静脉注射液用生理盐水稀释成1～3mg/ml；不能与呋塞米合并输注。

药物相互作用：①与丙吡胺同用可导致血压过低。②与硝酸异山梨酯合用有相加效应。

制剂：注射液：每支50mg（2ml）；100mg（2ml）。

八、米力农（Milrinone）

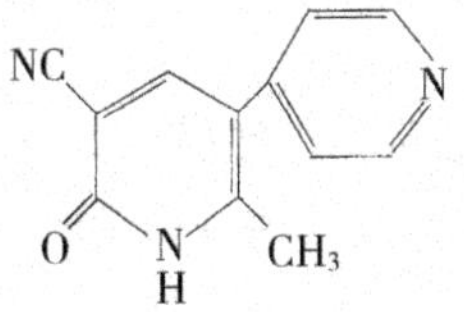

NC　N　O　N　H　CH_3

其他名称：甲氰吡酮，米利酮，COROTROPE，PRIMACOR，WIN47203。

ATC编码：C01CE02

性状：结晶，熔点>300℃。

药理学：为氨力农的同系物，兼有正性肌力作用和血管扩张作用，但其作用较强，为氨力农的10～30倍，且无减少血小板的不良反应，耐受性较好。静脉注射给药5～15分钟生效，$t_{1/2}$为2～3小时。

静脉滴注对急、慢性充血性心力衰竭疗效满意，其增加心脏指数优于氨力农，对动脉压和心率无明显影响。

适应证：同氨力农。

用法和用量：静脉滴注：每分钟12.5～75μg/kg。一般开始10分钟以50μg/kg，然后以每分钟0.375～0.75μg/kg维持。每天最大剂量不超过1.13mg/kg。

不良反应、禁忌证、注意、药物相互作用参阅氨力农。

制剂：注射液：每支10mg（10ml）。

九、奈西利肽（Nesiritide）

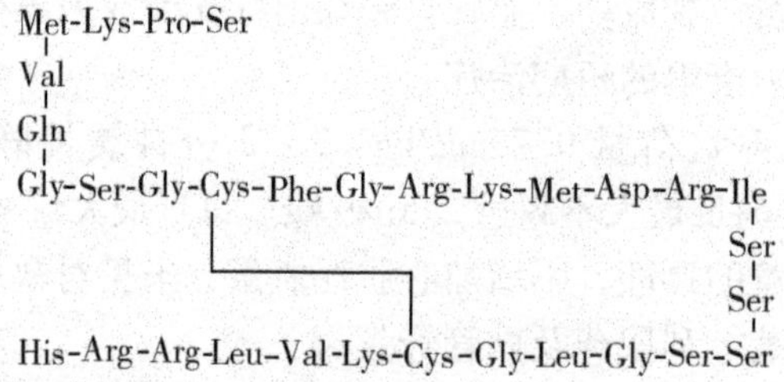

ATC编码：C01DX19

药理学：奈西立肽通过与利钠肽A型和B型受体结合，触发细胞内第二信使环鸟苷酸激活，导致细胞内Ca^{2+}浓度降低，使平滑肌松弛，血管扩张，可使肺嵌压下降，改善血流动力学，减少水钠潴留，改善心力衰竭的临床症状和预后。

奈西立肽静脉滴注或静脉推后3～6小时即可达到最大的血流动力学效应。在体内被代谢，从肾脏排出，$t_{1/2}$为18min。

适应证：适用于急、慢性心力衰竭。由于静脉使用起效快，更适用于急性心力衰竭。

用法和用量：首剂1.5～2μg/kg，一次静脉推注，再以0.0075～0.01μg/（kg·min）速度静脉滴注。可每3小时每千克体重增加0.005μg/min，每千克体重增加最多不超过0.03μg/min。一般静脉滴注时间不超过48小时。

不良反应：不良反应少而轻微。常见不良反应为胸痛、低血压、恶心、腹痛、头痛。最明显的副作用是剂量依赖性的低血压（11%～35%）。应用奈西立肽治疗后血浆肌酐会稍增高。

禁忌证：低血压、瓣膜狭窄、肥厚梗阻型心肌病、限制型心肌病、缩窄性心包炎、心包填塞等禁用。

注意：①用药期间须密切监测血压。②妊娠和哺乳期妇女慎用。③不能与肝素、胰岛素、依他尼酸钠、布美他尼、依那普利拉、肼屈嗪和呋塞米使用同一个静脉通道。

制剂：注射液：0.5mg（2ml）。

其他强心药，如羊角拗苷、万年青总苷、残余蟾蜍配基、黄夹苷、铃兰毒苷、依诺昔酮，本章不做介绍。

（沈　伟）

第十五章　抗心律失常药

在正常情况下，心脏的冲动来自窦房结，依次经心房、房室结、房室束及浦肯耶纤维，最后传至心室肌，引起心脏节律性收缩。在病理状态时或在药物的影响下，冲动形成失常，或传导发生障碍，或不应期异常，就产生心律失常，如窦性心动过速，心动过缓、室性或室上性心动过速、过早搏动（早搏）、心房扑动、心房或心室颤动等。

抗心律失常药物众多，尤其是近年来这类药物进展较快，应用时需根据各药的作用特点及心律失常的原因选用相应的药物。

抗心律失常药物可粗分为两大类：治疗快速心律失常和缓慢心律失常药物。前者又可分为下列四类：

Ⅰ类：钠通道拮抗药（膜稳定药）。能拮抗钠通道，抑制0相去极化速率，并延缓复极过程。本类又可根据其作用特点分为三组：

Ⅰa组：对0相去极化与复极过程抑制均强的药物。有奎尼丁、普鲁卡因胺、乙酰卡尼、吡丙胺等。

Ⅰb组：对0相去极及复极的抑制作用均弱的药物。有利多卡因、苯妥英钠、美西律、阿普林定、妥卡尼、莫雷西嗪等。

Ⅰc组：明显抑制0相去极化，对复极的抑制作用较弱的药物。有恩卡尼、芬卡尼、氟卡尼、普罗帕酮等。

Ⅱ类：β肾上腺素受体拮抗药。有普萘洛尔、阿替洛尔、美托洛尔等。

Ⅲ类：延长动作电位时程的药物。有胺碘酮、溴苄铵等。

Ⅳ类：钙通道拮抗药。有维拉帕米，地尔硫䓬等。

一般情况下，在心动过速时需应用抑制心脏自律性的药物（如奎尼丁、普鲁卡因胺等）；心房颤动时需应用抑制房室间传导的药物（如奎尼丁、普萘洛尔等）；房室传导拮抗时则需应用能改善传导的药物（如苯妥英钠、阿托品等）；对于自律性过低所引起的心动过缓型心律失常则应采用肾上腺素或阿托品类药物。

一、奎尼丁（Quinidine）

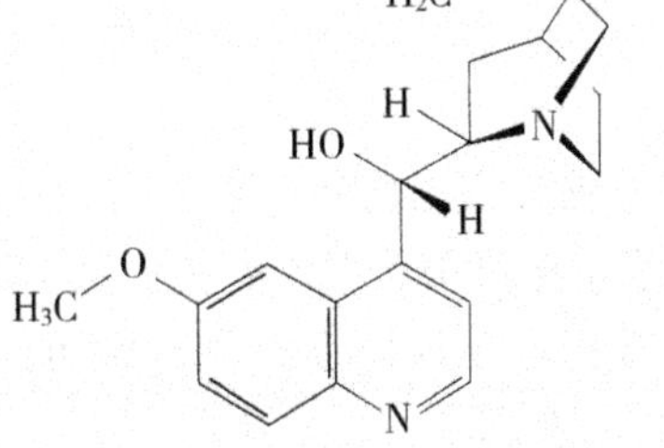

H_2C　H　H　N　HO　H　O　H_3C　N

为金鸡纳皮所含生物碱，是奎宁的异构体。

ATC 编码：C01BA01

性状：常用其硫酸盐，为白色细针状结晶；无臭；味极苦；遇光渐变色；水溶液显右旋性，并显中性或碱性反应。在沸水或乙醇中易溶，在氯仿中溶解，在水中略溶，在乙醚中几乎不溶。

药理学：属Ⅰa 类抗心律失常药。可延长心肌的不应期，降低自律性、传导性和心肌收缩力，减少异位节律点冲动的形成。

适应证：主要用于阵发性心动过速、心房颤动和早搏等。

用法和用量：

（1）口服：第 1 天，每次 0.2g，每 2 小时 1 次，连续 5 次；如无效而又无明显毒性反应，第 2 天增至每次 0.3g、第 3 天每次 0.4g，每 2 小时 1 次，连续 5 次。每日总量一般不宜超过 2g。恢复正常心律后，改给维持量，每日 0.2 ~ 0.4g。若连服 3 ~ 4 日无效或有毒性反应者，应停药。

（2）静脉注射：在十分必要时采用静脉注射，并须在心电图观察下进行。每次 0.25g，以 5% 葡萄糖液稀释至 50ml 缓慢静脉注射。

不良反应：服后有恶心、呕吐、腹泻、头痛、耳鸣、视觉障碍等，特异体质者服药后可有呼吸困难、发绀、心室颤动和心室停搏。

禁忌证：严重心肌损害的患者和妊娠期妇女禁用。

注意：①用于纠正心房颤动、心房扑动时，应先给洋地黄苷饱和量，以免心律转变后心跳加快，导致心力衰竭。②每次给药前应仔细观察心律和血压改变，并避免夜间给药。在白天给药量较大时，夜间也应注意心律及血压。③患心房颤动的患者，用药过程中，当心律转至正常时，可能诱发心房内血栓脱落，产生栓塞性病变，如脑栓塞、肠系膜动脉栓塞等，应严密观察。④对于有应用奎尼丁的指征，但血压偏低或处于休克状态的患者，应先提高血压、纠正休克，然后再用。如血压偏低是由于心动过速、心脏排血量小所造成，则应一面提高血压，一面使用奎尼丁。⑤静脉注射常引起严重的低血压，有较大的危险性，须注意。

药物相互作用：本品与地高辛联合应用时，应减少地高辛的用量（因本品减少地高辛排泄而增加地高辛的血浓度）。

制剂（片剂）：每片 0.2g。葡萄糖酸奎尼丁注射液：每支 0.5g（10ml）。

二、普鲁卡因胺（Procainamide）

$$NH_2-C_6H_4-CO-NH-CH_2-CH_2-N(C_2H5)_2$$

其他名称：普鲁卡因酰胺。

ATC 编码：C01BA02

性状：常用其盐酸盐，为白色或淡黄色结晶性粉末；无臭；有引湿性。熔点 165 ~ 169℃，在水中易溶，在乙醇中溶解，在氯仿中微溶，在乙醚中极微溶解。

药理学：属Ⅰa 类抗心律失常药。能延长心房的不应期，降低房室的传导性及心肌的自律性。但对心肌收缩力的抑制较奎尼丁弱。

适应证：用于阵发性心动过速、频发早搏（对室性早搏疗效较好）、心房颤动和心房扑动，常与奎尼丁交替使用。

用法和用量：

（1）口服：一日 3～4 次，每次 0.5～0.75g，心律正常后逐渐减至一日2～6 次，每次 0.25g。

（2）静脉滴注：每次 0.5～1g，溶于 5%～10% 葡萄糖溶液 100ml 内，开始 10～30 分钟内点滴速度可适当加快，于 1 小时内滴完。无效者，1 小时后再给 1 次，24 小时内总量不超过 2g。静脉滴注仅限于病情紧急情况，如室性阵发性心动过速，尤其在并发有急性心肌梗死或其他严重心脏病者，应经常注意血压、心率改变，心律恢复后，即可停止点滴。

（3）静脉注射：每次 0.1～0.2g。

（4）肌内注射：每次 0.25～0.5g。

不良反应：有厌食、呕吐、恶心及腹泻等不良反应，特异体质患者可有发冷、发烧、关节痛、肌痛、皮疹及粒细胞减少症等；偶有幻视、幻听、精神抑郁等症状出现。

禁忌证：严重心力衰竭、完全性房室传导阻滞、束支传导阻滞或肝、肾功能严重损害者禁用。

注意：

（1）静脉滴注可使血压下降，发生虚脱，应严密观察血压、心率和心律变化。

（2）心房颤动及心房扑动的病例，如心室率较快，宜先用洋地黄类强心药，控制心室率在每分钟 70～80 次以后，再用本药或奎尼丁。

（3）用药 3 天后，如仍未恢复窦性心律或心动过速不停止，则应考虑换药。

（4）有用普鲁卡因胺的指征但血压偏低者，可先用升压药（如间羟胺），提高血压后再用。

药物相互作用：

（1）与其他抗心律失常药合用时，效应相加。

（2）与降压药合用，尤其静注本品时，降压作用可增强。

（3）与拟胆碱药合用时，本品可抑制这类药对横纹肌的效应。

（4）与神经肌肉阻滞药（包括去极化型和非去极化型阻滞药）合用时，神经肌肉接头的阻滞作用增强，时效延长。

制剂（片剂）：每片 0.125g；0.25g。注射液：每支 0.1g（1ml）；0.2g（2ml）；0.5g（5ml）；1g（10ml）。

三、丙吡胺（Disopyramide）

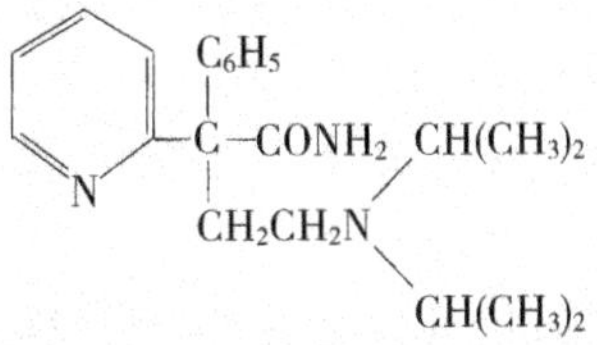

C_6H_5

(2-吡啶基)—C—$CONH_2$　$CH(CH_3)_2$

N　CH_2CH_2N

$CH(CH_3)_2$

其他名称：双异丙吡胺，吡二丙胺，异脉停，达舒平，诺佩斯，NORPACE，RYTHMODAN。

ATC 编码：C01BA03

性状：常用其磷酸盐，为白色或类白色结晶性粉末；无臭；味苦。熔点 206～209℃。在水中易溶，在乙醇中微溶，在冰醋酸中溶解。

药理学：属Ⅰa类抗心律失常药。可延长不应期、抑制心脏兴奋的传导，作用比奎尼丁强。静脉注射后5～10分钟见效，口服吸收较好，经2小时血药浓度达高峰。$t_{1/2}$为6～7小时。

适应证：用于房性早搏、阵发性房性心动过速、房颤、室性早搏等，对室上性心律失常的疗效似较好。

用法和用量：口服，每次0.1～0.15g，一日0.4～0.8g。最大剂量不超过800mg/d。静脉注射，每次1～2mg/kg，最大剂量每次不超过150mg，用葡萄糖注射液20ml稀释后在5～10分钟内注完。必要时，可在20分钟后重复1次。静脉滴注，每次100～200mg，以5%葡萄糖注射液500ml稀释，一般滴注量为每小时20～30mg。

不良反应：可有口干、恶心、胃部不适等，偶见轻度房室传导阻滞。

禁忌证：病态窦房结综合征、重度房室传导阻滞及青光眼患者禁用。

注意：前列腺肥大和轻度心力衰竭患者慎用。

药物相互作用：

（1）与其他抗心律失常药合用时，可进一步延长传导时间，抑制心功能。

（2）中至大量乙醇与之合用由于协同作用，低血糖及低血压发生机会增多。

（3）与华法林合用时，抗凝作用可更明显。

（4）与药酶诱导剂如苯巴比妥、苯妥英钠及利福平同用，可诱导本品的代谢，在某些患者中本品可诱导自身的代谢。

制剂（片剂）：每片100mg。注射液：每支50mg（2ml）；100mg（2ml）。

四、利多卡因（Lidocaine）

ATC编码：C01BB01，C05AD01，D04AB01，N01BB02，R02AD02，S01HA07，S02DA01

药理学：属Ⅰb类抗心律失常药。主要作用于浦氏纤维和心室肌，抑制Na^+内流，促进K^+外流；降低4相除极坡度，从而降低自律性；明显缩短动作电位时程，相对延长有效不应期及相对不应期；降低心肌兴奋性；减慢传导速度；提高室颤阈。

静脉注射后15分钟左右生效，2小时达峰效应。与血浆蛋白结合率50%～80%。$t_{1/2}$为1～2小时。在肝内被代谢，代谢物仍具药理活性。约10%原形药由肾排泄。

适应证：本品适用于心肌梗死、洋地黄中毒、锑剂中毒、外科手术等所致的室性早搏、室性心动过速和心室颤动。

用法和用量：静脉注射，1～2mg/kg，继以0.1%溶液静脉滴注，每小时不超过100mg。也可肌内注射，4～5mg/kg，60～90分钟重复1次。

不良反应：常见的不良反应有头晕、嗜睡、欣陕、恶心、呕吐、吞咽困难、烦躁不安等。剂量过大时可引起惊厥及心搏骤停。

禁忌证：严重心脏传导阻滞（包括Ⅱ或Ⅲ度房室传导阻滞，双束室阻滞）及严重窦房结功能障碍者禁用。

药物相互作用：与奎尼丁、普鲁卡因胺、普萘洛尔、美西律或妥卡胺合用时，本品的毒性增加，甚至引起窦性停搏。

制剂：注射液：每支 0.1g（5ml）；0.4g（20ml）。

五、苯妥英钠（Phenytoin Sodium）

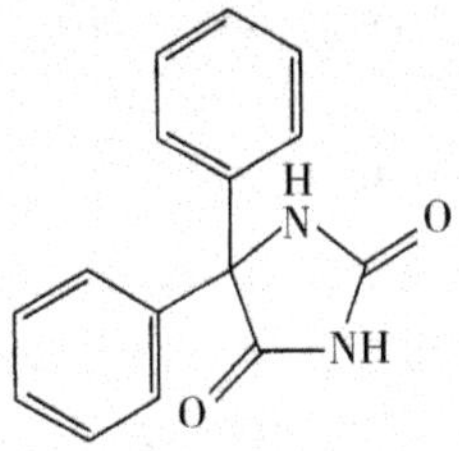

药理学：属Ⅰb 类抗心律失常药。作用与利多卡因相似，但膜效应与细胞外 K^+ 浓度心肌状态及血药浓度有关：当细胞外 K^+ 浓度低时，低浓度的药物可增加 0 相除极速率，加快房室传导和心室内传导；当细胞外 K^+ 浓度正常或升高时，高浓度的药物则起抑制作用（但明显弱于其他抗心律失常药），能降低心肌自律性，缩短动作电位时程，相对延长有效不应期。此外，尚有抑制 Ca^{2+} 内流的作用。

适应证：用于洋地黄中毒苷所引起的室上性和室性心律失常及对利多卡因无效的心律失常。

用法和用量：口服：每次 0.1～0.2g，一日 2～3 次；口服极量：每次 0.3g，一日 0.5g。静脉注射：每次 0.125～0.25g，缓慢注入，一日总量不超过 0.5g。

不良反应：口服时可有恶心、呕吐、嗜睡等不良反应。

禁忌证：严重心衰、心动过缓、低血压、严重房室传导阻滞者禁用。

注意：静脉注射过快可出现低血压、心动过缓、房室传导阻滞，甚至心搏骤停、呼吸抑制。

药物相互作用：同抗癫痫药的苯妥英钠。

制剂（片剂）：每片 0.05g；0.1g。注射用苯妥英钠：每支 0.125g；0.25g。

六、阿普林定（Aprindine）

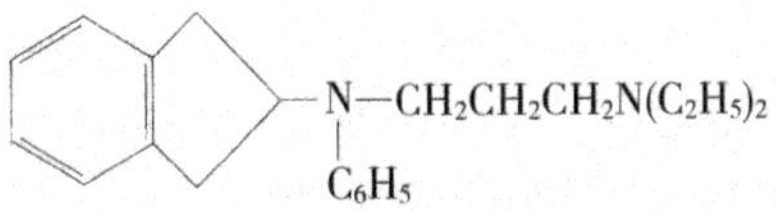

其他名称：安搏律定，茚满丙二胺，茚丙胺，AMIDONAL。

ATC 编码：C01BB04

药理学：属Ⅰb 类抗心律失常药，并有局部麻醉作用（局麻作用较利多卡因强）。减慢心房、心室肌和浦氏纤维 0 相上升速度，减慢心房和心室的传导。降低自律性。心房心室，房室结不应期延长。口服吸收良好，t_{max} 为 2 小时。

适应证：可用于室性及房性早搏、阵发性室上性心动过速、房颤等，对各种快速型心律失常有较好疗效。

用法和用量：用于治疗心律失常时可口服，首次 100mg，必要时 200mg，其后每 6 小时 50～100mg，24 小时内总量不超过 300mg；第 2～3 天各 100～150mg，分 2～3 次服。维持量为每日 50～100mg，分 2 次服。静脉滴注，首次 100～200mg，用 5%～10% 葡萄糖注射液

100～200ml 稀释，滴速 2～5mg/min，30 分钟滴完，24 小时总量不超过 300mg。急症病例可在心电图监护下增加药量至 10～15mg/min；也可在输液时将未经稀释的药液直接注入输液管，每次 20mg（2ml），于 30～60 秒钟内注入静脉，每隔 1～2 分钟注入 1 次，总量达 200mg 为止，如无效，1 小时及 6 小时后可再次给药各 100mg，总量不超过 400mg，奏效后改口服维持。

不良反应：由于其治疗量与中毒量相当接近，常见中枢神经系统的不良反应有眩晕、感觉异常、手颤，严重时可出现癫痫样抽搐。此外，尚可见胃肠道反应。

禁忌证：窦性心动过缓、中重度房室传导阻滞及癫痫患者禁用。

注意：老年患者、帕金森病及肝、肾功能不全者慎用。

制剂（片剂）：每片 25mg；50mg。注射液：每支 100mg（10ml）。

七、美西律（Mexiletine）

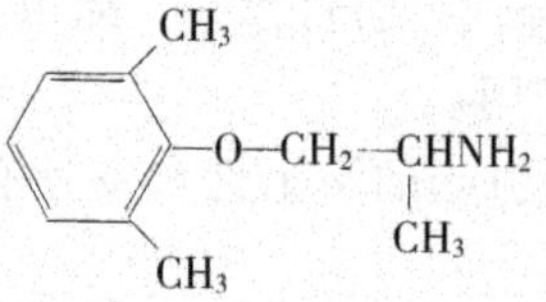

CH_3

$—O—CH_2—CHNH_2$

CH_3　　CH_3

其他名称：慢心律，脉律定，脉舒律，MEXITIL，K－1173。

ATC 编码：C01BB02

性状：常用其盐酸盐，系白色或类白色结晶性粉末；几乎无臭，味苦。熔点 200～204℃。在水或乙醇中易溶，在乙醚中几乎不溶。

药理学：属Ⅰb 类抗心律失常药。具有抗心律失常、抗惊厥及局部麻醉作用。对心肌的抑制作用较小。

适应证：用于急、慢性室性心律失常，如室性早搏、室性心动过速、心室颤动及洋地黄苷中毒引起的心律失常。

用法和用量：

（1）口服：每次 50～200mg，一日 150～600mg，或每 6～8 小时 1 次。以后可酌情减量维持。

（2）静脉注射、静脉滴注：开始量 100mg，加入 5% 葡萄糖注射液 20ml 中，缓慢静脉注射（3～5 分钟）。如无效，可在 5～10 分钟后再给 50～100mg 一次。然后以 1.5～2mg/min 的速度静脉滴注，3～4 小时后滴速减至 0.75～1mg/min，并维持 24～48 小时。

不良反应：可有恶心、呕吐、嗜睡、心动过缓、低血压、震颤、头痛、眩晕等。大剂量可引起低血压、心动过缓、传导阻滞等。

禁忌证：禁用于①Ⅱ或Ⅲ度房室传导阻滞及双束支阻滞（除非已安装起搏器）；②心源性休克。

注意：

（1）本品在危及生命的心律失常患者中有使心律失常恶化的可能。在程序刺激试验中，此种情况见于 10% 的患者，但不比其他抗心律失常药高。

（2）本品可通过胎盘屏障，也可从乳汁分泌，妊娠期妇女及哺乳期妇女使用时应权衡利弊。

（3）对诊断的干扰：过量时心电图可产生 P－R 间期延长及 QRS 波增宽。门冬氨酸氨基转移酶增高。偶有抗核抗体阳性。

（4）下列情况应慎用：①室内传导阻滞；②严重窦性心动过缓；③严重肝或肾功能障碍；④肝血流量减低；⑤严重心衰或低血压；⑥癫痫。

药物相互作用：

（1）与其他抗心律失常药可能有协同作用，可用于顽固心律失常，但不宜与Ⅰb 类药合用。

（2）在急性心肌梗死早期，吗啡使本品吸收延迟并减少，可能与胃排空延迟有关。

（3）肝药酶诱导剂如苯妥英钠、苯巴比妥、利福平可加快本品代谢，降低血药浓度。

（4）西咪替丁可使本品血浓度发生变化，应进行血药浓度监测。

（5）阿托品可延迟本品的吸收，但不影响本品的吸收量，可能因胃排空迟缓所致。

（6）止吐药如甲氧氯普胺增加胃排空，可增加本品的吸收速度。

制剂（片剂）：每片 50mg；100mg；250mg。胶囊剂：每粒 50mg；100mg；400mg。注射液：100mg（2ml）。

八、莫雷西嗪（Moracizine）

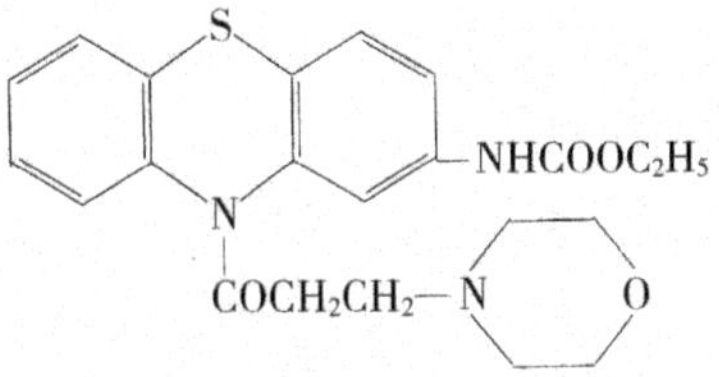

S　N　$NHCOOC_2H_5$　$COCH_2CH_2—N$　O

其他名称：吗拉西嗪，乙吗噻嗪，安脉静，Aetmozine，Ethmozine，Moricizine。

ATC 编码：C01BG01

性状：为白色或乳白色结晶性粉末，熔点 198℃（分解）。溶于水，难溶于乙醇。遇光变深色。

药理学：属于Ⅰ类抗心律失常药。作用与奎尼丁相似，具有显著的抗心律失常作用。但其毒性小，不良反应轻微，耐受性好。治疗指数远比奎尼丁、普鲁卡因胺为高，宜于长期使用。主要作用是加速复极的第 2、3 相，从而缩短动作电位时间和延长有效不应期。也有与剂量有关而减低 0 相最大去极速率的作用，大剂量可减慢传导速度。口服单剂 300mg 时，一般经 40～115 分钟生效，至少维持 3 小时。可分布于组织，血中极少，心肌中浓度最高。

适应证：用于治疗房性和室性早搏、阵发性心动过速、心房颤动或扑动。对冠心病、心绞痛、高血压等患者的心律失常疗效较好。

用法和用量：

（1）口服：首次剂量 300mg，维持量每日 600mg，一般每次 200～300mg，一日 3 次。

（2）肌内注射或静脉注射：以 2.5% 溶液 2ml，加于 0.5% 普鲁卡因 1～2ml 中肌内注射，或加于 10ml 氯化钠注射液或 5% 葡萄糖液中于 2～5 分钟内缓慢静脉注射，每日 2 次。对阵发性心动过速，可缓慢静脉注射 2.5% 溶液 4ml。

不良反应：个别有恶心、瘙痒、头晕、头痛等。肌内注射有局部疼痛；静脉注射有短暂眩晕和血压下降。

禁忌证：禁用于：①Ⅱ或Ⅲ度房室传导阻滞及双束支传导阻滞且未安装起搏器者。②心源性休克。

注意：Ⅰ度房室阻滞和室内阻滞、肝或肾功能不全、严重心衰患者慎用。

药物相互作用：①西咪替丁可使本品血药浓度增加1.4倍，同时应用时本品应减少剂量。②本品可使茶碱类药物清除增加，半衰期缩短。③与华法林共用时可改变后者对凝血酶原时间的作用，在华法林稳定抗凝的患者开始用本品或停用本品时应进行监测。

制剂（片剂）：每片200mg。注射液：每支50mg（2ml）。

九、普罗帕酮（Propafenone）

$$\text{C}_6\text{H}_4(\text{C(=O)}-\text{CH}_2-\text{CH}_2-\text{C}_6\text{H}_5)-\text{O}-\text{CH}_2-\text{CH(OH)}-\text{CH}_2-\text{NH}-\text{CH}_2-\text{CH}_2-\text{CH}_3$$

其他名称：丙胺苯丙酮，心律平，Fenopraine，RYTMONORM，BAXARYTMON。

ATC编码：C01BC03

性状：常用其盐酸盐，为白色结晶性粉末；无臭，味苦。熔点171～174℃。在乙醇、氯仿或冰醋酸中微溶。在水中极微溶解。

药理学：①对心血管系统的作用：它是一类新型结构、Ⅰ类抗心律失常药。在离体动物心肌的实验结果指出，0.5～1μg/ml时可降低收缩期的去极化作用，因而延长传导，动作电位的持续时间及有效不应期也稍有延长，并可提高心肌细胞阈电位，明显减少心肌的自发兴奋性。它既作用于心房、心室（主要影响浦肯耶纤维，对心肌的影响较小），也作用于兴奋的形成及传导。临床资料表明，治疗剂量（口服300mg及静脉注射30mg）时可降低心肌的应激性，作用持久，PQ及QRS均增加，延长心房及房室结的有效不应期。它对各种类型的实验性心律失常均有对抗作用。抗心律失常作用与其膜稳定作用及竞争性β受体拮抗作用有关。它尚有微弱的钙拮抗作用（比维拉帕米弱100倍），并能干扰钠快通道。尚有轻度的抑制心肌作用，增加末期舒张压，减少搏出量，其作用均与用药的剂量成正比。它还有轻度降压和减慢心率作用。②离体实验表明普罗帕酮能松弛冠状动脉及支气管平滑肌。③它具有与普鲁卡因相似的局部麻醉作用。

本品口服后自胃肠道吸收良好，服后2～3小时抗心律失常作用达峰效。作用可持续8小时以上，其$t_{1/2}$为3.5～4小时。

适应证：用于预防或治疗室性或室上性异位搏动，室性或室上性心动过速，预激综合征，电转复律后室颤发作等。经临床试用，疗效确切，起效迅速，作用时间持久，对冠心病、高血压所引起的心律失常有较好的疗效。

用法和用量：口服，每次100～200mg，一日3～4次。治疗量，一日300～900mg，分4～6次服用。维持量，一日300～600mg，分2～4次服用。由于其局部麻醉作用，宜在餐后与饮料或食物同时吞服，不得嚼碎。

必要时可在严密监护下缓慢静脉注射或静脉滴注，1次70mg，每8小时1次。一日总量不超过350mg。

不良反应：不良反应较少，主要者为口干，舌唇麻木，可能是由于其局部麻醉作用所致。此外，早期的不良反应还有头痛、头晕、闪耀；其后可出现胃肠道障碍，如恶心、呕吐、便秘等。老年患者用药后可能出现血压下降。也有出现房室阻断症状。有两例在连续服用两周后出现胆汁淤积性肝损伤的报道，停药后 2 ~ 4 周各酶的活性均恢复正常。有报道个别患者出现房室传导阻滞，QT 间期延长，PR 间期轻度延长，QRS 时间延长等。

禁忌证：窦房结功能障碍、Ⅱ或Ⅲ度房室传导阻滞、双束支传导阻滞（除非已有起搏器）、肝或肾功能障碍患者禁用。心源性休克患者禁用。

注意：①心肌严重损害者慎用。②严重的心动过缓，肝、肾功能不全，明显低血压患者慎用。③如出现窦房性或房室性传导高度阻滞时，可静脉注射乳酸钠、阿托品、异丙肾上腺素或间羟肾上腺素等解救。

药物相互作用：①其他抗心律失常药，包括维拉帕米、胺碘酮及奎尼丁等，可能增加本品不良反应。②降压药可使本品的降压作用增强。③本品使华法林血浓度升高。

制剂（片剂）：每片 50mg；100mg；150mg。注射液：每支 17.5mg（5ml）；35mg（10ml）。

十、胺碘酮（Amiodarone）

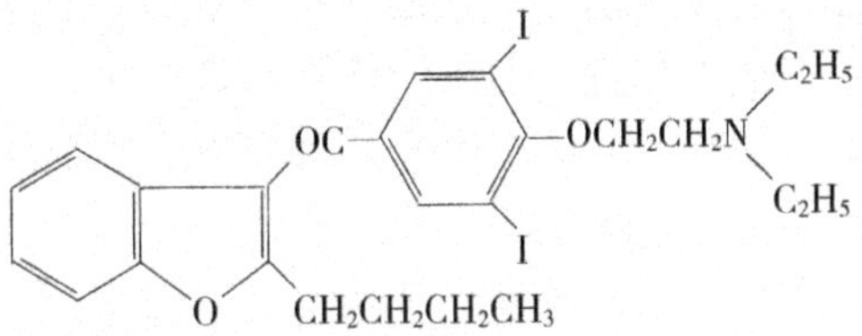

其他名称：乙胺碘呋酮，安律酮，可达龙，ATLANSIL，SEDACORON，CORDARONE。

ATC 编码：C01BD01

性状：常用其盐酸盐，为白色至微带黄色结晶性粉末；无臭，无味，熔点 158 ~ 162℃。在氯仿中易溶，在乙醇中溶解，在丙酮中微溶，在水中几乎不溶。

药理学：原为抗心绞痛药，具有选择性冠脉扩张作用，能增加冠脉血流量，降低心肌耗氧量。近年发现具有抗心律失常作用，属Ⅲ类药物，能延长房室结、心房和心室肌纤维的动作电位时程和有效不应期，并减慢传导。

适应证：用于室性和室上性心动过速和早搏、阵发性心房扑动和颤动、预激综合征等。也可用于伴有充血性心力衰竭和急性心肌梗死的心律失常患者。对其他抗心律失常药如丙吡胺、维拉帕米、奎尼丁、β 受体拮抗剂无效的顽固性阵发性心动过速常能奏效。还用于慢性冠脉功能不全和心绞痛。

用法和用量：口服，每次 0.1 ~ 0.2g，一日 1 ~ 4 次；或开始每次 0.2g，一日 3 次。餐后服。3 天后改用维持量，每次 0.2g，一日 1 ~ 2 次。

不良反应：不良反应主要有胃肠道反应（食欲不振、恶心、腹胀、便秘等）及角膜色素沉着偶见皮疹及皮肤色素沉着，停药后可自行消失。

禁忌证：房室传导阻滞、心动过缓、甲状腺功能障碍及对碘过敏者禁用。

制剂（片剂）：每片 0.2g。胶囊剂：每粒 0.1g；0.2g。注射液：每支 150mg（3ml）。

十一、溴苄铵（Bretylium）

CH_3
$-CH_2-N^+-C_2H_5$
CH_3
Br

其他名称：甲苯磺酸溴苄乙铵，特兰新，DARENTHIN，BRETYLAN。

ATC 编码：C01BD02

性状：常用其甲苯磺酸酯，为白色结晶性粉末，熔点 97～99℃。可溶于水、乙醇等。

药理学：属Ⅲ类抗心律失常药物。为抗肾上腺素药，能提高心室致颤阈，并能直接加强心肌收缩力，改善房室传导。

适应证：用于各种病因所致的室性心律失常，如频发性早搏、阵发性室性心动过速、心室扑动和颤动，尤其适用于锑剂所致阿－斯综合征。此外，对由于器质性心脏病、电解质紊乱、酸碱失去平衡或由于洋地黄、奎尼丁等药物中毒所引起的心律失常，也有一定疗效。

用法和用量：静脉注射或肌内注射：剂量为 3～5mg/kg，静脉注射时以 5% 葡萄糖注射液稀释后缓慢推注，在 10～20 分钟内注完。必要时，4～6 小时后再用。也可在静脉注射出现疗效后，以肌内注射维持。治疗锑剂所引起的阿一斯综合征：每日口服 3 次，每次 0.1g，以后递增至有效量后，即以该剂量维持，但每天最高剂量不超过 1.5g。

不良反应：有时有胸闷、心慌、恶心、呕吐、腹部不适等反应，注射后可有暂时升压现象，但均较轻微。

注意：①钙离子可能与本品有拮抗作用，不宜合用。②因本品到达作用高峰较慢（用药后 2～3 小时），故宜尽早用药。

制剂（片剂）：每片 0.1g。注射液：每支 0.25g（2ml）。

十二、门冬氨酸钾镁（Potassium Magnesium Aspartate）

其他名称：脉安定，潘南金，ASPARA，PANANGIN，PERIKURSAL。

药理学：能改善心肌收缩功能，并能减低氧消耗，改善心肌细胞的能量代谢，对洋地黄类中毒引起的心律失常有效。

适应证：用于早搏、阵发性心动过速、心绞痛、心力衰竭等。此外还可用于急性黄疸型肝炎、肝细胞功能不全、其他急慢性肝病、低钾血症等。

用法和用量：静脉滴注：一日量 10～20ml，用时以 10 倍量的输液稀释后缓慢滴注。

禁忌证：高钾血症、严重肾功能障碍、严重房室传导阻滞患者禁用。

注意：滴注过快会引起恶心、呕吐、面部潮红、血管痛、血压下降。

制剂：注射液：每支 10ml，含钾盐及镁盐各 500mg。

十三、腺苷（Adenosine）

其他名称：ADENOCARD，ADENOCOR。

ATC 编码：C01EB10

药理学：能产生短暂的负性肌力、传导和速率作用。因产生一过性房室传导阻滞，因而能成功地终止房室结参与折返的阵发性室上性心动过速。对诊断心房扑动、结内折返、心房颤动或多旁道传导有一定价值。另外，使用本品后正常冠状动脉的血流量增加，而狭窄冠状动脉的血流轻度增加或不增加，从而可增大正常动脉供血组织和狭窄动脉供血组织之间放射性核素分布的差异，故本药用于核素心肌血流灌注显像。

在体内代谢迅速，起效快，作用时间短，一般仅 10 ~ 20 秒。消除半衰期 <10 秒。

适应证：用于阵发性室上性心动过速。室上性心动过速的鉴别诊断用药。核素心肌血流灌注显像的药物负荷试验用药。

用法和用量：成人：静脉注射。①室上性心动过速：首剂为 6mg，在 2 秒内直接静脉快速推注，然后以氯化钠注射液快速冲洗。如心动过速未终止，可在 1 ~ 2 分钟后给第二剂和第三剂各 12mg；也可以先给初始剂量 3mg，如心动过速仍然存在，可间隔 1 ~ 2 分钟给第二剂 6mg，第三剂 12mg。每次给药不超过 12mg。②核素心肌血流显像：按每分钟 140μg/kg 静脉给药，总量为 0. 84mg/kg，在 6 分钟内输注完。

不良反应：快速注射后不良反应十分常见，但一般持续时间很短暂。主要有：

一过性心律失常、可有心悸、高血压、低血压以及心绞痛样胸痛；头痛、眩晕、头昏、头部压迫感；胃肠道不适、腹痛、恶心、呕吐；胸部紧缩感、呼吸困难；明显颜面发红，烧灼感等。

禁忌证：严重房室传导阻滞者或病态窦房结综合征（未置心脏起搏器者）、心房颤动或心房扑动伴异常旁路、哮喘患者禁用。

注意：高血压、低血压、心肌梗死、不稳定心绞痛患者慎用。

药物相互作用：①双嘧达莫可减少本药的代谢，增强药效。②本品与卡马西平合用，可加重心脏传导阻滞。③本品的作用可被茶碱和其他甲基黄嘌呤类药物如咖啡因等拮抗。

制剂：注射液：每支 6mg（2ml）。

其他抗心律失常药，如安他唑啉、阿义马林、劳拉义明、普拉马林、英地卡尼、吡西卡尼、瑞卡南、地丙苯酮、丁萘夫汀、阿齐利特、烯丙尼定、氯非铵、司巴丁、卡泊酸、蝙蝠葛碱，本章不做讲述。

（沈　伟）

第十六章 降血压药

高血压病是危害人类健康的常见病。一般认为，在安静休息时，成年人血压持续大于18.7/12.0kPa（140/90mmHg）者就是高血压。高血压可分为原发性高血压和继发性高血压。无论原发性或继发性高血压，其共同的病理基础是小动脉痉挛性收缩，周围血管阻力增加，从而使血压升高。

应用降压药来降低血压虽不能解决高血压病的病因治疗问题，但及时而恰当地进行降压，确能减轻因高血压引起的头痛、头昏、心悸、失眠等症状，并可减少由于持续性的高血压所引起的心、脑、肾等重要生命器官的功能障碍和器质性病变。因此，合理应用降压药仍然是目前治疗高血压的重要措施之一。

降血压药按其作用可分为如下几类：

（1）中枢性降压药：如可乐定、甲基多巴等。

（2）肾上腺素受体拮抗药：如β受体拮抗药普萘洛尔、α_1受体拮抗药哌唑嗪及α、β受体拮抗药拉贝洛尔等。

（3）影响交感神经递质的药物：如利血平等。

（4）神经节阻断药：如美加明等。

（5）钙拮抗药：如硝苯地平等。

（6）周围血管扩张药：如肼屈嗪等。

（7）肾素抑制剂：阿利吉仑。

（8）血管紧张素转换酶抑制药及血管紧张素Ⅱ受体拮抗药：如卡托普利及氯沙坦等。

（9）钾离子通道开放剂：如吡那地尔。

（10）利尿降压药：如氢氯噻嗪等。

（11）其他：如吲达帕胺、酮色林等。

其中，β受体拮抗药及α、β受体拮抗药，钙拮抗药，利尿降压药请参阅相关章节。

一、可乐定（Clonidine）

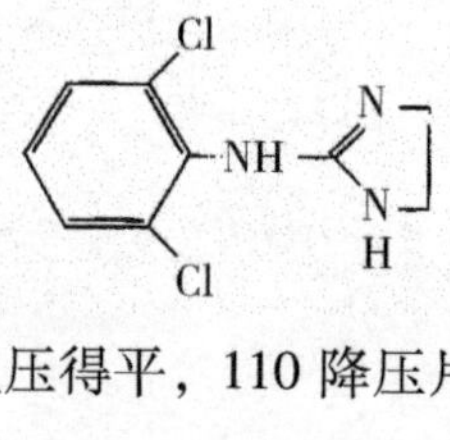

其他名称：氯压定，可乐宁，血压得平，110降压片，CATAPRES，CATAPRESAN。

ATC编码：C02AC01

性状：常用其盐酸盐，为白色结晶性粉末；无臭。在水或乙醇中溶解，在氯仿中微溶解，在乙醚中几乎不溶。

药理学：激动延髓腹外侧核吻侧端的I_1咪唑啉受体。使外周交感神经的功能降低从而引起降压。其降压作用多在服药后0.5～1小时出现，2～3小时达最高峰，可持续4～6小时。对多数高血压病有效，对原发性高血压疗效较好。在降压明显时不出现体位性低血压。与利尿剂（如氢氯噻嗪）或其他降压药（如利血平）合用，比单服本品疗效有明显提高。

适应证：本品预防偏头痛亦有效。亦能降低眼压，可用于治疗开角型青光眼。

用法和用量：

（1）治高血压：口服，常用量，每次服0.075～0.15mg，一日3次。可逐渐增加剂量，通常维持剂量为每日0.2～0.8mg。极量，一次0.6mg。缓慢静脉注射：每次0.15～0.3mg，加于50%葡萄糖注射液20～40ml中（多用于三期高血压及其他危重高血压病）注射。

（2）预防偏头痛：一日0.1mg，分2次服，8周为一疗程（第4周以后，一日量可增至0.15mg）。

（3）治青光眼：用0.25%液滴眼。低血压患者慎用。

不良反应：

（1）多为口干、便秘、嗜睡、乏力、心动徐缓，少数患者出现头晕、头痛、恶心、便秘、食欲不振等，男性偶有阳痿主诉，停药后很快消失，多不影响治疗。

（2）有水钠潴留现象，长期使用须同时并用利尿剂。

注意：不可突然停药（尤其是>1.2mg/d时），以免引起交感神经亢进的撤药症状。

制剂（片剂）：每片0.075mg；0.15mg。

贴片：每片2mg。揭去保护层，贴于耳后无发干燥皮肤。成年患者首次使用一片（2.5cm^2），然后根据血压下降幅度调整每次贴用面积（减少或增加），如已增至3片（75cm^2）仍无效果，且不良反应明显，则应考虑停药。贴用3天后换用新贴片。

注射液：每支0.15mg（1ml）。

滴眼液：12.5mg（5ml）。

复方可乐定：每丸（片）含本品0.075mg、降压灵4mg、氢氯噻嗪25mg、芦丁20mg、维生素C 50mg、吡斯的明30mg。每服1丸，一日1～2次。疗效较可乐定片好而不良反应较轻（吡斯的明能减轻口干、乏力等不良反应）。

珍菊降压片（菊乐宁降压片）：为由本品及珍珠层、野菊花、槐米、氢氯噻嗪等中西药物配制而成，每片内含可乐定30μg，用于各类高血压，尤适用于二期高血压。每次1片，一日3次。对顽固性病例可增至每次2片，一日3次。待血压基本稳定后，改为每次1片，一日1～2次予以维持。合并痛风的患者慎用。

降压气雾剂：为含本品及环戊噻嗪、维生素E等的复方制剂，每瓶14g，含可乐定3mg。对原发性高血压疗效较好。降压速度快，不良反应比单用可乐定小，偶尔出现头晕、嗜睡等。对肝性脑病患者禁用。用法和用量：治疗量每日3次，每次喷射2下吸入。维持量：待血压降至正常后，每日1次，每次喷射2下。

二、哌唑嗪（Prazosin）

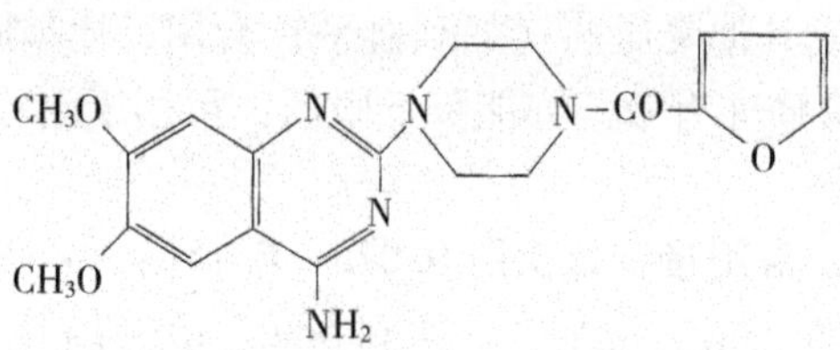

其他名称：脉宁平，Furazosin，HYPOVASE，MINIPRESS。

ATC 编码：C02CA01

性状：常用其盐酸盐，为白色或类白色结晶性粉末；无臭，无味。在乙醇中微溶，在水中几乎不溶。

药理学：为选择性突触后 α_1 受体拮抗剂，能松弛血管平滑肌，产生降压效应。它不影响 α_2 受体，不会引起明显的反射性心动过速，也不增加肾素的分泌。口服吸收良好，半小时起效，t_{max}为 1~2 小时，$t_{1/2}$ 2~3 小时，作用可持续 6~10 小时。

适应证：用于治疗轻、中度高血压，常与 β 受体拮抗剂或利尿剂合用，降压效果更好。由于本品既能扩张容量血管，降低前负荷，又能扩张阻力血管，降低后负荷，可用于治疗中、重度慢性充血性心力衰竭及心肌梗死后心力衰竭。对常规疗法（洋地黄类、利尿剂）无效或效果不显著的心力衰竭患者也有效。

用法和用量：口服，开始每次 0.5~1mg，一日 1.5~3mg，以后逐渐增至一日 6~15mg，分次服用。对充血性心力衰竭，维持量通常为每日 4~20mg，分次服用。

不良反应：首次服用可有恶心、眩晕、头痛、嗜睡、心悸、体位性低血压，称为“首剂现象”，可于睡前服用或自 0.5mg 开始服用以避免之。偶有口干、皮疹、发热性多关节炎等。

禁忌证：对本品过敏者禁用。

注意：严重心脏病、精神病患者慎用。

制剂（片剂）：每片 0.5mg；1mg；2mg；5mg。

三、特拉唑嗪（Terazosin）

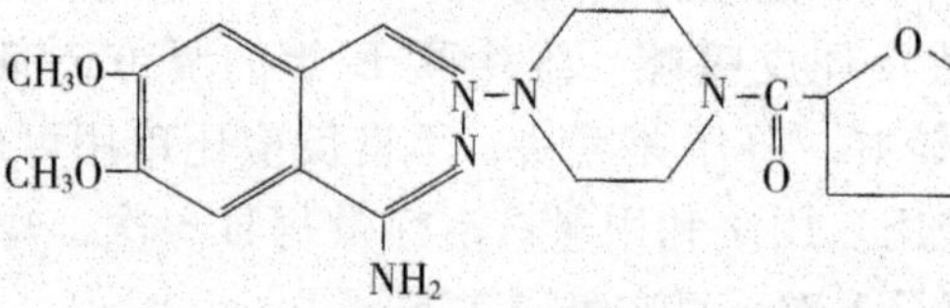

其他名称：四喃唑嗪，高特灵，降压宁，马沙尼，HEITRIN，HYTRINEX，HYTRIN，VASOCARD。

ATC 编码：G04CA03

性状：常用其盐酸盐，为白色或微黄白色结晶性粉末；无臭。较难溶于冰醋酸或水，难溶于甲醇、乙醇或氯仿，极难溶于无水醋酸，在丙酮或乙醚中几乎不溶。

药理学：为选择性突触后 α_1 受体拮抗药，其降压作用与哌唑嗪相似，但持续时间较长。

它还可以降低血浆总胆固醇、低密度脂蛋白、极低密度脂蛋白及提高高密度脂蛋白。此外，在体实验表明，它能抑制去羟肾上腺素所致的前列腺组织痉挛，从而可以改善前列腺肥大患者的尿流动力学及临床症状。

口服后吸收良好，生物利用度约90%。t_{max}为1小时。血浆蛋白结合率为90%~94%。

主要在肝内代谢。$t_{1/2}$约12小时。

适应证：用于高血压，也可用于良性前列腺增生。

用法和用量：口服，开始时，一次不超过1mg，睡前服用，以后可根据情况逐渐增量，一般为一日8~10mg；一日最大剂量20mg，用于前列腺肥大，一日剂量为5~10mg。

不良反应：与哌唑嗪同，但“首剂现象”较少。常见的不良反应为头痛、头晕、乏力、鼻塞等。

禁忌证：严重肝、肾功能不全患者禁用。12岁以下儿童、妊娠期妇女、哺乳期妇女禁用。

制剂（片剂）：每片0.5mg；1mg；2mg；5mg；10mg。

四、多沙唑嗪（Doxazosin）

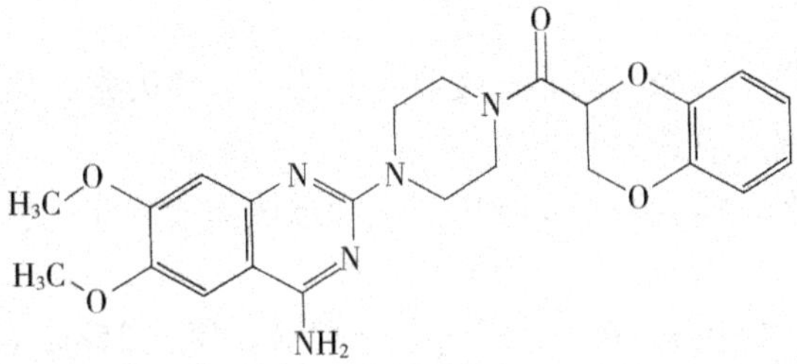

其他名称：CARDURA。

ATC编码：C02CA04

药理学：作用及作用机制与特拉唑嗪相似，有降压和调节血脂作用。口服吸收完全（95%），t_{max}为2~3小时，生物利用度65%。血浆蛋白结合率95%。经肝代谢，约50%。$t_{1/2}$约11小时。

适应证：用于高血压。

用法和用量：开始时，口服，一日1次0.5mg，根据情况可每1~2周逐渐增加剂量至一日2mg，然后再增量至一日4~8mg。

不良反应、注意同特拉唑嗪。

制剂：常用甲磺酸盐的片剂：每片0.5mg；1mg；2mg；4mg；8mg。

五、乌拉地尔（Urapidil）

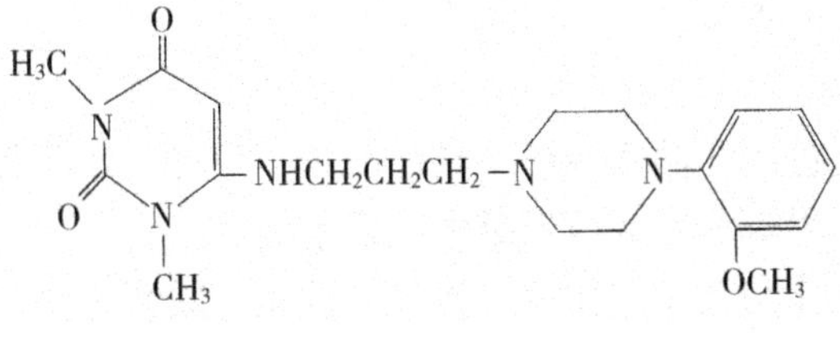

其他名称：优匹敌，Eupressyl，EBRANTIL。

ATC 编码：C02CA06

药理学：化学结构与哌唑嗪并不同，具有拮抗突触后 α_1 受体的作用和拮抗外周 α_2 受体的作用，但以前者为主。此外，它尚有激活中枢 5 - 羟色胺 1A 受体的作用，可降低延脑心血管调节中枢的交感反馈而降低血压。对静脉的舒张作用大于对动脉的作用，在降压时并不影响颅内血压。尚可降低心脏前后负荷和平均肺动脉压，改善心搏出量和心输出量，降低肾血管阻力，对心率无明显影响。

口服缓释胶囊后，生物利用度为 72%。与血浆蛋白结合率约 80%。主要在肝内代谢，部分代谢产物仍可能有降压活性。$t_{1/2}$约 5 小时。

适应证：用于各类型的高血压（口服）。可与利尿降压药、β 受体拮抗药合用；也用于高血压危象及手术前、中、后对高血压升高的控制性降压（静脉注射）。

用法和用量：口服，开始时一次 60mg，早晚各服 1 次，如血压逐渐下降，可减量为每次 30mg。维持量一日 30 ~ 180mg。

静脉注射：一般剂量为 25 ~ 50mg，如用 50mg，应分 2 次给药，其间隔为 5 分钟。

静脉滴注：将 250mg 溶于输液 500ml 中，开始滴速为 6mg/min，维持剂量滴速平均为 120mg/h。

不良反应：偶见头痛、头晕、恶心、疲乏、心悸、心律失常、瘙痒、失眠等。体位性低血压较哌唑嗪少，无首剂反应。

禁忌证：妊娠期妇女、哺乳期妇女禁用。主动脉峡部狭窄或动静脉分流的患者禁用静脉注射。

制剂：缓释胶囊剂，每胶囊 30mg；60mg。注射液：每支 25mg（5ml）；50mg（10ml）。

六、利血平（Reserpine）

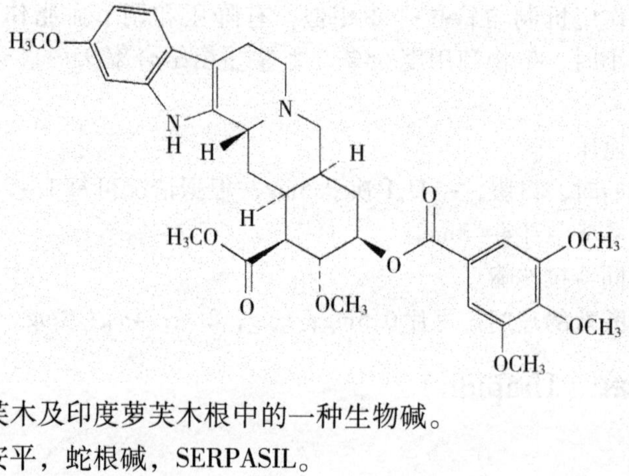

H_3CO N N H H H H H_3CO O O OCH_3 O OCH_3 OCH_3 OCH_3

为含于国产萝芙木及印度萝芙木根中的一种生物碱。

其他名称：血安平，蛇根碱，SERPASIL。

ATC 编码：C02AA02

性状：为白色淡黄褐色的结晶或白色结晶性粉末；无臭，几乎无味。在氯仿中易溶，在丙酮或苯中微溶，在水、甲醇、乙醇或乙醚中几乎不溶。

药理学：兼有降血压作用及安定作用，能降低血压、减慢心率，对精神病性躁狂症状有安定之效。一方面能使交感神经末梢囊泡内的神经递质（去甲肾上腺素）释放增加，另一方面阻止它再摄入囊泡；因此囊泡内的神经递质逐渐减少或耗竭，使交感神经冲动的传导受阻，因而表现出降压作用。其降压作用的特点为缓慢、温和而持久。服药后 2 ~3 日至1 周，血压缓缓下降，数周后达到最低点。停药后血压在 2 ~6 周内回升。

适应证：对于轻度至中等度的早期高血压，疗效显著（精神紧张病例疗效尤好），长期应用小量，可将多数患者的血压稳定于正常范围内，但对严重和晚期病例，单用本品疗效较差，常与肼屈嗪、氢氯噻嗪等合用，以增加疗效。

用法和用量：作为降压药，每日服 0. 25 ~0. 5mg，一次顿服或 3 次分服。如长期应用，须酌减剂量只求维持药效即可。作为安定药，每日量 0. 5 ~5mg。亦可肌内注射或静脉注射。

不良反应：大剂量可引起震颤麻痹。长期应用则能引起精神抑郁症。胃及十二指肠患者用本品后可能引起出血，妊娠期应用可增加胎儿呼吸系合并症。

注意：如用药久不见效，则宜与其他降压药如氢氯噻嗪、肼屈嗪等合用，而不可增加本品剂量，因增加剂量并不能增加疗效，且每日量超过 0. 5mg 时，可增强不良反应，如鼻塞、嗜睡、腹泻等。

制剂（片剂）：每片 0. 25mg。注射液：每支 1mg（1ml）。

安达血平片（阿达芬，ADELSERPIN）：每片含利血平 0. 1mg，双肼屈嗪 10mg。用途同利血平。每次服 1 ~2 片，一日 3 次。

新降片：每片含利血平 0. 04mg、双肼屈嗪 4mg、夏天无提取物 250mg、杞子根 5g 的提取物、珍珠母 5g 的提取物、车前子 2. 5g 的提取物，适用于原发性或继发性高血压。每次服 2 片，一日 3 次，通常以一个月为一疗程。一疗程后如已经稳定，用量可减至每日 1 ~2 次，每次 1 片。

降压静片：每片含利血平 0. 1mg、双肼屈嗪 10mg、氢氯噻嗪 12. 5mg。口服：每日 2 ~3 次，每次 1 ~2 片。

复方利血平片：每片含利血平 0. 125mg、双肼屈嗪 12. 5mg、氢氯噻嗪 12. 5mg、氯化钾 100mg。口服，每次 1 ~2 片，一日 1 ~2 次。

复降片（复方降压片）：每片含利血平 0. 031 25mg，双肼屈嗪 3. 125mg，氢氯噻嗪 3. 125mg，异丙嗪 2. 083mg，维生素 B_1、维生素 B_6、泛酸钙各 1mg，氯化钾 30mg，三硅酸镁 30mg。每次服 1 ~2 片，一日 3 次。

脉舒静：每片含利血平 0. 15mg、氢氯噻嗪 10mg、罗通定 5mg、维生素 B_6 10mg、甲基橙皮苷 10mg、氯化钾 30mg。适用于各种高血压症。每次服 2 片，一日 3 次，待血压恢复正常时用维持量，一日 1 ~2 片。

阿达芬（ADELPHANE，ESIDREX）：含利血平 0. 1mg、双肼屈嗪 10mg 及氢氯噻嗪 10mg。

复方利血平氨苯蝶啶片（复方降压平，北京降压 0 号）：每片含硫酸双肼屈嗪 12. 5mg、利血平 0. 1mg、氢氯噻嗪 12. 5mg、氨苯蝶啶 12. 5mg。口服：每次 1 片，每日 1 次。

七、肼屈嗪（Hydralazine）

NH—NH$_2$

N

N

其他名称：肼苯达嗪，肼酞嗪，APRESOLINE。

ATC 编码：C02DB02

性状：常用其盐酸盐，为白色或淡黄色结晶性粉末；无臭。在水中溶解，在乙醇中微溶，在乙醚中极微溶解。

药理学：具有中等强度的降血压作用，其特点为：舒张压下降较显著，并能增加肾血流量。其降压作用于用药后 30～40 分钟开始出现。降压作用主要是使小动脉扩张，外周总阻力降低，以致血压下降。

适应证：现多用于肾性高血压及舒张压较高的患者。单独使用效果不甚好，且易引起不良反应，故多与利血平、氢氯噻嗪、胍乙啶或普萘洛尔合用以增加疗效。

用法和用量：口服或静脉注射、肌内注射。一般开始时用小量，每次 10mg，每日 3～4 次，用药 2～4 日。以后用量逐渐增加。维持量，一日 30～200mg，分次服用。

不良反应：服后可出现耐药性及头痛、心悸、恶心等不良反应。本品长期大剂量使用，可引起类风湿关节炎和系统性红斑狼疮样反应。

注意：冠心病、脑动脉硬化、心动过速及心功能不全患者慎用。

制剂（片剂）：每片 10mg；25mg；50mg。缓释片：每片 50mg。注射液：每支 20mg（1ml）。

八、双肼屈嗪（Dihydralazine）

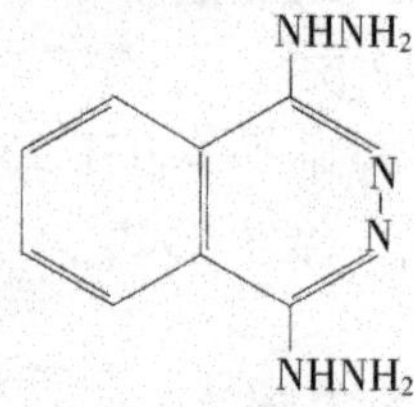

其他名称：双肼苯达嗪，双肼酞嗪，血压达静，NEPRESOL。

ATC 编码：C02DB01

性状：常用其硫酸盐，为白色或微黄色结晶性粉末，无水物为黄色粉末；无臭，味微苦。在沸水中略溶，在水中或乙醇中微溶。

药理学：与肼屈嗪作用相似，但较缓慢、持久。

适应证：用途同肼屈嗪。与其他降压药合用效果较好。

用法和用量：口服，一次 12.5～25mg，一日 25～50mg。发生耐受性后，可加大到每次 50mg，一日 3 次。

不良反应：

（1）服后可出现头痛、头胀、脚软，有时可见面部发热、胃部不适、食欲减退、心悸以及恶心、体位性低血压等，但较肼屈嗪轻。

（2）长期使用大剂量时（每次用 50mg），可产生类风湿关节炎乃至系统性红斑狼疮样反应，必须立即停药，并用皮质激素治疗。

禁忌证：冠心病、脑动脉硬化及心动过速者禁用。

药物相互作用：本品宜与利血平或氯噻嗪类药物合用，可降低利血平等的用量，并可避免引起对本品的耐受性。亦可与 β 受体拮抗剂合用，对降压起协同作用，并能互相抵消不良反应。

制剂（片剂）：每片 12.5mg；25mg。注射用双肼屈嗪：25mg。

安速降压片：每片含本品 4mg，普萘洛尔 10mg、呋塞米（速尿）5mg、黄豆苷元 25mg，以及氯氮平（利眠宁）、氯化钾、维生素 B_1、维生素 B_6、三硅酸镁等。用于各期原发性高血压及合并冠心病的高血压，也可用于肾性高血压。成人每次 2 片，一日 3 次。待血压降下后，可酌情减至每日 1 次。服药后偶有口干、嗜睡、胃部不适、稀便等不良反应，但一般无须停服。哮喘、心功能不全、房室传导阻滞、心动过缓、急性心肌梗死等患者禁用，慢性气管炎患者慎用。

九、米诺地尔（Minoxidil）

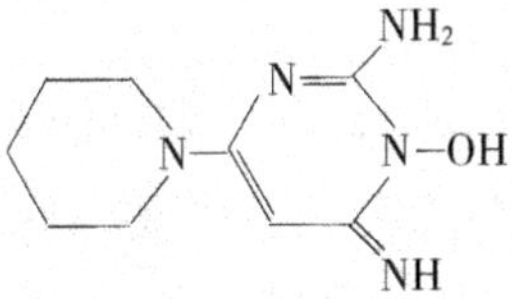

其他名称：长压定，敏乐啶，LONITEN。

ATC 编码：C02DC01

性状：为白色或类白色结晶性粉末。在冰醋酸中溶解，在乙醇中略溶，在氯仿或水中微溶，在丙酮中极微溶解。

药理学：直接作用于血管平滑肌，开放 ATP 敏感性钾通道而降低血压，起效快，作用持久，一次用药可维持作用 24 小时以上。

适应证：可用于顽固性高血压及肾性高血压，其降压作用比肼屈嗪强。不引起体位性低血压，长期用药未见药效降低。配制溶液外用尚有促进毛发生长作用，曾用于治疗秃发。

用法和用量：开始口服每次 2.5mg，1 日 2 次，以后逐增至一次 5 ~ 10mg，一日 2 ~ 3 次。

不良反应：可有心动过速、钠潴留、多毛症。肾功能不全者需加用利尿剂。

禁忌证：嗜铬细胞瘤患者禁用。

注意：肺源性心脏病、心绞痛、慢性充血性心力衰竭及严重肝功能不全患者慎用。

药物相互作用：本品与普萘洛尔等合用有协同作用，且可互抵二者的不良反应。

制剂（片剂）：每片 2.5mg。

十、硝普钠（Sodium Nitroprusside）

$Na_2[Fe(CN)_5NO]$

其他名称：Sodium Nitroferrcyanide。

ATC 编码：C02DD01

性状：为红棕色结晶或粉末；无臭或几乎无臭。在水中易溶，在乙醇中微溶。

药理学：为强有力的血管扩张剂，扩张周围血管使血压下降，作用迅速，给药后5分钟即见效，停药后作用能维持2～15分钟。

适应证：用于其他降压药无效的高血压危象，疗效可靠，且由于其作用持续时间较短，易于掌握。用于心力衰竭，能使衰竭的左心室排血量增加，心力衰竭症状得以缓解。

用法和用量：临用前，先用5%葡萄糖注射液溶解，再用5%葡萄糖注射液250～1 000ml稀释。静脉滴注，每分钟1～3μg/kg。开始时速度可略快，血压下降后可渐减慢。但用于心力衰竭、心源性休克时开始宜缓慢，以10滴/分钟为宜，以后再酌情加快速度。用药不宜超过72小时。

不良反应：

（1）用药过程中可出现恶心、呕吐、精神不安、肌肉痉挛、头痛、厌食、皮疹、出汗、发热等。长期或大剂量使用，特别在肾衰竭患者，可能引起硫氰化物储蓄而导致甲状腺功能减退，亦可出现险峻的低血压症，故须严密监测血压。

（2）溶液须临用前配制，并于12小时内用完；由于见光易变质，滴注瓶应用黑纸遮住，避光使用；除用5%葡萄糖注射液稀释外，不可加其他药物。

（3）用于心力衰竭时，开始剂量宜小（一般是25μg/min），逐渐增量。平均滴速：血压高者为186（25～400）μg/min，血压正常者为71（25～150）μg/min。停药时应逐渐减量，并加用口服血管扩张剂，以免出现“反跳”症状。用药期间，应严密监测血压、心率，以免产生严重不良反应。

禁忌证：妊娠期妇女禁用。

注意：肾功能不全及甲状腺功能低下者慎用。

制剂：注射用硝普钠，每支50mg。

十一、二氮嗪（Diazoxide）

N CH₃ NH Cl SO₂

其他名称：降压嗪，氯甲苯噻嗪，HYPERSTAT。

ATC 编码：C02DA01

药理学：激活ATP敏感性钾通道，松弛血管平滑肌，降低周围血管阻力，使血压急剧下降。一次快速静脉注射本品300mg，可在5分钟内出现降压高峰，使血压降至正常水平，并可维持2～18小时或更长一些。在降压的同时，并不降低心输出量，故脑、肾、冠脉的血流量不变。

适应证：适用于高血压危象的急救。还能抑制胰脏 B 细胞分泌胰岛素，可用作升血糖药，用于幼儿特发性低血糖症、由于胰岛细胞瘤引起的严重低血糖。

用法和用量：临用时将本品溶于专用溶剂内，患者取卧位快速静脉注射。症状缓解后再改以口服降压药维持。快速静脉注射，一次 200～400mg，在 15～20 秒钟内注完。抢救高血压危象时，可在 0.5～3 小时内再注射 1 次，一日总量不超过 1 200mg。

不良反应：

（1）可引起水钠潴留，多次重复使用可能引起水肿、充血性心力衰竭，过量可引起低血压症甚至导致休克，均应及时予以处理。

（2）对糖尿病患者或多次注射本品的患者，为防止血糖上升，可用胰岛素或口服降血糖药以控制血糖。

（3）用药后可能出现一时性脑或心肌缺血、发热感、头痛、恶心、失眠、便秘、腹部不适感、听觉异常、静脉灼痛感等。

禁忌证：充血性心力衰竭、糖尿病、肾功能不全的重型高血压患者及哺乳期妇女禁用。

注意：不宜与其他药物及输液配伍。

制剂：注射用二氮嗪：每支 300mg，附专用溶剂 20ml。

十二、阿利吉仑（Aliskiren）

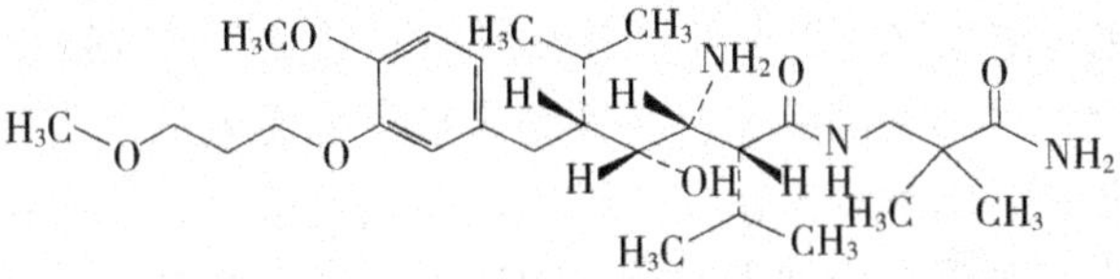

H_3CO H_3C CH_3 NH_2 O O H H H_3C O O N NH_2 H OH H H H_3C CH_3 H_3C CH_3

ATC 编码：C09XA02

药理学：为口服有效的、非肽类肾素抑制剂，通过抑制肾素，防止血管紧张素原转换成血管紧张素Ⅰ，进而抑制血管紧张素Ⅱ和醛固酮的生成。与血管紧张素转换酶（ACE）抑制剂及血管紧张素（AT）Ⅱ受体拮抗剂不同，阿利吉仑不引起血浆肾素活性代偿升高。口服吸收差，生物利用度：2.5%，口服 1～3 小时达血浆峰浓度。高脂肪食物会降低本药的吸收。血浆蛋白结合率：50%。几乎不被代谢，1.4% 的口服剂量经细胞色素 P450 同工酶 CYP3A4 代谢。主要经粪便和尿液以原形药排泄。消除半衰期：24～40 小时。

适应证：用于治疗高血压。

用法和用量：成人：≥18 岁：每日 150mg，1 次顿服，如需要可增加到每日 300mg 顿服。

不良反应：腹泻、腹痛、消化不良、胃食管反流、低血压、头痛、头昏、疲劳、背痛、咳嗽、皮疹、尿酸增加、痛风、肾结石、高钾血症和剂量相关性血红蛋白降低。罕见血管神经性水肿和癫痫发作。

禁忌证：妊娠及哺乳期妇女禁用，对本品过敏者禁用。

注意：严重肾损伤、肾血管性高血压、钠或血容量不足者，18 岁以下儿童慎用。出现严重的持续性腹泻应停止用药。常规监测电解质和肾功能，特别是糖尿病、肾脏疾病或心衰患者。

药物相互作用：与其他降压药联用，增加发生低血压的风险。与厄贝沙坦联用，本药的血浓度降低。与阿托伐他汀和酮康唑联用，本药血浓度升高。与呋塞米合用，后者的血浓度显著降低。与保钾利尿剂、钾补充剂和能够提高血清钾浓度的药物（如肝素）联用，增加发生高钾血症的风险。非甾体抗炎药可降低本品的效应。

制剂（片剂）：每片150mg。

贮法：15～30℃贮存。

十三、卡托普利（Captopril）

$$HSCH_2CH(CH_3)CON\text{-}(\text{pyrrolidine})\text{-}COOH$$

其他名称：甲巯丙脯酸，巯甲丙脯酸，开富林，开博通，刻甫定，Tensiomin，CAPOTEN，LOPIRIN，SQ 14225。

ATC 编码：C09AA01

性状：白色或类白色结晶性粉末；有类似蒜的特臭，味咸。在甲醇、乙醇或氯仿中易溶，在水中溶解。熔点104～110℃。

药理学：为血管紧张素转换酶（ACE）抑制剂，对多种类型高血压均有明显降压作用，并能改善充血性心力衰竭患者的心脏功能。对不同肾素分型高血压患者的降压作用以高肾素和正常肾素两型最为显著；对低肾素型在加用利尿剂后降压作用亦明显。其降压机制为抑制血管紧张素转换酶活性、降低血管紧张素Ⅱ水平、舒张小动脉等。口服起效迅速，t_{max}为1小时，$t_{1/2}$约4小时，作用维持6～8小时。增加剂量可延长作用时间，但不增加降压效应。

适应证：用于治疗各种类型高血压，特别是常规疗法无效的严重高血压。由于本品通过降低血浆血管紧张素Ⅱ和醛固酮水平而使心脏前、后负荷减轻，故可用于顽固性慢性心力衰竭，对洋地黄、利尿剂和血管扩张剂无效的心力衰竭患者也有效。

用法和用量：口服，一次25～50mg，一日75～150mg。开始时每次25mg，一日3次（饭前服用）；渐增至每次50mg，一日3次。每日最大剂量为450mg。儿童，开始每日1mg/kg，最大6mg/kg，分3次服。

不良反应：常见有皮疹、瘙痒、味觉障碍。个别有蛋白尿、粒细胞缺乏症、中性粒细胞减少，但减量或停药后可消失或避免。约20%患者发生持续性干咳。

禁忌证：过敏体质者禁用。

注意：肾功能不全患者慎用。

制剂（片剂）：每片12.5mg；25mg；50mg；100mg。

复方卡托普利片：每片含卡托普利10mg，氢氯噻嗪6mg。

十四、依那普利（Enalapril）

$$C_6H_5\text{-}(CH_2)_2CH(COOC_2H_5)NHCH(CH_3)CON\text{-}(\text{pyrrolidine})\text{-}COOH$$

其他名称：恩纳普利，苯丁酯脯酸，苯酯丙脯酸，益压利，悦宁定，开富特，INNOVACE，INOVORIL，VASOTEC，RENTTEC，MK 421。

ATC 编码：C09AA02

药理学：为不含巯基的强效血管紧张素转换酶抑制剂，它在体内水解为依那普利拉（苯丁羧脯酸，enalaprilat）而发挥作用，比卡托普利强 10 倍，且更持久。其降压作用慢而持久。其血流动力学作用与卡托普利相似，能降低总外周阻力和肾血管阻力，能增加肾血流量。

口服后吸收迅速，t_{max}为 0.5 ~2 小时。在体内可被水解，但水解产物仍具药理活性。

适应证：用于高血压及充血性心力衰竭的治疗。

用法和用量：口服 10mg，日服 1 次，必要时也可静脉注射以加速起效。可根据患者情况增加至日剂量 40mg。

不良反应：不良反应较少，少数患者可出现干咳、头痛、头晕、乏力、腹泻、皮疹、味觉消失、蛋白尿、白细胞减少、血管神经性水肿等。

禁忌证：严重双侧肾动脉狭窄及妊娠期妇女禁用。

制剂（片剂）：每片 5mg；10mg；20mg。

十五、贝那普利（Benazepeil）

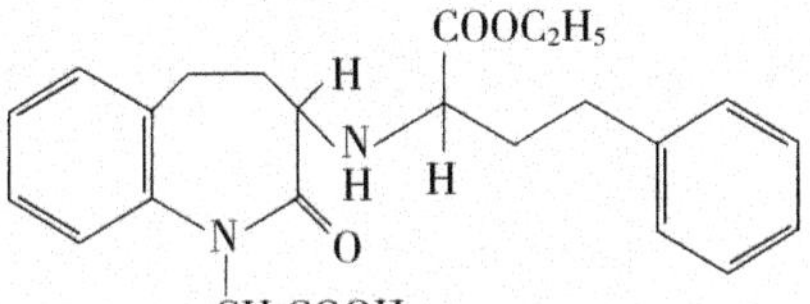

$COOC_2H_5$ H N H H N O CH_2COOH

其他名称：苯那普利，洛汀新，CIBACENE，LOTENSIN，ZINADRIL BRIEM。

ATC 编码：C09AA07

药理学：为不含巯基的强效、长效血管紧张素转换酶抑制剂，在体内水解成有活性的代谢物贝那普利拉（benazeprilat）而起作用。其降压效果与卡托普利、依那普利相似。

口服后吸收迅速，但生物利用度低（约 28%）。服后 t_{max}为 0.5 小时；活性代谢物的 t_{max}为 1.5 小时。与食物同服时，其吸收可受影响。药物及代谢物的血浆蛋白结合率约 95%。其代谢物在血浆呈双相消除，初始 $t_{1/2}$约 3 小时，终末相 $t_{1/2}$约 22 小时。主要从尿和胆汁排泄。

适应证：用于各型高血压和充血性心力衰竭患者。对正在服用地高辛和利尿药的充血性心力衰竭患者可使心输出量增加，全身和肺血管阻力、平均动脉压、肺动脉压及右房压下降。

用法和用量：用于降压，口服，开始剂量为每日 1 次 10mg，然后可根据病情渐增剂量至每日 40mg，一次或分 2 次服用。严重肾功能不全者或心衰患者或服用利尿药的患者，初始剂量为每日 5mg，充血性心力衰竭患者，每日剂量为 2.5 ~20mg。

不良反应：不良反应与依那普利相似，但较少、较轻。

注意：肾动脉狭窄者、心衰、冠状动脉或脑动脉硬化患者慎用。

制剂（片剂）：每片 5mg；10mg；20mg。

复方制剂：CIBADREX 含贝那普利及氢氯噻嗪。

十六、培哚普利（Perindopril）

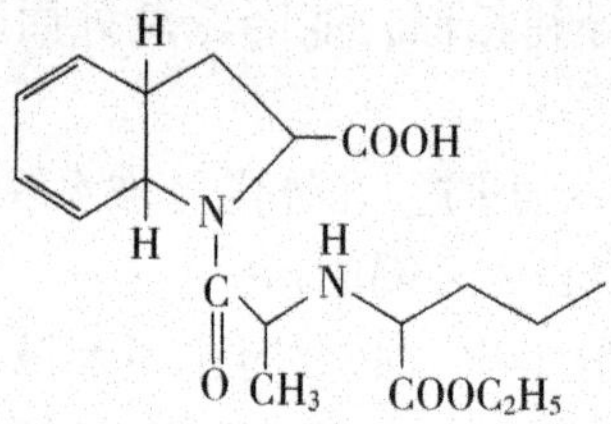

其他名称：哌林多普利，普吲哚酸，雅施达，CONVERSUM，PROCAPTAN，COVERSYL，ACETRIL。

ATC 编码：C09AA04

药理学：为不含巯基的强效、长效血管紧张素转换酶抑制剂，在肝内代谢为有活性的培哚普利拉（perindoprilat）而起作用。作用产生较慢。口服后吸收迅速，t_{max}为 1 小时。生物利用度 65% ~95%，食物对吸收影响明显。$t_{1/2}$约 30 小时。

适应证：用于治疗高血压。

用法和用量：口服，一日 1 次 4mg，可根据病情增至一日 8mg。老年患者及肾功能低下患者酌情减量。

注意：与依那普利相似。

制剂（片剂）：每片 2mg；4mg。

十七、缬沙坦（Valsartan）

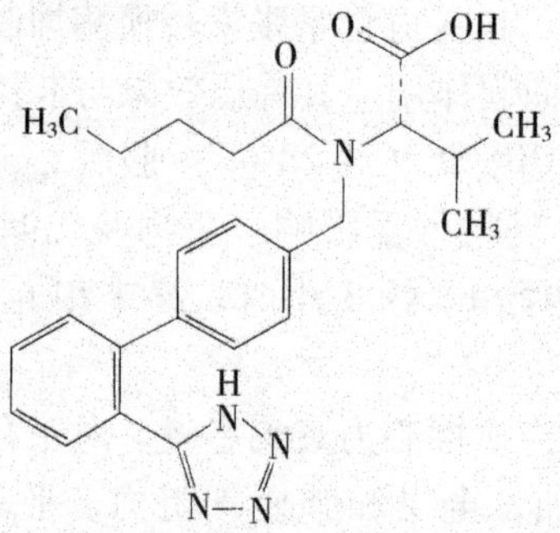

其他名称：DIOVAN。

ATC 编码：C09CA03

缬沙坦也属于非肽类、口服有效的血管紧张素Ⅱ（AT）受体拮抗剂。它对Ⅰ型受体（AT_1）有高度选择性，可竞争性地拮抗而无任何激动作用。它还可抑制 AT_1 受体所介导的肾上腺球细胞释放醛固酮，但对钾所致的释放，缬沙坦没有抑制作用，这也说明缬沙坦对 AT_1 受体的选择性作用。经各种类型的高血压动物模型的体内试验均表明缬沙坦具有良好的降压作用，对心收缩功能及心率无明显影响。对血压正常的动物则不产生降压作用。

口服后吸收迅速，生物利用度为 23%。与血浆蛋白结合率为 94% ~97%。约有 70% 自粪排出，30% 自肾排泄，均呈原形。$t_{1/2\beta}$约为 9 小时。与食物同时服用并不影响其疗效。高血压病患者一次服用后 2 小时血压开始下降，4 ~6 小时后达最大降压效应。降压作用可持续 24 小时。连续用药后 2 ~4 周血压下降达最大效应。可与氢氯噻嗪合用，降压作用可以增强。

适应证：用于治疗高血压。

用法和用量：常口服其胶囊剂，每粒含 80mg 或 160mg。每次 80mg，每日 1 次，亦可根据需要增加至每次 160mg，或加用利尿药。也可与其他降压药合用。

不良反应：有头痛、头晕、咳嗽、腹泻、恶心、腹痛、乏力等。也可发生中性粒细胞减少症。偶有肝功能指标升高。

注意：钠和血容量不足、肾动脉狭窄及肝、肾功能不全的患者慎用。

十八、厄贝沙坦（Irbesartan）

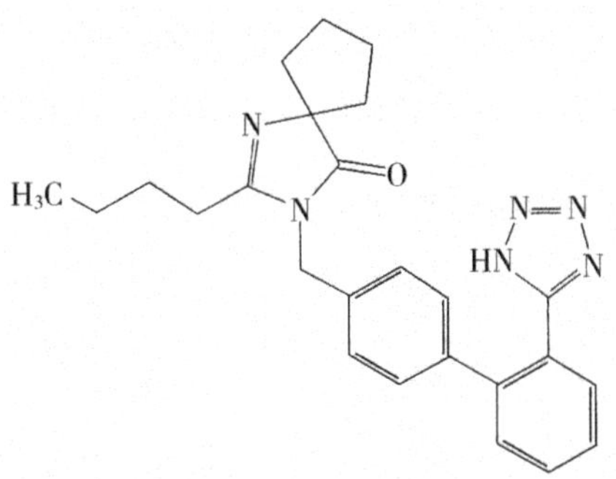

其他名称：伊贝沙坦，安博维。

ATC 编码：C09CA03

药理学：为血管紧张素Ⅱ受体拮抗剂，对 AT_1 受体产生不可逆的或非竞争性的抑制，因而减轻血管紧张素Ⅱ的缩血管和促增生作用，降压时对心率影响很小。

口服生物利用度 60% ~80%，蛋白结合率 90%，t_{max}为 4 ~6 小时，$t_{1/2}$为 11 ~15 小时。

适应证：用于治疗原发性高血压。

用法和用量：口服每次 150mg，每日 1 次，对血压控制不佳者可加至 300mg 或合用小剂量噻嗪类利尿药。

不良反应：头痛、头晕和疲倦，很少发生干咳，血红蛋白和血细胞比容轻度下降。

注意：肾功能损害和心力衰竭患者可出现高钾血症。对进行血液透析和年龄超过 75 岁的患者，起始量可用 75mg。合用 ACEI 和保钾利尿药时，可使血钾升高。

制剂（片剂）：每片 150mg。

十九、坎地沙坦（Candesartan）

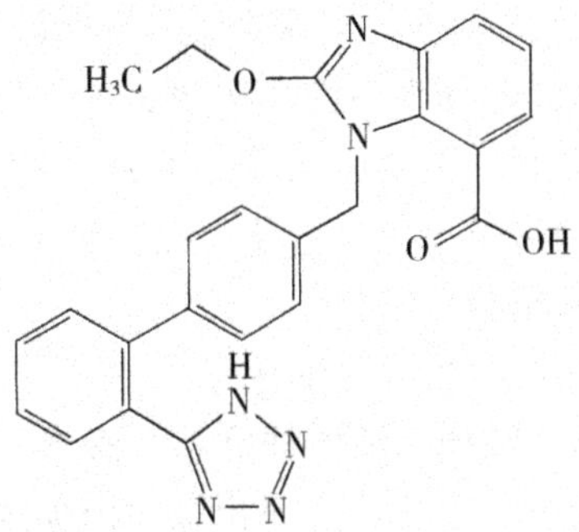

ATC 编码：C09CA06

药理学：常用其酯（candesartan cilexetil），口服后吸收过程中分解为有活性的坎地沙坦。为长效 AT_1 受体拮抗剂，具有选择性高，强效的特点，作用可维持24小时以上，除降压外，长期应用还可逆转左室肥厚，对肾脏也有保护功能。

口服生物利用度为42%，食物不影响其吸收，血浆蛋白结合率为99.5%，口服后在体内代谢为坎地沙坦，有活性。其 $t_{1/2}$ 为3～11小时，自肾及胆汁排出体外。

适应证：用于高血压治疗。

用法和用量：口服坎地沙坦酯（片剂），每次8～16mg，每日1次。也可与氨氯地平、氢氯噻嗪合用。中、重度肝、肾功能不全患者应适当调整剂量。

不良反应：不良反应较少，有头痛、眩晕、疲乏等。

注意：钠和血容量不足、肾动脉狭窄和肝、肾功能不全患者慎用。

二十、替米沙坦（Telmisartan）

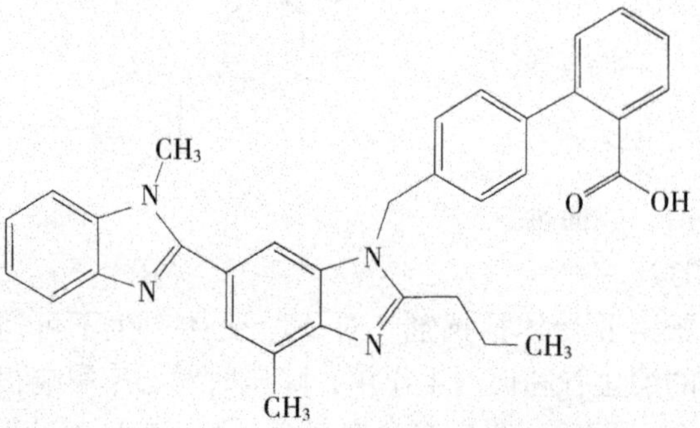

ATC 编码：C09CA07

性状：本品为白色或类白色片。

药理学：为一种口服起效的、特异性血管紧张素Ⅱ受体（AT_1 型）拮抗剂，与血管紧张素Ⅱ受体 AT_1 亚型呈高亲和性结合，结合作用持久，且无任何部分激动剂效应。首剂后3小时内降压效应逐渐明显，在治疗开始后4周可获得最大降压效果，并可在长期治疗中维持。对于高血压患者，可降低收缩压及舒张压而不影响心率。

口服后吸收迅速，绝对生物利用度平均值约为50%。与食物同时摄入时，药时曲线下面（$AUC_{0\sim\infty}$）减少6%（40mg 剂量）到19%（160mg 剂量）。空腹或饮食状态下服用3小时后血浆浓度近似。AUC 的轻度降低不会引起疗效降低。大部分与血浆蛋白结合（>99.5%），主要是白蛋白与 α_1－酸性糖蛋白。平均稳态表观分布容积（V_{ss}）约为500L。与葡萄糖苷酸结合代谢，结合产物无药理学活性。按照二次幂药代动力学消除，最终消除半衰期>20小时。几乎完全随粪便排泄，主要以未改变的化合物形式排出。累积尿液排泄小于剂量的2%。总血浆消除率约1 000ml/min，与肝血流（约1 500ml/min）相比较高。

适应证：用于原发性高血压的治疗。

用法和用量：每日1次，每次1片，40mg/片。

不良反应：可出现肌肉疼痛、胸痛、流感样症状；腹痛、腹泻、消化不良、胃肠功能紊乱；眩晕；湿疹等。与其他血管紧张素Ⅱ拮抗剂相似，极少数病例报道出现血管性水肿、荨麻疹。

注意：主要经胆汁排泄，所以不得用于胆汁淤积、胆道阻塞性疾病或严重肝功能障碍的患者。轻或中度肝功能不全的患者，每日用量不应超过40mg。

禁忌证：对本品活性成分及任一种赋形剂成分过敏者，妊娠中末期及哺乳者，胆道阻塞性疾病患者，严重肝功能不全患者，严重肾功能不全患者（肌酐消除率<30ml/分钟）禁用。

药物相互作用：

（1）锂剂与本品合用，可引起可逆性的血锂水平升高。如需合用，则合用期间应监测血钾水平。

（2）ACE抑制剂、保钾类利尿药、钾离子补充剂、含钾的盐替代品、环孢素A或其他药物如肝素钠可升高血钾，本品与上述药物合用，可致血钾水平升高。

（3）本品可升高地高辛平均波谷血药浓度20%，因此两药合用须监测地高辛血浆浓度。

（4）本品可加强其他抗高血压药物的降压效果。

（5）巴氯芬、氨磷汀等可加强本品的降压效果。另外，酒精、巴比妥类药物、镇静安眠药或抗抑郁药与本品合用可增强体位性低血压效应。

（6）当与本品合用时，辛伐他汀代谢物（辛伐他汀酸）的 C_{max} 有轻度升高（1.34倍）且消除加速。

制剂（片剂）：每片40mg。

贮法：室温，遮光，密封保存。

二十一、吲达帕胺（Indapamide）

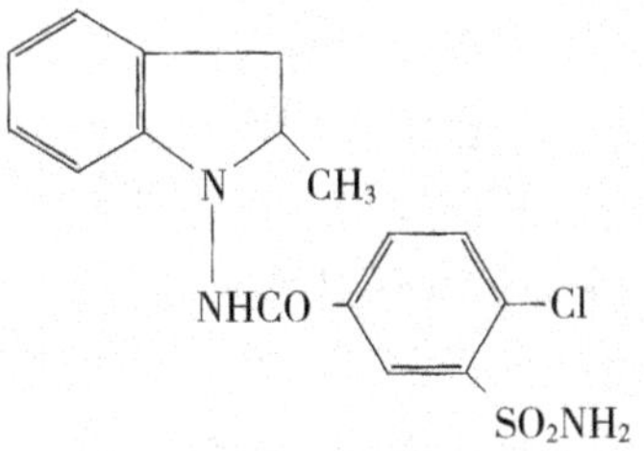

N　CH_3

NHCO　Cl

SO_2NH_2

其他名称：吲达胺，吲满胺，钠催离，寿比山，INDAMOL，LOZIDE，LOZOL，NATRILIX，VEROXIL，ARIFON。

ATC编码：C03BA11

性状：为类白色针状结晶或结晶性粉末；无臭，无味。在丙酮或冰醋酸中易溶，在乙醇或醋酸乙酯中溶解，在氯仿或乙醚中微溶，在水或稀盐酸中几乎不溶。

药理学：具有利尿作用和钙拮抗作用，为一种新的强效、长效降压药。其对血管平滑肌有较高选择性，使外周血管阻力下降，产生降压效应，这与阻滞钙内流有关。对血管平滑肌的作用大于利尿作用，但不致引起体位性低血压、潮红和心动过速。口服后2～3小时起效，$t_{1/2}$ 13小时。由于本品脂溶性大，不同于其他利尿药，仅少量从尿中排泄。

适应证：对轻、中度原发性高血压具有良好疗效。单独服用降压效果显著，不必加用其他利尿剂。可与β受体拮抗剂合并应用。

用法和用量：口服，一次2.5mg，一日1次。维持量可2天1次2.5mg。

不良反应：个别有眩晕、头痛、恶心、失眠等，但不影响继续治疗。高剂量时利尿作用增强，可有低血钾。

注意：严重肝、肾功能不全者慎用。

制剂（片剂）：每片2.5mg。

二十二、环轮宁（Cycleanine）

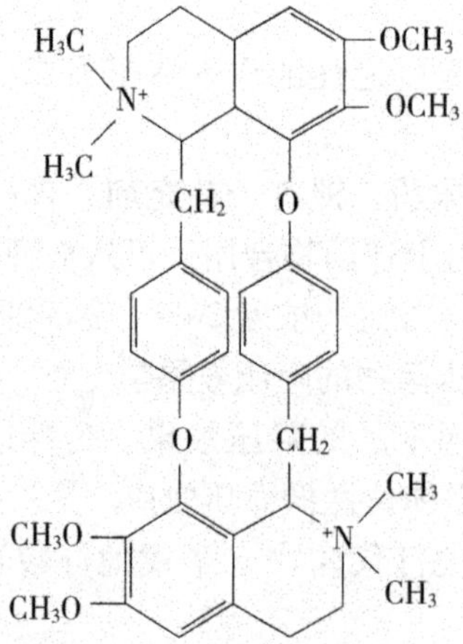

其他名称：溴化二甲基轮环藤宁，Dimethobromide。

性状：由千金藤属植物地不容（Stephania epigegae）分离而得的轮环藤宁，经季铵化所得的二甲基溴化物。为粉红色粉末，熔点260℃，含溴19.56%～19.74%，易溶于水。

药理学：为神经节阻断剂，具有明显降压作用，并伴有心率减慢。其降压机制与阻断交感神经节、释放组胺和降低总外周阻力等作用有关。此外，还具有非去极化型肌松作用，其作用强度约为右旋筒箭毒碱的1/4，这也有利于降压效应。

适应证：用于心血管和脑外科、颌面外科及一般外科手术，做手术麻醉期间控制血压之用，其效果满意。静脉注射后1～4分钟血压开始下降，2～5分钟降至坪值；有效降压时间为8～20分钟。停药后约5分钟血压自行回升，8～20分钟恢复至原水平。其降压效应的可控性和可逆性均较好，且对心、肾、肝功能均无影响，因此是一种较好的控制性降压药。

用法和用量：静脉注射：在全麻期间根据指征以不同方法用药。

（1）单次静脉注射，成人0.4～1.2mg/kg，小儿0.8～1.2mg/kg。如果静脉注射后血压下降不理想或降压作用消失，则可重复静脉注射，用量为开始时的1/2～2/3。

（2）连续静脉滴注0.05～0.2%等渗液，开始时一般为30滴/分钟，逐渐加快至100滴/分钟，最快为150滴/分钟。

（3）单次静脉注射0.5mg/kg，继以0.05%～0.1%注射液连续静脉滴注维持；也可在连续静脉滴注基础上，酌量补充单次静脉注射。

注意：静脉注射常可引起呼吸抑制（多数患者于手术完毕时，自发呼吸即已恢复）。应用新斯的明可加速呼吸抑制的恢复。心率略有减慢、瞳孔扩大，在停药后4～6小时可恢复，一般不影响视力。少数有颜面潮红。

其他降血压药。

（沈　伟）

临床药学与药物治疗学

（下）

梁绪中等◎主编

吉林科学技术出版社

第十七章 祛痰药

痰是呼吸道炎症的产物，可刺激呼吸道黏膜引起咳嗽，并可加重感染。祛痰药可稀释痰液或液化黏痰，使之易于咳出。按其作用方式可将祛痰药分为三类：①恶心性祛痰药和刺激性祛痰药：前者如氯化铵、碘化钾、愈创木酚甘油醚、桔梗流浸膏、远志流浸膏等口服后可刺激胃黏膜，引起轻微的恶心，反射性地促进呼吸道腺体分泌增加，使痰液稀释，易于咳出。后者是一些挥发性物质，如桉叶油、安息香酊等加入沸水中，其蒸气亦可刺激呼吸道黏膜，增加腺体分泌，使痰液变稀，易于咳出。②黏痰溶解剂：如氨溴索、乙酰半胱氨酸、沙雷肽酶等可分解痰液的黏性成分如黏多糖和黏蛋白，使黏痰液化，黏滞性降低而易于咳出。③黏液稀释剂：如羧甲司坦、稀化黏素等主要作用于气管、支气管的黏液产生细胞，促其分泌黏滞性低的分泌物，使呼吸道分泌的流变性恢复正常，痰液由黏变稀，易于咳出。

一、氯化铵（Ammonium Chloride）

其他名称：氯化錏，卤砂，Ammonium Muriate，SALMAIC。

ATC 编码：G04BA01

性状：为无色结晶或白色结晶性粉末，无臭，味咸、凉。有引湿性。在水中易溶，在乙醇中微溶。

药理学：口服后刺激胃黏膜的迷走神经末梢，引起轻度的恶心，反射性地引起气管、支气管腺体分泌增加。部分氯化铵吸收入血后，经呼吸道排出，由于盐类的渗透压作用而带出水分，使痰液稀释，易于咳出。能增加肾小管氯离子浓度，因而增加钠和水的排出，具利尿作用。口服吸收完全，其氯离子吸收入血后可酸化体液和尿液，并可纠正代谢性碱中毒。

适应证：用于急性呼吸道炎症时痰黏稠不易咳出的病例。常与其他止咳祛痰药配成复方制剂应用。纠正代谢性碱中毒（碱血症）。其酸化尿液作用可使一些需在酸性尿液中显效的药物如乌洛托品产生作用；也可增强汞剂的利尿作用以及四环素和青霉素的抗菌作用；还可促进碱性药物如哌替啶、苯丙胺、普鲁卡因的排泄。

用法和用量：①祛痰：口服，成人一次 0.3 ~ 0.6g，一日 3 次。②治疗代谢性碱中毒或酸化尿液：静脉点滴，每日 2 ~ 20g，每小时不超过 5g。

不良反应：①吞服片剂或剂量过大可引起恶心、呕吐、胃痛等胃刺激症状，宜溶于水中、餐后服用。②本品可增加血氨浓度，于肝功能不全者可能诱发肝昏迷。

禁忌证：①肝、肾功能不全者禁用。②应用过量或长期服用易致高氯性酸中毒，代谢性酸血症患者禁用。

注意：静脉点滴速度过快，可致惊厥或呼吸停止。溃疡病患者慎用。

药物相互作用：

（1）与阿司匹林合用，本品可减慢阿司匹林排泄，增强其疗效。

（2）与氯磺丙脲合用，可增强氯磺丙脲的降血糖作用。

（3）与氟卡尼合用，可减弱氟卡尼的抗心律失常作用。

（4）本品可促进美沙酮的体内清除，降低其疗效。

（5）本品可增加哌氟酰胺的排泄，降低其疗效。

（6）本品不宜与排钾利尿药、磺胺嘧啶、呋喃妥因等合用。

制剂（片剂）：每片0.3g。注射液：每支5g（500ml）。

二、溴己新（Bromhexine）

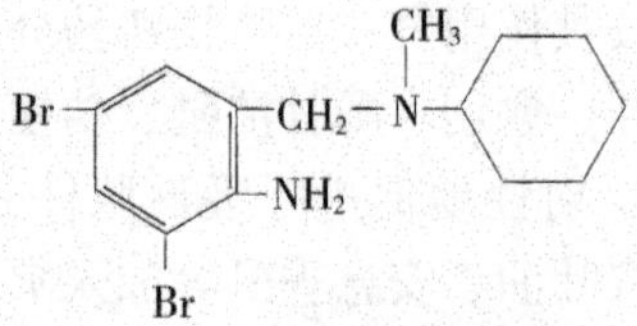

其他名称：溴己铵，必消痰，必嗽平，溴苄环己铵，BISOLVON，BRONCOKIN。

ATC 编码：R05CB02

性状：本品为鸭嘴花碱（vasicine）经结构改造得到的半合成品，常用其盐酸盐。系白色或类白色结晶性粉末；无臭，无味。在乙醇或三氯甲烷中微溶，在水中极微溶解。熔点239～243℃。

药理学：本品具有较强的黏痰溶解作用。主要作用于气管、支气管黏膜的黏液产生细胞，抑制痰液中酸性黏多糖蛋白的合成，并可使痰中的黏蛋白纤维断裂，因此使气管、支气管分泌的流变学特性恢复正常，黏痰减少，痰液稀释易于咳出。本品的祛痰作用尚与其促进呼吸道黏膜的纤毛运动及具有恶心性祛痰作用有关。服药后约1小时起效，4～5小时作用达高峰，疗效维持6～8小时。

适应证：用于慢性支气管炎、哮喘、支气管扩张、矽肺等有白色黏痰又不易咳出的患者。脓性痰患者需加用抗生素控制感染。

用法和用量：口服，成人一次8～16mg。肌内注射：一次4～8mg，一日2次。静脉滴注：一日4～8mg，加入5%葡萄糖氯化钠溶液500ml。气雾吸入：一次2ml，一日2～3次。

不良反应：偶有恶心、胃部不适，减量或停药后可消失。严重的不良反应为皮疹、遗尿。

禁忌证：对本药过敏者禁用。

注意：本品宜餐后服用，胃溃疡患者慎用。

药物相互作用：本品能增加阿莫西林、四环素类抗生素在肺内或支气管的分布浓度，合用时能增强抗菌疗效。

制剂（片剂）：每片4mg；8mg。注射液：每支0.2%，2mg（1ml）；4mg（2ml）。气雾剂：0.2%溶液。

复方氯丙那林溴己新片（Compound Clorprenaline and Bromhexine Tablets）：含盐酸氯丙那林5mg、盐酸溴己新10mg、盐酸去氯羟嗪25mg。

复方氯丙那林溴己新胶囊（Compound Clorprenaline and Bromhexine Capsules）：含盐酸氯丙那林5mg、盐酸溴己新10mg、盐酸去氯羟嗪25mg。

三、氨溴索（Ambroxol）

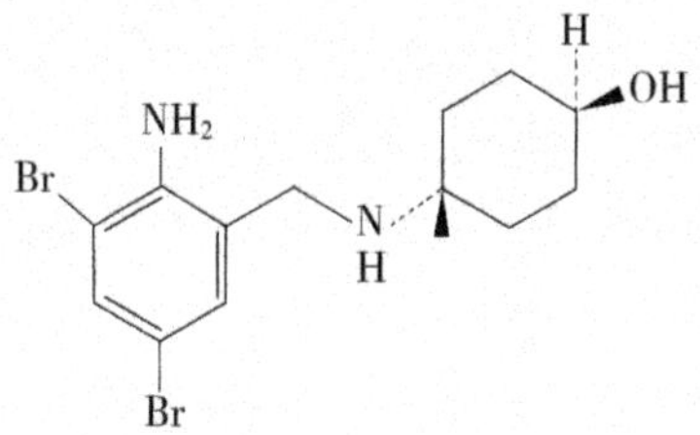

其他名称：溴环己胺醇，沐舒坦，美舒咳，安布索，百沫舒，平坦，瑞艾乐，兰苏，兰勃素，BRONCHOPRONT，MUCOSOLVAN，LASOLVAN，MUCOVENT，MUSCO，BROMUSSYL，INGTAN，RUIAILE。

ATC 编码：R05CB06

性状：常用其盐酸盐。白色或类白色结晶性粉末，无臭。溶于甲醇，在水或乙醇中微溶。

药理学：本品为溴己新在体内的活性代谢产物。能促进肺表面活性物质的分泌及气道液体分泌，使痰中的黏多糖蛋白纤维断裂，促进黏痰溶解，显著降低痰黏度，增强支气管黏膜纤毛运动，促进痰液排出。改善通气功能和呼吸困难状况。其祛痰作用显著超过溴己新，且毒性小，耐受性好。

雾化吸入或口服后 1 小时内生效，作用维持 3～6 小时。

适应证：用于急、慢性支气管炎及支气管哮喘、支气管扩张、肺气肿、肺结核、肺尘埃沉着病、手术后的咳痰困难等。注射给药可用于术后肺部并发症的预防及早产儿、新生儿呼吸窘迫综合征的治疗。

本品高剂量（每次 250～500mg，一日 2 次）有降低血浆尿酸浓度和促进尿酸排泄的作用，可用于治疗痛风。

用法和用量：口服，成人及 12 岁以上儿童每次 30mg，每日 3 次。长期使用（14 天后）剂量可减半。静脉注射、肌内注射及皮下注射：成人每次 15mg，每日 2 次。亦可加入生理盐水或葡萄糖溶液中静脉点滴。

不良反应：不良反应较少，仅少数患者出现轻微的胃肠道反应如胃部不适、胃痛、腹泻等。偶见皮疹等过敏反应，出现过敏症状应立即停药。

禁忌证：对本品过敏者禁用。

注意：①妊娠头 3 个月慎用；②注射液不应与 pH 大于 6.3 的其他溶液混合。

药物相互作用：

（1）本品与阿莫西林、阿莫西林/克拉维酸、氨苄西林、头孢呋辛、红霉素、多西环素等抗生素合用，可增加这些抗生素在肺内的分布浓度，增强其抗菌疗效。

（2）本品与 β_2 受体激动剂及茶碱等支气管扩张剂合用有协同作用。

制剂（片剂）：每片 15mg；30mg。胶囊剂：每粒 30mg。缓释胶囊：每粒 75mg。口服溶液剂：每支 15mg（5ml）；80mg（60ml）；300mg（100ml）；600mg（100ml）。气雾剂：每瓶 15mg（2ml）。注射液：每支 15mg（2ml）。

贮法：遮光、密闭保存。

氨溴特罗口服液：每100ml（含盐酸氨溴索150mg，盐酸克伦特罗0.1mg）。一次20ml，一日2次。

四、溴凡克新（Brovanexine）

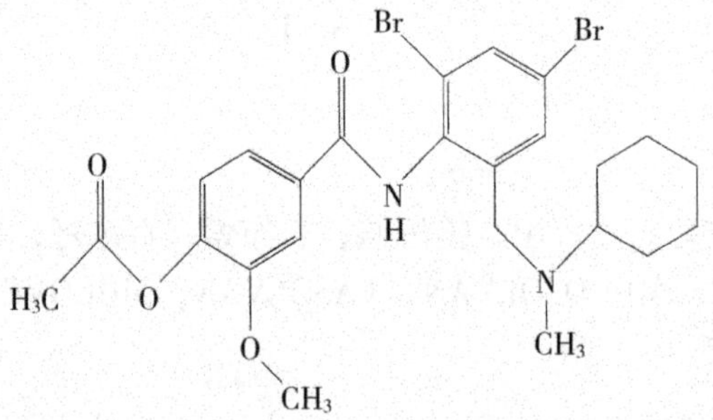

其他名称：溴环己酰胺，BROVAN，BRONQUIMUCIL，BROVAXINE。

药理学：本品亦为溴己新的活性代谢物，可使痰中酸性黏多糖纤维断裂，降低痰液黏度，使其液化而易于咳出，同时改善肺通气功能。本品口服或直肠给药吸收良好，服后3~4小时，血浓度达到最高峰。毒性低。

适应证：用于急、慢性支气管炎。

用法和用量：口服，成人每次15~30mg，一日3次。

制剂（片剂）：每片15mg；30mg。

五、乙酰半胱氨酸（Acetylcysteine）

$$\underset{\text{SH}}{\underset{|}{CH_2}}-\underset{\text{NHCOCH}_3}{\underset{|}{CH}}-COOH$$

其他名称：痰易净，易咳净，富露施，MUCOMYST，AIRBRON，FLUIMUCIL，MUCOFILIN，MUCISOL。

ATC编码：R05CB01

性状：为白色结晶性粉末，有类似蒜的臭气，味酸，有引湿性。在水或乙醇中易溶。熔点101~107℃。

药理学：本品具有较强的黏痰溶解作用。其分子中所含巯基（-SH）能使白色黏痰中的黏多糖蛋白多肽链中的二硫键（-S-S-）断裂，还可通过分解核糖核酸酶，使脓性痰中的DNA纤维断裂，故不仅能溶解白色黏痰而且也能溶解脓性痰，从而降低痰的黏滞性，并使之液化，易于咳出。此外，本品进入细胞内后，可脱去乙酰基形成L-半胱氨酸，参与谷胱甘肽（GSH）的合成，故有助于保护细胞免受氧自由基等毒性物质的损害。

适应证：①用于手术后、急性和慢性支气管炎、支气管扩张、肺结核、肺炎、肺气肿等引起的黏稠分泌物过多所致的咳痰困难。②可用于对乙酰氨基酚中毒的解毒以及环磷酰胺引起的出血性膀胱炎的治疗。

用法和用量：

（1）喷雾吸入：仅用于非应急情况。临用前用氯化钠溶液使其溶解成10%溶液，每次1~3ml，一日2~3次。

（2）气管滴入：急救时以5%溶液经气管插管或气管套管直接滴入气管内，每次0.5～2ml，一日2～4次。

（3）气管注入：急救时以5%溶液用1ml注射器自气管的甲状软骨环骨膜处注入气管腔内，每次0.5～2ml（婴儿每次0.5ml，儿童每次1ml，成人每次2ml）。

（4）口服：成人一次200mg，一日2～3次。

不良反应：可引起咳呛、支气管痉挛、恶心、呕吐、胃炎等不良反应，减量即可缓解，如遇恶心、呕吐，可暂停给药。支气管痉挛可用异丙肾上腺素缓解。

禁忌证：支气管哮喘者禁用。

注意：①本品直接滴入呼吸道可产生大量痰液，需用吸痰器吸引排痰。②不宜与金属、橡皮、氧化剂、氧气接触，故喷雾器须用玻璃或塑料制作。③本品应临用前配制，用剩的溶液应严封贮于冰箱中，48小时内用完。

药物相互作用：①本品可减弱青霉素、四环素、头孢菌素类的抗菌活性，故不宜同时应用；必要时间隔4小时交替使用。②与硝酸甘油合用可增加低血压和头痛的发生。③与金制剂合用，可增加金制剂的排泄。④与异丙肾上腺素合用或交替使用可提高药效，减少不良反应。⑤与碘化油、糜蛋白酶、胰蛋白酶有配伍禁忌。

制剂（片剂）：每片200mg；500mg。喷雾剂：每瓶0.5g；1g。颗粒剂：每袋100mg。泡腾片：每片600mg。

六、羧甲司坦（Carbocisteine）

$$
\begin{array}{l}
CH_2-S-COOCH_3 \\
| \\
CH-NH_2 \\
| \\
COOH
\end{array}
$$

其他名称：羧甲基半胱氨酸，贝莱，费立，卡立宁，康普利，强利灵，强利痰灵，美咳片，Carboxymethyl Cysteine，MUCODYNE，MUCOTAB，MUCOCIS，LOVISCOL，TRANSBRONCHIN。

ATC编码：R05CB03

性状：为白色结晶性粉末；无臭。在热水中略溶，在水中极微溶解，在乙醇或丙酮中不溶，在酸或碱溶液中易溶。

药理学：为黏液稀释剂，主要在细胞水平影响支气管腺体的分泌，使低黏度的唾液黏蛋白（sialomucin）分泌增加，而高黏度的岩藻黏蛋白（fucomucin）产生减少，因而使痰液的黏滞性降低，易于咳出。本品口服有效，起效快，服后4小时即可见明显疗效。

适应证：用于慢性支气管炎、支气管哮喘等疾病引起的痰液黏稠、咳痰困难和痰阻气管等。亦可用于防治手术后咳痰困难和肺炎合并症。用于小儿非化脓性中耳炎，有预防耳聋效果。

用法和用量：口服，成人每次0.25～0.5g，一日3次。儿童一日30mg/kg。

不良反应：偶有轻头晕、恶心、胃部不适、腹泻、胃肠道出血、皮疹等不良反应。

注意：①本品与强效镇咳药合用，会导致稀化的痰液堵塞气道。②有消化道溃疡病史者慎用。③有慢性肝脏疾病的老年患者应减量。

制剂：口服液，每支0.2g（10ml）；0.5g（10ml）。糖浆剂：2%（20mg/ml）。片剂：

每片0.25g。泡腾剂：每包0.25g。

贮法：密闭，于阴凉干燥处保存。

七、沙雷肽酶（Serrapeptase）

其他名称：舍雷肽酶，达先，敦净，释炎达，DASEN。

性状：从沙雷杆菌提取的蛋白水解酶，系稍有特殊臭味的灰白色到淡褐色粉末。

药理学：本品具有很强的抗炎症、消肿胀作用和分解变性蛋白质、缓激肽、纤维蛋白凝块作用，故可加速痰、脓和血肿液化与排出，促进血管、淋巴管对分解物的吸收，改善炎症病灶的循环，从而起到消炎消肿作用，还能增加抗生素在感染灶和血中的浓度，从而增强抗生素的作用。

适应证：用于手术后和外伤后消炎及鼻窦炎、乳腺淤积、膀胱炎、附睾炎、牙周炎、牙槽肿胀等疾病的消炎，还可用于支气管炎、肺结核、支气管哮喘、麻醉后的排痰困难等。国外报道本品可用于治疗儿童耳炎。

用法和用量：口服，成人每次5～10mg，每日3次，餐后服。

不良反应：①偶见黄疸、转氨酶（ALT、AST、γ-GTP）升高、厌食、恶心、呕吐、腹泻等。②偶见鼻出血、血痰等出血倾向。③偶见皮肤发红，瘙痒、药疹等过敏反应。

注意：①有严重肝肾功能障碍和血液凝固异常者慎用。②使用本品时应让患者及时咳出痰液，呼吸道插管患者应及时吸出痰液，以防止痰液阻塞呼吸道。

药物相互作用：①本品增加青霉素、氨苄西林、磺苄西林等抗生素在感染灶和血中的浓度，增强抗生素的作用；②与抗凝血药合用时，可增强抗凝血药的作用。③与促凝血药合用时可产生部分药理性拮抗作用。

制剂：肠溶片，每片5mg（10 000单位）；10mg（20 000单位）。

八、脱氧核糖核酸酶（Deoxyrihonuclease）

其他名称：胰去氧核糖核酸酶，胰道酶，DNA酶，Pancreatic，Dornase，DORNAVAC，DNAase。

ATC编码：B06AA10

性状：为白色粉末，可溶于水。溶液pH为6～7时活性最大。在室温中或过度稀释可迅速灭活。

药理学：本品是从哺乳动物胰脏中提取的一种核酸内切酶，可使脓痰中的大分子脱氧核糖核酸（DNA）迅速水解成平均链长为4个单位的核苷酸，并使原来与DNA结合的蛋白质失去保护，进而产生继发性蛋白溶解作用，使痰液黏度降低，易于咳出。与抗生素合用，可使抗生素易于达到感染灶，充分发挥其抗菌作用。

适应证：用于有大量脓痰的呼吸系统感染患者。

用法和用量：气雾吸入，每次5万～10万U，溶于2～3ml的10%丙二醇或生理盐水中，一日3～4次，可连续用药4～6天。腔内注射：5万U/次。

不良反应：咽部疼痛，每次喷雾后应立即漱口。长期应用可见皮疹、发热等过敏反应。

禁忌证：急性化脓性蜂窝组织炎及有支气管胸腔瘘管的活动性结核患者禁用。

注意：本品应临用前新鲜配制。

制剂：注射用脱氧核糖核酸酶：每支 10 万 U。

九、稀化黏素（Gelomyrtol）

为桃金娘科植物蓝桉（Eucalyptus globules labill.）、樟科植物樟（Cinnamomum camphora L.）树叶提取物的复方制剂。每粒胶囊含桃金娘油 300mg，其中至少含 α－松油萜（α－pinene）30mg、柠檬烯（limonene）75mg、桉油精（cineol）75mg。

其他名称：吉诺通，强力稀化黏素，标准桃金娘油，复方桃金娘油，Oleum Eucalypti，Myrtlol，MYRIENOL，GELOMYRTOL FORTE。

性状：本品为无色或微黄色的澄清液体，有特异的芳香气，微似樟脑，味辛，凉。贮存日久，色稍变深。在 70% 乙醇中易溶。

药理学：本品为脂溶性挥发油，口服给药经小肠吸收后，再经呼吸道排出。可在呼吸道黏膜发挥溶解黏液、促进腺体分泌的作用。亦可产生 β－拟交感神经效应，刺激黏膜纤毛运动，增加黏液移动速度，有助于痰液排出。本品尚具有轻度抗炎作用，通过减轻支气管黏膜肿胀而舒张支气管，减轻气道阻塞所致呼吸困难。

适应证：用于急性和慢性支气管炎、鼻窦炎、支气管扩张、肺结核、矽肺及各种原因所致慢性阻塞性肺疾患。亦可用于支气管造影术后，以促进造影剂的排出。

用法和用量：口服。成人：每次 300mg，一日 2～3 次；4～10 岁儿童：每次 120mg，一日 2 次。

不良反应：偶见恶心、胃肠道不适。

禁忌证：妊娠期妇女禁用。

注意：胶囊不可打开或嚼破后服用。宜在餐前 30 分钟整粒吞服。

制剂：胶囊剂，每粒 120mg；300mg。

十、碘化钾（Potassiumlodide）

为刺激性祛痰剂，可使痰液变稀，易于咳出，并可增加支气管分泌。又配成含碘食盐（含本品 0.001%～0.02%）供食用，可预防地方性甲状腺肿。合剂：每 100ml 中含碘化钾 5.0g，碳酸氢钠 2.5g，三氯甲烷适量。遇酸性药物能游离出碘。口服：每次 6～10ml，一日 3 次。

十一、愈创甘油醚（Guaifenesin）

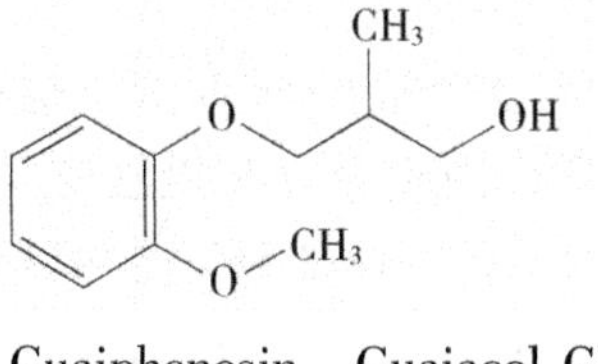

CH_3 O OH O CH_3

其他名称：愈创木酚甘油醚，Guaiphenesin，Guaiacol Glycerol Ether。

ATC 编码：R05CA03

为恶心祛痰剂，并有轻度的镇咳、防腐作用，大剂量尚有平滑肌松弛作用。用于慢性气管炎的多痰咳嗽，多与其他镇咳平喘药合用或配成复方应用。可见头晕、嗜睡、恶心、胃肠不适及过敏等不良反应。片剂：每片 0.2g，每次 0.2g，一日 3～4 次。糖浆剂：2%

(120ml)，每次10～20ml，一日3次。

十二、愈创木酚磺酸钾（Sulfoguaiacol）

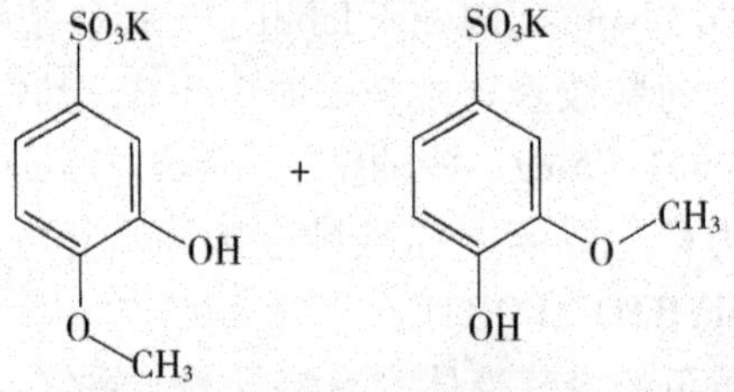

其他名称：Potassium Guaiacolsulfonate。

为刺激性祛痰药，促进支气管分泌，使痰液变稀易于咳出。尚有微弱抗炎作用。用于慢性支气管炎、支气管扩张等。多与其他镇咳、平喘药配成复方应用。口服：每次0.5～1g，一日3次。

十三、半胱甲酯（Mecysteine）

其他名称：半胱氨酸甲酯，美司坦，Methyl Cysteine，ACDRILE。

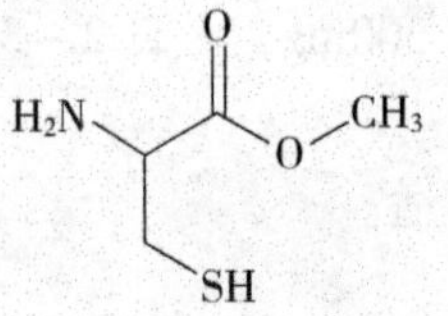

为黏痰溶解剂，用于大量黏痰引起的呼吸困难。不良反应参见乙酰半胱氨酸。雾化吸入：每次10%溶液1～3ml，一日2～3次；气管滴入或注入：每次5%溶液0.5～2ml，一日2次；口服：每次0.1g，一日2～3次。片剂：0.1g。粉剂：0.5g；1g。

十四、厄多司坦（Erdosteine）

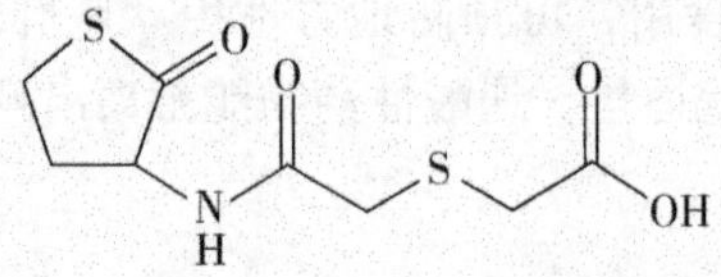

其他名称：Dithiosteine，DOSTEIN。

ATC编码：R05CB15

为黏痰溶解剂，通过使支气管分泌液中糖蛋白二硫键断裂而降低黏液黏性，并保护α_1－抗胰蛋白酶使之不被氧化失活。用于急性和慢性支气管炎、鼻窦炎、耳炎、咽炎和感冒等引起的呼吸道阻塞及痰液黏稠。偶见轻微的头痛和口干、腹隐痛、恶心、呕吐、腹泻等胃肠道反应。胶囊剂：100mg；300mg。口服：成人，每次300mg，每日2次。儿童，每日10mg/kg，分2次餐后服。

十五、美司钠（Mesna）

$$Na^+ \left[HS\diagup\!\!\diagdown\!\diagup SO_3 \right]^-$$

其他名称：巯乙磺酸，MISTABRON，MUCOFLUID。

ATC 编码：R05CB05，V03AF01

供局部吸入或滴入的速效、强效黏痰溶解剂。作用机制与乙酰半胱氨酸相似。疗效较乙酰半胱氨酸强 2 倍。用于慢性支气管炎、肺炎、肺癌患者痰液黏稠、术后肺不张等所致咳痰困难者。雾化吸入或气管内滴入，每次 20% 溶液 1～2ml。有局部刺激作用，可引起咳嗽及支气管痉挛。不宜与红霉素、四环素、氨茶碱合用。气雾剂：0.2g/1ml。溶液剂：10% 水溶液。

（李　冠）

第十八章 镇咳药

咳嗽是呼吸道受到刺激时所产生的一种保护性反射活动，即呼吸道感受器（化学感受器、机械感受器和牵张感受器）受到刺激时，神经冲动沿迷走神经传到咳嗽中枢，咳嗽中枢被兴奋后，其神经冲动又沿迷走神经和运动神经传到效应器（呼吸道平滑肌、呼吸肌和喉头肌)，并引发咳嗽。

轻度咳嗽有利于排痰，一般不需用镇咳药。但严重的咳嗽，特别是剧烈无痰的干咳可影响休息与睡眠，甚至使病情加重或引起其他并发症。此时须在对因治疗的同时，加用镇咳药。由于可能引起痰液增稠和潴留，止咳药应避免用于慢性肺部感染，由于可能增加呼吸抑制的风险也应避免用于哮喘。

一般说来，药物抑制咳嗽反射的任一环节均可产生镇咳作用。目前常用的镇咳药按其作用部位可分为两大类。①中枢性镇咳药：此类药直接抑制延脑咳嗽中枢而产生镇咳作用，其中吗啡类生物碱及其衍生物如可待因、福尔可定、羟蒂巴酚等因具有成瘾性而又称为依赖性或成瘾性止咳药，此类药物往往还具有较强的呼吸抑制作用；而右美沙芬、喷托维林、氯哌司汀、普罗吗酯等，则属于非成瘾性或非依赖性中枢镇咳药，且在治疗剂量条件下对呼吸中枢的抑制作用不明显。中枢性镇咳药多用于无痰的干咳。②外周性（末梢性）镇咳药：凡抑制咳嗽反射弧中感受器、传入神经、传出神经以及效应器中任何一环节而止咳者，均属此类。如甘草流浸膏、糖浆可保护呼吸道黏膜；祛痰药可减少痰液对呼吸道的刺激而止咳；平喘药可缓解支气管痉挛而止咳；那可丁、苯佐那酯的局麻作用可麻醉呼吸道黏膜上的牵张感受器而发挥止咳作用等。有些药如苯丙哌林兼具中枢性及外周性镇咳作用。

一、可待因（Codeine）

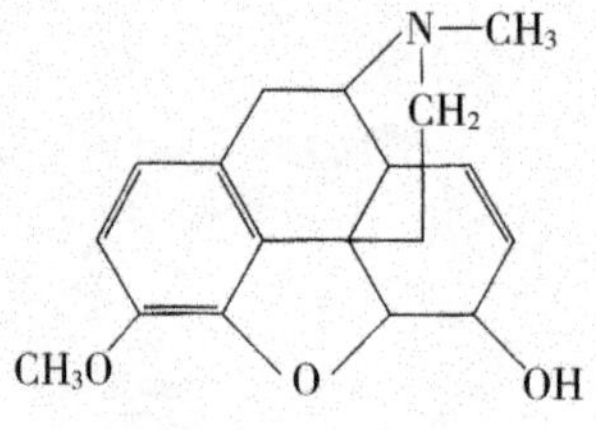

$N-CH_3$ CH_2 CH_3O O OH

其他名称：甲基吗啡，Methylmorphine，PAVERAL。

ATC 编码：R05DA04

性状：常用其磷酸盐，为白色细微的针状结晶性粉末。无臭，有风化性，水溶液显酸性反应。在水中易溶，在乙醇中微溶，在三氯甲烷或乙醚中极微溶解。

药理学：能直接抑制延脑的咳嗽中枢，止咳作用迅速而强大，其作用强度约为吗啡的1/4。也有镇痛作用，约为吗啡的1/12～1/7，但强于一般解热镇痛药。其镇静、呼吸抑制、便秘、耐受性及成瘾性等作用均较吗啡弱。

口服吸收快而完全，其生物利用度为40%～70%。一次口服后，约1小时血药浓度达高峰，$t_{1/2}$约为3～4小时。易于透过血脑屏障及胎盘，主要在肝脏与葡萄糖醛酸结合，约15%经脱甲基变为吗啡。其代谢产物主要经尿排泄。

适应证：①各种原因引起的剧烈干咳和刺激性咳嗽，尤适用于伴有胸痛的剧烈干咳。由于本品能抑制呼吸道腺体分泌和纤毛运动，故对有少量痰液的剧烈咳嗽，应与祛痰药并用。②可用于中等度疼痛的镇痛。③局部麻醉或全身麻醉时的辅助用药，具有镇静作用。

用法和用量：

（1）成人：①常用量：口服或皮下注射，一次15～30mg，一日30～90mg。缓释片剂一次1片（45mg），一日2次；②极量：一次100mg，一日250mg。

（2）儿童：镇痛，口服，每次0.5～1.0mg/kg，一日3次，或一日3mg/kg；镇咳，为镇痛剂量的1/3～1/2。

不良反应：一次口服剂量超过60mg时，一些患者可出现兴奋、烦躁不安、瞳孔缩小、呼吸抑制、低血压、心率过缓。小儿过量可致惊厥，可用纳洛酮对抗。亦可见恶心、呕吐、便秘及眩晕。

禁忌证：多痰患者禁用，以防因抑制咳嗽反射，使大量痰液阻塞呼吸道，继发感染而加重病情。

注意：①长期应用亦可产生耐受性、成瘾性。②妊娠期应用本品可透过胎盘使胎儿成瘾，引起新生儿戒断症状，如腹泻、呕吐、打哈欠、过度啼哭等。分娩期应用可致新生儿呼吸抑制。③缓释片必须整片吞服，不可嚼碎或掰开。

药物相互作用：

（1）本品与抗胆碱药合用时，可加重便秘或尿潴留的不良反应。

（2）与美沙酮或其他吗啡类中枢抑制药合用时，可加重中枢性呼吸抑制作用。

（3）与肌肉松弛药合用时，呼吸抑制更为显著。

（4）本品抑制齐多夫定代谢，避免二者合用。

（5）与甲喹酮合用，可增强本品的镇咳和镇痛作用。

（6）本品可增强解热镇痛药的镇痛作用。

（7）与巴比妥类药物合用，可加重中枢抑制作用。

（8）与西咪替丁合用，可诱发精神错乱，定向力障碍及呼吸急促。

制剂：普通片剂，每片15mg；30mg。缓释片剂，每片45mg。注射液，每支15mg（1ml）；30mg（1ml）。糖浆剂，0.5%，10ml，100ml。

含有可待因的复方制剂：

可愈糖浆[医保(乙)]（Codeine and Guaifenesin Syrup）：每10ml中含磷酸可待因20mg，愈创木酚甘油醚200mg。

菲迪克止咳糖浆（Pheticol Cold and Cough Syrup）：每5ml含磷酸可待因5mg，盐酸麻黄碱（或右旋麻黄碱）7mg，愈创木酚磺酸钾70mg，盐酸曲普利定0.7mg。

联邦止咳露糖浆（Amticol Syrup）：每5ml溶液中含磷酸可待因5mg，盐酸麻黄碱4mg，氯苯那敏1mg，氯化铵110mg。

联邦小儿止咳露（Isedyl Cough Syrup）：每5ml溶液中含磷酸可待因5mg，盐酸异丙嗪5mg，盐酸麻黄碱4mg，愈创木酚磺酸钾50mg。

二、福尔可定（Pholcodine）

其他名称：吗啉吗啡，福可定，吗啉乙基吗啡，Morpholinylethylmorphine，Homocodeine，PHOLCOD，ETHNINE，PHOLDINE，ADAPHOL，PHOLEVAN。

ATC 编码：R05DA08

性状：为白色或类白色的结晶性粉末；无臭，味苦；水溶液显碱性反应。在乙醇、丙酮或三氯甲烷中易溶，在水中略溶，在乙醚中微溶，在稀盐酸中溶解。

药理学：本品与磷酸可待因相似，具有中枢性镇咳作用，也有镇静和镇痛作用，但成瘾性较磷酸可待因弱。

适应证：用于剧烈干咳和中等度疼痛。

不良反应：偶见恶心、嗜睡等。可致依赖性。

禁忌证：禁用于痰多者。

用法和用量：口服，常用量，一次 5～10mg，一日 3～4 次；极量，一日 60mg。

注意：新生儿和儿童易于耐受此药，不致引起便秘和消化紊乱。

制剂（片剂）：每片 5mg；10mg；15mg；30mg。

贮法：本品有引湿性，遇光易变质。应密封，在干燥处避光保存。

复方福尔可定口服溶液（Compound Pholcodine Oral Solution）：每 1ml 含福尔可定 1mg，盐酸苯丙烯啶 0.12mg，盐酸伪麻黄碱 3mg，愈创木酚甘油醚 10mg，海葱流浸液 0.001ml，远志流浸液 0.001ml。

复方福尔可定口服液（Compound Pholcodine Oral Solution）：每支 10ml 含福尔可定 10mg，盐酸伪麻黄碱 30mg，马来酸氯苯那敏 4mg。

三、喷托维林（Pentoxyverine）

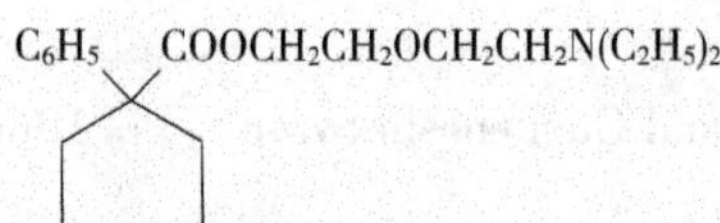

其他名称：维静宁，咳必清，托可拉斯，Carbetapentane，TOCLASE。

ATC 编码：R05DB05

性状：常用其枸橼酸盐，为白色或类白色的结晶性或颗粒性粉末；无臭，味苦。在水中易溶，在乙醇中溶解，在三氯甲烷中略溶，在乙醚中几乎不溶。熔点 88～93℃。

药理学：本品对咳嗽中枢有选择性抑制作用，尚有轻度的阿托品样作用和局麻作用，大剂量对支气管平滑肌有解痉作用，故它兼有中枢性和末梢性镇咳作用。其镇咳作用的强度约为可待因的1/3。但无成瘾性。一次给药作用可持续4～6小时。

适应证：用于上呼吸道感染引起的无痰干咳和百日咳等，对小儿疗效优于成人。

用法和用量：口服，成人，每次25mg，一日3～4次。

不良反应：偶有轻度头晕、口干、恶心、腹胀、便秘等不良反应，乃其阿托品样作用所致。注意：①青光眼及心功能不全伴有肺瘀血的患者慎用。②痰多者宜与祛痰药合用。

制剂（片剂）：每片25mg。滴丸：每丸25mg。冲剂：每袋10g。糖浆剂：0.145%；0.2%；0.25%。

喷托维林氯化铵糖浆（Pentoxyverine Citrate and Ammonium Chloride Syrup）：每100ml内含喷托维林0.2g，氯化铵3g（含25mg喷托维林）。口服，一次10ml，一日3或4次。

喷托维林愈创甘油醚片：含枸橼酸喷托维林25mg，愈创甘油醚0.15g。口服，一次1片，一日3次。

四、氯哌斯汀（Cloperastine）

Cl CH—O—CH_2CH_2—N

其他名称：氯哌啶，氯苯息定，咳平，咳安宁，Chloperastine，HUSTAZOL，NITOSSIL，SEKISAN。

ATC编码：R05DB21

性状：为白色或类白色结晶性粉末，无臭，味苦有麻木感。在水中易溶解。熔点145～156℃。

药理学：为非成瘾性中枢性镇咳药，主要抑制咳嗽中枢，还具有H_1受体拮抗作用，能轻度缓解支气管平滑肌痉挛及支气管黏膜充血、水肿，这亦有助于其镇咳作用。本品镇咳作用较可待因弱，但无耐受性及成瘾性。服药后20～30分钟生效，作用可维持3～4小时。

适应证：用于急性上呼吸道炎症、慢性支气管炎、肺结核及肺癌所致的频繁咳嗽。

不良反应：偶有轻度口干、嗜睡等不良反应。

用法和用量：口服，成人，每次10～30mg，一日3次；儿童，每次0.5～1.0mg/kg，一日3次。

制剂（片剂）：每片5mg；10mg。

贮法：遮光密封保存。

五、苯丙哌林（Benproperine）

O—CH_2—CH—CH_3 N CH_2

其他名称：咳快好，咳哌宁，二苯哌丙烷，咳福乐，COFREL，PIREXYL，BLASCORID。

ATC 编码：R05DB02

性状：常用其磷酸盐，为白色或类白色粉末；微带特臭，味苦。在水中易溶，在乙醇、三氯甲烷或苯中略溶，在乙醚或丙酮中不溶。熔点 148～153℃。

药理学：本品为非麻醉性镇咳剂，具有较强镇咳作用。药理研究结果证明，狗口服或静注本品 2mg/kg 可完全抑制多种刺激引起的咳嗽，其作用较可待因强 2～4 倍。本品除抑制咳嗽中枢外，尚可阻断肺－胸膜的牵张感受器产生的肺－迷走神经反射，并具有罂粟碱样平滑肌解痉作用，故其镇咳作用兼具中枢性和末梢性双重机制。

本品口服易吸收，服后 15～20 分钟即生效，镇咳作用可持续 4～7 小时。本品不抑制呼吸，不引起胆道及十二指肠痉挛或收缩，不引起便秘，未发现耐受性及成瘾性。

适应证：用于治疗急性支气管炎及各种原因如感染、吸烟、刺激物、过敏等引起的咳嗽，对刺激性干咳效佳。有报道本品的镇咳疗效优于磷酸可待因。

不良反应：偶见口干、胃部烧灼感、食欲不振、乏力、头晕和药疹等不良反应。

用法和用量：成人，口服，一次 20～40mg，一日 3 次；缓释片一次 1 片，一日 2 次。儿童用量酌减。

禁忌证：对本品过敏者禁用。

注意：①服用时需整片吞服，切勿嚼碎，以免引起口腔麻木。②妊娠期妇女应在医师指导下应用。

制剂：片（胶囊）剂，每片（粒）20mg。泡腾片：每片 20mg。缓释片剂：每片 40mg。口服液：10mg/10ml；20mg/10ml。冲剂：每袋 20mg。

贮法：密闭、避光保存。

六、二氧丙嗪（Dioxopromethazine）

其他名称：双氧异丙嗪，克咳敏，Oxymeprazrne，PROTHANON。

性状：其盐酸盐为白色至微黄色粉末或结晶性粉末；无臭，味苦。在水中溶解，在乙醇中极微溶解。

药理学：本品具有较强的镇咳作用，并具有抗组胺、解除平滑肌痉挛、抗炎和局部麻醉作用，还可增加免疫功能，尤其是细胞免疫。

适应证：用于慢性支气管炎，镇咳疗效显著。双盲法对照试验指出，本品 10mg 的镇咳作用约与可待因 15mg 相当。多于服药后 30～60 分钟显效，作用持续 4～6 小时或更长。尚可用于过敏性哮喘、荨麻疹、皮肤瘙痒症等。未见耐药性与成瘾性。

用法和用量：口服。常用量：每次 5mg，一日 2 次或 3 次；极量：一次 10mg，一日 30mg。

不良反应：常见困倦、乏力等不良反应。

禁忌证：高空作业及驾驶车辆、操纵机器者禁用。

注意：①治疗量与中毒量接近，不得超过极量。②癫痫、肝功能不全者慎用。

制剂（片剂）：每片5mg。颗粒剂：每袋3g（含1.5mg二氧丙嗪）。

复方二氧丙嗪茶碱片（Compound DioxopromethazineHydrochloride Tablets）：每片含盐酸二氧丙嗪5mg，茶碱55mg，盐酸克仑特罗15μg。

七、右美沙芬（Dextromethorphan）

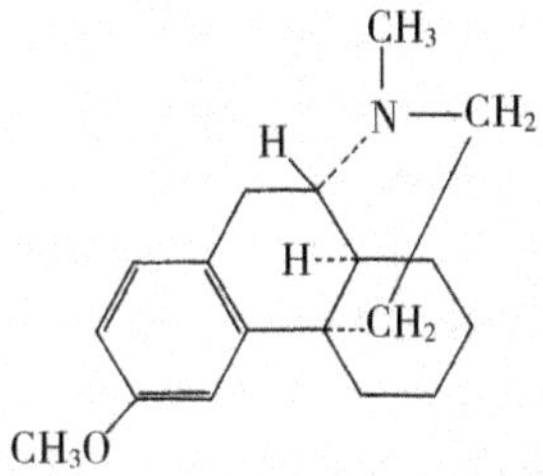

CH_3 N —CH_2 H H CH_2 CH_3O

其他名称：美沙芬，右甲吗喃，Dexmetrorphen，ROMILAR，TUSSADE，SEDATUSS，Mothorphan。

ATC编码：R05DA09

性状：本品氢溴酸盐为白色或类白色结晶性粉末，无味或微苦，溶于水、乙醇，不溶于乙醚。熔点125℃左右。

药理学：本品为吗啡类左吗喃甲基醚的右旋异构体，通过抑制延髓咳嗽中枢而发挥中枢性镇咳作用。其镇咳强度与可待因相等或略强。无镇痛作用，长期应用未见耐受性和成瘾性。治疗剂量不抑制呼吸。

口服吸收好，15～30分钟起效，作用可维持3～6小时。血浆中原形药物浓度很低。其主要活性代谢产物3-甲氧吗啡烷在血浆中浓度高，$t_{1/2}$为5小时。

适应证：用于干咳，适用于感冒、急性或慢性支气管炎、支气管哮喘、咽喉炎、肺结核以及其他上呼吸道感染时的咳嗽。

用法和用量：口服，成人，每次10～30mg，一日3次。一日最大剂量120mg。

不良反应：偶有头晕、轻度嗜睡、口干、便秘等不良反应。

禁忌证：妊娠3个月内妇女及有精神病史者禁用。

注意：妊娠期妇女及痰多患者慎用。

药物相互作用：①与奎尼丁、胺碘酮合用，可增高本品的血药浓度，出现中毒反应。②与氟西汀、帕罗西汀合用，可加重本品的不良反应。③与单胺氧化酶抑制剂并用时，可致高烧、昏迷等症状。④与其他中枢抑制药合用可增强本品的中枢抑制作用。⑤酒精可增强本品的中枢抑制作用。

制剂：普通片剂，每片10mg；15mg。分散片，每片15mg。缓释片，每片15mg；30mg。胶囊剂，每粒15mg。颗粒剂，每袋7.5mg；15mg。糖浆剂，每瓶15mg（20ml）；150mg（100ml）。注射剂，每支5mg。

复方美沙芬片：每片含对乙酰氨基酚0.5g、氢溴酸右美沙芬15mg、盐酸苯丙醇胺12.5mg、氯苯那敏2mg。用于流行性感冒、普通感冒及上呼吸道感染，可减轻发烧、咳嗽、咽痛、头痛、周身痛、流涕、打喷嚏、眼部发痒、流泪、鼻塞等症状。口服，每次1～2片，一日 3～4 次。12 岁以下儿童遵医嘱服。主要不良反应为嗜睡，偶有头晕、口干、胃不适及一过性转氨酶（ALT）升高。肝病患者慎用。

复方氢溴酸右美沙芬糖浆（Dextromethorphane HydrobromideCompound Syrupus）：每 10ml 内含氢溴酸右美沙芬 30mg，愈创木酚甘油醚 0. 2g。

贮法：遮光密闭保存。

八、福米诺苯（Fominoben）

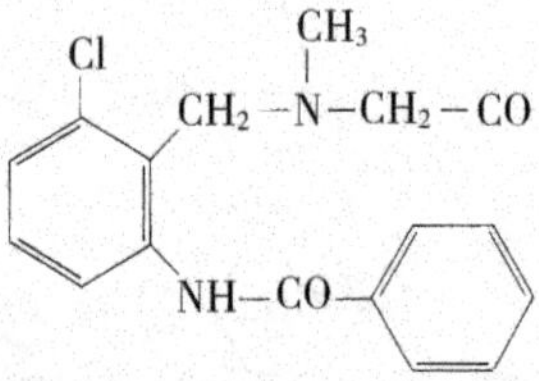

$$\text{结构式：2-Cl-6-[CH}_2\text{-N(CH}_3\text{)-CH}_2\text{-CO-N(吗啉)]-C}_6\text{H}_3\text{-NH-CO-C}_6\text{H}_5$$

其他名称：胺酰苯吗啉，OLEPTAN，NOLEPTAN，FINATEN。

性状：白色或类白色粉末，无臭，味苦，具强烈刺激味。在酸中易溶，在乙醇中略溶，在三氯甲烷中微溶，在水中极微溶解。熔点 206～208℃（熔融时分解）。

药理学：本品镇咳特点是抑制咳嗽中枢的同时，具有呼吸中枢兴奋作用。其镇咳作用与可待因接近。呼吸道阻塞和呼吸功能不全者使用本品后，可改善换气功能，使动脉氧分压升高，二氧化碳分压降低。

适应证：用于各种原因引起的慢性咳嗽及呼吸困难，用于小儿顽固性百日咳，奏效较二氢可待因快，且无成瘾性。在某些病例本品还能促进支气管的分泌，降低痰液的黏滞性，有利于咳痰。

用法和用量：口服，每次 80～160mg，一日 2～3 次。静脉注射，40～80mg，加入 25% 葡萄糖溶液中缓慢注入。

注意：大剂量时可致血压降低。

制剂（片剂）：每片 80mg。注射剂：每支 40mg（1ml）。

九、苯佐那酯（Benzonatate）

$$CH_2(CH_2)_3NH-C_6H_4-COOCH_2CH_2(OCH_2CH_2)_nOCH_3$$

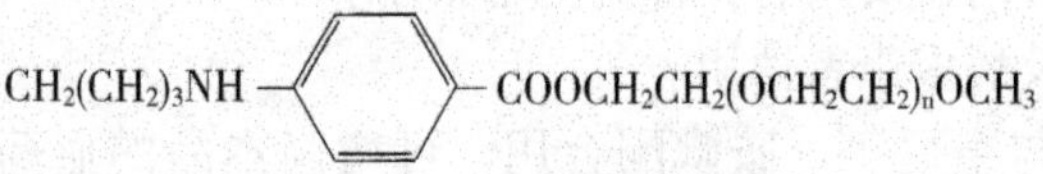

$(n \doteq 8)$

其他名称：退嗽，退嗽露，TESSALONTE，VENTUSSIN。

ATC 编码：R05DB01

性状：为淡黄色黏稠液体，可溶于冷水，但不溶于热水。能溶于大多数有机溶剂内。

药理学：本品化学结构与丁卡因相似，故具有较强的局部麻醉作用。吸收后分布于呼吸道，对肺脏的牵张感受器及感觉神经末梢有明显抑制作用，抑制肺－迷走神经反射，从而阻断咳嗽反射的传入冲动，产生镇咳作用。本品镇咳作用强度略低于可待因，但不抑制呼吸，支气管哮喘患者用药后，反能使呼吸加深加快，每分通气量增加。口服后 10～20 分钟开始产生作用，持续 2～8 小时。

适应证：用于急性支气管炎、支气管哮喘、肺炎、肺癌所引起的刺激性干咳、阵咳等，也可用于支气管镜、喉镜或支气管造影前预防咳嗽。

用法和用量：口服，每次 50～100mg，一日 3 次。

不良反应：有时可引起嗜睡、恶心、眩晕、胸部紧迫感和麻木感、皮疹等不良反应。

禁忌证：多痰患者禁用。

注意：服用时勿嚼碎，以免引起口腔麻木。

制剂：糖衣丸或胶囊剂：每粒 25mg；50mg；100mg。

十、那可丁（Narcrotine）

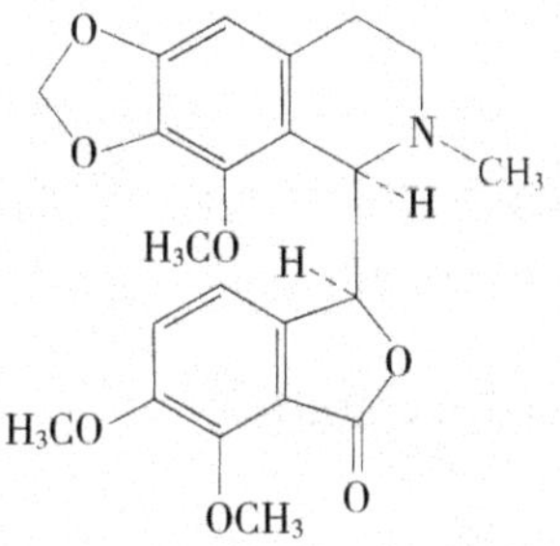

其他名称：Noscapine。

ATC 编码：R05DA07

性状：为白色结晶性粉末或有光泽的棱柱状结晶，无臭。常用其盐酸盐。在三氯甲烷中易溶，苯中略溶，乙醇或乙醚中微溶，在水中几乎不溶。熔点 174～177℃。

药理学：本品通过抑制肺牵张反射、解除支气管平滑肌痉挛，而产生外周性镇咳作用。尚具有呼吸中枢兴奋作用。无成瘾性。

适应证：用于阵发性咳嗽。

用法和用量：口服，每次 15～30mg，一日 2～3 次，剧咳可用至每次 60mg。

不良反应：偶有恶心、头痛、嗜睡等反应。

注意：①大剂量可引起支气管痉挛。②不宜用于多痰患者。

制剂（片剂）：每片 10mg；15mg。糖浆剂：每瓶 1 000ml。

阿斯美胶囊（强力安喘通胶囊）：每粒胶囊含那可丁 7mg，盐酸甲氧那明 12.5mg，氨茶碱 25mg，氯苯那敏 2mg。口服，成人，一次 2 粒，一日 3 次；15 岁以下儿童减半。

十一、左丙氧芬（Levopropoxyphene）

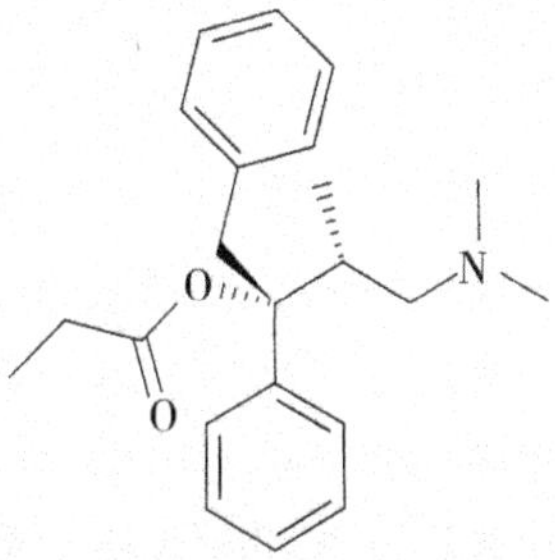

其他名称：左旋扑嗽芬，挪尔外，NOVRAD。

为非成瘾性中枢镇咳药，其作用约为可待因的1/5，无镇痛和抑制呼吸作用。每次服50～100g，一日3次。偶有头痛、头晕、恶心等反应。片剂（胶囊）：50mg。

十二、布他米酯（Butamirate）

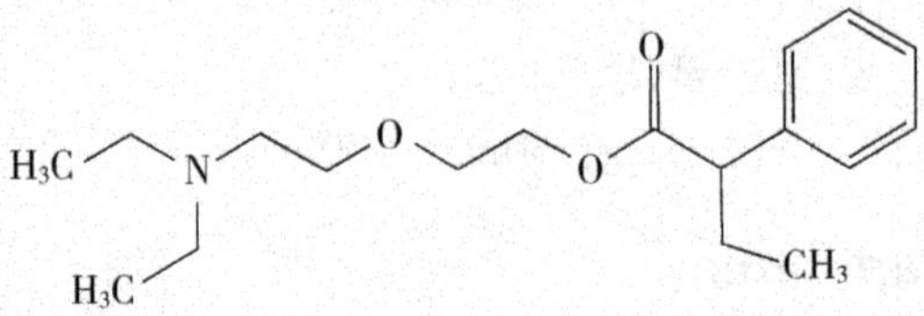

其他名称：咳息定，SINECOD。

ATC编码：R05DB13

为中枢性镇咳药，镇咳效力强于可待因，适用于各种原因所致干咳。每次服10mg，一日3次。偶有恶心、腹泻等反应。片剂：10mg。

十三、地美索酯（Dimethoxanate）

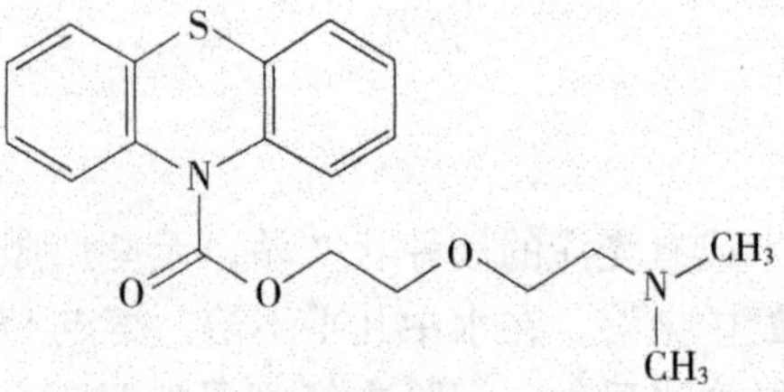

其他名称：咳散，咳舒，咳吩嗪，咳舒平，COTHERA。

ATC编码：R05DB28

镇咳作用比可待因弱，兼有局麻及微弱的解痉作用，无成瘾性。口服5～10分钟即起效，维持3～7小时。对急性呼吸道炎症引起的咳嗽效果较好，亦可用于支气管镜检查时的剧咳。每次服25～50mg，一日3次。有头晕、唇麻、嗜睡等不良反应；不宜用于多痰患者；肝功能减退者慎用。片剂：25mg。

十四、替培啶（Tipepidine）

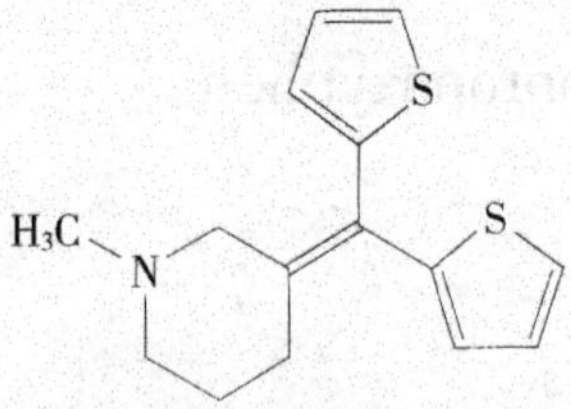

其他名称：安嗽灵，必嗽定，双噻哌啶，阿斯维林，压嗽灵，Tipedine，ASVERIN，ANTUPEX。

ATC编码：R05DB24

有较强的镇咳作用，同时也有祛痰作用，能促进支气管分泌及气管纤毛的运动而使痰液变稀并易于咳出。适用于急慢性支气管炎引起的咳嗽。每次服30mg（枸橼酸盐），一日3

次。偶有头晕、胃不适、嗜睡、瘙痒等反应。片剂：15mg；30mg。

十五、依普拉酮（Eprazinone）

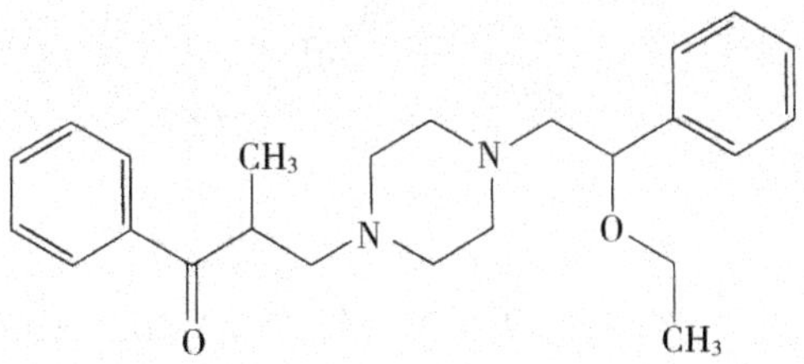

其他名称：双苯丙哌酮，易咳嗪，咳净酮，MUCITUX，RESPLENE。

ATC 编码：R05CB04

兼具中枢性和末梢性镇咳作用。其等效镇咳剂量约为可待因的 2 倍。尚具镇静作用、局麻作用、抗组胺和抗胆碱作用。此外，尚有较强的黏痰溶解作用。用于急慢性支气管炎、肺炎、肺结核等症。每次服 40～80mg，一日 3 次或 4 次。偶有头晕、口干、恶心、胃不适等不良反应。片剂：40mg。

十六、地布酸钠（Sodium Dibunate）

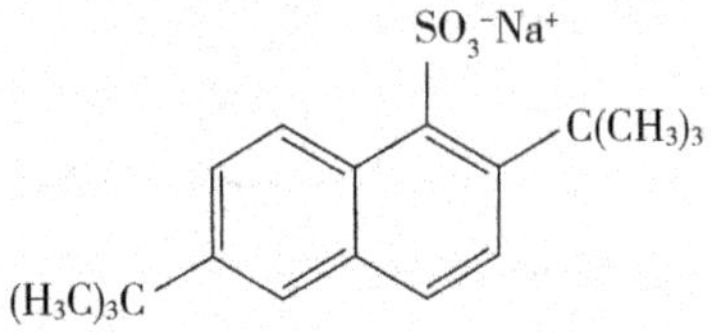

其他名称：咳宁，双丁萘磺钠，KEUTEN，BECANTEX。

除抑制咳嗽中枢外，本品还能抑制咳嗽冲动的传入途径，并有一定的祛痰作用，无成瘾性。适用于上呼吸道感染引起的咳嗽。每次 30～100mg，一日 3 次，餐后及睡前服，必要时可增至一日 6 次，最大剂量可用至每日 1～2g。大剂量能引起呕吐、腹泻、食欲不振等症状。片剂：30mg。

十七、氯苯达诺（Clofedanol）

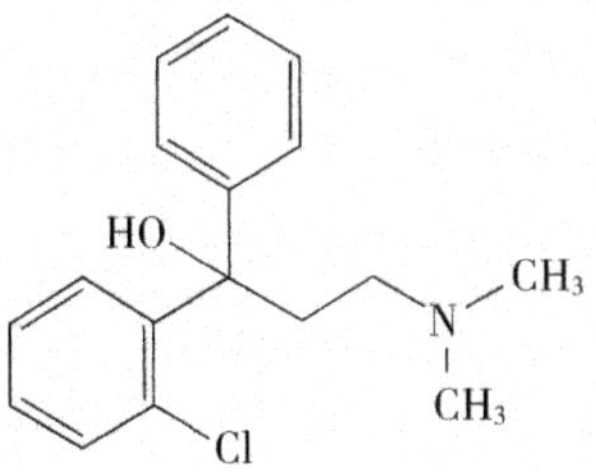

其他名称：敌退咳，氯苯胺丙醇，Chlophedianol，TUSSIPLEGYL，DETIGON。

ATC 编码：R05DB10

除有中枢性镇咳作用外，还有抗组胺作用和阿托品样作用，能减轻支气管痉挛和黏膜充血性水肿，无成瘾性。适用于呼吸道急性感染引起的干咳或阵咳，常与祛痰药合用。每次服 25～50mg，一日 3～4 次。小儿酌减。偶有荨麻疹、头晕、恶心等反应。不宜单独用于多痰的患者。片剂：25mg。

十八、异米尼尔（Isoaminile）

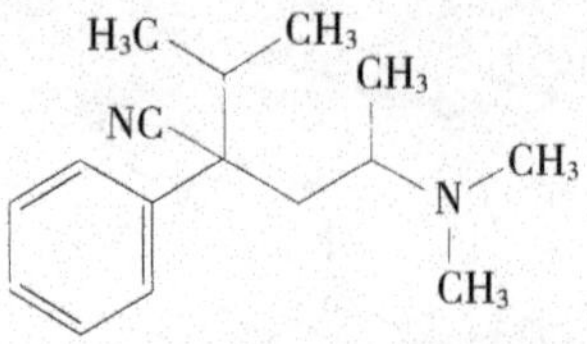

其他名称：异丙苯戊腈，咳得平，PEROGAN，DIMYRIL，MUCALAN。

ATC 编码：R05DB04

其止咳作用主要通过抑制咳嗽中枢，其局麻作用和松弛支气管平滑肌作用亦与止咳作用有关。无成瘾性。用于各种原因引起的咳嗽。每次服 40mg，一日 3 次。偶有恶心，食欲不振、便秘等胃肠道反应及药疹。片剂：20mg；40mg。

十九、羟蒂巴酚（Drotebanol）

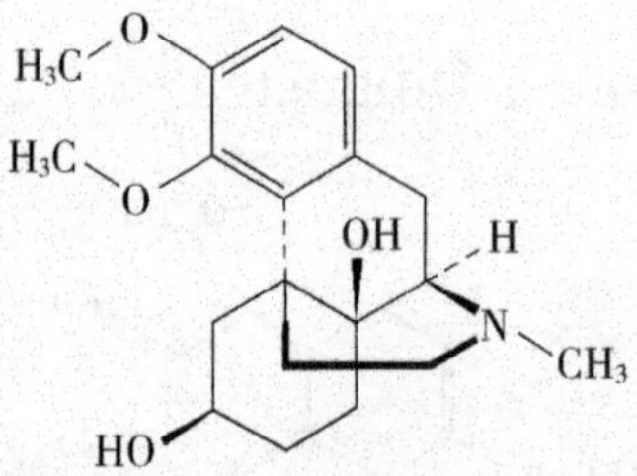

其他名称：羟甲吗喃醇，羟甲吗啡，Oxymethebanol，METEBANYL。

成瘾性中枢性镇咳药，其镇咳有效量仅为可待因的 1/10，作用迅速而持久，口服作用可持续 6～8 小时，皮下注射作用可持续 4～8 小时。其成瘾性、抑制呼吸等不良反应较可待因弱。对急慢性支气管炎、肺结核、肺癌引起的咳嗽有效，尤适用于干咳。口服，每次 2mg，一日 3 次。皮下或肌内注射，每次 2mg，一日 2 次。偶有口干、食欲不振、恶心、呕吐、便秘、眩晕、嗜睡、头痛等不良反应。片剂：2mg。注射剂：2mg。

二十、普诺地嗪（Prenoxdiazin）

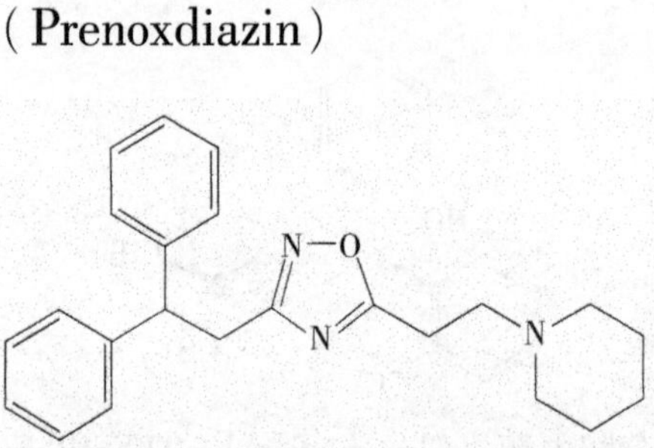

其他名称：哌乙噁唑，LIBEXIN，TIBEXIN，VAROXIL。

ATC 编码：R05DB18

为末梢性镇咳药，镇咳作用可能与其局麻作用和解除支气管平滑肌痉挛作用有关。用于上呼吸道感染、慢性支气管炎、支气管肺炎、哮喘及肺气肿所致咳嗽。也可与阿托品并用于气管镜检查。成人每次 100mg，儿童每次 25 ~ 50mg，一日 3 次。服用时不可嚼碎，以免引起口腔黏膜麻木感。片剂：25mg；100mg。

二十一、普罗吗酯（Promolate）

其他名称：咳必定，咳吗宁，Morphethylbutyne，MEBUTUS。

为非成瘾性中枢性镇咳药，其镇咳作用强度较可待因弱。本品尚能缓解气管平滑肌痉挛，并有一定的镇静作用。用于治疗各种原因引起的咳嗽，对轻、中度咳嗽的疗效较重度者为好。口服，每次 200 ~ 250mg，一日 3 次。偶有口干，恶心，胃部不适。片剂：250mg。胶囊剂：200mg。

二十二、奥昔拉定（Oxeladin）

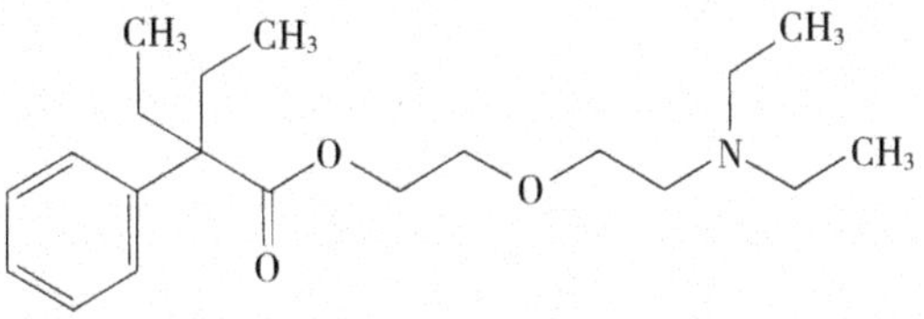

CH_3　CH_3　CH_3　O　O　N　CH_3　O

其他名称：咳乃定，压咳定，NEOBEX，PECTAMOL，SILOPENTOL，PECTAMON。

ATC 编码：R05DB09

非成瘾性中枢性镇咳药，能选择性地抑制咳嗽中枢，而对呼吸中枢无抑制作用。尚有表面麻醉作用和罂粟碱样解痉作用。可用于各种原因引起的咳嗽，其镇咳疗效不如可待因。口服，每次 10 ~ 20mg，一日 4 次。可引起恶心、嗜睡、头晕等不良反应，心功能不全及肺瘀血患者慎用。片剂 10mg；20mg。

二十三、左羟丙哌嗪（Levodropropizine）

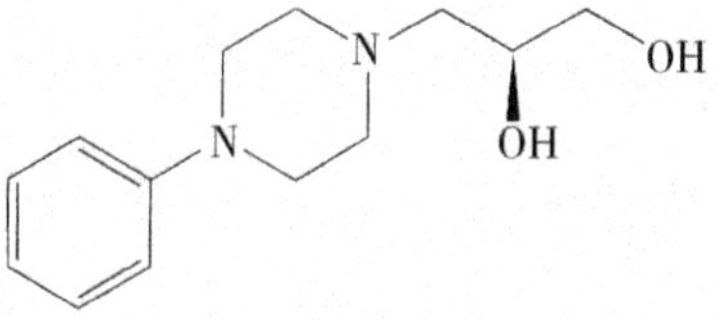

N　OH　N　OH

其他名称：LEVOTUSS，DANKA。

ATC 编码：R05DB27

为新型外周性镇咳药，兼有抗过敏和抑制支气管收缩作用，中枢及心血管不良反应较羟丙哌 嗪少。用于各种原因所致咳嗽。口服，每次 60mg，一日 3 次。胶囊：60mg。

二十四、齐培丙醇（Zipeprol）

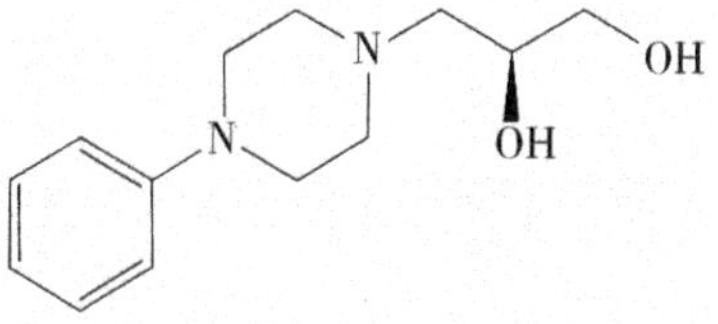

N　OH　N　OH

其他名称：镇咳嗪，双苯哌丙醇，MIRSOL，RESPILENE。

ATC 编码：R05DB27

为非麻醉性中枢性镇咳药，其镇咳作用不及可待因，但优于喷托维林。尚有局麻作用和松弛支气管平滑肌作用，并有较弱的抗胆碱、抗组胺作用。本品在体外尚有黏痰溶解作用。用于各种原因引起的咳嗽。口服，每次 75mg，一日 3 次。片剂：75mg。

（梁绪中）

第十九章　消化性溃疡和胃食管反流病药物

第一节　抗酸药

一、氢氧化铝（Aluminium Hydroxide）

1. 其他名称　水合氢氧化铝。

2. 药理作用　对胃酸的分泌无直接影响，对胃内已存在的胃酸起中和或缓冲的化学反应，可导致胃内pH值升高，从而使胃酸过多的症状得以缓解。其中和酸的能力比含镁制剂和碳酸钙为低，而比碳酸铝、碳酸双羟铝钠为高。另外，铝离子在肠内与磷酸盐结合成不溶解的磷酸铝自粪便排出。

3. 适应证

（1）能缓解胃酸过多而合并的反酸等症状，适用于胃及十二指肠溃疡病、反流性食管炎、上消化道出血等的治疗。

（2）与钙剂和维生素D合用时可治疗新生儿低钙血症。

（3）大剂量可用于尿毒症患者，以减少磷酸盐的吸收，减轻酸血症。

4. 用法用量　口服给药。

（1）凝胶剂：一次0.2～0.32g，一日3次，一般于餐前1小时服。病情严重时剂量可加倍。

（2）片剂：一次0.6～0.9g，一日3次，一般于餐前1小时服用。

5. 不良反应

（1）可引起恶心、呕吐、便秘等症状，长期大剂量服用，可致严重便秘，甚至粪结块引起肠梗阻。

（2）老年人长期服用，可影响肠道吸收磷酸盐，可导致骨质疏松；铝盐吸收后沉积于脑，可引起老年性痴呆。

（3）肾衰竭患者长期服用可引起骨软化、痴呆及小细胞性贫血等，特别是对接受血液透析的患者，可产生透析性痴呆，表现为肌肉疼痛抽搐、神经质或烦躁不安、味觉异常、呼吸变慢以及极度疲乏无力等症状。

6. 禁忌

（1）对本品过敏者禁用。

（2）骨折患者不宜服用（由于本品可导致血清磷酸盐浓度降低及磷自骨内移出）。

（3）低磷血症（如吸收不良综合征）患者不宜服用（否则会导致骨软化、骨质疏松症甚至骨折）。

（4）有胆汁、胰液等强碱性消化液分泌不足或排泄障碍者不宜使用。

7. 注意事项

（1）阑尾炎或急腹症时，服用氢氧化铝可使病情加重，可增加阑尾穿孔的危险。

（2）有便秘作用，甚至形成粪结块，故常与镁盐制剂合用。

（3）溃疡大出血时，氢氧化铝可与血液结成胶块，有阻塞肠腔引起肠梗阻的报道。

（4）长期服用时可导致血清磷酸盐浓度下降，磷自骨内移出，影响骨质的形成，应在饮食中酌加磷酸盐。

（5）氢氧化铝用量大时可吸附胆盐，因而减少脂溶性维生素的吸收，特别是维生素 A。

（6）肾功能不全者慎用。

8. 药物相互作用

（1）服药 1～2 小时内应避免摄入其他药物，因可能与氢氧化铝结合而降低吸收率，影响疗效。

（2）与西咪替丁、雷尼替丁同用，可使后者吸收减少，一般不提倡两药在 1 小时内同用。

（3）本品含多价铝离子，可与四环素类形成络合物而影响其吸收，故不宜合用。

（4）可通过多种机制干扰地高辛、华法林、双香豆素、奎宁、奎尼丁、氯丙嗪、普萘洛尔、吲哚美辛、异烟肼、维生素及巴比妥类的吸收或消除，使上述药物的疗效受到影响，应尽量避免同时使用。

（5）与肠溶片同用，可使肠溶衣加快溶解，对胃和十二指肠有刺激作用。

9. 规格　片剂：0.3g；0.5g。凝胶剂：100ml：4g。

二、碳酸氢钠（Sodium Bicarbonate）

1. 其他名称　莎波立、酸式碳酸钠、酸性碳酸钠、小苏打、重曹、重碳酸钠。

2. 药理作用

（1）治疗代谢性酸中毒：本品能直接增加机体的碱储备，其解离度大，可提供较多碳酸氢根离子（HCO_3^-）以中和氢离子（H^+），使血中 pH 值较快上升。

（2）碱化尿液：本品能使尿中 HCO_3^- 浓度升高，尿液 pH 值升高，从而使尿酸、血红蛋白等不易在尿中形成结晶或聚集，使尿酸结石或磺胺类药物得以溶解。

（3）制酸作用：本品口服后能迅速中和或缓冲胃酸，缓解胃酸过多引起的症状。对胃酸分泌无直接作用。

3. 适应证

（1）用于治疗代谢性酸中毒。

（2）用于碱化尿液，以预防尿酸性肾结石、减少磺胺类药物的肾毒性及防止急性溶血时血红蛋白的肾小管沉积。

（3）作为制酸药，可治疗胃酸过多引起的症状。

（4）静脉滴注本品可治疗某些药物中毒（如甲醇、巴比妥类及水杨酸类药等）。

（5）静脉用药也可用于高钾血症、早期脑栓塞、多种原因引起的休克（伴有酸中毒症状）、严重哮喘持续状态经其他药物治疗无效者。

（6）用作全静脉内营养要素之一，也用于配制腹膜透析液或血液透析液。

（7）外用可治疗真菌性阴道炎。

（8）滴耳可用于软化耵聍、冲洗耳道。

4. 用法用量

（1）成人

1）口服给药：①制酸：一次 0.3 ~ 1g，一日 3 次。②碱化尿液：首剂量 4g，以后每 4 小时 1 ~ 2g。③代谢性酸中毒：一次 0.5 ~ 2g，一日 3 次。

2）静脉滴注：①代谢性酸中毒：所需剂量按以下两个公式之一计算：补碱量(mmol) = (-2.3 - 实际测得的 BE 值) ×0.25 × 体重（kg）；补碱量（mmol） = （正常 CO_2CP - 实际测得的 CO_2CP）（mmol） ×0.25 × 体重（kg）。如有体内丢失碳酸氢盐，则一般先给计算剂量的 1/3 ~ 1/2，于 4 ~ 8 小时内滴注完毕，以后根据血气分析结果等调整用量。②严重酸中毒：直接予本品 5% 注射液静脉滴注，2 小时内可使用 200 ~ 300ml，必要时于 4 ~ 5 小时后重复上述剂量的 1/2。③心肺复苏抢救：首剂量 1mmol/kg，以后根据血气分析结果等调整用量。④碱化尿液：单剂 2 ~ 5mmol/kg，滴注时间为 4 ~ 8 小时。⑤早期脑栓塞、休克（伴有水、电解质紊乱及酸碱平衡失调）：予本品 5% 注射液滴注（无须稀释），一次100 ~ 200ml。

3）阴道给药：予本品 4% 溶液阴道冲洗或坐浴，一次 500 ~ 1 000ml，每晚 1 次，连用 7 日。

4）经耳给药：予本品 5% 溶液滴耳，一日 3 ~ 4 次。

（2）儿童

1）口服给药：①制酸：6 ~ 12 岁儿童，单次 0.5g，半小时后可重复给药 1 次。6 岁以下儿童尚无推荐剂量。②碱化尿液：一日 1 ~ 10mmol/kg。

2）静脉滴注：①代谢性酸中毒：参见成人“静脉滴注”项下相关内容。②严重酸中毒：直接用本品 5% 注射液 5 ~ 10ml/kg 滴注，必要时于 4 ~ 5 小时后重复上述剂量的 1/2。③心肺复苏抢救：首剂量 1mmol/kg，以后根据血气分析结果等调整用量。④早期脑栓塞、休克（伴有水、电解质紊乱及酸碱平衡失调）：予本品 5% 注射液滴注（无须稀释），一次 5ml/kg。

5. 不良反应

（1）心血管系统：大剂量静脉注射时可出现心律失常。

（2）消化系统：本品口服后在胃内产生大量二氧化碳，可引起呃逆、嗳气、胃胀等，并刺激溃疡面，对严重溃疡病患者有致胃、十二指肠溃疡穿孔的危险。胃内压和 pH 值的升高还可刺激胃幽门部，反射性地引起胃泌素释放，继发胃酸分泌增加。较少见胃痉挛、口渴。长期应用可出现食欲减退、恶心、呕吐等碱中毒症状。

（3）泌尿系统：长期应用本品可有尿频、尿急等。

（4）其他：大剂量静脉注射时可出现肌肉痒挛性疼痛，或引起低钾血症而致疲乏无力。长期应用可引起头痛。肾功能不全者或用量偏大时，可引起水肿、精神症状、肌肉疼痛或抽搐、口腔异味、呼吸缓慢等，主要由代谢性碱中毒所致。

6. 禁忌　限制钠摄入的患者禁用。

7. 注意事项

（1）本品不宜与重酒石酸间羟胺、四环素、庆大霉素、肾上腺素、多巴酚丁胺、苯妥英钠、钙盐等药物配伍。

（2）治疗强酸中毒时，不宜使用本品洗胃，因本品与强酸反应产生大量二氧化碳，可导致急性胃扩张，甚至引起胃破裂。

（3）口服本品后1～2小时内不宜服用其他药物。

（4）本品疗程不宜过长，以免发生代谢性碱中毒和钠大量潴留。用药2周以上无效或复发者不宜再使用本品。

（5）治疗轻至中度代谢性酸中毒时，宜口服给药；治疗重度代谢性酸中毒（如严重肾脏疾病、循环衰竭、心肺复苏、体外循环及严重的原发性乳酸性酸中毒、糖尿病酮症酸中毒等）时，则应静脉给药。

（6）在治疗溃疡病时，本品常与其他碱性药物及解痉药合用。

（7）口服用药应注意下列问题：①本品制酸作用迅速、强烈而短暂。②成人每日最大用量，60岁以下者为16.6g（200mmol 钠），60岁以上者为8.3g（100mmol 钠）。③用作制酸药并使用最大剂量时疗程一般不应超过2周。④用作制酸药，应于餐后1～3小时及睡前服用。

（8）因本品所致的腹胀、腹痛可影响疾病诊断，故有原因不明的消化道出血、疑为阑尾炎或其他类似疾病时不宜口服本品。

（9）静脉用药应注意下列问题：①静脉给药的浓度范围为1.5%（等渗）～8.4%。②应从小剂量开始，根据血 pH 值 HCO_3^- 浓度变化决定追加剂量。③短期大量静脉滴注可致严重碱中毒、低钾血症和低钙血症。当高渗溶液用量每分钟超过10ml时，可导致高钠血症、脑脊液压力降低甚至颅内出血，新生儿及2岁以下小儿更易发生。因此，滴注本品5%注射液时，速度每分钟不能超过8mmol（以钠计算）。在心肺复苏时，因存在致命的酸中毒，则应快速静脉滴注。

（10）下列情况时不能静脉给药：①代谢性或呼吸性碱中毒。②呕吐或持续胃肠引流。③低钙血症。

（11）本品经耳给药时，应大剂量使用，使耳内充满药液。

（12）以下情况应慎用：①少尿或无尿患者：因本品会增加钠负荷。②钠潴留并有水肿的患者：如肝硬化、充血性心力衰竭、肾功能不全者。③高血压患者：因钠负荷增加可能加重原发性高血压。

（13）FDA 对本药的妊娠安全性分级为 C 级。

8. 药物相互作用

（1）本品可增加左旋多巴的口服吸收率。

（2）本品可升高尿 pH 值而增强氨基糖苷类药物的疗效。

（3）与肾上腺皮质激素（尤其是具有较强的盐皮质激素作用者）、促肾上腺皮质激素、雄激素合用时，易致高钠血症和水肿。

（4）本品能显著提高磺胺类药及乙酰化代谢产物的溶解度，避免或减少磺胺结晶的形成。

（5）本品可减少苯丙胺、奎尼丁的肾脏排泄。可因碱化尿液而影响肾脏对麻黄碱的排泄。

（6）本品与胃蛋白酶合剂、维生素 C 等酸性药物合用，疗效均降低，故不宜合用。

（7）本品碱化尿液后能抑制乌洛托品转化成甲醛，从而降低其疗效，故不宜与乌洛托品合用。

（8）本品可增加肾脏对弱酸性药物（如苯巴比妥、水杨酸制剂等）的排泄，从而可降低后者的血药浓度。

（9）本品可减少抗凝药（如华法林）、H_2 受体拮抗剂（如西咪替丁、雷尼替丁等）、抗毒蕈碱药、四环素、口服铁剂的吸收。

（10）与锂制剂合用时，因钠负荷增加可增加锂的肾脏排泄，故锂制剂的用量应酌情调整。

（11）与排钾利尿药合用，导致低氯性碱中毒的危险性增加。

（12）与含钙药物、乳及乳制品合用，可致乳 - 碱综合征。

9. 规格　片剂：0.25g；0.3g；0.5g。注射液：10ml：0.5g；100ml：5g；250ml：12.5g。

三、铝碳酸镁（Hydrotalcite）

1. 其他名称　达喜、海地特、碱式碳酸铝镁、水化碳酸氢氧化镁铝、他尔特、泰德、泰尔赛克、威地镁、唯泰、胃达喜。

2. 药理作用　本品药理作用包括：①中和胃酸：本品可维持胃液 pH 值在 3 ~ 5 之间，中和 99% 的胃酸，使 80% 的胃蛋白酶失活，且抗酸作用迅速、温和、持久。②保护胃黏膜：本品可增加前列腺素 E_2 的合成，增强胃黏膜屏障作用。还可促使胃黏膜内表皮生长因子释放，增加黏液下层疏水层内磷脂的含量，防止 H^+ 反渗所引起的胃黏膜损害。③本品可吸附和结合胃蛋白酶，直接抑制其活性，有利于溃疡面的修复，还可结合胆汁酸和吸附溶血磷脂酰胆碱，防止这些物质损伤和破坏胃黏膜。动物实验表明，本品可抑制组胺、胆汁酸和盐酸诱导的胃溃疡；还因本品所含的铝、镁两种金属离子，抵消便秘和腹泻的不良反应。

3. 适应证

（1）用于急慢性胃炎、十二指肠球炎、胃溃疡、十二指肠溃疡，可缓解胃酸过多引起的胃灼痛、反酸、恶心、呕吐、腹胀等症状。

（2）用于反流性食管炎及胆汁反流。

（3）用于预防非甾体类药物的胃黏膜损伤。

4. 用法用量　口服给药，一般一次 0.5 ~ 1g，一日 3 次，于两餐之间及睡前服，十二指肠球部溃疡 6 周为一个疗程，胃溃疡 8 周为一个疗程。儿童用量减半，用法同成人。

5. 不良反应　本品不良反应少而轻微，仅少数患者有胃肠道不适、消化不良、呕吐、大便次数增多或糊状便，偶有口渴、食欲缺乏、腹泻。

6. 禁忌

（1）对本品过敏者禁用。

（2）高镁血症患者禁用。

7. 注意事项

（1）服药期间应避免同服酸性饮料（如果汁、葡萄酒等）。

（2）若患者血铝浓度过高，应停用本品。

8. 药物相互作用

（1）本品可影响或干扰抗凝药、H_2 受体阻断药、四环素类、鹅去氧胆酸等的吸收量，故两者合用必须间隔 1 ~ 2 小时。

（2）含铝和镁的抗酸药可能降低阿奇霉素、头孢泊肟匹酯、头孢托仑匹酯、酮康唑、阿扎那韦、喹诺酮类、吩噻嗪类、阿替洛尔、地高辛、氯喹、异烟肼、伊班膦酸等药物的吸收量，与这些药合用时应间隔 1 ~4 小时服药。

（3）含铝和镁的抗酸药应避免与霉酚酸、氯法齐明、左甲状腺素等药合用，因可使这些药血药浓度降低。

（4）抗酸药可增高胃内 pH 值，阻碍兰索拉唑颗粒溶解，导致其生物利用度下降，故抗酸药的服用时间应早于兰索拉唑至少 1 小时。

（5）抗酸药（尤其是含镁者）可降低米索前列醇的生物利用度，同时增加后者的不良反应。合用时注意监测米索前列醇引起的腹泻症状，严重者需停用抗酸药和（或）减少米索前列醇用量。

（6）含镁的抗酸药可促进格列本脲的吸收，引发低血糖，故不宜合用。

（7）含镁的抗酸药与骨化三醇合用，可导致高镁血症，故不宜合用。

（8）含铝的抗酸药与维生素 D_3 合用时，可导致铝的吸收增加、血药浓度升高，引起铝中毒，故不宜合用两药（尤其对于肾功能受损者）。

（9）含铝、钙或镁的抗酸药与聚磺苯乙烯合用，可导致血清二氧化碳浓度增高，易引发代谢性碱中毒，故应尽可能间隔两药的服用时间，或考虑经直肠给予聚磺苯乙烯。

（10）含镁的抗酸药在足量的情况下可导致尿液 pH 值显著增高而促进奎尼丁的重吸收，可能引发毒性反应（室性心律失常、低血压、心衰加重），故不宜合用。

（11）含铝、钙或镁的抗酸药可显著增高尿液的 pH 值，导致水杨酸盐类（如阿司匹林）的肾清除率增加、疗效下降。合用时需监测水杨酸盐类的治疗效果；停用抗酸药后，则需监测水杨酸盐类的毒性反应，酌情调整其用量。

（12）去羟肌苷咀嚼片或分散片与儿科用口服溶液因含有升高胃肠 pH 值的缓冲剂，故与含铝或镁的抗酸药合用时，抗酸作用引发的不良反应将增加，应避免合用。

9. 规格　片剂：0.5g。混悬液：200ml：20g。咀嚼片：0.5g。颗粒剂：2g：0.5g。

（梁绪中）

第二节　胃酸分泌抑制剂

一、H_2 受体拮抗剂

（一）西咪替丁（Cimetidine）

1. 其他名称　阿立维、长富优舒、海扶鑫、甲氰咪胺、甲氰咪胍、君悦、迈纬希、泰为美、唐丰、卫咪丁、胃泰美、希卫宁、盐酸甲氰咪胍、英曲、尤尼丁。

2. 药理作用　本品为组胺 H_2 受体拮抗药，具有抑制胃酸分泌的作用。组胺通过兴奋性受体激活腺苷酸环化酶，增加胃壁细胞内 cAMP 的生成，cAMP 通过蛋白激酶激活碳酸酐酶，催化 CO_2 和 H_2O 生成 H_2CO_3，并进一步解离而释放出 H^+，使胃酸分泌增加。本品则主要作用于壁细胞上的 H_2 受体，能竞争性抑制组胺，从而抑制胃酸分泌。其抑酸作用强，能有效地抑制基础胃酸分泌和多种原因（如食物、组胺、胃泌素、咖啡因与胰岛素等）刺激所引起的胃酸分泌，使分泌的量和酸度均降低，并能防止或减轻胆盐、酒精、阿司匹林及其他非甾体类抗炎药等所致的胃黏膜腐蚀性损伤，对应激性溃疡和上消化道出血也有明显疗效。此外，本品有抗雄激素作用，在治疗多毛症方面有一定价值。还能减弱免疫抑制细胞的活性，增强免疫反应，从而阻抑肿瘤转移，延长肿瘤患者存活期。

3. 适应证

（1）用于胃及十二指肠溃疡。

（2）用于十二指肠溃疡短期治疗后复发。

（3）用于持久性胃食管反流性疾病，对抗反流措施和单一药物治疗（如抗酸药）无效的患者。

（4）用于预防危急患者发生应激性溃疡及出血。

（5）用于胃泌素瘤。

4. 用法用量

（1）成人

1）口服给药：①一般用法：一次 200～400mg，一日 500～1 600mg。缓释片一次 300mg，一日 1 次。②十二指肠溃疡或病理性高分泌状态：一次 300mg，一日 4 次，餐后及睡前服（或单次 800mg，睡前服用）。疗程一般为 4～6 周。③预防溃疡复发：单次 400mg，睡前服用。④胃食管反流性疾病：一次 400mg，一日 2 次，于早晚各服 1 次；或单次 800mg，睡前服用。连服 4～6 周，也有用至 6～8 周者。⑤胃泌素瘤：一次 400mg，一日 4 次，一日用量可达 2g。

2）肌肉注射：一次 200mg，每 6 小时 1 次。粉针剂用 5% 葡萄糖注射液或 0.9% 氯化钠注射液或葡萄糖氯化钠注射液 4ml 溶解后使用。

3）静脉注射：一次 200mg，每 6 小时 1 次。用 5% 葡萄糖注射液或 0.9% 氯化钠注射液或葡萄糖氯化钠注射液 20ml 稀释后静脉注射（不应少于 5 分钟）。

4）静脉滴注：一次 200～600mg，用 5% 葡萄糖注射液或 0.9% 氯化钠注射液或葡萄糖氯化钠注射液稀释至 250～500ml 静脉滴注，滴速为每小时 1～4mg/kg。

肾功能不全患者用量应减为一次 200mg，每 12 小时 1 次。老年患者用药时间间隔延长，用量酌减。

（2）儿童

1）口服给药：一次 5～10mg/kg，一日 2～4 次，餐后服，重症者睡前加服 1 次。

2）肌肉注射：剂量同口服给药。

3）静脉注射：1 岁以上患儿，一日 20～25mg/kg，分 2～3 次给药。1～12 个月婴儿，一日 20mg/kg，分 2～3 次给药。新生儿：一日 10～15mg/kg，分 2～3 次给药。

4）静脉滴注：剂量同静脉注射。

5. 不良反应

（1）消化系统：较常见的有腹泻、腹胀、口苦、口干、恶心、呕吐、便秘、血清氨基转移酶轻度升高等，偶见严重肝炎、肝坏死、肝脂肪变等。对肝硬化患者，可能诱发肝性脑病。突然停药，可能引起慢性消化性溃疡穿孔，估计为停用后回跳的胃酸浓度所致。另有报道本品可致急性胰腺炎。

（2）血液系统：本品对骨髓有一定的抑制作用，可出现中性粒细胞减少、血小板减少及全血细胞减少等。仅有个案报道可出现自身免疫性溶血性贫血、再生障碍性贫血、嗜酸性粒细胞增多。

血液系统不良反应多见于有严重并发症者、接受烃基类抗代谢药物或其他可致粒细胞减少的治疗者。

（3）精神神经系统：①头晕、头痛、疲乏、嗜睡等较常见，少数患者可出现可逆性的意识混乱、定向力障碍、不安、感觉迟钝、语言含糊不清、局部抽搐或癫痫样发作、谵妄、抑郁、幻觉及锥体外系反应等。出现神经毒性症状后，一般只需适当减量即可消失，也可用拟胆碱药毒扁豆碱治疗。②在治疗酗酒的胃肠道并发症时，可出现震颤性谵妄，酷似戒酒综合征，应注意区分。③本品的神经精神不良反应主要见于肝肾功能不全者、重症患者、老年患者、幼儿、有精神病史者及有脑部疾病者，大剂量用药时也易发生。另外，假性甲状旁腺功能低下者可能对本品的神经毒作用更敏感。

（4）代谢与内分泌系统：由于本品的轻度抗雄激素作用，可导致患者脂质代谢异常、高催乳素血症、血浆睾酮水平下降和促性腺素水平增高、男性乳房发育和乳房胀痛以及女性溢乳等。血甲状旁腺素水平可能降低。

（5）心血管系统：可出现心动过缓、面部潮红等。静脉注射时偶见血压骤降、房性期前收缩、心跳呼吸骤停。

（6）泌尿生殖系统：①可引起一过性血肌酐水平上升和肌酐清除率下降，其机制为西咪替丁与肌酐竞争肾小管分泌。②急性间质性肾炎，甚至导致急性肾衰竭，但停药后可恢复。③性功能障碍，用药剂量较大（一日在1.6g以上）时可引起阳痿、性欲减退、精子计数减低等，但停药后可恢复正常。④接受肾脏异体移植的患者应用本品后可导致急性移植体坏死。

（7）眼：可出现视神经病变。推测系本品具有锌螯合作用，使体内锌含量不足，从而引起视神经病变。另有出现眼肌麻痹的报道。

（8）皮肤：本品可抑制皮脂分泌，诱发剥脱性皮炎、皮肤干燥、脱发等；也可发生过敏反应（如皮疹、荨麻疹等）、Stevens－Johnson综合征及中毒性表皮坏死溶解等。

（9）肌肉骨骼系统：长期用药后可出现肌痉挛或肌痛。

（10）致癌性：对鼠应用本品的长期毒性研究发现，良性Leydig细胞瘤的发生率较对照组高，但临床上未见此不良反应。

（11）其他：有嗅觉减退的个案报道。

6. 禁忌

（1）对本品过敏者禁用。

（2）孕妇及哺乳期妇女禁用。

（3）急性胰腺炎患者不宜使用。

7. 注意事项

（1）应用本品前应排除胃癌的可能性。

（2）应按时服用，坚持疗程，一般在进餐时与睡前服药效果最好。

（3）用药后十二指肠球部溃疡症状可较快缓解或消失，溃疡愈合需经X线或内镜检查来确定，以后可服维持量，以预防溃疡病复发。

（4）需要手术治疗的患者，以及因并发症而不能手术的患者，应另行确定用药范围及疗程，因本品长期治疗（达1年以上），后果尚不能预测。

（5）本品应用于病理性高分泌状态，如胃泌素瘤、肥大细胞增多症、多发性内分泌腺瘤等时，可根据临床指征，长期持续使用。一日剂量一般不超过2.4g。治疗胃泌素瘤时，宜缓慢调整剂量直至基础胃酸分泌小于10mmol/h。

（6）治疗上消化道出血时，通常先用注射剂，一般可在1周内奏效，可内服时改为口服给药。

（7）用药期间出现精神症状或严重的窦性心动过速时应停药。

（8）停药后复发率很高，6个月复发率为24%，1年复发率可高达85%。目前认为采用长期服药或一日400～800mg或反复足量短期疗法可显著降低复发率。

（9）下列情况应慎用：①严重心脏及呼吸系统疾病患者。②系统性红斑狼疮患者。③器质性脑病患者。④肝肾功能不全者。

8. 药物相互作用

（1）本品与普萘洛尔合用时，可使后者血药浓度升高，休息时心率减慢。与苯妥英钠或其他乙内酰脲类合用时，可使后者的血药浓度升高，可能导致苯妥英钠中毒，必须合用时，应在5日后测定苯妥英钠的血药浓度以便调整剂量。

（2）与环孢素合用时，导致环孢素毒性的风险增加，合用时应监测环孢素的血药浓度，必要时调整环孢素剂量。

（3）与吗氯贝胺合用时，可使后者的毒性增加，合用时应减少吗氯贝胺用量。

（4）本品可使茶碱、氨茶碱等黄嘌呤类药物的去甲基代谢清除率降低20%～30%，导致其血药浓度升高。

（5）本品可使胃液pH值升高，使阿司匹林的溶解度增高，吸收增加，作用增强。

（6）本品可使卡马西平、美沙酮、他克林的血药浓度升高，有导致药物过量的危险。

（7）本品可降低维拉帕米的肝代谢，提高其生物利用度，导致维拉帕米血药浓度升高，毒性增加，合用时应监测心血管不良反应。

（8）与华法林、双香豆素抗凝药合用时，可使后者自体内排出率下降，凝血酶原时间进一步延长，从而导致出血倾向。合用时须密切注意病情变化，并调整抗凝药用量。

（9）与利多卡因（胃肠外给药）合用时，可使后者的血药浓度升高，导致神经系统及心脏不良反应的风险增加。合用时需调整利多卡因剂量，并加强临床监护。

（10）本品可延缓咖啡因的代谢，增强其作用，易出现毒性反应。服用本品时禁用咖啡因及含咖啡因的饮料。

（11）本品可抑制苯二氮䓬类药物（如地西泮、硝西泮、氟硝西泮、氯氮䓬、咪达唑仑、三唑仑等）的肝代谢，升高其血药浓度，加重镇静等中枢神经抑制症状，并可发展为呼吸循环衰竭。劳拉西泮、奥沙西泮与替马西泮似乎不受影响。

（12）本品可降低奎尼丁的代谢，导致奎尼丁毒性增加，合用时应监测奎尼丁血药浓度并调整剂量。已同时服用地高辛和奎尼丁的患者不宜再合用本品。

（13）本品可使苯巴比妥、三环类抗抑郁药、甲硝唑等药物的血药浓度升高，易发生中毒反应，应避免同服。

（14）与抗酸药（如氢氧化铝、氧化镁）合用时，可缓解十二指肠溃疡疼痛，但本品的吸收可能减少，故一般不提倡两者合用。如必须合用，两者服用时间应至少间隔1小时。

（15）与甲氧氯普胺合用时，本品的血药浓度可降低。两者如需合用，应适当增加本品剂量。

（16）由于硫糖铝需经胃酸水解后才能发挥作用，而本品抑制胃酸分泌，故两者合用时，硫糖铝的疗效可能降低，故应避免同服。

（17）本品可干扰酮康唑的吸收，降低其抗真菌活性，给予酮康唑后至少2小时才可服用本品，或者同时饮用酸性饮料。

（18）与卡托普利合用时，有可能引起精神病症状。

（19）由于本品有与氨基糖苷类药物相似的神经肌肉阻断作用，与氨基糖苷类抗生素合用时，可能导致呼吸抑制或呼吸停止。该反应只能用氯化钙对抗，使用新斯的明无效。

（20）应避免中枢抗胆碱药与本品同时使用，以防加重中枢神经毒性反应。

（21）与卡莫司汀合用时，可引起骨髓抑制，两者应避免合用。

（22）与阿片类药物合用时，在慢性肾衰竭患者中有出现呼吸抑制、精神错乱、定向力障碍等不良反应的报道。对此类患者应减少阿片类药物的用量。

（23）本品可使四环素的溶解速率降低，吸收减少，作用减弱；但本品的肝药酶抑制作用却可能增加四环素的血药浓度。

9. 规格　片剂：200mg；400mg；800mg。咀嚼片：100mg；200mg。缓释片：150mg。胶囊剂：200mg。口服乳剂：10ml：100mg；250ml：2.5g。注射用西咪替丁：200mg；400mg。注射液：2ml：200mg。氯化钠注射液：100ml（西咪替丁0.2g、氯化钠0.9g）。

（二）雷尼替丁（Ranitidine）

1. 其他名称　艾可谓、艾克汀、德特利尔、东易、呋硫硝胺、孚卫、甲硝呋胍、津卫和、九奥、可奥斯、兰百幸、欧化达、普而太、奇迪、善得康、善卫得、太尼尔、胃安太定、西斯塔。

2. 药理作用　本品为选择性 H_2 受体拮抗药，能竞争性阻断组胺与胃黏膜壁细胞上的 H_2 受体结合，有效地抑制基础胃酸分泌及由组胺、五肽胃泌素和食物刺激引起的胃酸分泌，降低胃酶的活性。还能抑制胃蛋白酶的分泌，但对胃泌素及性激素的分泌无影响。

本品抑制胃酸的作用为西咪替丁的5～12倍（以摩尔计），对胃及十二指肠溃疡的疗效较高，具有速效和长效的特点；对肝药酶的抑制作用较西咪替丁轻（与细胞色素P450的亲和力较后者低10倍）。使用抗凝药或抗癫痫药的患者需要合用 H_2 受体拮抗药时，本品比西咪替丁更为安全。

3. 适应证

（1）主要用于治疗胃及十二指肠溃疡、手术后溃疡、反流性食管炎、胃泌素瘤及其他高胃酸分泌性疾病（如胃痛、胃灼热、反酸），也可用于预防应激性溃疡。

（2）静脉给药尚适用于：①消化性溃疡出血、弥漫性胃黏膜病变出血、吻合口溃疡出血，以及胃手术后预防再出血等。②急性胃黏膜病变（应激或阿司匹林引起），也常用于预防重症疾病（如脑出血、严重创伤等）患者发生应激性溃疡大出血。③全身麻醉或大手术后以及衰弱昏迷患者，防止胃酸反流合并吸入性肺炎。

4. 用法用量

（1）成人

1）口服给药：①十二指肠溃疡和良性胃溃疡：一次150mg，一日2次，清晨及睡前服用。或一日300mg，睡前顿服。有报道，单次服用比分次服用的疗效好。十二指肠溃疡疗程4周，胃溃疡疗程6～8周。维持剂量为一日150mg，于晚餐前顿服。对急性十二指肠溃疡愈后患者，应进行1年以上的维持治疗，以避免溃疡复发。②非甾体类抗炎药引起的胃黏膜损伤：急性期治疗：一次 150mg，一日 2 次（或夜间顿服 300mg），疗程为 8 ~ 12 周。预防：在非甾体类抗炎药治疗的同时，一次 150mg，一日 2 次，或夜间顿服 300mg。③反流性食管炎：一次 150mg，一日 2 次，共 8 周。④胃泌素瘤：宜用大量，即一日 600 ~ 1 200mg。⑤预防应激性溃疡出血或消化性溃疡引起的反复出血：一旦患者恢复进食，可一次 150mg，一日 2 次，以代替注射给药。⑥预防 Mendelson's 综合征：于麻醉前 2 小时服 150mg（最好麻醉前晚服用 150mg），也可注射给药。产妇可一次 150mg，每 6 小时 1 次。如需要全身麻醉，应另外给予非颗粒的抗酸剂（如枸橼酸钠）。

2）静脉给药：①消化性溃疡出血：将本品稀释后缓慢静滴（1 ~ 2 小时）或静注（超过 10 分钟），一次 50mg，一日 2 次，或每 6 ~ 8 小时 1 次。②防止全身麻醉或大手术后胃酸反流合并吸入性肺炎：全身麻醉或大手术前 60 ~ 90 分钟缓慢静脉注射 50 ~ 100mg，或用 5% 葡萄糖注射液 200ml 稀释后缓慢滴注（1 ~ 2 小时）。

3）肌肉注射：一次 50mg，一日 2 次，或每 6 ~ 8 小时 1 次。

肌酐清除率低于 50ml/min 的患者，给药时剂量应减半。长期非卧床腹膜透析或长期血液透析的患者，于透析后应立即口服 150mg。

（2）儿童

1）口服给药：一次 2 ~ 4mg/kg，一日 2 次，一日最大剂量为 300mg。

2）静脉注射：一次 1 ~ 2mg/kg，每 8 ~ 12 小时 1 次。

3）静脉滴注：一次 2 ~ 4mg/kg，24 小时连续滴注。

5. 不良反应　与西咪替丁相比，本品损害肾功能、性腺功能和中枢神经系统的不良反应较轻。

（1）心血管系统：可出现突发性的心律失常、心动过缓、心源性休克及轻度的房室传导阻滞。另有静脉注射本品发生心脏停搏的个案报道。

（2）精神神经系统：常见头痛、头晕、乏力，有发生严重头痛的报道。也可出现可逆性的意识模糊、精神异常、行为异常、幻觉、激动、失眠等。肝、肾功能不全者或老年患者，偶见定向力障碍、嗜睡、焦虑、精神错乱、兴奋、抑郁。

（3）血液系统：偶见白细胞减少、血小板计数减少、嗜酸性粒细胞增多，停药后即可恢复；罕见粒细胞缺乏或全血细胞减少的报道，有时可并发骨髓发育不全或形成不良。

（4）消化系统：①可出现恶心、呕吐、便秘、腹泻、腹部不适或疼痛，偶有胰腺炎的报道。②少数患者服药后可引起轻度肝功能损害（曾怀疑可能系药物过敏反应，与药物的用量无关），但偶有致死的情况发生。罕有导致肝衰竭的报道。③本品长期服用可持续降低胃液酸度，有利于细菌在胃内繁殖，从而使食物内硝酸盐还原为亚硝酸盐，形成 N - 亚硝基化合物。

（5）代谢及内分泌系统：①偶有男子乳腺发育，其发生率随年龄的增加而升高，停药后可恢复，也偶见阳痿与性欲降低。②有极少的报道提示本品可能导致急性血卟啉病发作。

（6）过敏反应：罕见过敏反应，表现为皮疹、血管神经性水肿、发热、支气管痉挛、低血压、过敏性休克等。减量或停药后症状可好转或消失。

（7）眼：有少数发生视物模糊的报道，可能与眼球调节改变有关。

（8）皮肤：可出现皮肤瘙痒等，但多不严重，停药后可消失。另有极少数发生多形性红斑的报道。偶有脱发。

（9）肌肉骨骼系统：罕见关节痛、肌痛的报道。

（10）泌尿生殖系统：可出现肾功能损害等，减量或停药后症状可好转或消失。

（11）局部反应：静脉注射时局部可有灼烧感或瘙痒感。

6. 禁忌　对本品过敏者禁用。

7. 注意事项

（1）胃溃疡患者用药前应排除胃癌的可能性。

（2）在胃溃疡愈合、根除幽门螺杆菌以及减少溃疡复发等方面，本品与铋制剂合用优于单用本品。另外，为减少溃疡复发，本品可与抗幽门螺杆菌的抗生素合用。

（3）对于肝肾功能不全者、老年患者应予以特殊的监护，出现精神症状或明显的窦性心动过缓时应停药。

（4）病情严重患者或预防消化道出血，可连续注射给药，直至患者可口服为止。

（5）曾有部分口服本品过量的报道，口服剂量达 18g 时会产生类似于一般临床应用时的短暂不良反应，另有步态异常与低血压的报道。

（6）FDA 对本药的妊娠安全性分级为 B 级。

8. 药物相互作用

（1）含有氢氧化铝和氢氧化镁的复方抗酸药，可使本品的血药峰浓度下降，曲线下面积减少，但本品的清除无改变。

（2）本品可使苯妥英钠的血药浓度升高，停用本品后，苯妥英钠的血药浓度可迅速下降。

（3）与普鲁卡因胺合用时，可使后者的清除率降低。

（4）有研究表明，本品可增加糖尿病患者口服磺酰脲类降糖药（如格列吡嗪和格列本脲）的降血糖作用，有引起严重低血糖的危险。也有报道，本品可使格列本脲作用减弱。故合用时应警惕可能发生低血糖或高血糖，同时建议糖尿病患者最好避免同时应用本品与磺酰脲类降糖药。

（5）本品能减少肝血流量，当与某些经肝代谢、受肝血流影响较大的药物（如华法林、利多卡因、地西泮、环孢素、普萘洛尔）合用时，可升高这些药物的血药浓度，延长其作用时间和强度，有可能增强这些药物的毒性，值得注意。

（6）本品可减少氨苯喋啶在肠道的吸收，抑制其肝代谢，并降低其肾脏清除率，但以减少肠道吸收为主，故总的结果是使氨苯喋啶的血药浓度降低。

（7）同时口服本品与三唑仑，后者的血浆浓度会升高。可能由于本品减少胃酸分泌，导致三唑仑的生物利用度增加，该相互作用的临床意义不明。

（8）同时口服本品和依诺沙星，由于胃 pH 值降低，依诺沙星的吸收减少，血药浓度降低 26% ~40%，而静脉给予依诺沙星不受影响。本品对环丙沙星的血药浓度无影响。

（9）本品可降低维生素 B_{12} 的吸收，长期使用可致维生素 B_{12} 缺乏。

9. 规格　片剂：150mg；300mg。咀嚼片：25mg。胶囊剂：150mg。泡腾颗粒：1.5g：150mg。泡腾片：150mg。糖浆剂：100ml：1.5g。口服溶液：10ml：150mg。注射液：2ml：50mg；2ml：150mg；2ml：300mg；5ml：50mg。氯化钠注射液：100ml（雷尼替丁 100mg、氯化钠 0.9g）；250ml（雷尼替丁 100mg、氯化钠 2.25g）。注射用盐酸雷尼替丁：50mg；100mg。

（三）法莫替丁（Famotidine）

1. 其他名称　保维坚、保胃健、法莫丁、磺胺替定、甲磺噻脒、胃舒达、愈疡宁、法马替丁。

2. 药理作用　本品为高效、长效的胍基噻唑类 H_2 受体阻滞药，具有对 H_2 受体亲和力大的特点，其作用机制与西咪替丁相似。可有效抑制基础胃酸、夜间胃酸和食物刺激引起的胃酸分泌，亦可抑制组胺和五肽胃泌素等刺激引起的胃酸分泌。其抑制 H_2 受体的强度比西咪替丁强 20 倍，比雷尼替丁强 7.5 倍。此外，本品还可抑制胃蛋白酶的分泌。本品无抗雄激素与干扰药物代谢酶的作用。

3. 适应证

（1）用于消化性溃疡（胃、十二指肠溃疡）。

（2）用于急性胃黏膜病变、胃泌素瘤、反流性食管炎及上消化道出血。

4. 用法用量

（1）成人

1）口服给药：①消化性溃疡、上消化道出血、反流性食管炎、胃泌素瘤：一次 20mg，一日 2 次，早、晚餐后或睡前服用，或睡前一次服用 40mg。可根据年龄、症状适当增减用量。②改善急慢性胃炎急性发作时的胃黏膜病变：一日 20mg，睡前服用。可根据年龄、症状适当增减用量。

2）静脉注射或滴注：不能口服的患者，可用静脉制剂。一次 20mg，每 12 小时 1 次，静脉注射（不少于 3 分钟）或滴注（不少于 30 分钟），疗程 5 日，一旦病情许可，应改为口服给药。

肾功能不全时应根据肌酐清除率调整用药剂量。老年人剂量酌减。透析时剂量一次 20mg，透析后使用。

（2）儿童

1）静脉注射：一次 0.4mg/kg，一日 2 次，用法同成人。

2）静脉滴注：参见“静脉注射”。

5. 不良反应

（1）过敏反应：少数患者可出现皮疹、荨麻疹。

（2）精神神经系统：常见头痛（4.7%）、头晕（1.3%），也可出现乏力、幻觉等。

（3）消化系统：少数患者有口干、恶心、呕吐、便秘（1.2%）和腹泻（1.7%），偶有轻度氨基转移酶增高，罕见腹部胀满感及食欲减退。

（4）血液系统：偶见白细胞减少。

（5）心血管系统：罕见心率增快、血压上升等。

（6）其他：罕见耳鸣、颜面潮红、月经不调等。

6. 禁忌

（1）对本品过敏者禁用。

（2）严重肾功能不全者禁用。

（3）孕妇及哺乳期妇女禁用。

7. 注意事项

（1）胃溃疡者应先排除胃癌后才能使用本品。

(2) 用药期间如发生过敏反应（如荨麻疹）应停药。

(3) 饮酒、溃疡大小、溃疡数目、有无出血症状、既往十二指肠溃疡病史以及水杨酸类药物或非甾体类抗炎药的用药史均能影响溃疡的愈合。

(4) 以下情况应慎用：①有药物过敏史者。②肝肾功能不全者。③老年患者。

8. 药物相互作用

(1) 丙磺舒可抑制本品从肾小管排泄，降低其清除率，提高其血药浓度。

(2) 本品可提高头孢布烯的生物利用度，使其血药浓度升高。

(3) 与咪达唑仑合用时，可能会因升高胃内 pH 值而导致咪达唑仑的脂溶度提高，从而增加后者的胃肠道吸收。

(4) 本品可降低茶碱的代谢和清除，增加茶碱的毒性（如恶心、呕吐、心悸、癫痫发作等）。

(5) 抗酸药（如氢氧化镁、氢氧化铝等）与本品合用，可减少本品的吸收。

(6) 在服用本品之后立即服用地红霉素，可使后者的吸收略有增加。此相互作用的临床意义尚不清楚。

(7) 本品可减少头孢泊肟、地拉费定、伊曲康唑、酮康唑等药物的吸收，降低其药效。

(8) 本品可减少环孢素的吸收，降低环孢素的血药浓度。

(9) 与妥拉唑林合用时有拮抗作用，可降低妥拉唑林的药效。

(10) 本品可逆转硝苯地平的正性肌力作用，其机制可能为本品降低了心排血量和每搏量。

(11) 由于本品不抑制肝脏细胞色素 P450 酶，故不影响茶碱、苯妥英钠、华法林及地西泮等药物的代谢，也不影响普鲁卡因胺等的体内分布。

9. 规格　片剂：10mg；20mg；40mg。分散片：20mg。咀嚼片：20mg。口腔崩解片：20mg。胶囊剂：20mg。散剂：1g：10mg；1g：20mg。颗粒剂：1g：20mg。滴丸剂：5mg。注射液：2ml：20mg。注射用法莫替丁：20mg。氯化钠注射液：100ml（法莫替丁 20mg、氯化钠 0.9g）；250ml（法莫替丁 20mg、氯化钠 2.25g）。葡萄糖注射液：100ml（法莫替丁 20mg、葡萄糖 5g）。氯化钠注射液：250ml（法莫替丁 20mg、氯化钠 2.25g）。

二、质子泵抑制剂

(一) 奥美拉唑 (Omeprazole)

1. 其他名称　爱尼、奥克、奥立雅、奥美、奥美真、奥斯加、奥韦康、奥西康、彼司克、长谓安、多力奥、金奥康、金洛克、克迪圣、坤丽雨、丽奥佳、利韦廷、罗姆、洛凯、洛赛克、赛奥、绅丽雨、双鲸吉立、维依、正美康。

2. 药理作用　本品为具有脂溶性的质子泵抑制药，呈弱碱性，易浓集于酸性环境中，能特异性地作用于胃壁细胞质子泵所在部位，并转化为亚磺酰胺的活性形式，然后通过二硫键与质子泵的巯基呈不可逆结合，生成亚磺酰胺与质子泵（H^+-K^+-ATP 酶）的复合物，从而抑制该酶活性，使壁细胞内的 H^+ 不能转运到胃腔中，阻断胃酸分泌的最后步骤，可使胃液中的胃酸量大为减少。故本品对多种原因引起的胃酸分泌具有强而持久的抑制作用（如基础胃酸分泌以及由组胺、五肽胃泌素及刺激迷走神经引起的胃酸分泌，包括对 H_2 受体阻断药不能抑制的由二丁基环腺苷酸引起的胃酸分泌）。这与本品对质子泵的抑制作用具有不可逆性有一定关系，只有待新的质子泵形成后，泌酸作用才能恢复。健康志愿者单次口服本品，其抗酸作用可维持24小时；多次口服（1周）可使基础胃酸和五肽胃泌素刺激引起的胃酸分泌抑制70%～80%。随着胃酸分泌量的明显下降，胃内pH值迅速升高，一般停药后3～4日胃酸分泌可恢复到原有水平。但本品抑制胃酸分泌，使胃内pH值升高时，会反馈性地使胃黏膜中的G细胞分泌胃泌素，从而使血中胃泌素水平升高。此外，本品对胃蛋白酶的分泌也有抑制作用，改良的应激性溃疡动物模型实验表明，本品可增加胃黏膜血流量。

3. 适应证

（1）用于胃及十二指肠溃疡、应激性溃疡等。

（2）用于反流性食管炎、胃泌素瘤。

（3）本品注射剂还可用于：①消化道出血，如消化性溃疡出血、吻合口溃疡出血等，以及预防重症疾病（如脑出血、严重创伤等）和胃手术后引起的上消化道出血。②应激状态时并发或由非甾体类抗炎药引起的急性胃黏膜损伤。③全身麻醉或大手术后以及昏迷患者，以防止胃酸反流及吸入性肺炎。

（4）与阿莫西林和克拉霉素，或与甲硝唑和克拉霉素合用，可有效杀灭幽门螺杆菌（Hp）。

4. 用法用量　成人用法用量如下。

（1）口服给药：①胃、十二指肠溃疡：一次20mg，一日1～2次，晨起顿服或早晚各1次。十二指肠溃疡疗程通常为2～4周，胃溃疡的疗程为4～8周。对难治性溃疡患者可一次40mg，一日1次，疗程4～8周。②反流性食管炎：一日20～60mg，一日1～2次，晨起顿服或早晚各1次，疗程通常为4～8周。③胃泌素瘤：初始剂量为一日60mg，晨起顿服，以后酌情调整为一日20～120mg，其疗程视临床情况而定。日剂量高于80mg时分2次给药。

（2）静脉注射：①通常一次40mg，一日1～2次。②消化性溃疡出血：一次40mg，每12小时1次，连用3日。③胃泌素瘤：初始剂量为一次60mg，一日1次。一日剂量可更高，剂量应个体化。当一日剂量超过60mg时，分2次给药。

（3）静脉滴注：①胃、十二指肠溃疡：一次40mg，一日1次。②反流性食管炎：一次40mg，一日1次。③胃泌素瘤：初始剂量为一次60mg，一日1次。剂量应个体化，可酌情增量。日剂量高于60mg时分2次给药。④消化道出血：出血量大时首剂可给予80mg，之后给予每小时8mg的维持剂量，至出血停止。

肾功能不全者无需调整剂量。严重肝功能不全者必要时剂量减半，日剂量不超过20mg。老年患者无需调整剂量。

5. 不良反应　本品的耐受性良好，不良反应多为轻度和可逆。

（1）心血管系统：可见胸痛、心悸、心动过速或过缓、血压升高、外周水肿。

（2）精神神经系统：可见头痛、头晕、衰弱、乏力、感觉异常、抑郁、焦虑、冷漠、意识模糊、嗜睡、幻觉、激动、失眠、神经质、攻击行为、震颤、外周神经炎等。

（3）代谢及分泌系统：罕见出汗增多、低钠血症、男子乳腺发育。长期应用可导致维生素B_{12}缺乏、胃泌素血症。

（4）肌肉骨骼系统：罕见关节痛、肌痛、肌力减弱。

（5）泌尿生殖系统：可见镜下脓尿、蛋白尿、血尿、尿频、泌尿系统感染、间质性肾炎、尿糖、睾丸痛。

（6）胃肠道：可见口干、畏食、恶心、呕吐、反酸、腹胀、腹痛、腹泻、便秘等。罕见口炎、味觉失常、胃肠道念珠菌感染。有患者服用本品 14 日后胃内活菌浓度明显增多的报道（停药后 3 日恢复正常）。长期应用本品患者，有报道可出现萎缩性胃炎。

（7）肝脏：罕见肝炎或黄疸性肝炎、肝坏死、肝功能衰竭和肝性脑病。偶见轻度丙氨酸氨基转移酶、天门冬氨酸氨基转移酶、γ－谷氨酰转移酶、碱性磷酸酶、血胆红素升高。

（8）血液系统：可见溶血性贫血。罕见白细胞减少、血小板减少、粒细胞缺乏症和各类血细胞减少。

（9）皮肤：可见皮肤潮红、干燥。罕见光敏性皮炎、多形性红斑、Stevens－Johnson 综合征、毒性上皮坏死溶解、脱发。

（10）过敏反应：可见发热、皮疹、荨麻疹、瘙痒、紫斑、瘀斑、血管神经性水肿、支气管痉挛、过敏性休克。

（11）眼：罕见视物模糊。个例重症患者接受大剂量奥美拉唑静脉注射后出现不可逆性视觉损伤。

（12）其他：动物实验表明本品可引起胃底部和胃体部主要内分泌细胞（肠嗜铬细胞）增生，长期用药还可发生胃部类癌。

6. 禁忌

（1）对本品过敏者禁用。

（2）严重肾功能不全者禁用。

（3）婴幼儿禁用。

（4）孕妇禁用。

7. 注意事项

（1）本品静脉滴注给药时禁止用除 0.9% 氯化钠注射液或 5% 葡萄糖注射液以外的其他溶剂溶解或稀释，也禁止与其他药物配伍。

（2）胃溃疡患者使用本品时，应排除胃癌的可能性，因本品可使患者症状缓解，从而延误诊断。

（3）注意足疗程治疗，不可因症状缓解而停药。

（4）本品不宜长期大剂量使用（胃泌素瘤除外），以防抑酸过度。

（5）本品注射剂每 40mg 用专用溶剂 100ml 溶解后静脉推注，推注时间为 2.5～4 分钟，溶液配制后应于 2 小时内使用；或用 0.9% 氯化钠注射液或 5% 葡萄糖注射液 100ml 稀释后静脉滴注，滴注时间应在 20～30 分钟或更长。

（6）本品不影响驾驶和操作机器。

（7）肝、肾功能不全者慎用。

（8）FDA 对本药的妊娠安全性分级为 C 级。

8. 药物相互作用

（1）甲硝唑、对 Hp 敏感的药物（如阿莫西林等）与本品联用有协同作用，可提高清除 Hp 的疗效。

（2）与克拉霉素合用时，两者的血药浓度都上升，可增加中枢神经系统及胃肠道不良反应的发生率。

（3）本品可提高胰酶的生物利用度，增强其疗效；两者合用对胰腺囊性纤维化引起的顽固性脂肪泻及小肠广泛切除术后功能性腹泻有较好疗效。

（4）本品与钙拮抗药合用时，两药体内清除均有所减慢，但无临床意义。

（5）本品在肝脏中通过 CYP2C19 代谢，会延长其他酶解物如地西泮、华法林（R－华法林）、苯妥英、双香豆素、硝苯地平、安替比林、双硫仑等的清除。

（6）本品可造成低酸环境，使地高辛较少转化为活性物，减弱其疗效。使用本品期间及停药后短时间内应调整地高辛剂量。

（7）与三唑仑、劳拉西泮或氟西泮合用，可致步态紊乱，停用一种药即可恢复正常。

（8）本品可抑制泼尼松转化为活性形式，减弱其药效。

（9）本品的抑酸作用可影响铁盐的吸收。

（10）本品可使四环素、氨苄西林、酮康唑、伊曲康唑等吸收减少，血药浓度降低，这与本品造成的胃内碱性环境有关。

（11）本品抑制胃酸使胃内细菌总数增加，致使亚硝酸盐转化为致癌性亚硝酸；联用维生素 C 或维生素 E，可能限制亚硝酸化合物形成。

（12）本品与其他抗酸药合用无相互作用，但不宜同时服用。

（13）本品可影响环孢素的血药浓度（升高或降低），机制不明。

（14）本品与下列酶底物无代谢性相互作用，如咖啡因、非那西丁、茶碱（CYP1A2），S－华法林、吡罗昔康、双氯芬酸和萘普生（CYP2C9），美托洛尔、普萘洛尔（CYP2D6），乙醇（CYP2E1），利多卡因、奎尼丁、雌二醇、红霉素、布地奈德（CYP3A）。

9. 规格　胶囊剂：10mg；20mg。肠溶片：10mg；20mg。镁肠溶片：10mg（奥美拉唑）；20mg（奥美拉唑）。钠肠溶片：10mg（奥美拉唑）；20mg（奥美拉唑）。注射用奥美拉唑钠：20mg（奥美拉唑）；40mg（奥美拉唑）。

（二）兰索拉唑（Lansoprazole）

1. 其他名称　达克普隆、拉索脱、兰悉多、朗索拉唑、南索拉唑、普托平、新达克。

2. 药理作用　本品是继奥美拉唑之后的又一种新的质子泵抑制剂，两者的化学结构很相似，均为苯并咪唑衍生物，不同之处为本品在吡啶环上多一个氟。这两种质子泵抑制剂均具有亲脂性，容易穿透细胞壁；又因为它们的分子结构中都含有吡啶环，故呈弱碱性，对胃黏膜壁细胞的酸性环境具有亲和力。

本品可在胃黏膜壁细胞微管的酸性环境中形成活性亚磺酰胺代谢物，这些活性代谢物可将质子泵的巯基氧化而使其失去活性，从而抑制胃酸分泌的最后一个步骤，阻断 H^+ 分泌入胃内。

本品对胃酸分泌的抑制具备以下三个特点：①对基础胃酸分泌和所有刺激物（如组胺、卡巴胆碱等）所致的胃酸分泌均有显著抑制作用，抑制程度与本品浓度有明显的依赖关系。②抑酸作用强，明显优于 H_2 受体阻滞剂。③抑酸作用维持时间长，这是由于质子泵一旦失活后即不能恢复，需等新的质子泵形成后，才能恢复其泌酸作用。

本品除能抑制胃酸分泌外，对胃蛋白酶也有轻到中度的抑制作用。本品及其代谢产物均对幽门螺杆菌有抑制作用，但单用本品对幽门螺杆菌无根除作用，与抗生素联合应用则可明显提高幽门螺杆菌的根除率。

此外，由于本品使胃内 pH 值明显增高，对胃内 G 细胞的反馈抑制减弱，因而使胃泌素的分泌增加。停药1~12周之后血清胃泌素可恢复正常。

3. 适应证　主要用于胃溃疡、十二指肠溃疡、吻合口溃疡、幽门螺杆菌感染及反流性食管炎、胃泌素瘤等。

4. 用法用量　成人常规剂量如下：

（1）口服给药

1）十二指肠溃疡：通常一次15~30mg，一日1次，清晨口服，连续服用4~6周。

2）胃溃疡、反流性食管炎、胃泌素瘤、吻合口溃疡：一次30mg，一日1次，清晨口服，连续服用6~8周。

3）合并幽门螺杆菌感染的胃或十二指肠溃疡：可一次30mg，一日1~2次，与1~2种抗生素联合应用，1~2周为一疗程。

（2）静脉滴注：一次30mg，一日2次。用0.9%氯化钠注射液100ml溶解后静脉滴注（不少于30分钟），疗程不超过7日。

肾功能不全时一次15mg，一日1次。肝功能不全时一次15mg，一日1次。老年人一次15mg，一日1次。

5. 不良反应　本品安全性较好，一般能较好耐受，不良反应发生率为2%~4%。

（1）消化系统：可见口干、恶心、纳差、腹胀、腹泻、便秘、便血等症状，偶见丙氨酸氨基转移酶、天门冬氨酸氨基转移酶、碱性磷酸酶、乳酸脱氢酶及γ-谷氨酰转移酶升高。口服本品可致胃黏膜轻度肠嗜铬细胞增生，停药后可恢复正常。

（2）中枢神经系统：常见头痛、头晕、嗜睡；偶见焦虑、失眠、抑郁等。

（3）泌尿生殖系统：可见阳痿、尿频、蛋白尿、尿酸值升高等。

（4）血液系统：偶见贫血、白细胞减少、嗜酸性粒细胞增多、血小板减少等。

（5）过敏反应：可见皮疹及皮肤瘙痒等。

（6）其他：①少见乏力，偶见发热、肌痛、总胆固醇升高等。②致癌性：有报道对大白鼠经口给药（剂量约为临床用量的100倍）的试验中，发生了1例胃部类癌。

6. 禁忌　对本品过敏者禁用。

7. 注意事项

（1）使用本品有可能掩盖胃癌症状，故应在排除胃癌可能性的基础上使用本品。

（2）在喷出性或涌出性大量出血、血管暴露等危险性大的情况下，应先采用内镜下止血措施。

（3）由于本品在酸性条件下不稳定，所以必须以肠溶制剂给药。口服时应将本品片剂或胶囊整片或整粒吞服，不应压碎或咀嚼。

（4）本品粉针剂仅用于静脉滴注，且避免与0.9%氯化钠注射液以外的液体和其他药物混合静滴。

（5）本品粉针剂治疗3日内达到止血效果后，应改用口服用药，不可无限制静脉给药。本药长期使用经验不足，故国内不推荐用于维持治疗。

（6）治疗胃泌素瘤的目标为基础胃酸分泌量在无胃部手术史的患者为10mmol/h以下，在有胃部手术史的患者为5mmol/h以下。

（7）在本品的治疗过程中，轻度不良反应不影响继续用药，但如发生过敏反应、肝功能异常或较为严重的不良反应时应及时停药或采取适当措施。

（8）FDA 对本药的妊娠安全性分级为 B 级。

8. 药物相互作用

（1）与对乙酰氨基酚合用，可使后者的血药峰浓度升高，达峰时间缩短。

（2）与地西泮或苯妥英钠合用，有报道可延迟地西泮或苯妥英钠的代谢与排泄。故合用时应调整本品剂量并仔细观察其反应。

（3）与罗红霉素合用，后者在胃中的局部浓度增加，两者用于治疗幽门螺杆菌感染时具有协同作用。

（4）与地高辛、甲地高辛合用时，由于本品的胃酸分泌抑制作用，可抑制地高辛水解，有使其血药浓度升高的可能性。

（5）本品可竞争性阻断肝脏药物代谢酶对他克莫司的代谢，使其血药浓度升高。

（6）与抗酸药合用，能降低本品的生物利用度。其机制可能为胃内 pH 值升高妨碍了本品溶解。故两者如需合用，应在服用抗酸药后 1 小时再给予本品。

（7）与硫糖铝合用，可干扰本品的吸收，降低其生物利用度，故应在服用硫糖铝前至少 30 分钟服用本品。

（8）与茶碱合用，可轻度降低茶碱的血药浓度。

（9）本品的胃酸分泌抑制作用可降低阿扎那韦的溶解度，使其血药浓度下降，有可能减弱其药效，故本品禁与阿扎那韦合用。

（10）与伊曲康唑、酮康唑合用，可使后两者的吸收减少。其机制为本品显著而持久地抑制胃酸分泌所致，故应避免与伊曲康唑、酮康唑同时使用。

（11）与克拉霉素合用，有发生舌炎、口腔炎或舌头变黑的报道。其确切机制不清。两者合用时，应监测口腔黏膜的变化，必要时停用克拉霉素，同时减少本品剂量。

9. 规格　肠溶片：15mg；30mg。口腔崩解片：15mg；30mg。肠溶胶囊：15mg；30mg。注射用兰索拉唑：30mg。

（三）雷贝拉唑（Rabeprazole）

1. 其他名称　安斯菲、贝众捷、波利特、得宁、丁齐尔、济诺、拉贝拉唑钠、雷贝拉唑、雷众捷、瑞波特、信卫安、雨田青。

2. 药理作用　本品为苯并咪唑类质子泵抑制药，可特异性地抑制三磷腺苷酶的作用，对基础胃酸和由刺激引起的胃酸分泌均有抑制作用。对多种大鼠实验性溃疡及实验性胃黏膜病变（寒冷束缚应激性反应、水浸束缚应激反应、幽门结扎、半胱胺及盐酸 - 乙醇刺激），本品均显示很强的抗溃疡及改善胃黏膜病变的作用。具体作用包括：①胃酸分泌抑制作用：家兔胃腺体外研究表明，本品可抑制二丁酰环磷酸腺苷引起的胃酸分泌；对由组胺、五肽胃泌素引起犬的胃酸分泌，大鼠的基础胃酸分泌及组胺引起的胃酸分泌均有较强的抑制作用；相对于其他质子泵抑制药（如奥美拉唑）而言，本品能更快、更彻底地与 $H^+ - K^+ -$ ATP 酶分离，从而可更快实现胃酸分泌抑制作用的恢复。②抗幽门螺杆菌作用：体外试验显示本品比奥美拉唑和兰索拉唑有更强的抗幽门螺杆菌活性，其可在几个位点直接攻击抗幽门螺杆菌，并可非竞争性、不可逆地抑制抗幽门螺杆菌的脲酶。此外，本品对胆碱受体和组胺 H_2 受体无拮抗作用。

3. 适应证

（1）用于良性活动性胃溃疡、活动性十二指肠溃疡。

（2）用于减轻侵蚀性或溃疡性胃食管反流病症状及其维持期的治疗。

（3）与适当的抗生素（如阿莫西林和克拉霉素）合用可有效杀灭幽门螺杆菌。

4. 用法用量　成人口服给药。

（1）活动性十二指肠溃疡：一次20mg（部分患者一次10mg即有反应），一日1次，早晨服用，连服4周，但有2%的患者还需继续用药4周。

（2）活动性胃溃疡：一次20mg，一日1次，早晨服用，连服6周，但有9%的患者还需继续用药6周。

（3）侵蚀性或溃疡性胃食管反流病：一次20mg，一日1次，早晨服用，连服4~8周。其维持治疗方案为：一次10mg或20mg（部分患者一次10mg即有反应），一日1次，疗程为12个月。

肾功能不全患者无需调整剂量。重症肝炎患者应慎用本品，必须使用时应从小剂量开始并监测肝功能。肝功能正常的老年人无需调整剂量。

5. 不良反应　本品耐受性良好，不良反应与其他质子泵抑制药相似。

（1）心血管系统：罕见心悸、心动过缓、胸痛。

（2）精神神经系统：可见眩晕、四肢乏力、感觉迟钝，偶见头痛，罕见失眠、困倦、握力低下、口齿不清、步态蹒跚。据国外资料个案报道，既往有肝性脑病的肝硬化患者用药后出现精神错乱、识辨力丧失和嗜睡。

（3）泌尿生殖系统：偶见血尿素氮升高、蛋白尿。

（4）消化系统：可见口干、腹胀、腹痛，偶见恶心、呕吐、便秘、腹泻以及丙氨酸氨基转移酶、天门冬氨酸氨基转移酶、碱性磷酸酶、γ-谷氨酰转移酶、乳酸脱氢酶、总胆红素、总胆固醇升高，罕见消化不良。

（5）血液系统：偶见红细胞、淋巴细胞减少，白细胞减少或增多，嗜酸性粒细胞、中性粒细胞增多，罕见溶血性贫血（出现此类状况时，应停药并采取适当措施）。

（6）其他：可见光敏反应、皮疹、荨麻疹、瘙痒、水肿、休克、视力障碍、肌痛、鼻炎（出现此类状况时，应停药并采取适当措施）。此外，动物实验发现本品有致癌性。

6. 禁忌　对本品及苯并咪唑类药物过敏者禁用。

7. 注意事项

（1）本品治疗可能掩盖由胃癌引起的症状，故应在排除恶性肿瘤的前提下再行给药。

（2）肠溶片剂不能咀嚼或压碎服用，须整片吞服。

（3）与抗生素合用杀灭幽门螺杆菌时应在早晨、餐前服药。

（4）以下情况应慎用：①肝功能损伤患者。②孕妇及哺乳期妇女。FDA对本药的妊娠安全性分级为B级。

8. 药物相互作用

（1）由于本品可升高胃内pH值，与地高辛合用时，会使地高辛的AUC和C_{max}值分别增加19%和29%，故合用时应监测地高辛的浓度。

（2）本品与含氢氧化铝、氢氧化镁的制酸剂同时服用，或在服用制酸剂1小时后再服用本品时，本品的平均血药浓度和AUC分别下降8%和6%。

（3）本品可减少酮康唑、伊曲康唑的胃肠道吸收，使其疗效降低。

（4）本品对通过细胞色素P450途径代谢的药物（如地西泮、茶碱、华法林、苯妥英等）无影响。

9. 规格　肠溶胶囊剂：10mg；20mg。肠溶片：10mg；20mg。

（四）泮托拉唑（Pantoprazole）

1. 其他名称　富诗坦、健朗晨、诺森、潘美路、潘妥洛克、潘信、泮立苏、思达美克、泰美尼克、韦迪、卫可安、誉衡。

2. 药理作用　泮托拉唑为第三代质子泵抑制剂，可选择性地作用于胃黏膜壁细胞，抑制壁细胞中 H^+-K^+-ATP 酶的活性，使壁细胞内的 H^+ 不能转运到胃中，从而抑制胃酸的分泌。泮托拉唑呈弱碱性，在弱酸环境中比同类药物更为稳定，被激活后仅与质子泵上活化部位两个位点结合（而奥美拉唑、兰索拉唑则显示更多的与活化无关的结合位点），从分子水平上体现出与质子泵结合的高度选择性。同时，还能减少胃液分泌量并抑制胃蛋白酶的分泌及活性。此外，本品可抑制幽门螺杆菌生长，与抗菌药联用能彻底根除幽门螺杆菌。由于本品对细胞色素 P450 酶系的亲和力较低，并有二期代谢途径，故其他通过该酶系代谢的药物与本品间相互作用较小。

泮托拉唑与奥美拉唑疗效类似，但止痛效果优于奥美拉唑。本品静脉滴注治疗消化性溃疡及急性胃黏膜病变、复合性溃疡（止痛、止血）疗效显著，总有效率约为 98.04%。同时，泮托拉唑能治愈常规或大剂量 H_2 受体拮抗药治疗无效的消化性溃疡。有资料表明，106 例雷尼替丁治疗无效的溃疡患者，泮托拉唑治疗 2～8 周，愈合率为 97%，愈合后继续维持治疗，90% 的患者病情稳定未复发。

3. 适应证

（1）主要用于消化性溃疡（胃溃疡、十二指肠溃疡、吻合口溃疡等）及其出血，包括非甾体类抗炎药引起的急性胃黏膜损伤和应激性溃疡出血。

（2）用于反流性食管炎，也用于全身麻醉或大手术后以及衰弱昏迷患者，以防止胃酸反流合并吸入性肺炎。

（3）用于卓艾综合征。

（4）与其他抗菌药物（如克拉霉素、阿莫西林和甲硝唑）联用，治疗幽门螺杆菌感染，减少十二指肠溃疡和胃溃疡复发。

4. 用法用量

（1）口服给药

1）一般用法：一次 40mg，一日 1 次，个别对其他药物无反应的患者可一日服 2 次，最好于早餐前服用。十二指肠溃疡一般疗程 2～4 周，胃溃疡及反流性食管炎疗程 4～8 周。

2）伴幽门螺杆菌感染者需联合用药，以下方案可供选择：①泮托拉唑（一次 40mg，一日 2 次）＋阿莫西林（一次 1g，一日 2 次）＋克拉霉素（一次 500mg，一日 2 次）。②泮托拉唑（一次 40mg，一日 2 次）＋甲硝唑（一次 500mg，一日 2 次）＋克拉霉素（一次 500mg，一日 2 次）。③泮托拉唑（一次 40mg，一日 2 次）＋阿莫西林（一次 1g，一日 2 次）＋甲硝唑（一次 50mg，一日 2 次）。联合疗法一般持续 7 日，此后如症状持续存在，需继续服用本品以保证溃疡的完全愈合，维持用量为一日 40mg。

（2）静脉滴注：一次 40～80mg，一日 1～2 次，使用前将 0.9% 氯化钠注射液 10ml 注入冻干粉小瓶内，将上述溶解后的药液加入 0.9% 氯化钠注射液 100～250ml 中稀释后供静脉滴注。静脉滴注，要求 15～60 分钟内滴完。

肾功能不全时剂量不宜超过一日 40mg。严重肝功能衰竭的患者，剂量应减少至隔日 40mg。老年人剂量不宜超过一日 40mg。但在采用根除幽门螺杆菌感染的联合疗法时，老年患者在 1 周的治疗中也可使用常规剂量，即一次 40mg，一日 2 次。

5. 不良反应　本药不良反应较少。偶有头痛、头晕、失眠、嗜睡、恶心、腹泻、便秘、皮肤瘙痒、皮疹、肌肉疼痛等症状，极少有上腹痛、腹胀，个别患者可出现水肿、发热和一过性视力障碍（视物模糊）。大剂量使用时可出现心律不齐、氨基转移酶增高、肾功能改变、白细胞及血小板降低等。

6. 禁忌

（1）对本品过敏者禁用。

（2）妊娠早期及哺乳期妇女禁用。

（3）婴幼儿禁用。

7. 注意事项

（1）神经性消化不良等轻微胃肠疾患不推荐使用本品，用药前须排除胃与食管的恶性病变，以免因症状缓解而延误诊断。

（2）本品肠溶制剂服用时切勿咀嚼。本品缓释混悬剂用于不能吞咽片剂的成人患者，可与苹果酱或苹果汁一起服用，或通过鼻胃管给药。

（3）注射液的配制：本品注射剂只能用氯化钠注射液或专用溶剂溶解、稀释，禁止用其他溶剂或药物溶解、稀释。药物溶解、稀释后必须在 4 小时内用完。

（4）本品抑制胃酸分泌的作用强，时间长，故应用本品注射剂时不宜同时再服用其他抗酸药或抑酸药。治疗一般消化性溃疡等病时，应避免大剂量长期应用（卓艾综合征例外）。

（5）肾功能受损者不需调整剂量，肝功能受损者需要酌情减量。

8. 药物相互作用

（1）本品可降低伊曲康唑、酮康唑等的胃肠道吸收，降低其药效。

（2）本品的活性成分在肝脏内通过细胞色素 P450 酶系代谢，因此凡通过该酶系代谢的其他药物均不能排除与之有相互作用的可能性。但检测这类药物（如卡马西平、咖啡因、地西泮、双氯芬酸、地高辛、乙醇、格列本脲、美托洛尔、硝苯地平、苯丙香豆素、苯妥英、茶碱、华法林和口服避孕药），却未观察到本品与它们之间有明显临床意义的相互作用。与奥美拉唑相比，本品对细胞色素 P450 系统作用较小。

9. 规格　肠溶片：20mg；40mg。肠溶胶囊：40mg。注射用泮托拉唑钠：40mg；60mg；80mg。

（五）埃索美拉唑（Esomeprazole）

1. 其他名称　埃索美拉唑镁、埃索美拉唑钠、埃索他拉唑、耐信、左旋奥美拉唑。

2. 药理作用　本品为质子泵抑制药，是奥美拉唑 S 异构体，呈弱碱性，能在壁细胞泌酸微管的高酸环境中浓集并转化为活性形式，特异性抑制该部位的 H^+-K^+-ATP 酶（质子泵），从而抑制基础胃酸及刺激所致的胃酸分泌。

3. 适应证

（1）用于胃食管反流性疾病（GERD）：①治疗糜烂性反流性食管炎。②已经治愈的食管炎患者长期维持治疗，以防止复发。③GERD 的症状控制。

（2）联合适当的抗菌疗法，用于根除幽门螺杆菌，使幽门螺杆菌感染相关的消化性溃疡愈合，并防止其复发。

（3）用于持续接受非甾体类抗炎药治疗的患者降低胃溃疡发生的风险。

4. 用法用量

（1）口服给药

1）糜烂性反流性食管炎的治疗：一次40mg，一日1次，连服4周。对于食管炎未治愈或症状持续的患者建议再治疗4周。

2）已治愈的食管炎患者防止复发的长期维持治疗：一次20mg，一日1次。

3）GERD的症状控制：无食管炎的患者一次20mg，一日1次。如用药4周后症状未得到控制，应对患者作进一步检查。症状消除后，可采用即时疗法（即需要时口服20mg，一日1次）。

4）联合抗菌疗法根除幽门螺杆菌：采用联合用药方案，本品一次20mg，阿莫西林一次1g，克拉霉素一次500mg，均为一日2次，共用7日。

（2）静脉注射：对于不能口服用药的患者，一次20～40mg，一日1次。反流性食管炎：一次40mg，一日1次；GERD的症状控制：一次20mg，一日1次。将粉针剂用0.9%氯化钠注射液5ml溶解，注射时间至少3分钟以上。

（3）静脉滴注：用量参见“静脉注射”项。将粉针剂40mg用0.9%氯化钠注射液溶解至100ml，注射时间10～30分钟。

肾功能损害者无需调整剂量。轻、中度肝功能损害者无需调整剂量。严重肝功能损害者，本品一日用量为20mg。老年人无需调整剂量。

5. 不良反应

（1）代谢及内分泌系统：少见外周水肿；罕见低钠血症。

（2）呼吸系统：罕见支气管痉挛。

（3）肌肉骨骼系统：罕见关节痛、肌痛，非常罕见肌无力。

（4）泌尿生殖系统：非常罕见间质性肾炎、男子乳腺发育。

（5）神经系统：常见头痛；少见眩晕、头晕、感觉异常、嗜睡；罕见味觉障碍。

（6）精神表现：少见失眠；罕见激动、精神错乱、抑郁；非常罕见攻击、幻觉。

（7）肝脏：少见肝酶升高，罕见伴或不伴黄疸的肝炎，非常罕见肝衰竭、先前有肝病的患者出现脑病。

（8）胃肠道表现：常见腹痛、便秘、腹泻、腹胀、恶心、呕吐；少见口干；罕见口腔炎、胃肠道念珠菌病。

（9）血液系统：罕见白细胞减少、血小板减少；非常罕见粒细胞缺乏、全血细胞减少。

（10）皮肤表现：少见皮炎、瘙痒、皮疹、荨麻疹，罕见脱发、光过敏、多汗，非常罕见多形性红斑、Stevens－Johnson综合征、中毒性表皮坏死溶解。

（11）眼部表现：罕见视物模糊。

（12）过敏反应：罕见发热、血管神经性水肿、过敏性休克。

（13）其他：①使用抗酸药期间，胃酸分泌减少可导致血清胃泌素增高。②据报道，长期使用抑制胃酸分泌药，胃腺囊肿的发生率可呈一定程度的增高。这是胃酸分泌显著受抑后的生理性反应，性质为良性，视为可逆性。

6. 禁忌　对本品、奥美拉唑或其他苯并咪唑类化合物过敏者禁用。

7. 注意事项

（1）当患者出现以下任何一种症状，如体重显著下降、反复呕吐、吞咽困难、呕血或黑便，怀疑发生胃溃疡或已存在胃溃疡时，应首先排除恶性肿瘤，再使用本品。因使用本品可减轻胃癌症状，延误诊断。

（2）本品对酸不稳定，口服制剂均为肠溶制剂，服用时应整片吞服，不应嚼碎或压碎，且应于餐前至少1小时服用。

（3）本品注射剂只能用0.9%氯化钠注射液溶解。配制的溶液不应与其他药物混合或在同一输液瓶中合用。

（4）本品注射剂通常应短期用药（不超过7日），一旦可能，应转为口服治疗。

（5）FDA对本药的妊娠安全性分级为B级。

8. 药物相互作用

（1）与克拉霉素（一次500mg，一日2次）合用时，本品的AUC加倍，但无需调整其剂量。

（2）本品可使经CYP2C19代谢的药物（如地西泮、西酞普兰、丙米嗪、氯米帕明、苯妥英等）的血药浓度升高，故可能需减少后者的用量。本品30mg与地西泮合用时，地西泮的清除率下降45%。癫痫患者合用本品40mg和苯妥英时，苯妥英的血药谷浓度上升13%，故建议监测苯妥英的血药浓度。

（3）本品与西沙必利合用时，可使后者AUC增加32%，消除半衰期延长31%，但血药峰浓度无显著增高。这种相互作用不改变西沙必利对心脏电生理的影响。

（4）与华法林合用，个别患者有显著性的国际标准化比值（INR）升高，故当开始合用或停用本品时，建议监测华法林的血药浓度。

（5）使用本品治疗期间，因胃酸分泌减少，可改变某些吸收过程受胃酸影响的药物的吸收量（如可使酮康唑、伊曲康唑、铁的吸收减少）。

（6）与阿扎那韦合用可能会降低阿扎那韦的血药浓度。

（7）与避孕药（如炔诺酮、炔诺孕酮、乙炔基雌二醇、美雌醇）合用时，本品的药动学过程无明显改变。

（8）本品对阿莫西林、奎尼丁药动学的影响不具临床意义。

9. 规格　埃索美拉唑镁肠溶片：20mg（以埃索美拉唑计）；40mg（以埃索美拉唑计）。注射用埃索美拉唑钠：40mg（以埃索美拉唑计）。

三、选择性抗胆碱药

【哌仑西平】（Pirenzepine）

1. 其他名称　吡疡平、必舒胃、盖全平、哌吡氮平、胃见痊、胃兑痊、胃之痊。

2. 药理作用　本品为选择性抗M胆碱药，在M受体部位有竞争性抑制乙酰胆碱的作用。对胃黏膜（特别是壁细胞）的M_1受体有高度亲和力，可使基础胃酸分泌及外源性五肽促胃泌素引起的胃酸分泌均受到抑制。单次口服本品50mg和100mg，分别使胃酸分泌减少32%和41%。但对胃液的pH值影响不大。此外，本品尚可抑制胃液（包括胃蛋白酶原和胃蛋白酶）分泌，从而使胃最大酸分泌和最高酸分泌下降，并能明显降低空腹、试餐或L－氨基酸刺激后血清促胃泌素水平，对胃黏膜细胞也有直接的保护作用。

本品对平滑肌、心肌和涎腺的 M_2 受体亲和力较低。一般剂量时，仅抑制胃酸分泌，而很少发生瞳孔、心脏、涎腺、膀胱逼尿肌、胃肠道平滑肌等部位的抗胆碱样不良反应，剂量增加可抑制涎腺分泌，只有大剂量才抑制胃肠平滑肌和引起心动过速。本品不能透过血－脑脊液屏障，故不影响中枢神经系统。

3. 适应证　用于胃和十二指肠溃疡、应激性溃疡、急性胃黏膜出血、高酸性胃炎、胃食管反流病、胃泌素瘤等，也用于缓解胃痉挛所致的疼痛。

4. 用法用量

（1）口服：一次 50mg，一日 2 次，于早、晚饭前半小时（或更长时间）服用。疗程以 4～6 周为宜。症状严重者，一日剂量可增至 150mg，分 3 次服用。需长期治疗的患者，可连续服用 3 个月。

（2）静脉注射：一次 10mg，一日 2 次，好转后改口服。

（3）肌肉注射：同静脉注射。

5. 不良反应　本品不良反应较轻且可逆，抗 M 胆碱样不良反应与剂量有关。

（1）可见轻度口干、眼干、视力调节障碍、恶心、便秘、腹泻、排尿困难、精神紊乱、头痛、嗜睡、头晕、震颤等。

（2）个别患者可出现虚弱、疲劳、胃灼热、饥饿感、食欲缺乏、呕吐、瘙痒、皮疹等。

6. 禁忌

（1）对本品过敏者禁用。

（2）青光眼患者禁用。

（3）前列腺增生患者禁用。

（4）孕妇禁用。

7. 注意事项

（1）因本品不良反应的出现与用量有关，故用药过程中根据患者的不同反应，可酌情增减剂量。

（2）如出现皮疹，应停药。

（3）肝肾功能不全者慎用。

8. 药物相互作用

（1）H_2 受体拮抗药可增强本品的作用，两者合用可明显减少胃酸分泌。

（2）本品与普鲁卡因胺合用时可对房室结传导产生相加的抗迷走神经作用，用药中应监测心率和心电图。

（3）本品与西沙必利相互拮抗，合用时可使后者的疗效明显下降。

9. 规格　片剂：25mg；50mg。注射液：2ml：10mg。

四、胃泌素受体拮抗剂

【丙谷胺】（Proglumide）

1. 其他名称　二丙谷酰胺、疡得平。

2. 药理作用　本品为胆囊收缩素受体和胃泌素受体拮抗药，其分子结构与胃泌素（G－17）及胆囊收缩素（CCK）两种肠激肽的终末端分子结构相似，故功能基团酰胺基能特异性与G－17竞争壁细胞上G－17受体，明显抑制G－17引起的胃酸和胃蛋白酶的分泌，增加胃黏膜氨基已糖的含量，促进糖蛋白合成，保护胃黏膜，从而改善消化性溃疡的症状和促进溃疡的愈合。本品对因组胺和迷走神经刺激引起胃酸分泌的抑制作用不明显，治疗消化性溃疡和胃炎不发生胃酸分泌的反跳现象，终止治疗后仍可使胃酸分泌处于正常水平达半年。因本品抑制胃酸分泌的作用较 H_2 受体拮抗药弱，临床已不再单独用于治疗溃疡病，但近来其利胆作用较受重视。

3. 适应证　用于胃和十二指肠溃疡、胃炎（如慢性浅表性胃炎）及十二指肠球炎。

4. 用法用量

（1）成人：口服给药，一次400mg，一日3～4次，餐前15分钟服用，连用30～60日，亦可根据胃镜或X线检查结果调整用药时间。

（2）儿童：口服给药，一次10～15mg/kg，一日3次，餐前15分钟服用，疗程视病情而定。

5. 不良反应　偶有失眠、瘙痒、口干、便秘、腹胀、下肢酸胀等，亦有短暂性白细胞减少和轻度氨基转移酶升高的报道。

6. 禁忌

（1）对本品过敏者禁用。

（2）胆囊管及胆道完全梗阻的患者禁用。

7. 注意事项

（1）经本品治疗后症状缓解的患者，并不能排除胃癌的可能，故用药前应先排除胃癌。

（2）用药期间应避免烟、酒、刺激性食物和精神创伤。

8. 药物相互作用

（1）与其他抗溃疡药（如 H_2 受体拮抗药）合用，可增强抑制胃酸分泌的作用而加速溃疡的愈合。

（2）与吗啡合用，可增强吗啡的止痛作用和延长其作用持续时间。

（3）本品可拮抗氟哌啶醇的作用使运动障碍加重，故治疗亨廷顿舞蹈病时两者不能合用。

9. 规格　胶囊剂：200mg。片剂：200mg。

（梁绪中）

第三节　胃黏膜保护剂

一、胶体铋剂

（一）枸橼酸铋钾（Bismuth Potassium Citrate）

1. 其他名称　秘诺、次枸橼酸秘、德诺、迪乐、碱式柠檬酸铋钾、丽科得诺、卫特灵、仙乐、先瑞。

2. 药理作用　本品为抗溃疡药，作用方式独特，既不中和胃酸，也不抑制胃酸分泌，而通过以下几个方面起作用：①在胃液pH值条件下，本品可在溃疡表面或溃疡基底肉芽组织形成一种坚固的氧化铋胶体沉淀，形成保护性薄膜，从而隔绝胃酸、酶及食物对溃疡黏膜的侵蚀作用，促进溃疡组织的修复和愈合。体外试验证明，本品在酸性条件下能与蛋白质及氨基酸发生络合作用而凝结，而溃疡部位的氨基酸残基较正常黏膜丰富得多，因此本品更易沉积在溃疡黏膜上。②抗胃蛋白酶作用，本品能与胃蛋白酶发生络合而使其失活。③改变胃黏液成分，促进碳酸氢盐和黏液分泌，防止黏液糖蛋白被分解，增强胃黏膜屏障功能。④防止氢离子逆弥散。⑤刺激内源性前列腺素的释放，提高胃及十二指肠黏膜中前列腺素 E_2 浓度，并使唾液腺分泌的上皮生长因子富集于溃疡部位并保护其不受胃酸灭活，从而起到保护胃黏膜、促进溃疡组织修复和愈合的作用。⑥改善胃黏膜血流，杀灭幽门螺杆菌，延缓幽门螺杆菌对抗菌药耐药性的产生，这对治疗消化性溃疡和胃炎均有益。临床研究和应用证明本品对治疗胃、十二指肠溃疡，促进溃疡的愈合有较好的效果；对西咪替丁耐药的患者，使用本品治疗仍有 80% 以上的愈合率。

3. 适应证　用于慢性胃炎及缓解胃酸过多引起的胃痛、胃烧灼感和反酸。

4. 用法用量　口服给药，一次 0.3g，一日 4 次，餐前半小时及睡前服用。用于缓解胃酸过多引起的胃痛、胃烧灼感及反酸时，连续使用不得超过 7 日；用于胃、十二指肠溃疡及慢性胃炎时，4～8 周为一疗程，然后停药 4～8 周，如有必要可再继续服用 4～8 周。

5. 不良反应

（1）神经系统：少数患者可有轻微头痛、头晕、失眠等，但可耐受。当血铋浓度大于 0.1μg/ml 时，有发生神经毒性的危险，可能导致铋性脑病，但目前尚未发现服用本品的患者血铋浓度超过 0.05μg/ml 者。

（2）消化系统：服用本品期间，口中可能带有氨味，且舌、粪便可被染成黑色，易与黑粪症相混淆；个别患者服用时可出现恶心、呕吐、便秘、食欲减退、腹泻等消化道症状。以上表现停药后均可消失。

（3）泌尿系统：本品长期大剂量服用可能引起肾脏毒性，导致可逆性肾衰，并于 10 日内发作。

（4）骨骼肌肉：骨骼的不良反应常发生在不同的部位，与骨内铋的浓度过高有关。较常见的是与铋性脑病相关的骨性关节炎，常以单侧或双侧肩疼痛为先兆症状。

（5）其他：个别患者可出现皮疹。

6. 禁忌

（1）对本品过敏者禁用。

（2）严重肾功能不全者禁用。

（3）孕妇禁用。

7. 注意事项

（1）服药期间不得服用其他含铋制剂。

（2）正处于急性胃黏膜病变时的患者，不推荐使用本品。

（3）服药前后半小时须禁食，不得饮用牛奶、其他饮料（如含乙醇或含碳酸的饮料）及服用药物，否则会干扰本品治疗溃疡的作用。

（4）本品与阿莫西林或甲硝唑或奥美拉唑联合应用时，可增加对幽门螺杆菌的根除率。

（5）本品不宜大剂量长期服用，连续用药不宜超过 2 个月。长期使用本品的患者，应注意体内铋的蓄积。

8. 药物相互作用

（1）本品和四环素同时服用会影响四环素的吸收。

（2）制酸药可干扰本品的作用，不宜同时进服。

9. 规格　颗粒剂：1g：110mg（以铋计）；1.2g：110mg（以铋计）；1.2g：300mg（以铋计）。胶囊剂：300mg：110mg（以铋计）。片剂：300mg：110mg（以铋计）。

（二）阿尔维林（Alverine）

1. 其他名称　斯莫纳、使疼乐、乐健素。

2. 药理作用　本品在胃的酸性环境中形成弥散性的保护层覆盖于溃疡面上，阻止胃酸、酶及食物对溃疡的侵袭。本品还可降低胃蛋白酶活性，增加黏蛋白分泌，促进黏膜释放前列腺素，从而保护胃黏膜。另外，本品对幽门螺杆菌具有杀灭作用，因而可促进胃炎的愈合。

3. 适应证　各种原因所致的胃、肠功能紊乱，肠易激综合征。

4. 用法用量

（1）普通胶囊：成人1~2粒，每日3次；6~12岁儿童1粒，每日3次。

（2）复方软胶囊：每次1粒，每日2~3次，饭前服。

5. 不良反应　服用本品可能发生如下不良反应：

（1）荨麻疹，有时伴有咽喉肿痛甚至发生休克。

（2）有时发生肝部病变，一旦停止服用本品，症状即可消失。

（3）过量服用可能会出现中枢神经系统兴奋的症状和低血压。

6. 禁忌　患者对枸橼酸阿尔维林或药物中其他成分过敏者禁止使用。

7. 注意事项　妊娠头3个月慎用。

8. 药物相互作用　三环类抗抑郁药及类似药、普鲁卡因胺或衍生物、组胺 H_1 受体拮抗药可加强本药的作用。全身性胆碱能药物可降低本药的作用。

9. 规格　普通胶囊剂：60mg。复方软胶囊：60mg（以阿尔维林计）。

（三）胶体果胶铋（Colloidal Bismuth Pectin）

1. 其他名称　U比乐、华纳比乐、碱式果胶酸铋钾、唯舒敏、维敏。

2. 药理作用　本品是一种新型的胶体铋制剂，通过应用生物大分子果胶酸代替现有铋制剂中的小分子酸根（如碳酸根、硝酸根及枸橼酸根等），从而增强了本品的胶体特性，使其在酸性介质中能形成高黏度溶胶。该溶胶与溃疡面及炎症表面有强亲和力，可在胃黏膜表面形成一层牢固的保护膜，增强胃黏膜的屏障作用，故对消化性溃疡和慢性胃炎有较好的治疗作用。研究表明，与其他胶体铋制剂比较，本品的胶体特性好，特性黏数为胶体碱式枸橼酸铋钾的7.4倍，此外，本品对受损黏膜具有高度选择性，胶体碱式枸橼酸铋钾在受损组织中的铋浓度为正常组织中的3.1倍，而本品为4.34倍。

另一方面，本品可沉积于幽门螺杆菌的细胞壁，使菌体内出现不同程度的空泡，导致细胞壁破裂，并抑制细菌酶的活性，干扰细菌的代谢，使细菌对人体的正常防御功能变得更敏感，从而起到杀灭幽门螺杆菌、提高消化性溃疡的愈合率和降低复发率的作用。

此外，本品还可刺激胃肠黏膜上皮细胞分泌黏液，促进上皮细胞的自身修复，以及直接刺激前列腺素和表皮生长因子的产生，使溃疡面和糜烂面快速愈合而止血。另有文献报道，果胶本身也具有止血作用。

3. 适应证　用于治疗消化性溃疡（特别是幽门螺杆菌相关性溃疡），也可用于治疗慢性浅表性胃炎、慢性萎缩性胃炎及消化道出血。

4. 用法用量　口服给药。

（1）成人：①消化性溃疡和慢性胃炎：一次150mg，一日4次，分别于三餐前1小时及临睡时服用。疗程一般为4周。②并发消化道出血：将日服剂量1次服用。方法为：将胶囊内药物取出，用水冲开搅匀后服用。

（2）儿童：口服给药，用量酌减。

5. 不良反应　偶见恶心、便秘等消化道症状。

6. 禁忌

（1）对本品过敏者禁用。

（2）肾功能不全者禁用。

（3）孕妇禁用。

7. 注意事项

（1）本品不宜与其他铋制剂同时服用，且不宜大剂量长期（7日以上）服用本品。

（2）本品宜在餐前1小时左右服用，以达最佳药效。

（3）服药期间，可出现大便呈无光泽的黑褐色，如无其他不适，当属正常现象，停药后1~2日内粪便色泽可转为正常。

8. 药物相互作用　与强力制酸药及H_2受体阻滞药同时服用，会降低本品疗效。

9. 规格　胶囊剂（以铋计）：40mg；50mg；100mg；300mg。

二、前列腺素及其衍生物

【米索前列醇】（Misoprostol）

1. 其他名称　米索、米索普鲁斯托尔、米索普特、喜克溃。

2. 药理作用　本品为前列腺素E_1衍生物，具有较强的抑制胃酸分泌的作用。能引起基础胃酸分泌和组胺、五肽胃泌素等引起的胃酸分泌，但机制尚未阐明，目前认为与影响腺苷酸环化酶的活性从而降低胃壁细胞环磷酸腺苷（cAMP）的水平有关。同时，本品还能抑制胃蛋白酶的分泌，刺激胃黏液及碳酸氢盐的分泌，促进磷脂合成，增加胃黏膜的血流量，加强胃黏膜屏障，从而具有保护胃黏膜的作用。此外，本品具有E类前列腺素的药理活性，可软化宫颈、增强子宫张力和宫内压。与米非司酮序贯应用，可显著增高和诱发早孕子宫自发收缩的频率和幅度，用于终止早孕。

大量动物实验证明，本品有防止溃疡形成的作用，可防止阿司匹林或吲哚美辛所致的胃出血或溃疡形成，其作用呈剂量依赖性。本品也可防止许多致坏死物质（如无水乙醇、25%氯化钠溶液、沸水、酸、碱等）引起的胃肠黏膜坏死，且所需剂量仅为抑制胃酸分泌剂量的1/10~1/100。

本品能促进吸烟者的溃疡愈合，且本品不升高血清胃泌素水平，对防止溃疡复发效果较好。

3. 适应证

（1）用于治疗胃、十二指肠溃疡和预防非甾体类抗炎药引起的出血性消化性溃疡。

（2）与抗孕激素药物米非司酮序贯应用，用于终止停经49日以内的早期妊娠。

4. 用法用量　口服给药。

（1）胃溃疡和十二指肠溃疡：一次0.2mg，一日4次，于餐前和睡前口服；4~8周为一个疗程。

（2）预防非甾体类抗炎药所致的消化性溃疡：一次0.2mg，一日2～4次，剂量应根据个体差异、临床情况不同而定。

（3）终止早期妊娠：停经小于或等于49日的健康早孕妇女要求药物流产时，给予米非司酮150mg，分次服用（一次25mg，一日2次，连服3日）；或一次口服米非司酮200mg。服药前后应禁食2小时。服用米非司酮36～48小时后，再空腹顿服本品0.6mg，门诊观察6小时。

5. 不良反应

（1）常见胃肠道不良反应，并呈剂量相关性。主要表现为稀便或腹泻，大多数不影响治疗，偶有较严重且持续时间长的情况，需停药。其他尚有轻度恶心、呕吐、腹部不适、腹痛、消化不良等。

（2）部分患者可出现眩晕、乏力。

（3）极个别妇女可出现皮疹、面部潮红、手掌瘙痒、寒战、一过性发热甚至过敏性休克。

6. 禁忌

（1）对前列腺素类药物过敏者。

（2）有使用前列腺素类药物禁忌者（如青光眼、哮喘、过敏性结肠炎及过敏体质等）。

（3）有心、肝、肾疾病患者和肾上腺皮质功能不全者。

（4）有脑血管或冠状动脉疾病患者。

（5）带宫内节育器妊娠和怀疑宫外孕者。

（6）孕妇。

7. 注意事项

（1）采用不超过0.2mg的单量，并与食物同服，可减少腹泻的发生率。

（2）本品用于终止早孕时，必须与米非司酮序贯配伍应用，且必须按药物流产常规的要求进行观察和随访。应用本品终止妊娠失败者，必须用人工流产终止妊娠。

（3）服用本品时必须在医院观察4～6小时。服药后，一般会较早出现少量阴道出血，部分妇女流产后出血时间较长。少数早孕妇女服用米非司酮后，即可自然流产，但仍然必须按常规服完本品。约80%的孕妇在使用本品后，6小时内排出绒毛胎囊。约10%孕妇在服药后1周内排出妊娠物。

（4）本品用于消化性溃疡时，治疗是否成功不应以症状学进行判断。

（5）老年人可用常规剂量。

（6）低血压患者慎用。

（7）FDA对本药的妊娠安全性分级为X级。

8. 药物相互作用

（1）抗酸药（尤其是含镁抗酸药）与本品合用时会加重本品所致的腹泻、腹痛等不良反应。

（2）有联用保泰松和本品后发生神经系统不良反应的报道，症状包括头痛、眩晕、潮热、兴奋、一过性复视和共济失调。

（3）与环孢素及泼尼松联用可降低肾移植排斥反应的发生率。

9. 规格　片剂：0.2mg。

三、其他治疗消化性溃疡药

（一）硫糖铝（Sucralfate）

1. 其他名称　迪光克、迪索、迪先、华迪、舒可捷、舒克菲、素得、速顺、维宁、胃溃宁、胃笑、渭依、蔗糖硫酸酯铝。

2. 药理作用　本品为蔗糖硫酸酯的碱式铝盐，是一种胃黏膜保护药，具有保护溃疡面、促进溃疡愈合的作用。其机制如下：①在酸性环境下，本品可离解为带负电荷的八硫酸蔗糖，并聚合成不溶性胶体，保护胃黏膜；能与溃疡或炎症处的带正电荷的渗出蛋白质结合，在溃疡面或炎症处形成一层薄膜，保护溃疡或炎症黏膜抵御胃酸的侵袭，促进溃疡愈合。且与溃疡病灶有较高的亲和力，约为正常黏膜的6～7倍。②能吸附胃蛋白酶，抑制该酶分解蛋白质。治疗剂量时，胃蛋白酶活性可下降约30%。③有弱的中和胃酸作用。④吸附唾液中的表皮生长因子，并将其浓聚于溃疡处，促进溃疡愈合。⑤刺激内源性前列腺素E的合成，刺激表面上皮分泌碳酸氢根，从而起到细胞保护作用。另有学者报道，硫糖铝对食管黏膜亦有保护作用，故也可用于反流性食管炎。

在治疗消化性溃疡时，本品与 H_2 受体拮抗药的疗效无显著差异，但前者可降低溃疡病的复发率。另外，两者均可有效地预防上消化道出血的发生，且效果相当。

3. 适应证　用于治疗胃炎、胃及十二指肠溃疡。

4. 用法用量　口服给药，一次1g，一日3～4次。也可根据不同剂型给药：①片剂、颗粒、胶囊：一次1g，一日3～4次。4～6周为一个疗程。②混悬液：一次1g，一日3～4次，餐前1小时或空腹服用。③混悬凝胶：一次1g，一日2次，于晨起、餐前1小时及睡前空腹服用。

5. 不良反应

（1）可见口干、便秘；偶见眩晕、昏睡、腹泻、恶心、胃痛、消化不良、皮疹、瘙痒等。

（2）长期及大剂量使用本品可引起低磷血症，可能出现骨软化。

6. 禁忌　习惯性便秘者禁用。

7. 注意事项

（1）本品对严重十二指肠溃疡效果较差。用药之前应检查胃溃疡的良恶性。

（2）本品在酸性环境中起保护胃、十二指肠黏膜作用，故不宜与碱性药合用。

（3）须空腹摄入，餐前1小时与睡前服用效果最好。嚼碎或研成粉末后服下能发挥最大效应。

（4）本品短期治疗即可使溃疡完全愈合，但愈合后仍可能复发。故治疗收效后，应继续服药数日，以免复发。

（5）连续应用不宜超过8周。

（6）甲状腺功能亢进、营养不良性佝偻病、低磷血症患者，不宜长期服用本品。

（7）出现便秘时可加服少量镁乳等轻泻药，胃痛剧烈的患者可与适量抗胆碱药（如溴丙胺太林等）合用。

（8）以下情况应慎用：①肝功能不全者。②肾功能不全者。③妊娠早期及哺乳期妇女。

FDA 对本药的妊娠安全性分级为 B 级。

8. 药物相互作用

(1) 本品可干扰脂溶性维生素（维生素 A、D、E 和 K）的吸收。

(2) 本品可降低口服抗凝药（如华法林）、地高辛、喹诺酮类药（如环丙沙星、洛美沙星、诺氟沙星、司氟沙星）、苯妥英、布洛芬、吲哚美辛、氨茶碱、甲状腺素等药物的消化道吸收。

(3) 本品可影响四环素的胃肠道吸收，其机制可能与四环素和铝离子形成相对不溶的螯合物有关，故应避免同时应用。如必须合用，应至少在服用四环素后 2 小时给予硫糖铝，而避免在服用四环素前给予硫糖铝。

(4) 本品可明显影响阿米替林的吸收，但确切机制还不清楚。如需两药合用，应尽量延长两药间隔时间，并注意监测阿米替林的疗效，必要时增加阿米替林的剂量。

(5) 与多酶片合用时，两者疗效均降低，这是由于本品可与多酶片中胃蛋白酶络合，降低多酶片的疗效；且多酶片中所含消化酶特别是胃蛋白酶可影响本品的疗效，故两者不宜合用。

(6) 制酸药（如西咪替丁、H_2 受体拮抗药）可干扰本品的药理作用，本品也可减少西咪替丁的吸收，通常不主张两者合用。但临床为缓解溃疡疼痛也可合并应用制酸药，后者须在服用本药前半小时或服后 1 小时给予。

(7) 抗胆碱药可缓解本品所致的便秘和胃部不适等不良反应。

9. 规格　片剂：0.25g；0.5g。胶囊剂：0.25g。颗粒剂：0.25g；1g。分散片：0.25g；0.5g。咀嚼片：0.5g；1g。混悬液：5ml：1g；10ml：1g；20ml：20g；200ml：40g。混悬凝胶剂：5ml：1g。

（二）甘草锌（Licorzine）

1. 其他名称　依甘锌。

2. 药理作用　本品系豆科植物甘草根中提取物与锌结合的有机锌制剂，为补锌抗溃疡药。甘草的抗溃疡成分能增加胃黏膜细胞的己糖胺成分，提高胃黏膜的防御能力，延长胃黏膜上皮细胞的寿命，加速溃疡愈合；锌参与纤维细胞的分裂及胶原合成，能促进胃黏膜分泌黏液，加强黏膜屏障功能，促进黏膜再生，加速溃疡愈合，有类似前列腺素的细胞保护作用。两者结合对抗溃疡可能有协同或相加作用。

3. 适应证

(1) 用于口腔、胃、十二指肠及其他部位的溃疡症。

(2) 用于促进创伤及烧伤的愈合。

(3) 用于儿童厌食、异食癖、生长发育不良、肠病肢端性皮炎及其他儿童锌缺乏症。成人锌缺乏症也可用本品治疗。

(4) 用于寻常型痤疮。

4. 用法用量

(1) 成人：口服给药。①消化性溃疡：片剂一次 0.5g，颗粒剂一次 10g，一日 3 次，疗程 4～6 周。必要时可减半再服一个疗程以巩固疗效。②保健营养性补锌：片剂一日 0.25g，分 1～2 次服用；颗粒剂一次 1.5g，一日 2～3 次。③青春期痤疮、口腔溃疡及其他病症：片剂一次 0.25g，一日 3 次；颗粒剂一次 5g，一日 2～3 次。治疗青春期痤疮疗程为 4～6 周，愈后可给予片剂一次0.25g，或颗粒剂一次5g，一日1次，再服用4～6周，以减少复发。

（2）儿童：口服给药，一日按体重0.5～1.5mg/kg元素锌计算，分3次餐后服用。或按以下方法服药：①片剂：小于1岁一次0.04g，一日2次；1～5岁，一次0.75g，一日2～3次；6～10岁，一次1.5g，一日2～3次；11～15岁，一次2.5g，一日2～3次。②颗粒：大于1岁的儿童用法用量参见片剂。

5. 不良反应　成人治疗消化性溃疡时，由于用量较大，疗程较长，个别患者可出现排钾潴钠和轻度水肿等不良反应，停药后可自行消失。治疗其他疾病时由于用量较小，较少出现不良反应。

6. 禁忌　尚不明确。

7. 注意事项

（1）可通过限制钠盐摄入、加服氢氯噻嗪和枸橼酸钾等对症处理，减轻本品所致的排钾潴钠等不良反应。

（2）以下情况应慎用：①心功能不全者。②肾功能不全者。③重度高血压患者。

8. 药物相互作用　本药可降低四环素、诺氟沙星、环丙沙星等药物的活性，故不宜同服。

9. 规格　片剂：0.08g（相当于元素锌4mg）；0.25g（相当于元素锌12.5mg）。颗粒剂：1.5g；5g。胶囊剂：0.125g；0.25g。

（三）替普瑞酮（Teprenone）

1. 其他名称　施维舒、戊四烯酮。

2. 药理作用　本品为萜烯类化合物，具有组织修复作用，能强化抗溃疡作用。本品对盐酸、阿司匹林及酒精等所致溃疡具有细胞保护作用，而H_2受体拮抗药和抗胆碱药则无此作用。本品的具体作用如下：①促进高分子糖蛋白及磷脂的生物合成：本品可促进胃黏膜微粒体中糖脂质中间体的生物合成，加速胃黏膜及胃黏液层中主要的黏膜修复因子即高分子糖蛋白的合成，提高黏液中的磷脂质浓度，从而提高黏膜的防御功能。②促进内源性前列腺素的合成：本品可通过改变磷脂的流动性而激活磷脂酶A_2，使花生四烯酸的合成加快，从而促进内源性前列腺素的合成。③胃黏膜保护作用：通过促进胃黏液的分泌，维持黏液和疏水层的正常结构和功能，促进黏膜上皮细胞的复制能力，从而减轻胃黏膜的受损，并可保护已受损胃黏膜及溃疡组织，同时又通过增加前列腺素合成的间接保护作用，发挥对黏膜的全面保护作用。本品与H_2受体阻滞药合用可促进胃溃疡的愈合。

3. 适应证　用于胃溃疡，也可用于急性胃炎及慢性胃炎的急性加重期。

4. 用法用量　口服给药，一次50mg，一日3次，餐后30分钟内服用。老年人的生理代谢功能有所降低，故需减量给药。

5. 不良反应　本品不良反应的发生率约为2.22%，一般停药后即可消失。

（1）中枢神经系统：可见头痛等症状。

（2）消化系统：可见便秘、腹胀、腹泻、口渴、恶心、腹痛等症状，也可见天门冬氨酸氨基转移酶及丙氨酸氨基转移酶轻度升高。

（3）皮肤：可见皮疹等。

（4）其他：可见血清总胆固醇升高等。

6. 禁忌　尚不明确。

7. 注意事项　出现皮疹、全身瘙痒等皮肤症状时，应停药。

8. 药物相互作用　尚不明确。

9. 规格　片剂：50mg。胶囊剂：50mg。颗粒剂：1g：100mg。

（四）吉法酯（Gefarnate）

1. 其他名称　合欢香叶酯、惠加强 G。

2. 药理作用　本品系合成的异戊间二烯化合物，是一种胃黏膜保护药，具有促进溃疡修复愈合、调节胃肠功能和胃酸分泌、保护胃肠黏膜等作用。本品的作用机制不详，目前认为可能是直接作用于胃黏膜上皮细胞，增强其抗溃疡因子的能力。

3. 适应证　用于治疗胃、十二指肠溃疡及急慢性胃炎，也可用于空肠溃疡、结肠炎及胃痉挛等。

4. 用法用量

（1）成人：口服给药。①预防消化性溃疡及急、慢性胃炎等：一次 50mg，一日 3 次。②治疗消化性溃疡及急慢性胃炎等：一次 100mg，一日 3 次，一般疗程为 1 个月，病情严重者需 2～3 个月。病情好转后可服用维持剂量：一次 50～100mg，一日 3 次。

（2）儿童：口服给药，一次 50～100mg，一日 3 次。

5. 不良反应　本品耐受性较好，偶见心悸、胃肠道反应（如口干、恶心、便秘等），一般无需停药。

6. 禁忌　尚不明确。

7. 注意事项

（1）治疗期间应按时用药，不可提前中断疗程。

（2）服用本品后不良反应严重者应立即停药。

（3）有前列腺素类药物禁忌者（如青光眼患者）、孕妇及哺乳期妇女慎用。

8. 药物相互作用

（1）螺内酯可降低本品的吸收。

（2）阿米洛利可延缓本品的代谢和降低本品的疗效。

9. 规格　片剂：400mg；50mg。胶囊剂：50mg。

（五）瑞巴派特（Rebamipide）

1. 其他名称　惠宁、膜固思达、瑞巴匹特。

2. 药理作用　本品为胃黏膜保护药，具有保护胃黏膜及促进溃疡愈合的作用。具体包括：①抑制幽门螺杆菌作用：本品不具有细胞毒活性，而是通过阻止幽门螺杆菌黏附至胃上皮细胞、减少氧化应激、降低幽门螺杆菌产生的细胞因子浓度等而用于治疗幽门螺杆菌感染。②清除羟基自由基的作用：通过降低脂质过氧化等作用保护因自由基所致的胃黏膜损伤。③抑制炎性细胞浸润。此外，动物实验显示本品可增加大鼠的胃黏液量、胃黏膜血流量及胃黏膜前列腺素含量，并可促进大鼠胃黏膜细胞再生、使胃碱性物质分泌增多等。但对基础胃液分泌几乎不起作用，对刺激胃酸分泌也未显示出抑制作用。

3. 适应证

（1）用于胃溃疡。

（2）用于改善急性胃炎及慢性胃炎急性加重期的胃黏膜病变（如糜烂、出血、充血、水肿等)。

4. 用法用量　口服给药。

(1) 胃溃疡：一次 0.1g，一日 3 次，早、晚及睡前服用。

(2) 急性胃炎及慢性胃炎急性加重期胃黏膜病变（糜烂、出血、充血、水肿）的改善：一次 0.1g，一日 3 次。

5. 不良反应

(1) 血液系统：可引起白细胞减少（不足 0.1%），也有血小板减少的报道。

(2) 精神神经系统：有导致麻木、眩晕、嗜睡的报道。

(3) 胃肠道：发生率不足 0.1% 的有味觉异常、嗳气、呃逆、呕吐、胃灼热、腹痛、腹胀、便秘、腹泻等。另有引起口渴的报道。

(4) 肝脏：可引起丙氨酸氨基转移酶、天门冬氨酸氨基转移酶、γ-谷氨酰转肽酶、碱性磷酸酶值升高等肝功能异常（不足 0.1%）。另有出现黄疸的报道。

(5) 代谢及内分泌系统：有引起乳腺肿胀、乳房疼痛、男性乳房肿大、诱发乳汁分泌的报道。

(6) 呼吸系统：有引起咳嗽、呼吸困难的报道。

(7) 过敏反应：发生率不足 0.1% 的表现可有皮疹（如荨麻疹、药疹样湿疹）及瘙痒等。

(8) 其他：本品所致的月经异常、血尿素氮升高、水肿等的发生率不足 0.1%。另有引起心悸、发热、颜面潮红的报道。

6. 禁忌　对本品过敏者禁用。

7. 注意事项

(1) 不推荐本品单独用于幽门螺杆菌感染。

(2) 用药期间若出现瘙痒、皮疹或湿疹等过敏反应，或出现氨基转移酶显著升高或白细胞减少、血小板减少时应立即停药，并进行适当治疗。

(3) 孕妇或计划妊娠妇女及哺乳期妇女慎用。

8. 药物相互作用　尚不清楚。

9. 规格　片剂：0.1g。

(六) 伊索拉定 (Irsogladine)

1. 其他名称　科玛诺。

2. 药理作用　本品为胃黏膜保护剂，通过强化胃黏膜上皮细胞间的结合，抑制上皮细胞的剥离、脱落和细胞间隙的扩大，增强黏膜细胞本身的稳定性，以发挥黏膜防御作用，抑制有害物质透过黏膜。其作用机制与提高胃黏膜细胞内 cAMP、前列腺素、还原型谷胱甘肽及黏液糖蛋白含量有关。实验表明，本品可抑制盐酸和乙醇所致的胃黏膜细胞障碍，尚有增加胃黏膜血流量的作用。作用有剂量依赖性。

3. 适应证　治疗胃溃疡，也可用于改善急性胃炎、慢性胃炎急性发作期的胃黏膜病变（糜烂、出血、充血、水肿）。

4. 用法用量　口服，一日 4mg，分 1~2 次服。随年龄、症状适当增减剂量。

5. 不良反应　偶有头晕、恶心、呕吐、便秘、腹泻、皮疹、食欲减退、上腹部不适，偶见氨基转移酶轻度可逆性升高。

6. 注意事项

（1）出现皮疹不良反应时应停药。

（2）老年患者应从小剂量（2mg/d）开始，根据反应情况适当调整剂量。

7. 规格　片剂：2mg。

（梁绪中）

第二十章　利尿药

第一节　高效能利尿药

一、呋塞米（Furosemide）

1. 其他名称　阿西亚、呋喃苯胺酸、腹安酸、乐晓、利尿磺胺、利尿灵、美朗宁、速尿、速尿灵。

2. 药理作用　本品为强效利尿剂，其作用机制如下：

（1）对水和电解质排泄的作用：能增加水、钠、氯、钾、钙、镁、磷等的排泄。与噻嗪类利尿药不同，呋塞米等袢利尿药存在明显的剂量-效应关系。随着剂量加大，利尿效果明显增强，且药物剂量范围较大。本类药物主要抑制肾小管髓袢厚壁段对氯化钠的主动重吸收，管腔液 Na^+、Cl^- 浓度升高，而髓质间液 Na^+、Cl^- 浓度降低，使渗透压梯度差降低，肾小管浓缩功能下降，从而导致水、Na^+、Cl^- 排泄增多。由于 Na^+ 重吸收减少，远端小管 Na^+ 浓度升高，促进 Na^+-K^+ 和 Na^+-H^+ 交换增加，K^+ 和 H^+ 排出增多。至于呋塞米抑制肾小管髓袢升支厚壁段重吸收 Cl^- 的机制，过去曾认为该部位存在氯泵，目前研究表明该部位基底膜外侧存在与 Na^+-K^+-ATP 酶有关的 Na^+、Cl^- 配对转运系统，呋塞米通过抑制该系统功能而减少 Na^+、Cl^- 的重吸收。另外，呋塞米尚能抑制近端小管和远端小管对 Na^+、Cl^- 的重吸收，促进远端小管分泌 K^+。呋塞米通过抑制亨氏袢对 Ca^{2+}、Mg^{2+} 的重吸收而增加 Ca^{2+}、Mg^{2+} 排泄。短期用药能增加尿酸排泄，而长期用药则可引起高尿酸血症。

（2）对血流动力学的影响：呋塞米能抑制前列腺素分解酶的活性，使前列腺素 E_2 含量升高，从而具有扩张血管作用。扩张肾血管，降低肾血管阻力，使肾血流量尤其是肾皮质深部血流量增加，在呋塞米的利尿作用中具有重要意义，也是其用于预防急性肾衰竭的理论基础。另外，与其他利尿药不同，袢利尿药在肾小管液流量增加的同时肾小球滤过率不下降，可能与流经致密斑的氯减少，从而减弱或阻断了球-管平衡有关。呋塞米能扩张肺部容量静脉，降低肺毛细血管通透性，加上其利尿作用，使回心血量减少，左心室舒张末期压力降低，有助于急性左心衰竭的治疗。由于呋塞米可降低肺毛细血管通透性，为其治疗成人呼吸窘迫综合征提供了理论依据。

3. 适应证

（1）用于水肿性疾病，包括充血性心力衰竭、肝硬化、肾脏疾病（肾炎、肾病及各种原因所致的急慢性肾衰竭），尤其是在其他利尿药效果不佳时，应用本品仍可能有效。本品也可与其他药物合用于治疗急性肺水肿和急性脑水肿等。

（2）治疗高血压：本品不作为治疗原发性高血压的首选药物，但当噻嗪类药物疗效不佳，尤其当伴有肾功能不全或出现高血压危象时，本品尤为适用。

（3）预防急性肾衰竭：用于多种原因（休克、中毒、麻醉意外以及循环功能不全等）导致肾血流灌注不足时，在纠正血容量不足的同时及时应用本品，可减少急性肾小管坏死的机会。

（4）用于高钾血症及高钙血症。

（5）用于稀释性低钠血症，尤其是当血钠浓度低于120mmol/L时。

（6）用于抗利尿激素分泌调节综合征（SIADH）。

（7）用于急性药物、毒物中毒，如巴比妥类药物中毒等。

4. 用法用量

（1）成人

1）口服给药：①水肿性疾病：起始剂量为一次20～40mg，一日1次，必要时6～8小时后追加20～40mg，直至出现满意利尿效果。一日最大剂量可达600mg，但一般应控制在100mg以内，分2～3次服用。部分患者可减少至20～40mg，隔日1次，或一日20～40mg，每周连续服药2～4日。②高血压：起始剂量为一日40～80mg，分2次服用，并酌情调整剂量。③高钙血症：一日80～120mg，分1～3次服。

2）静脉注射：①水肿性疾病：一般剂量：开始剂量为20～40mg，必要时每2小时追加剂量，直至出现满意疗效。维持用药阶段可分次给药。急性左心衰竭：起始剂量40mg，必要时每小时追加80mg，直至出现满意疗效。②慢性肾功能不全：一日剂量一般为40～120mg。③高血压危象：起始剂量为40～80mg，伴急性左心衰竭或急性肾衰竭时，可酌情增加剂量。④高钙血症：一次20～80mg。

3）静脉滴注：用于急性肾衰竭，以本品200～400mg加入氯化钠注射液100ml中，滴注速度不超过4mg/min。有效者可按原剂量重复应用或酌情调整剂量，一日总剂量不超过1g。利尿效果差时不宜再增加剂量，以免出现肾毒性，对急性肾衰功能恢复不利。

（2）儿童

1）口服给药：用于水肿性疾病，起始剂量为2mg/kg，必要时每4～6小时追加1～2mg/kg。

2）静脉注射：用于水肿性疾病，起始剂量为1mg/kg，必要时每隔2小时追加1mg/kg。一日最大剂量不超过6mg/kg。

5. 不良反应

（1）常见者：与水、电解质紊乱有关，尤其是大剂量或长期应用时，如体位性低血压、休克、低钾血症、低氯血症、低氯性碱中毒、低钠血症、低钙血症以及与此有关的口渴、乏力、肌肉酸痛、心律失常等。

（2）少见者：有过敏反应（包括皮疹、间质性肾炎甚至心脏骤停）、视觉模糊、黄视症、光敏感、头晕、头痛、纳差、恶心、呕吐、腹痛、腹泻、胰腺炎、肌肉强直等，骨髓抑制导致粒细胞减少、血小板减少性紫癜和再生障碍性贫血，肝功能损害，指（趾）感觉异常，高糖血症，尿糖阳性，原有糖尿病加重，高尿酸血症。

（3）耳鸣、听力障碍多见于大剂量静脉快速注射时（每分钟剂量大于4～15mg），多为暂时性，少数为不可逆性，尤其当与其他有耳毒性的药物同时应用时。

（4）在高钙血症时，可引起肾结石。

（5）尚有报道本药可加重特发性水肿。

6. 禁忌

（1）低钾血症患者。

（2）肝性脑病患者。

7. 注意事项

（1）交叉过敏：对磺胺药和噻嗪类利尿药过敏者，对本药可能亦过敏。

（2）对诊断的干扰：可致血糖升高、尿糖阳性，尤其是糖尿病或糖尿病前期患者，过度脱水可使血尿酸和尿素氮水平暂时性升高，血 Na^+、Cl^-、K^+、Ca^{2+} 和 Mg^{2+} 浓度下降。

（3）药物剂量应从最小有效剂量开始，然后根据利尿反应调整剂量，以减少水、电解质紊乱等副作用的发生。

（4）存在低钾血症或低钾血症倾向时，应注意补充钾盐。

（5）与降压药合用时，后者剂量应酌情调整。

（6）少尿或无尿患者应用最大剂量后 24 小时仍无效时应停药。

（7）随访检查：①血电解质，尤其是合用洋地黄类药物或皮质激素类药物、肝肾功能损害者。②血压，尤其是用于降压、大剂量应用或用于老年人。③肾功能。④肝功能。⑤血糖。⑥血尿酸。⑦酸碱平衡情况。⑧听力。

（8）下列情况应慎用：①无尿或严重肾功能损害者。②糖尿病患者。③高尿酸血症或有痛风病史者。④严重肝功能损害者（因水、电解质紊乱可诱发肝性脑病）。⑤急性心肌梗死（过度利尿可促发休克）。⑥胰腺炎或有此病史者。⑦有低钾血症倾向者（尤其是应用洋地黄类药物或有室性心律失常者）。⑧红斑狼疮患者（本药可加重病情或诱发狼疮活动）。⑨前列腺增生者。

（9）FDA 对本药的妊娠安全性分级为 C 级，如用于妊娠高血压患者为 D 级。

8. 药物相互作用

（1）肾上腺皮质激素、促肾上腺皮质激素及雌激素能降低本药的利尿作用，并增加电解质紊乱尤其是低钾血症的发生机会。

（2）非甾体类消炎镇痛药能降低本药的利尿作用，肾损害机会也增加，这与前者抑制前列腺素合成、减少肾血流量有关。

（3）与拟交感神经药物及抗惊厥药物合用，利尿作用减弱。

（4）与氯贝丁酯合用，两药的作用均增强，并可出现肌肉酸痛、强直。

（5）与多巴胺合用，利尿作用加强。

（6）饮酒及含酒精制剂和可引起血压下降的药物能增强本药的利尿和降压作用；与巴比妥类药物、麻醉药合用，易引起体位性低血压。

（7）本药可使尿酸排泄减少，血尿酸升高，故与治疗痛风的药物合用时，后者的剂量应适当调整。

（8）可降低降血糖药的疗效。

（9）可降低抗凝药物和抗纤溶药物的作用，主要由于利尿后血容量下降，致血中凝血因子浓度升高，以及利尿使肝血液供应改善、肝脏合成凝血因子增多有关。

（10）本药加强非去极化肌松药的作用，与血钾下降有关。

（11）与两性霉素、头孢菌素、氨基糖苷类等抗生素合用，肾毒性和耳毒性增加，尤其是原有肾损害时。

（12）与抗组胺药物合用时耳毒性增加，易出现耳鸣、头晕、眩晕。

（13）与锂合用肾毒性明显增加，应尽量避免。

（14）服用水合氯醛后静注本药可致出汗、面色潮红和血压升高，此与甲状腺素由结合状态转为游离状态增多，导致分解代谢加强有关。

（15）与碳酸氢钠合用发生低氯性碱中毒机会增加。

9. 规格　片剂：20mg；40mg。注射液：2ml：20mg。

二、布美他尼（Bumetanide）

1. 其他名称　丁胺速尿、丁苯氧酸、丁尿胺、丁脲胺、便多、丁氧苯酸、利了。

2. 药理作用　对水和电解质的排泄作用基本同呋塞米，其利尿作用为呋塞米的20～60倍。主要抑制肾小管髓袢升支厚壁段对氯化钠的主动重吸收，对近端小管重吸收Na^+也有抑制作用，但对远端肾小管无作用，故排钾作用小于呋塞米。

能抑制前列腺素分解酶的活性，使前列腺素E_2含量升高，从而具有扩张血管的作用。扩张肾血管，降低肾血管阻力，使肾血管血流量尤其是肾皮质深部血流量增加，在布美他尼的利尿作用中具有重要意义，也是其用于预防急性肾衰竭的理论基础。另外，与其他利尿药不同，袢利尿药在肾小管液流量增加的同时肾小球滤过率不下降，可能与流经致密斑的氯减少，从而减弱或阻断了球－管平衡有关。布美他尼能扩张肺部容量静脉，降低肺毛细血管通透性，加上其利尿作用，使回心血量减少，左心室舒张末期压力降低，有助于急性左心衰竭的治疗。由于布美他尼可降低肺毛细血管通透性，为其治疗成人呼吸窘迫综合征提供了理论依据。

3. 适应证　临床主要作为呋塞米的代用品，对某些呋塞米无效的患者可能有效。

（1）用于治疗水肿性疾病，包括充血性心力衰竭、肝硬化、肾脏疾病（肾炎、肾病及各种原因所致的急慢性肾衰竭），尤其是应用其他利尿药效果不佳时，应用本类药物仍可能有效。与其他药物合用治疗急性肺水肿和急性脑水肿等。

（2）用于高血压：在使用利尿药治疗高血压时，本品不作为治疗原发性高血压的首选药物，但当噻嗪类药物疗效不佳，尤其当伴有肾功能不全或出现高血压危象时，本品尤为适用。

（3）预防急性肾衰竭：用于多种原因导致的肾血流灌注不足，如休克、中毒、麻醉意外以及循环功能不全等，在纠正血容量不足的同时及时应用本品，可减少急性肾小管坏死的机会。

（4）用于高钾血症及高钙血症。

（5）用于稀释性低钠血症，尤其是当血钠浓度低于120mmol/L时。

（6）用于血管升压素分泌失调综合征（SIADH）。

（7）用于急性药物、毒物中毒，如巴比妥类药物中毒等。

4. 用法用量

（1）成人

1）口服给药：治疗水肿性疾病或高血压，起始剂量为0.5～2mg，必要时每4～5小时重复1次；也可间隔用药，即每隔1～2日用药1日。一日最大剂量可达10mg。

2）静脉注射：①治疗水肿性疾病或高血压：起始剂量为0.5～1mg，必要时每2～3小时重复1次。一日最大剂量为10mg。②治疗急性肺水肿及左心衰：一次0.5～1mg，必要时30分钟重复1次。

3）静脉滴注：治疗急性肺水肿及左心衰，将本品 2 ~5mg 加入 5% 葡萄糖注射液 500ml 中静脉滴注，30 ~60 分钟滴完。

4）肌肉注射：同静脉注射。

（2）儿童

1）口服给药：一次 0.01 ~0.02mg/kg，必要时每 4 ~6 小时给药 1 次。

2）静脉注射：一次 0.01 ~0.02mg/kg，必要时每 4 ~6 小时给药 1 次。

3）肌肉注射：同静脉注射。

5. 不良反应

（1）常见者：与水、电解质紊乱有关，尤其是大剂量或长期应用时，如体位性低血压、休克、低钾血症、低氯血症、低氯性碱中毒、低钠血症、低钙血症以及与此有关的口渴、乏力、肌肉酸痛、心律失常等。

（2）少见者：有过敏反应（包括皮疹、甚至心脏骤停）、头晕、头痛、纳差、恶心、呕吐、腹痛、腹泻、胰腺炎、肌肉强直等，骨髓抑制导致粒细胞减少、血小板减少性紫癜和再生障碍性贫血，肝功能损害，指（趾）感觉异常，高糖血症，尿糖阳性，原有糖尿病加重，高尿酸血症。

（3）耳鸣、听力障碍多见于大剂量静脉快速注射时（每分钟剂量大于 4 ~15mg），多为暂时性，少数为不可逆性，尤其当与其他有耳毒性的药物同时应用时。

（4）在高钙血症时，可引起肾结石。

（5）尚有报道本药可加重特发性水肿。

（6）偶见未婚男性遗精和阴茎勃起困难。

（7）大剂量时可发生肌肉酸痛、胸痛。

（8）对糖代谢的影响可能小于呋塞米。

6. 禁忌　对本品或磺胺类药物过敏者。

7. 注意事项

（1）对诊断的干扰：可致血糖升高，尿糖阳性，尤其是糖尿病或糖尿病前期患者，过度脱水可使血尿酸和尿素氮水平暂时性升高，血 Na^{+}、Cl^{-}、K^{+}、Ca^{2+} 和 Mg^{2+} 浓度下降。

（2）随访检查：①血电解质，尤其是合用洋地黄类药物或皮质激素类药物、肝肾功能损害者。②血压，尤其是用于降压、大剂量应用或用于老年人。③肾功能。④肝功能。⑤血糖。⑥血尿酸。⑦酸碱平衡情况。⑧听力。

（3）动物实验提示本药能延缓胎儿生长和骨化。对新生儿和乳母的情况尚不清楚。能增加尿磷的排泄量，可干扰尿磷的测定。

（4）下列情况应慎用：①严重肾功能不全者。②糖尿病患者。③高尿酸血症或有痛风病史者。④严重肝功能不全者（因水、电解质紊乱可诱发肝性脑病）。⑤急性心肌梗死（过度利尿可促发休克）。⑥胰腺炎或有胰腺炎病史者。⑦有低钾血症或有低钾血症倾向者（尤其是应用洋地黄类药物或有室性心律失常者）。⑧前列腺增生者。

（5）FDA 对本药的妊娠安全性分级为 C 级。

8. 药物相互作用

（1）肾上腺皮质激素、促肾上腺皮质激素及雌激素能降低本药的利尿作用，并增加电解质紊乱尤其是低钾血症的发生机会。

（2）非甾体类消炎镇痛药能降低本药的利尿作用，肾损害机会也增加，与前者抑制前列腺素合成，减少肾血流量有关。

（3）与拟交感神经药物及抗惊厥药物合用，利尿作用减弱。

（4）与氯贝丁酯合用，两药的作用均增强，并可出现肌肉酸痛、强直。

（5）与多巴胺合用，利尿作用加强。

（6）饮酒及含酒精制剂和可引起血压下降的药物能增强本药的利尿和降压作用；与巴比妥类药物、麻醉药合用，易引起体位性低血压。

（7）本药可使尿酸排泄减少，血尿酸升高，故与治疗痛风的药物合用时，后者的剂量应适当调整。

（8）可降低降血糖药的疗效。

（9）可降低抗凝药物和抗纤溶药物的作用，主要由于利尿后血容量下降，致血中凝血因子浓度升高，以及利尿使肝血液供应改善、肝脏合成凝血因子增多。

（10）本药加强非去极化肌松药的作用，与血钾下降有关。

（11）与两性霉素、头孢菌素、氨基糖苷类等抗生素合用，肾毒性和耳毒性增加，尤其是原有肾损害时。

（12）与抗组胺药物合用时耳毒性增加，易出现耳鸣、头晕、眩晕。

（13）与锂合用肾毒性明显增加，应尽量避免。

（14）服用水合氯醛后静注本药可致出汗、面色潮红和血压升高，此与甲状腺素由结合状态转为游离状态增多，导致分解代谢加强有关。

（15）与碳酸氢钠合用发生低氯性碱中毒机会增加。

9. 规格　片剂：1mg。注射液：2ml：0.5mg。

三、托拉塞米（Torasemide）

1. 其他名称　托拉沙得、托拉噻米、特苏平、维达通、优利德。

2. 药理作用　本品为磺酰脲吡啶衍生物，系袢利尿药。主要作用于髓袢升支粗段，抑制 $Na^+-K^+-2Cl^-$ 转运系统，可增加钠、氯和水在尿中的排泄量。本品对肾小球滤过率、肾血流量、体内酸碱平衡无显著影响。此外，本品可加速毒物和药物的排泄、保护肾脏功能（减轻有毒物质对近曲小管上皮细胞的损害）。

3. 适应证

（1）用于治疗水肿性疾病：可用于充血性心力衰竭、肝硬化、肾脏疾病所致水肿。本品也可与其他药物合用治疗急性脑水肿。

（2）用于治疗原发性或继发性高血压。

4. 用法用量

（1）口服给药

1）充血性心力衰竭所致水肿：起始剂量为一次 10mg，每日 1 次，根据需要可将剂量增至一次 20mg，一日 1 次。

2）肝硬化所致水肿：起始剂量一次 5～10mg，一日 1 次，后可逐渐增量，但不超过一日 40mg。

3）急性或慢性肾衰竭所致水肿：起始剂量 5mg，单剂 20mg 可产生明显效果。

4）原发性高血压：起始剂量一次5mg，一日1次。若用药4～6周内疗效不佳，剂量可增至一次10mg，一日1次。若一日10mg的剂量仍未取得足够的降压作用，可考虑合用其他降压药。

（2）静脉给药

1）充血性心力衰竭及肝硬化所致水肿：初始剂量一次5mg或10mg，一日1次，缓慢静脉注射，也可用5%葡萄糖注射液或生理盐水稀释后静脉输注；如疗效不满意可增至一次20mg，一日1次，一日最大剂量为40mg，疗程不超过1周。

2）肾脏疾病所致水肿：初始剂量一次20mg，一日1次，以后根据需要可逐渐增至最大剂量一日100mg，疗程不超过1周。

5. 不良反应

（1）常见不良反应有头痛、眩晕、疲乏、食欲减退、肌肉痉挛、恶心呕吐、高血糖、高尿酸血症、便秘和腹泻；长期大量使用可能发生水和电解质平衡失调。

（2）治疗初期和年龄较大的患者常发生多尿，个别患者由于血液浓缩而引起低血压，精神紊乱，血栓性并发症，及心或脑缺血引起心律失常、心绞痛、急性心肌梗死或昏厥等，低血钾可发生在低钾饮食、呕吐、腹泻、过多使用泻药和肝功能异常的患者。

（3）个别患者可出现皮肤过敏，偶见瘙痒、皮疹、光敏反应，罕见口干、肢体感觉异常、视觉障碍。

6. 禁忌

（1）对本品或磺酰脲类过敏患者禁用。

（2）无尿患者禁用。

（3）肝性脑病前期或肝性脑病患者禁用。

（4）低血容量、低钾或低钠血症患者禁用。

（5）严重排尿困难（如前列腺肥大）患者禁用（尿量增多可导致尿潴留和膀胱扩张）。

7. 注意事项

（1）使用本品者应定期检查电解质（特别是血钾）、血糖、尿酸、肌酐、血脂等。

（2）本品开始治疗前排尿障碍必须被纠正，特别对老年患者。治疗刚开始时要仔细观察电解质失衡、血容量的不足和血液浓缩的有关症状。

（3）肝硬化腹水患者应用本品进行利尿时，应住院进行治疗，这些患者如利尿过快，可造成严重的电解质紊乱和肝性脑病。

（4）本品与醛固酮拮抗剂或与保钾药物一起使用可防止低钾血症和代谢性碱中毒。

（5）前列腺肥大的患者排尿困难，使用本品尿量增多可导致尿潴留和膀胱扩张。

（6）在刚开始用本品治疗或由其他药物转为使用本品治疗或开始一种新的辅助药物治疗时，个别患者警觉状态受到影响（如在驾驶车辆或操作机器时）。

（7）本品必须缓慢静脉注射。本品不应与其他药物混合后静脉注射，但可根据需要用生理盐水或5%葡萄糖溶液稀释。

（8）如需长期用药建议尽早从静脉给药转为口服用药，静脉给药疗程限于1周。

（9）FDA对本药的妊娠安全性分级为B级。

8. 药物相互作用

（1）本品引起的低钾可加重强心苷类的不良反应。

（2）本品可加强皮质类固醇和轻泻剂的钾消耗作用。

（3）非甾体类抗炎药（如消炎痛）和丙磺舒可降低本品的利尿和降压作用。

（4）本品可加强抗高血压药物的作用。

（5）本品连续用药或开始与一种血管紧张素转化酶抑制剂合并用药可能会使血压过度降低。

（6）本品可降低抗糖尿病药物的作用。

（7）在大剂量使用时可能会加重氨基糖苷类抗生素（如卡那霉素、庆大霉素、妥布霉素）、顺铂类制剂和头孢类的耳毒性与肾毒性。

（8）本品可加强箭毒样肌松药和茶碱类药物的作用。

（9）本品可减弱去甲肾上腺素和肾上腺素的作用。

（10）当患者使用大剂量水杨酸盐类时本品可增加水杨酸盐类的毒性。

9. 规格　片剂：2.5mg；5mg；10mg；20mg。胶囊剂：10mg。注射液：1ml：10mg；2ml：20mg；5ml：50mg。注射用托拉塞米：10mg；20mg。

（梁绪中）

第二节　中效能利尿药

一、氢氯噻嗪（Hydrochlorothiazide）

1. 其他名称　双氢氯噻嗪、氢氯苯噻、双氢氯散疾、双氢氯消疾、双氢氯消、双氢克尿噻。

2. 药理作用

（1）对水、电解质排泄的影响

1）利尿作用：尿钠、钾、氯、磷和镁等离子排泄增加，而尿钙排泄减少。本类药物作用机制主要抑制远端小管前段和近端小管（作用较轻）对氯化钠的重吸收，从而增加远端小管和集合管的 $Na^+ - K^+$ 交换，K^+ 分泌增多。本类药物都能不同程度地抑制碳酸酐酶活性，故能解释其对近端小管的作用。本类药还能抑制磷酸二酯酶活性，减少肾小管对脂肪酸的摄取和线粒体氧耗，从而抑制肾小管对 Na^+、Cl^- 的主动重吸收。

2）降压作用：除利尿排钠作用外，可能还有肾外作用机制参与降压，可能是增加胃肠道对 Na^+ 的排泄。

（2）对肾血流动力学和肾小球滤过功能的影响：由于肾小管对水、Na^+ 重吸收减少，肾小管内压力升高，以及流经远曲小管的水和 Na^+ 增多，刺激致密斑通过管 - 球反射，使肾内肾素、血管紧张素分泌增加，引起肾血管收缩，肾血流量下降，肾小球入球和出球小动脉收缩，肾小球滤过率也下降。肾血流量和肾小球滤过率下降，以及对亨氏袢无作用，是本类药物利尿作用远不如袢利尿药的主要原因。

3. 适应证

（1）用于水肿性疾病（如充血性心力衰竭、肝硬化、肾病综合征、急慢性肾炎、慢性肾衰竭早期、肾上腺皮质激素和雌激素治疗所致的钠、水潴留），可排泄体内过多的钠和水，减少细胞外液容量，消除水肿。

（2）用于原发性高血压，可单独应用于轻度高血压，或作为基础降压药与其他降压药配合使用。

（3）用于中枢性或肾性尿崩症。

（4）用于肾石症，主要预防含钙盐成分形成的结石。

4. 用法用量　口服给药。

（1）成人

1）水肿性疾病：①一般用量：一日 25～100mg，分 1～3 次服用，需要时可增至一日 100～200mg，分 2～3 次服用。为预防电解质紊乱及血容量骤降，宜从小剂量（一日 12.5～25mg）开始，以后根据利尿情况逐步加量。近年多主张间歇用药，即隔日用药或每周 1～2 次用药，或连续服用 3～4 日，停药 3～4 日，以减少不良反应。②心源性水肿：开始用小剂量，一日 12.5～25mg，以免因盐及水分排泄过快而引起循环障碍或其他症状；同时注意调整洋地黄用量，以免钾的丢失而导致洋地黄中毒。

2）高血压：单用本品时，一日 25～100mg，分 1～2 次服用，并按降压效果调整剂量；与其他抗高血压药合用时，一次 10mg，一日 1～2 次。老年人可从一次 12.5mg，一日 1 次开始，并按降压效果调整剂量。

（2）儿童：一日 1～2mg/kg 或 30～60mg/m^2，分 1～2 次服用，并按疗效调整剂量。小于 6 个月的婴儿剂量可达一日 3mg/kg。

5. 不良反应　大多不良反应与剂量和疗程有关。

（1）水、电解质紊乱：较为常见。①低钾血症：较易发生，与噻嗪类利尿药排钾作用有关，长期缺钾可损伤肾小管，严重失钾可引起肾小管上皮的空泡变化，以及引起严重快速性心律失常等。②低氯性碱中毒或低氯低钾性碱中毒：噻嗪类特别是氢氯噻嗪常明显增加氯化物的排泄。③低钠血症：亦不罕见，导致中枢神经系统症状及加重肾损害。④脱水造成血容量和肾血流量减少亦可引起肾小球滤过率降低。上述水、电解质紊乱的临床常见反应有口干、烦渴、肌肉痉挛、恶心、呕吐和极度疲乏无力等。

（2）高糖血症：本药可使糖耐量降低，血糖升高，此可能与抑制胰岛素释放有关。

（3）高尿酸血症：干扰肾小管排泄尿酸，少数可诱发痛风发作。由于通常无关节疼痛，故高尿酸血症易被忽视。

（4）过敏反应：如皮疹、荨麻疹等，但较为少见。

（5）血白细胞减少或缺乏症、血小板减少性紫癜等亦少见。

（6）其他：如胆囊炎、胰腺炎、性功能减退、光敏感、色觉障碍等，但较罕见。

6. 禁忌　对本品、磺胺类药物过敏者禁用。

7. 注意事项

（1）交叉过敏：与磺胺类药物、呋塞米、布美他尼、碳酸酐酶抑制剂有交叉过敏反应。

（2）对诊断的干扰：可致糖耐量降低，血糖、尿糖、血胆红素、血钙、血尿酸、血胆固醇、甘油三酯、低密度脂蛋白浓度升高，血镁、钾、钠及尿钙降低。

（3）应从最小有效剂量开始用药，以减少副作用的发生，减少反射性肾素和醛固酮分泌。

（4）有低钾血症倾向的患者，应酌情补钾或与保钾利尿药合用。

（5）随访检查：①血电解质。②血糖。③血尿酸。④血肌酐、尿素氮。⑤血压。

（6）下列情况应慎用：①无尿或严重肾功能减退者（因本类药效果差，应用大剂量时可致药物蓄积，毒性增加）。②糖尿病患者。③高尿酸血症或有痛风病史者。④严重肝功能损害者（因本品可导致水、电解质紊乱，从而诱发肝性脑病）。⑤高钙血症患者。⑥低钠血症患者。⑦红斑狼疮患者（因本品可加重病情或诱发狼疮活动）。⑧胰腺炎患者。⑨交感神经切除者（因本品可致降压作用加强）。⑩有黄疸的婴儿。⑪孕妇及哺乳期妇女。FDA 对本药的妊娠安全性分级为 B 级，如用于妊娠高血压患者为 D 级。

8. 药物相互作用

（1）肾上腺皮质激素、促肾上腺皮质激素、雌激素、两性霉素 B（静脉用药）能降低本药的利尿作用，增加发生电解质紊乱的机会，尤其是低钾血症。

（2）非甾体类消炎镇痛药尤其是吲哚美辛，能降低本药的利尿作用，与前者抑制前列腺素合成有关。

（3）与拟交感胺类药物合用，利尿作用减弱。

（4）考来烯胺能减少胃肠道对本药的吸收，故应在口服考来烯胺 1 小时前或 4 小时后服用本药。

（5）与多巴胺合用，利尿作用加强。

（6）与降压药合用时，利尿、降压作用均加强。

（7）与抗痛风药合用时，后者应调整剂量。

（8）使抗凝药作用减弱，主要是由于利尿后机体血浆容量下降，血中凝血因子水平升高，加上利尿使肝脏血液供应改善，合成凝血因子增多。

（9）降低降糖药的作用。

（10）洋地黄类药物、胺碘酮等与本药合用时，应慎防因低钾血症引起的副作用。

（11）与锂制剂合用，因本药可减少肾脏对锂的清除，增加锂的肾毒性。

（12）乌洛托品与本药合用，其转化为甲醛受抑制，疗效下降。

（13）增强非去极化肌松药的作用，与血钾下降有关。

（14）与碳酸氢钠合用，发生低氯性碱中毒机会增加。

9. 规格　片剂：10mg；25mg；50mg。

二、吲哒帕胺（Indapamide）

1. 其他名称　长效降压片、磺胺酰胺吲哚、钠催离、寿比山、吲哒胺、吲达胺、吲满胺、吲满速尿、茚磺苯酰胺、吲满帕胺。

2. 药理作用　是一种磺胺类利尿剂，通过抑制远端肾小管皮质稀释段的再吸收水与电解质而发挥作用。降压作用未明，其利尿作用不能解释降压作用，因降压作用出现的剂量远小于利尿作用的剂量，可能的机制包括以下几个方面：调节血管平滑肌细胞的钙内流；刺激前列腺素 PGE_2 和前列腺素 PGI_2 的合成；减低血管对血管加压胺的超敏感性，从而抑制血管收缩。本品降压时对心排血量、心率及心律影响小或无。长期用本品很少影响肾小球滤过率或肾血流量。本药不影响血脂及碳水化合物的代谢。

3. 适应证

（1）用于治疗高血压：对轻、中度原发性高血压效果良好，可单独服用，也可与其他降压药合用。

（2）治疗充血性心力衰竭时的水钠潴留。

4. 用法用量 口服给药。

（1）高血压：①片剂、胶囊剂：一次 2.5mg，一日 1 次，早晨服用。一日不应超过 2.5mg。维持量为一次 2.5mg，隔日 1 次。②缓释片：一次 1.5mg，一日 1 次。

（2）水钠潴留：一次 2.5mg，一日 1 次。可在 1 周后增至一次 5mg，一日 1 次。

老年人用量酌减。高尿酸血症患者服药后，痛风发作可能增加，应根据血液中尿酸含量调整给药剂量。

5. 不良反应 本品大部分不良反应为剂量依赖性。

（1）低钠血症伴低血容量引起脱水和直立性低血压。伴发的氯离子缺失可导致继发性代偿性代谢性碱中毒，这种情况发生率很低，程度亦轻。

（2）治疗期间，血浆中尿酸和血糖增加：在痛风和糖尿病的患者中应用这些利尿剂时，必须非常慎重地考虑其适应证。

（3）血液学方面的病症，非常罕见，包括血小板减少症、白细胞减少症、粒细胞缺乏症、营养不良性贫血、溶血性贫血。

（4）高钙血症十分罕见。

（5）过敏反应主要是皮肤过敏，见于以往过敏或哮喘患者。

（6）斑丘疹、紫癜，可能加重原有的急性系统性红斑狼疮。

（7）恶心、便秘、口干、眩晕、疲乏、感觉异常、头痛等症状很少发生，而且大多随药物减量而缓解。

6. 禁忌

（1）对本品及磺胺类药过敏者禁用。

（2）严重肾功能不全者禁用。

（3）肝性脑病或严重肝功能不全者禁用。

（4）低钾血症患者禁用。

7. 注意事项

（1）为减少电解质平衡失调出现的可能，宜用较小的有效剂量，并应定期监测血钾、钠、钙及尿酸等，注意维持水与电解质平衡，尤其是老年人等高危人群，注意及时补钾。

（2）作利尿用时，最好每晨给药一次，以免夜间起床排尿。

（3）无尿或严重肾功能不全，可诱致氮质血症。

（4）糖尿病时可使糖耐量更差。

（5）痛风或高尿酸血症，此时血尿酸可进一步增高。

（6）肝功能不全，利尿后可促发肝性脑病。

（7）交感神经切除术后，此时降压作用会加强。

（8）应用本品而需做手术时，不必停用本品，但须告知麻醉医师。

（9）以下情况应慎用：①糖尿病患者。②肝功能不全者。③痛风或高尿酸血症患者。

（10）FDA 对本药的妊娠安全性分级为 B 级，如用于妊娠高血压患者为 D 级。

8. 药物相互作用

（1）本品与肾上腺皮质激素同用时利尿利钠作用减弱。

（2）本品与胺碘酮同用时由于血钾低而易致心律失常。

（3）本品与口服抗凝药同用时抗凝效应减弱。

（4）本品与非甾体抗炎镇痛药同用时本品的利钠作用减弱。

（5）本品与多巴胺同用时利尿作用增强。

（6）本品与其他种类降压药同用时降压作用增强。

（7）本品与拟交感药同用时降压作用减弱。

（8）本品与锂剂合用时可增加血锂浓度并出现过量的征象。

（9）与大剂量水杨酸盐合用时，已脱水的患者可能发生急性肾衰竭。

（10）与二甲双胍合用易出现乳酸酸中毒。

9. 规格　片剂：2.5mg。胶囊剂：2.5mg。缓释片：1.5mg。

（梁绪中）

第三节　低效能利尿药

一、螺内酯（Spironolactone）

1. 其他名称　螺内脂、螺旋内脂、螺旋内酯固醇、螺旋内酯甾醇、螺旋内酯甾酮、安体舒通。

2. 药理作用　本药结构与醛固酮相似，为醛固酮的竞争性抑制剂。作用于远曲小管和集合管，阻断 Na^+-K^+ 和 Na^+-H^+ 交换，结果 Na^+、Cl^- 和水排泄增多，K^+、Mg^{2+} 和 H^+ 排泄减少，对 Ca^{2+} 和 P^{3+} 的作用不定。由于本药仅作用于远曲小管和集合管，对肾小管其他各段无作用，故利尿作用较弱。另外，本药对肾小管以外的醛固酮靶器官也有作用。

3. 适应证

（1）与其他利尿药合用，治疗充血性水肿、肝硬化腹水、肾性水肿等水肿性疾病（其目的在于纠正上述疾病时伴发的继发性醛固酮分泌增多）。也用于特发性水肿的治疗。

（2）用于原发性醛固酮增多症的诊断和治疗。

（3）抗高血压的辅助药物。

（4）与噻嗪类利尿药合用，增强利尿效应，预防低钾血症。

4. 用法用量　口服给药。

（1）成人

1）水肿性疾病：开始时，一日 40～120mg，分 2～4 次服用，至少连服 5 日，以后酌情调整剂量。

2）高血压：开始时，一日 40～80mg，分次服用，至少用药 2 周，以后酌情调整剂量（但不宜与血管紧张素转化酶抑制剂合用，以免增加高钾血症的发生率）。

3）原发性醛固酮增多症：手术前患者，一日用量 100～400mg，分 2～4 次服用。不宜手术的患者，则选用较小剂量维持。

4）诊断原发性醛固酮增多症：长期试验，一日 400mg，分 2～4 次，连续 3～4 周。短期试验，一日 400mg，分 2～4 次服用，连续 4 日。

老年人对本品较敏感，开始用量宜偏小。

（2）儿童：用于治疗水肿性疾病，开始时，一日 1～3mg/kg 或 30～90mg/m^2，单次或分 2～4 次服用，连服 5 日后酌情调整剂量。一日最大剂量为 3～9mg/kg 或 90～270mg/m^2。

5. 不良反应

（1）常见者：①高钾血症：最为常见，尤其是单独用药、进食高钾饮食、与钾剂或含钾药物如青霉素钾等同用以及存在肾功能损害、少尿、无尿时；即使与噻嗪类利尿药合用，高钾血症的发生率仍可达 8.6%～26%，且常以心律失常为首发表现，故用药期间必须密切随访血钾和心电图。②胃肠道反应：如恶心、呕吐、胃痉挛和腹泻；尚有报道可致消化性溃疡。

（2）少见者：①低钠血症：单独应用时少见，与其他利尿药合用时发生率增高。②抗雄激素样作用或对其他内分泌系统的影响：长期服用本药在男性可致男性乳房发育、阳痿、性功能低下，在女性可致乳房胀痛、声音变粗、毛发增多、月经失调、性机能下降。③中枢神经系统表现：长期或大剂量服用本药可发生行走不协调、头痛等。

（3）罕见者：①过敏反应：出现皮疹甚至呼吸困难。②暂时性血浆肌酐、尿素氮升高：主要与过度利尿、有效血容量不足引起肾小球滤过率下降有关。③轻度高氯性酸中毒。④肿瘤：有报道 5 例患者长期服用本药和氢氯噻嗪发生乳腺癌。

6. 禁忌

（1）高钾血症患者禁用。

（2）肾衰竭患者禁用。

7. 注意事项

（1）给药应个体化，从最小有效剂量开始使用，以减少电解质紊乱等副作用的发生。如每日服药一次，应于早晨服药，以免夜间排尿次数增多。

（2）用药前应了解患者血钾浓度，但在某些情况血钾浓度并不能代表机体内总钾量，如酸中毒时钾从细胞内转移至细胞外而易出现高钾血症，酸中毒纠正后血钾即可下降。

（3）本药起作用较慢，而维持时间较长，故首日剂量可增加至常规剂量的 2～3 倍，以后酌情调整剂量。与其他利尿药合用时，可先于其他利尿药 2～3 日服用。在已应用其他利尿药再加用本药时，其他利尿药剂量在最初 2～3 日可减量 50%，以后酌情调整剂量。在停药时，本药应先于其他利尿药 2～3 日停药。

（4）用药期间如出现高钾血症，应立即停药。

（5）应于进食时或餐后服药，以减少胃肠道反应，并可能提高本药的生物利用度。

（6）对诊断的干扰：①使荧光法测定血浆皮质醇浓度升高，故取血前 4～7 日应停用本药或改用其他测定方法。②使血浆肌酐、尿素氮（尤其是原有肾功能损害时）、肾素，血清镁、钾测定值升高。③尿钙排泄可能增多，而尿钠排泄减少。

（7）下列情况应慎用：①无尿或肾功能不全者。②肝功能不全。因本药引起电解质紊乱，可诱发肝性脑病。③低钠血症。④酸中毒。一方面酸中毒可加重或促发本药所致的高钾血症，另一方面本药可加重酸中毒。⑤乳房增大或月经失调者。⑥孕妇及哺乳期妇女。FDA 对本药的妊娠安全性分级为 C 级，如用于妊娠高血压患者为 D 级。

8. 药物相互作用

（1）肾上腺皮质激素（尤其是具有较强盐皮质激素作用者）、促肾上腺皮质激素能减弱本药的利尿作用，而拮抗本药的潴钾作用。

（2）雌激素能引起水钠潴留，从而减弱本药的利尿作用。

（3）非甾体类消炎镇痛药，尤其是吲哚美辛，能降低本药的利尿作用，且合用时肾毒性增加。

（4）拟交感神经药物可降低本药的降压作用。

（5）多巴胺可加强本药的利尿作用。

（6）与引起血压下降的药物合用，利尿和降压效果均加强。

（7）与下列药物合用时，发生高钾血症的机会增加：含钾药物、库存血、血管紧张素转化酶抑制剂、血管紧张素Ⅱ受体拮抗剂和环孢素等。

（8）与葡萄糖胰岛素液、碱剂、钠型降钾交换树脂合用，发生高钾血症的机会减少。

（9）本药可使地高辛半衰期延长。

（10）与氯化铵合用易发生代谢性酸中毒。

（11）与肾毒性药物合用，肾毒性增加。

（12）甘珀酸钠、甘草类制剂具有醛固酮样作用，可降低本药的利尿作用。

9. 规格　片剂：20mg。胶囊剂：20mg。

二、氨苯喋啶（Triamterene）

1. 其他名称　三氨蝶呤、三氨喋啶、三氨喋呤、氨苯蝶呤。

2. 药理作用　本品直接抑制肾脏远曲小管和集合管的 $Na^{+}-K^{+}$ 交换，从而使 Na^{+}、Cl^{-}、水排泄增多，而 K^{+} 排泄减少。

3. 适应证

（1）主要治疗水肿性疾病，包括充血性心力衰竭、肝硬化腹水、肾病综合征等，以及肾上腺糖皮质激素治疗过程中发生的水钠潴留，主要目的在于纠正上述情况时的继发性醛固酮分泌增多，并拮抗其他利尿药的排钾作用。常因患者对氢氯噻嗪疗效不明显时加用本品。

（2）用于治疗特发性水肿。

4. 用法用量　口服给药。

（1）成人：开始时，一日 25～100mg，分 2 次服。与其他利尿药合用时，剂量应减少。维持阶段可改为隔日疗法。一日最大剂量不超过 300mg。

（2）儿童：一日 2～4mg/kg 或 120mg/m^2，分 2 次服，每日或隔日服用，以后酌情调整剂量。一日最大剂量不超过 6mg/kg 或 300mg/m^2。

5. 不良反应

（1）常见的主要是高钾血症。

（2）少见的有：①胃肠道反应，如恶心、呕吐、胃痉挛和腹泻等。②低钠血症。③头晕、头痛。④光敏感。

（3）罕见的有：①过敏，如皮疹、呼吸困难。②血液系统损害，如粒细胞减少症甚至粒细胞缺乏症、血小板减少性紫癜、巨幼红细胞性贫血（干扰叶酸代谢）。③肾结石，有报道长期服用本药者肾结石的发生率为 1/1 500。其机理可能是由于本药及其代谢产物在尿中浓度过饱和，析出结晶并与蛋白基质结合，从而形成肾结石。

6. 禁忌

（1）高钾血症患者禁用。

（2）无尿者禁用。

（3）严重或进行性加重的肾脏疾病患者禁用。

（4）严重肝脏疾病患者禁用。

7. 注意事项

（1）给药应个体化，从最小有效剂量开始使用，以减少电解质紊乱等副作用。

（2）如一日给药1次，则应于早晨给药，以免夜间排尿次数增多。

（3）服药期间如发生高钾血症，应立即停药，并做相应处理。

（4）应于进食时或餐后服药，以减少胃肠道反应，并可能提高本药的生物利用度。

（5）宜逐渐停药，防止反跳性钾丢失。

（6）下列情况应慎用：①肝肾功能不全者。②糖尿病患者。③低钠血症患者。④酸中毒患者。⑤高尿酸血症或有痛风病史者。⑥肾结石或有此病史者。

（7）多数患者可出现淡黄色荧光尿，此为用药后的正常反应。

（8）FDA对本药的妊娠安全性分级为C级，如用于妊娠高血压患者为D级。

8. 药物相互作用

（1）肾上腺皮质激素（尤其是具有较强盐皮质激素作用者）、促肾上腺皮质激素能减弱本药的利尿作用，而拮抗本药的潴钾作用。

（2）雌激素能引起水钠潴留，从而减弱本药的利尿作用。

（3）非甾体类消炎镇痛药，尤其是吲哚美辛，能降低本药的利尿作用，且合用时肾毒性增加。

（4）拟交感神经药物可降低本药的降压作用。

（5）多巴胺可加强本药的利尿作用。

（6）与引起血压下降的药物合用，利尿和降压效果均加强。

（7）与下列药物合用时，发生高钾血症的机会增加：含钾药物、库存血、血管紧张素转化酶抑制剂、血管紧张素Ⅱ受体拮抗剂和环孢素等。

（8）与葡萄糖胰岛素液、碱剂、钠型降钾交换树脂合用，发生高钾血症的机会减少。

（9）本药可使地高辛半衰期延长。

（10）与氯化铵合用易发生代谢性酸中毒。

（11）与肾毒性药物合用，肾毒性增加。

（12）甘珀酸钠、甘草类制剂具有醛固酮样作用，可降低本药的利尿作用。

（13）因可使血尿酸升高，与噻嗪类和袢利尿剂合用时可使血尿酸进一步升高，故应与治疗痛风的药物合用。

（14）可使血糖升高，与降糖药合用时，后者剂量应适当加大。

9. 规格　片剂：50mg。

三、阿米洛利（Amiloride）

1. 其他名称　氨氯吡咪、胍酰吡嗪、氨氯吡脒、脒氯嗪、必达通。

2. 药理作用　系保钾利尿药，作用于肾脏远曲小管，阻断钠-钾交换机制，促使钠、氯排泄而减少钾和氢离子分泌。作用不依赖于醛固酮。其本身促尿钠排泄和抗高血压活性减弱，但与噻嗪类或髓袢类利尿剂合用有协同作用。

3. 适应证

（1）主要用于治疗水肿性疾病。

（2）用于难治性低钾血症的辅助治疗。

（3）用于肾上腺腺瘤或腺癌所致的原发性醛固酮增多症术前准备，或不愿手术者。

（4）用于原发性醛固酮增多症。

（5）防治低血钾型家族性周期性麻痹。

（6）配合低钠饮食，用于治疗遗传性假性醛固酮增多症。

4. 用法用量　口服，开始时一次 2.5～5mg，一日 1 次，以后酌情调整剂量。一日最大剂量为 20mg。

5. 不良反应

（1）单独使用时高钾血症较常见。

（2）本品偶可引起低钠血症、高钙血症、轻度代谢性酸中毒。

（3）胃肠道反应可有口干、恶心、呕吐、腹胀等不良反应。

（4）还可见到头痛、头晕、胸闷、性功能下降等不良反应。

（5）过敏反应主要表现为皮疹甚至呼吸困难。

6. 禁忌

（1）对本品过敏者禁用。

（2）高钾血症患者禁用。

（3）严重肾功能不全者禁用。

7. 注意事项

（1）给药应个体化，从最小有效剂量开始使用，以减少电解质紊乱等副作用。

（2）如每日给药 1 次，应于早晨给药，以免夜间排尿数增多。

（3）应于进食时或餐后服药，以减少胃肠道反应。

（4）服药期间如发生高钾血症，应立即停药，并做相应处理。长期应用本品应定期检查血钾、钠、氯水平。

（5）本品的利尿作用、降压作用较轻，因此较少单独应用。常在应用其他利尿药考虑保钾时，才加用本品，常与氢氯噻嗪、呋塞米等合用。由于本品不经肝脏代谢，因此，可用于肝功能损害的患者，而不致于发生药物在体内蓄积（除非肝肾同时受损，如肝肾综合征患者）。

（6）多数患者可出现淡黄色荧光尿，此为用药后的正常反应。

（7）下列情况应慎用：①少尿患者。②肾功能不全患者。③糖尿病患者。④酸中毒和低钠血症患者。

（8）FDA 对本药的妊娠安全性分级为 B 级，如用于妊娠高血压患者为 D 级。

8. 药物相互作用

（1）肾上腺皮质激素（尤其是具有较强盐皮质激素作用者）、促肾上腺皮质激素能减弱本药的利尿作用，而拮抗本药的潴钾作用。

（2）雌激素能引起水钠潴留，从而减弱本药的利尿作用。

（3）非甾体类消炎镇痛药，尤其是吲哚美辛，能降低本药的利尿作用，且合用时肾毒性增加。

（4）拟交感神经药物可降低本药的降压作用。

（5）多巴胺可加强本药的利尿作用。

（6）与引起血压下降的药物合用，利尿和降压效果均加强。

（7）不宜与其他保钾利尿药或钾盐合用。与下列药物合用时，发生高钾血症的机会增加：含钾药物、库存血、血管紧张素转化酶抑制剂、血管紧张素Ⅱ受体拮抗剂和环孢素等。

（8）与葡萄糖胰岛素液、碱剂、钠型降钾交换树脂合用，发生高钾血症的机会减少。

（9）本药可使地高辛半衰期延长。

（10）与氯化铵合用易发生代谢性酸中毒。

（11）与肾毒性药物合用，肾毒性增加。

（12）甘珀酸钠、甘草类制剂具有醛固酮样作用，可降低本药的利尿作用。

9. 规格　片剂：2. 5mg；5mg。

四、枸橼酸氢钾钠（Potassium Sodium Hydrogen Citrate）

1. 其他名称　Uralyt－U、友来特。

2. 药理作用　口服本品增加尿液 pH 值和枸橼酸根的排泄，减少尿液的钙离子浓度。这种由本品诱发的变化使尿液中形成结石的盐易形成结晶。所致的钙离子浓度的减少能降低尿液中能形成结石的钙盐饱和度。pH 值的升高能增加尿酸和胱氨酸结石的可溶性。

3. 适应证　用于溶解尿酸结石和防止新结石的形成。作为胱氨酸结石和胱氨酸尿的维持治疗。

4. 用法用量　除另有说明，日剂量为 4 标准量匙（每量匙为 2. 5g，共 10g 颗粒），分 3 次饭后服用，早晨、中午各 1 量匙，晚上服 2 量匙。颗粒可以用水冲服。

新鲜尿液 pH 值必须在下列范围内：尿酸结石和促尿酸尿治疗 pH 6. 2～6. 8，胱氨酸结石 pH 7～8。如果 pH 值低于推荐范围，晚上剂量需增加半量匙；如果 pH 高于推荐范围，晚上需减少半量匙；如果服用前测出新鲜尿液 pH 值保持在推荐范围内，则可以确信已经找到恰当剂量。

尿液 pH 值的测量：每次服用前，从试纸中取出一条试纸，用新鲜尿液润湿，然后将润湿的试纸与比色板比较，记下 pH 值。将测出的 pH 值和服用颗粒的量匙数记录在表格上，每次就诊随身带上。本品所附试纸，不用于测定治疗胱氨酸结石患者的尿液 pH 值，为此，医生会建议使用一种 pH 值范围在 7. 2～9 的特殊试纸，并使用随同此种试纸的记录表格。

5. 不良反应　偶有轻度胃肠道不适。

6. 禁忌

（1）急性或慢性肾衰竭患者，或当绝对禁用氯化钠时禁用。

（2）严重的酸碱平衡失调（碱代谢）或慢性泌尿道尿素分解菌感染患者禁用。

7. 注意事项

（1）在第一次使用该药之前应检查肾功能和血清电解质。

（2）请将药物储放在儿童接触不到的地方。

8. 药物相互作用

（1）任何细胞外钾浓度的增高都将降低心脏的糖代谢，而任何细胞外钾浓度的降低将增加心律失常的发生率。醛固酮的拮抗剂、保钾利尿剂、ACE 抑制剂、非甾体类抗炎药和外周止痛剂能够减少肾脏钾的排泄，请记住 1g 枸橼酸氢钾钠含有 0.172g 或 4.4mmol 钾。如果要求低钠饮食，请记住 1g 枸橼酸氢钾钠含有 0.1g 或 4.4mmol 钠（相当于 0.26g 氯化钠）。

（2）含有枸橼酸的药物与含铝的药物同时给药时会增加铝的吸收，如果必须使用这两种药物，两种药物的给药时间间隔至少需要 2 小时。

9. 规格　颗粒剂：100g：97.1g。

（梁绪中）

第二十一章 脱水药

一、甘露醇（Mannitol）

1. 其他名称　甘露糖醇、己六醇、木蜜醇、六己醇、水蜜醇。

2. 药理作用　本品为组织脱水剂，为单糖，在体内不被代谢，经肾小球滤过后在肾小管内较少被重吸收，起到渗透利尿作用。

（1）组织脱水作用：提高血浆渗透压，导致组织内（包括眼、脑、脑脊液等）水分进入血管内，从而减轻组织水肿，降低眼内压、颅内压和脑脊液容量及其压力。

（2）利尿作用：甘露醇的利尿作用机制分两个方面。

1）甘露醇增加血容量，并促进前列腺素 I_2 分泌，从而扩张肾血管，增加肾血流量（包括肾髓质血流量）。肾小球入球小动脉扩张，肾小球毛细血管压升高，皮质肾小球滤过率升高。

2）本药自肾小球滤过后极少（<10%）由肾小管重吸收，故可提高肾小管内液渗透浓度，减少肾小管对水及 Na^+、Cl^-、K^+、Ca^{2+}、Mg^{2+} 和其他溶质的重吸收。过去认为本药主要作用于近曲小管，但经穿刺动物实验发现，应用大剂量甘露醇后，通过近端小管的水和 Na^+ 仅分别增多 10% ~20% 和 4% ~5%，而到达远曲小管的水和 Na^+ 则分别增加 40% 和 25%，提示亨氏袢重吸收水和 Na^+ 减少在甘露醇利尿作用中占重要地位。此可能是由于肾髓质血流量增加，髓质内尿素和 Na^+ 流失增多，从而破坏了髓质渗透压梯度差。

由于输注甘露醇后肾小管液流量增加，当某些药物和毒物中毒时，这些物质在肾小管内浓度下降，对肾脏毒性减小，而且经肾脏排泄加快。

3. 适应证

（1）用于治疗各种原因（如脑瘤、脑外伤、脑缺血、脑缺氧等）引起的脑水肿，降低颅内压，防止脑疝。

（2）用于降低眼内压，应用于其他降眼内压药无效时或眼内手术前准备。

（3）用于渗透性利尿，预防多种原因（如大面积烧伤、严重创伤、广泛外科手术等）引起的急性肾小管坏死，以及鉴别肾前性因素和肾性因素引起的少尿。

（4）作为辅助性利尿措施治疗肾病综合征、肝硬化腹水以及伴有低钠血症的顽固性水肿，尤其是当伴有低蛋白血症时。

（5）用于某些药物过量或毒物中毒（如巴比妥类药物、锂剂、水杨酸盐和溴化物等），本药可促进上述物质的排泄，并防止肾毒性。

（6）作为冲洗剂，用于经尿道前列腺切除术。

（7）用于术前肠道准备。

4. 用法用量

（1）成人

1）口服给药：用于肠道准备，在术前 4 ~8 小时，以 10% 溶液 1 000ml 于 30 分钟内服完。

2）静脉滴注：①利尿：一次1～2g/kg，一般用20%溶液250～500ml，并调整剂量使尿量维持在每小时30～50ml。②治疗脑水肿、颅内高压和青光眼：一次1.5～2g/kg，配制成15%～25%溶液，并于30～60分钟内滴完。衰弱者剂量应减至0.5g/kg。注意检测肾功能。③减轻脊髓水肿和继发性损害：每次以20%溶液250ml滴注，一日2次，连用5～7天。④鉴别肾前性少尿和肾性少尿：一次0.2g/kg，以20%溶液于3～5分钟内滴完，如用药后2～3小时每小时尿量仍低于30～50ml，最多再试用一次，如仍无反应则应停药。⑤预防急性肾小管坏死：先给予12.5～25g，10分钟内滴完，若无特殊情况，再给50g于1小时内滴完，若尿量能维持在每小时50ml以上，则可继续应用，若无效则立即停药。⑥治疗药物、毒物中毒：本品20%注射液250ml静脉滴注，调整剂量使尿量维持在每小时100～500ml。

（2）儿童

1）静脉滴注：①利尿：一次0.25～2g/kg或60g/m^2，以15%～20%溶液2～6小时内滴完。②治疗脑水肿、颅内高压和青光眼：一次1～2g/kg或30～60g/m^2，以15%～20%溶液于30～60分钟内滴完。衰弱者剂量减至0.5g/kg。③鉴别肾前性少尿和肾性少尿：一次0.2g/kg或6g/m^2，以15%～25%溶液滴注3～5分钟，如用药后2～3小时尿量无明显增多，可再用一次，如仍无反应则停药。④治疗药物、毒物中毒：本品2g/kg或60g/m^2，以5%～10%溶液滴注。

2）静脉注射：用于治疗脑水肿，首剂0.5～0.75g/kg，以后一次可用0.25～0.5g/kg，每4～6小时1次。

5. 不良反应

（1）水和电解质紊乱最为常见：①快速大量静注甘露醇可引起体内甘露醇积聚，血容量迅速大量增多（尤其是急慢性肾衰竭时），导致心力衰竭（尤其有心功能损害时）、稀释性低钠血症，偶可致高钾血症。②不适当的过度利尿导致血容量减少，加重少尿。③大量细胞内液转移至细胞外可致组织脱水，并可引起中枢神经系统症状。

（2）寒战、发热。

（3）排尿困难。

（4）血栓性静脉炎。

（5）甘露醇外渗可致组织水肿、皮肤坏死。

（6）过敏引起皮疹、荨麻疹、呼吸困难、过敏性休克。

（7）头晕、视力模糊。

（8）高渗引起口渴。

（9）渗透性肾病（或称甘露醇肾病），主要见于大剂量快速静脉滴注时。其机理尚未完全阐明，可能与甘露醇引起肾小管液渗透压上升过高，导致肾小管上皮细胞损伤有关。病理表现为肾小管上皮细胞肿胀，空泡形成。临床上出现尿量减少，甚至急性肾衰竭。渗透性肾病常见于老年肾血流量减少及低钠、脱水患者。

6. 禁忌

（1）已确诊为急性肾小管坏死的无尿患者，包括对试用甘露醇无反应者禁用（因甘露醇积聚引起血容量增多，加重心脏负担）。

（2）严重失水者禁用。

（3）颅内活动性出血者禁用，但颅内手术时除外。

（4）急性肺水肿者，或严重肺淤血者禁用。

7. 注意事项

（1）除作肠道准备用，均应静脉内给药。

（2）甘露醇遇冷易结晶，故应用前应仔细检查，如有结晶，可置热水中或用力振荡待结晶完全溶解后再使用。当甘露醇浓度高于15%时，应使用有过滤器的输液器。

（3）根据病情选择合适的浓度，避免不必要地使用高浓度和大剂量。

（4）使用低浓度和含氯化钠溶液的甘露醇能降低过度脱水和电解质紊乱的发生机会。

（5）用于治疗水杨酸盐或巴比妥类药物中毒时，应合用碳酸氢钠以碱化尿液。

（6）下列情况应慎用：①明显心肺功能损害者，因本药所致的突然血容量增多可引起充血性心力衰竭。②高钾血症或低钠血症。③低血容量，应用后可因利尿而加重病情，或使原来低血容量情况被暂时性扩容所掩盖。④严重肾衰竭而排泄减少者，使本药在体内积聚，引起血容量明显增加，加重心脏负荷，诱发或加重心力衰竭。⑤对甘露醇不能耐受者。

（7）给大剂量甘露醇不出现利尿反应，可使血浆渗透浓度显著升高，故应警惕血高渗状态发生。

（8）随访检查：血压；肾功能；血电解质浓度，尤其是 Na^+ 和 K^+；尿量。

（9）FDA 对本药的妊娠安全性分级为 C 级。

8. 药物相互作用

（1）可增加洋地黄毒性作用，与低钾血症有关。

（2）可增加利尿药及碳酸酐酶抑制剂的利尿和降眼内压作用，与这些药物合用时应调整剂量。

9. 规格　注射液：50ml：10g；100ml：20g；250ml：50g。

二、甘油果糖（Glycerol and Fructose）

1. 其他名称　布瑞得、甘果糖、甘瑞宁、固利压、善君力。

2. 药理作用　本品是一种复方制剂，是高渗透性脱水药。甘油能参与脑代谢过程，改善脑代谢；果糖不需胰岛素即可被代谢利用；氯化钠能调节电解质平衡。本品作用机制为：静脉注射后能提高血浆渗透压，导致组织内（包括眼、脑、脑脊液等）的水分进入血管内，从而减轻组织水肿，降低颅内压、眼内压和脑脊液容量及其压力；通过促进组织中含有的水分向血液中移动，使血液得到稀释，降低毛细血管周围的水肿，改善微循环，使脑灌注压升高，脑血流量增大，增加缺血部位的供血量及供氧量；本品为高能量输液，在体内产生热量，增加脑组织耗氧量，促进脑代谢，增强细胞活力。

3. 适应证

（1）主要用于多种原因所致的颅内压增高（如颅内肿瘤、脑血管病、脑外伤、颅内炎症及其他原因引起的急慢性颅内压增高、脑水肿等），适用于需长时间降低颅内压者，尤其适用于肾功能有损害而不能使用甘露醇的患者。

（2）改善脑梗死（脑栓塞、脑血栓）、脑内出血、蛛网膜下出血、头部外伤、脑脊髓膜炎等疾病导致的意识障碍、神经障碍和自觉症状。

（3）用于脑外伤手术后，也用于脑外伤手术时（以缩小脑容积）。

（4）用于青光眼患者，以降低眼压，以及眼外科手术时减小眼容积等。

4. 用法用量　静脉滴注。

（1）一般用法：一次 250 ~ 500ml，一日 1 ~ 2 次，250ml 需滴注 1 ~ 1.5 小时，500ml 需滴注 2 ~ 3 小时。用量可根据年龄、症状适当增减。一日总量 1 000ml 为宜。

（2）减少脑容积：一次 500ml，30 分钟内滴完。

（3）降低眼压和减小眼容积：一次 250 ~ 500ml，45 ~ 90 分钟内滴完。

5. 不良反应　不良反应少而轻微，且耐受性良好。偶见瘙痒、皮疹、头痛、恶心、口渴、溶血、肾脏损害（如血尿），有时出现高钠血症、低钾血症，较少出现倦怠感。大量、快速输入时可产生乳酸中毒。

6. 禁忌

（1）对本品任一成分过敏者禁用。

（2）遗传性果糖不耐受症患者禁用。

（3）尿闭症患者禁用。

（4）严重脱水者禁用。

（5）高钠血症患者禁用。

（6）心功能不全者禁用。

7. 注意事项

（1）使用前必须认真检查，如发现容器渗漏、药液混浊变色切勿使用。

（2）本品含氯化钠 0.9%，用药时须注意患者食盐摄入量。

（3）以下情况应慎用：①严重活动性颅内出血患者无手术条件时。②严重循环系统功能障碍者。③肾功能障碍者。④糖尿病患者。⑤溶血性贫血患者。

8. 药物相互作用　尚不明确。

9. 规格　注射液：250ml（甘油 25g、果糖 12.5g、氯化钠 2.25g）；500ml（甘油 50g、果糖 25g、氯化钠 4.5g）。

（甘　为）

第二十二章　骨科用药和临床路径释义

第一节　抗骨质疏松药

一、阿仑膦酸钠（Alendronate Sodium）

1. 其他名称　福善美。

2. 药理作用　本品为第三代氨基二磷酸盐类骨代谢调节剂，为氨基二磷酸盐，与骨内羟磷灰石有强亲和力。能进入骨基质羟磷灰石晶体中，当破骨细胞溶解晶体，药物被释放，能抑制破骨细胞活性，并通过成骨细胞间接起抑制骨吸收作用。其特点是抗骨吸收活性强，无骨矿化抑制作用。

3. 适应证　用于治疗绝经后妇女的骨质疏松症，以预防髋部和脊柱骨折（椎骨压缩性骨折），也适用于男性骨质疏松症以增加骨量。

4. 用法用量　口服，每日一次 10mg，或每周一次 70mg，早餐前 30 分钟用至少 200ml 白开水送服，不要咀嚼或吮吸药片。

5. 不良反应　服药后耐受性良好，少数患者可见胃肠道反应，如恶心、腹胀、腹痛等，偶有头痛、骨骼肌疼痛等，罕见皮疹及红斑。

6. 禁忌

（1）食道动力障碍，如食道迟缓不能、食道狭窄者禁用。

（2）严重肾功能不全者禁用。

（3）骨软化症患者禁用。

（4）对本品和其他二磷酸盐类过敏、明显低钙血症者禁用。

（4）妊娠、哺乳期妇女及儿童禁用。

7. 注意事项

（1）早餐前至少 30 分钟用 200ml 温开水送服，用药后至少 30 分钟方可进食。

（2）与橘子汁和咖啡同时服用会显著影响本品的吸收。

（3）在服用本品前后 30 分钟内不宜饮用牛奶、奶制品和含较多钙的饮料。服药后立即卧床有可能引起食道刺激或溃疡性食管炎。

（4）胃肠道功能紊乱、胃炎、食道不适、十二指肠炎、溃疡病患者慎用。

（5）轻、中度肾功能异常患者慎用。

（6）开始使用本品治疗前，必须纠正钙代谢和矿物质代谢紊乱、维生素 D 缺乏和低钙血症。补钙剂、抗酸剂和一些口服药剂很可能妨碍本品的吸收，因此，服用本品后应至少推迟半小时再服用其他药物。

（7）如食物中摄入不足，所有骨质疏松患者都应补充钙和维生素 D。

8. 药物相互作用

（1）抗酸药和导泻剂因常含钙或其他金属离子如镁、铁等而会影响本药吸收。

（2）与氨基糖苷类合用会诱发低钙血症。

9. 规格　片剂：70mg。

二、降钙素（Calcitonin）

1. 其他名称　鲑鱼降钙素、鳗鱼降钙素、依降钙素。

2. 药理作用　本品为参与钙及骨质代谢的一种多肽类激素，具有 32 个氨基酸。具有以下作用：①直接抑制破骨细胞活性，从而抑制骨盐溶解，阻止钙由骨释出，而骨骼对钙的摄取仍在进行，因而可降低血钙。可对抗甲状旁腺素促进骨吸收的作用并使血磷降低。②抑制肾小管对钙和磷的重吸收，使尿中钙和磷的排泄增加，血钙也随之下降。③可抑制肠道转运钙。④有明显的镇痛作用，对肿瘤骨转移、骨质疏松所致骨痛有明显治疗效果。

3. 适应证

（1）绝经后骨质疏松症以及老年性骨质疏松症。

（2）乳腺癌、肺癌、肾癌、骨髓瘤和其他恶性肿瘤骨转移所致的高钙血症。

（3）各种骨代谢疾病所致的骨痛。

（4）甲状旁腺机能亢进症、缺乏活动或维生素 D 中毒（包括急性或慢性中毒）导致的变应性骨炎。

（5）Paget 病。

（6）高钙血症和高钙血症危象。

4. 用法用量

（1）骨质疏松症：①皮下或肌肉注射：每日 50 ~ 100U，或隔日 100U。②鼻内用药：每次 100U，每日 1 ~ 2 次；或每次 50U，每日 2 ~ 4 次；或隔日 200U。12 周为一疗程。为防止骨质进行性丢失，治疗期间根据病情，每日服钙元素 0.5 ~ 1g，维生素 D400 单位。

（2）高钙血症：①高钙血症危象的紧急处理：每日 5 ~ 10U/kg，溶于 500ml 生理盐水中，静脉滴注至少 6 小时，或每日剂量分 2 ~ 4 次缓慢静脉注射，同时补充液体。②慢性高钙血症：每日 5 ~ 10U/kg，1 次或分 2 次皮下或肌肉注射。如果注射的剂量超过 2ml，取多个部位注射。也可每日 200 ~ 400U，分数次鼻内给药。

（3）Paget 病：①皮下或肌肉注射：每日 100U，临床和体征改善之后，可隔日或每日注射 50U，必要时每日剂量可增至 200U。②鼻内给药：每次 100U，每日 2 次；或每次 50U，每日 4 次。少数病例可能需要每次 200U，每日 2 次。

（4）痛性神经营养不良症：①皮下或肌肉注射，每日 100U，持续 2 ~ 4 周，然后每周 3 次，每次 100U，维持 6 周以上。②鼻内给药：每日 200U，分 2 ~ 4 次给药，持续 2 ~ 4 周，然后每周 3 次，每次 200U，维持 6 周以上。

5. 不良反应

（1）可出现恶心、呕吐、头晕、轻度的面部潮红伴发热感，常常自发性消退。这些不良反应与剂量有关。静脉注射比肌肉注射或皮下注射给药更常见。

（2）在罕见的病例中，可导致过敏反应，包括注射部位的局部反应和全身性皮肤反应。个别过敏反应可导致心动过速、低血压和虚脱。

（3）其他的不良反应有皮疹、腹痛、头痛、发冷、胸压迫感、虚弱、头昏、鼻塞、气短、眼痛、尿频、下肢水肿等。

（4）长期用药亦可见药物失效，停止用药后，降钙素的治疗反应可恢复。

6. 禁忌

（1）对降钙素过敏者禁用。

（2）14 岁以下儿童、妊娠及哺乳期妇女禁用。

7. 注意事项

（1）过敏体质者、有支气管哮喘或病史者、肝功能异常者慎用。

（2）长期卧床治疗的患者，每日需检查血液生化指标和肾功能。

（3）治疗过程中如出现耳鸣、眩晕、哮喘应停用。

（4）变形性骨炎及有骨折史的慢性疾病患者，应根据血清碱性磷酸酶及尿羟脯氨酸排出量决定停药或继续治疗。

（5）本品大剂量短期治疗时，少数患者易引起继发性甲状旁腺功能低下。

8. 药物相互作用

（1）抗酸药和导泻剂因常含钙或其他金属离子如镁、铁而影响本药吸收。

（2）与氨基糖苷类合用会诱发低钙血症。

9. 规格　注射剂：1ml：10U；1ml：20U；1ml：40U;：1ml：50U；1ml：100U。2ml：400U。喷鼻剂：2ml：50U；2ml：100U。

三、雷奈酸锶（Strontium Ranelate）

1. 其他名称　欧思美。

2. 药理作用　本品具有双重药理作用：一方面在成骨细胞富集的组织中，增加胶原蛋白与非胶原蛋白的合成，通过增强前成骨细胞的增殖而促进成骨细胞介导的骨形成。另一方面，能剂量依赖地抑制前破骨细胞的分化，从而抑制破骨细胞介导的骨吸收。此外，本品还可增加骨小梁的质量、数量和厚度，从而改善骨强度。

3. 适应证　治疗绝经后骨质疏松症以降低椎体和髋部骨折的危险性。

4. 用法用量　每日口服 1 次，1 次 2g（1 袋），空腹或睡前服用。

5. 不良反应

（1）主要不良反应包括头痛、恶心、腹泻、稀便、皮炎、湿疹等。

（2）偶有严重的超敏反应综合征，特别是伴有嗜酸性粒细胞增多和全身症状的药物疹。发病时间一般为 3 ~6 周，大多数情况下停止使用本品和开始皮质激素治疗后结果良好，但恢复缓慢。

6. 禁忌

（1）对本品过敏者禁用。

（2）儿童、妇女及哺乳期妇女禁用。

7. 注意事项

（1）肾功能损害患者慎用。

（2）在Ⅲ期安慰剂对照研究中，雷奈酸锶的治疗与静脉血栓包括肺栓塞的年发生率升高有关，尚不清楚其中的原因。

（3）锶干扰对血和尿钙浓度的比色法测定，因此在医疗工作中应当使用诱导耦合等离子体原子发射光谱法或原子吸收光谱法，以确保精确地测定血和尿钙浓度。

（4）本品含有苯丙氨酸的原料，可能对高苯丙氨酸血症的人群有害。

8. 药物相互作用

（1）食物、牛奶和牛奶制品以及含有钙的药品降低雷奈酸锶生物利用度达60% ~70%，因此，服用本品和上述食品或药品时应当至少间隔2小时。

（2）由于二价阳离子能够与口服的四环素和喹诺酮类抗生素在胃肠道形成复合物，在服用四环素或喹诺酮类抗生素时，应当暂时停用雷奈酸锶。

9. 规格　干混悬剂：2g。

四、氯屈膦酸二钠（Clodronate Disodium）

1. 其他名称　氯甲双膦酸二钠。

2. 药理作用　本品为膦酸盐类骨代谢调节剂。主要作用于骨组织，抑制骨的吸收，其机制是防止羟磷灰石结晶溶解和直接抑制破骨细胞活性。另外，骨膦可以抑制各种不同介质的功能，从而间接降低破骨细胞的活性。骨膦对钙及骨骼矿物质具有强烈的吸附性，在一般的用药量范围内，骨膦不影响骨组织中矿物质的正常代谢过程。

3. 适应证

（1）恶性肿瘤并发的高钙血症。

（2）溶骨性癌转移引起的骨痛。

（3）避免或延迟恶性肿瘤溶骨性骨转移。

（4）各种类型骨质疏松。

4. 用法用量

（1）恶性肿瘤患者：每日2.4g，分2~3次服用。对血清钙水平正常的患者，可减为每日1.6g；若伴有高钙血症，可增至每日3.2g。必须空腹服用，最好在进餐前1小时。

（2）早期或未发生骨痛的各类型骨质疏松症：每日0.4g，分2次服用，连用3个月为一个疗程，必要时可重复疗程。

（3）严重或已发生骨痛的各类型骨质疏松症：每日1.6g，分2次服用。

（4）高钙血症：每日0.3g，连用3~5日。或一次给予1.5g，静脉滴注，血钙正常后改口服。

（5）变形性骨炎：每日0.3g，静脉滴注3小时以上，共5日，以后改口服。

静脉滴注：每天3~5mg/kg，用500ml生理盐水稀释，3~4小时内输注完毕，可连续输注3~5天。

5. 不良反应

（1）开始治疗时，可能会出现腹痛、腹胀和腹泻，少数情况下也会出现眩晕和疲劳，但往往随治疗的继续而消失。

（2）有时可出现血清乳酸脱氢酶等肝酶水平升高、白细胞减少及肾功能异常等不良反应。

（3）可使甲状旁腺素暂时性升高，血清碱性磷酸酶的水平也可能升高。

（4）静脉给药剂量过高时可能引起严重的肾功能损害，尤其在输注速度过快时。

6. 禁忌

（1）对本品过敏者禁用。

（2）严重肾损害者、骨软化症患者禁用。

（3）严重肾功能不全者和儿童禁用静滴。

7. 注意事项

（1）用于治疗骨质疏松症时，应根据病情决定是否需要补钙。如需要补钙，本品与钙剂应分开服用，如饭前1小时服用本品，进餐时服钙剂，以免影响本品的吸收，降低疗效。

（2）用药期间，对血细胞数、肝肾功能应进行监测。

（3）静滴给药时，一定要稀释后缓慢滴入。剂量不宜超过推荐量，在治疗前和治疗中必须有充分的水分供应。

8. 药物相互作用

（1）本药可与二价金属阳离子物质如钙、镁等形成复合物，故本药与食物（如牛奶等）、抗酸剂和含二价阳离子药物合用时，会降低活性。

（2）与非甾体类抗炎药同时使用，有引起肾功能不全的报道。

（3）由于有增加低钙血症的危险，本品与氨基苷类同时使用时应谨慎。

9. 规格　胶囊剂：400mg。注射液：5ml：300mg。

五、帕米膦酸二钠（Pamidronate Disodium）

1. 其他名称　丙氨膦酸钠。

2. 药理作用　本品为双膦酸类药物，是第二代钙代谢调节药，对膦酸钙有很强的亲和性，能抑制人体异常钙化和过量吸收，减轻骨痛，降低血清碱性磷酸酶和尿羟脯氨酸的浓度，作用持久，且抑制新骨形成的作用极低。

3. 适应证

（1）主要用于恶性肿瘤骨转移疼痛和高钙血症。

（2）治疗和预防骨质疏松症及骨质愈合不良。

（3）也用于甲状旁腺功能亢进症。

4. 用法用量

（1）治疗肿瘤骨转移性疼痛：临用前稀释于不含钙离子的0.9%生理盐水或5%葡萄糖注射液中，静脉缓慢滴注4小时以上，浓度不得超过15mg/125ml，滴速不得大于15～30mg/2h。一次用药30～60mg。

（2）治疗高钙血症：应严格按照血钙浓度，在医生指导下酌情用药。

（3）用于治疗骨质疏松症：每日1次，30mg静滴，连续6个月，改为预防量。每3个月静滴一次30mg，连续2年。

（4）治疗变形性骨炎及骨质愈合不良：每日30～60mg，连续1～3天，或每日30mg，连续6周。

（5）预防癌症骨转移：每4周静滴30～60mg。

5. 不良反应　少数患者可出现轻度恶心、胸痛、胸闷、头晕乏力及轻微肝肾功能改变等，偶见发热反应，淋巴细胞、血小板减少及低钙血症。

6. 禁忌

（1）对本品或其他双膦酸类药物过敏者禁用。

（2）儿童、妊娠及哺乳期妇女禁用。

7. 注意事项

（1）肾功能损伤或减退者慎用。

（2）用于治疗高钙血症时，应注意同时补充液体，使每日尿量达2L以上。

（3）使用本品过程中，应注意监测血清钙、磷等电解质及血小板数和肾功能。

（4）过量或速度过快，可能引起低钙血症，出现抽搐、手指麻木症状，可适量补钙。

（5）本品不得与其他种类双膦酸类药物合并使用。

（6）因本品与骨结合，可干扰骨同位素扫描图像。

8. 药物相互作用

（1）与降钙素联合使用，可产生协同作用，导致血清钙更为迅速降低。

（2）本品不得与其他种类双膦酸类药物合并使用。

（3）由于与二价阳离子可形成复合物，因此本品不得加入含钙静脉注射药物。

9. 规格　注射液：15mg；30mg；60mg。

六、羟乙磷酸钠（Etidronate Disodium）

1. 药理作用　本品是骨代谢调节剂，能进入骨基质羟磷灰石晶体中，当破骨细胞溶解晶体，药物被释放，能抑制破骨细胞活性，并通过成骨细胞间接起抑制骨吸收效应，防止骨质的丢失。

2. 适应证　用于原发性骨质疏松症和绝经后骨质疏松症。

3. 用法用量　口服：一次200mg，一日2次，两餐间服用。

4. 不良反应　腹部不适、腹泻、呕吐、口炎、头痛、咽喉灼热感、瘙痒、皮疹等症状。

5. 禁忌

（1）严重肾损害者、骨软化症患者禁用。

（2）对本品过敏者禁用。

6. 注意事项

（1）需间歇、周期性服药，服药2周后停药11周为一周期，然后开始第二周期，停药期间需补充钙剂及维生素D_3。

（2）在服用本品2小时内，避免食用高钙食品（例如牛奶或奶制品）和含矿物质的维生素或抗酸药。

（3）肾功能损害、消化性溃疡、肠炎等患者慎用。

（4）若出现皮肤瘙痒、皮疹等过敏症状时应停止用药。

7. 药物相互作用

（1）抗酸药和导泻剂因常含钙或其他金属离子如镁、铁等而会影响本药吸收。

（2）与氨基糖苷类合用会诱发低钙血症。

8. 规格　片剂：200mg。

七、雷洛昔芬（Raloxifene）

1. 其他名称　贝邦、易维特。

2. 药理作用　雷洛昔芬是一种选择性的雌激素受体调节剂，与雌激素受体结合后激活某些雌激素通路而阻断其他通路。雷洛昔芬减少骨的重吸收并可使骨转换生化指标降至绝经前范围。降低椎体骨折的发生率，保持骨量和增加骨密度。还可影响脂代谢，降低总胆固醇和 LDL 胆固醇水平，但不增加甘油三酯水平，对整个 HDL 水平也没有影响。

3. 适应证　主要用于预防绝经后妇女的骨质疏松症。

4. 用法用量　口服，每次 60mg，每日 1 次。

5. 不良反应　可见血小板数量轻度减少。偶见恶心、呕吐、腹痛和消化不良、皮疹、血压升高、头痛、氨基转移酶轻度增加。

6. 禁忌

（1）可能妊娠的妇女绝对禁用。

（2）正在或既往患有静脉血栓栓塞性疾病者，包括深静脉血栓、肺栓塞和视网膜静脉血栓者禁用。

（3）对本品过敏者禁用。

（4）肝功能减退（包括胆汁淤积）、严重肾功能减退者禁用。

（5）子宫内膜癌患者及难以解释的子宫出血者禁用。

7. 注意事项

（1）雷洛昔芬可增加静脉血栓栓塞事件的危险性。

（2）在治疗中，如发现血清总胆红素、γ－谷氨酰转氨酶、碱性磷酸酶、ALT 和 AST 升高，应严密监测。

（3）有高甘油三酯血症病史的患者使用本品应监测血清甘油三酯水平。

（4）本品对减少血管扩张无作用，对其他与激素有关的绝经期症状也无效。

（5）只用于绝经后妇女，不适用于男性患者。

8. 药物相互作用

（1）与华法林合用可轻度缩短凝血酶原时间。

（2）对已经接受香豆素类抗凝药物的患者，本品可能改变凝血酶原时间。

9. 规格　片剂：60mg。

八、伊班膦酸钠（Ibandronate Sodium）

1. 其他名称　艾本。

2. 药理作用　本品为第三代二膦酸盐类骨吸收抑制剂，主要通过与骨内羟磷灰石结合，抑制羟磷灰石的溶解和形成，从而产生抗骨吸收的作用。另外，本品的抗骨吸收作用可能还与直接改变骨细胞的形成，或直接抑制成骨细胞介导的细胞因子有关。

3. 适应证　伴有或不伴有骨转移的恶性肿瘤引起的高钙血症。

4. 用法用量　将本品 1～4mg 稀释于不含钙离子的 0.9% 生理盐水或 5% 葡萄糖注射液 500～750ml 中，静脉缓慢滴注，滴注时间不少于 2 小时。治疗前适当进行水化治疗。

5. 不良反应

（1）少数患者可出现体温升高，有时也会出现类似流感的症状，如发热、寒战、类似骨骼和（或）肌肉疼痛的情况。多数情况不需专门治疗。个别病例还会出现胃肠道不适。

（2）由于肾脏钙的排泄减少，常伴有血清磷酸盐水平降低（通常不需治疗）。血清钙的水平可能会降至正常以下。

6. 禁忌

（1）对本品或其他二膦酸盐过敏者禁用。

（2）儿童、孕妇及哺乳期妇女禁用。

（3）严重肾功能不全者禁用。

7. 注意事项

（1）本品不得与其他二膦酸类药物合并使用。

（2）肝、肾功能损伤者慎用。

（3）使用本品过程中，应注意监测血清钙、磷、镁等电解质水平及肝、肾功能。

（4）有心功能衰竭危险的患者应避免过度水化治疗。

8. 规格　注射剂：2ml：2mg。

九、依普黄酮（Ipriflavone）

1. 药理作用　本品为T－异醛苷异黄酮，是合成的一种异黄酮衍生物，可增加生物激素的活性，具有雌激素的抗骨质疏松特性。其作用机制包括：直接抑制骨吸收；通过雌激素样作用增加降钙素的分泌，间接产生抗骨吸收作用；促进骨的形成。

2. 适应证　用于改善原发性骨质疏松症的症状，提高患者的骨密度。

3. 用法用量　口服，通常成人一次200mg，一日3次，饭后口服。此剂量应根据年龄及患者的症状进行调整。

4. 不良反应

（1）消化性溃疡、胃肠道出血：罕见出现消化性溃疡、胃肠道出血或恶化症状。当出现这种情况时，应立即停药，并给予适当的处理。故有消化道溃疡以及有消化道溃疡病史者应慎用。

（2）黄疸：罕见出现黄疸，应密切观察。如有异常状况，立即停用该药，并进行适当处理。

（3）过敏反应：出疹、瘙痒等症状偶见，此时应停止用药。

（4）其他：可见恶心、呕吐、食欲不振、胃部不适、烧心、腹痛、腹部胀满、腹泻、便秘、口腔炎、口干、舌炎、味觉异常、眩晕、轻微头晕，罕见头痛等。

5. 禁忌

（1）对本品过敏者禁用。

（2）低钙血症患者禁用。

（3）妊娠、哺乳期妇女、儿童及青少年禁用。

6. 注意事项

（1）本品的用药对象为确认为骨质疏松症的患者。

（2）高龄患者宜慎用。

（3）重度食道炎、胃炎、十二指肠炎、溃疡病和胃肠功能紊乱患者慎用。

（4）中重度肝肾功能不全患者慎用。

（5）服药期间需补钙。

（6）对男性骨质疏松症无用药经验。

7. 药物相互作用

（1）对摘除卵巢的动物，并用雌酮，可增强雌激素的作用，故在并用本药与雌激素制剂时应慎重用药。

（2）并用茶碱时，可使茶碱的血药浓度上升，故在并用本药与茶碱时应减少茶碱用量并慎重用药。

（3）并用香豆素类抗凝血剂，可增强香豆素类抗凝血剂的作用，故在并用时应减少香豆素类抗凝血剂的用量并慎重用药。

8. 规格　片剂：200mg。

十、唑来膦酸（Zoledronic Acid）

1. 药理作用　唑来膦酸的药理作用主要是抑制骨吸收，其作用机制尚不完全清楚，可能是多方面的。唑来膦酸在体外可抑制破骨细胞活动，诱导破骨细胞凋亡，还可通过与骨的结合阻断破骨细胞对矿化骨和软骨的吸收。唑来膦酸还可以抑制由肿瘤释放的多种刺激因子引起的破骨细胞活动增强和骨钙释放。

2. 适应证　由于恶性肿瘤溶骨性骨转移引起的骨痛。

3. 用法用量　静脉滴注。成人每次4mg，用100ml 0.9%氯化钠注射液或5%葡萄糖注射液稀释后静脉滴注，滴注时间应不少于15分钟。每3～4周给药一次。

4. 不良反应　本品最常见的不良反应是发热。其他不良反应主要包括：全身反应：乏力、胸痛、腿肿、结膜炎。消化系统：恶心、呕吐、便秘、腹泻、腹痛、吞咽困难、厌食。心脑血管系统：低血压。血液和淋巴系统：贫血、低钾血症、低镁血症、低磷血症、低钙血症、粒细胞减少、血小板减少、全血细胞减少。肌肉与骨骼：骨痛、骨关节、肌肉痛。肾脏：血清肌酐值升高（与给药的时间有关）。神经系统：失眠、焦虑、兴奋、头痛、嗜睡。呼吸系统：呼吸困难、咳嗽、胸腔积液。感染：泌尿系统感染、上呼吸道感染。代谢系统：厌食、体重下降，脱水。其他：流感样症状，注射部位红肿，皮疹，瘙痒等。唑来膦酸的不良反应多为轻度和一过性的，大多数情况下无需特殊处理，会在24～48小时内自动消退。

5. 禁忌

（1）对本品或其他二膦酸类药物过敏的患者禁用。

（2）严重肾功能不全者禁用。

（3）孕妇及哺乳期妇女禁用。

6. 注意事项

（1）首次使用本品时应密切监测血清钙、磷、镁以及血清肌酐水平，如出现血清中钙、磷和镁的含量过低，应给予必要的补充治疗。

（2）伴有恶性高钙血症患者给予本品前应充分补水，利尿剂与本品合用只能在充分补水后使用。本品与具有肾毒性的药物合用应慎重。

（3）接受本品治疗时如出现肾功能恶化，应停药至肾功能恢复至基线水平。

（4）对阿司匹林过敏的哮喘者应慎用本品。

7. 药物相互作用

（1）本品与氨基糖苷类药物合用时应慎重，因氨基糖苷类药物具有降低血钙的作用。

（2）与利尿剂合用可能会增大低血钙的危险性。

（3）与沙利度胺合用会增加多发性骨髓瘤患者肾功能异常的危险性。

8. 规格　注射剂：1ml：1mg。

（刘　爽）

第二节　腰肌劳损

腰肌劳损是指因腰部软组织慢性或损害性病变所引起的腰腿痛等一系列症状。其病因有反复多次的腰部急性扭伤因未及时彻底治愈而转成慢性损伤；腰部受寒、受潮后，引起慢性腰部肌肉软组织损伤；长期工作姿势不良，或呈特殊工作体位，而形成累积性劳损变性。该症多见于曾有过劳、损伤或腰部外伤病史的青壮年人。疼痛的特点是持续性隐痛、酸痛、钝痛，活动过度、劳累后疼痛加剧，休息后减轻，尤其是保持弯腰姿势稍久即引起疼痛，甚至不能直腰。疼痛范围多不局限，常出现在两侧腰肌、腰骶部，有时涉及臀上部和下肢。中医认为可归属于“腰痛”“痹证”范畴，临证首先宜分辨表里虚实寒热。大抵感受外邪所致者，其证多属表、属实，发病骤急，治宜祛邪通络，根据寒湿、湿热不同，分别施治。由肾精亏损所致者，其证多属里、属虚，常见慢性反复发作，治宜以补肾益气为主。

一、常用西药

1. 解热镇痛抗炎药　阿司匹林、吲哚美辛、布洛芬、芬必得、扶他林等。

2. 激素类药物　地塞米松、醋酸泼尼松。

3. 维生素及营养药　维生素 B_1、维生素 B_{12}、维生素 E、维生素 C、肌酐、三磷酸腺苷。

二、常用中成药

（一）壮腰健肾丸

1. 药物组成　狗脊、黑老虎、千斤拔、桑寄生（蒸）、女贞子（蒸）、鸡血藤、金樱子、牛大力、菟丝子（盐水制）。

2. 功能主治　壮腰健肾，养血，祛风湿。用于肾亏腰痛，症见膝软无力、小便频数、遗精梦泄、风湿骨痛、神经衰弱。

3. 用法用量　口服，大蜜丸 1 次 1 丸，1 日 2 ~ 3 次。水蜜丸 1 次 3.5g，1 日 2 ~ 3 次。

4. 不良反应　个别患者用药后出现过敏反应。

5. 联用西药注意事项

（1）洛贝林、士的宁、麻黄碱、维生素 B_1 等：狗脊、金樱子及其中成药因具有鞣质，故与洛贝林、士的宁、麻黄碱、维生素 B_1 等药物同用时容易产生沉淀，降低药物疗效。

（2）磺胺类、大环内酯类药物、阿司匹林等酸性药物：女贞子等含有机酸成分的中药及制剂，与磺胺类、大环内酯类药物、阿司匹林等酸性药物合用后，因尿液酸化，可使磺胺和大环内酯类药物的溶解性降低，增加磺胺类药物的肾毒性，导致尿中析出结晶，引起结晶尿或血尿，同时增加大环内酯类药物的肝毒性，甚至可引起听觉障碍。可使利福平和阿司匹林的排泄减少，加重对肾脏的不良反应。

（二）苁蓉益肾颗粒

1. 药物组成　五味子（酒制）、肉苁蓉（酒制）、菟丝子（酒炒）、茯苓、车前子（盐制）、巴戟天（制）。

2. 功能主治　补肾填精。用于肾气不足，症见腰膝酸软、记忆减退、头晕耳鸣、四肢无力。

3. 用法用量　口服，1 次 1 袋，1 日 2 次。

4. 不良反应　不详。

5. 联用西药注意事项

（1）左氧氟沙星和坦洛新：苁蓉益肾颗粒具有填精益髓、滋阴壮阳、补肾健脾、养心安神、收敛固涩之功效，在与左氧氟沙星、α－受体阻断药坦洛新联用治疗慢性前列腺炎的基础上，可明显提高性功能障碍的治疗效果。

（2）西地那非：苁蓉益肾颗粒能增强机体应激状态的反应，可增加患者的体力，增强患者的性欲及对性刺激的反应，增加性快感。而西地那非的作用原理是需要在性刺激下，副交感神经末梢释放一氧化氮（NO）后才起作用。因此，苁蓉益肾颗粒和西地那非联合治疗男性勃起功能障碍时有协同作用，苁蓉益肾颗粒可提高西地那非的疗效。

（3）环孢素 A：苁蓉益肾颗粒联合环孢素 A 治疗纯红细胞再生障碍的疗效与环孢素 A 联合雄激素治疗相比，疗效相似，但前者不良反应明显减少。苁蓉益肾颗粒治疗纯红细胞再生障碍可能有两方面作用：①促进睾酮分泌，从而刺激内源性红细胞生成素，使红细胞生成增加；②增强环孢素 A 的免疫调节功能。

（4）盐酸曲唑酮：苁蓉益肾颗粒中的五味子、肉苁蓉、巴戟天、菟丝子均有抗疲劳、恢复体力、提高机体免疫力作用。盐酸曲唑酮联合苁蓉益肾颗粒治疗由抗精神病药物引起的性功能障碍时，可以增强盐酸曲唑酮的作用，疗效显著。

（三）金天格胶囊

1. 药物组成　人工虎骨粉。

2. 功能主治　具有健骨作用。用于腰背疼痛、腰膝酸软、步履艰难等症状的改善。

3. 用法用量　口服，1 次 3 粒，1 日 3 次，1 个疗程为 3 个月。

4. 不良反应　未发现明显不良反应，偶见个别患者服药后出现口干。

5. 联用西药注意事项

（1）钙尔奇 D：金天格胶囊与钙尔奇 D 联用能很好地缓解腰椎融合术术后下腰痛的程度，同时显著提升腰椎后外侧植骨融合手术的融合率。

（2）塞来昔布、硫酸氨基葡萄糖胶囊：金天格胶囊联合塞来昔布、硫酸氨基葡萄糖胶囊治疗膝骨性关节炎临床效果显著，可控制症状，改善关节功能，同时解决关节软骨及骨质退行性病变问题，更有效地治疗膝关节炎，减少复发率。另外，能使隐形性类风湿、类风湿关节炎患者症状明显改善。

（四）虎力散胶囊

1. 药物组成　草乌（制）、三七、断节参、白云参。

2. 功能主治　祛风除湿，舒筋活络，行瘀，消肿定痛。用于风湿麻木，筋骨疼痛，跌打损伤，创伤流血。

3. 用法用量　口服，1次1粒，1日1~2次，开水或温酒送服。外用时，将内容物撒于伤口处。

4. 不良反应　手脚发麻、全身发紧、胃痛、头昏头痛等症状。

5. 联用西药注意事项

（1）酸性较强药物：含有皂苷成分的三七等中药及制剂不宜与酸性较强的药物联用。因为皂苷类成分在酸性或酶的作用下可发生脱水、双键转位、构型转化等水解反应而失效。

（2）肾上腺素类：乌头碱可增强肾上腺素对心肌的直接作用，联用易产生被动异位心律。

（3）强心苷类、普萘洛尔、硝苯地平：联用会加重对心肌的毒性。普萘洛尔、硝苯地平可对抗草乌的强心作用。

（4）嘌呤类利尿剂：草乌可抑制嘌呤类利尿剂的效应。

（刘　爽）

第三节　腰椎间盘突出症

腰椎间盘突出症是指腰椎间盘发生退行性改变以后，在外力作用下，纤维环部分或全部破裂，单独或者连同髓核、软骨终板向外突出，刺激或压迫窦椎神经和神经根引起的以腰腿痛为主要症状的一种病变。腰椎间盘突出症是骨科的常见病和多发病，是引起腰腿痛的最常见原因。腰椎间盘退变、损失、妊娠、遗传因素、发育异常是腰椎间盘突出症的主要病因。临床表现为腰痛、坐骨神经痛、马尾综合征。腰椎间盘突出症属中医学中“腰痛”或“腰腿痛”“痹证”范畴。一般分为风湿痹阻、寒湿痹阻、湿热痹阻、气滞血瘀、肾阳虚衰、肝肾阴虚。风湿痹阻以祛风除湿、益痹止痛为治法。寒湿痹阻以温经散寒、祛湿通络为治法。湿热痹阻以清利湿热、通络止痛为治法。气滞血瘀以行气活血、通络止痛为治法。肾阳虚衰以温补肾阳、温阳通痹为治法。肝肾阴虚以滋阴补肾、强筋壮骨为治法。

一、常用西药

1. 非甾体类消炎镇痛药　吲哚美辛（消炎痛）、扶他林、芬必得、英太青、西乐葆等，为减轻药物对胃肠道的损害、延长其作用时间，可选用肠溶剂、缓释剂、药物前体等制剂。

2. 肌肉松弛剂　腰痛伴有持续性腰肌紧张的患者，可应用肌肉松弛剂，如氯唑沙宗、盐酸乙哌立松、巴氯芬等。

3. 镇静及抗焦虑药物　腰腿痛严重影响睡眠并且精神焦虑者，可应用镇静及抗焦虑药物，如安定、多虑平等，该类药物与非甾体消炎镇痛药合用可加强镇痛效果。

4. 糖皮质激素类药物　处于急性期脊神经根水肿引起的下肢剧烈疼痛，可口服糖皮质激素类药物，如地塞米松等，以消除神经根水肿。

5. 神经营养药　维生素 B_1、维生素 B_{12}、谷维素等神经营养药对神经损伤有一定恢复作用，也常在一些复方中使用。

二、常用中成药

（一）腰痹通胶囊

1. 药物组成　三七、川芎、延胡索、白芍、牛膝、狗脊、熟大黄、独活。

2. 功能主治　活血化瘀，祛风除湿，行气止痛。用于血瘀气滞、脉络闭阻所致腰痛，症见腰腿疼痛，痛有定处，痛处拒按，轻者俯仰不便，重者剧痛不能转侧；腰椎间盘突出症见上述证候者。

3. 用法用量　口服，1 次 3 粒，1 日 3 次，宜饭后服用，30 天为 1 个疗程。

4. 不良反应　偶见恶心、胃部不适等胃肠道不良反应。

5. 联用西药注意事项

（1）酸性较强药物：含有皂苷成分的三七等中药及制剂不宜与酸性较强的药物联用。

（2）螺内酯、氯化钾等：牛膝及其中成药不宜与螺内酯、氯化钾同服，否则容易出现药源性血钾过高。

（3）洛贝林、士的宁、麻黄碱、维生素 B_1 等。狗脊及其中成药与洛贝林、士的宁、麻黄碱、维生素 B_1 等药物同用时容易产生沉淀，降低药物疗效。

（二）根痛平颗粒

1. 药物组成　白芍、葛根、桃仁、红花、乳香（醋炙）、没药（醋炙）、续断、狗脊（烫）、伸筋草、牛膝、地黄、甘草。

2. 功能主治　活血，通络，止痛。用于风寒阻络所致颈、腰椎病，症见肩颈疼痛、活动受限、上肢麻木。

3. 用法用量　开水冲服，1 次 1 袋，1 日 2 次，饭后服用，或遵医嘱。

4. 不良反应　对胃肠有轻度刺激作用，宜餐后服。

5. 联用西药注意事项

（1）醋氯芬酸、甲钴胺：醋氯芬酸、根痛平颗粒及甲钴胺联合治疗下腰痛的效果明确，能明显改善患者的症状，同时副作用较小，可以提高患者的生活质量。醋氯芬酸与甲钴胺联用治疗颈椎病可明显提高疗效。

（2）吗啡、哌替啶、磷酸可待因等：桃仁及其中成药不宜与吗啡、哌替啶、磷酸可待因等麻醉、镇静、止咳药同服，因为两者共同的毒性作用，可导致呼吸抑制作用过强。

（3）洛贝林、士的宁、麻黄碱、维生素 B_1 等：狗脊及其中成药不宜与洛贝林、士的宁、麻黄碱、维生素 B_1 等药物同用时容易产生沉淀，降低药物疗效。

（三）活血通脉胶囊

1. 药物组成　水蛭。

2. 功能主治　破血逐瘀，活血散瘀，通经，通脉止痛。用于癥瘕痞块，血瘀闭经，跌打损伤及高脂血症，用于眩晕、胸闷、心痛、体胖等属于痰瘀凝聚者。

3. 用法用量　口服，1 次 2 ~4 粒，1 日 3 次，或遵医嘱。

4. 不良反应　不详。

5. 联用西药注意事项

（1）钙尔奇D咀嚼片：活血通脉胶囊与钙尔奇D咀嚼片联用能够提高老年性骨质疏松症患者的骨代谢水平，提高骨矿含量和骨密度，促进骨形成，从而提高钙制剂的药物吸收效率，改善老年性骨质疏松症患者的临床症状。

（2）阿司匹林肠溶片、酒石酸美托洛尔、单硝酸异山梨酯、氟伐他汀、低分子肝素：活血通脉胶囊联合阿司匹林肠溶片、酒石酸美托洛尔、单硝酸异山梨酯、氟伐他汀、低分子肝素进行西医常规治疗可明显提高不稳定性心绞痛临床疗效，未发现其有明显毒副作用。与阿司匹林肠溶片联用治疗腔隙性脑梗死可有效提高治疗效果。活血通脉胶囊中的水蛭素是强烈的特异性凝血酶抑制剂，能阻止纤维蛋白原凝固，阻止凝血酶催化的进一步血瘀反应，抑制凝血酶同血小板的结合，并能使凝血酶同血小板解离。

（3）辛伐他汀：活血通脉胶囊和辛伐他汀联合治疗高脂血症，总有效率明显提高，并有较强的活血化瘀、逐瘀通络作用，能调节血脂，改善血液流变学及血液循环。

（刘　爽）

第四节　骨性关节炎

骨性关节炎是一种以关节软骨退行性变和继发性骨质增生为特征的慢性关节疾病。疾病累及关节软骨或整个关节，包括软骨下骨、关节囊、滑膜和关节周围肌肉。多见于中老年人，女性多于男性。好发于负重较大的膝关节、髋关节、脊柱及远侧指间关节等部位。骨性关节炎的病因一般认为是多种致病因素包括机械性和生物学因素的相互作用所致。其中年龄是主要高危因素，其他包括软骨营养、代谢异常；生物力学方面的应力平衡失调；生物化学的改变；酶对软骨基质的异常降解作用；累积性微小创伤；肥胖、关节负载增加等因素。女性发病率较高，在绝经后明显增加，可能与关节软骨中雌激素受体有关。临床表现主要是疼痛，活动多时疼痛加剧，休息后好转。中医将该病归属于“痹病”中的“骨痹”范畴。按证型分为风寒湿痹证、瘀血痹阻证、肝肾亏损证、阴虚内热证。风寒湿痹证以散寒除湿、祛风通络为治法。瘀血痹阻证以活血化瘀、通络止痛为治法。肝肾亏损证以滋补肝肾、强壮筋骨，兼以祛风散寒除湿为治法。阴虚内热证以滋阴补肾、活血通络为治法。

一、常用西药

1. 控制症状药物　非甾体类消炎药如阿司匹林、吲哚美辛、布洛芬、曲马多、辣椒碱乳剂等。

2. 改善病情药物及软骨保护剂　透明质酸、氨基葡萄糖、硫酸软骨素、双醋瑞因等。

二、常用中成药

（一）金匮肾气丸

1. 药物组成　地黄、茯苓、山药、山茱萸（酒炙）、牡丹皮、泽泻、桂枝、牛膝（去头）、车前子（盐炙）、附子（炙）。

2. 功能主治　温补肾阳，化气行水。用于肾虚水肿，腰膝酸软，小便不利，畏寒肢冷。

3. 用法用量　口服，水蜜丸1次4～5g（20～25粒），大蜜丸1次1丸，1日2次。

4. 不良反应　文献报道，1例患者服用本品后出现皮疹等过敏反应。

5. 联用西药注意事项

（1）特拉唑嗪、非那雄胺：特拉唑嗪、非那雄胺与金匮肾气丸联合用药治疗前列腺增生症，能减少夜尿次数和改善临床症状。

（2）美卡素：金匮肾气丸具有改善糖、脂代谢异常和抗过氧化的作用，对糖尿病及其并发症（糖尿病肾病等）具有明显的治疗作用。美卡素与金匮肾气丸联用可明显增强在降低尿蛋白排泄率方面的能力，有效控制尿蛋白水平。

（3）葡萄糖酸钙：金匮肾气丸联合葡萄糖酸钙可显著改善骨代谢，抑制高骨转换过程，使骨形成与骨吸收趋于耦联，并律失常。因此，附子及其制剂不能与强心苷联用。

（4）奎尼丁、肾上腺素：附子有显著的抗缓慢型心律失常作用，与奎尼丁、肾上腺素联用，可增强后者对心肌的直接作用，产生被动性异位心律。因此，二者不能联用。

（5）普鲁卡因：附子有镇痛、麻醉作用，当与普鲁卡因联用时，可能会加重麻醉效果，抑制呼吸。

（二）风湿骨痛胶囊

1. 药物组成　川乌（制）、草乌（制）、红花、木瓜、乌梅、麻黄、甘草。

2. 功能主治　温经散寒，通络止痛。用于寒湿闭阻经络所致的痹病，症见腰脊疼痛、四肢关节冷痛；风湿性关节炎见上述证候者。

3. 用法用量　口服，1次2～4粒，1日2次。

4. 不良反应　服药后少数可见胃脘不舒。

5. 联用西药注意事项

（1）盐酸氨基葡萄糖：风湿骨痛胶囊对膝关节疼痛、屈伸不利、形寒肢冷、肢体困重麻木、行走困难等症状的改善作用明显且起效快，配合修复软骨的盐酸氨基葡萄糖治疗膝骨关节炎，起到中西药协同增效作用，可以较快地缓解症状、改善关节功能，从而标本兼治，作用平稳而持久，安全有效。

（2）双氯芬酸钠：风湿骨痛胶囊与双氯芬酸钠联用有标本兼治的作用，扶他林含双氧芬酸钠，起消炎止痛治“标”。风湿骨痛胶囊祛风湿、温经散寒治“本”，从根本上延缓膝关节退行性关节病的退变进程，发挥其持久作用。二者配合使用能提高显效率，防止症状复发，且不良反应并没有增加。

（3）磺胺类、大环内酯类药物、阿司匹林等酸性药物：女贞子等含有机酸成分的中药及制剂，与磺胺类、大环内酯类药物、阿司匹林等酸性药物合用后，因尿液酸化，可使磺胺和大环内酯类药物的溶解性降低，增加磺胺类药物的肾毒性，导致尿中析出结晶，引起结晶尿或血尿，同时增加大环内酯类药物的肝毒性，甚至可引起听觉障碍。可使利福平和阿司匹林的排泄减少，加重对肾脏的不良反应。

（三）健步虎潜丸

1. 药物组成　熟地黄、龟板、锁阳、枸杞子、菟丝子、补骨脂、杜仲炭、人参、黄芪、秦艽、防风、当归、白芍、木瓜。

2. 功能主治　用于腰腿疼痛，关节作痛，筋骨无力，四肢麻木，血少风多，偏正头风，头痛脑涨，神经衰弱，以及因水土或风湿所引起的大骨节和关节炎等症。用于四肢疼痛，筋骨痿软，腰酸腿疼，肾囊寒湿；用于下元虚损，筋骨痿软，足膝无力，步履艰难；用于筋骨无力，行步艰难，下部虚损，腿酸腰软，四肢无力，阳事痿弱，阴囊湿汗。

3. 用法用量　成人每日3次，每次4~6粒，16岁以下儿童药量减半，饭后用温水吞服或遵医嘱。

4. 不良反应　不详。

（刘　爽）

第五节　骨科临床路径释义药物信息表

一、肾上腺皮质激素

药品名称	目录类别	适应证	用法用量	注意事项	药典与处方集	制剂与规格	备注
泼尼松 Prednisone	【基（基）、保（甲）】	用于过敏性与自身免疫性炎症性疾病。如风湿病、类风湿性关节炎、红斑狼疮、严重支气管哮喘、肾病综合征、血小板减少性紫癜、粒细胞减少症、急性淋巴性白血病、各种肾上腺皮质功能不足症、剥脱性皮炎、无疱疮神经性皮炎、类湿疹等。也用于某些严重感染及中毒、恶性淋巴瘤的综合治疗	常用剂量：一日0.5~1mg/kg，重者可给予一日1.5~2mg/kg，血小板≥100×10^9/L并稳定后，逐步减量至维持剂量，维持量一般不超过一日15mg为宜。足量用药4周（最长不超过6周）仍无效者应快速减量至停药	①注意皮质激素的不良反应并对症处理；防治脏器功能损伤，包括抑酸、补钙等；②禁忌证：糖皮质激素过敏者、活动性肺结核、严重精神疾病者、活动性消化性溃疡、糖尿病、创伤修复期、未能控制的感染等	美国、欧洲、中国药典；中国国家处方集	醋酸泼尼松片：5mg	

续　表

药品名称	目录类别	适应证	用法用量	注意事项	药典与处方集	制剂与规格	备注
泼尼松龙 Prednisolone	【保（乙）】	用于过敏性与自身免疫性炎症性疾病。如风湿病、类风湿性关节炎、红斑狼疮、严重支气管哮喘、肾病综合征、血小板减少性紫癜、粒细胞减少症、急性淋巴性白血病、各种肾上腺皮质功能不足症、剥脱性皮炎、天疱疮神经性皮炎、类湿疹等。也用于某些严重感染及中毒、恶性淋巴瘤的综合治疗	口服：用于治疗过敏性、自身免疫性炎症性疾病，成人开始一日 15～40mg，需要时可用到 60mg 或一日 0.5～1mg/kg，发热患者分 3 次服用，体温正常者每日晨起一次顿服。病情稳定后逐渐减量，维持量 5～10mg，视病情而定。小儿开始用量一日 1mg/kg 肌内注射：一日 10～40mg，必要时可加量 静脉滴注：一次 10～20mg，加入 5% 葡萄糖注射液 500ml 中滴注 静脉注射：用于危重病人，一次 10～20mg，必要时可重复	①对本类药物过敏者禁用；②以下疾病一般不宜使用：严重精神病（过去或现在）和癫痫，活动性消化性溃疡病，新近胃肠吻合手术，骨折，创伤修复期，角膜溃疡，肾上腺皮质功能亢进症，高血压，糖尿病，孕妇，抗菌药物不能控制的感染如水痘、麻疹、真菌感染、较重的骨质疏松症等；③可诱发感染；④孕妇及哺乳期妇女在权衡利弊情况下，尽可能避免使用	美国、欧洲、中国药典；中国国家处方集	醋酸泼尼松龙片：①1mg；②5mg 醋酸泼尼松龙注射液：①1ml：25mg；②5ml：125mg 泼尼松龙磷酸钠注射液：1ml：20mg	
甲泼尼龙 Methylprednisolone	【保（乙）】	①抗炎治疗：风湿性疾病，结缔组织疾病，过敏状态，季节性或全年性过敏性鼻炎，眼部带状疱疹；虹膜炎，虹膜睫状体炎，免疫抑制治疗：器官移植；②治疗血液疾病及肿瘤	口服：开始时一般为一日 16～40mg，分次服用。维持剂量一日 4～8mg 静脉注射：推荐剂量：30mg/kg 体重，以最少 30min 时间。此剂量可于 48h 内，每 4～6h 重复一次 静脉输注须最少 30min，如治疗后一周内尚无改善迹象，可根据病情重复上述疗程	①禁忌证：全身性真菌感染。已知对本药成分有过敏者；②妊娠期服用大剂量可能引起胎儿畸形。只有当确实需要时，才用于孕妇	美国药典；中国国家处方集	甲泼尼龙片：①2mg；②4mg 甲泼尼龙醋酸酯注射液：①1ml：20mg；②1ml：40mg 注射用甲泼尼龙琥珀酸钠：①40mg；②125mg；③50mg	长期每天服用分次给予糖皮质激素会抑制儿童的生长。每 24 小时的总量不应少于 0.5mg/kg
地塞米松 Dexamethasone	【基（基）、保（甲/乙）】	主要用于过敏性与自身免疫性炎症性疾病。多用于结缔组织病、活动性风湿病、类风湿性关节炎、红斑狼疮、严重运气管哮喘、严重皮炎、溃疡性结肠炎、急性白血病等，也于某些严重感染及中毒、恶性淋巴瘤的综合治疗	口服：成人开始剂量为一次 0.75～3.00mg，一日 2～4 次。维持量约一日 0.75mg 静脉注射：每次 2～20mg；静脉滴注时，应以 5% 葡萄糖注射液稀释，可 2～6 小时重复给药至病情稳定，但大剂量连续给药一般示超过 72 小时	①禁忌证：对本类药物有过敏史者禁用；②结核病、急性细菌性或病毒性感染患者应用时，必须给予适当的抗感染治疗；③长期服药停药前应逐渐减量；④妊娠期应权衡利弊使用。哺乳期用药应停止授乳	美国、欧洲、中国药典；中国国家处方集	醋酸地塞米松片：0.75mg 地塞米松磷酸钠注射液：①1ml：1mg；②1ml：2mg；③1ml：5mg	小儿应使用短效或中效制剂，避免使用长效地塞米松制剂

续表

药品名称	目录类别	适应证	用法用量	注意事项	药典与处方集	制剂与规格	备注
氢化可的松 Hydro-cortisone	【基（基）、保（甲）】	主要用于肾上腺皮质功能减退症的替代治疗及先天性肾上腺皮质功能增生症的治疗，也用于类风湿性关节炎、风湿性发热、痛风、支气管哮喘、过敏性疾病，并可用于严重感染和抗休克治疗等	口服：治疗成人肾上腺皮质功能减退症，每日剂量20～30mg，清晨服2/3，午餐后服1/3。有应激情况时，应适当加量，可增至每日80mg（8片），分3次服用。小儿的治疗剂量为按体表面积每日20～25mg/m^2，分3次，每小时服一次 静脉滴注：一次100mg，必要时可用至300mg，用0.9%氯化钠注射液或5%葡萄糖注射液稀释至0.2mg/ml后滴注。疗程不超过3～5日	①对本品及其他甾体激素过敏者禁用；②下列疾病患者一般不宜使用，特殊情况应权衡利弊使用，但应注意病情恶化可能：严重的精神病（过去或现在）和癫痫，活动性消化性溃疡病，新近胃肠吻合手术，骨折，创作修复期，角膜溃疡，肾上腺皮质功能亢进症，高血压，糖尿病，孕妇，抗菌药物不能控制的感染如水痘、麻疹、真菌感染、较重的骨质疏松等。肾上腺皮质功能低减症及先天性肾上腺皮质功能增生症患者在妊娠合并糖尿病等情况时都仍然要用	美国、欧洲、中国药典；中国国家处方集	氢化可的松片：①4mg；②10mg；③20mg 5%氢化可的松注射液：①2ml：10mg；②5ml：25mg；③20ml：100mg 醋酸氢化可的松注射液（混悬剂）：5ml：25mg 注射用氢化可的松琥珀酸钠：①50mg；②100mg	

二、神经营养药物

药品名称	目录类别	适应证	用法用量	注意事项	药典与处方集	制剂与规格	备注
胞磷胆碱 Citico-line	【保（甲）】	用于急性颅脑外伤和脑手术后意识障碍。也用于各种原因造成的昏迷和意识障碍，如脑外伤及脑手术后的意识不清、脑血栓、多发性脑栓塞、震颤麻痹、中风后遗症、脑动脉硬化所致的脑供血不足、催眠药和一氧化碳中毒	静脉滴注：一日0.25～0.5g，用5%或10%葡萄糖注射液稀释后缓缓滴注，每5～10日为一疗程；静脉注射：每次100～200mg 肌内注射：一日0.1～0.3g，分1～2次注射	①对本药过敏者禁用；②在脑内出血急性期和严重脑干损伤及脑手术时，不宜使用大剂量，并应与止血药及降颅压药（如20%甘露醇注射液）合用；③颅内活动性出血者及小儿、孕妇慎用	中国药典；中国国家处方集	胞磷胆碱注射液：①2ml：0.1g；②2ml：0.2g；③2ml：0.25g 注射用胞磷胆碱钠：0.25g	

续　表

药品名称	目录类别	适应证	用法用量	注意事项	药典与处方集	制剂与规格	备注
		及各种器质性脑病，有促使意识清楚、改善偏瘫、肌强直、智力障碍及情绪不稳等症状的作用					
吡拉西坦 Piracetam	【保（乙）】	用于急、慢性脑血管病，脑外伤，各种中毒性脑病等多种原因所致的记忆减退及轻，中度脑功能障碍。也可用于儿童智能发育迟缓	口服：一次 0.8～1.6g，一日3次，4～8周为一个疗程 静脉滴注：成人每日8g，加于葡萄糖液中滴注。儿童剂量酌减	①孕妇禁用；哺乳期妇女用药指征尚不明确。新生儿禁用；②锥体外系疾病，Huntington 舞蹈症者禁用本品，以免加重症状；③重度肝、肝肾功能障碍者慎用并应适当减少剂量	欧洲、中国药典；中国国家处方集	吡拉西坦片：0.4g 吡拉西坦分散片：0.8g 吡拉西坦注射液：①5ml：1g；②10ml：2g；③20ml；4g 吡拉西坦氯化钠注射液：250ml：8g	
奥拉西坦 Oxiracetam		用于轻中度血管性痴呆、老年性痴呆以及脑外伤等症引起的记忆与智能障碍	口服：每次800mg（2粒），每日2～3次，或遵医嘱 静脉滴注：每次4.0g，每日一次，可酌情增减用量，用前加入到100～250ml 5%葡萄糖注射液或0.9%氯化钠注射液中，摇匀。对神经功能缺失的治疗通常疗程为2周，对记忆与智能障碍的治疗通常疗程为3周	对本品过敏者禁用。肾功能不全者应降低剂量，慎用	中国国家处方集	奥拉西坦片：①0.2g；②0.4g；③0.8g 奥拉西坦胶囊：①0.4g；②0.8g 奥拉西坦注射液：5ml：1.0g	
注射用鼠神经生长因子 Mouse Nerve Growth Factor for Injection 恩经复	【保（乙）】	本品用于治疗正己烷中毒性周围神经病，通过促进神经损伤恢复发挥作用	每次1支，用2ml注射用水溶解后肌内注射，一天1次，4周为一疗程，根据病情轻重可遵医嘱多疗程连续给药	①过敏体质者、妊娠及哺乳期妇女慎用；②本品加注射用水振荡后即可完全溶解，如有不溶的沉淀、混浊或絮状物时不可使用；③使用前应仔细检查药瓶，如有裂缝或破损等异常情况时不可使用；④用药过程中，如有任何不适应症状及时与医生联系询问	中国国家处方集	注射粉针剂：18μg（≥9 000 AU）/支	本品通过逆转神经损伤的病理生理状态，对各种神经损伤治疗有效

续 表

药品名称	目录类别	适应证	用法用量	注意事项	药典与处方集	制剂与规格	备注
维生素 B_1 Vitamin B_1	【基（基）、保（甲）】	用于维生素 B_1 缺乏的预防和治疗，如维生素 B_1 缺乏所致的脚气病或 Wernicke 脑病。亦用于周围神经炎、消化不良等的辅助治疗	口服：成人，（1）预防用量：推荐膳食中每日摄入维生素 B_1 量，男性青年及成人 1.2～1.5mg，女性青年及成人 1～1.1mg，孕妇 1.5mg，乳母 1.6mg。正常膳食均可达上述需要量。（2）治疗用量：一次 5～10mg，一日 3 次。妊娠期由于维生素 B_1 缺乏而致神经炎：一日 5～10mg。嗜酒而致维生素 B_1 缺乏：一日 40mg 儿童：（1）预防用量：推荐膳食中每日摄入维生素 B_1 量，出生至 3 岁婴儿 0.3～0.7mg，4～6 岁小儿 0.9mg，7～10 岁小儿 1mg。正常膳食均可达上述需要量。（2）治疗用量：①小儿脚气病（轻型）：一日 10mg；②维生素 B_1 缺乏症：一日 10～50mg，分次服 肌内或皮下注射：每次 50～100mg，每日 1 次	注射时偶有过敏反应，甚至可发生过敏性休克，故除急需补充的情况外很少采用注射。本品不宜静注	美国、欧洲、中国药典；中国国家处方集	维生素 B_1 片：①5mg；②10mg 维生素 B_1 注射液：①1ml：50mg；②2ml：100mg	增加口服剂量时，并不增加吸收量
维生素 B_{12} Vitamin B_{12}	【基（基）、保（甲）】	主要用于巨幼细胞性贫血，也可用于神经炎的辅助治疗	口服：一日 25～100μg，分次服用 肌注：成人，1 日 0.025～0.1mg，或隔日 0.05～0.2mg。用于神经炎时，用量可酌增	①对新生儿、早产儿、婴儿、幼儿要特别小心。儿童用药：肌注 25～100μg/次，每日或隔日 1 次。避免同一部位反复给药；②可致过敏反应，甚至过敏性休克	美国、欧洲、中国药曲；中国国家处方集	维生素 B_{12} 片：0.025mg 维生素 B_{12} 注射液：①1ml：0.05mg；②1ml：0.1mg；③1ml：0.25mg；④1ml：0.5mg；⑤1ml：1mg	痛风患者使用本品可能发生高尿酸血症

三、抗凝药物

药品名称	目录类别	适应证	用法用量	注意事项	药典与处方集	制剂与规格	备注
肝素钠 Heparin Sodium	【基（基）、保（甲）】	用于防治血栓形成或栓塞性疾病（如心肌梗死、血栓性静脉炎、肺栓塞等）；各种原因引起的弥散性血管内凝血（DIC）；也用于血液透析、体外循环、导管术、微血管手术等操作中及某些血液标本或器械的抗凝处理	深部皮下注射：首次5 000~10 000U，以后每8小时8 000~10 000U或每12小时15 000~20 000U；每24小时总量约30 000~40 000U，一般均能达到满意的效果 静脉注射：首次5 000~10 000U，之后，或按体重每4小时100U/kg，用0.9%氯化钠注射液稀释后应用 静脉滴注：每日20 000~40 000U，加至0.9%氯化钠注射液1 000ml中持续滴注。滴注前可先静脉注射5 000U作为初始剂量 预防性治疗：高危血栓形成病人，大多是用于腹部手术之后，以防止深部静脉血栓。在外科手术前2小时先给5 000U肝素皮下注射，但麻醉方式应避免硬膜外麻醉，然后每隔8~12小时5 000U，共约7日 儿童：静脉注射：按体重一次注入50U/kg，以后每4小时给予50~100U；静脉滴注：按体重注入50U/kg，以后按体表面积24小时给予每日20 000U/m^2，加入0.9%氯化钠注射液中缓慢滴注	①对肝素过敏、有自发出血倾向者、血液凝固迟缓者（如血友病、紫癜、血小板减少）、溃疡病、创伤、产后出血者及严重肝功能不全者禁用；②妊娠后期和产后用药，有增加母体出血危险，须慎用；③用药过多可致自发性出血，故每次注射前应测定凝血时间	中国药典；中国国家处方集	肝素钠注射液：①2ml：1 000单位；②2ml：5 000单位；③2ml：12 500单位	如注射后引起严重出血，可静注硫酸鱼精蛋白进行急救（1mg硫酸鱼精蛋白可中和150U肝素）

续　表

药品名称	目录类别	适应证	用法用量	注意事项	药典与处方集	制剂与规格	备注
肝素钙 Heparin Calcium	【基（基）、保（甲）】	抗凝血药，可阻抑血液的凝固过程。用于防止血栓的形成	皮下注射：成人首次5 000～10 000U，以后每8小时5 000～10 000U或每12小时10 000～20 000U，或根据凝血试验监测结果调整 静脉注射：首次5 000～10 000U，以后按体重每4小时50～100U/kg，或根据凝血试验监测结果确定。用前先以氯化钠注射液50～100ml稀释 静脉滴注：每日20 000～40 000U，加至0.9%氯化钠注射液1 000ml中24小时持续点滴，之前常先以5 000单位静脉注射作为初始剂量。 预防性应用：术前2小时深部皮下注射5 000U，之后每8～12小时重复上述剂量，持续7天 儿童：静脉注射，首次剂量按体重50U/kg，之后每4小时50～100U/kg，或根据凝血试验监测结果调整。静脉滴注，首次50U/kg，之后50～100U/kg，每4小时一次，或按体表面各10 000～20 000U/m^2，24小时持续点滴，亦可根据部分凝血活酶时间（APTT或KPTT）试验结果确定	①对本品过敏者禁用；②肝肾功能不全、出血性器质性病变、视网膜血管疾患、孕妇、服用抗凝血药者及老年人慎用；③长期用药可引起出血，血小板减少及骨质疏松等	美国、欧洲药典；中国国家处方集	肝素钙注射液：①0.2ml：5 000U；②0.5ml：12 500U；③0.8ml：20 000U	

续　表

药品名称	目录类别	适应证	用法用量	注意事项	药典与处方集	制剂与规格	备注
依诺肝素钠 Enoxaparin 克赛	【保（乙）】	预防静脉血栓栓塞性疾病；治疗伴或不伴有肺栓塞的深静脉血栓；治疗不稳定性心绞痛及非Q波心梗；用于血液透析体外循环中，防止血栓形成；治疗急性ST段抬高型心肌梗死	骨科患者预防静脉血栓栓塞性疾病：术前12小时开始给药，每日一次皮下注射4 000AxaIU，应持续7至10天，可连续用至3周；治疗伴或不伴有肺栓塞的深静脉栓塞：每天一次皮下注射150AxaIU/kg，或每天两次100AxaIU/kg，治疗一般为10天	①用肝素，不能用于肌内注射。用药期间进行血小板计数监测；②在治疗不稳定性心绞痛使用动脉导管时，应保留鞘管至给药后6～8小时。下一次治疗时间应在拔鞘管后6～8小时开始；③针头必须垂直进入皮下组织，在注射全过程应保持皮肤皱折；④不同的低分子肝素产品存在差异，不能互换，使用时应遵守各自产品的使用方法、剂量等要求；⑤禁用于急性胃十二指肠溃疡和脑出血等有出血倾向者；⑥严重肾功能不全患者需调整用药剂量；⑦哺乳期妇女使用时应停止哺乳；⑧活性以抗凝血因子Xa的活性标示：国际抗Xa单位（AXaIU）。本表单简化为IU	美国、欧洲、中国药典；中国国家处方集	依诺肝素钠注射液：①0.4ml：4 000IU；②0.6ml：6 000IU	1mg鱼精蛋白可中和1mg本品产生的抗凝作用。但不同于肝素，不能完全中和，最大达60%；注意：妊娠期慎用，哺乳妇女用药时应停止哺乳，本品不推荐应用于儿童
那屈肝素 Nadroparin		同伊诺肝素	预防与手术有关的血栓形成：皮下注射，①中度血栓风险：一次2 850Iu（0.3ml），一日1次，约在术前2小时进行第1次注射；②高度血栓风险：术前（如术前12小时）、术后（如术后12小时）以及持续至术后第3天，剂量一日1次38IU/kg，术后第4天起剂量调整为一次57IU/kg，一日1次		美国、欧洲、中国药典；中国国家处方集	那屈肝素钙注射液：①0.3ml：3 075IU；②0.4ml：4 100IU；③0.6ml：6 150IU	0.6ml鱼精蛋白注射液可用来中和相当于0.1ml本品产生的抗凝作用；要求在24小时内分2～4次注射蛋白的总量

续 表

药品名称	目录类别	适应证	用法用量	注意事项	药典与处方集	制剂与规格	备注
达肝素 Daltepa-rin		用于急性深静脉血栓，血液透析和血液滤过期间防止凝血，不稳定型冠脉疾病（如：不稳定型心绞痛，非ST段抬高心肌梗死），预防手术相关血栓形成	预防与手术有关的血栓形成：皮下注射，①中度血栓风险，术前1~2小时皮下注射2 500IU，术后，一日2 500IU，早晨给药，直至可以活动，一般需5~7天或更长；②高度血栓风险：术前晚间给5 000IU，术后每晚给5 000IU，持续至可以活动为止，一般需5~7天或更长。也可术前1~2小时给2 500IU，术后8~12小时给2 500IU，然后一日5 000IU，早晨给药		美国、欧洲、中国药典；中国国家处方集	达肝素钠注射液：①0.2ml：2 500IU；②0.2ml：5 000IU；③0.3ml：7 500IU	紧急应用，1mg鱼精蛋白可以抑制100U达肝素钠的作用。（注：鱼精蛋白只能中和达肝素钠25~50%抗凝血因子Xa的活性）
华法林 Warfarin	【保（甲）】	①防治血栓栓塞性疾病，可防止血栓形成与发展，如治疗血栓栓塞性静脉炎，降低肺栓塞的发病率和死亡率，减少外科大手术，风湿性心脏病、髋关节固定术、人工置换心脏瓣膜手术等的静脉血栓发生率；②心肌梗死的辅助用药	口服：成人开始时每日10~15mg，3日后根据凝血酶原时间或凝血酶原活性来确定维持量，其范围为每日2~10mg。用药期间凝血酶原时间应保持在25~30秒，凝血酶原活性至少应为正常值的25%~40%。不能用凝血时间或出血时间代替上述2项指标作为监测方法	①有出血倾向者，如血友病、血小板减少性紫癜者禁用；重度肝肾疾患、活动性消化道溃疡者及中枢神经系统或眼科手术者禁用；②妊娠期妇女禁用；③老年体弱者及糖尿病患者用量减半；④恶病质、衰弱、发热、慢性酒精中毒、活动性肺结核、充血性心力衰竭、重度高血压、亚急性细菌性心内膜炎、月经过多、先兆流产等需慎用	美国、欧洲、中国药典；中国国家处方集	华法林片：①1mg；②2.5mg；③3mg；④5mg	

续 表

药品名称	目录类别	适应证	用法用量	注意事项	药典与处方集	制剂与规格	备注
磺达肝癸 Fondaparinux		用于进行下肢重大骨科手术如髋关节骨折、重大膝关节手术或者髋关节置换术等患者，预防静脉血栓栓塞事件的发生	进行重大骨科手术的患者：推荐剂量为每日1次2.5mg，术后皮下注射给药。初始剂量应在手术结束后6小时给予，并且需在确认已止血的情况下。治疗应持续到静脉血栓栓塞风险消失以后，通常到患者可以下床活动，至少在手术后5~9天。临床经验显示：进行髋关节骨折手术的患者，发生静脉血栓栓塞的危险将持续至手术室后9天以上。对于这些患者，应考虑将本品的使用时间再延长24天。对于长期预防，本品1.5mg剂量应被作为替代2.5mg的用量	①在进行重大骨科手术的患者中，对于那些年龄大于75岁、和/或体重低于50kg、和/或肌酐清除率为20 ~ 50ml/min的肾脏损害患者，应严格遵循本品的首次注射时间；②禁忌证：已知对磺达肝癸钠或本品中任何赋形剂成分过敏；具有临床意义的活动性出血；急性细菌性心内膜炎；肌酐清除率 < 20ml/min的严重肾脏损害	中国国家处方集	磺达肝癸钠注射液：0.5ml：2.5mg	本品与那些可增加出血危险性的药物联合使用时，出血风险会增加
利伐沙班 Rivaroxaban	【保（乙）】	用于择期髋关节或膝关节置换手术成年患者，以预防静脉血栓形成（VIE）	口服：推荐剂量为10mg，每日1次。如伤口已止血，首次用药时间应于手术后6~10小时之间进行。治疗疗程长短依据每个患者发生静脉血栓栓塞事件的风险而定，即由患者所接受的骨科手术类型而定。对于接受髋关节大手术的患者，推荐一个治疗疗程为服药5周。对于接受膝关节大手术的患者，推荐一个治疗疗程为服药2周。如果发生漏服1次用药，患者应立即服用利伐沙班，并于次日继续每天服药1次	①对利伐沙班或片剂中任何辅料过敏的患者；有临床明显活动性出血的患者；具有凝血异常和临床相关出血风险的肝病患者；孕妇及哺乳期妇女禁用；②育龄妇女在接受利伐沙班治疗期间应避孕；③不推荐用于18岁以下青少年或儿童	中国国家处方集	利伐沙班片：10mg	利伐沙班片内含有乳糖。有罕见的遗传性半乳糖不耐受、Lapp乳糖酶缺乏或葡萄糖－半乳糖吸收不良问题的患者不能服用该药物

续 表

药品名称	目录类别	适应证	用法用量	注意事项	药典与处方集	制剂与规格	备注
阿司匹林 Aspirin	【基（基）、保（甲）】	抑制下述情况时的血小板黏附和聚集：不稳定性心绞痛（冠状动脉血流障碍所致的心脏疼痛）；急性心肌梗死；预防心肌梗死复发；动脉血管的手术后（动脉外科手术或介入手术后，如主动脉冠状动静脉搭桥术，PTCA）；预防大脑一过性的血流减少（TIA：短暂性脑缺血发作）和已出现早期症状（如面部或手臂肌肉一次性瘫痪或一次性失明）后预防脑梗死	口服：宜饭后服，不可空腹服用。每日剂量75～300mg。急性心肌梗死时，每天阿司匹林的剂量为100～160mg，建议每日为100mg。预防心肌梗死复发，建议每天剂量为300mg。动脉血管手术后（动脉外科手术或介入手术后，如主动脉冠状动静脉搭桥术，PTCA），每天剂量为100～300mg，建议每天用量为100mg。预防大脑一次性的血流减少（TIA：短暂性脑缺血发作）和已出现早期症状后预防脑梗死，每天阿司匹林的剂量为30～300mg，建议每天用量为100mg。应长期使用	①妊娠后3个月的妇女禁用。哺乳期妇女应慎用。服用大剂量时（每天超过150mg）应终止哺乳；②儿童及青少年服用可能会发生少见的但危及生命的Reye综合征；③对阿司匹林和含水杨酸的物质过敏、胃十二指肠溃疡、出血倾向（出血体质）禁用	美国、欧洲、中国药典；中国国家处方集	阿司匹林肠溶片：①25mg；②50mg；③100mg 阿司匹林肠溶胶囊：①75mg；②100mg；③150mg	漏服后下次服药时不要服用双倍量，而应继续按规定和医生的处方服用
氯吡格雷 Clopidegrel	【保（乙）】	用于有过近期发作的中风，心肌梗死和确诊外周动脉疾病的患者，该药可减少动脉粥样硬化事件的发生（如心肌梗死，中风和血管性死亡）。与阿司匹林联合，用于非ST段抬高性急性冠脉综合征（不稳定性心绞痛或非Q波心肌梗死）患者。	口服：推荐剂量每天75mg。老年患者不需调整剂量。非ST段抬高性急性冠状动脉综合征（不稳定性心绞痛或非Q波心肌梗死）患者，应以单次负荷量氯吡格雷300mg开始，然后以75mg每日一次连续服药（合用阿司匹林75～325mg/d）	①禁忌证：对活性物质或本品任一成分过敏、严重肝脏损伤、活动性道理性出血（如消化性溃疡或颅内出血）禁用；②有出血和血液学不良反应的危险性。不推荐氯吡格雷与华法林合用；③妊娠期避免使用。作用。不清楚本药是否从人的乳汁中排泄	中国国家处方集	硫酸氯吡格雷片：①25mg；②75mg	需要进行择期手术患者，如抗血小板治疗并非必须，则应在术前停用氯吡格雷7天以上

续　表

药品名称	目录类别	适应证	用法用量	注意事项	药典与处方集	制剂与规格	备注
西洛他唑 Cilostazol	【保（乙）】	①适用于治疗由动脉粥样硬化、大动脉炎、血栓闭塞性脉管炎、糖尿病所致的慢性动脉闭塞症；②本品能改善肢体缺血所引起的慢性溃疡、疼痛、发冷及间歇跛行，并可用作上述疾病外科治疗（如血管成形术、血管移植术）后的补充治疗以缓解症状	口服：成人，一次 50 ~ 100mg，一日2次，年轻患者可根据症状必要时适当增加剂量	(1) 出血性疾病患者（如血友病、毛细血管脆性增加性疾病、活动性消化性溃疡、血尿、咯血、子宫功能性出血等或有其他出血倾向者）禁用；(2) 妊娠及哺乳期妇女或计划/可能妊娠的妇女禁用。婴幼儿服药的安全性未确立；(3) 以下人群慎用：①口服抗凝药或已服用抗血小板药物（如阿司匹林、噻氯匹定）者；②严重肝肾功能不全者；③有严重合并症，如恶性肿瘤患者；④白细胞减少者；⑤过敏体质，对多种药物过敏或近期有过敏性疾病者	中国国家处方集	西洛他唑片：①50mg；②100mg	①前列腺素E1能与本品起协同作用，因增加细胞内环磷酸腺苷而增强疗效；②本品有升高血压的作用，服药期间应加强原有抗高血压的治疗

四、胃黏膜保护药

药品名称	目录类别	适应证	用法用量	注意事项	药典与处方集	制剂与规格	备注
吉法酯 Gefarnate	【保（乙）】	用于治疗胃、十二指肠溃疡，有明显的疗效	口服：每次 50 ~ 100mg，每日3~4次，饭后服。疗程1个月，病情严重者疗程2~3个月	可有口干、口渴等，急性中毒时可出现运动失调、四肢无力及呼吸困难等	中国国家处方集	吉法酯片：50mg	
硫糖铝 Sucralte	【保（乙）】	用于胃十二指肠溃疡及胃炎	成人：口服：一次1g，一日4次，饭前1小时及睡前空腹嚼碎服用。小儿遵医嘱	①本品毒性小，常见便秘。少见或偶见腰痛、腹泻、口干、消化不良、恶心、胃痉挛、眩晕、昏睡、皮疹及瘙痒等。若出现便秘可加服镁乳。②肝肾功能不全者及孕妇、哺乳期妇女慎用	美国、日本、中国药典；中国国家处方集	硫糖铝片：①0.25g；②0.5g 硫糖铝胶囊：0.25g 硫糖铝混悬剂：①5mg：1g；②10ml：1g；③100ml：10g；④200ml：20g	①硫糖铝在餐前1小时或睡前服效果好；②长期及大剂量使用本药可引起低磷血症，可能出现骨软化

续 表

药品名称	目录类别	适应证	用法用量	注意事项	药典与处方集	制剂与规格	备注
枸橼酸铋钾 Bismuth Potassiun Citrate	【基（基）、保（甲/乙）】	用于慢性胃炎及缓解胃酸过多引起的胃痛、胃灼热感（烧心）和反酸	口服：用30~50毫升温水冲服。成人一次1包（粒），一日4次，前3次于三餐前半小时，第4次于晚餐后2小时服用；或一日2次，早晚各服2包（粒）	①严重肾病患者及孕妇禁用；②连续使用不得超过7天，症状未缓解或消失请咨询医师或药师；③不宜大剂量长期服用	中国国家处方集	枸橼酸铋钾片：0.3g（相当于含铋110mg）。枸橼酸铋钾颗粒：110mg×28包	①服药期间口内可能带有氨味，并可使舌苔及大便呈灰黑色，停药后即自行消失；②偶见恶心、便秘
胶体果胶铋 Colloidal Bismuth Pectin	【保（乙）】	用于缓解胃酸过多引起的胃痛、胃灼热感（烧心）、反酸，也可用于慢性胃炎	口服：成人一次120~150mg，一日4次，餐前半小时及睡前服用。疗程4周	①对本品过敏者禁用。孕妇禁用；②本品连续使用不得超过7天；③不得与牛奶同服。不能与强力制酸药同服，否则可降低疗效	中国国家处方集	胶体果胶铋胶囊：①40mg；②50mg（以铋计算）	服药后粪便可呈无光泽的黑褐色，停药后1~2天内粪便色泽转为正常
替普瑞酮 Teprenone	【保（乙）】	用于急性胃炎、慢性胃炎急性加重期，胃黏膜病变（糜烂、出血、潮红、水肿）的改善及胃溃疡	成人每日3粒（以替普瑞酮计150mg），分三次饭后口服：可视年龄、症状的情增减	偶见便秘，腹胀感，腹痛，腹泻，口干，恶心，皮疹，瘙痒，血清总胆固醇水平升高，可见GOT及GPT轻度升高。孕妇慎用	中国国家处方集	替普瑞酮胶囊：50mg	
瑞巴哌特 Rebamipide	【保（乙）】	用于胃溃疡、急性胃炎、慢性胃炎的急性加重期胃黏膜病变	胃溃疡：一次0.1g，一日三次（分早、晚饭后半小时及睡前服用）	①对本品过敏者禁用；②用于孕妇时，必须认真权衡利弊。哺乳妇女服用本品期间应停止哺乳；③服药期间若出现搔痒、皮疹或湿疹等过敏反应，应立即停药	中国国家处方集	瑞巴哌特片：0.1g	
米索前列醇 Misoprostol	【保（乙）】	用于消化性溃疡。预防因使用非甾体消炎药所致的胃肠道溃疡	十二指肠溃疡，每日800μg，分2~3次，于三餐前和睡前服药，疗程4~8周。预防非甾类引致的胃肠溃疡，一次200μg，24次服用	①禁忌证：妊娠和计划怀孕的妇女，哺乳妇女；②不应该于闭经妇女。低血压患者慎用；③稀便或腹泻发生率为8%，大多数不影响继续治疗	欧洲药典；中国国家处方集	米索前列醇片：200μg	

五、第一代头孢菌素类

药品名称	目录类别	抗菌谱与适应证	用量用法	特殊人群用药	药典与处方集	制剂与规格	学科及病种
头孢唑林 Cefazolin	【保(甲)】	本品为第一代头孢菌素。除肠球菌、MRSN外，对其他革兰阳性球菌均有良好抗菌活性；对部分大肠埃希菌、奇异变型杆菌、肺克雷伯杆菌有抗菌活性。也用于外科手术预防用药	静脉给药，常规单次剂量：1～2g	青霉素过敏者、肝、肾功能不全者、胃肠道疾病史者慎用。肾功能减退者首剂量0.5g，并应按肌酐清除率调节用量和给药间隔。不良反应有肝肾功能损害、药物热、药疹等。不推荐用于新生儿；孕期、哺乳期用药需权衡利弊；老年患者宜适当减量或延长给药间隔	美国、欧洲、中国药典；中国国家处方集	注射用头孢唑林钠：①0.5g；②1g；③1.5g；④2g	神经外科：①颅前窝底脑膜瘤；②颅后窝脑膜瘤；③垂体腺瘤；④小脑扁桃体下疝畸形；⑤三叉神经痛；⑥慢性硬脑膜下血肿 普通外科：①急性乳腺炎；②乳腺癌；③结节性甲状腺肿；④腹股沟疝；⑤胃十二指肠溃疡 肿瘤专业：甲状腺癌 耳鼻咽喉科：①声带息肉；②喉癌 口腔科：①舌癌；②唇裂；③腭裂；④下颚骨骨折；⑤下颚前突畸形；⑥腮腺多形性腺癌 心脏大血管外科：①房间隔缺损；②室间隔缺损；③动脉导管未闭；④冠状动脉粥样硬化性心脏病；⑤风湿性心脏病二尖瓣病变 泌尿外科：①肾癌；②膀胱肿瘤；③良性前列腺增生；④肾结石；⑤输尿管结石 骨科：①腰椎间盘突出症；②颈椎病；③重度膝关节骨关节炎；④股骨颈骨折；⑤胫骨平台骨折；⑥踝关节骨折；⑦股骨干骨折 妇科：①子宫腺肌病；②卵巢良性肿瘤；③宫颈癌；④输卵管妊娠；⑤子宫平滑肌瘤 产科：计划性剖宫产
头孢拉定 Cephradine	【保(甲)】	第一代头孢菌素，适用于外科手术预防用药	静脉给药，常规单次剂量：1～2g	①肾功能减退的老年患者应适当减少剂量或延长给药间期；②妊娠安全性分级为B级。哺乳妇女应用时须权衡利弊；③对头孢菌素过敏者及有青霉素过敏性休克史者禁用	美国、欧洲、中国药典；中国国家处方集	注射用头孢拉定：0.5g；1.1g	
头孢硫脒 Cefathiamidine	【保(乙)】	第一代头孢菌素，适用于外科手术预防用药	静脉滴注一次2g，一日2～4次	①肾功能减退者须适当减量；②妊娠早期妇女慎用。哺乳妇女用药须权衡利弊；③对头孢菌素过敏者及有青霉素过敏性休克史者禁用	中国药典；中国国家处方集	注射用头孢硫脒：0.5g；1.0g；2.0g	

续　表

药品名称	目录类别	抗菌谱与适应证	用量用法	特殊人群用药	药典与处方集	制剂与规格	学科及病种
头孢西酮钠 Cefazedone Sodium 舒美社复		第一代头孢菌素，适用于外科手术预防用药。本品对金黄色葡萄球菌、凝固酶阴性葡萄球菌、肺炎链球菌、β-溶血链球菌等革兰阳性菌具有良好的抗菌活性	静脉给药，成人一日1~4g，分2~3次用药。4周以上儿童一日50mg/kg，分2~3次，静脉注射或静脉滴注	①肾功能不全者慎用；②青菌素过敏者慎用；③对本品或其他头孢菌素类抗生素过敏者禁用；④孕妇、哺乳期妇女用药要概称利弊	韩国抗生物质医药品基准（韩抗基）	注射用头孢西酮钠：0.5g、1.0g	
头孢替唑钠 Ceftezole Sodium 特子社复		第一代头孢菌素，适用于外科手术预防用药。本品对革壮阳性菌，尤其是球菌，包括产青霉素酶和不产生青霉素酶的金黄色葡萄球菌、化脓性链球菌、肺炎球菌、B组溶血性链球菌、草绿色链球菌、表皮葡萄球菌，以及白喉杆菌、炭疽杆菌皆比较敏感	静脉给药，成人一次0.5～4g，一日2次。儿童日用量为20～80mg/kg体重，分1～2次静脉给药	①肾功能不全者慎用；②青霉素过敏者慎用；③对本品或其他头孢菌素类抗生素过敏者禁用；④孕妇、哺乳期妇女用药要权衡利弊	中国药典；日本人抗生物质医药品基准（日抗基）	注射用头孢替唑钠：0.5g、0.75g、1.0g、1.5g、2.0g	

六、第二代头孢菌素类

药品名称	目录类别	抗菌谱与适应证	用量用法	特殊人群用药	药典与处方集	制剂与规格	学科及病种
头孢呋辛钠 Cefuroxime Sodium	【保(甲)】	第二代头孢菌素，适用于颅脑手术，周围血管外科手术，胃十二指肠手术，阑尾手术，结、直肠手术，肝胆系统手术，胸外科手术、心脏大血管手术，泌尿外科手术，应用人工植入物的骨科手术，妇科手术的预防用药	静脉给药，常规单次剂量：1.5g	①严重肝、肾功能不全者慎用。5岁以下小儿禁用。老年患者口服本药，不必根据年龄调整剂量；②妊娠安全性分级为B级。哺乳妇女用药应权衡利弊，如需使用，应暂停哺乳；③对头孢菌素过敏者及有青霉素过敏性休克史者禁用	美国、欧洲、中国药典；中国国家处方集	注射用头孢呋辛钠：0.25g；0.5g；0.75g；1.0g；1.5g；2.0；2.25g；2.5g；3.0g	神经外科：①颅前窝底脑膜瘤；②颅后窝脑膜瘤；③垂体腺瘤；④小脑扁桃体下疝畸形；⑤三叉神经痛；⑥慢性硬脑膜下血肿 心脏大血管外科：①房间隔缺损；②室间隔缺损；③动脉导管未闭；④冠状动脉粥样硬化性心脏病；⑤风湿性心脏病二尖瓣病变 普通外科：①胃十二指肠溃疡；②急性单纯性阑尾炎；③直肠息肉 小儿外科：先天性巨结肠 消化系统：①胆总管结石；②大肠息肉 胸外科：①贲门失弛缓症；②自发性气胸；③食管癌；④支气管肺癌 泌尿外科：①肾癌；②膀胱肿瘤；③良性前列腺增生；④肾结石；⑤输尿管结石

续 表

药品名称	目录类别	抗菌谱与适应证	用量用法	特殊人群用药	药典与处方集	制剂与规格	学科及病种
头孢替安 Cefotiam	【保(乙)】	第二代头孢菌素，适用于颅脑手术，周围血管外科手术，胃十二指肠手术，阑尾手术，结、直肠手术，肝胆系统手术，胸外科手术、心脏大血管手术，泌尿外科手术，应用人工植入物的骨科手术，妇科手术的预防用药	静脉给药，常规单次剂量：1～2g	①老年患者用药剂量应按其肾功能减退情况酌情减量；②早产儿和新生儿使用本药的安全性尚未确定；③孕妇或可能已妊娠的妇女、哺乳妇女，应权衡利弊后用药；④对头孢菌素过敏者及有青霉素过敏性休克史者禁用	美国、欧洲、中国药典；中国国家处方集	注射用盐酸头孢替安：0.5g；1g	骨科：①腰椎间盘突出症；②颈椎病；③重度膝关节骨关节炎；④股骨颈骨折；⑤胫骨平台骨折；⑥踝关节骨折；⑦股骨干骨折 妇科：①子宫腺肌病；②卵巢良性肿瘤；③宫颈癌；④输卵管妊娠；⑤子宫平滑肌瘤
头孢西丁 Cefoxitin	【保(乙)】	第二代头孢菌素，适用于颅脑手术，周围血管外科手术，胃十二指肠手术，阑尾手术，结直肠手术，肝胆系统手术，胸外科手术、心脏大血管手术，泌尿外科手术，应用人工植入物的骨科手术，妇科手术的预防用药	静脉给药，常规单次剂量：1～2g	①3个月以骨婴儿不宜使用本药；②妊娠安全性分级为B级。哺乳妇女应权衡利弊后用药；③对头孢菌素过敏者及有青霉素过敏性休克史者禁用	美国、欧洲、中国药典；中国国家处方集	注射用头孢西丁钠：1g；2g	
头孢美唑 Cefmeta－zole	【保(乙)】	第二代头孢菌素，适用于颅脑手术，周围血管外科手术，胃十二指肠手术，阑尾手术，结、直肠手术，肝胆系统手术，胸外科手术、心脏大血管手术，泌尿外科手术，应用人工植入物的骨科手术，妇科手术的预防用药	静脉给药，常规单次剂量：1～2g	①孕妇、哺乳期妇女、早产儿、新生儿慎用；②严重肝、肾功能障碍者慎用；③高度过敏性体质、年老、体弱患者慎用	美国、欧洲、中国药典；中国国家处方集	注射用头孢美唑钠：1g；2g	

七、第三代头孢菌素类

药品名称	目录类别	抗菌谱与适应证	用量用法	特殊人群用药	药典与处方集	制剂与规格	学科及病种
头孢曲松 Ceftriaxone	【保（甲）】	三代头孢菌素，适用于颅脑手术，结直肠手术，有反复感染史患者的肝胆系统手术，胸外科手术，应用人工植入物的骨科手术，妇科手术的预防用药	静脉给药，成人：每24小时1～2g或每12小时0.5～1g，最高剂量一日4g。小儿常用量，按体重一日20～80mg/kg	①出生体重低于2kg的新生儿使用本药的安全性尚未确定。本药可将胆红素从血清白蛋白上置换下来，患有高胆红素血症的新生儿（尤其是早产儿），应避免使用本药；②妊娠安全性分级为B级。哺乳妇女权衡利弊后应用；③对头孢菌素过敏者及有青霉素过敏性休克史者禁用	美国、欧洲、中国药典；中国国家处方集	注射用头孢曲松钠：0.25g；0.5g；0.75g；1.0g；1.5g；2.0g；3.0g；4.0g	神经外科：①颅前窝底脑膜瘤；②颅后窝脑膜瘤；③垂体腺瘤；④小脑扁桃体下疝畸形；⑤三叉神经痛；⑥慢性硬脑膜下血肿；普通外科：直肠息肉 小儿外科：先天性巨结肠 消化系统：①胆总管结石；②大肠息肉 胸外科：①贲门失弛缓症；②自发性气胸；③食管癌；④运气管肺癌 骨科：①腰椎间盘突出症；②颈椎病；③重度膝关节骨关节炎；④股骨颈骨折；⑤胫骨平台骨折；⑥踝关节骨折；⑦股骨干骨折 妇科：①子宫腺肌病；②卵巢良性肿瘤；③宫颈癌；④输卵管妊娠；⑤子宫平滑肌瘤
头孢噻肟 Cefotaxime	【保（甲）】	三代头孢菌素，适用于颅脑手术，结、直肠手术，有反复感染史患者的肝胆系统手术，胸外科手术，应用人工植入物的骨科手术，妇科手术的预防用药	①成人静脉给药一日2～6g，分2～3次给药；②儿童：静脉给药：新生儿：一次50mg/kg；7日内新生儿每12小时1次；7～28日新生儿每8小时1次	①严重肾功能减退患者应用本药时须根据肌酐清除率调整减量；②老年患者应根据肾功能适当减量；③妊娠安全性分级为B级。哺乳期妇女用药时宜暂停哺乳；④对头孢菌素过敏者及有青霉素过敏性休克史者禁用	美国、欧洲、中国药典；中国国家处方集	注射用头孢噻肟钠：①0.5g；②1g；③2g	
头孢哌酮 Cefoperazone		三代头孢菌素，适用于有反复感染史患者的肝胆系统手术的预防用药	①成人：一次1～2g，每12小时1次；②儿童：一日50～200mg/kg，分2～3次给药	①新生儿和早产儿用药须权衡利弊；②妊娠安全性分级为B级。哺乳期妇女用药期间宜暂停哺乳；③对头孢菌素过敏者及有青霉素过敏性休克史者禁用	美国、欧洲、中国药典；中国国家处方集	注射用头孢哌酮钠：0.5g；1.0g；1.5g；2.0g	消化系统：①胆总管结石；②大肠息肉

续　表

药品名称	目录类别	抗菌谱与适应证	用量用法	特殊人群用药	药典与处方集	制剂与规格	学科及病种
头孢哌酮舒巴坦	【保(乙)】	三代头孢菌与含β-内酰胺酶抑制剂适用于有反复感染史患者的肝胆系统手术的预防用药	成人：一次2～4g，每12小时1次	①新生儿和早产儿用药须权衡利弊；②老年人呈生理性的肝、肾功能减退，因此应慎用本药并需调整剂量；③妊娠安全性分级为B级。哺乳期妇女应慎用	美国、欧洲、中国药典；中国国家处方集	注射用头孢哌酮钠舒巴坦钠(1∶1)；①1.0g；②2.0g	

（刘　爽）

第四篇

中药学

第二十三章　中药调剂的基本知识与操作技能

中药调剂所涉及的知识内容极为丰富，它与中医学基础、中药学、中药鉴定学、中药炮制学、方剂学、中药制剂学、药事管理学等学科知识有着广泛而密切的联系，中药调剂工作与中药临床药学工作更是密切相关。中药调剂人员除了熟悉或掌握调剂学科的专业知识外，还应掌握常用中药饮片、中成药的组成、剂型、功能主治、用法用量、注意事项等方面的知识，以便指导患者合理用药，为患者提供药学咨询服务。

第一节　概述

一、中药调剂与中药临床药学的关系

中药调剂是指根据临床中医的处方将中药饮片或者相关制剂调剂成方剂供应用的一个实际操作过程，是一项涉及知识面很广（包括中医基础学、中药学、中药鉴定学、中药炮制学、方剂学和中药调剂学等医药相关学科）并且负有法律责任的专业操作技能。调剂质量的高低直接影响着临床疗效和患者的安全用药，同时，中药调剂工作者还肩负着指导患者合理用药，为患者提供药学咨询服务的任务。因此，中药调剂工作是中药临床药学工作中的重要组成部分，要使患者收到药到病除的效果，既要求医师做到诊病精确、辨证施药，又要求药物调剂人员按处方意图准确调配，准确及时地为患者提供合理用药指导及药学咨询服务。现就中药调剂中影响临床疗效的因素作如下介绍。

（一）中药处方审核与中药临床药学的关系

中药处方审核是指中药调剂人员在调配药方之前，对药方进行审阅核准的行为。是中药调剂工作的首要环节，是提高配方质量、保证患者用药安全有效的关键。只有审查合格的中药处方方可以在审方人员签字后，再进行下一步的中药调剂，对于一些在审方中存在疑问或者存在明显不合格的中药处方，审方人员应该立即和开具处方医师进行联系，详细了解原因，并进行协商处理，避免由于临床医师的疏忽大意造成处方错误，因为处方的错误会严重影响处方治疗效果的发挥。审方除了要对患者的基本信息：姓名、性别、年龄和处方日期、患者病情临床表现、临床医师签字等项目进行核查外，也要重点关注药名的书写是否正确、

清楚，治疗剂量是否合乎标准，是否存在超出正常量或者未达到治疗剂量的情况，对于儿童和年老体弱患者的处方要更加注意不良反应发生的概率，避免由于用药不当给患者带来健康隐患。以及处方中是否存在"十八反"和"十九畏"以及"妊娠禁忌"等一些配伍禁忌的存在，避免由于临床医师的疏忽大意而影响正常的治疗。因此，中药处方审核是确保安全合理用药的首要一步。

（二）中药处方调配与中药临床药学的关系

中药处方调配是指把药屉内的中药饮片按处方要求调配齐全、集合一处的操作方法，是调剂工作程序的关键环节。接方后要再次进行细致审核，无误后方可调配。调配前先对戥秤，检查定盘星是否平衡。调配后应自行核对一遍，同时在处方上签名。需要进行特殊处理的药物，要进行事先处理，对于存在特殊煎煮要求的药物，要进行单独的包装，并且在外包装上注明具体煎煮的方法。如果在调配中由于疏忽大意拿错了药品或称错药物剂量，会严重影响临床疗效的发挥。

（三）中药处方复核与中药临床药学的关系

复核是指对所调配中药处方进行再次审核，避免差错。在处方调配完毕后，复核程序可以让中药调剂人员对所调配的处方进行全面的核对，这一程序有效避免了由于药味繁多、工作量等情况导致的错误发生。国家中医药管理局和原卫生部于2007年制定了《医院中药饮片管理规范》（国中医药发［2007］11号），其中第三十条规定中药饮片调配后，必须经复核后方可发出，二级以上医院应当由主管中药师以上专业技术人员负责调剂复核工作，复核率应当达到100%。所以通过复核可以及时发现遗漏或调配错误的药物，进而有效避免了由于药味的错误或遗漏而对处方疗效造成的影响。同时，复核人员不仅仅只是复核药物品种和数量，也要复核有无超剂量、超禁忌用药，以确保处方药物安全合理应用。

（四）发药交代与中药临床药学的关系

药品不同于一般商品，如果用药错误对患者的生命安全危害较大。因此，药剂人员必须充分重视发药交代的必要性和重要性，认真落实好发药交代工作，以促进患者科学合理用药，保证患者的用药安全。在实际操作中，药师发药时应认真详细核对患者个人信息，确认无误后方可发药，并要详细讲解药物的煎煮方法、服药剂量及时间、禁忌等注意事项，为患者提供必要的合理用药指导及药学咨询服务。

在整个调剂过程中，审方和复核工作与中药临床药学工作的关系最为密切，对于保障安全合理用药至关重要。一起云南白药中毒致死事件充分说明了中药调剂工作对于确保安全合理用药的重要性。事件经过如下：2004年10月12日华南农业大学的一位学生，因内服扶他林片而致胃出血人住广州某三甲医院，经13、14日的积极治疗胃出血基本控制。15日主治医师（西医）给予云南白药内服，每次一支（4g），一日3次，患者从中午12点开始到晚上10点共服大约11g。16日凌晨4点出现烦躁不安、瞳孔散大等危象，经抢救无效（未做任何云南白药中毒的急救措施），患者一直昏迷，最后死亡。经二次医疗事故鉴定，结果为：患者为超量服用云南白药中毒所致，属于医疗事故。根据云南白药药品使用说明书可知，本品每次0.25～0.5g，每日3～4次，每日用量2g，超过4g时可引起中毒。而本事件中患者用量是10小时之内服用云南白药11g，为严重超剂量使用（而且患者身体极度虚弱）。此事件中负责审方、调剂及复核的药师是有责任的，面对一张如此严重超剂量用药的处方，审方、复核药师居然没有发现问题，既未提示医师药物超量，也未要求医师双签名，最终导致患者中毒死亡的严重医疗事故发生。该事件中的主治医师是西医，他本人对云南白药并不了解，只是记得在杂志上看过用云南白药内服治疗消化道出血有效而将其用于这个患者，对于云南白药的具体用法用量并不太清楚，甚至他根本就不知道云南白药是有毒的。试想一下，假如药房调剂人员接到这个处方（或医嘱）经过仔细审方，发现云南白药超量问题，将处方（或医嘱）退回给医师并提示他：云南白药有毒，您的处方已严重超量。那么，这个致人死亡的严重医疗事故就有可能避免了。

从这个事件可以看出，中药调剂工作对中药的安全应用是可以起到重要的保障作用，对中药临床药学工作的影响也是显而易见的。因此，中药调剂人员应培养高度的责任心和职业道德，认真履行好自身职责，保证患者用药安全有效。随着临床药学技术的不断完善和发展，医院药师必须转变传统思想观念，在完成照方发药、审查药物用量用法等常规工作的基础上，应不断加强学习，增加中医药知识储备，不断提高自身业务能力，及时发现工作中出现的问题，吸取教训，总结经验，尽量避免调剂过程中的差错，促进中药调剂的科学性和有效性，提高临床用药治疗效果，推动药学服务的提高和完善。

二、中药调剂室基本条件

中药调剂室是中药调剂的必备硬件条件。为规范中药调剂室的管理、使用和运行，2009年根据《医疗机构管理条例》有关规定，国家中医药管理局和原卫生部制定了《医院中药房基本标准》，对中药调剂室的基本条件做出如下，规定。

1. 医院（含中医医院、中西医结合医院、综合医院，下同）中药房应当按照国家有关规定，提供中药饮片调剂、中成药调剂和中药饮片煎煮等服务。中药品种、数量应当与医院的规模和业务需求相适应，常用中药饮片品种应在400种左右。

2. 部门设置

（1）中药房由药剂部门统一管理，可分为中药饮片调剂组、中成药调剂组、库房采购组。

（2）至少中药饮片库房、中药饮片调剂室、中成药库房、中成药调剂室、周转库、中药煎药室，有条件的医院可按照有关标准要求设置中药制剂室。

3. 人员

（1）中药专业技术人员占药学专业技术人员比例至少达到20%，中医医院中药专业技术人员占药学专业技术人员比例至少达到60%。三级医院具有大专以上学历的中药人员不低于50%，二级医院不低于40%。

（2）中药房主任或副主任中，三级医院应当有副主任中药师以上专业技术职务任职资格的人员；二级医院应当有主管中药师以上专业技术职务任职资格的人员。

（3）中药饮片调剂组、中成药调剂组、库房采购组负责人至少应具备主管中药师以上专业技术职务任职资格。

（4）中药饮片质量验收负责人应为具有中级以上专业技术职务任职资格和中药饮片鉴别经验的人员或具有丰富中药饮片鉴别经验的老药工。中药饮片调剂复核人员应具有主管中药师以上专业技术职务任职资格。煎药室负责人应为具有中药师以上专业技术职务任职资格的人员。有条件的医院应有临床药学人员。

4. 房屋

（1）中药房的面积应当与医院的规模和业务需求相适应。

（2）中药饮片调剂室的面积三级医院不低于100平方米，二级医院不低于80平方米；中成药调剂室的面积三级医院不低于60平方米，二级医院不低于40平方米。

（3）中药房应当远离各种污染源。中药饮片调剂室、中成药调剂室、中药煎药室应当宽敞、明亮，地面、墙面、屋顶应当平整、洁净、无污染、易清洁，应当具备有效的通风、除尘、防积水以及消防等设施。

5. 设备（器具）　中药房的设备（器具）应当与医院的规模和业务需求相适应。

（1）中药储存设备（器具）：药架、除湿机、通风设备、冷藏柜或冷库。

（2）中药饮片调剂设备（器具）：药斗（架）、调剂台、称量用具（药戥、电子秤等）、粉碎用具（铜缸或小型粉碎机）、冷藏柜、新风除尘设备（可根据实际情况选配）、贵重药品柜、毒麻药品柜。

（3）中成药调剂设备（器具）：药架（药品柜）、调剂台、贵重药品柜、冷藏柜。

（4）中药煎煮设备（器具）：煎药用具（煎药机或煎药锅）、包装机（与煎药机相匹配）、饮片浸泡用具、冷藏柜、储物柜。

（5）临方炮制设备（器具）（可根据实际情况选配）：小型切片机、小型炒药机、小型煅炉烘干机、消毒锅、标准筛。

6. 规章制度

（1）制订人员岗位责任制、药品采购制度、药品管理制度、在职教育培训制度等各项规章制度。

（2）执行中医药行业标准规范，有国家制定或认可的中药技术操作规程和管理规范，并成册可用。

（何爱玲）

第二节　处方的常用术语

一、处方的概念

（一）处方

是医师诊断患者疾病后为其预防或治疗需要而写给药品调剂人员的书面文件，由药品调剂人员审核、调配、核对并作为发药凭证的医疗用药的医疗文书。它是药品调剂、发药的书面依据，也是统计调剂工作量、药品消耗及销售金额等的原始资料。凡制备任何一种药剂的书面通知均可称为处方。

（二）中药处方

根据医师的辨证立法和用药要求，凡载有中药药品名称、数量、用法等内容和制备任何一种中药药剂的书面文件，都可称为中药处方或药方。每一个完整的中药处方的组成，除在辨证论治的基础上选择合适的药物外，还必须严格遵循配伍组成的原则。一张完整的中药处方应包括君、臣、佐、使四个方面。

（三）君药

是针对发病原因或主症而起主要治疗作用的药物，它是处方中不可缺少的主要部分。

（四）臣药

是协助君药以加强治疗作用的药物，它是处方中的辅助部分。

（五）佐药

有3个意义：一是佐助药，即配合君、臣药以加强治疗作用，或直接治疗兼症及次要病症的药物；二是佐制药，即用以消除或者减弱君、臣药的毒性，或制约其峻烈之性的药物；三是反佐药，即病重邪盛可能拒药时，配用与君药性味相反而能在治疗中起相成作用的药物。

（六）使药

即引经药或调和药性的药物。

（七）经方

是指《黄帝内经》《伤寒杂病论》等经典著作中所记载的方剂。大多数经方组方严谨，疗效确切，经长期临床实践沿用至今。

（八）时方

是指张仲景以后的医家。尤其是清以后的医家制订的方剂，它在经方基础上有很大发展。

（九）秘方

又称禁方。是医疗上有独特疗效、不轻易外传（多系祖传）的药方。

（十）单方、验方

单方是配伍比较简单而有良好药效的方剂，往往只有一、二味药，力专效捷，服用简便；验方是指民间积累的经验方，简单而有效。这类方均系民间流传并对某些疾病有效的药方。由于患者体质、病情各异，在使用时应该由医师指导，以防发生意外。

（十一）法定处方

是指国家药典、部（局）颁标准及地方颁布药品规范中所收载的处方，它具有法律的约束力。如《中华人民共和国药典》2010年版就收载成方制剂1 062个。

（十二）协定处方

是由医院药房或药店根据经常性医疗需要，与医师协商制定的方剂。它主要解决数量多的处方，做到预先配制与贮备，以加快配方速度，缩短患者候药时间。同时，还可减少忙乱造成的差错，提高工作效率，保证配方质量。

二、药名附加术语

一般在中药正名前冠以说明语而构成中药的处方全名。说明语多表示医师对中药饮片的产地、采收季节、性状特征、炮制、新陈程度等方面的要求。

（一）产地（道地）要求

如川芎、广陈皮、云茯苓、辽细辛、台党、怀牛膝、信前胡、亳白芍等。目前由于药材资源需求量大增，原产地分布已扩大。

（二）采收季节要求

药材的采收季节与药物质量有密切的关系，如绵茵陈以初春细幼苗质软如绵者佳；冬（霜）桑叶于秋后经霜者采集为好。

（三）炮制类要求

炮制是医师按照中医药理论，根据病情不同，为发挥药效而提出的不同要求，包括炒、炙、煅、蒸、煨、煮等。如常用的炒焦白术、蜜炙甘草、煅龙骨、酒蒸地黄、煨豆蔻、醋煮芫花、杏仁等。此外，还有发酵、发芽、净提、干馏、制霜、水飞等，都是常用的中药炮制方法。

调剂人员应熟悉各种术语、特殊处理的方法和品种，调剂时单独包装后再与群药同包。对门诊患者在发药时要特殊交代，为住院患者煎药时要严格执行煎煮操作常规，不可随意简化。其他需要特殊处理的药物视医嘱而定。值得注意的是，对需特殊处理的饮片品种，即使处方未加脚注，也应按规定处理。

（何爱玲）

第三节　中药饮片处方的药品名称

中药品种繁多，名称复杂，同名异物、同物异名的现象比较严重。在 2009 年国家中医药管理局下发的《关于中药饮片处方用名和调剂给付有关问题的通知》（国中医药发［2009］7 号）和 2010 年的《国家中医药管理局关于印发中药处方格式及书写规范的通知》（国中医药医政发［2010］57 号）中均规定名称应当按《中华人民共和国药典》规定准确使用，《中华人民共和国药典》没有规定的，应当按照本省（区、市）或本单位中药饮片处方用名与调剂给付的规定书写。

现将临床处方中最为常用，并收入 2010 年版《中华人民共和国药典》的 500 余种中药的规范化名称，包括正名、用量、毒性、特殊煎法、配伍禁忌及注意事项等。

一、中药饮片的正名和别名

（一）正名

以《中华人民共和国药典》一部，局、部颁《药品标准》或《炮制规范》为依据，以历代本草文献做参考。

（二）别名

指除正名以外的中药名称。由于地区不同，习惯各异，一种中药除正名外，往往有别名、地区用名、简化名称等。如大黄与庄黄、锦纹；白果与银杏；金银花与忍冬花；茜草与血见愁；甘草与国老等。常用中药处方的正名和别名见表 23－1。

别名的使用，加剧了中药名称的混乱，妨碍中药药名的规范化，也给调剂工作带来了很多困难与麻烦，甚至发生误解而造成差错事故，产生不良后果。因此，必须引起重视，坚决予以纠正。

表 23-1 常用中药处方的正名和别名

正名	别名	正名	别名
三七	田三七、参三七、旱三七	木蝴蝶	玉蝴蝶、千张纸
大黄	川军、生军、锦纹	王不留行	王不留
山豆根	广豆根、南豆根	牛蒡子	大力子、鼠粘子、牛子
山药	怀山药、淮山药	龙眼肉	桂圆肉
天冬	天门冬	瓜蒌	全栝楼、栝楼
天花粉	栝楼根	白果	银杏
丹参	紫丹参	赤小豆	红小豆
升麻	绿升麻	佛手	川佛手、广佛手、佛手柑
牛膝	怀牛膝	诃子	诃子肉、诃黎勒
乌药	台乌药	补骨脂	破故纸
北沙参	辽沙参、东沙参	沙苑子	沙苑蒺藜、潼蒺藜
甘草	粉甘草、皮草、国老	青果	干青果
白芍	杭白芍、白芍药、芍药	枸杞子	甘枸杞、枸杞
白芷	杭白芷、香白芷	栀子	山栀子
延胡索	元胡、玄胡索	牵牛子	黑丑、白丑、二丑
当归	全当归、秦当归	砂仁	缩砂仁
百部	百部草	草决明	决明子、马蹄决明
苍术	茅苍术	茺蔚子	益母草子、坤草子
土鳖虫	地鳖虫、䗪虫	莱菔子	萝卜子
牡蛎	左牡蛎	婆罗子	梭罗子
艾叶	祁艾、蕲艾	蒺藜	白蒺藜、刺蒺藜
西红花	藏红花、番红花	槟榔	花槟榔、大腹子、海南子
红花	红花、红蓝	罂粟壳	米壳、御米壳
辛夷	木笔花	广防己	木防己
金银花	忍冬花、双花、二花	防己	粉防己、汉防己
桑叶	霜桑叶、冬桑叶	羌活	川羌活、两羌活
淫羊藿	仙灵脾	麦冬	麦门冬、杭寸冬、杭麦冬
橘叶	南橘叶、青橘叶	附子	川附片、淡附片、炮附子
肉苁蓉	淡大芸	郁金	黄郁金、黑郁金
佩兰	佩兰叶、醒头草	泽泻	建泽泻、福泽泻
细辛	北细辛、辽细辛	前胡	信前胡
青蒿	嫩青蒿	南沙参	泡沙参、空沙参
茵陈	绵茵陈	干姜炭	炮姜、炭姜炭
浮萍	紫背浮萍、浮萍草	独活	川独活、香独活
益母草	坤草	茜草	红茜草、茜草根
墨旱莲	旱莲草	党参	潞党参、台党参

续　表

正名	别名	正名	别名
山茱萸	山萸肉、杭山萸	香附	香附子、莎草根
千金子	续随子	重楼	七叶一枝花、蚤休
马钱子	番木鳖	柴胡	北柴胡、南柴胡、软柴胡
五味子	辽五味子、北五味子	桔梗	苦桔梗
木瓜	宣木瓜	浙贝母	象贝母

二、并开药名

医师处方时，将疗效基本相似，或起协同作用的 2～3 种饮片缩写在一起而构成 1 个药名书写，称为“合写”，又称“并开”。调剂时，则应分别调配。兹将处方中常见的药名合写及应付中药饮片举例见表 23－2。

表 23－2　处方常用并开药名

并开药名	调配应付	并开药名	调配应付
二冬	天冬　麦冬	知柏	知母　黄柏
苍白术	苍术　白术	炒知柏	盐知母　盐黄柏
潼白蒺藜	刺蒺藜　沙苑子	盐知柏	炒知母　炒黄柏
生熟地	生地黄　熟地黄	炒谷麦芽	炒谷芽　炒麦芽
羌独活	羌活　独活	生熟麦芽	生麦芽　炒麦芽
二枫藤	青枫藤　海枫藤	生熟谷芽	生谷芽　炒谷芽
赤白芍	赤芍　白芍	生熟稻芽	生稻芽　炒稻芽
砂蔻仁	砂仁　蔻仁	生熟枣仁	生酸枣仁　炒酸枣仁
红白豆蔻	红豆蔻　白豆蔻	生熟薏米	生薏苡仁　炒薏苡仁
二地丁	黄花地丁　紫花地丁	生龙牡	生龙骨　生牡蛎
二决明	生石决明　决明子	煅龙牡	煅龙骨　煅牡蛎
冬瓜皮子	冬瓜皮　冬瓜子	猪茯苓	猪苓　茯苓
炒三仙	炒神曲　炒麦芽　炒山楂	腹皮子	大腹皮　生槟榔
焦三仙	焦神曲　焦麦芽　焦山楂	棱术	三棱　莪术
焦四仙	焦神曲　焦麦芽 焦山楂　焦槟榔	乳没	制乳香　制没药
荆防风	荆芥　防风	龙齿骨	生龙齿　生龙骨
二乌	制川乌　制草乌	青陈皮	青皮　陈皮
芦茅根	芦根　茅根	全紫苏	紫苏叶　紫苏梗　紫苏子
桃杏仁	桃仁　杏仁	藿苏梗	藿香　紫苏梗

三、处方应付

中药饮片调剂的处方应付是指调剂人员依据医师处方和传统习惯调配中药饮片。各地区根据历史用药习惯和多年积累的丰富经验，形成了本地区的一套处方给药规律，即处方应付常规，使医师和调剂人员对处方名称和给付的不同炮制品种达成共识，在处方中无须注明炮制规格，调剂人员即可按医师的处方用药意图给药。但由于全国缺乏统一的中药饮片调剂给付的规定，各地或各单位调剂给付规定也不够完善，常造成药房给付的中药饮片与医师的要求不一致，影响了临床疗效，出现了医患纠纷和医疗安全隐患。

为保障医疗安全，保证临床疗效，2009 年国家中医药管理局下发了《关于中药饮片处方用名和调剂给付有关问题的通知》（国中医药发［2009］7 号），规定各医疗机构应当执行本省（区、市）的中药饮片处方用名与调剂给付的相关规定，没有统一规定的，各医疗机构应当制订本单位中药饮片处方用名与调剂给付规定。制订中药饮片处方用名与调剂给付规定应符合国家有关标准和中医药理论。开具中药饮片处方的医师要掌握本省（区、市）或本单位中药饮片处方用名与调剂给付的规定，并据此书写中药饮片处方用名。医师开具中药饮片处方对饮片炮制有特殊要求的，应当在药品名称之前写明。各医疗机构中药饮片调剂人员应当按照本省（区、市）或本单位中药饮片处方调剂给付规定进行调剂，对未按规定书写中药饮片处方的应由处方医师修正后再给予调剂。对有特殊炮制要求的中药饮片，调剂时应临方炮制。

一般来说，处方应付常包括以下几个方面：

（一）药别名应付

在调配处方时，常常遇到一味药物具有多个名称的现象。目前，尽管处方要求写正名，但少数医师开处方时仍沿用传统习惯使用别名。因此，调剂人员在掌握药物正名的同时还应熟悉本地区常用的药物别名，结合审方，以保证正确调配药物。

（二）并开药物应付

并开的药物有的因疗效相似而经常配伍使用；有的则相须、相使同用，以增强疗效。

（三）炮制品应付

由于各地区的用药习惯和炮制方法的差异，处方应付很难统一，一般分为两类。

（1）处方中书写药名或炮制品名称时给付炮制品，写生品名时才给付生品：此类饮片一般需炮制后使用，很少生用。如写“麦芽”给付炒麦芽，写“生麦芽”给付生麦芽；写“乳香”给付制乳香，写“生乳香”给付生乳香；写“杜仲”给付盐炙杜仲，写“生杜仲”给付生杜仲；未注明生用则一律给付炮制品。

（2）处方中书写药名时给付生品，写炮制品时才给付炮制品：因炮制品与生品的作用有较大不同。如：写“甘草”给付生甘草，写“炙甘草”给付蜜炙甘草；写“柴胡”给付生柴胡，写“醋柴胡”给付醋炙柴胡；写“黄柏”给付生黄柏，写“盐黄柏”给付盐炙黄柏等。

（何爱玲）

第四节　中药的用药禁忌

为了确保疗效、安全用药、避免毒副作用的产生，必须注意用药禁忌。中药的用药禁忌主要包括配伍禁忌、妊娠禁忌和服药的饮食禁忌、证候禁忌四个方面。

一、配伍禁忌

中药相互间的配伍禁忌，是中药学基础理论中一个古老的药性理论问题，也是中医临床处方和中药调剂工作中经常涉及的问题，历代医药学家对此素有争议，许多医药学家进行了多方研究，有的还撰有专论，但至目前尚无十分精确的定论，其中影响较大的是金元时期所概括的“十八反”和“十九畏”歌诀。“十八反”和“十九畏”是前人留下的经验总结，而后人对其内涵却有不尽相同的解释，目前也无确切的科学论证。为保证患者用药的安全有效，对歌诀所记述的药对，若无充分的科学根据时，仍应持谨慎态度，避免盲目配合使用，以免造成医疗事故。

调剂人员在审方和调配时除应熟记歌诀内容外，还必须掌握《中华人民共和国药典》和其他药品标准中有关不宜同用药物的规定，以其作为判断是否属配伍禁忌的法定依据。若病情需要同用时，必须经处方医师重新签字后才能调配。

（一）“十八反”歌诀

本草明言十八反，半蒌贝蔹及攻乌。藻戟芫遂俱战草，诸参辛芍叛藜芦。

（二）“十九畏”歌诀

硫黄原是火中精，朴硝一见便相争。水银莫与砒霜见，狼毒最怕密陀僧。

巴豆性烈最为上，偏与牵牛不顺情。丁香莫与郁金见，牙硝难合荆三棱。

川乌草乌不顺犀，人参最怕五灵脂。官桂善能调冷气，若逢石脂便相欺。

大凡修合看顺逆，炮爁炙煿莫相依。

（三）配伍禁忌的药典记载

《中华人民共和国药典》自1963年版收载中药以来，历版均有配伍禁忌的规定。《中华人民共和国药典》1963年版标注中药不宜同用者27种，1977年版标注不宜同用者39种，1985年版标注不宜同用者38种，1990年版标注不宜同用者35种，1995年版标注不宜同用者40种，2000年版标注不宜同用者44种，2005年版标注中药不宜同用者47种，2010年版标注不宜同用者56种，对某些药物配伍的宜忌，药典记载时有出入。

2010年版《中华人民共和国药典》中【注意事项】中有关不宜同用中药的规定如下：

川乌、草乌、制川乌、制草乌、附子：不宜与半夏、瓜蒌、瓜蒌子、瓜蒌皮、天花粉、川贝母、浙贝母、平贝母、伊贝母、湖北贝母、白蔹、白及同用。

生半夏、法半夏、姜半夏、清半夏：不宜与川乌、制川乌、草乌、制草乌、附子同用。

甘草：不宜与海藻、京大戟、红大戟、甘遂、芫花同用。

母丁香、丁香：不宜与郁金同用。

红人参、白人参：不宜与五灵脂同用。

三棱：不宜与芒硝、玄明粉同用。

硫黄：不宜与芒硝、玄明粉同用。

赤石脂：不宜与肉桂同用。

藜芦：不宜与人参（包括各类人参）、人参叶、西洋参、党参、苦参、丹参、玄参、北沙参、南沙参及细辛、赤芍和白芍同用。

巴豆、巴豆霜：不宜与牵牛子同用。

狼毒：不宜与密陀僧同用。

从《中华人民共和国药典》规定的不宜同用药品种来看，没有突破“十八反”和“十九畏”规定的品种。

二、妊娠禁忌

能影响胎儿生长发育、有致畸作用，甚至造成堕胎的中药为妊娠禁忌用药，妇女在怀孕期间应禁止使用。一般具有毒性的中药，或有峻下逐水、破血逐瘀及芳香走窜功能的中药均属妊娠禁忌用药。

《中华人民共和国药典》（2010 年版）中有关妊娠禁忌的规定为判断是否属妊娠禁忌的依据。《中华人民共和国药典》（2010 年版）将妊娠禁忌分为妊娠禁用药、妊娠忌用药、妊娠慎用药三种。

妊娠禁用药为毒性中药，凡禁用的中药绝对不能使用。

妊娠忌用药大多为毒性较强或药性猛烈的中药，应避免使用。

妊娠慎用药一般包括有通经祛瘀、行气破滞以及药性辛热和过于苦寒的中药。慎用的中药可根据孕妇患病的情况酌情使用，但没有特殊必要时应尽量避免使用，以免发生事故。

（一）妊娠禁忌歌诀

斑水蛭及虻虫，乌头附子配天雄。野葛水银并巴豆，牛膝薏苡与蜈蚣。

三棱芫花代赭麝，大戟蝉蜕黄雌雄。牙硝芒硝牡丹桂，槐花牵牛皂角同。

半夏南星与通草，瞿麦干姜桃仁通。硇砂干漆蟹爪甲，地胆茅根都失中。

（二）《中华人民共和国药典》【注意事项】中规定的妊娠禁用、忌用和慎用药品种

1. 妊娠禁用药　土鳖虫、猪牙皂、马钱子、马兜铃、天仙子、天仙藤、巴豆、甘遂、水蛭、红粉、朱砂、芫花、全蝎、红大戟、京大戟、闹羊花、牵牛子、洋金花、轻粉、莪术、商陆、斑蝥、雄黄、蜈蚣、罂粟壳、麝香、阿魏、两头尖、黑种草子、三棱、丁公藤、千金子、猪牙皂。

2. 妊娠忌用药　大皂角、天山雪莲。

3. 妊娠慎用药　人工牛黄、三七、大黄、川牛膝、王不留行、艾片、天南星、制天南星、木鳖子、牛黄、牛膝、片姜黄、白附子、西红花、华山参、肉桂、芦荟、冰片、苏木、牡丹皮、没药、乳香、青葙子、苦楝皮、金铁锁、草乌叶、禹州漏芦、禹余粮、急性子、郁李仁、虎杖、卷柏、枳壳、枳实、穿山甲、桂枝、桃仁、凌霄花、黄蜀葵花、益母草、通草、常山、蒲黄、漏芦、薏苡仁、瞿麦、蟾酥、番泻叶、芒硝、玄明粉。

三、饮食禁忌

患者服药或用药期间，对某些食物不宜同时进服，前人称为服药禁忌，也就是民间通常所说的“忌口”。中药服药食忌是中药传统禁忌理论的重要组成部分，有些药物在使用时必须在饮食上加以注意，才能提高疗效，降低副作用。《伤寒论》中有服桂枝汤后“忌生冷、粉滑、肉面、五辛、酒酪、臭恶”的记载。古代文献上还有常山忌葱，地黄、何首乌忌葱、蒜、萝卜，薄荷忌鳖肉，茯苓忌醋以及鳖甲忌苋菜等记载。

具体讲，在服药期间，不宜吃与药物性味相反或影响治疗的食物。因为各种食物与药物一样，都有不同的性能，要做到忌口适宜，必须根据疾病和药物的性能特点来考虑，才不至于忌得过多、过少或忌错，从而有利于发挥药效，缩短病程，使患者早日恢复健康。例如，患脾胃虚寒或胃寒疼痛等的患者，服温中祛寒药时不宜吃生冷助寒类食物；属胃热疼痛的患者，服清热药时不宜吃辛辣助热类食物；患脾胃消化功能减退的食积不化、胸腹胀闷等症的患者，服健脾消导药时不宜吃黏滞、油煎类不易消化的食物；患神经衰弱、心悸失眠等症的患者，在服镇静安神药时，不宜吃辛辣、酒、浓茶等刺激和兴奋中枢神经的食物；患外科疮疡、痔瘘及皮肤疾病的患者，对姜、椒、酒、腥臭（俗称“发物”）等类食物，当在禁忌之列，否则可助热动血，扩散炎症，增加疼痛，难以收口等。

总之，服药和用药期间的忌口与治疗进程是有密切关系的。要恢复健康，除药物力量外，还须患者调理得宜，在服药期间不能吃影响药效的食物，只有这样，才能达到尽快恢复健康的目的。

四、证候禁忌

由于药物的药性不同，其作用各有专长和一定的适应范围，因此，临床用药也就有所禁忌，称“证候禁忌”。即指某些证候使用某些中药，将发生不良后果，损害患者健康的用药禁忌。如体虚多汗者，忌用发汗药，以免加重出汗而伤阴津；阳虚里寒者，忌用寒凉药，以免再伤阳生寒；阴虚内热者，慎用苦寒清热药，以免苦燥伤阴；脾胃虚寒、大便稀溏者，忌用苦寒或泻下药，以免再伤脾胃；阴虚津亏者，忌用淡渗利湿药，以免加重津液的耗伤；火热内炽和阴虚火旺者，忌用温热药，以免助热伤阴；妇女月经过多及崩漏者，忌用破血逐瘀之品，以免加重出血；脱证神昏者，忌用香窜的开窍药，以免耗气伤正；邪实而正不虚者，忌用补虚药，以免闭门留邪；表邪未解者，忌用固表止汗药，以免妨碍发汗解表；湿热泻痢者，忌用涩肠止泻药，以免妨碍清热解毒、燥湿止痢。如麻黄性味辛温，功能发汗解表、散风寒，又能宣肺平喘利尿，故只适宜于外感风寒表实无汗或肺气不宣的喘咳，而对表虚自汗及阴虚盗汗、肺肾虚喘则应禁止使用。又如黄精甘平，功能滋阴补肺、补脾益气、主要用于肺虚燥咳、脾胃虚弱及肾虚精亏的病证。但因其性质滋腻，易助湿邪，因此，凡脾虚有湿、咳嗽痰多以及中寒便溏者则不宜服用。所以除了药性极为平和者无须禁忌外，一般药物都有证候用药禁忌，其内容详见各论中每味药物的“使用注意”部分。

2010 年版《中华人民共和国药典》中有关药物证候禁忌的规定如下：

大皂角：咯血、吐血患者忌服。

猪牙皂：咯血、吐血患者禁用。

大黄：月经期、哺乳期慎用。

天仙子：心脏病、心动过速、青光眼患者禁用。

天仙藤：肾功能不全者禁用。

马兜铃：肾功能不全者禁用。

亚麻子：大便滑泻者禁用。

华山参：青光眼患者禁服；前列腺重度肥大者慎用。

肉桂：有出血倾向者慎用。

朱砂：肝肾功能不全者禁用。

没药：胃弱者慎用。

乳香：胃弱者慎用。

青葙子：本品有扩散瞳孔作用，青光眼患者禁用。

青叶胆：虚寒者慎服。

苦楝皮：肝肾功能不全者慎用。

茺蔚子：瞳孔散大者慎用。

闹羊花：体虚者禁用。

油松节：阴虚血燥者慎用。

洋金花：外感及痰热咳喘、青光眼、高血压及心动过速患者禁用。

银杏叶：有实邪者忌用。

黑种草子：热性病患者禁用。

蜂胶：过敏体质者慎用。

（肖卫红）

第五节　中药的用法用量

自古就有“中医不传之秘在于量”之说。我国各种中医药参考书记载的中药用量不统一，《中华人民共和国药典》的用量范围与临床也存在一定的差距，临床上常常出现超出药典用量的现象，这与药材品种、产地、季节、加工炮制，不同的用法，患病群体的体质差异，药物之间的相互作用等因素密切相关。随着时代的变迁，生活和社会条件的变化，环境的变化，药材来源的不同，疾病谱的改变，中药饮片产生疗效的用量也在发生着变化，中药饮片用量的科学性、合理性，不仅对中医临床疗效至关重要，而且与中药资源的可持续利用、中药不良反应或毒副作用紧密相关。中药饮片用量不统一、不规范的问题已成为制约中医临床疗效的瓶颈之一，影响了中医的发展。

一、中药饮片的用法用量

中药饮片的用量是指处方中每味药物的剂量，是处方的一个重要组成部分。在方剂中，每一味药使用的剂量并不是固定不变的，而是要根据患者的证候情况随时调整，但并不是无章可循。因此，调配处方时必须注意审核用量是否正确，有无笔误等，发现问题要与医师联系解决。常用药物的剂量一般可从以下几个方面的使用原则进行考虑。

（1）一般药物就质地而论，质地疏松的药材，如花、叶、全草之类，其药物成分容易被煎出，剂量不宜过大；质地重实的药材，如矿物、贝壳类，其药物成分不易被煎出，剂量相应要大些。从气味上比较，芳香走散的药物剂量宜小；味厚滋腻的药物剂量可大些。过于苦寒、辛热的药物用多了易伤脾胃和伤阴耗气，不宜量大久服。就药物的新陈而言，新鲜药材，如鲜地黄、鲜芦根、鲜石斛、鲜茅根等，应考虑药材本身所含水分，剂量应大些。

（2）同样的药物入汤剂的剂量比入丸散的剂量要大，复方配伍比单味药使用剂量要小。

（3）根据年龄的不同，青壮年患者用药剂量可适当大些；老年人用药剂量应减少；婴幼儿按年龄或体重比例换算使用，减少剂量。

（4）疾病初起或体质较强的患者用药剂量可大些，体弱久病的人用药剂量要适当减少。

（5）常见临床处方药物每剂一般用量

1）一般药物：干燥饮片用量 9～10g，如黄芩、川芎、苍术等；新鲜药物的用量 15～30g，如鲜生地、鲜芦根、鲜茅根等。

2）质地较轻的药物：干燥饮片用量 1.5～3g，如木蝴蝶、细辛、灯心草等；或 3～4.5g，如九节菖蒲、九香虫、水蛭、干姜、肉桂等。

3）质地较重的药物：干燥饮片用量 10～15g，如生地、熟地、何首乌等；或 15～30g，如石膏、石决明、龙骨、磁石等。

4）其他用量表示：如蜈蚣 1 条；生姜 3 片；鲜竹沥 15ml 等。此外，一些贵重药一般用量也比较小，如牛黄 0.1～0.3g，麝香 0.03～0.01 等。

总之，中药的临床用量多寡虽非“不传之秘”，但的确是历代医家临床经验的宝贵结晶。一张处方中每一味中药剂量的确定具有很强的技巧性，与临床疗效的关系十分密切。纵观历代医案，对同一患者，用同一张药方，甲医用之无效，而乙医对其中某药稍作增减，其效立显之例，屡见不鲜。可见临证处方用药不可随心所欲，否则轻则影响疗效，重则因药致病。正因为如此，对调剂人员的要求必须十分严格。如果调剂人员操作时粗枝大叶或变更某些药物的剂量，那么方剂的治疗范围、功能主治、禁忌等均可随之改变。例如，同为枳实和白术两药组成的枳术汤和枳术丸，前者枳实用量倍于白术，以消积导滞为主；后者白术用量倍于枳实，以健脾和中为主。又如小承气汤和厚朴三物汤，同为大黄、枳实、厚朴三药组成，只因各药用量不同，方剂名称、功能主治也均不相同。前者大黄用量重于厚朴，故偏重于泻热通便；后者厚朴用量重于大黄，故长于行气消胀。由此可见，在调剂中必须遵循处方的用量原则，才能确保临床疗效。

为加强中药饮片管理，保障人体用药安全、有效，根据《中华人民共和国药品管理法》等法律，国家中医药管理局和原卫生部于 2007 年制定了《医院中药饮片管理规范》（国中医药发〔2007〕111 号），其中第二十九条规定中药饮片调剂人员在调配处方时，应当按照《处方管理办法》和中药饮片调剂规程的相关规定进行审方和调剂。对存在“十八反”、“十九畏”、妊娠禁忌、超过常用剂量等可能引起用药安全问题的处方，应当由处方医师确认（“双签字”）或重新开具处方后方可调配。

中药饮片主要是用于制作中药汤剂，中药汤剂的用法包括煎法和服法，两者同等重要，用法的恰当与否，对临床疗效有着直接的影响。

二、毒、麻中药的用法用量

历代本草书籍中，常在每一味药物的性味之下，标明其“有毒”“无毒”。“有毒无毒”也可简称为“毒性”，也是药物性能的重要标志之一，它是确保用药安全必须注意的问题。由于中药毒性与其治疗作用有关，因此，有毒中药仍为临床常用之品，毒性仍属于中药性能理论之一。同一味中药剂量不同，尤其是有毒中药，则其产生的疗效和不良反应不同。然而近年来，中药处方用量存在普遍偏大的趋势。同时，中药不良反应报道呈上升趋势，其中主要是由于超剂量使用所致。

因此正确认识药物毒性，对于治疗用药有重要的意义。“毒药”作为中药内容之一，有广义与狭义之分。广义毒药是一切药物的总称。如金元医家张子和曰：“凡药皆有毒也，非止大毒、小毒谓之毒。”张景岳《类经》也言：“药以治病，因毒为能，所谓毒药，以气味之有偏也。”药物偏性即为毒性。“以偏纠偏”可治病，“用之不当”则伤人。李时珍曾说过：“用之得宜，皆有功力，用之失宜，参术亦能为害。”狭义毒药指治疗量与中毒量十分接近，治疗作用峻猛强烈，易引起中毒的药物，本书所言之毒药，即为狭义之毒，也是《中华人民共和国药典》2010 年版中标有“毒”的药物，使用时需谨慎。

国家中医药管理局和原卫生部于 2007 年制定的《医院中药饮片管理规范》（国中医药发［2007］111 号），其中第三十二条规定调配含有毒性中药饮片的处方，每次处方剂量不得超过二日极量。对处方未注明“生品”的，应给付炮制品。第三十三条规定罂粟壳不得单方发药，必须凭有麻醉药处方权的执业医师签名的淡红色处方方可调配，每张处方不得超过三日用量，连续使用不得超过七天，成人一次的常用量为每天 3 ~ 6g。《中华人民共和国药典》2010 年版中标有“毒”药物的用量见表 23 - 3。

表 23 - 3　有毒中药饮片内服限量表

品名	最高限量（g）	品名	最高限量（g）
丁公藤	6	制吴茱萸	5
九里香	12	硫黄	3
三棵针	15	艾叶	9
干漆	5	艾叶炭	9
土荆皮	外用适量	蛇床子	10
千金子	2	苦楝皮	6
飞扬草	9	香加皮	6
小叶莲	9	酒蕲蛇	9
天仙子	0.6	南鹤虱	9
生天南星	外用生品适量	绵马贯众	10
制天南星	9	绵马贯众炭	10
木鳖子	1.2	金钱白花蛇	5
生巴豆	外用适量	雄黄	0.1
两头尖	3	华山参	0.2
两面针	10	红粉	只可外用，不可内服
北豆根	9	米炒斑蝥	0.06
生白附子	外用生品适量	制马钱子/马钱子粉	0.6
制白附子	6	醋芫花	3，研末吞服 0.9
白屈菜	18	红大戟	3
生半夏	内服一般炮制后使用，外用适量	洋金花	0.6
地枫皮	9	蟾酥	0.03
黑顺片	15	醋甘遂	1.5
生川乌	一般炮制后用	苦木	枝 4.5，叶 3
制川乌	3	金铁锁	0.3
生草乌	一般炮制后用	京大戟	3
制草乌	3	闹羊花	1.5

续　表

品名	最高限量（g）	品名	最高限量（g）
生水蛭	3	草乌叶	1.2
烫水蛭	3	蜜罂粟壳	6
白果仁	10	鹤虱	9
炒牵牛子	6	轻粉	0.2
鸦胆子	2	急性子	5
全蝎	6	臭灵丹草	15
土鳖虫	10	狼毒	熬膏外敷
蜈蚣	5	商陆	9
朱砂	0.5	紫萁贯众	9
炒苦杏仁	10	蓖麻子	5
大皂角/猪牙皂	1.5	翼首草	3
仙茅	10	山豆根	6
炒苍耳子	10	炒蒺藜	10
川楝子	10	重楼	9

三、中成药的用法用量

中成药作为药物，在临床应用过程中也应具备“安全、有效、经济、适当”4个基本要素，同时还应认识到中成药是在中医药理论指导下应用的，其和化学药品理论体系不同，在临床使用过程中还应充分继承传统中医辨证论治的精髓，同时还应摒弃“中药没有副作用”、“有病治病、无病强身”的错误认识，从中成药临床应用应遵循的指导原则、中成药的不良反应、使用禁忌、配伍应用等方面加强对中成药合理应用的认识。

为加强对中成药的临床应用管理，提高中成药应用水平，国家中医药管理局会同有关部门组织专家制定了《中成药临床应用指导原则》（以下简称《指导原则》）。《指导原则》由四部分组成，第一部分为中成药概述；第二部分为中成药临床应用基本原则；第三部分为各类中成药的特点、适应证及注意事项；第四部分为中成药临床应用的管理。其中中成药临床应用基本原则是《指导原则》的核心，重点指出中成药临床应用应遵循以下原则。

（一）辨证用药

依据中医理论，辨认、分析疾病的证候，针对证候确定具体治法，依据治法，选定适宜的中成药。

（二）辨病辨证结合用药

辨病用药是针对中医的疾病或两医诊断明确的疾病，根据疾病特点选用相应的中成药。临床使用中成药时，可将中医辨证与中医辨病相结合、西医辨病与中医辨证相结合，选用相应的中成药，但不能仅根据西医诊断选用中成药。

（三）剂型的选择

应根据患者的体质强弱、病情轻重缓急及各种剂型的特点，选择适宜的剂型。

（四）使用剂量的确定

对于有明确使用剂量的，应勿超剂量使用。有使用剂量范围的中成药，老年人使用剂量应取偏小值。理想的剂量要求有最好、最大的疗效，最小的不良反应。临床应用过程中成药的用量还要根据患者的年龄、体质、病程、发病季节等具体情况全面考虑。老年人一般气血渐衰，对药物耐受力较弱，特别是作用峻烈的药物易伤正气，应适当低于成人量。小儿1岁以上可用成人量的1/4，2~5岁儿童用成人量的1/3，5岁以上用成人量的1/2。体弱患者不宜用较大剂量，久病者应低于新病者的剂量。老人及身体极度衰弱者用补药时，开始剂量宜小，逐渐增加，否则因药力过猛而使病者虚不受补。凡病势重剧者药量宜大，以增强疗效；病势轻浅者用药量宜小，以免伤正气。此外，在确定用药量时，对南北水土不同、生活习惯及职业等因素都应予以考虑。

（五）合理选择给药途径

能口服给药的，不采用注射给药；能肌内注射给药的，不选用静脉注射或滴注给药。

（六）使用中药注射剂还应做到

用药前应仔细询问过敏史，对过敏体质者应慎用；严格按照药品说明书规定的功能主治使用，辨证施药，禁止超功能主治用药；中药注射剂应按照药品说明书推荐的剂量、调配要求、给药速度和疗程使用药品，不超剂量、过快滴注和长期连续用药；中药注射剂应单独使用，严禁混合配伍，谨慎联合用药；对长期使用的，在每疗程间要有一定的时间间隔；加强用药监护，用药过程中应密切观察用药反应，发现异常，立即停药，必要时采取积极救治措施；尤其对老人、儿童、肝肾功能异常等特殊人群和初次使用中药注射剂的患者应慎重使用，加强监测。

中药注射剂是中成药的一种特殊剂型，为着重加强对中药注射剂的管理，原卫生部、国家食品药品监督管理局、国家中医药管理局还联合发布了《关于进一步加强中药注射剂生产和临床使用管理的通知》，并提出了中药注射剂临床使用基本原则以加强教育和引导。为进一步促进中药注射剂的合理使用，提高临床疗效，保证患者的用药安全，国家中医药管理局医政司、中华中医药学会临床药理专业委员会还组织有关专家编写了《中药注射剂临床应用指南》，这是中西医临床应用中药注射剂的权威指南。

（高可新）

第六节　中药的调剂

中药调剂根据所调配中药的性质不同，分为中药饮片调剂和中成药调剂。中药饮片调剂是根据医师处方要求，将加工合格的不同中药饮片调剂成可供患者内服或外用的汤剂的过程。中成药调剂是根据医师处方调配各种中成药，或根据患者的轻微病症来指导患者购买中成药非处方药的过程。

一、中药饮片处方的调剂程序及注意事项

中药饮片调剂工作是中药药事工作的重要组成部分，也是中药经营企业经营业务活动的重要组成部分。中药饮片调剂工作是一项专业性、技术性很强的工作，调剂工作质量的好坏

直接关系到患者生命的安危。中药饮片调剂按工作流程分为审方、计价、调配、复核和发药五个环节。

（一）审方

审方是调剂工作的第一个关键环节，调剂人员不仅要对医师负责，更要对患者用药的安全有效负责。只有确认拿到的是内容完整准确、书写清楚的处方，才能进行计价和调配，以减少差错。

（1）收方后必须认真审查处方各项内容，对处方的前记、正文和医师签章等逐项加以审查，如患者姓名、性别、年龄、住址或单位、处方日期、医师签字等是否填写，药品名称、规格、剂量、剂数、脚注等是否正确。

（2）对不符合规定者要与处方医师联系，也可使用一种“处方退改笺”，在其中说明需要更正和协商的内容，连同原处方同时交给患者，经医师修正后方可调配。

如发现处方中名称或剂量字迹不清时，不可主观猜测，以免错配；发现有配伍禁忌、超剂量用药、超时间用药、服用方法有误、毒麻药使用违反规定等方面的疑问或临时缺药，都应与处方医师联系，请处方医师更改或释疑后重新签字，否则可拒绝计价和调配。

（3）审方人员无权涂改医师处方。

（二）计价

计价是医疗单位或药品经营单位收费的依据，关系到医疗单位和药品经营单位的信誉、经济核算及患者的经济利益，必须做到准确无误。由于目前大多数医院采用计算机管理系统由专门收费人员进行计价工作，因此可省去调剂人员此项工作程序。

（三）调配

调配是调剂工作的主要环节，专业技术性强，劳动强度大，调剂人员应有高度的责任感。为达到配方准确无误，要注意以下几方面：

（1）中药饮片装斗时要清斗，认真核对，装量适当，不得错斗、串斗。

（2）调剂用计量器具根据处方药品的不同体积和重量，选用相应的衡器，一般选用克戥或电子秤。称取贵重药和毒性药时要选用毫克戥或天平。应当按照质量技术监督部门的规定定期校验，不合格的不得使用。

（3）中药饮片调剂人员在调配处方时，应当按照《处方管理办法》和《中华人民共和国药典》及有关规定进行再次审方，对处方中有无配伍禁忌药、妊娠禁忌、证候禁忌、需特殊管理的毒性药或麻醉药，超过常用剂量等可能引起安全问题的处方进行审核，如出现问题，应当由处方医师确认（“双签字”）或重新开具处方后方可调配。

（4）有次序调配，防止杂乱无章。急诊处方随到随配；婴幼儿及高龄老人给予提前照顾；其他处方按接方先后顺序调配。装药的药柜、药屉、大包装盒（箱）等用后立即放回原处。

（5）调剂人员对所调配的饮片质量负有监督的责任，所调配的饮片应洁净、无杂质，符合药典或地方的炮制规范，如发现发霉变质或假冒伪劣等质量不合格饮片应及时向有关责任人提出，更换后才可继续调配。注意遵从当地不同炮制品种的处方应付药味。并开药应分别称取。

（6）为便于复核，应按处方顺序调配，间隔摆放，不可混成一堆。

（7）一方多剂时应按等量递减、逐剂复戥的原则分剂量，每一剂的重量误差应当在5%以内。

（8）需先煎、后下或包煎等特殊处理的饮片，不论处方是否有脚注，都应按调剂规程的要求处理（应分剂单包，注明用法后与其他药一并装袋）。有鲜药时应分剂另包，以利患者低温保存。

（9）一张处方不宜两人共同调配，防止重配或漏配。

（10）含毒麻药处方的调配按《医疗用毒性药品管理办法》《麻醉药品、精神药品管理条例》的有关规定执行。

（11）调配完毕后，应按处方要求进行自查，确认无误后签字，交复核人员复核。

（四）复核

复核是调剂工作的把关环节，中药饮片调配后，必须经复核后方可发出。二级以上医院应当由主管中药师以上专业技术人员负责调剂复核工作，复核率应当达到100%。复核时除对所调配药品按处方逐项核对外，对处方的内容也要逐项审查。

（1）调配完毕的药品必须经复核人按处方要求逐项复核，发现错味、漏味、重味，重量有误或该捣未捣，需临时炮制而未炮制的饮片等应及时纠正。

（2）检查是否已将先煎、后下、包煎、烊化等需特殊处理的饮片单包并注明用法。贵重药和毒性药是否处理得当。

（3）发现有与调剂要求不符的情况时，要及时请原调剂人员更改。复核无误后在处方上签字，包装药品。包装袋上应写清患者姓名和取药号。包装时注意外用药要有外用标志，先煎、后下等特殊处理的中药要放在每一包的上面，以便发药人员提请患者注意。将处方固定在药包上。

（五）发药

（1）认真核对患者姓名、取药凭证和汤药剂数。

（2）向患者交代用法、用量、用药禁忌或饮食禁忌，特别要注意需特殊处理的中药的用法、是否有自备药引、鲜药的保存等。

（3）回答患者提出的有关用药问题：常用中药饮片名称、用量、毒性、特殊煎法、配伍禁忌及注意事项。

二、中成药调剂注意事项

中成药是中医药学的重要组成部分，调剂中成药仍应遵从《中华人民共和国药品管理法》《处方管理办法》《中华人民共和国药典》等有关规定。调剂时需注意以下内容：

1. 审方　调剂人员接到医师处方后，先审查处方，包括医师签名，患者姓名、性别、年龄、住址，药物名称、剂量、数量、剂型、用法用量、配伍禁忌、交费与否等内容，无误后再进行调配。如处方内容有疑问，应与处方医师联系，修改、确认后方可调配。急诊处方优先调配。住院患者除上述内容外，还应核对患者所属科室，服药起止日期。

2. 配方

（1）配方时应细心、准确按处方配药，调配零散药品时，应在药品包装袋上注明药品名称、数量、剂量、用法用量。核对无误后在处方上签字交复核发药人。

（2）一张处方不得两人共同调配，以防重配、漏配。

（3）若有短缺药品应及时通知库管人员。

（4）药师在完成处主调配时，应当在处方上签名。

3. 复核　复核人员接到调配好的药品和处方后，应核对患者姓名、单位或住址，对住院患者应核对患者姓名、所在科室；核对处方与调配好的药品名称、规格、数量是否相符，零散药品包装袋上书写的药品名称、剂量、数量、用法用量是否正确。无误后在处方上签名，发药。发药时应向取药人说明使用方法和服用注意事项。

（高可新）

第二十四章　中药煎药及临方炮制

中药汤剂是最能体现中医辨证论治，以人为本的中药剂型，也是最符合现代临床医药学所要求的个体化给药的特征。煎药是中药汤剂进入临床的最后环节，其工作质量和药品质量对中药临床疗效产生直接的影响，关系到患者用药的安全有效。而一些特殊的煎煮方法往往是为满足一些特殊性质的药物或不同患者的个体化需要而设立的。中药饮片的临方炮制，指医师开具处方时，根据药物性能和治疗需要，要求中药店或医院中药房的调剂人员按医嘱临时将生品中药饮片进行炮制操作的过程，简称"临方炮制"，又称"小炒"。临方炮制是根据不同患者的个体化给药需要而设立的，同时也能利于药物煎出有效成分，提高煎药质量，发挥药物疗效。因此，我们认为中药煎药和临方炮制也是中药临床药学工作的重要内容。

第一节　概述

一、中药煎服及临方炮制与中药临床药学的关系

中药煎煮、服药方法及临方炮制是中医药传统、独特而有别于现代医学的内容，也是中药临床药学的特色内容，这三方面对于体现中医的辨证论治特点和中医药的个体化医疗服务以及更好地发挥中医药的临床疗效、减少不良反应有着重要的意义，也是中药临床药学工作中最具中医药特色的个体化给药服务组成部分。中药临床药师在熟悉中医药基本理论的基础上，要熟练掌握中药煎煮、服药方法及临方炮制方面的具体内容和要求，在临床工作中，为中医师及护士提供中药方面的技术支持，指导患者合理使用中药，与医师、护士及患者建立良好的关系，为提高患者使用中药治疗的依从性和中药临床药学服务的整体质量，提高中药临床疗效和降低中药不良反应发挥积极作用，从而体现中药临床药师的价值。

（一）中药煎煮与中药临床药学

中药汤剂是中医临床应用最早的一种剂型，由于其制备简便，加减灵活，奏效迅速，特别适应中医辨证施治的需要，因此，目前临床应用非常广泛，然而正确掌握中药煎煮法是保证中药安全和有效的重要环节，如煎煮不当则往往达不到预期的临床效果，造成"病准、方对、药不灵"的后果，或出现中药的不良反应甚至危及患者的生命。历代医家对汤剂的煎煮方法都十分重视。《伤寒杂病论》中大部分汤剂都详尽地交代了煎煮方法及注意事项，说明医圣张仲景是非常重视中药煎煮法的。明代李时珍说："凡服汤药，虽品物专精，修治如法，而煎药者，鲁莽造次，水火不良，火候失度，则药亦无功。如剂多水少，则药不出，剂少水多，又煎耗药力也。"清代名医徐灵胎说："煎药之法最宜深究，药之效不效全在乎此，夫烹饪禽、鱼、羊、牛，失其调度，尚能损人，况药专主治病，而不讲乎。"可见正确掌握药物煎煮法，直接关系到中药的临床疗效和安全性，只有掌握正确的煎药方法，才能提高汤剂的质量，发挥临床疗效，降低药物不良反应。

首先，中药汤剂的质量与选用的煎药器具有十分密切的关系，因具有受热均匀、散热慢、化学性质稳定、价廉等优点，一般首选陶器、砂锅为煎药器具；把需“先煎”“后下”“烊化”“冲服”等特殊药物分别处理，以减少挥发性物质的损失和有效成分的分解、破坏，提高汤剂的质量，确保疗效；需掌握适当的火候和时间，煎药火力的强弱，直接影响汤剂成分的煎出，火力过强，水分很快被蒸发，药物成分不易煎出，而且药物易于煎焦煳，药液易于煎干，而火力过弱，煎煮效率低，药物的有效成分不易煎出；煎药的时间也不是越长越好，时间过短，中药的有效成分不能完全煎出，达不到治疗作用，时间过长，部分成分可能被破坏，不利于中药临床疗效的发挥。而对于毒性中药则要求久煎以降低毒性，若煎煮时间不够，毒性成分未被破坏，则有可能导致患者出现中毒。因此，掌握合理的煎药方法并应用于指导患者用药是对中药临床药师的基本要求。

煎药时应严格掌握操作规程，保证汤剂煎煮质量，进而保证中医临床疗效。药学工作者，要提高自身素质，本着对患者高度负责的精神，严格遵守煎药操作规程。传统煎药方式已难以满足现代人快节奏、高效率的生活模式要求。随着科学技术的发展，出现了多种新型的煎药方式，如煎药机煎煮法、远红外煎煮法、微波煎煮法等，现在药店和医疗机构应用广泛的是煎药机煎煮法，具有省时、方便、卫生、煎药效率高等优点。然而，目前关于传统砂锅和煎药机煎煮法制备汤剂的比较研究还很薄弱，两种煎煮法汤剂质量与疗效上的差异目前还不是十分清楚，很多患者甚至包括医师对煎药机煎药法还持怀疑态度。因此，中药临床药师有必要应用现代研究方法和技术，对煎药机中药煎煮法进行多方面的研究，以期为患者提供更符合现代生活节奏的高效的中药煎煮方法。

（二）中药汤剂服用方法与中药临床药学

中药汤剂服用方法包括多方面的内容：服药温度，一般汤剂均宜温服，特殊情况可冷服或热服；汤剂的服用方法及用量也是有讲究的；患者服药期间，与某些食物不宜同时进服，需“忌口”；服药时间，必须根据患者病情和药性的不同而具体确定等，这些既是中药汤剂服用方法中的重点，也是充分体现中药临床药学中个体化给药服务的特色。适时服药是充分发挥药物疗效的重要条件，也是中药临床药学的重要方面。中药汤剂治病的效果，除与药物的处方、调配、中药本身及制备质量等有关外，还与服用时间的选择有关。但是目前在临床上中药的服药时间未能引起足够重视，存在服药时间交代不明确的问题，且中药的服法几乎千篇一律：汤剂头煎、二煎合并分 2 次服。为维持一定的体内药物浓度和适应人体机能昼夜节律变化的规律，提高疗效和减少毒副反应，应根据药性和病情的不同，合理选择服药时间。这些都是与中药临床药学密切相关的，是值得我们中药临床药师关注和掌握的。

我国历代医家在总结和发展药物方剂知识的同时，对用药方法包括服药时间、次数等方面也很重视，积累了丰富的经验。根据《内经》的人与天地相应理论，即“人与天地相参也，与日月相应也”，中医药学家在长期的医疗实践中发现疾病的发生发展，治疗服药均不同程度显示出时间上的规律性。《灵枢·顺气一日分四时》说：“朝则人气始生，故旦慧；日中人气长，长则胜邪，故安；夕则人气始衰，邪气始生，”这是对病理时间节律性的论述。《素问·脏气法时论》曰：“肝主春，肝若急，急食甘以缓之；心主夏，心若缓，急食酸以收之；脾主长夏，脾若湿，急食蕨以燥之；肺主秋，肺若气上逆，急食苦以泄之；肾主冬，肾若燥，急食辛以润之。”强调治病用药“必知天地阴阳，四时经纪”，“合人形以四时五行而治”。张仲景在《伤寒论》中也有规定给药时间的明确论述，如桂枝汤半日许令三服；理中汤白日三服，夜里三服；在治疗咳逆上气，时时吐浊，坐不得眠，用皂荚丸时，规定日三夜一服；十枣汤宜在平旦服，即早晨正值阳气升发之时，使药力顺势散饮逐水湿。近代时间治疗学研究表明，某一种药物在一天当中有最佳服药时间。选时服药可发挥其最佳疗效，这是因为选时服药，顺应人体生物钟变化，能充分利用人体积极的抗病因素增强药力，同时还可诱导紊乱的人体节律恢复正常，从而达到治疗目的。

病情与药性不同，服药时间也不相同。古人对此也有相关论述。《神农本草经》中记载："病在胸膈以上者，先食后服药。病在心腹以下者，先服药而后食。病在四肢血脉者，宜空腹而在旦。病在骨髓者，宜饱满而在夜。"卢绍庵《一万社草》又为之发挥说："病在上，频而少，食后服；病在下，顿而多，食前服。"《汤液本草》中记载："药气与食气不欲相逢，食气消则服药，药气消则进食。"所谓食前食后盖有义在其中也。历代医药文献中对某些方剂的特殊服法也有详细的叙述。这些古人的积累，甚为可贵，对于今天来讲，仍具有指导意义。

汤剂与食物不宜同时服用，两者必须间隔一段时间，因此一般汤药皆选在两餐之间服食，即上午九至十点，下午三至四点各服一次，如须服用三次，可在临睡前再加服一次。但是近代时间治疗学研究表明，某一种药物在一天当中有最佳服药时间，且中药辨证论治，变化灵活，如何掌握具体方药的服用时间，就要根据药物性质，不同病情和人体饮食规律等作具体的分析。如安神药应在临睡前服，滋补药宜在饭后服用，对胃肠道有刺激的药物应在饭后服用，治疟药应在疟疾发作前2~3小时服等。一剂中药，一般一天服2次，而病情危重时可隔4小时左右服用一次，昼夜不停，使药力持续，利于顿挫病势。而在应用泻下、发汗等药物时，若药力较强，要注意患者个体差异，一般以泻下、得汗为度，适可而止，不必尽剂，以免太过，损伤正气。但这仅是一般的规律，中药临床药师应重视传统的中医用药理论，也要结合现代药物科学知识，在患者辨证施治的基础上，因人、因病具体分析，提出患者正确的服药方法，以指导患者合理服用中药。

（三）中药临方炮制与中药临床药学

临方炮制是医师在开具处方时，根据药物性能和患者病情治疗需要。要求中药店或医疗机构中药房的调剂人员按医嘱，临时将生品中药饮片进行炮制的操作过程，具体的操作规范在《中国药典》及《中药炮制规范》上均有明确规定。临方炮制最主要的是能满足患者个体化治疗的需要，同时还有利于保存药物的药性，便于中药饮片的贮藏、炮制、调剂、制剂、鉴别，有利于煎出其有效成分、提高煎药质量、提高药效，适应临床治疗需求，满足中医临床治疗方案多样化和个性化给药的需求。

中药临方炮制作为中药炮制的一项分支，及其对中药炮制技术的灵活应用，为中医治疗方案多样性和个性化给药提供了技术支持。中医历来讲究辨证论治，因病施治，随方加药，强调以个体为主，对饮片的品种和炮制方法也提出了较高的要求。如吴茱萸炒黄连，目的是抑制黄连苦寒之性，增强泻肝降逆之功。这些因临床要求特殊炮制的品种中药饮片厂无法全部备齐供应，不能满足治疗用药需要；一些酒制、醋制、盐和蜜制的中药饮片往往处方用药量不大，且贮藏和保管上存在难度。如酒和醋易挥发，盐制易潮解，蜜制品易虫蛀变质，大规模生产会造成浪费，因此采用临方炮制的方法，一可以保证饮片质量，二可满足广大患者病情的需要。同时，常用中药的炮制品规格较多，每种中药少则2~3种炮制品舰格，多的甚至超过5个炮制品规格。如黄连有姜汁拌、吴茱萸拌、酒炒、醋炒、盐水炒等炮制方法；

大黄有生大黄、酒大黄、熟大黄、大黄炭、醋炒、盐水炒等炮制方法。同种中药经不同的炮制方法炮制后，治疗作用各有偏重。这就为临床用药提供了多样选择的可能，为中医治病提供了丰富的治疗手段，从而充分发挥中医个性化治疗疾病的优势。如：同为白虎汤，吴鞠通用于治太阴温病，方中甘草要求生用，而张仲景治伤寒传经热邪的白虎汤，尽管为清泄剂，甘草却要求炙用。药味一样，由于炮制方法的改变，用途完全改变。此外，还有某些特殊或珍贵的中药不适合大批量常规炮制，也可采取临方炮制的方法。

但是目前由于多方面的原因，绝大部分药店和医疗机构的临方炮制工作已经停滞，甚至不再开展。现在药店和医疗机构用的中药饮片绝大多数是由中药饮片厂提供，而饮片厂的炮制工作大多是大规模生产，由非专业技术人员操作，而中药临方炮制是由经过培训的药师对炮制质量和流程进行把关，能使中药饮片的炮制质量得到有力保障。因此，医院中药房要充分认识中药调配临方炮制的重要性和必要性，加强中药调配人员的业务知识学习，增强临方炮制技能，从服务患者、提高临床用药安全有效的角度出发，不仅要配置所需临方炮制的设备，而且应该根据医嘱确实进行临方炮制。

中药临床药学是中医和中药沟通的桥梁，是中医疗效发挥的重要保障。中药临床药学工作者不但自身要熟练掌握中药煎煮方法，严格按照煎煮规范操作，为患者提供质量可靠的汤剂，熟知临方炮制技巧，满足中医临床治疗方案多样化和个性化给药的需求，而且要向医师和患者积极进行中药煎服及临方炮制等方面的宣教，确保中药临床应用的安全和有效。

二、煎药室、临方炮制室基本条件

（一）煎药室的基本条件

1. 煎药室位置及面积　中药煎药室（以下称煎药室）应当远离各种污染源，周围的地面、路面、植被等应当避免对煎药造成污染。煎药室的房屋和面积应当根据本医疗机构的规模和煎药量合理配置，应当宽敞、明亮，地面、墙面、屋顶应当平整、洁净、无污染、易清洁。

2. 煎药室布局设计　煎药室应该进行科学、合理的分区。按煎药流程，主要分为生活区和工作区。工作区包括：待煎中药储药区、登记区、煎煮区、清洗区、消毒区。煎煮区又分为：内服药煎煮区、外用药煎煮区、煎药机煎煮区。区域之间有一定的活动空间，设备与设备之间有一定的间隔。此外，应当配备有效的通风、除尘、防积水以及消防等设施，各种管道、灯具、风口以及其他设施应当避免出现不易清洁的部位。

3. 煎药室设备及器具　煎药室应当配备完善的煎药设备设施，并根据实际需要配备储药设施、冷藏设施、煎药用具（煎药机或煎药锅）、包装机（与煎药机相匹配）、饮片浸泡用具、冷藏柜、储物柜以及量杯（筒）、过滤装置、计时器、贮药容器、药瓶架等。煎药容器应当以陶瓷、不锈钢、铜等材料制作的器皿为宜，禁用铁制等易腐蚀器皿。内服汤剂、外用汤剂应该采用不同的容器，以便区分。储药容器应当做到防尘、防霉、防虫、防鼠、防污染。用前应当严格消毒，用后应当及时清洗。

（二）临方炮制室基本条件

临方炮制工作室一般应设在医院药库或药房附近，以便领取药料，随时加工。室内应保持清洁干燥，不起尘，空气流通，无污物积水。炒炙因多采用火制法，室内应具备通风装置和排烟污设备。

临方炮制室内的炮制工具一般以传统操作工具为主，包括切药铡刀、片刀、竹压板、棕刷、碾床、陶罐、炒药锅、蒸锅、蒸笼、槟榔钳、蟹钳、簸箕、竹筛、马尾箩筛、乳钵、冲筒等。

（何爱玲）

第二节　煎药技术管理及煎药方法研究

一、一般汤剂的煎煮方法

（一）器具选择

梁代陶弘景说："温汤勿用铁器。"明代李时珍说："煎药并忌铜、铁器，宜银器瓦罐。"可见，古代医家对于煎药器皿的选择早有研究。煎煮中药宜选用陶器、砂锅、不锈钢器皿、玻璃器皿，这些器皿性质稳定，导热均匀，不易与中药发生化学反应。忌选用铁锅、铜锅、铝锅、铅或有害塑料制品，这些器具易与药物发生化学反应，影响药效。比如铁器化学性质活泼，极易与中药中的鞣质、苷类等起化学变化（如大黄、地榆、首乌、五倍子等），会引起药液变色、改变药物性能、产生毒副作用等。随着科技的发展，人们生活节奏的加快，全自动煎药器应运而生，主要分为家庭自动煎药锅和全自动煎药机。家庭自动煎药锅主要是个人使用，其容量为1～5L不等，保持了传统煎药锅的外形，在底部增加了发热盘，使用电力代替明火煎药；全自动煎药机主要是医疗机构或者药店使用，其容量较大，多采用不锈钢材质。各种煎药器具的优缺点比较参见表24－1。

表24－1　各种煎药器具的比较

分类	优点	缺点
传统的砂锅、瓦罐、搪瓷	1. 导热均匀 2. 化学性质稳定 3. 价格便宜	1. 易碎裂 2. 煎煮过程中容易粘渣，一般需要搅拌，必须有专人看管
家用自动煎药锅	1. 导热性能良好 2. 化学性质稳定 3. 全自动，不需专人看管	1. 易碎裂 2. 需注意用电安全 3. 煎煮时间过长，一般要超过2小时
大型煎药机	1. 省时，省力 2. 煎煮量大，单独包装	1. 煎煮过程不能满足某些特殊药物的煎煮方法，如先煎、后下等 2. 煎出药液颜色偏浅，药效受到质疑

（二）煎药用水、浸泡及加水量

古人在选择煎药用水时非常讲究，张仲景针对不同的疾病，选用甘澜水、白饮、潦水、浆水等，达到更好的疗效。"茯苓桂枝甘草大枣汤"中以甘澜水煎药，甘澜水即流水，利用甘澜水趋下之势，助茯苓利水，治水邪上逆；"五苓散"中以白饮煎药，白饮即米汤，取其甘温之性，达健脾胃、益津气之效；"麻黄连翘赤小豆汤"以潦水煎药，潦水即雨水，取其无根味薄之性，助方中麻黄、杏仁的宣发之力，达散邪的目的；"枳实栀子豉汤"中以浆水煎药，浆水即粟米煮熟浸五、六天之后的水，其性善行，可助宣通化滞以解热；泉水多用于滋阴清热方剂，如百合知母汤、滑石代赭汤、百合鸡子汤和百合地黄汤，即取其养阴清热之性。李时珍《本草纲目》中对水的分类更为详尽，且每种水都有其特殊的性味主治。目前，常用的水主要是自来水、井水或洁净的河水，在煎煮时也可加入醋或酒等混煎。

浸泡药物宜用凉水，而不宜用热水。用开水浸泡中药饮片，会损坏药材细胞壁，影响有效成分的煎出。此外，茯苓、山药、薏苡、芡实等含淀粉、蛋白质较多的药物遇沸水，表面淀粉凝固，水分不易浸入内部，有效成分难以煎出，影响疗效。薄荷、紫苏、广木香、砂仁、豆蔻等，含挥发油及挥发性物质，遇热易挥发，则不仅忌用沸水泡，煎煮时更应后下。

中药浸泡时间，需要根据药材性质而定，叶、茎类药材为主的组方，可浸泡20～30分钟；根、根茎、种子、果实、矿石、化石、贝壳类为主的组方，可浸泡60分钟。时间不宜过久，以免引起药物酶解和霉败。

中药汤剂的煎煮以水为溶媒，汤剂的加水量直接关系到中药有效成分的溶出情况。药少水多，虽然能够增加有效成分溶出量，但汤液得量过大，不宜患者服用；相反，药多水少，会造成“煮不透，煎不尽”，使有效成分不易全部煎出，稍一加热，药汁即干涸，药物受热不均匀，有效成分或因局部高热而被破坏。中药材质地不同，其吸水量差别显著，质地坚硬的药材，如骨角类、贝壳类、矿物类，应少放水；质地坚实的根茎类、种子类药材，含淀粉、黏液质多，吸水量大，宜多放水；质地疏松的饮片，如花、草、叶等，用水量宜大。具体到每剂中药，要根据药材类别的比例放入适当的水。按传统经验第1次煎煮加水至超过药物表面3～5cm为度，第2次煎超过药渣表面1～2cm即可。

（三）煎煮时间及火候

一般药剂宜煎2～3次，头煎时间30～35分钟，二煎时间20～25分钟，如需三煎的，其时间与二煎时间相近，将两次或三次煎液混合后分两次服用。火候主要包括“武火”和“文火”。武火温度高，水分蒸发快；文火火力弱，水分蒸发缓慢。一般药物煎煮，应掌握“先武后文”的原则，先用武火将药物煮沸，沸后用文火保持微沸状态，有利于药物有效成分的煎出。

根据药物性能不同，煎煮火候和时间又略有不同。一般药应先用武火煮沸，头煎煮沸后用文武火交替煎20～25分钟，二煎煮沸后15～20分钟。解表药应用武火速煎，头煎煮沸后再武火煎10～15分钟，二煎煮沸后武火煎10分钟，使“气猛力足”。滋补调理药先用武火煮沸，再用文火慢煎，头煎煮沸后文火煎30～35分钟，二煎煮沸后20～25分钟，如需三煎，煮沸后文火煎15分钟，使药汁浓厚，药力持久。

二、特殊药物的煎煮方法

根据药物的质地，有些药物煎煮方法比较特殊，归纳起来包括：先煎、后下、包煎、另煎、溶化（烊化）、泡服、冲服、煎汤代水。

（一）先煎

1. 含毒性成分的药物　如附子、乌头等，宜先煎45～60分钟，长时间的高温加热，可以使药物中的有毒成分分解、破坏，从而降低毒性，如乌头中的毒性成分乌头碱、中乌头碱，遇水加热易水解成毒性较小的乌头原碱。

2. 有效成分难以溶出的药物　包括滋补类药物，如石斛。石斛的有效成分石斛碱、石斛多糖多在其髓部，久煎可以增加其有效成分的煎出率；矿石、贝壳、角甲类药物，如瓦楞子、水牛角、石决明、石膏、自然铜、牡蛎、龟甲、珍珠母、羚羊角、紫石英、蛤壳、磁石、赭石、鳖甲等，这些药物的有效成分多不易溶于水，久煎可以增加其有效成分的溶出率。

3. 麻黄　麻黄中含麻黄碱、伪麻黄碱，难溶于水，应久煎。

（二）后下

（1）气味芳香含挥发性物质的药物，久煎导致其有效成分挥发，而药效降低，应在其他药物煮沸后5~10分钟放入，如薄荷、青蒿、香薷、木香、砂仁、豆蔻、沉香等。

（2）有效成分受热不稳定的药物，如大黄、番泻叶、杏仁、钩藤、鱼腥草，其中的有效成分久煎失去活性，宜后下。

（3）煎煮时间越长毒性越大的药物，如山豆根中所含的苦参碱－甲基金雀花碱有较强毒性，且其毒性随着煎煮时间的增加，毒性也越大，故煎煮时宜后下。

（三）包煎

（1）细小、质软质轻的植物果实或种子等药材，如菟丝子、葶苈子、蒲黄、马勃、地肤子、蛇床子等。

（2）表面有绒毛的药材，其绒毛对咽喉、消化道有刺激作用，如辛夷、旋覆花、枇杷叶等。

（3）含有黏液质的药物，易沉于锅底，造成煳锅的药物，如车前子、葶苈子等。

（4）矿物质、贝壳类药材打碎后呈细小颗粒状及粉末状的药物，易使汤液浑浊，不利服用的，如滑石、蛤粉、磁石、青黛、灶心土、赤石脂等。

（5）因全蝎与其他药物混煎，其末端锐钩状毒刺易混入汤液，服用时刺激咽部、消化道壁，也宜包煎。包煎材料宜用丝、棉布类、包扎宜宽松，在煎煮过程中需要经常加以搅拌。

（四）另煎

一些贵重药材，为了更好地煎出有效成分及减少有效成分被其他药物吸附引起损失，宜另煎。煎液可以另服，也可以与其他煎液混合服用。如人参、西洋参等。鹿茸、羚羊角等，可以另煎、久煎或搓成细粉调服。

（五）溶化（烊化）

一些胶类、黏性大且易溶的药物，如入汤剂煎煮易黏锅或黏附其他药物，影响煎煮，宜单用水、黄酒将此类药物加热，烊化后，与其他药物的煎液同服；也可直接放入其他药物煎好的药液加热，烊化服用。如阿胶、鹿角胶、龟甲胶、鳖甲胶、鸡血藤胶等。不需加热即易溶于水的药材，如芒硝、玄明粉、蜂蜜、饴糖等可融入汤液服用。

（六）泡服

又称焗服。有效成分容易煎出、含有挥发油、用量又少的药物，可以用开水半杯或将煮好的一部分药汁趁热浸泡，加盖闷润，减少挥发，半小时后，去渣服用。如藏红花、肉桂、番泻叶、胖大海等。

（七）冲服

(1) 有效成分难溶于水的药物，如朱砂、青黛、甘遂等。

(2) 有效成分受热被破坏的药物，如雷丸、鹤草芽、白蔻仁、沉香、檀香、肉桂等。

(3) 动物类贵重药物，用量少，为防止散失，也宜冲服，如麝香、牛黄、珍珠、羚羊角、犀角、猴枣、马宝、鹿茸、蛤蚧、金钱白花蛇、紫河车粉、地龙粉、水蛭粉、玳瑁粉、全蝎粉等。

(4) 贵重的根、根茎类中药，如人参、西洋参、川贝母、三七、天麻等。

(5) 树脂类中药，如琥珀、血竭等。

(6) 根据病情需要，研末冲服可以提高疗效的药物，如花蕊石、白及、大黄、紫珠草、血余炭、棕榈炭、乌贼骨、瓦楞子、海蛤壳、延胡索等。

(7) 一些液体类药物如竹沥、姜汁、藕汁、荸荠汁、鲜地黄汁、梨汁等。

（八）煎汤代水

指将药物单独煎煮，取其上清液代水，再煎煮其他药物。①与其他药物煎煮使煎液浑浊，难于服用的药物，如灶心土等；②质轻、量多、体积大、吸水量大的药物，如玉米须、丝瓜络、金钱草等。

三、汤剂服药时间与方法

（一）服药时间

中医理论认为，人体的活动有很强的时间规律。《素问·生气通天论篇》说："平旦人气生，日中而阳气隆，日西而阳气已虚。"古代的"子午流注"更是集中反映了人体气血流注的时间规律。不同的病症、不同的方药，应该选择在不同的时间服用。

1. 宜饭前服用的汤剂　治疗沉疴痼疾的药物，饭前服用可使药力积留腹中徐徐奏效；健胃、消食药宜饭前半小时服，如大山楂丸、保和丸等；病在胸膈以下，如胃、肝、肾等疾病的汤剂；制酸药，饭前服用可以减少胃酸分泌，并增强对胃黏膜的保护。

2. 宜饭后服的汤剂　对胃肠刺激大的药物，如破瘀消积、活血化瘀类药物；病在胸膈以上者，如眩晕、头痛、目疾、咽痛等。

3. 宜空腹服的汤剂　泻下药物，空腹服用可使药物直接作用于肠道，以利排泻；滋补类药物，宜清晨空腹或睡前半空腹服用，如地黄丸等；驱虫药物空腹服用，药力更佳。

4. 宜清晨用的药物　治疗寒湿病的鸡鸣散宜天亮前服用；涌吐药如常山饮、七宝饮、截疟饮宜清晨服用，因"平旦至日中，天之阳，阳中之阳也，此天气在上，人气亦在上……故宜早不宜夜"。

5. 宜午前服用的汤剂　凡是需要借助人体阳气驱邪的方药，如采用扶阳益气、温中散寒、温阳利水等治法的方药，如金匮肾气丸、右归丸、附子理中丸等，宜于一日之阳气上升之时服用，可凭天时阳旺，阳气充盛之势，增强阳性药物及升发性药物的药效；发汗解表药，此时可顺应阳气升浮之力，驱邪外出，如麻黄汤、桂枝汤、葛根解肌汤、九味羌活汤；益气升阳药，在午前服用可"使人阳气易达"，如补中益气汤、参术调中汤等。

6. 宜午后或傍晚时服用的汤剂　凡是需要借助阴气驱邪的方药，如采用滋阴补血、收敛固涩、重镇安神、定惊息风、清热解毒等治法的方药，如当归地黄汤、诃子散、天王补心丹、黄连解毒汤等，宜于一日之阴气渐长之午后或傍晚服用。张隐安、张令韶认为，泻下药宜于日晡（太阳西下之时，一般是申酉之间）服用。

7. 宜睡前服的汤剂　安神类药物，如朱砂安神丸、酸枣仁汤等。明代医学家王肯堂在《证治准绳》中记载了大量须入夜临卧时服的药，如下蓄血之抵当丸、润肠通便之脾约丸。

8. 宜在疾病发作前服用的汤剂　平喘药，宜在发病前 2 小时服用；截疟药宜在发作前 3～5小时给予。

9. 根据六经辨证确定服药时间　《伤寒论》中对六经病欲解时辰均有详尽的论述：少阳病欲解时，从寅至辰上，也就是寅卯辰（3：00～9：00）；太阳病欲解时，从巳至未上，也就是巳午未（9：00～15：00）；阳明病欲解时，从申至戌上，也就是申酉戌（15：00～21：00）；太阴病欲解时，从亥至丑上，也就是亥子丑（21：00～3：00）；少阴病欲解时，从子至寅上，也就是子丑寅（23：00～5：00）；厥阴病欲解时，从丑至卯上，也就是丑寅卯（1：00～7：00）。按六经辨证分类，三阳经病，宜在天之阳气旺盛的白昼治疗，此时可借助阳经主时之力，使正盛邪退；三阴经病，宜在天之阴气旺盛的黑夜治疗，此时可借助阴经主时之力，使正复邪去。

10. 根据疾病部位确定服药时间　《神农本草经》中记载："病在胸膈以上者，先食后服药；病在心腹以下者，先服药而后食；病在四肢血脉者，宜空腹而在旦；病在骨髓者，宜饱满而在夜。"即上焦疾病宜饭后服药；下焦疾病宜饭前服药；四肢血脉疾病宜晨起空腹服药；病在骨髓宜饭后夜间服药。

11. 根据脏腑功能活动规律确定服药时间　《素问·脏气法时论》记载"肝病者，平旦慧，下晡甚，夜半静……心病者，日中慧，夜半甚，平旦静……脾病者，日昳慧，日出甚，下晡静……肺病者，下晡慧，日中甚，夜半静……肾病者，夜半慧，四季甚，下晡静。"五脏对应五时，其功能活动在一昼夜中呈现出相对旺盛和衰弱的波动。若某脏受损，在其衰弱之时，更应及时诊治，防止疾病加重。清代医学家叶天士根据五脏主时节律来确定治疗法则，如早温肾阳，晚补肺气；晨滋肾阴，午健脾阳；晨补肾气，晚滋胃阴；早服摄纳下焦，暮进纯甘清燥，早温肾利水，昼健脾利水，早滋肾水，卧宁心安神取得良效。

12. 根据患者个体差异服药　一旦发现病情，宜立即服药；对于病情危重的患者可增加服药次数，昼夜不停，使药力持续，利于顿挫病势；在应用泻下等药时，若药力较强，要注意患者个体差异；调经止痛药应在月经来潮前 5～7 天服用，以增活血化瘀之效。

13. 与其他药物合用　治阴盛阳虚之青白目翳："每日清晨以腹中无宿食服补阳汤，临卧服泻阴丸"。与西药同一时期服用，须间隔 1 小时。

（二）服药温度

1. 温服　一般汤剂均宜温服。一方面，温服可以减轻某些药物的不良反应，如瓜蒌、乳香、没药等对于胃肠有刺激的药物，温服可减少胃肠道刺激；另一方面，凉在中医属于阴，患者胃气属阳，一般胃气较弱，凉服更损胃阳。

2. 冷服　一般止血收敛、清热解毒、祛暑之剂宜冷服。解毒剂如热服则增毒物之宜散，故宜冷服；热证用寒药，宜冷服；真寒假热之证，宜热药冷服；收涩固精止血之剂则宜冷服。

3. 热服　一般理气、活血、化瘀、解表补益之剂宜热服。辛温解表药热服可增加其辛散之性，服药后还需温覆取汗；寒证用热药，宜热服；真热假寒之证，宜寒药热服；理气类药，热则易舒，行血、活血、补血类药，寒则瘀淤，热则沸溢，故都宜热服。

（三）服药次数

1. 分服　分服法是将一天药物总量分成几次服用。这是临床最常采用的方法。分服法可以使药物在体内维持一定浓度，使药效持续发挥，保持治疗效果。根据患者病情，分服次数又可分为2次/日，3次/日，日三夜一等。临床最常采用一日2次的服法。年老体弱或病久体虚，因其正气虚弱，宜采用少量多次的服药方法，一剂药分3~4次服用。《金匮要略》中记载需日三夜一服用的汤剂有麦门冬汤、奔豚汤、半夏厚朴汤、生姜半夏汤，其原因是：①某些病症夜间加重，如麦门冬汤所治的肺阴虚内热的咳逆证，多夜间咳甚，故夜间加服一次；②某些疾病症状频发，如奔豚气冲气反复发作，发作欲死，日三夜一的服法相当于每隔6小时服用一次，增加服药次数，更有效的控制病情。

2. 顿服　顿服法是将一剂汤剂一次服下的方法。此法服药量大，起效快，用于发病急、正气未虚的急危重症的抢救，年老体弱者慎用。如《金匮要略》中治吐血的泻心汤，治疗留饮的甘遂半夏汤，《伤寒论》中伤寒下后阳虚之干姜附子汤，过汗心气虚的桂枝甘草汤，治疗急性阑尾炎的大黄牡丹皮等。

3. 频服　频服法是将一天药量少量多次，频频服入的方法。此法多用于上部疾病，尤其是咽喉疾患及呕吐患者。对于咽喉疾患，频服可以保持局部药力，如《伤寒论》中治疗少阴咽痛的苦酒汤、半夏汤，“少少含咽之”。调胃承气汤宜“温顿服之，以调胃气”。辛温解表药及泻下药采用频服法时，需注意“中病即止，不必尽剂”，以防伤正气。

4. 连服　连服法是短时间内大量多次服药的方法。其目的是短时间内，使体内药物浓度达到较高的水平，更好地发挥药效。如治疗小儿流行性乙型脑炎、败血症等多采用此法。

古代医家对于服药次数十分讲究，清代徐灵胎曾云“方虽中病，而服之不得其法，非特无功，反而有害”，针对患者采用正确的服药次数对于提高现代医护人员的诊治水平仍有十分重要的指导意义。

（四）服药剂量

服药剂量也是服药方法中需要注意的问题。剂量是指药物的量，有一日剂量、一次剂量。患者服药剂量的大小，关系到药物的疗效或者毒副作用。剂量过小，效力不及，剂量过大，反而会有毒副作用。现在最常采用的服药剂量为：

（1）成人服用量一般每次100~150ml，每日2次。

（2）儿童服用量一般每次50~75ml，每日2次，婴儿酌减。小儿服药，宜文火浓缩，少量多次服用，不要急速灌服，以免咳呛；病情危重者，遵医嘱服药。

（五）服药禁忌

1. 体质禁忌　每个人的体质有虚实、寒热之差异，药有四气五味、有毒无毒之不同，所以每个人对药物的耐受性和反应性均各不相同，一般的禁忌是：寒者远寒，热者避热，体虚忌攻，体实忌补；有过敏史，避免再次服用；大病之后，老人、小儿一定要在医师指导下服药；妊娠妇女服药时特别注意妊娠慎用及禁用药物，以防损害胎元。

2. 饮食禁忌　患者用药期间，不宜与某些食物同时进服，前人称为服药饮食禁忌。在服药期间，凡是生冷、辛热、油腻、腥膻、有刺激性食物均应忌服。因食物与药物一样，分别有寒、热、温、凉四性和辛、甘、酸、苦、咸五味，在功能上亦有补、泄、温、清的不同，服药期间也需根据疾病，进行辨证论治，注意饮食忌宜。一般来说寒证宜温，热证宜清，凡是阳虚证、寒证患者服药后应忌生冷及寒凉饮食；阴虚证热证患者服药后则需忌辛辣烟酒及其他热性食物等；肝阳上亢的患者忌辛热助阳之品，如椒、蒜、酒；脾虚忌油炸、黏腻、不易消化之品；疮疡、皮肤病忌鱼、虾、蟹等。

古代医家根据自己的临床用药经验，记录下药物与食物配伍的禁忌。《炮炙大法》中对于服药禁忌有明确的记载："服柴胡忌牛肉。服茯苓忌醋。服黄连、桔梗忌猪肉。服乳石忌参、术，犯者死……若疮毒未愈，不可食生姜、鸡子，犯之则肉长突出，作块而白。凡服药，不可杂食肥猪、犬肉、油腻、羹脍、腥臊、陈臭诸物。凡服药，不可多食生蒜、胡荽、生葱、诸果、诸滑滞之物。"然而，古代医家的论述也有其不合理、不科学之处，也需要现代医家取其精华去其糟粕而用之。

四、煎药方法研究进展

中药汤剂是中医临床应用最多的一种剂型，而汤剂的煎煮方法与临床疗效的发挥息息相关。自古以来，汤剂的制备以人工砂锅煎药居多，随着科学技术的发展，出现了多种新型的煎药方式，如煎药机煎煮法、远红外煎煮法、微波煎煮法等，以及近些年出现的即冲即饮的中药免煎颗粒。现将几种煎药方法综述如下。

中药传统煎药方法是人工操作的开放式煎药方法，将药材用清水浸透后，放入煎药器具（如砂锅、瓦罐等）内，加水适量，用武火煮沸后，改成文火保持微沸至规定时间后，趁热及时滤出药液，备用。然后，重新往药渣内加水适量，先武后文，重复第一煎的方法。每剂药煎煮2～3次，最后挤压药渣至干，合并各次药液，即得。传统煎药方法具有以下优点：以砂锅煎药为主，砂锅导热均匀，化学性质稳定，锅周保温性好，水分蒸发量小，操作方便，易于开盖关盖，火候大小可随意调节；可以完全按照病情需要和煎药要求，采用适当的煎药方法（先煎、后下、包煎、另煎、冲服等），调整适当的煎煮时间和煎煮次数，能很好体现中医用药的个性化和随机应变的特色。缺点是砂锅孔隙和纹理较多，易吸附各种药物成分而窜味；患者需自备煎药器具，费时费力，不易掌握火候，不利于中医药的现代化应用。

随着人们生活节奏的加快，传统的砂锅煎煮已经不能满足煎药需求，简便、安全、高效的中药煎药机应运而生。中药煎药机从用途上可分为两类，一类为家庭用，另一类为医院、中医诊所、药店、制剂室或药房使用。家庭用中药煎药机基本上保持了原有煎药锅的特点，以陶瓷为容器，增加了电加热装置、定时装置，更加智能和安全。医院制剂室所用煎药机发展迅速，种类繁多。20世纪90年代，韩国率先生产出了全自动煎药机，出口至我国，受到大中城市医院的欢迎，国内的企业也逐渐研发类似的产品。目前中草药煎药机根据产地、加热方式、结构、原材料、工作原理等可分为进口和国产、电热式和液化气式、分体式和组合式、陶瓷和不锈钢、智能化和半机械化、常压式和高压锅式、自动挤压式和手动挤压式，还有对流式、循环式。

煎药机的优点有：①操作简便、安全；②由于其密闭性好，防止了药液蒸发和散发，药物有效成分溶出更充分；③可多剂同煎，提高了工作效率；④采用自动真空灭菌包装，延长了药物的保质期。其不足之处有：①不能满足传统的特殊煎药方式，如后下、文火、武火等，但李学林等研究发现，中药煎药机煎煮含挥发性成分饮片时可随复方其他饮片一起煎煮而不必采用"后下"方法；②煎出药液色浅、味淡，其药效也受到人们的质疑；③目前国家尚无煎药机使用的标准操作，针对浸泡、加水量、煎药时间、温度、压力、煎药次数、浓缩程度等操作步骤的不同，煎药质量差别显著。

针对煎药机所存在的问题，2009 年国家中医药管理局制定并施行《医疗机构中药煎药室管理规范》。规范中对中药浸泡、两煎、搅拌以及先煎后下等方面提出了明确要求，并组织研发新型中药煎药机。国家中医药管理局推荐使用的“十功能自动煎药机”具有自动两煎、自动加水计量、均分包装、滑动锁紧、文武火自动转换、先煎后下、自动搅拌、药渣自动分离、煎煮定时、自动清洗和防干烧等新功能，符合规范煎药流程，能确保中药的煎出和利用、保证有效成分煎出、安全便捷，提高煎药效率等优势，成为各地中医院更新换代的新一代煎药机械。但是如何提高煎药机煎煮的汤剂质量，保证中药疗效，还有待进一步研究。

免煎颗粒中药是中药饮片加工炮制工艺的新进展，在剂型上改变了中药饮片的“粗、大、黑”形象，将传统中药“煎煮麻烦、携带不便、口服量大”等缺点转变为“简单、快捷、方便”的优点，因此近年来发展迅速，但其能否在临床上替代中药饮片并保持传统汤剂的疗效，仍需探讨。毛翼等提到中药饮片和免煎中药颗粒各有特色，在使用中不可偏废，认为大多数方剂需要共煎，下列情况宜用免煎中药配方颗粒：①复方共煎后有效成分会破坏，如含苷类药物与含有机酸类或醋制药物的复方共煎，易使苷类成分发生水解，从而降低疗效；②复方共煎后产生水不溶性沉淀物，如含鞣质较多的药物与含生物碱的药物共煎，易产生氧化反应生成沉淀物；③加热后有效成分易挥发的药物；④煎煮不方便的药物。高艳认为免煎颗粒除具有价格较高、质量标准不规范等不足外，还特别指出其与传统的煎药理论不一致，认为其只取用了中医辨证组方理论，而缺少传统的煎药理论，且共溶时间短、温度低，不利于复合物的形成，同时在生产颗粒过程中，丢失了部分成分，影响了药物的相互作用，不能组成新的有效成分。张凌云等一方面谈到了免煎中药的优点：有利于管理、便于使用、疗效确切；另一方面也说到了自己对免煎中药的思考，如免煎中药与传统中药饮片是否等效，各种单味中药配方颗粒的混合物用开水冲泡而形成的汤液与中药饮片煎熬而成的汤液是否具有相同的疗效等，还建议改善口感，扩大规格，增加品种，降低生产成本。如上所述，他们均认为免煎中药需要进一步研究使其应用更规范、有序。

中药传统的煎药方法，费时、费力、费药材，研究探索新的中药煎煮方法，改进中药服用现状，是当代中医药人的责任和使命，便捷有效的中药煎煮方法的探索，将有助于促进中药事业的发展，推动中医药的国际化、现代化。

（何爱玲）

第二十五章 丸剂及滴丸剂生产技术

第一节 概述

一、丸剂的含义

丸剂系指饮片细粉或提取物加适宜的黏合剂或其他辅料制成的球形或类球形制剂。

二、丸剂的特点

1. 传统丸剂作用迟缓 传统丸剂如蜜丸、浓缩丸、糊丸、蜡丸服用后在胃肠道中溶散缓慢，逐渐释放药物，作用缓和、持久。

2. 现代新型丸剂具有速效作用 如有些滴丸剂、微丸适合一些急症。

3. 可降低某些药物的毒副作用 对毒剧、刺激性药物可因延缓吸收而减少毒性和不良反应。

4. 可掩盖药物不良臭味和提高药物稳定性 包衣丸剂或通过将挥发性及特殊气味的药物泛制在丸芯层，能掩盖药物不良臭味和提高药物稳定性。

5. 适合药物广 丸剂可容纳固体、半固体、液体、挥发性药物，且制备工艺简单，生产成本低。

6. 剂量大、服用困难 丸剂服用量一般较大，服用不方便，小儿吞服尤为困难。

三、丸剂的分类

1. 按制备方法分类 泛制丸如水丸、水蜜丸、部分浓缩丸、糊丸、微丸等；塑制丸如蜜丸、部分浓缩丸、糊丸、蜡丸等；滴制丸如滴丸剂等。

2. 按赋形剂分类 可分为水丸、蜜丸、水蜜丸、浓缩丸、糊丸、蜡丸等。

此外，丸粒直径小于3.5mm的各类丸剂统称微丸或小丸。

（郭立忠）

第二节 水丸生产技术

一、水丸的含义

水丸系指饮片细粉以水（或根据制法用黄酒、醋、稀药汁、糖液等）为黏合剂制成的丸剂。

二、水丸的特点与规格

（一）特点

水丸具有如下特点：①体积小，表面致密光滑，便于吞服，不易吸潮，有利于保管贮存。②制备时可根据药物性质、气味等分层加入。如可将挥发性成分、有不良臭味的药物泛入内层，防止其芳香成分挥发，掩盖不良气味；也可将缓释药物泛入内层，速释药物泛在外层，达到长效目的。③因赋形剂为水溶性，服后较糊丸、蜡丸等在体内易溶散、吸收，显效较快。④设备简单，易于大量生产。⑤操作繁难，制备时间长，易受微生物污染。⑥不易控制成品的主药含量和溶散时限。

（二）规格

传统习用实物来比拟丸粒大小即水丸的规格，如芥子大、绿豆大、赤小豆大、梧桐子大等。现代统一用重量为标准表示水丸的规格，如《中国药典》一部规定：二十五味珍珠丸每丸重1g，六应丸每5丸重19mg。

三、水丸的赋形剂

水丸的赋形剂种类较多，除能润湿饮片细粉，发挥黏合性或增加饮片细粉的黏性外，有的能增加主药中某些有效成分的溶解度，有的本身具有一定的疗效。因此，恰当地选择赋形剂很重要，既有利于成型和控制溶散时限，又有助于提高疗效。水丸常用的赋形剂有：

1. 水　泛丸用水应为纯化水。水本身无黏性，但能引发药物的黏性，即可泛制成丸。如药物含蛋白质、糖类、淀粉较多，其细粉吸水性好，以水为赋形剂则易成型。

2. 酒　常用黄酒（含醇量为12%～15%）和白酒（含醇量为50%～70%）。酒具有引药上行、活血通络、祛风散寒、矫腥除臭等作用。当黄酒和白酒缺乏时，也可以用相当浓度的乙醇代替。酒是一种良好的润湿剂，但酒润湿药粉后产生黏性比水弱，用水为润湿剂致黏合力太强而泛丸困难者常以酒代之。

3. 醋　常用米醋为润湿剂，含醋酸3%～5%。醋能散瘀活血，消肿止痛，入肝经散瘀止痛的处方制丸常以醋作赋形剂，醋可使药物中生物碱变成盐，从而有利于药物中碱性成分的溶解，增强疗效。

4. 药汁　①处方中含有纤维丰富（如大腹皮、丝瓜络）、质地坚硬的矿物（如自然铜、磁石）、树脂类（如乳香、没药）、浸膏类（如儿茶、芦荟）、糖分含量高的饮片（如大枣、熟地）、胶剂（如阿胶、龟胶）等难以制粉的药物、可溶性盐类（如芒硝、青盐），可取其煎汁、加水烊化或加水溶化作赋形剂；②处方中有乳汁、牛胆汁、竹沥汁等液体药物时，可加适量纯化水稀释作为泛丸的赋形剂；③处方中有生姜、大蒜、芦根等新鲜饮片时，可榨取药汁，作为泛丸的赋形剂。

5. 糖液　常用蔗糖糖浆或液状葡萄糖，既具黏性，又具有还原作用。适用于黏性弱、易氧化药物的制丸。

四、水丸的生产技术

水丸一般采用泛制法制备，也可用塑制法制备。

泛制法生产水丸工艺流程：

药物的处理→起模→成型→盖面→干燥→选丸→包衣→质量检查→包装

（一）药物的处理

将饮片干燥、灭菌，粉碎成细粉。一般泛丸用药粉应过五至六号筛，起模、盖面、包衣用粉应过六至七号筛。需制药汁的饮片应按规定制汁。

（二）起模

起模系指将药粉制成0.5～1mm基本母核（也叫丸模、母子）的操作。起模是泛制法制备丸剂的关键操作，丸模的形状直接影响丸剂的圆整度，丸模的数目和粒径影响成型过程中筛选的次数、丸粒的规格及药物含量均匀度。丸模是泛丸法成型的基础，有手工起模和机械起模两种方法。

1. 手工起模　是传统制丸的起模方法，目前工业生产很少用，只有小量生产或特殊品种制丸才用此法。

2. 机械起模　目前生产中均采用包衣锅进行操作。机械起模的特点有：降低劳动强度，缩短生产时间，提高产量和质量，减少微生物污染。机械起模有以下两种方法：

（1）粉末直接起模：取起模用的水将包衣锅壁润湿均匀，然后撒入少量药粉，使均匀地粘于锅壁上，然后用干刷子在锅内沿转动相反的方向刷下，得到细小的粉粒，继续转动包衣锅，再喷水使粉粒润湿，撒布药粉使之均匀黏附在粉粒上，适当搅拌、搓揉，使黏结的粉粒分开，如此反复操作，直至模粉用完，达到规定的标准，过筛分等，即得丸模。

该法制得的丸模较紧密，但大小不均，操作时间较长。

（2）湿颗粒起模：将起模用的大部分或全部药粉放入包衣锅内喷水，开启机器滚动或搓揉，使粉末均匀润湿，制成“手捏成团，轻压即散”的软材，取出用手工或机器过二号筛制成颗粒，将此颗粒再放入包衣锅内，加少许干粉，充分搅匀，继续使颗粒在锅内旋转摩擦，撞去棱角成为圆形，取出过筛分等，即得丸模。

此法所制得的丸模成型率高，大小均匀，操作时间短，但丸模较松散。

3. 起模用粉量　起模用的药粉量和丸模的数量要适当，以免造成丸模不足或太多。起模用粉量应根据药物的性质和丸粒的规格决定。手工起模用粉量一般为处方总量的2%～5%，大生产时，起模用粉量可根据下列的经验式计算：

$$C : 0.625 = D : X$$

$$X = \frac{0.625D}{C}$$

式中：C为成品水丸100粒干重（g）；D为药粉总重（kg）；0.625为标准模子100粒重0.625g；X为一般起模用粉量（kg）。

例25－1　现有川芎茶调丸600kg原料药粉，要求制成规格为每20粒重1g的水丸，求起模的用粉量。

解：已知D＝600kg，先求出100粒成品水丸干重C：

$$20 : 100 = 1 : C$$

$$C=\frac{100\times 1}{20}=5\ (g)$$

再求起模用粉量 X：

$$X=\frac{0.625D}{C}=\frac{0.625\times 600}{5}=75\ (kg)$$

答：需用 75kg 的药粉起模。

说明：用上述公式计算时，C 为 100 粒成品丸重，0.625 是 100 粒标准模子的湿重，内含 30% ~35% 的水分，药粉总重 D 和起模用粉量 X 都是干重，故计算出来的量要比实际用粉量多 30% ~35%，在实际操作中会有各种消耗，因此，这样计算才具有实际意义。

4. 起模应注意的事项　①起模用粉应黏性适中，黏性太大或无黏性的药粉均不适宜起模，黏性过大，容易黏结，黏性过小，不易成模。处方中药粉黏性太强时，可用适当浓度的乙醇起模，黏性太小可用适当浓度的黏合剂起模。②起模用药粉应过六至七号筛。③起模过程中要注意每次的加水加粉量，每次加水加粉量宜少。④丸模泛成后，需经筛选，使之均一。

（三）成型

成型系指将已筛选均匀的圆球形模子逐渐加大至接近成品的操作。加大的方法和泛制起模相同，即反复加水润湿，上粉滚圆和筛选。操作过程中应注意以下问题：①加水和加粉的量应适当，要逐渐增加。②成型过程中要经常筛选、分档，再分别加大成型。过大的丸粒、团块及细小粉粒，可用水调成稀糊状，再次泛于丸粒上，以免造成浪费。③处方中若含有芳香挥发性或特殊气味以及刺激性较大的药物，最好分别粉碎后，泛于丸粒中层，可避免挥发或掩盖不良气味。④含朱砂、硫黄以及酸性药物的丸剂，不能用铜制泛丸锅起模与加大，以免因化学变化而使丸药表面变色或产生有害成分，此类品种可用不锈钢制的泛丸锅制作。

（四）盖面

盖面系指将已加大、合格、筛选均匀的丸粒，再用盖面材料或清水继续在泛丸锅内滚动操作，使达到成品规定大小标准，丸粒表面致密、光洁、色泽一致。根据所用盖面材料不同，分为干粉盖面、清水盖面、清浆盖面 3 种方式。

（五）干燥

泛制丸含水量大，易发霉，应及时干燥。干燥温度一般应在 80℃以下，含挥发性成分或淀粉较多的水丸，应在 60℃以下进行干燥，不宜加热干燥的应采用其他适宜的方法进行干燥。采用烘房、烘箱静态干燥的过程中应时常翻动，以免丸粒受热不均，出现“阴阳面”或影响溶散时限。也可采用沸腾干燥、微波干燥、螺旋振动干燥等。

（六）选丸

选丸的目的是除去过大、过小及不规则的丸粒，使丸剂成品圆整、大小均匀、剂量准确。大量生产用滚筒筛见图 25 -1，检丸器见图 25 -2 等。

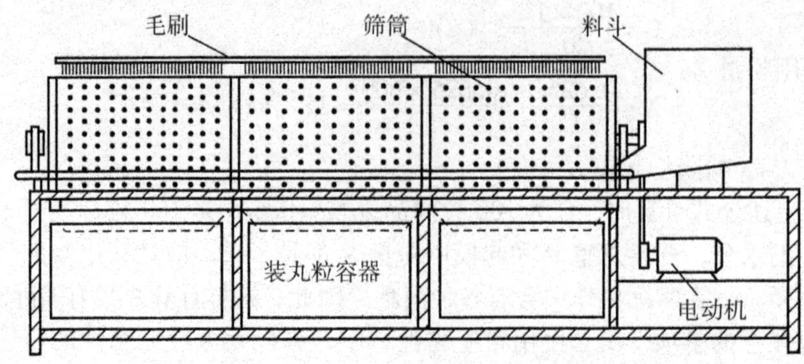

图 25－1　滚筒筛示意图

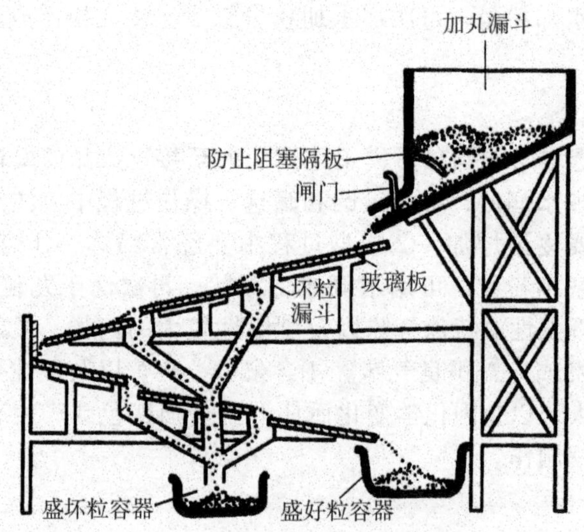

图 25－2　检丸器结构示意图

（七）丸剂的包衣

根据医疗的需要，有的水丸需要包裹一层物质，使与外界隔绝的过程称为包衣或上衣，包衣后的丸剂称为“包衣丸剂”。

1. 包衣的目的　①增加药物的稳定性；②掩盖药物的不良臭味、减少刺激性；③控制丸剂的溶散度；④改善外观，利于识别。

2. 包衣的种类

（1）药物衣：包衣的材料是丸剂处方的组成部分。常用的有朱砂衣、黄柏衣、雄黄衣、青黛衣、百草衣等。

（2）保护衣：选取处方以外，不具明显药理作用且性质稳定的物质作为包衣材料，使主药与外界隔绝而起保护作用，有的还起到协同作用。如糖衣、薄膜衣、滑石衣、明胶衣等。

（3）肠溶衣：选取适宜的材料将丸剂包衣后使之在胃液中不崩解而在肠液中崩解。

（郭立忠）

第三节 蜜丸生产技术

一、蜜丸的含义

蜜丸系指饮片细粉以蜂蜜为黏合剂制成的丸剂。水蜜丸系指饮片细粉以蜂蜜和水为黏合剂制成的丸剂。水蜜丸是在传统蜜丸的基础上根据水泛丸制作的原理而创制的。水蜜丸同蜜丸相比，具有节省蜂蜜、节约成本、便于保存、成丸丸粒小、光滑圆整、易于吞服等优点。

二、蜜丸的特点与规格

（一）特点

蜜丸溶散缓慢、作用持久，多用于镇咳祛痰、补中益气的方药。蜜丸用蜜量大，成本高，且易吸潮、发霉、变质。

（二）规格

蜜丸的规格一般按丸重分大蜜丸和小蜜丸。其中每丸重量在0.5g（含0.5g）以上的称大蜜丸，按粒数服用。每丸重量在0.5g以下的称小蜜丸，多按重量服用。

三、蜂蜜的选择及炼制

（一）蜂蜜的选择

蜂蜜的品种较多，品质各异，优质的蜂蜜可确保蜜丸的质量。从蜜源（花的种类）来看，一般以槐花蜜、荔枝蜜、白荆条蜜等为佳，枣花蜜、油菜花蜜、葵花蜜次之，荞麦蜜、榕树蜜、乌桕蜜更差。蜂蜜应为半透明、带光泽、浓稠的液体，白色至淡黄色或橘黄色至黄褐色，放久或遇冷渐有白色颗粒状结晶析出。气芳香，味极甜。不得有异臭、死蜂、蜡屑等杂质。25℃时相对密度在1.349以上，还原糖不少于64.0%者为佳。但由乌头、曼陀罗、雪上一枝蒿等有毒植物花为蜜源，所酿蜂蜜其色深质稀，味苦麻而有毒，切忌入药。

（二）蜂蜜的炼制

1. 炼蜜的目的　①除杂质，如悬浮物、死蜂、蜡质等；②破坏酶类、杀灭微生物等；③降低水分含量，增加黏合力；④促进部分糖的转化，增加稳定性。

2. 炼制方法　蜂蜜的炼制是指将蜂蜜加水稀释溶化，过滤，加热熬炼至一定程度的操作。其炼制程度，应根据处方中药物的性质而定。常用夹层锅以蒸汽为热源进行炼制，既可常压炼制，也可减压炼制。

3. 炼制的规格　炼蜜因炼制程度不同分为3种规格，即嫩蜜、中蜜（炼蜜）、老蜜，可根据各丸剂处方的药物性质选用。

（1）嫩蜜：蜂蜜加热至105～115℃，含水量在17%～20%，相对密度为1.35左右，色泽无明显变化，略有黏性。适用于含较多油脂、黏液质、糖类、淀粉、动物组织等黏性较强的饮片细粉制丸。

（2）中蜜（炼蜜）：蜂蜜加热至116～118℃，含水量在14%～16%，相对密度为1.37左右，锅内出现翻腾均匀淡黄色有光泽的细气泡，用手捻之有黏性，但两手指分开无长白丝出现。适用于中等黏性的饮片细粉制丸。大部分蜜丸的制备均选用中蜜。

（3）老蜜：蜂蜜加热至119～122℃，含水量在10%以下，相对密度为1.40左右，锅内出现红棕色光泽的较大气泡，黏性强，手捻之较黏，两手指分开出现长白丝，滴入冷水中成珠状。适用于黏性较差的矿物质、纤维较多的饮片细粉制丸。

蜂蜜的炼制程度应根据饮片的性质、药粉的粗细、水分的高低、环境的温湿度来决定，在其他条件相同情况下，一般冬季用稍嫩蜜，夏季用稍老蜜。

四、蜜丸的生产技术

蜜丸一般用塑制法制备。水蜜丸可用泛制法制备（与水泛丸相同），也可用塑制法制备。用泛制法制备水蜜丸时，炼蜜应用沸水稀释后使用。

塑制法生产蜜丸工艺流程：物料准备→制丸块→搓丸条→分粒、搓圆→干燥、灭菌→质量检查→包装

（一）物料准备

1. 药物　根据处方中饮片的性质，采用适宜的灭菌方法灭菌、干燥，粉碎成细粉或最细粉，备用。

2. 蜂蜜　根据饮片细粉的性质，将蜂蜜炼制成适宜的规格，备用。

3. 润滑剂　制丸过程中，为防止药物与工具粘连，并使制得的蜜丸表面光滑，需使用适量的润滑剂。机制蜜丸常选用70%乙醇擦拭设备起润滑、消毒作用，而手工制蜜丸则选用麻油与蜂蜡（7∶3）的熔合物（方法是将二者加热、熔化、搅匀，冷却即成）。

（二）制丸块

制丸块又称和药、合坨，这是塑制法的关键工序。系将混合均匀的药粉与适宜的炼蜜混合制成软硬适中、可塑性较大的丸块的操作。生产上采用炼药机制丸块，见图25－3。

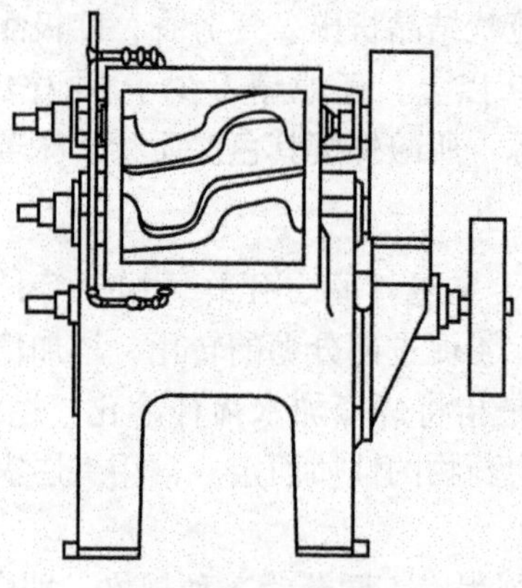

图25－3　炼药机示意图

优良的丸块应能随意塑形不开裂，手搓捏不粘手，不黏附器壁。影响丸块质量的因素主要有以下几个方面：

1. 炼蜜规格　应根据处方中药物的性质、粉末的粗细、含水量的高低、当时的温度与湿度等决定炼蜜的规格。否则，蜜过嫩则粉末黏合不好，丸粒搓不光滑；蜜过老则制成的丸

块发硬，难于搓丸。

2. 和药的蜜温　根据处方中药物的性质而定，有以下 3 种情况：

（1）热蜜和药：多用于一般性质饮片的处方。

（2）温蜜和药：即 60 ~ 80℃ 温蜜和药。适用于：①含有较多树脂、胶质、糖、黏液质等黏性强饮片（如乳香、没药、血竭、阿胶、熟地等）的处方，蜜温过高易使其熔化，所得丸块黏软，不易成型，冷后变硬不利制丸；②含有冰片、麝香等芳香挥发性药物的处方。

（3）老蜜趁热和药：适用于含有大量叶、茎、全草或矿物类药物、粉末黏性很小的处方。

3. 用蜜量　用蜜量的多少也是影响丸块质量的重要因素。一般药粉与炼蜜的比例是1 ∶ (1 ~ 1.5)，但也有超出此范围的，主要取决于下列三方面因素：①药物性质：含糖类、胶质等黏性强的药粉用蜜量宜少，含纤维较多、质地疏松、黏性极差的药粉用蜜量宜多，可高达1 ∶ 2 以上；②气候季节：夏季用蜜量应少，冬季用蜜量宜多；③和药方法：手工和药，用蜜量较多，机械和药用蜜量较少。

（三）搓丸条、分粒、搓圆

丸块制好后，放置一定时间，使蜜充分湿润药粉后再反复揉搓成可塑性适宜的丸块，即可搓丸条。丸条要求粗细适中，均匀一致，表面光滑，内部充实无空隙。少量制备时一般采用搓丸板，见图 25 - 4。生产采用机器自动制丸，在一台机器上完成制条、分粒及搓圆，如三辊蜜丸机、中药自动制丸机等。

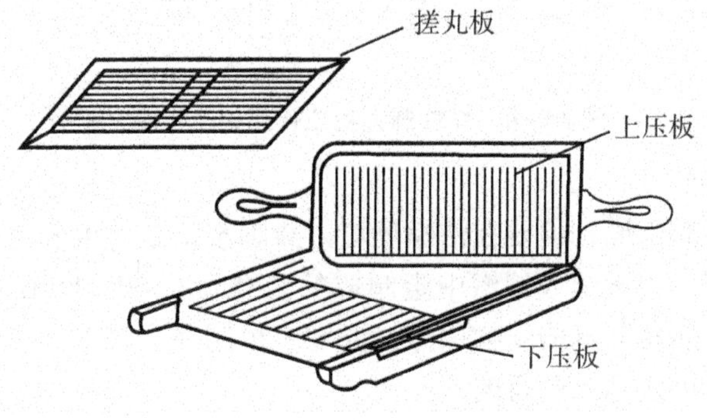

图 25 - 4　搓丸板示意图

1. 三辊蜜丸机　将已制好的丸块，间断投入到机器进料斗中，在螺旋推进器的推进下挤出连续药条，经输送带传送，自动切条，自动推条进入模辊切割分粒、搓圆成型。出条、切丸等工序由光电讯号系统控制。见图 25 - 5。

2. 中药自动制丸机　该机可制备蜜丸、水蜜丸、水丸、浓缩丸等，实现一机多用（图 25 - 6）。主要由加料斗、推进器、出条嘴、导轮和一对刀具组成。药料在加料斗内经推进器的挤压作用通过出条嘴制成丸条，丸条经导轮至刀具切、搓，制成丸粒。

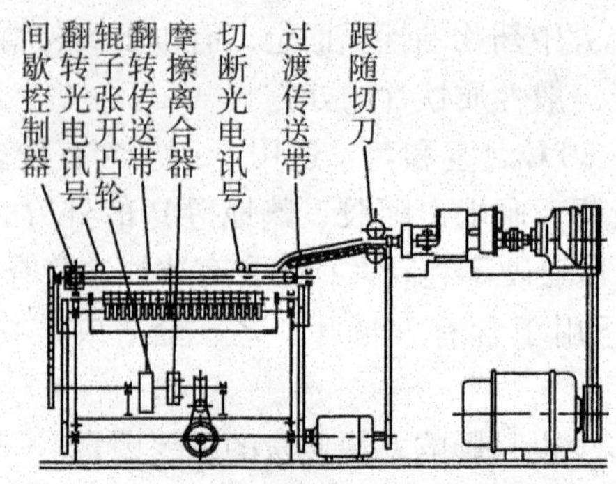

图 25－5　光电自控制丸机示意图

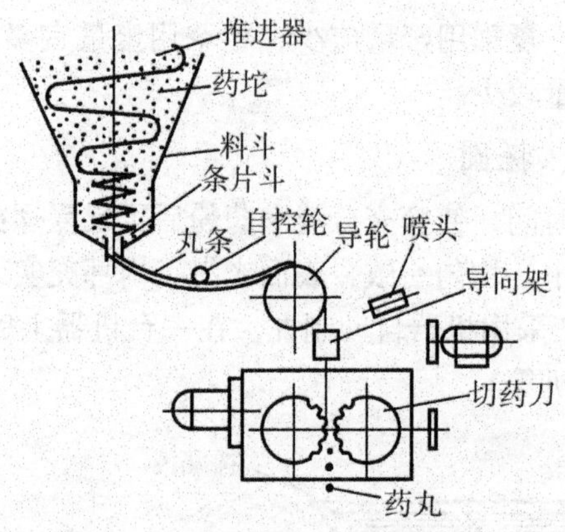

图 25－6　立式制丸机工作原理示意图

（四）干燥、灭菌

蜜丸一般成丸后不需干燥，但要在洁净环境内摊晾至室温后再分装，以保持丸药的滋润状态。为防止蜜丸霉变，用嫩蜜或偏嫩中蜜制成的蜜丸须在 60～80℃ 温度下干燥，如处方中含有芳香挥发性或遇热易分解的药物成分，温度应控制在 60℃ 以下，也可采用微波干燥、远红外线辐射干燥，并可达到灭菌目的。

完整的丸剂生产线包括混合机、炼药机、制丸机、干燥灭菌机、提升机、筛选机、包衣机等。

（赵　皓）

第四节　滴丸剂生产技术

一、滴丸剂的含义

滴丸剂系指饮片经适宜的方法提取、纯化后与适宜的基质加热熔融混匀，滴入不相混溶的冷凝介质中制成的球形或类球形制剂。滴丸剂是固体分散技术的应用，由于新型基质的应用，滴丸剂有了迅速的发展。目前有缓控释滴丸剂和多种用药途径滴丸剂，不仅供口服，也可在耳、鼻、口腔等局部给药。

二、滴丸剂的特点

（1）滴制法制备滴丸生产条件和劳动保护好。其设备较简单，占地面积小，车间无粉尘，生产工序少，生产周期短，自动化程度高，劳动强度低，生产效率高，成本相对较低。

（2）可使液体药物固体化，方便服用、运输和贮存。

（3）滴丸质量易控制，重量差异小，很少有溶散时限和外观不合格现象。

（4）将易氧化、挥发的药物溶于基质制成滴丸后，可增加其稳定性。

（5）将药物制成高效、速效或长效滴丸，可以提高某些难溶药物的生物利用度。

（6）滴丸用药部位多，可口服、腔道使用及外用。

（7）可供滴丸使用的基质和冷凝介质的品种较少；滴丸的重量一般都小于100mg，目前制成大丸还有一定困难；滴丸需用的基质过多，不经济，其发展受到一定限制。

三、滴丸剂的基质要求与选用

滴丸中除主药以外的其他辅料称为基质。

（一）基质要求

（1）熔点较低或加一定量热水（60～100℃）能溶化成液体，而遇骤冷后又能凝结成固体（在室温下仍保持固体状态），且与主药混合后仍能保持上述物理状态。

（2）与主药不发生作用，也不影响主药的疗效，不干扰检测。

（3）对人体无害。

（二）基质种类

1. 水溶性基质　有聚乙二醇6 000、聚乙二醇4 000、泊洛沙姆188、硬脂酸聚烃氧（40）酯、硬脂酸钠、甘油明胶等。

2. 非水溶性基质　有硬脂酸、单硬脂酸甘油酯、虫蜡、氢化植物油及植物油等。

（三）基质选用

根据主药的性质，选择适宜的基质。

四、滴丸剂的冷凝介质要求与选用

用来冷却滴出的液滴，使之冷凝成固体药丸的液体，称为冷凝介质。

（一）冷凝介质要求

（1）安全无害，不溶解主药和基质，也不与主药和基质发生化学反应，不影响疗效。

（2）有适宜的相对密度，即冷凝介质密度与液滴密度相近，使滴丸在冷凝介质中缓缓下沉或上浮，充分凝固，使丸形圆整。

（3）黏度适当，即液滴与冷凝介质间的黏附力小于液滴的内聚力，促使液滴收缩凝固成丸。

（二）冷凝介质选用

1. 水溶性基质的滴丸剂　可用液状石蜡、植物油、甲基硅油等作冷凝介质。

2. 非水溶性基质的滴丸剂　可用水、不同浓度的乙醇、无机盐溶液等作冷凝介质。

五、滴丸剂的生产技术

（一）滴丸剂的生产设备

滴丸剂的生产设备常用滴丸机（图25－7），主要由药物调剂供应系统、动态调制收集系统、循环制冷系统、计算机控制系统、在线清洗系统等构成。

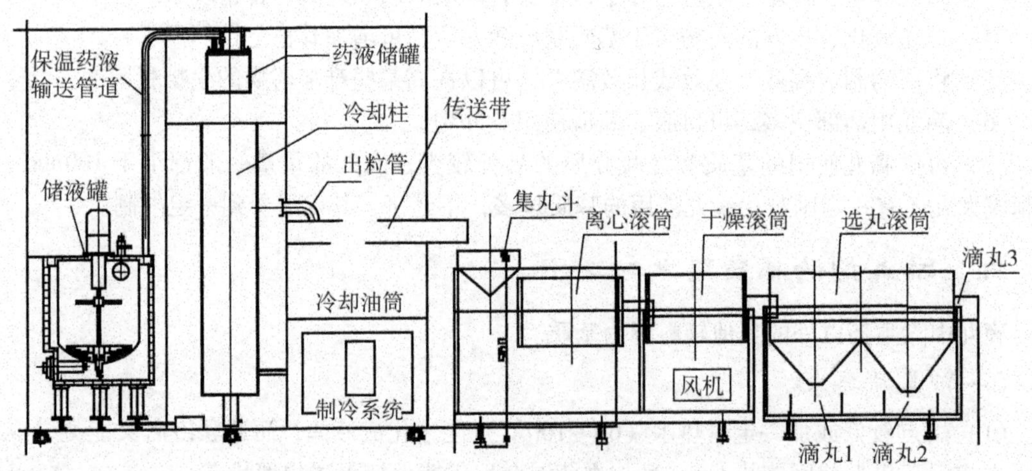

图25－7　DWJ－2000D自动化滴丸机组及结构示意图

（二）滴丸剂的生产技术

工艺流程：

药物处理→滴制液的配制→滴制→冷凝→洗丸→干燥→选丸→质量检查→包装

1. 药物处理　①根据饮片性质采用适宜的方法提取、纯化制得提取物（如川芎提取纯化得川芎碱）；②化学纯品（如冰片、薄荷脑等）可直接兑入滴制液。

2. 滴制液的配制　将选择好的基质加热熔融，然后将上述提取物或化学纯品溶解，乳化或混悬于熔融的基质中得滴制液，保持恒定的温度（80～100℃）。

3. 滴制与冷凝　①选择适当的冷凝介质装入冷却柱，调节冷凝介质温度；②将滴制液加入滴丸机的恒温贮液罐中（保温80～100℃）；③调节滴头的滴速、药液温度及滴头与冷凝柱距离，将药液滴入冷凝介质中，凝固形成丸粒，在冷凝介质中徐徐下沉（滴丸密度大于冷凝介质时）或上浮（滴丸密度小于冷凝介质时）。

4. 洗丸　从冷凝介质中捞出的丸粒，拣去废丸，先用纱布擦去冷凝介质，然后用适宜的溶液洗去或除去冷凝介质。

5. 干燥、选丸　用冷风吹干后，在室温下晾4h，除去残次丸。

六、滴丸剂的质量检查、包装与贮藏

滴丸剂应进行性状、鉴别、外观、重量差异、溶散时限、微生物限度、含量测定等检查，均应符合规定。

检查合格的滴丸剂应选择适宜的包装材料进行包装。除另有规定外，滴丸剂应密封贮藏。

（赵　皓）

第二十六章　临床常用中药现代研究

第一节　强心药

一、黄芪

1. 强心作用　李书瑞等采用戊巴比妥致大鼠急性心力衰竭的方法，观察到黄芪注射液能明显增强心肌收缩力，使心率加快、血压升高，改善衰竭心脏的功能。刘元元等在豚鼠心力衰竭模型上观察到黄芪皂苷Ⅳ的正性肌力作用，且收缩和舒张功能均有改善，而并不增加心肌耗氧量。但也有研究发现黄芪注射液可明显增强实验性慢性心力衰竭动物的心脏收缩功能，使左心收缩速度加快，收缩时间缩短，而对心脏的舒张功能无明显影响。

2. 减轻心脏负荷　研究表明，黄芪通过血管平滑肌细胞诱导一氧化氮合成酶的产生，促进一氧化氮产生，导致血管扩张。黄芪降低右房压、左室舒张末压，改善 AVP 系统和 AVP 依赖性水信道水孔蛋白 2 基因表达的异常而产生利尿作用。

3. 影响神经体液系统　发现黄芪能明显降低血浆内皮素、心钠素、肾素活性和血管紧张素Ⅱ，并能降低肿瘤坏死因子水平。

4. 逆转肥厚作用　洪樱等研究黄芪注射液对心肌细胞扩大无明显抑制作用，但可以降低左心室重量指数，仅轻度抑制左室肥厚，提示可能对超负荷导致的非心肌细胞增生、增殖有一定抑制作用。

5. 改善心肌代谢　采用豚鼠心脏离体 Langendorff 灌流观察到黄芪可使冠脉流量增加。

6. 抑制钙超载　黄芪总皂苷可抑制异丙肾上腺素引起的胞内钙离子浓度的增加，红细胞膜钙泵活性明显增强，呈现轻度钙拮抗作用。

7. 清除氧自由基　张灼等研究黄芪皂苷通过抑制氧自由基的生成，促进 SOD 含量增加，使 MDA、CK 水平降低。

二、附子

1. 强心作用　煎剂对动物蛙、兔、蟾蜍具有强心作用，尤其在心脏功能不全时的作用更为显著。周远鹏等进一步研究发现附子中起强心作用的主要是去甲乌药碱（DMC），其对离体和在位心脏、正常和衰竭心脏均有明显的强心作用，微剂量可使离体蟾蜍心脏的收缩幅度增加 22% ~98%，心输出量增加 15% ~80%，其作用随浓度的增加而加强，对衰竭的心脏作用更加明显，但对心率无明显影响。在正常兔、豚鼠和狗的实验中也证明了 DMC 增强心肌收缩力的作用。

2. 增强心率和对抗缓慢型心律失常　附子能加强心肌收缩力，加快心率，增强心输出量；具有增加缺血心肌血流灌注作用，增强心肌耗氧量，降低心脏做功效率，去甲乌药碱可对抗缓慢型心律失常，对心率的促进作用比多巴酚丁胺更显著。

3. 抗炎、镇痛作用　附子的抗炎成分是二萜类乌头碱，附子不同煎剂能抑制蛋清、角叉莱胶、甲醛等所致大鼠足肿胀，抑制醋酸所致毛细血管通透性增强，抑制肉芽肿形成及佐剂性关节炎。附子还有一定的镇痛作用，生附子镇痛作用较好，而炮制附子镇痛作用减弱。口服生附子能抑制大鼠尾部加压引起的疼痛和腹腔注射酒石酸锑钾或乙酸引起的扭体反应。此外，附子对神经系统、体温有一定影响，还具有镇静作用。

4. 对免疫系统的影响　附子及其复方中药能显著刺激小鼠脾淋巴细胞分泌 IL-2，从而调节免疫功能。同时附子水煎液能明显增强脾细胞产生抗体。附子还能显著提高肌注大剂量 HC 引起大鼠血清 IgG 水平显著下降。乌头碱能增强巨噬细胞表面 Ia 抗原表达，提高其抗原能力，从而增强机体免疫应答反应。

三、人参

1. 强心作用　人参不同制剂对离体蟾蜍心脏及在体兔、猫、犬心脏皆有增强作用，能明显增强心肌收缩力，减慢心率，增加心输出量，对猫、兔心室纤颤时的心肌无力亦有改善作用。在心机能衰竭时，人参的强心作用更为显著。

2. 对心肌的保护作用　人参皂苷可减少缺血再灌注心肌细胞的凋亡，抗心肌缺血再灌注损伤作用，从而减轻心肌缺血再灌注损伤。

3. 血管活性作用　人参对血管有先收缩后扩张、小剂量使血管收缩、大剂量使血管扩张的作用。小剂量人参能升高血压，较高剂量则出现暂时性的降压作用，治疗剂量对患者的血压无明显影响。

4. 对中枢神经系统的影响　人参能加强大脑皮质的兴奋过程和抑制过程，使兴奋和抑制这两种过程得到平衡，使紧张造成紊乱的神经过程得以恢复。人参皂苷小剂量主要表现为中枢兴奋作用，大剂量则转为抑制作用。从人参所含有效成分分析，人参皂苷 Rb 类有中枢镇静作用，Rb1、Rb2、Rc 混合皂苷有安定作用，Rg 类有中枢兴奋作用，Rg1 有抗疲劳作用。

四、葶苈子

1. 对心脏的作用　葶苈子水提取物具有显著强心和增加冠脉流量的作用，可减慢心律，降低传导速度，小剂量不增加心肌耗氧量，但大剂量可引起心动过速、心室颤动等中毒症状。以葶苈子为主药的复方葶苈子胶囊能显著降低兔肺动脉高压，增加在体兔心肌收缩振幅，增强心肌收缩力作用。

2. 对呼吸系统的影响　葶苈子有一定的平喘作用，能舒张支气管平滑肌，缓解支气管痉挛。亦有认为葶苈子的平喘作用主要是其强心作用的体现。另外，葶苈子所含的 β-谷甾醇具有镇咳、祛痰作用。

五、毛冬青

1. 对心血管系统的影响　罗敬荣等研究毛冬青甲素可增强心肌收缩力，减慢心率，增加冠脉血流量，降低冠脉阻力，降低心肌耗氧量，增加心肌营养性血流量及增加心肌局部缺血血流量的作用，可改善患者的心功能。毛冬青根粗制剂和黄酮苷可使麻醉犬、猫和狗血压下降，降压作用缓慢而持久。毛冬青甲素对正常血管张力无明显影响，但对去甲肾上腺素诱发的主动脉收缩张力具有明显阻遏作用，能使正常家兔颈动脉窦压力感受性反射的感受性增强。

毛冬青甲素还具有类似β-受体阻断剂普萘洛尔的作用，可阻断异丙肾上腺素的升压效应。肾性高血压大鼠腹腔注射毛冬青甲素后，舒张压及收缩压均下降，可以控制高血压大鼠血压继续升高。

毛冬青对乌头碱诱发的节律失常及速率加快有明显对抗作用，对异丙肾上腺素及哇巴因诱发的心肌细胞搏动速率及节律变化也有一定对抗作用，且随剂量加大而增强，对搏动的节律有调整作用。

2. 抗炎、调节免疫作用　毛冬青可对抗不同致炎剂引起的炎症，能抑制致炎剂引起的小鼠足跗肿胀、二甲苯引起的小鼠耳郭肿胀及乙酸引起的小鼠腹腔毛细血管通透性增高，还可使大鼠炎症组织释放的前列腺素减少。毛冬青还可对抗可的松所致的小鼠脾脏、胸腺萎缩，升高血清抗体含量，降低豚鼠血清补体总量。

3. 其他作用　毛冬青还有一定的降脂、保肝等作用。

六、蟾酥

1. 强心作用　蟾毒及其配基均有洋地黄样作用，即强心作用。解景田等灌流离体犬心脏，发现蟾酥能降低蒲肯野纤维的动作电位振幅和静息电位，减慢动作电位最大上升速率，缩短动作电位间期和有效不应期，并呈明显的浓度依赖关系。还证实蟾酥能降低犬和羊的蒲肯野纤维的膜反应性能，减慢兴奋的传导。亦有人认为蟾毒配基加强心肌收缩力属强心苷样作用，即抑制心肌细胞膜的 $Na^{+}-K^{+}-ATP$ 酶所致。

2. 抗心肌缺血作用　蟾酥可使纤维蛋白原液的凝固时间延长，其抗凝血作用与尿激酶类似，可使纤维蛋白溶解后溶酶活性化，而增加冠状动脉灌流量，增加心肌营养性血流量，改善微循环，增加心肌供氧而抗心肌缺血。

3. 对心脏电生理的影响　用46条犬浦肯野（PF）纤维的电生理学实验表明蟾酥能逐渐降低动作电位振幅（APA）和静息电位（RP）减慢动作电位最大上升速率，缩短动作电位间期和有效不应期（ERP）。有时可诱发自发节律，并表明蟾酥对浦肯野纤维的作用具有浓度依赖性。另外，蟾酥可以诱发犬浦肯野和人心房肌纤维的后电位，包括延时性后去极化（DAD）和振荡电位（OAP），提示在一定的条件下，蟾酥可能引起某些心律失常。

4. 抗休克作用　蟾酥对失血性休克大鼠有明显升压作用，在给药1~3分钟后的升压作用最大，20分钟时基本恢复原水平，其作用强度随剂量加大而增强；蟾酥还能明显升高麻醉开胸及失血性休克家兔的平均动脉压（MAP），对失血性休克兔的升压作用明显强于正常麻醉兔。另有报道蟾酥提取物可使休克组动物纤联素（PFN）的减少较空白对照为轻，这有利于休克动物的复苏。蟾酥提取物还可使内毒素休克犬补体消耗减少，这对抗休克有益。

5. 抗凝作用　静脉麻醉的家兔由耳缘静脉注入蟾酥0.3mg/kg，结果表明蟾酥对血小板聚集程度与速度均有抑制作用。

6. 抗炎作用　蟾酥有很好的抗炎作用，能抑制血管通透性，阻止感染病灶扩散，使红肿消退。蟾酥能抑制醋酸引起的小鼠腹腔毛细血管通透性增高，其igLD50为1.9mg/kg。中华大蟾蜍耳后腺分泌物乙醇提取物（GA）对角叉菜胶性大鼠足肿有明显抑制作用。蟾酥能不同程度地提高小鼠细胞免疫和体液免疫功能，蟾酥制剂具有增高小鼠脾脏溶血空斑形成细胞（PEC）活性，促进巨噬细胞吞噬功能及增高血清溶菌酶滴度等作用，这可能是蟾酥抗炎、抗肿瘤的重要机制之一。

七、万年青

1. 对心血管系统的影响　其正性肌力作用能增强心肌收缩力，作用机制同洋地黄苷类，同时可间接兴奋迷走神经而减慢心率，并有利尿作用。作用最强者为万年青甲苷，其稀溶液对冠状动脉、肾动脉、脑和四肢血管具有扩张作用。收缩肠系膜动脉，降低外周血管阻力，减轻心脏的后负荷。高浓度时对全身血管均起收缩作用。

2. 对免疫系统的影响　虎眼万年青多糖能不同程度地使 CD_3、CD_4 升高，而使 CD_8 下降，进一步证实了万年青多糖对辅助性 T 细胞（Th）的增强作用及对抑制性 T 细胞（Ts）的降低作用。另外，不同浓度万年青多糖能在一定程度上促进 1L－2 的 mRNA 表达量，从而有提高小鼠免疫功能的作用。

八、细辛

1. 强心作用　陈振中等发现细辛可明显改善狗左室泵功能和心肌收缩性能，且其改善左室泵功能似是由于其增强心肌收缩性能所致。何秀芬等研究细辛水煎液能增强体外培养乳鼠心肌细胞的搏动频率。细辛水煎液还能使受缺糖缺氧性损伤的心肌细胞释放到培养液中的乳酸脱氢酶（LDH）减少，对缺糖缺氧性损伤心肌细胞的细胞膜有直接保护作用。其改善心功能可能与其改善膜功能，减轻线粒体肿胀，增加能量，提高心肌细胞代谢及补偿能力有关。还有研究显示细辛对心脏的作用与去甲乌药碱、异丙肾上腺素基本相似，惟每搏输出量（SV）显示不同。细辛使 SV 增加，去甲乌药碱、异丙肾上腺素却使 SV 减少，这可能与细辛增加心率的比率较后二者为低有关。

2. 扩张血管、降压作用　给不同动物细辛煎剂后，豚鼠腹主动脉下肢灌流与兔耳血管灌流显著增加，蟾蜍肠系膜微血管扩张，血流相对变缓。细辛油在预先阻断 β 受体后能抑制去甲肾上腺素对兔离体主动脉条的收缩作用。静脉注射细辛煎剂的麻醉狗在其基础血压偏低时不出现降压作用，偏高时下降明显，进一步研究发现细辛的降压作用可能是兴奋 β_2 受体，使外周血管扩张、阻力减小所致，并无 α 受体阻断作用。

3. 解热、镇痛作用　辽细辛挥发油对正常小鼠的体温有降低作用，并且持续时间长。细辛对醋酸致小鼠腹痛、热板法致小鼠足痛均有明显的镇痛作用，并能抑制蟾蜍坐骨神经动作电位的传导。

4. 抗炎作用　细辛挥发油灌服或注射均有明显的抗炎作用。细辛挥发油腹腔注射、灌胃，对角叉菜胶引起的大鼠足肿胀有明显的抑制作用。细辛挥发油还能显著降低炎症组织及其渗出液中组胺含量，对组胺和 PGE_2 引起的大鼠足肿胀有抑制作用，并能对抗组胺或 PGE_2 引起的毛细血管通透性增强，能抑制大鼠因注射角叉菜胶后引起的白细胞游走，对大鼠棉球肉芽肿有抑制作用，能使胸腺萎缩，并可降低血清及肝组织中锌含量，使铜/锌比值显著增高，且血清锌含量减少越显著，其抗肉芽组织增生作用越明显。

九、夹竹桃

1. 对心脏的影响　夹竹桃制剂静脉给药 15～30 分钟后，可明显改变麻醉动物的异常血流动力学，可使左室 dp/dt_{max} 恢复至原水平 64.5%，提高左室收缩压（LVSP）、心输出指数（CI）、左室收缩做功指数（LVSWI）及左室射血率（LVER）。左室射血时间缩短，并与洋地黄制剂相似，可降低心脏前负荷，使心功能曲线移向左上方。对戊巴比妥钠引起急性心力衰竭的麻醉犬，静注夹竹桃次苷乙 50μg/kg 后正性肌力作用更加明显，衰竭的心功能恢复到接近正常水平，心肌氧耗无明显变化或稍降低，但衰心犬颈内动脉和股动脉血管阻力在给药后增加，说明夹竹桃及制剂有一定的收缩血管作用。

2. 中枢抑制作用　夹竹桃能加强催眠药异戊巴比妥钠的催眠作用，可使阈下催眠剂量的异戊巴比妥钠产生催眠，使催眠剂量的异戊巴妥钠导致的睡眠持续时间明显延长，使其入睡时间显著缩短。

十、枳实

1. 对心脏和血管的影响　枳实能加强心肌收缩力，减慢心率和增加心血输出量，增加冠脉流量、肾血流量，改善末梢微循环。还可提高家兔主动脉张力，使主动脉平滑肌收缩，此作用可能与激活平滑肌细胞膜上的肾上腺素能 α 受体、胆碱能受体及维拉帕米钙敏感通道有关。

2. 抗凝作用　枳实对健康大鼠及血癌模型大鼠均具有明显的抗血小板聚集及抑制红细胞聚集的作用，其作用优于阿司匹林，并呈明显的量效关系。

（赵　皓）

第二节　抗心律失常药

一、黄连

1. 抗心律失常作用　黄连中的小檗碱（BR）有明显抗心律失常作用，能防治乌头碱、电刺激及冠状动脉结扎所致的实验动物室性心律失常，并呈明显的量效关系。小檗碱可延长动作电位时程和功能不应期，使期前冲动不易引起折返激动并中止折返的持续进行而发挥抗心律失常作用。

2. 降压作用　BR 有明显降压作用，静注给药可降低动脉压，尤其是舒张压，且与剂量呈正相关。降压机理主要是竞争性阻断血管平滑肌上 $β_2$ 受体，使外周血管阻力降低所致。

3. 降血糖作用　黄连碱、BR 均有降血糖作用，对正常小鼠及自发性糖尿病 KK 小鼠均有降血糖作用。其降糖作用可能为受体后效应，它可以抑制注射葡萄糖引起的血糖升高，其作用通过抑制糖原异生或促进糖酵解途径实现。

4. 抗血小板聚集作用　近几年发现，黄连能够降低血小板的聚集，从而达到抗血栓的作用。付晓春等利用动物的在体实验，观察了黄连抗血栓作用，发现小鼠体外凝血时间显著延长，家兔的血浆凝血酶原时间、白陶土活化部分凝血活酶时间及凝血酶时间均有显著延长，并能显著抑制引起的血小板聚集。

二、苦参

1. 抗心律失常作用　苦参碱和氧化苦参碱能显著对抗乌头碱、氯化钡和结扎冠状动脉引起的心律失常，并具有剂量依赖性，二者均有负性自律性，负性变传导和负性变时作用，使P－Q和Q－T间期明显延长，并降低异位节律性。同时苦参碱和氧化苦参碱还具有抗β－肾上腺素受体作用，减慢异丙肾上腺素诱发的离体心脏的心率加快。苦参碱还能显著提高犬心室舒张期兴奋阈值，延长心室有效不应期，从而减少室颤的发生。

2. 对中枢神经系统作用　苦参碱和氧化苦参碱能增加小鼠脑内γ－氨基丁酸和甘氨酸含量，增强中枢的抑制作用与脑内抑制性递质含量，呈较明显量效关系。苦参碱和氧化苦参碱均能抑制 $Na^{+}-K^{+}$－ATP 酶活性，使细胞产热减少，从而产生镇静作用。苦参碱还能通过抑制蛋白激酶C活性，使脑缺血沙土鼠的血脑屏障通透性降低，对实验性脑缺血及脑缺血再灌注所致的脑水肿具有预防作用。

3. 对免疫系统的影响　氧化苦参碱明显抑制变应原诱导的肥大细胞脱颗粒作用，抑制作用与药物浓度呈正相关，而对非特异性肥大细胞激活剂如PMA、A23187、ATP等诱导的组胺释放没有影响，阻止细胞膜脱颗粒释放组胺等。同时诱导脾细胞增殖，并抑制脂多糖诱导的小鼠腹腔巨噬细胞释放1L－1和1L－6，同时对腹腔巨噬细胞产生TNF有抑制作用。

三、麦冬

1. 对心血管系统的影响

（1）抗心肌缺血作用：麦冬提取物具有明显的抗心肌缺血作用，大鼠腹腔注射山麦冬注射液对急性心肌缺血性改变有明显的预防作用，并呈一定的量效关系。麦冬总糖和总皂苷可显著增加小鼠心肌营养血流量。麦冬有促进心肌损伤愈合和缩小梗死范围及坏死区域的作用。山麦冬氨基酸和总皂苷在一定剂量下可以明显降低大鼠心肌梗死心肌中的肌酸磷酸激酶水平和保护缺血心肌的超氧化物歧化酶的活性，减少脂质过氧化产物心肌丙二醛生成。通过透射电镜观察发现，随着山麦冬氨基酸和总皂苷剂量的增加，缺血心肌的核膜和线粒体膜的损伤逐渐缓解，麦冬抗心肌缺血和心肌梗死的作用可能与保护心肌的活性，防止心肌细胞脂质过氧化及改善脂肪酸代谢有关。麦冬提取物对心肌的保护作用与其增加耐氧能力有关，实验研究发现，麦冬提取物能极显著地延长小鼠的存活时间，其可能机制与逆转缺血后酸中毒造成的各种损伤有关。

（2）抗心律失常作用：山麦冬总皂苷可明显降低结扎冠状动脉24小时后的室性心律失常发生率，通过对炙甘草汤中山麦冬总皂苷对大鼠心肌生理的研究，发现麦冬总皂苷降低右心房的肌自律性和右心房肌兴奋性，延长左心房肌功能不应期，说明山麦冬总皂苷可以影响心肌的电生理特性，具有抗心律失常作用。

2. 对免疫系统的影响　麦冬多糖可以促进体液免疫和细胞免疫功能，并诱生多种细胞因子。麦冬多糖显著增加小鼠脾重量、增强小鼠碳拉廓清的作用，短葶山麦冬皂苷C对由环磷酰胺引起的小鼠的白细胞下降有显著的对抗作用，显著提高小鼠血清中溶血素含量。麦冬还对荷瘤小鼠具有一定的抑瘤谱及抑瘤强度，其作用机制与麦冬能够提高NK细胞的活性有关。

3. 抗衰老作用　实验研究发现，麦冬水提物明显降低D－半乳糖衰老模型大鼠脑中MAD含量，拮抗自由基对生物膜的脂质过氧化损伤，从而发挥抗衰延寿的作用。另外麦冬可以降低全血高切黏度、低切黏度、血浆黏度等作用，增加血液循环来抗衰老。

4. 降低血糖作用　麦冬多糖能明显改善胰岛素敏感性，使周围组织对胰岛素抵抗降低。

麦冬的提取物能明显降低血糖浓度，并有剂量依赖性。另外，麦冬对四氧嘧啶所致的血糖升高有明显抑制作用，可能是减弱四氧嘧啶胰岛β细胞的损伤或改善受损伤的β细胞的功能，麦冬多糖能拮抗肾上腺素引起的血糖升高，可能与抑制糖的分解有关。

四、常山

1. 抗心律失常作用　常山及从常山中提出的常山碱乙素有奎尼丁样抗心律失常作用，能明显减少急性心肌缺血引起的心律失常的发生率，延缓心律失常的发生时间，减少实验动物死亡率并呈现明显的抗心肌缺血作用，能够降低S－T段及T波的下降程度。

2. 降压作用　对麻醉狗静脉注射常山碱，均能降低血压，使脾肾容积增加，心肌收缩幅度减少。

五、防己

1. 抗心律失常作用　防己碱对乌头碱、哇巴因、氯仿－肾上腺素所诱发的心律失常均有一定的对抗作用。实验显示：碘化二甲基木防己碱1.5mg/kg静脉注射对心肌的复极过程有影响，表现为APD_{50}延长，从而可能使ERP延长，并使心房肌ERP延长而起抗心律失常作用。

2. 降压作用　静注、肌注或灌胃汉防己甲素、乙素，均可使麻醉猫血压明显下降，同时具有扩张冠状动脉、增加小鼠心肌营养性血管血流量和对垂体后叶所引起的大鼠急性心肌缺血具有一定保护作用。

3. 对心功能的影响　小剂量汉防己生物碱可使心肌收缩力增强、振幅加大，大剂量则对心脏有不同程度的抑制作用。

六、炙甘草

1. 抗心律失常作用　炙甘草注射液对氯仿、肾上腺素、乌头碱、毒K及氯化钡诱发的动物心律失常均有对抗作用，并能减慢心率、延长P－R和Q－T间期，并对抗异丙肾上腺素的正性心率作用，其腹腔注射的半数致死量为41.28/kg。对炙甘草汤的拆方研究表明：炙甘草有较好的抗心律失常作用，与人参同用效果最为明显，这与临床用药经验基本一致。

2. 肾上腺皮质激素样作用　甘草粉、甘草浸膏、甘草甜素、甘草次酸均有去氧皮质酮样作用，能使健康人和多种动物尿和钠排出减少．钾排出增加。

3. 抗炎及抗变态反应作用　甘草次酸对大鼠的棉球肉芽肿、甲醛性水肿、结核菌素反应、皮下肉芽囊性炎症均有抑制作用。甘草酸胺、甘草次酸钠能有效地影响皮下肉芽囊肿性炎症的渗出期及增生期，其抗炎强度弱于或接近于可的松。

4. 解毒作用　实验证明甘草及其多种制剂对多种药物中毒、动物中毒、细菌中毒等都有一定的解毒作用，能缓解中毒症状，降低中毒动物的死亡率。

七、甘松

1. 抗心律失常作用　甘松中所含缬草酮对冠状动脉结扎术后的不麻醉犬致异位性室性节律有一定的抑制作用，对损伤性心房扑动及乌头碱性心房颤动方面亦有一定的抑制作用。甘松乙醇提取液对氯化钡诱发大鼠心律失常及氯仿－肾上腺素诱发家兔心律失常有对抗作用，并能延长家兔离体心房的不应期。静脉注射甘松水提醇沉液对家兔神经性缺血型心律失常，可显著减少室性期前收缩。

2. 降压作用　甘松过氧化酮给高血压大鼠口服有降血压作用。匙叶甘松中的精油与丙二醇和吐温制剂静脉给药，导致狗血压下降15～30mmHg并持续几小时。

3. 抗心肌缺血作用　张文高等给家兔静脉注射甘松制剂，可使心率明显减慢，提高冠状动脉血流量，增加心输出量，降低心肌耗氧量。

4. 镇静作用　用青蛙、家兔及小鼠作比较试验证明，甘松与缬草有相似的镇静作用。匙叶甘松之挥发性物质亦有相似的镇静作用，并具有一定的安定作用。

八、黄杨

1. 抗心律失常作用　实验研究表明，静脉注射可抑制由哇巴因、氯化钡、乌头碱、氯仿－肾上腺素、氯仿引起的心律失常。静脉注射黄杨宁0.55mg/kg、1.1mg/kg可使氯化钙－乙酰胆碱诱发的小鼠心房纤颤发生率分别降低42%和20%；对乌头碱、哇巴因、肾上腺素等诱发的豚鼠离体心房纤颤也具有对抗作用。

2. 对心功能的影响　环维黄杨星D对豚鼠体外心肌标本能增强哇巴因、异丙肾上腺素、去氧肾上腺素、组胺和氯化钙的正性肌力作用，量效曲线左移，最大反应增加，其正性肌力的机理与组胺受体、电压依赖性钙通道激动剂、哇巴因不同。但环维黄杨星D能对抗维拉帕米和低浓度的乙酰胆碱（Ach）所致的负性肌力作用，提示其强心机制可能与促进心肌细胞外Ca^{2+}内流、抑制心肌细胞内K^{+}外流有关。

3. 抗心肌缺血作用　结扎大鼠冠状动脉30分钟后观察黄杨宁对血液流变性的影响时发现，静脉注射黄杨宁可明显抑制心肌缺血后血液流变性异常，有利于改善心肌缺血。静脉注射黄杨宁还可使猪在体冠状动脉扩张、流量增加，其作用具有剂量依赖性，还可显著抑制氯化钾引起的离体冠状动脉血管收缩。黄杨宁能明显扩张正常小鼠耳细动脉和细静脉，使正常家兔眼结膜细动脉和细静脉显著扩张；还可使正常及高分子右旋糖酐所致微循环障碍家兔眼结膜微血管血流速度明显加快。

九、青风藤

1. 抗心律失常作用　盐酸青藤碱对几种不同类型的心律失常模型均有一定拮抗作用。对整体兔、豚鼠和大鼠及离体豚鼠心房，青藤碱具有明显减慢心率作用，降低心肌收缩性，抑制肾上腺素诱发的自律性，降低心肌兴奋性，延长功能不应期，且可拮抗异丙肾上腺素的正性变时效应，抑制Na^{+}或Ca^{2+}的转运而出现抗心律失常的效应。

2. 降压作用　青藤碱具有中枢抑制及降压的效应，且可消除或抑制去甲肾上腺素或肾上腺素的升压作用，并可抑制离体蟾蜍心脏的收缩活动，并呈剂量依赖关系。同时青藤碱具有抗血管平滑肌增殖作用，其降压作用亦可能与青藤碱抑制血管平滑肌增殖有关。

3. 镇痛和抗炎作用　青藤碱可抑制角叉菜引起的大鼠足肿胀，且可显著降低大鼠足部炎症渗出物中的PGE含量，并可使痛觉感受器对组胺和缓激肽等致痛物质的敏感性提高。还能明显提高小鼠热板痛阈，显著减少醋酸所致的小鼠扭体次数、提高小鼠足趾电刺激的痛阈，无成瘾性，其镇痛作用不被烯丙吗啡对抗，而有协同作用。

十、麻黄

1. 升高心率、升高血压作用　麻黄碱能兴奋肾上腺素能神经，使心跳加快，心肌收缩力增强，心输出量增加，血管收缩，血压升高。因其同时兴奋α、β－肾上腺素受体，故收缩压的升高较舒张压明显，其升压特点是缓慢、温和、持久，反复应用易产生快速耐受性。麻黄的上述特征被广泛应用于休克、缓慢性心律失常的治疗。

2. 兴奋中枢神经系统　麻黄对中枢神经系统有兴奋作用，以麻黄碱最为突出，治疗剂量即能兴奋大脑皮质和皮质下中枢，引起兴奋、失眠等症状，并可缩短巴比妥类催眠作用时间，亦能兴奋中脑、延脑呼吸中枢和血管运动中枢。

3. 平喘作用　麻黄碱是平喘的有效成分，其平喘机理主要是促进肾上腺素能神经和肾上腺髓质嗜铬细胞释放去甲肾上腺素和肾上腺素而间接发挥拟肾上腺素的作用，使支气管平滑肌松弛。另外，麻黄的平喘作用亦与直接兴奋α－肾上腺素受体，使末梢血管收缩，缓解支气管黏膜的肿胀有关。

（郭立忠）

第三节　血管活性药

一、川芎

1. 对血液流变学的影响　川芎嗪能降低红细胞聚集性，降低微血管内红细胞聚集和红细胞比容，增强红细胞的变形性，使红细胞电泳时间缩短，提高红细胞表面电荷，降低血液黏度，降低低切变率，改善血液流变性。

2. 抗血栓作用　川芎嗪能提高血小板表面电荷、降低血小板的聚集性，对体内前列环素与血栓素 A_2 的产生有平衡作用，能够抑制血栓素 A_2 的生成，同时直接或间接地增加前列腺素的释放，显著增强红血栓的溶解率，且在一定程度上减弱白血栓增长趋势，对血栓形成有抑制作用。同时川芎嗪尚有尿激酶样作用。

3. 抗血管、心肌增殖作用　研究发现低浓度川芎嗪能对抗去甲肾上腺素对纤维细胞的胶原合成与细胞增殖，其机制可能与它们的 Ca^{2+} 拮抗有关；段红等观察到川芎嗪可使大鼠 MIRI 缺血心肌凋亡细胞减少，病理组织学改变亦有减轻。

4. 抗心律失常作用　川芎嗪能对抗哇巴因和氯化钙所致的心律失常，明显减少家兔心肌缺血再灌注性心律失常的发生率。

二、丹参

1. 扩张血管作用　时爱丽等报道，丹参可减少心绞痛发作次数，提高运动能力，延长运动时间。复方丹参可改善稳定性心绞痛老年患者的临床症状、心电图及运动能力。杨庆福等通过观察复方丹参治疗前后冠心病心绞痛患者颈动脉血流介导性舒张功能及血中内皮素－Ⅰ水平变化发现，复方丹参可预防和治疗缺血引起的微循环障碍，显著改善冠心病心绞痛患者的血管内皮功能。

2. 对心肌的保护作用　丹参水溶性成分丹参素可防止大鼠心肌线粒体 H^+－ATP 酶水解

活性下降，对心肌具有明显的保护作用。丹参及复方丹参注射液能有效清除心肌再灌注所产生的具有细胞毒性的氧自由基，从而对缺血再灌注损伤的心肌起保护作用。赵国胜等研究发现，丹参能够增强心肌收缩力，降低心律失常发生率和抗脂质过氧化，对心脏的保护则是通过扩张冠状动脉，增加冠状动脉血流量和供氧及保护心肌组织内超氧化物歧化酶（SOD）活性而实现的。

3. 抗动脉粥样硬化　药理实验证明，水溶性丹参素的作用高于复方丹参片中含有脂溶性的丹参酮，水溶性丹参素不但能抑制细胞内源性胆固醇的合成，清除氧自由基，减少 H_2O_2，阻断羟自由基的产生，防止脂蛋白氧化；而且有活血通脉，祛瘀养血，疏通微循环，抗凝，抗血栓的作用。因此，丹参降低血脂，改善血液黏稠度，减轻动脉粥样硬化的作用稳定。

4. 抗血栓形成　丹参是传统的活血化瘀药物。现代研究表明，丹参中的丹参素能明显抗体外血栓形成，抑制血小板的聚集，使血小板流动性显著增加，这与丹参提高机体抗凝和纤溶活性，提高血小板内 cAMP 水平，抑制血栓素 A_2（TXA_2）、前列腺素等缩血管类物质的合成有关。于文贵认为，丹参有效成分衍生物乙酰丹酚酸 A 可以通过作用于花生四烯酸代谢途径，特异性阻断诱聚性 TXA_2 生成。同时，对血管壁前列环素生成有促进作用，从而发挥抗血小板功能的作用。

三、水蛭

1. 抗凝作用　水蛭含有多肽类、肝素、抗血栓素。新鲜水蛭含一种蛋白类抗凝血物质水蛭素，能阻止凝血酶对纤维蛋白原的作用，阻碍血液凝固。水蛭素能活化纤溶系统，促进血栓溶解。有人测定了两种吸血水蛭（菲牛蛭和日本医蛭）的头部、尾部及其全体的比活性及晾干后对活性的影响。结果：头部的比活性比全体的强，比尾部的更强，水蛭晾干对活性有较大影响。去头水蛭醇提物有显著的抗血栓作用，表明在水蛭中，除唾液中所含水蛭素等活性成分外，尚含其他的抗血栓成分。

2. 抗血栓作用　水蛭具有溶解血栓的作用，能有效地抑制游离的和凝血块上的凝血酶，可防止各类血栓的形成及延伸。

3. 降血脂及抗动脉硬化作用　水蛭及水蛭复方使高脂家兔主动脉壁 ET－mRNA 高表达减弱，因而血管平滑肌细胞增生减轻。这可能是其防治 AS 的又一重要机制。本试验还显示水蛭及水蛭复方有升高血浆 HDL－c 的作用，HDL－c 升高，可抑制 LDL－c 的细胞毒作用，减轻 EC 的损伤，起保护 EC 的作用。这是逆转 AS 机理的有利环节。

4. 抗炎作用　水蛭对急慢性炎症有一定的抗炎作用，以口服中剂量（2g/kg）作用最好。水蛭对系膜增殖性肾炎家兔模型 CIC（循环免疫复合物）有清除作用。

四、三七

1. 对心血管系统作用

（1）抗心肌缺血作用：三七能扩张冠脉，增加冠脉血流量；增加心肌营养血流量，改善心肌微循环；明显降低心肌耗氧量，改善心肌缺血。三七总皂苷被证明是三七治疗缺血性心脏病的基础成分。

（2）抗心律失常作用：三七对氯仿诱发的小鼠心室纤颤、氯化钡和乌头碱诱发的心律失常等几种实验性心律失常模型均有明显对抗作用，其作用机制可能通过拮抗钙的作用而产生。同时能非竞争性对抗异丙肾上腺素加速心率作用，且此减慢心率作用不为阿托品抑制，提示其抗心律失常作用并不是通过竞争性阻断肾上腺素 β_2 受体或兴奋 M－胆碱受体所致，而是与心肌的直接抑制有关。

（3）降血脂、防止动脉粥样硬化作用：三七具有很好的调节血脂，防治心血管疾病的作用。近期研究表明，其可能有一定的调节血糖作用，对治疗糖尿病和预防糖尿病并发症有积极的作用。

（4）降血压作用：三七有扩张血管、降低血压作用，目前普遍认为是一钙通道阻滞剂，其扩血管机理可能是具有阻断去甲肾上腺素所致的 Ca^{2+} 内流作用。

（5）抗休克作用：三七能降低耗氧量和抗实验性心肌缺血，提示其可能具有抗休克和改善休克时心功能障碍的作用。对兔失血性休克及肠道缺血性休克具有一定疗效，其作用机制在于保护代偿期的心脏功能，阻止外周血管阻力的增高，减轻休克时心室负荷，改善脑循环，降低肾血管阻力。

2. 对血液系统作用

（1）止血作用：三七温浸液及水溶性成分三七素能缩短鼠的凝血时间，并使血小板显著增加，诱使血小板释放、血小板因子Ⅲ和 Ca^{2+} 等止血活性物质增加，最终表现促凝血作用。同时，三七中的钙离子和槲皮苷等亦是止血活性物质。

（2）活血作用：三七总皂苷对家兔、大鼠实验性血栓形成均有明显抑制作用。静脉注射可以明显抑制凝血所致弥漫性血管内凝血、动物血小板数目的下降和纤维蛋白降解产物的增加。还可明显降低冠心病患者的血小板黏附和聚集，亦可改善微循环，抗血栓形成。

（3）补血作用：三七能促进各类血细胞分裂生长和增殖，因而具有显著的造血功能。三七注射液可升高急性失血性贫血大鼠外周红细胞和网织红细胞，对家兔也有类似效应，并有改善红细胞膜功能。对环磷酰胺所致白细胞减少的小鼠和大鼠，三七绒根总皂苷有明显升高白细胞作用。

3. 对脑缺血的保护作用　能使大鼠全脑或局灶性脑缺血后再灌注水肿明显减轻，血脑屏障通透性改善，局部血流量显著增加，具有钙通道阻滞作用，能阻滞脑损伤后神经细胞内钙超载，阻断 Ca^{2+}、CAM 复合物的形成，减少游离脂肪酸的释放和氧自由基的产生，降低脑损伤后血及脑组织中的丙二醛含量，对颅脑损伤有保护作用，能减轻脑缺血再灌注引起的损伤性神经症状及海马 CA_1 区神经元损伤的程度。

4. 对糖代谢的影响　三七皂苷有升高或降低血糖的作用，且三七皂苷对血糖的影响取决于动物状态及机体血糖水平，因而具有双向调节血糖的功能。三七皂苷 C1 能降低四氧嘧啶糖尿病小鼠血糖，并呈量效关系趋势，与胰岛素的降糖效应无协同或拮抗作用，在促进肝细胞对糖氧化和糖原合成方面较胰岛素作用强。

5. 对免疫系统的影响　三七能明显抑制角叉菜胶诱导的炎细胞增多和蛋白渗出，对急性炎症引起的毛细血管通透性升高、炎性渗出和组织水肿及炎症后期肉芽组织增生也均有抑制作用，其作用机制可能与阻止炎细胞内游离钙水平的升高、抑制灌流液中磷脂酶 A_2 的活性、减少地诺前列酮的释放有关。三七具有免疫调节剂的作用，降低大鼠外周血白细胞移行抑制指数，增强机体的全身特异性细胞免疫功能，明显提高外周血中粒细胞和肺泡巨噬细胞的吞噬率，促进小鼠脾细胞的增殖反应。

6. 抗衰老、抗氧化作用　三七能显著降低大鼠脑组织和血液中含量，同时，还能明显提高脑组织及血液中活性，因而具有抗衰老、预防动脉硬化的作用，三七二醇型皂苷具有清除氧自由基的作用，可明显延长果蝇平均寿命，增强果蝇抗饥饿能力，降低果蝇头部脂褐素含量；还可抑制小鼠体内 MDA 生成，提高小鼠血、脑组织中 SOD 活性。通过抗氧化作用和抑制胞内钙超载来抑制神经细胞凋亡和前炎因子增多，延缓衰老。

五、银杏叶

1. 对心脏的保护作用　潘晓宏等研究发现银杏叶提取物能显著减少离体大鼠心脏再灌注所致的心律失常，明显降低室早的发生次数，减少室速、室颤的持续时间，降低心律失常分级，故认为其对心肌缺血再灌注损伤有保护作用。对垂体后叶素致大鼠心肌缺血模型，不同剂量的提取物均可显著抑制垂体后叶素致大鼠心电图 T 波的改变，降低血浆 MDA 含量，提高 SOD 活性。刘赛等采用结扎家兔冠状动脉前降支造成急性心肌梗死的病理模型，以心电图、血清磷酸肌酸激酶活性和梗死面积等指标评价银杏叶总黄酮对心肌缺血的保护作用。结果发现：TFGb［16～17mg/（kg·d），静滴，连续用药 14 天］可明显降低心肌梗死兔 EKG 中 S－T 段异常抬高的总幅度及病理性 Q 波的出现次数，显著抑制心肌组织磷酸肌酸激酶释放。

2. 清除自由基、抗衰老作用　银杏叶的有效成分黄酮类和银杏内酯类能减少血管膜磷脂成分，清除对心脑血管内皮细胞产生有毒作用的自由基，如超氧阴离子、羟基及过氧化氢自由基等，抑制细胞膜脂质过氧化抗衰老。银杏叶提取物（EGB）对氧自由基有很强的清除作用，使其失去活性。由于 EGB 对氧自由基造成损伤的细胞还具有保护作用，使心脑血管抗氧化系统功能增强，从而改善血液循环，以治疗冠心病、高血压、心绞痛、大脑退化及脑血管疾病引起的脑功能障碍。

3. 抗血小板聚集、抗血栓作用　银杏内酯 B 是较理想的血小板活化因子拮抗剂，血小板活化因子是由血小板和多种炎症组织分泌的一种内源性臁酸酯，为多种疾病特别是缺血性疾病的共同炎性介质，可引起血小板聚集、微血栓形成及脂质代谢紊乱，是迄今为止发现的最有效的血小板聚集诱导剂，参与败血症的休克、缺血等多种病理过程。银杏内酯 B 能显著改善血小板活化因子所造成的损伤，拮抗血小板活化因子引起的血小板聚集和血栓形成作用。通过抗血小板聚集，改善血浆和全血黏度及扩张心脑血管的作用，改善心肌缺血和脑缺血，使心脑血流的灌注增加，改善局部营养，减少神经细胞损伤，从而起到保护心脑血管，防治缺血性脑卒中及血栓形成的作用。

4. 降血脂作用　高血脂与动脉粥样硬化及心脑血管疾病有密切关系。EGB 能有效降低血脂水平。其中可明显降低血清甘油三酯及低密度脂蛋白的含量，改善动脉粥样硬化状态下的脂质代谢。有报道 EGB761 可抑制脂质过氧化，并作用于血管减少脂质沉积而预防动脉粥样硬化的形成。

六、葛根

1. 对冠脉循环的作用　葛根水煎剂、酒浸膏、总黄酮、葛根素均有明显扩张冠脉血管的作用。正常狗静脉注射 30mg/kg 总黄酮，其冠脉血流量增加 40%，血管阻力降低 29%，且这种作用随剂量的增加而增加，葛根素的作用强于总黄酮。

2. 对心脏功能和心肌代谢的影响 给心肌缺血狗静脉注射葛根素，可使主动脉压显著降低，张力时间指数与左室压力升高，速度也同时降低，当主动脉压高到给药前水平后，张力-时间指数和左室压力升高速度也恢复到给药前水平。

3. 抗心律失常作用 葛根黄酮、大豆苷元及葛根乙醇提取物对乌头碱、氯化钡、氯化银、氯仿-肾上腺素和急性心肌缺血所致的心律失常有明显对抗作用。葛根素可显著对抗豚鼠因中毒引起的室性期前收缩及室性心动过速，但对大鼠因乌头碱引起的心律失常无明显对抗作用。另据研究，不同浓度的葛根素均能延长豚鼠乳头肌细胞动作电位时程（APD）、抑制延迟整流钾电流，具有明显的浓度依赖关系，这可能是其抗心律失常的电生理机制。

4. 对血管的保护作用 葛根可减轻血管内皮细胞线粒体、粗面内质网、核膜等膜性结构损伤，保护细胞器，促进内皮细胞修复和再生。孙连胜等通过建立同型半胱氨酸（HCY）诱导的细胞损伤模型，运用放射免疫方法，检测不同浓度葛根素处理的人脐静脉内皮细胞系-304（ECV-304）细胞培养液中白介素-8（1L-8）含量，发现HCY明显增加培养上清中趋化因子1L-8的含量；葛根素高剂量组则可减少因HCY诱导损伤内皮细胞趋化因子1L-8的分泌，说明葛根素高剂量组可通过抑制损伤的ECV-304细胞分泌1L-8，从而保护损伤的血管内皮细胞，发挥抗动脉粥样硬化作用。

5. 对血液流变学的影响 葛根素能有效地抑制血小板的聚集功能，改善血流状态、管袢形态、襻周状态和全血黏度、血浆比黏度、红细胞聚集指数、纤维蛋白原定量，使微血管扩张、微循环灌注增加，使组织血液灌注量增加，从而对组织缺血起到保护作用。

6. 保护神经组织作用 葛根具有神经保护及抗痴呆作用，其机制可能是下调脑组织Abl-40和Bax表达，抑制β-淀粉样肽的神经毒性，减轻脑皮层和海马神经元凋亡。在脑损伤大鼠的研究中，葛根素高、中剂量明显降低模型组大鼠红细胞醛糖还原酶活性，抑制糖化产物的形成，降低脑组织中AGEs及脑细胞内钙的含量，保护海马神经细胞线粒体结构的完整性，D-半乳糖诱导的蛋白糖基化反应，并对糖基化状态并发的脑神经细胞损害具有保护作用。

7. 降血糖、降血脂作用 葛根能使四氧嘧啶性高血糖小鼠血糖明显下降，血清胆固醇含量减少，并能明显改善四氧嘧啶性小鼠的糖耐量，明显对抗肾上腺素的升血糖作用，口服葛根煎液能对抗饮酒大鼠因乙醇所致的血中APOA-1降低及胆固醇、甘油三酯的升高现象。

七、麝香

1. 对心血管系统的影响 麝香能扩张冠状动脉，增加冠脉流量，降低心肌耗氧量。天然麝香0~2mg/ml具有明显的强心作用，能使离体豚鼠心脏收缩振幅增加，收缩力增强，心排出量增加，并能增强异丙肾上腺素对猫心乳头肌的收缩作用。用10mg/ml麝香生理盐水混悬液，以30mg剂量，亦使离体蛙心心肌收缩增强一倍，而对心率无影响。离体兔心给药0.3~0.5mg剂量，可使心肌收缩振幅增加50%。在深入研究麝香强心活性成分的基础上，进一步从麝香中分离到的能激活蛋白激酶C的有效活性物Musclid-A，具有比Musclid和麝香更强的强心作用。

2. 对中枢神经系统的影响 麝香对中枢神经系统表现为兴奋和抑制的双重作用。小剂量兴奋中枢，大剂量则抑制中枢。如小鼠腹腔注射低剂量的麝香（25~100mg/kg，天然麝香酮0.02~0.50mg/kg）可缩短巴比妥钠引起的睡眠时间。大鼠灌服麝香混悬液200mg/kg

或麝香酮5mg/kg均能明显缩短戊巴比妥钠的睡眠时间，可能与激活肝药酶，加速肝内药物代谢失活有关。相反用高剂量，则可使戊巴比妥钠引起小鼠睡眠时间延长。这种双向调节作用与中医用麝香既治疗“中风不省”，又治“惊痛”相符。

用新生48小时内的大鼠大脑神经细胞进行体外培养，以神经细胞突起的长度及细胞直径为指标，观察麝香对神经细胞生长分化的作用。结果表明，第1周麝香对培养的神经细胞突起的增长有促进作用，但培养至第2周，细胞生长出现了滞后现象，这可能与麝香具有胶质成熟因子样作用，能促进胶质细胞的分裂和生长，从而间接抑制了神经元的生长发育有关。

3. 抗炎作用　麝香水提物对小鼠巴豆油耳部炎症、大鼠琼脂性关节肿、酵母性关节肿、佐剂型关节炎均具有非常明显的抑制作用，对大鼠烫伤性血管渗透性增加，羧甲基纤维素引起的腹腔白细胞游走，亦具有非常明显的抑制作用。麝香的抗炎机理可能与兴奋神经-垂体-肾上腺皮质系统有关。麝香水溶物可降低大鼠肾上腺内维生素C的含量，提高外周血皮质酮含量，切除肾上腺其抗炎作用消失，但切除垂体其抗炎作用依然存在，说明肾上腺与麝香水溶物的抗炎作用密切相关。在大脑深度抑制的情况下，麝香仍有明显的抗炎作用，表明脑的高级中枢不是其抗炎的必要条件。

八、红花

1. 抗凝作用　红花对血液凝固有明显的抑制作用，可延长凝血酶原生长时间，延长活化凝血酶原的时间，抑制二磷酸腺苷（ADP）和胶原引起的血小板聚集，加速尿激酶和纤维蛋白酶的纤维活性。西红花还具有调节纤维蛋白溶酶原激活剂（tPA）和tPA抑制物（PAI）的作用，其作用可降低全血比黏度，对于血浆黏度无明显作用。

2. 抗心肌缺血作用　红花黄素有明显增加冠状动脉血流量，改善心肌供血的作用。早期实验已显示22%红花黄素0.2ml可使实验家兔冠脉血流量增加，尤其是在心肌缺氧引起冠脉流量显著减少的情况下也有明显的增加冠脉血流量的作用。陈铎葆等报道在结扎犬前降支制备的缺血模型中，红花黄素明显减慢冠脉结扎引起的心率加快、减少坏死心肌量，这一作用并呈剂量相关变化。

3. 抗血管增殖作用　红花萃取液有效地降低内皮细胞^{3}H-胸腺嘧啶掺入率，且呈剂量依赖关系。表明内皮细胞增殖受到抑制，阻止内皮细胞过度增生，稳定血管内膜．从而防止动脉粥样硬化。

4. 免疫调节作用　红花能提高机体免疫功能，其中对IgG最为明显；IgA、C3次之；对LAK、NK细胞活性以及CD_4、CD_4/CD_8也有一定影响。对小鼠游泳能力，细胞免疫和体液免疫均有促进作用，对小鼠免疫器官重量系数及小鼠的淋巴细胞转换率也有所提高。

5. 其他作用　红花还有一定的降脂、抗氧化等作用。

九、赤芍

1. 抗凝作用　赤芍总苷可显著改善机体微循环状态，降低血清、血浆黏度，抑制ADP诱导的血小板聚集，延长凝血酶原时间（PT）和活化部分凝血活酶时间（KPTT）。对注射肾上腺素并附加冰浴的方法复制血瘀模型，亦能降低血瘀大鼠的血液黏度、纤维蛋白原含量和红细胞聚集指数，减小红细胞比容。

2. 抗心肌缺血作用　赤芍总苷能减少对结扎冠脉所致犬急性心肌梗死的缺血程度，降低缺血范围，缩小梗死面积，同时能明显减轻心肌缺血引起的细胞膜损伤，降低血清磷酸肌酸激酶、乳酸脱氢酶及谷草转氨酶活性，具有明显抗心肌缺血作用。

3. 其他作用　赤芍还具有一定的抗氧化作用，对超氧阴离子自由基、羟自由基均有明显的清除能力。

十、桃仁

1. 扩血管作用　桃仁能明显增加离体兔耳血管的血流量，并可使脑血管及外周血管扩张，同时能对抗去甲肾上腺素的血管收缩效应。

2. 抗血凝、抗血栓作用　桃仁能提高血小板内 cAMP 水平，可抑制 ADP 诱导的血小板聚集。桃仁的抗凝作用强于当归、赤芍、红花、益母草。桃仁煎剂对实验性体外血栓形成有明显的抑制作用。

3. 抗炎作用　桃仁有明显的抗炎作用。对二甲苯所致小鼠耳部急性炎症反应有显著抑制作用，并可抑制胰蛋白酶活性。桃仁煎剂大鼠背部注入角叉菜胶形成肉芽肿，有明显的抑制作用。

十一、当归

1. 抗凝血作用　当归有较强的抗凝血和抗血栓作用，当归多糖及其硫酸酯可显著延长凝血时间、缩短出血时间；显著延长凝血酶时间和活化部分凝血活酶时间，其抗凝血作用主要是影响内源性凝血系统。当归可抑制高分子右旋糖酐引起的红细胞聚集性增强，减少内皮细胞表面黏附分子的表达，不同产地的当归均有一定的延长凝血时间、PT 和 KPTT 的作用。

2. 补血作用　当归可促进骨髓和脾细胞造血功能，显著增加血红蛋白和红细胞。水溶液灌胃可使钴照射小鼠内源性脾结节数增加、脾脏和胸腺增重，促进骨髓和脾细胞造血功能的恢复，防止胸腺继发性萎缩，提高动物存活率，增加脾脏内源性造血灶形成，提高骨髓有核细胞计数。对溶血性血虚模型小鼠能显著升高外周血红蛋白，促进钴照射后小鼠骨髓细胞 DNA 合成。

3. 抗氧化与抗衰老　对于 D－半乳糖诱导的亚急性衰老小鼠，当归能明显提高大脑皮层中超氧化物歧化酶（SOD）活性、Ca^{2+}－ATP 酶活性，降低脂褐素（LPF）含量。当归能显著延缓肌肉萎缩，促进肌肉血液循环，增加肌肉组织 SOD 的含量。

4. 抗炎和增强免疫作用　当归制剂在体内外模型中给药均可明显抑制由虫卵诱发的肉芽肿性炎症反应。对嘌呤霉素致肾病综合征的大鼠模型，当归能明显减少病鼠肾组织单核巨噬细胞的浸润。当归多糖能增强白介素－2（IL－2）、白介素－4（IL－4）、白介素－6（IL－6）和干扰素－α（INF－α）的表达，增加抗体数量。当归多糖腹腔注射可以拮抗环胞霉素引起的小鼠脾脏 T 淋巴细胞增殖、NK 活性和 IL－2 生成的抑制作用。

5. 其他作用　当归还有抗缺血、降脂等作用。

十二、郁金

1. 对血液流变性的影响　郁金能降低红细胞的聚集性，提高红细胞的变形能力及抗氧化、免疫黏附能力，减少自由基对红细胞膜的损伤，延长其寿命，维护正常的血液黏度。

2. 抗氧化作用　郁金提取液可明显降低辐射小鼠肝脏 LPO，升高 SOD 及 GSH－PX 活力，提高消除自由基酶的活力，发挥抗自由基损伤的能力。

3. 中枢神经抑制作用　郁金中主要成分郁金二酮能明显延长家猫的各期睡眠（SWSI、SWSII、REM），尤其对 SWSII、REM 期睡眠的延长作用明显。

4. 其他作用　郁金还有一定的镇痛、抗血管平滑肌增殖作用。

十三、冰片

1. 循环系统作用　冰片能使急性心肌梗死犬冠状窦血流量回升，减慢心率和降低心肌耗氧量。同时冰片可明显降低麻醉犬的血液黏度、脑血流阻力，使脑血流量增加，并呈良好的量效关系。冰片能明显对抗垂体后叶素致豚鼠急性心肌缺血和心电图 S－T 段的缺血性改变，增加离体心冠脉流量，并减慢心率。

2. 冰片对中枢神经系统的作用　冰片对中枢神经兴奋性有较强的双向调节作用，既“镇静安神”又有醒脑作用。冰片能缩短戊巴比妥钠持续睡眠时间，还能延长苯巴比妥钠入睡时间，表现出醒脑和兴奋作用。另一方面，冰片可以对抗苦味毒兴奋中枢神经的作用，延长惊厥潜伏期，起镇静抗惊厥作用。另外，冰片能延长常压耐缺氧实验小鼠耐缺氧存活时间。以冰片为主要成分的醒脑静，能减少谷氨酸造成的大鼠脑皮层神经细胞内乳酸脱氢酶漏出量，具有抗脑缺血作用。

3. 抗炎、镇痛作用　冰片能显著延长小鼠的痛阈时间，有抑制大鼠蛋清性足跖肿胀的作用，还能抑制巴豆油所致的小鼠耳郭肿胀，并具有拮抗前列腺素和抑制炎性介质释放的作用。

4. 其他作用　冰片能促进其他药物的脑组成浓度，并能促进多种药物的透皮吸收。

十四、灯盏花

1. 对心脏的作用　5%灯盏花提取液能增加离体豚鼠冠脉流量。灯盏花总黄酮能舒张离体猪冠状动脉收缩状态，使冠脉段的张力降低50%，并对抗心肌缺血缺氧。

2. 抗凝、抗栓作用　灯盏花及其制剂在家兔的主动脉血栓模型中能减轻血小板的破坏与5－羟色胺释放反应，对血栓形成有明显抑制作用，这种作用与剂量呈正相关性，对血管内皮细胞的花生四烯酸代谢物 TXB_2 与6－酮－PGE_{1a}的生成均有抑制作用。

3. 对脑循环的影响　灯盏花注射液对离体犬基底动脉环有舒张作用，对大脑中动脉环也有舒张作用，但灯盏花制剂对狗椎动脉流量无明显影响。灯盏花能使老年大鼠脑血流量明显增加，脑供血得到改善，致使脑衰老性组织学改变得到改善，神经递质多巴胺也有恢复，学习能力和记忆能力明显提高。

（郭立忠）

第四节　降压药

一、钩藤

1. 降压作用　钩藤的各种制剂，包括含有钩藤的复方、单味钩藤的煎剂、乙醇提取物、总生物碱对各种动物的正常血压和高血压都具降压作用。麻醉兔静注钩藤煎剂 2～3g/kg 或麻醉犬静注该煎剂0.05g/kg均可使血压比原水平降低10～30%，持续3～4小时以上。钩藤总碱片对RHR和SHR给药4小时以后，明显降低血压，其单次给药降压时间可维持8小时以上，连续多次给药，降压幅度能维持在14%以上，同时降低血浆中的ET、A_2，增高NO含量，对ANF无明显影响。

2. 对心功能的影响　钩藤碱和异钩藤碱还呈现剂量依赖性的抑制心房收缩力，在1μmol/L普萘洛尔存在条件下，两成分对苯肾上腺素正性变力作用的量效曲线呈非竞争性拮抗。两种成分0.3mmol/L能显著抑制左心房静息后增强效应和阶梯现象，提示钩藤碱和异钩藤碱的负性变时和变力作用与其抑制心肌细胞膜Ca^{2+}转运有关。

3. 抗心律失常作用　钩藤总碱对乌头碱、氯化钡、氯化钙诱发的大鼠心律失常均有对抗作用。异钩藤碱对实验性心律失常有一定的对抗作用并能降低整体动物心率。应用细胞黏附膜片钳单通道记录技术，研究钩藤碱对大脑皮层神经L－型钙通道的作用，表明钩藤碱对大鼠大脑皮层神经元L－型钙通道有阻滞作用，可能与降低心率和心肌收缩力有关。

4. 抑制血小板聚集和抗血栓形成作用　钩藤碱明显抑制花生四烯酸（AA）胶原及腺苷二磷酸（ADP）钠盐诱导的大鼠血小板聚集及胶原诱导的血栓烷A_2生成，但对PGI_2的生成和血小板利用外源性AA合成血栓烷A_2无明显影响。对ADP诱导的兔血小板聚集有明显的解聚作用，与天麻合用则抑制聚集效果增强。钩藤碱还能明显改善红细胞变形能力。

5. 镇静和抗惊厥作用　钩藤对小鼠有明显的镇静作用而无催眠作用。钩藤醇浸剂2g/kg皮下注射对豚鼠的实验性癫痫有防治作用，钩藤醇浸剂具有一定抗戊四氮惊厥作用，钩藤注射液有抗电惊厥作用，与牛膝配伍应用具有明显协同效应。

二、罗布麻

1. 调节血压作用　罗布麻叶有确切的降压作用，但其降压机制一直不明确。近年来研究发现罗布麻叶提取物对自发性高血压大鼠有明显降压作用，但不影响尿量和尿中Na^+、K^+及蛋白的排出量；而对肾性高血压大鼠，在降压的同时还伴随着显著的尿量增加和尿中Na^+、K^+排出增多的症状，并可明显降低血尿素氮（BUN）；在NaCl导致的盐性高血压大鼠中，则在降压过程中只有BUN的降低，表明罗布麻叶降压作用与改善肾功能有关。

2. 降血脂作用　罗布麻叶水浸膏17g/kg灌胃能显著降低血清TC值，并与氯贝丁酯作比较，罗布麻水浸膏不但能降低甘油三酯同时也能降低胆固醇。而烘烤过的罗布麻叶的降脂作用则明显增强，还可显著降低总胆固醇。日本学者用产地不同的两种罗布麻叶（Ⅰ、Ⅱ）水提取物和中国产与日本产罗布麻茶，以高胆固醇大鼠为研究对象，测定各种胆固醇后计算动脉硬化指数。结果显示，四种提取物都能降低LDL－c和动脉硬化指数，Ⅱ还能提高HDL－c。

3. 抗凝、抗衰老作用　用大花罗布麻乙醇提取物体外或体内给药后，发现对凝血酶或ADP诱导的大鼠及人体血小板的聚集性均有抑制作用，剂量与效应呈线性关系。大花罗布麻乙醇提取物可延长果蝇寿命，促进家兔及大鼠的免疫功能，减少豚鼠的人工白内障形成，提示有一定程度的延缓衰老作用。

4. 镇静及抗抑郁作用　给小鼠口服罗布麻叶水浸膏的醚溶物及罗布麻叶的醚提取物均显示轻度镇静作用。采用强迫游泳实验，发现罗布麻叶的大孔吸附树脂的醇洗脱部位有确切的抗抑郁作用，同时大鼠在服用罗布麻叶提取物两周后对中枢递质未产生显著影响。两周后，脑内去甲肾上腺素（NE）、多巴胺（DA）的浓度均下降，而5－羟色胺（5－HT）的浓度未受影响。

三、杜仲

1. 降压作用　杜仲水提物对犬有明显的降压作用，而且疗效平稳。对杜仲水提物进行了急性降压试验，发现杜仲的降压作用与其中含有的生物碱、桃叶珊瑚苷、绿原酸和糖类等物质有关。亦有通过杜仲煎剂蛙后肢血管灌流实验的研究认为：杜仲降压的机理是杜仲药剂作用于血管平滑肌，使外周血管扩张所致。

2. 利尿作用　杜仲叶的各种制剂对麻醉犬均有利尿作用，且无快速耐受现象，对正常大鼠和小鼠也有利尿作用。杜仲的利尿作用与桃叶珊瑚苷有关，该成分能刺激副交感神经中枢，加快尿酸转移和排出，利尿作用明显。

3. 降血脂作用　50%杜仲叶和山楂、葛根的水提取液给大鼠灌胃，剂量组的血清TC、TG均有明显降低，血清HDL－c有一定程度的升高。

4. 抗氧化、抗衰老作用　杜仲叶水提物能明显提高实验性衰老小鼠肺组织和红细胞中的SOD，GSH－Px活力和抑制脂质过氧化物（MDA）产生。杜仲水煎剂无论在体内还是体外，均有明显抗自由基作用。杜仲叶还具有在微重力环境下抗人体肌肉和骨骼老化的功能，实验表明，杜仲含有一种可促进人体的皮肤、骨骼、肌肉中的蛋白质胶原的合成与分解的特殊成分，具有促进代谢、防止衰退的功能。

5. 对中枢神经系统的作用　杜仲浸剂在临床上用于治疗高血压，并能改善头晕、失眠等症状。大剂量（20～25g/kg）杜仲煎剂给狗灌胃，能使其安静，贪睡，不易接受外界刺激，对小鼠亦有抑制中枢神经系统的作用。

四、臭梧桐

1. 降压作用　臭梧桐煎剂、水浸剂等对麻醉及不麻醉动物（大鼠、兔、猫、狗等）及肾型高血压大鼠和狗，均有不同程度的降压作用。开花前及鲜叶的降压作用强，剂型以水浸剂和煎剂降压作用最强，流浸膏次之。本品与槲寄生、山楂、地龙合用，可增加其降压强度和持续时间。

2. 镇痛、镇静作用　采用电刺激鼠尾法观察臭梧桐对小鼠的镇痛作用，表明臭梧桐确有一定的镇痛作用，作用最强时间在给药后20～40分钟。此外，臭梧桐还有一定的镇静作用。

五、夏枯草

1. 降压作用　夏枯草对正常家兔、Wistar大鼠、急性实验性肾型高血压（RHR）大鼠均有降压作用，并初步表现出一定的量效关系，能明显抑制RHR的血压升高。

2. 对血脂代谢的影响　夏枯草对乳幼大鼠、糖尿病家兔模型的TG、VLDL和血脂指数降低，使糖尿病模型兔的TCH、LDL及ApoB显著降低，并可降低动脉粥样硬化模型兔的氧化低密度脂蛋白（oxLDL）水平。

3. 抗炎、抗过敏作用　夏枯草有一定免疫抑制作用，对特异性免疫机能有相当强的抑制作用，用夏枯草口服液给小鼠连续灌胃 7 天，能显著抑制巴豆油所致小鼠耳肿胀，对大鼠角叉菜胶性和蛋清性足肿胀模型及大鼠棉球肉芽肿均有明显抑制作用。

六、地龙

1. 降压作用　地龙低温水浸液对正常家兔和大白鼠有缓慢而持久的降压作用，对肾型高血压也有明显降压作用。从地龙脂质中分离出的类血小板活化因子（PAF）物质是地龙中的重要降压成分，去脑猫对 PAF 的降压反应大大减弱。

2. 抗栓、抗凝作用　地龙含有纤维蛋白溶解酶、蚓激酶、蚓胶质酶等多种抗栓、抗凝成分。地龙提取物（包括蚓激酶等）对体内的凝血系统和纤溶系统具有广泛的影响。研究发现，地龙提取物可明显降低大鼠血小板黏附率，延长体内血栓形成和溶解体内血栓，并能增加大鼠脑血流量，减少脑血管阻力。另发现蚓激酶只水解凝血因子和纤维蛋白，而不水解血清中其他酶（包括纤溶酶原和清蛋白）。因此，它可使体外的血栓形成时间延长，既抗凝又不影响止血，故有利于血栓的防治。地龙提取物还有提高小鼠红细胞变形能力，从而改善血液流变性和微循环障碍。

3. 平喘作用　地龙能降低致敏性哮喘豚鼠支气管洗液中细胞总数、白蛋白含量及白三烯水平，尤其能抑制嗜酸性粒细胞增多，并阻止该细胞激活，防止激活后释放的各种毒蛋白直接损伤上皮。地龙能缓解急性哮喘发作时的支气管痉挛，广地龙醇提浸膏能明显增加肺灌流量，显示有显著的舒张支气管作用；地龙中含有的次黄嘌呤、琥珀酸能舒张支气管，并对抗组胺和毛果芸香碱、毛果芸香碱引起的支气管收缩。

4. 解热、抗炎、镇痛　研究发现，地龙粉针有明显的解热镇痛作用，但与对乙酰氨基酚没有协同作用。地龙乙醇粗提物连续灌胃，能显著抑制二甲苯诱导的小鼠耳郭肿胀，对角叉菜胶性足肿胀和醋酸所致腹腔毛细血管通透性亢进均有明显的抑制作用，且作用时间长。醋酸致小鼠扭体反应和热板法小鼠舔足试验均显示了地龙还有较强的镇痛作用。

七、黄芩

1. 降压作用　黄芩的多种制剂，均可使麻醉犬、猫、鼠、兔血压降低。黄芩素对离体大鼠肠系膜动脉在低浓度时表现为收缩作用，而在高浓度时则表现为松弛血管平滑肌作用，其机制是抑制了蛋白激酶的收缩作用。

2. 清除自由基及抗氧化作用　黄芩的 4 种主要黄酮成分在机体的不同系统中均具有消除自由基和抗氧化活性，可预防诸如氢过氧化物酶、超氧化物阴离子等氧自由基引起的成纤维细胞的损伤。在缺血再灌注模型中，可使细胞避免致死量氧化剂的损伤。

3. 对免疫功能的调节　黄芩能明显促进小鼠腹腔巨噬细胞的吞噬功能，显著提高血清中溶菌酶的含量，增强红细胞 C3b 受体酵母花环百分率。黄芩苷还可以提高小鼠血清溶血素和脾脏 B 细胞分泌溶血素的含量，可提高 IgM 的水平，增加 IgG 的含量，体内用药还可增强整体的免疫功能。

（郭立忠）

第五节　调节血脂药

一、绞股蓝

1. 对心肌保护作用　绞股蓝总苷对离体大鼠乳鼠心肌缺血缺氧损伤有直接保护心肌作用。绞股蓝提取物对离体兔冠状动脉流量有增加作用。绞股蓝总皂苷静脉注射对垂体后叶素造成的蟾蜍心肌缺血有较好保护作用。对大鼠冠脉结扎后缺血缺氧致心律失常，绞股蓝总苷呈现剂量依赖性保护作用，采用 Langedorff 离体心脏灌流用法，制备大鼠心肌缺血再灌注损伤模型，绞股蓝总苷能显著降低不可逆室颤发生率，显著抑制心肌释放 LDH，提高缺血再灌注心肌 SOD 活性，降低丙二醛水平，机理与抗脂质过氧化有关。以膜片钳技术研究绞股蓝总苷对单个心室细胞的动作电位、I－型钙通道电流（I_{Ca}）、快钠通道电流（INa）及内整流钾通道电流（Ik1）的影响，表明绞股蓝总苷明显缩短 APD_{50} 动作电位时程，降低动作电位幅值 APA，而对静息膜电位无明显影响。

2. 降血压　绞股蓝总苷静滴使猫血压下降维持 30 分钟以上，降压过程中心率无改变而脉压增大。明显降低犬血压及脑血管、外周、冠脉血管阻力，增加冠脉流量，减慢心率，使心脏张力时间指数下降，对心肌收缩性能和心脏泵血功能无明显影响，通过扩张血管使血管阻力下降而降压。

3. 抗休克　绞股蓝总苷对注射内毒素（LPS）所致的休克兔，降低 3P 试验阳性率，抑制凝血酶原时间延长、纤维蛋白原消耗，休克开始发生时间推迟，有明显的抗内毒素休克、预防继发性 DIC 作用；抑制休克时一氧化氮升高和平均动脉血压下降。

4. 降血脂和抗动脉粥样硬化　绞股蓝总苷显著抑制高脂饵料鹌鹑血清 TC、TG 及 LDL 升高，升高 HDL，减少兔食饵性动脉粥样硬化斑块形成，明显减轻主动脉壁脂质过氧化程度，丙二醛含量下降。

5. 抗凝、抗血栓形成　绞股蓝总苷对 AA、APD 及胶原诱导的血小板聚集均有明显抑制作用，其中对 AA 诱导的血小板聚集抑制作用最强并呈剂量依赖关系。绞股蓝总苷对大鼠实验性脑血栓形成、体外动脉血栓形成、小鼠急性肺血栓形成有不同程度抑制作用。也抑制大鼠体内血栓形成，并能延长凝血时间、凝血酶原时间、部分凝血活酶时间。

二、瓜蒌

1. 扩血管作用　瓜蒌水煎剂、注射剂均对离体豚鼠冠状动脉呈现扩张作用，且以注射剂为显著，自瓜蒌皮中分离的生物碱亦有扩冠作用。同时瓜蒌注射剂对垂体后叶素引起的大鼠急性心肌缺血有明显保护作用。

2. 对血液流变性的影响　给大鼠灌服瓜蒌煎剂能明显降低全血黏度、明显抑制红细胞的聚集和提高红细胞的变形能力作用。

3. 降血脂作用　瓜蒌及复方制剂均有降血脂作用，可降低 TC、TG、LDL－c 含量，升高 HDL－c 含量，其作用机理可能与提高 ApoAI、降低 ApoB100 含量，使 HDL 含量升高，同时与清除 LDL 的作用密切相关，其改善血液流变性作用亦与此有关。

三、山楂

1. 降血脂作用 山楂能抑制β-羟基-β-甲基戊二酸辅酶A还原酶的活性，从而抑制内源一胆固醇的合成，并能升高高密度脂蛋白，降低低密度脂蛋白，有利于清除外周组织中过多的胆固醇，从而改善体内的脂质代谢，但对甘油三酯（TG）影响不大。山楂及山楂黄酮能显著升高大鼠肝脏LDLR蛋白水平，显著增加大鼠肝脏LDLR数目，通过调节大鼠肝脏LDLR转录水平和提高抗氧化能力，抑制脂质过氧化物，预防脂质代谢紊乱。

2. 抑制血小板聚集，抗血栓形成 山楂叶中提取的有效成分总黄酮对血小板、红细胞电泳均有增速作用，使其电泳时间显著减少，有利于改善血流动力学，提高红细胞及血小板表面电荷，增加细胞之间斥力，加快它们在血中流速，促进轴流，减少边流和聚集黏附。同时，由于聚集在血管壁的血小板减少，其释放的血栓素（TXA_2）大大减少。不同浓度丹参与山楂复方提取物（WH505）与血管内皮细胞共孵育，则可明显抑制细胞内ET-1 mRNA表达，减少内皮细胞分泌ET-1。

3. 抗心肌梗死、心绞痛 山楂浸膏及总黄酮苷给犬静脉注射，冠脉血流量可增加，存增加冠脉血流量的同时，还能降低心肌耗氧量，提高氧利用率，山楂流浸膏对垂体后叶素、异丙肾上腺素所致急性心肌缺血均有保护作用。山楂黄酮能对抗乌头碱引起的家兔心律失常，能较快地使其恢复正常。山楂聚合黄酮对结扎前降支引起的S-T段改变程度及S-T段异常抬高数和病理性Q波出现数有着明显的抑制，山楂聚合黄酮能缩小心肌梗死范围，在实验所用剂量条件下，山楂聚合黄酮有与普萘洛尔相似的抗心肌梗死作用，但作用强度稍逊于普萘洛尔。

4. 抗氧化作用 山楂叶乙醇提取物对羟自由基和超氧阴离子的生成有清除和抑制作用，其作用随提取物的百分比浓度增加而增加，山楂及山楂黄酮还能显著降低血清和肝脏丙二醛（MDA）含量，增强红细胞和肝脏超氧化物歧化酶（SOD）的活性，同时增强全血谷胱甘肽还原酶（GSH-Px）活性。

四、泽泻

1. 对脂质代谢的影响 泽泻能明显降低血清总胆固醇、甘油三酯和LDL-ch，促进血清HDL-ch水平升高，明显抑制主动脉内膜斑块的生成。泽泻经甲醇、苯和丙酮提取的组分对各种原因引起的动物脂肪肝均有良好效应，对低蛋白饮食、乙基硫氨酸所致脂肪肝均有不同程度的抑制作用，能抑制肝内脂肪堆积，对高脂饲料引起的大鼠脂肪肝有明显抑制作用。另外，泽泻提取物也有抗血小板聚集、抗血栓形成及增强纤溶酶活性等作用，因而能从降低血脂、抑制内皮细胞损伤、抗血栓等多方面抑制或减轻动脉粥样硬化的发生。

2. 利尿作用 泽泻有明显的利尿作用，这与其含有大量的钾盐有关。健康人口服泽泻煎剂可以见到尿量、钠及尿素的排出增加，经家兔口服煎剂利尿效果极弱，但泽泻流浸膏腹腔注射则有较好的利尿作用，家兔耳静脉注射泽泻水制剂有利尿作用。

3. 对心血管系统的作用 泽泻及其提取物有一定程度的降压作用，给犬或家兔静脉注射泽泻浸膏有轻度的降压作用，并持续30分钟左右。泽泻丙酮提取物能抑制高浓度KCl引起的血管收缩。泽泻经研究表明具有Ca^{2+}拮抗作用，还有抑制交感神经元释放去甲肾上腺素的作用。另外，泽泻醇提取物的水溶性部分能显著增加冠脉流量，对心率无明显影响，对心肌收缩力呈轻度抑制作用。

4. 对免疫系统的影响及抗炎作用　用泽泻煎剂给小鼠腹腔注药，连续5天，发现可抑制小鼠碳末廓清速率及2，4－二硝基氯苯所致的接触性皮炎，明显减轻二甲苯引起的小鼠耳郭肿胀，抑制大鼠棉球肉芽组织增生。泽泻的多种活性成分具有增强网状内皮系统活性和抗补体活性，抑制脂多糖激活的巨噬细胞产生NO和抗过敏等多种免疫调节作用。

5. 其他作用　泽泻还有轻度降血糖作用。亦有一定的减肥作用。

五、何首乌

1. 降血脂及抗动脉粥样硬化作用　制首乌醇提物可提高鹌鹑血浆中高密度脂蛋白胆固醇/总胆固醇（HDL－c/TC）比值，降低血浆总胆固醇（TC）、甘油三酯（TG）、游离胆固醇（FC）和胆固醇脂（CE）的含量。何首乌能与胆固醇结合，在兔肠道可减少胆固醇的吸收。其所含蒽醌类化合物还能促进肠蠕动，抑制胆固醇在肠道的再吸收，并能促进胆固醇代谢。何首乌富含磷脂，能阻止胆固醇在肝内沉积，阻止类脂质在血清滞留或渗透到脉内膜而减轻动脉硬化，抑制ADP所致高脂血症动物的血小板聚集，具抗纤溶活性，能促进纤维蛋白裂解，减轻动脉粥样硬化和降低血液的高凝状态。首乌提取液亦能提高大、小鼠HDL－c含量，抑制β－脂蛋白。何首乌能降低老龄大鼠血液黏滞度，防止动脉粥样硬化的形成和发展。可见，何首乌能从胆固醇的吸收、代谢等方面防治高脂血症和动脉粥样硬化。

2. 对心脏的影响　20%何首乌注射液对离体蛙心有减慢心率的作用，并且随剂量增加其心率减慢更明显，何首乌还能对抗异丙肾上腺素引起的心率加快作用。何首乌还能轻度增加离体心脏冠脉流量，对垂体后叶素所致家兔心肌缺血有一定的保护作用。

3. 抗衰老、抗氧化作用　何首乌中的二苯乙烯苷类成分（ST1）具有较强的体外抗氧化能力和清除活性氧作用，且具有良好的量效关系，是一种较强的抗氧化剂。何首乌70%乙醇提取物可通过降低小鼠脑组织和肾组织的脂褐素含量，升高心肌Na^+-K^+－ATP酶活性和肝脏SOD活性来有效对抗D－半乳糖所致的小鼠亚急性衰老。另外，制首乌多糖可明显升高D－半乳糖所致衰老小鼠血中SOD、CAT、GSH－Px的活力，降低血浆、脑匀浆中LPO的水平。何首乌醇提物能促进细胞分裂、增殖，延长大鼠皮肤二倍体成纤维细胞的传代数，使细胞进入衰老期的时间明显延迟。

4. 抗炎与免疫作用　何首乌乙醇提取物可明显抑制二甲苯所致的小鼠耳急性炎症肿胀和角叉菜胶所致的足跖肿胀，且维持时间较长；对醋酸所致的小鼠腹腔毛细血管通透性亢进及蛋清所致大鼠足肿胀有显著抑制作用；此外还有一定的镇痛作用。醇提物和水提物均能不同程度地增加老年大鼠胸腺胞浆蛋白和核酸的含量，提高胸腺重与体重比值，促进胸腺细胞增生，延缓老年大鼠胸腺增龄性退化，从而提高老年机体胸腺依赖的免疫功能。

5. 其他作用　何首乌还有一定的补血作用。

六、决明子

1. 降脂作用　决明子对家兔实验性高胆固醇血症有降低血清低密度脂蛋白胆固醇、抑制动脉粥样硬化斑块形成的作用。小鼠高胆固醇模型研究结果表明，决明子虽然不影响血清总胆固醇（TC）水平，却能明显增加血清高密度脂蛋白胆固醇（HDL－c）的含量及提高HDL－c/TC比值，从而明显改善体内胆固醇的分布情况，对于胆固醇最终被转运到肝脏作最后处理十分有利。

2. 降压作用　决明子的水、醇水浸出液对麻醉狗、猫、兔有降压作用。用水提醇沉法制成的决明子注射液给自发性高血压大鼠从股静脉注射给药，观察了大鼠血压、心率及呼吸的变化，结果舒张压和收缩压明显降低，并且对呼吸和心率无影响，其作用强于利血平，且持续时间亦较长。也有报道决明子脂溶部分在10mg/kg时呈现出明显的降压作用，醇溶和水溶部分在15mg/kg时均出现明显的降压作用。

3. 抗血小板聚集作用　决明子中葡萄糖钝叶素能强烈抑制由二磷酸腺苷、花生四烯酸、胶原酶引起的血小板聚集。

七、虎杖

1. 降血脂作用　虎杖中的主要成分白藜芦醇苷给正常大鼠灌胃200mg/kg，连续7天，能显著降低血清胆固醇含量。

2. 抗血栓作用　采用胰蛋白酶损伤兔颈动脉内皮诱导血栓形成模型，观察白黎芦醇苷的抗血栓作用，发现白黎芦醇苷能显著减少血栓湿重，抑制血小板聚集，抑制血小板 TXA_2 生成，但不影响人肺静脉内皮细胞生成 PGI_2。

3. 血管活性作用　虎杖的有效成分白黎芦醇苷有显著的扩张血管降压作用。对麻醉猫静注白黎芦醇苷后，血压先下降，再缓慢上升。白黎芦醇苷对动物的冠状动脉、肺动脉和脑血管等都有扩张作用。白黎芦醇苷能明显抑制大鼠烧伤休克模型的血浆肿瘤坏死因子（TNF）的升高，减轻白细胞附壁黏着和肺损伤，改善休克的微循环紊乱。能使重度失血性休克的大鼠存活时间显著延长，存活率提高，效果优于多巴胺及654－2。

八、沙棘

1. 降血脂作用　沙棘果汁及硒强化沙棘果汁能有效地降低高脂大鼠血清胆固醇（TC）水平，提高HDL－c水平，并能抑制其体内脂质过氧化作用。降低高血脂鹌鹑血清TC、TG、HDL－c、LDL－c含量，可提高高血脂大鼠和鹌鹑的HDL－c/TC比值。

2. 对心脏的作用　沙棘全成分及其总黄酮可使离体大鼠心脏心率明显减慢，心肌收缩力明显减弱，沙棘全成分能明显延长麻醉大鼠ECG的P－R间期，并使其心率明显减慢，对急性心肌缺血所致心率减弱亦有显著对抗作用。静脉注射则可明显增强心力衰竭犬心脏泵血功能和心肌收缩性能，并可明显改善心肌舒张性能，降低外周血管阻力和心肌耗氧量，还可抑制毒毛花苷C诱发豚鼠乳头状肌心律失常。

3. 调节免疫作用　沙棘总黄酮可增加小鼠白细胞溶菌酶、吞噬功能、总补体含量的作用，可促进抗体生成，使血清抗体水平升高，增加血液T细胞比例和脾特异玫瑰花形细胞，同时激活的淋巴活性增强，低浓度时促进淋巴细胞转化，且明显保护环磷酰胺所致的抗绵羊红细胞溶血素生成减少。沙棘粉能增强小鼠迟发型变态反应及增加和外周血T淋巴细胞ANAE阳性率，并可提高小鼠巨噬细胞吞噬功能和脾脏抗体生成细胞数。

4. 抗疲劳、抗氧化作用　沙棘粉可提高小鼠在低温环境下的耐寒能力，延长小鼠在低温环境下的游泳时间，可提高其抗疲劳能力；也能延长小鼠在常压下的耐缺氧时间，增加小鼠对携氧的耐受性，延长生存时间，降低耗氧量。

沙棘提取物是一种较强的抗氧化剂，对老龄鼠脑组织脂褐素有明显的降低作用，降低老龄鼠脑组织脂褐素含量及血清中脂质过氧化物水平明显。

九、薤白

1. 降脂作用　薤白提取物（ANBE）具有很强的降血脂作用，ANBE20mg/kg 能明显降低高脂血症家兔血清总胆固醇（TC）、甘油三酯（TG）和低密度脂蛋白（LDL－c），还显著降低过氧化脂（LPO），升高高密度脂蛋白（HDL－c）和 HDL－c/TC 的比值。薤白有效成分中的甲基烯丙基三硫具有抑制血小板聚集和血小板合成血栓素的作用，薤白提取物（AMBE）能明显抑制主动脉和冠状动脉脂质斑块形成，抑制羟基花生四烯酸的生成，并直接减少血清过氧化脂质（LPO）的生成，减少脂质进入细胞从而减少泡沫细胞的生成，抑制了平滑肌细胞的增生，同时 AMBE 能抑制血栓素 TXA_2 合成酶和脂质氧化酶，从而可使前列腺素的合成偏向合成前列腺素（PGI_2），抑制血小板聚集，扩张血管，控制动脉壁胆固醇的蓄积和增加纤溶活性作用。

2. 抗氧化作用　薤白原汁能显著提高过量氧应急态大鼠的血清超氧化物歧化酶（SOD）的活性，从而抑制血清过氧化脂质的形成。薤白的复方及单味薤白煎剂对 Fenton 反应产生的羟自由基有清除作用。薤白鲜汁与抗氧化剂谷胱甘肽相似，使血清抗坏血酸自由基自旋浓度降低，类同于羟自由基清除剂甘露醇。

3. 对血管作用　薤白能舒张已为氯化钙、高钾和去甲肾上腺素所收缩的兔主动脉条，松弛血管平滑肌的作用不依赖于阻断 α 受体或 β 受体，而是通过阻断钙通道实现的。薤白可无选择性地阻断电位依赖性钙通道和受体操纵性钙通道，能明显拮抗大鼠去甲肾上腺素或氯化钾引起的主动脉平滑肌收缩，拮抗率在 30% 以上。

十、大黄

1. 降血脂作用　大黄能明显降低蛋黄及高脂饲料诱导的高脂血症小鼠血清及肝脏胆固醇、甘油三酯和过氧化脂质，其有效成分可能是蒽醌类、儿茶素类及多糖，且随着剂量增大，作用呈增强的趋势。

2. 抗血管增殖、抗凝作用　大黄对血管平滑肌细胞有抑制作用，大黄素可抑制增殖，防止血管内膜增生病变和血管壁变厚粗糙，从而可减轻动脉损伤后产生的血管壁狭窄。大黄还可扩张血管，降低血管阻力，增加血流量，阻滞细胞钙内流，提高心肌对氧的利用率，减少脂质过氧化心肌损伤，防止血栓形成，改善体循环功能。

3. 抗炎作用　大黄能清除组织和血浆内的炎性介质，显著降低血清中肿瘤坏死因子、白细胞介素和内毒素水平，应用富含脂质过氧化物－丙二醛（MDA）的鼠肝与中药大黄孵育，观察大黄对 MDA 的影响。结果表明，大黄对 MDA 呈明显抑制作用，且抑制作用有明显的量效关系。

4. 免疫抑制作用　大黄能抑制红细胞抗体的产生，并有抑制活性 T 细胞的作用，增强小鼠腹腔巨噬细胞的吞噬功能。大黄素对钙离子的作用呈剂量依赖性，有利于对免疫细胞的调节。

5. 抗衰老作用　大黄制剂在促进老年人记忆力及缩短大便间隔时间上均明显优于对照组，同时对 D－半乳糖所致小鼠亚急性衰老模型记忆减退有较好的改善作用，还能明显延长果蝇的平均寿命和最高寿命，增加 2～3 月龄小鼠游泳能力和耐缺氧能力。

（郭立忠）

第六节　中药新剂型研究

一、注射剂

1. 黄芪注射液

（1）心肌的正性肌力作用：黄芪苷是黄芪正性肌力作用的主要活性成分，可抑制磷酸二酯酶活性，其作用类似非洋地黄正性肌力药物，能抑制 $Na^{+}-K^{+}-ATP$ 酶致心肌收缩力增强，并能增强肾小球滤过率和肾血流量而利尿。

（2）抗心肌缺血作用：黄芪能抑制 $Na^{+}-K^{+}-ATP$ 酶和提高氧自由基的清除酶超氧化物歧化酶（SOD）活力、降低过氧化脂质（LPO）的含量有关，减少氧自由基造成的细胞损伤，并稳定细胞膜，改善心肌营养和心肌细胞线粒体功能，形成心肌保护作用。

（3）免疫作用：以局部移自主抗宿主反应和淋巴细胞体外增殖反应为指标，黄芪多糖可以明显提高正常人与患者的局部移自主抗宿主反应强度，使原来的阴性反应转为阳性。

2. 参附注射液　明显的扩张冠脉，降低心肌氧耗，增强心肌收缩力，提高心脏泵血功能；阻断心肌细胞膜钙通道，减轻细胞钙负载，促进心肌细胞修复，清除自由基，减轻缺氧对心肌的损伤。同时提高心肌细胞搏动频率和幅度，显著增加心肌收缩力，增加心输出量，升高血压，降低冠脉阻力。

3. 生脉注射液

（1）对心功能的影响：生脉注射液主要通过抑制平滑肌细胞 $Na^{+}-K^{+}-ATP$ 酶活性，影响 $Na^{+}-K^{+}$ 和 $Na^{+}-Ca^{2+}$ 交换，使 Ca^{2+} 内流增多，增强心肌收缩力，在较短时间（5～60分钟）和较长时间内均能增加心肌收缩力，提高心排血量，产生强心苷样效应而改善心功能。

（2）升压作用：生脉注射液能明显升高血压，回升快且稳定，肢体很快转暖，发绀缓解，还可诱发机体释放肾上腺皮质激素，提高人体应激水平，且有良好的镇静、安神、提高患者机体内在反应能力，控制患者不安情绪及休克等烦躁症状，使其顺利度过休克期。

4. 川芎嗪注射液　川芎嗪是从川芎总生物碱中提取的有效成分，它能有效地从阻抑缺氧性肺血管收缩反应和缺氧性肺血管重建两方面预防缺氧性肺动脉高压的形成，从而减少了心力衰竭等并发症的发生。川芎嗪可促进 PGI_2 合成，抑制 TXA_2 的生成和释放，从而调节缺氧时 TXA_2/PGI_2 的平衡失调，发挥扩血管作用，防止肺动脉高压的形成。

5. 刺五加注射液　增加组织对缺氧的耐受性，扩张血管，增加冠状动脉血流量，改善血液循环，减少心肌耗氧量，提高心肌缺氧的耐受性；降低血液黏度，减少肺小动脉微血栓及肺内 DIC 的形成；能减少再灌注损害作用，从而有利于心肌细胞的代谢，减轻心脏前、后负荷，降低右心室舒张末压，周围静脉血回流量增加，增加心肌收缩力。

6. 丹参注射液　丹参可以抑制血小板功能，抑制凝血功能，促进纤溶活性，降低血液黏稠度，改善微循环，加快血流速度。同时，丹参还具有扩张冠脉，增加血流，耐缺氧，改善心脏功能等。复方丹参注射液（丹参和降香）对微米缩窄器造成的犬冠状动脉左前降支狭窄模型，能降低冠脉阻力，增加冠脉血流，减少心肌耗氧量，增加心肌收缩力作用。同时能增加肺组织的血流灌注，启动肺泡通气和换气功能，缓解低氧血症和高碳酸血症，达到纠正心肺功能的目的。

7. 葛根素注射液　葛根素具有扩张冠状动脉和脑血管，降低外周阻力，改善微循环和降低心肌耗氧等作用。同时，葛根素具有清除氧自由基和抗脂质过氧化的作用，使细胞内钙超载减轻，从而减轻细胞损伤。

二、滴丸剂

1. 复方丹参滴丸　复方丹参滴丸能阻滞钙通道，在不增加心室做功及心肌耗氧的前提下，扩张冠状动脉，增加冠脉血流，降低血管阻力，促进侧支循环，改善心肌微循环，缓解心肌缺血。复方丹参滴丸能明显提高一磷酸腺苷、二磷酸腺苷、三磷酸腺苷及腺苷酸的总量，保护氧化磷酸化的顺利进行，下调凋亡刺激基因蛋白表达，上调抑制细胞凋亡基因蛋白表达，产生抗细胞凋亡作用从而减轻缺氧损伤及缺氧/复氧损伤。复方丹参滴丸有降低全血黏度，增加细胞变形指数、红细胞电泳率及红细胞膜流动性，以及降低胆固醇、甘油三酯、低密度脂蛋白，增加高密度脂蛋白的作用。复方丹参滴丸还可显著降低急性冠脉综合征患者C反应蛋白水平，稳定动脉硬化斑块，减轻冠脉损伤，减少急性冠脉综合征的发生。

2. 速效救心丸　速效救心丸有显著的对抗垂体后叶素引起的大鼠心肌缺血性ECG改变作用。在明显减轻猫的心肌缺血程度同时，血流动力学指标显示对心脏呈负性频率和负性肌力作用，并能降低前后负荷。该药的镇静、镇痛等作用亦可缓解心绞痛患者的症状，速效救心丸对去甲基肾上腺素、氯化钾、组织胺、乙酰胆碱、5-羟色胺诱发离体兔动脉收缩均有明显的拮抗作用。同时能减慢心律和降低麻醉猫血压及外周血管阻力等作用。速效救心丸能显著延长高海拔和平原小鼠密闭缺氧和断头喘气维持时间，该药对不同海拔地区缺氧均有一定保护作用。

三、雾化剂

1. 心痛气雾剂　心痛气雾剂对结扎冠状动脉引起的犬心肌大面积严重缺血有明显改善作用，能使心外膜心电图改善，与硝酸甘油相近。对垂体后叶素引起的家兔急性心肌缺血亦有明显的预防作用，能明显减轻心肌耗氧量。另外，本品能明显扩张血管，增加离体及在体家兔心脏的冠脉流量，减少小鼠在常压下的耗氧量，提高家兔与小鼠的血氧分压。

2. 复方丹参气雾剂　复方丹参雾化吸入可直接扩张血管平滑肌，解除肺细小动脉的痉挛，从而降低肺动脉压，减轻心脏负荷。也可以扩张血管，改善肾脏及全身血管的痉挛状态，增加组织灌注及肾血流量，提高肾小球滤过率，从而达到利尿消肿之作用。

四、颗粒剂

稳心颗粒均可一定程度地改善异丙肾上腺素诱导大鼠的慢性心功能不全，改善心室重构。稳心颗粒能明显缩短乌头碱所诱发大鼠室性心律持续时间。稳心颗粒具有抗心肌缺血作用，并可使缺血情况下左室TDR缩短，有利于消除折返，可抑制室性快速致命性心律失常的发生。

（郭立忠）

第二十七章　抗感染中成药

第一节　概述

中成药是在中医药理论指导下，以中药饮片为原料，按规定的处方和标准制成具有一定规格的剂型，可直接用于防治疾病的制剂。抗感染中成药，是指主要在感染性疾病中应用的中成药。

抗感染中成药的处方是根据中医理论，针对某种病证或症状（可对应或类似于某种感染性疾病）制定的，因此使用时要参考感染性疾病的诊断，依据中医理论辨证选药，或辨病辨证结合选药。

中成药具有特定的名称和剂型，在标签和说明书上注明了批准文号、品名、规格、处方成分、功效和适应证、用法用量、禁忌、注意事项、生产批号、有效期等内容。相对于中药汤剂来说，中成药无需煎煮，可直接使用，尤其方便急危病证患者的治疗及需要长期治疗的患者使用，且体积小，有特定的包装，存贮、携带方便。

一、中成药的剂型

中成药剂型种类繁多，是我国历代医药学家长期实践的经验总结，近几十年，中成药剂型的基础研究取得了较大进展，研制开发了大量新剂型，进一步扩大了中成药的使用范围。

中成药的剂型不同，使用后产生的疗效、持续的时间、作用的特点会有所不同。因此，正确选用中成药应首先了解中成药的常用剂型。

（一）固体制剂

固体剂型是中成药的常用剂型，其制剂稳定，携带和使用方便。

1. 散剂　散剂系指药材或药材提取物经粉碎、均匀混合而制成的粉末状制剂，分为内服散剂和外用散剂。散剂粉末颗粒的粒径小，容易分散，起效快。外用散剂的覆盖面积大，可同时发挥保护和收敛作用。散剂制备工艺简单，剂量易于控制，便于婴幼儿服用。但也应注意散剂由于分散度大而造成的吸湿性、化学活性、气味、刺激性等方面的影响。

2. 颗粒剂　颗粒剂系指药材的提取物与适宜的辅料或药材细粉制成具有一定粒度的颗粒状剂型。颗粒剂既保持了汤剂作用迅速的特点，又克服了汤剂临用时煎煮不便的缺点，且口味较好、体积小，但易吸潮。根据辅料不同，可分为无糖颗粒剂型和有糖颗粒剂型，近年来无糖颗粒剂型的品种逐渐增多。

3. 胶囊　胶囊系指将药材用适宜方法加工后，加入适宜辅料填充于空心胶囊或密封于软质囊材中的制剂，可分为硬胶囊、软胶囊（胶丸）和肠溶胶囊等，主要供口服。胶囊可掩盖药物的不良气味，易于吞服；能提高药物的稳定性及生物利用度；对药物颗粒进行不同程度包衣后，还能定时定位释放药物。

4. 丸剂　丸剂系指将药材细粉或药材提取物加适宜的黏合剂或其他辅料制成的球形或类球形制剂，分为蜜丸、水蜜丸、水丸、糊丸、蜡丸、浓缩丸等类型。其中，蜜丸分为大蜜丸、小蜜丸，水蜜丸的含蜜量较少；水丸崩解较蜜丸快，便于吸收；糊丸释药缓慢，适用于含毒性成分或药性剧烈成分的处方；蜡丸缓释、长效，且可达到肠溶效果，适合毒性和刺激性较大药物的处方；浓缩丸服用剂量较小。

5. 滴丸剂　滴丸剂系指药材经适宜的方法提取、纯化、浓缩，并与适宜的基质加热熔融混匀后，滴入不相混溶的冷凝液中，收缩冷凝而制成的球形或类球形制剂。滴丸剂服用方便，可含化或吞服，起效迅速。

6. 片剂　片剂系指将药材提取物，或药材提取物加药材细粉，或药材细粉与适宜辅料混匀压制成的片状制剂。主要供内服，也有外用或其他特殊用途者。其质量较稳定，便于携带和使用。按药材的处理过程可分为全粉末片、半浸膏片、浸膏片、提纯片。

7. 胶剂　胶剂系指以动物的皮、骨、甲、角等为原料，水煎取胶质，经浓缩干燥制成的固体块状内服制剂，含丰富的动物水解蛋白类等营养物质。作为传统的补益药，多烊化兑服。

8. 栓剂　栓剂系由药材提取物或药材细粉与适宜基质混合制成供腔道给药的制剂，既可作为局部用药剂型，又可作为全身用药剂型。用于全身用药时，不经过胃，且无肝脏首过效应，因此生物利用度优于口服。对胃的刺激性和肝的副作用小，同时适合不宜或不能口服药物的患者。

9. 丹剂　丹剂系指由汞及某些矿物药，在高温条件下烧炼制成的不同结晶形状的无机化合物，如红升丹、白降丹等。此剂型含汞，毒性较强，只能外用。

10. 贴膏剂　贴膏剂系指将药材提取物、药材和（或）化学药物与适宜的基质和基材制成的供皮肤贴敷，可产生局部或全身作用的一类片状外用制剂，包括橡胶膏剂、巴布膏剂和贴剂等。贴膏剂用法简便，兼有外治和内治的功能。近年来发展起来的巴布膏剂，是以水溶性高分子材料为主要基质，加入药物制成的外用制剂。与传统的中药贴膏剂相比，能快速、持久地透皮释放基质中所包含的有效成分，具有给药剂量较准确、吸收面积小、血药浓度较稳定、使用舒适方便等优点。

11. 涂膜剂　涂膜剂系指由药材提取物或药材细粉与适宜的成膜材料加工制成的膜状制剂。可用于口腔科、眼科、耳鼻喉科、创伤科、烧伤科、皮肤科及妇科等。作用时间长，且可在创口形成一层保护膜，对创口具有保护作用。一些膜剂尤其是鼻腔、皮肤用药膜亦可起到全身作用。

（二）半固体剂型

1. 煎膏剂　煎膏剂系指将药材加水煎煮，取煎煮液浓缩，加炼蜜或糖（或转化糖）制成的稠厚状半流体制剂。适用于慢性病或需要长期连续服药的疾病。传统的膏滋也属于此剂型，以滋补作用为主而兼治疗作用。

2. 软膏剂　软膏剂系指将药材提取物，或药材细粉与适宜基质混合制成的半固体外用制剂。常用基质分为油脂性、水溶性和乳剂基质。

3. 凝胶剂　凝胶剂系指药材提取物与适宜的基质制成的、具有凝胶特性的半固体或稠厚液体制剂。按基质不同可分为水溶性凝胶和油性凝胶。适用于皮肤黏膜及腔道给药。

（三）液体制剂

1. 合剂　合剂系指药材用水或其他溶剂，采用适宜方法提取制成的口服液体制剂，是在汤剂基础上改进的一种剂型，易吸收，能较长时间贮存。

2. 口服液　口服液系指在合剂的基础上，加入矫味剂，按单剂量灌装，灭菌制成的口服液体制剂。口感较好，近年来无糖型口服液逐渐增多。

3. 酒剂　酒剂系指将药材用蒸馏酒提取制成的澄清液体制剂。酒剂较易吸收。小儿、孕妇及对酒精过敏者不宜服用。

4. 酊剂　酊剂系指将药材用规定浓度的乙醇提取或溶解而制成的澄清液体制剂。有效成分含量高，使用剂量小，不易霉败。小儿、孕妇及对酒精过敏者不宜服用。

5. 糖浆剂　糖浆剂系指含药材提取物的浓蔗糖水溶液。比较适宜儿童使用，糖尿患者慎用。

6. 注射剂　注射剂系指药材经提取、纯化后制成的供注入体内的溶液、乳状液及供临用前配制成溶液的粉末或浓溶液的无菌制剂。药效迅速，便于昏迷、急症、重症、不能吞咽或消化系统障碍患者使用。

（四）气体剂型

气雾剂：系指将药材提取物、药材细粉与适宜的抛射剂共同封装在具有特殊阀门装置的耐压容器中，使用时借助抛射剂的压力将内容物喷出呈雾状、泡沫状或其他形态的制剂。其中以泡沫形态喷出的称泡沫剂。不含抛射剂，借助手动泵的压力或其他方法将内容物以雾状等形态喷出的制剂为喷雾剂。可用于呼吸道吸入、皮肤、黏膜或腔道给药。

二、中成药分类

中成药分类的方法较多，按中成药的功效可分为以下 20 类：

1. 解表剂　辛温解表，辛凉解表，扶正解表。

2. 泻下剂　寒下，温下，润下，逐水，攻补兼施。

3. 和解剂　和解少阳，调和肝脾，调和肠胃。

4. 清热剂　清气分热（清热泻火），清营凉血，清热解毒，清脏腑热，清退虚热，气血两清。

5. 祛暑剂　祛暑清热，祛暑解表，祛暑利湿，清暑益气。

6. 温里剂　温中祛寒，回阳救逆，温经散寒。

7. 表里双解　解表攻里，解表清里，解表温里。

8. 补益剂　补气，补血，气血双补，补阴，补阳，阴阳双补。

9. 安神剂　重镇安神，滋养安神。

10. 开窍剂　凉开，温开。

11. 固涩剂　固表止汗，涩肠固脱，涩精止遗，敛肺止咳，固崩止带。

12. 理气剂　理气疏肝，疏肝散结，理气和中，理气止痛，降气。

13. 理血剂　活血（活血化瘀，益气活血，温经活血，养血活血，凉血散瘀，化瘀消癥，散瘀止痛，活血通络，接筋续骨），止血（凉血止血，收涩止血，化瘀止血，温经止血）。

14. 治风剂　疏散外风，平息内风。

15. 治燥剂　清宣润燥，滋阴润燥。

16. 祛湿剂　燥湿和中，清热祛湿，利水渗湿，温化水湿，祛风胜湿。

17. 祛痰剂　燥湿化痰，清热化痰，润燥化痰，温化寒痰，化痰息风。

18. 止咳平喘剂　清肺止咳，温肺止咳，补肺止咳，化痰止咳，温肺平喘，清肺平喘，补肺平喘，纳气平喘。

19. 消导化积剂　消食导滞，健脾消食。

20. 杀虫剂　驱虫止痛，杀虫止痒。

三、中成药安全性

中成药的历史悠久，应用广泛，大量研究和临床实践表明，在合理使用的情况下，中成药的安全性是较高的。合理使用包括正确的辨证选药、用法用量、使用疗程、禁忌证、合并用药等多方面，其中任何环节有问题都可能引发药物不良事件。合理用药是中成药应用安全的重要保证。

药物的两重性是药物作用的基本规律之一，中成药也不例外，中成药既能起到防病治病的作用，也可引起不良反应。

1. 中成药使用中出现不良反应的主要原因

（1）中药自身的药理作用或所含毒性成分引起的不良反应。

（2）特异性体质对某些药物的不耐受、过敏等。

（3）方药证候不符，如辨证不当或适应证把握不准确。

（4）长期或超剂量用药，特别是含有毒性中药材的中成药，如朱砂、雄黄、蟾酥、附子、川乌、草乌、北豆根等，过量服用即可中毒。

（5）不适当的中药或中西药的联合应用。

2. 中成药使用中出现的不良反应有多种类型　临床可见以消化系统症状、皮肤黏膜系统症状、泌尿系统症状、神经系统症状、循环系统症状、呼吸系统症状、血液系统症状、精神症状或过敏性休克等为主要表现的不良反应，可表现为其中一种或几种症状。

3. 临床上预防中成药不良反应，要注意以下几个方面

（1）加强用药观察及中药不良反应监测，完善中药不良反应报告制度。

（2）注意药物过敏史。对有药物过敏史的患者应密切观察其服药后的反应，如有过敏反应，应及时处理，以防止发生严重后果。

（3）辨证用药，采用合理的剂量和疗程。尤其是对特殊人群，如婴幼儿、老年人、孕妇以及原有脏器损害功能不全的患者，更应注意用药方案。

（4）注意药物间的相互作用，中、西药并用时尤其要注意避免因药物之间相互作用而可能引起的不良反应。

（5）需长期服药的患者要加强安全性指标的监测。

（高可新）

第二节　临床应用原则

为加强中成药临床应用管理，提高中成药应用水平，保证临床用药安全，国家中医药管

理局会同有关部门组织专家制定了《中成药临床应用指导原则》（以下简称《指导原则》）。《指导原则》是为适应中成药临床应用管理需要而制定的，是临床应用中成药的基本原则。每种中成药临床应用的具体要求，还应以药品说明书、最新版本的《中华人民共和国药典》《中华人民共和国药典·临床用药须知·中药卷》为准。在医疗工作中，临床医师应遵循中医基础理论，根据患者实际情况，选用适宜的药物，辨证辨病施治。中药注射剂的临床应用及使用管理，《指导原则》提出了具体要求，同时还应遵照《卫生部关于进一步加强中药注射剂生产和临床使用管理的通知》（卫医政发［2008］71号）执行。

一、中成药临床应用基本原则

1. 辨证用药　依据中医理论，辨认、分析疾病的证候，针对证候确定具体治法，依据治法，选定适宜的中成药。

2. 辨病辨证结合用药　辨病用药是针对中医的疾病或西医诊断明确的疾病，根据疾病特点选用相应的中成药。临床使用中成药时，可将中医辨证与中医辨病相结合、西医辨病与中医辨证相结合，选用相应的中成药，但不能仅根据西医诊断选用中成药。

3. 剂型的选择　应根据患者的体质强弱、病情轻重缓急及各种剂型的特点，选择适宜的剂型。

4. 使用剂量的确定　对于有明确使用剂量的，慎重超剂量使用。有使用剂量范围的中成药，老年人使用剂量应取偏小值。

5. 合理选择给药途径　能口服给药的，不采用注射给药；能肌内注射给药的，不选用静脉注射或滴注给药。

6. 使用中药注射剂还应做到

（1）用药前应仔细询问过敏史，对过敏体质者应慎用。

（2）严格按照药品说明书规定的功能主治使用，辨证施药，禁止超功能主治用药。

（3）中药注射剂应按照药品说明书推荐的剂量、调配要求、给药速度和疗程使用药品，不超剂量、过快滴注和长期连续用药。

（4）中药注射剂应单独使用，严禁混合配伍，谨慎联合用药。对长期使用的，在每疗程间要有一定的时间间隔。

（5）加强用药监护：用药过程中应密切观察用药反应，发现异常，立即停药，必要时采取积极救治措施；尤其对老人、儿童、肝肾功能异常等特殊人群和初次使用中药注射剂的患者应慎重使用，加强监测。

二、联合用药原则

（一）中成药的联合使用

（1）当疾病复杂，1种中成药不能满足所有证候时，可以联合应用多种中成药。

（2）多种中成药的联合应用，应遵循药效互补原则及增效减毒原则。功能相同或基本相同的中成药原则上不宜叠加使用。

（3）药性峻烈的或含毒性成分的药物应避免重复使用。

（4）合并用药时，注意中成药的各药味、各成分间的配伍禁忌。

（5）一些病证可采用中成药的内服与外用药联合使用。

中药注射剂联合使用时，还应遵循以下原则：

（1）两种以上中药注射剂联合使用，应遵循主治功效互补及增效减毒原则，符合中医传统配伍理论的要求，无配伍禁忌。

（2）谨慎联合用药，如确需联合使用时，应谨慎考虑中药注射剂的间隔时间以及药物相互作用等问题。

（3）需同时使用两种或两种以上中药注射剂，严禁混合配伍，应分开使用。除有特殊说明，中药注射剂不宜两个或两个以上品种同时共用一条通道。

（二）中成药与西药的联合使用

针对具体疾病制定用药方案时，考虑中西药物的主辅地位确定给药剂量、给药时间、给药途径。

（1）中成药与西药如无明确禁忌，可以联合应用，给药途径相同的，应分开使用。

（2）应避免副作用相似的中西药联合使用，也应避免有不良相互作用的中西药联合使用。

中西药注射剂联合使用时，还应遵循以下原则：

（1）谨慎联合使用：如果中西药注射剂确需联合用药，应根据中西医诊断和各自的用药原则选药，充分考虑药物之间的相互作用，尽可能减少联用药物的种数和剂量，根据临床情况及时调整用药。

（2）中西药注射剂联用，尽可能选择不同的给药途径（如穴位注射、静脉注射）。必须同一途径用药时，应将中西药分开使用，谨慎考虑两种注射剂的使用间隔时间以及药物相互作用，严禁混合配伍。

三、孕妇使用中成药的原则

（1）妊娠期妇女必须用药时，应选择对胎儿无损害的中成药。

（2）妊娠期妇女使用中成药，尽量采取口服途径给药，应慎重使用中药注射剂；根据中成药治疗效果，应尽量缩短妊娠期妇女用药疗程，及时减量或停药。

（3）可以导致妊娠期妇女流产或对胎儿有致畸作用的中成药，为妊娠禁忌。此类药物多为含有毒性较强或药性猛烈的药物组分，如砒霜、雄黄、轻粉、斑蝥、蟾酥、麝香、马钱子、乌头、附子、土鳖虫、水蛭、虻虫、三棱、莪术、商陆、甘遂、大戟、芫花、牵牛子、巴豆等。

（4）可能会导致妊娠期妇女流产等副作用，属于妊娠慎用药物。这类药物多数含有通经祛瘀类的桃仁、红花、牛膝、蒲黄、五灵脂、穿山甲、王不留行、凌霄花、虎杖、卷柏、三七等，行气破滞类的枳实、大黄、芒硝、番泻叶、郁李仁等，辛热燥烈类的干姜、肉桂等，滑利通窍类的冬葵子、瞿麦、木通、漏芦等。

四、儿童使用中成药的原则

（1）儿童使用中成药应注意生理特殊性，根据不同年龄阶段儿童生理特点，选择恰当的药物和用药方法，儿童中成药用药剂量，必须兼顾有效性和安全性。

（2）宜优先选用儿童专用药。儿童专用中成药一般情况下说明书都列有与儿童年龄或体重相应的用药剂量，应根据推荐剂量选择相应药量。

（3）非儿童专用中成药应结合具体病情，在保证有效性和安全性的前提下，根据儿童年龄与体重选择相应药量。一般情况 3 岁以内服 1/4 成人量，3～5 岁的可服 1/3 成人量，5～10 岁的可服 1/2 成人量，10 岁以上与成人量相差不大即可。

（4）含有较大的毒副作用成分的中成药，或者含有对小儿有特殊毒副作用成分的中成药，应充分衡量其风险/收益，除没有其他治疗药物或方法而必须使用外，其他情况下不应使用。

（5）儿童患者使用中成药的种类不宜多，应尽量采取口服或外用途径给药，慎重使用中药注射剂。

（6）根据治疗效果，应尽量缩短儿童用药疗程，及时减量或停药。

（高可新）

第三节 临床应用注意事项

一、解表剂

解表剂是以麻黄、桂枝、荆芥、防风、桑叶、菊花、柴胡、薄荷、豆豉等药物为主组成，具有发汗、解肌、透疹等作用，用以治疗表证的中成药。解表剂分为辛温解表、辛凉解表和扶正解表三大类。临床以恶寒发热、舌苔薄白或黄、脉浮等为辨证要点。

临床可用于治疗普通感冒、流行性感冒、鼻炎、扁桃腺炎、腮腺炎、咽炎、喉炎、上呼吸道感染、产后发热等见上述症状者。

注意事项：

（1）服用解表剂后宜避风寒，或增衣被，或辅之以粥，以助汗出。

（2）解表取汗，以遍身持续微汗为最佳。若汗出不彻，则病邪不解；汗出太多，则耗伤气津，重则导致亡阴亡阳之变。

（3）汗出病瘥，即当停服，不必尽剂。

（4）服用解表剂时忌生冷、油腻之品，多饮水，注意休息。

（5）若外邪已入里，或麻疹已透，或疮疡已溃，或虚证水肿，均不宜使用。

二、泻下剂

泻下剂是以大黄、芒硝、火麻仁、牵牛子、甘遂等药物为主组成，具有通利大便、泻下积滞、荡涤实热或攻逐水饮、寒积等作用，用以治疗里实证的中成药。泻下剂分为寒下、温下、润下、逐水和攻补兼施五类。临床以大便秘结不通、少尿、无尿、胸水、腹水等为辨证要点。

临床可用于治疗胰腺炎、胆囊炎、阑尾炎、腹膜炎等见上述症状者。

注意事项：

（1）泻下剂作用峻猛，大多易于耗损胃气，中病即止，慎勿过剂。

（2）老年体虚，新产血亏，病后津伤，以及亡血家等，应攻补兼施，虚实兼顾。

三、和解剂

和解剂是以柴胡、黄芩、青蒿、白芍、半夏等药物为主组成，具有和解少阳、调和肝脾、调和肠胃等作用，用以治疗伤寒邪在少阳、胃肠不和、肝脾不和等证的中成药。和解剂分为和解少阳、调和肝脾、调和肠胃三类。临床以寒热往来、胸胁满闷、呕吐下利等为辨证要点。

临床可用于治疗疟疾、感冒、各类肝炎、胆囊炎、慢性肠炎、慢性胃炎见上述症状者。

注意事项：

（1）本类方剂以驱邪为主，纯虚不宜用。

（2）临证使用要辨清表里、上下、气血以及寒热虚实的多少选用中成药。

四、清热剂

清热剂是以金银花、连翘、板蓝根、大青叶、黄芩、黄连、黄柏、栀子、丹皮、桑白皮、紫草等药物为主组成，具有清热泻火、凉血解毒及滋阴透热等作用，用以治疗里热证的中成药。清热剂分为清气分热（清热泻火）、清营凉血、清热解毒、气血两清、清脏腑热、清退虚热等六类。临床以发热、舌红苔黄、脉数等为辨证要点。

临床可用于治疗各种感染性疾病如流感、流行性乙型脑炎、流行性脑脊髓膜炎、急性扁桃腺炎、流行性腮腺炎、各类肺炎、肝炎、胃肠炎、带状疱疹、登革热、败血症、流行性出血热等见上述症状者。

注意事项：

（1）中病即止，不宜久服。

（2）注意辨别热证的部位。

（3）辨别热证真假、虚实。

（4）对于平素阳气不足，脾胃虚弱之体，可配伍醒脾和胃之品。

（5）如服药呕吐者，可采用凉药热服法。

五、祛暑剂

祛暑剂是以藿香、佩兰、香薷、鲜金银花、鲜扁豆花、鲜荷叶、西瓜翠衣等药物为主组成，具有祛除暑邪作用，用以治疗暑病的中成药。祛暑剂分为祛暑解表，祛暑清热、祛暑利湿和清暑益气四类。临床以身热、面赤、心烦、小便短赤、舌红脉数或洪大为辨证要点。

临床可用于治疗胃肠型感冒、急性胃肠炎、小儿感染性腹泻等见上述症状者。

注意事项：

（1）暑多夹湿，祛暑剂中多配伍祛湿之品，但不能过于温燥，以免耗伤气津。

（2）忌生冷、油腻饮食。

六、温里剂

温里剂是以制附子、干姜、肉桂、吴茱萸、小茴香、高良姜等药物为主组成，具有温里助阳、散寒通脉等作用，用以治疗里寒证的中成药。温里剂分为温中祛寒、回阳救逆和温经散寒三大类。临床以畏寒肢凉、喜温蜷卧、面色苍白、口淡不渴、小便清长、脉沉迟或缓为辨证要点。

临床可用于治疗病毒性肺炎、病毒性心肌炎、感染性腹泻、细菌性痢疾、宫颈炎等见上述症状者。

注意事项：

（1）凡实热证、素体阴虚内热、失血伤阴者不宜用。

（2）孕妇及气候炎热时慎用。

七、表里双解剂

表里双解剂是以解表药与治里药为主组成，具有表里双解作用，用以治疗表里同病的中成药。表里双解剂分为解表攻里、解表清里和解表温里三类。临床以表寒里热、表热里寒、表实里虚、表虚里实以及表里俱寒、表里俱热、表里俱虚、表里俱实等表现为辨证要点。

临床用于治疗感冒、急性胰腺炎、急性胆道感染、急性肾炎等有表里同病表现者。

注意事项：

（1）必须具备既有表证，又有里证者，方可应用，否则即不相宜。

（2）辨别表证与里证的寒、热、虚、实，然后针对病情选择适当的方剂。

（3）分清表证与里证的轻重主次。

八、补益剂

补益剂是以人参、黄芪、黄精、玉竹、当归、熟地、女贞子、鹿茸、肉苁蓉等药物为主组成，具有补养人体气、血、阴、阳等作用，用以治疗各种虚证的中成药。补益剂分为补气、补血、气血双补、补阴、补阳和阴阳双补6种，临床以气、血、阴、阳虚损不足诸证表现为辨证要点。

临床可用于治疗鼻窦炎、病毒性肺炎、肾小球肾炎、病毒感染性腹泻、流行性出血热、细菌性痢疾、病毒性心肌炎、慢性肾盂肾炎出现气血阴阳虚损表现者。

注意事项：

（1）辨治虚证，辨别真假。

（2）体质强壮者不宜补，邪气盛者慎用。

（3）脾胃素虚宜先调理脾胃，或在补益方中佐以健脾和胃、理气消导的中成药。

（4）服药时间以空腹或饭前为佳。

九、安神剂

安神剂是以磁石、龙齿、珍珠母、远志、酸枣仁、柏子仁等药物为主组成，具有安定神志作用，用以治疗各种神志不安疾患的中成药。安神剂分为重镇安神和滋养安神两类。临床以失眠、心悸、烦躁、惊狂等为辨证要点。

临床可用于治疗病毒性心肌炎、急性胆道感染等出现上述症状者。

注意事项：

（1）重镇安神类多由金石药物组成，不宜久服，以免有碍脾胃运化，影响消化功能。

（2）素体脾胃不健，服用安神剂时可配合补脾和胃的中成药。

十、开窍剂

开窍剂是以麝香、冰片、石菖蒲等芳香开窍药物为主组成，具有开窍醒神等作用，用以治疗神昏窍闭（神志障碍）、心痛彻背诸证的中成药。开窍剂分为凉开（清热开窍）和温开（芳香开窍）两类。临床以神志障碍、情志异常为辨证要点。

临床可用于治疗流行性乙型脑炎、流行性脑脊髓膜炎、肺炎、病毒性心肌炎、登革热、水痘等见上述症状者。

注意事项：

（1）神昏有闭与脱之分，闭证可用本类药物治疗，同时闭证要与祛邪药同用，脱证不宜使用。

（2）孕妇慎用或忌用。

（3）开窍剂久服易伤元气，故临床多用于急救，中病即止。

十一、固涩剂

固涩剂是以麻黄根、浮小麦、五味子、五倍子、肉豆蔻、桑螵蛸、金樱子、煅龙骨、煅牡蛎等药物为主组成，具有收敛固涩作用，用以治疗气、血、精、津耗散滑脱之证的中成药。固涩剂分为固表止汗、敛肺止咳、涩肠固脱、涩精止遗和固崩止带五类。临床以自汗、盗汗、久咳、久泻、遗精、滑泄、小便失禁、崩漏、带下等为辨证要点。

临床可用于治疗肺结核病、慢性咳嗽、细菌性痢疾、病毒感染性腹泻、尿路感染、宫颈炎等见上述症状者。

注意事项：固涩剂为正虚无邪者设，故凡外邪未去，误用固涩剂，则有“闭门留寇”之弊。

十二、理气剂

理气剂是以枳实、陈皮、厚朴、沉香、乌药等药物为主组成，具有行气或降气作用，用以治疗气滞或气逆病证的中成药。理气剂分为行气剂和降气剂。临床以脘腹胀痛、嗳气吞酸、恶心呕吐、大便不畅、胸胁胀痛、游走不定、情绪抑郁、月经不调或喘咳为辨证要点。

临床可用于治疗肺炎、肝炎、胆囊炎、盆腔炎等见上述症状者。

注意事项：

（1）理气药物大多辛温香燥，易于耗气伤津，助热生火，当中病即止，慎勿过剂。

（2）年老体弱、阴虚火旺、孕妇或素有崩漏、吐衄者应慎用。

十三、理血剂

理血剂是以桃仁、红花、川芎、赤芍、三棱、莪术、乳香、没药、三七、水蛭、虻虫、苏木、大小蓟、花蕊石、血余炭、藕节等药物为主组成，具有活血祛瘀或止血作用，用以治疗各类瘀血或出血病证的中成药。理血剂分为活血与止血两类。临床以刺痛有定处、舌紫黯、瘀斑瘀点、痛经、闭经、病理性肿块，及各种出血病证（吐血、衄血、咯血、尿血、便血、崩漏及外伤）为辨证要点。

临床可用于治疗病毒性心肌炎、肝炎、艾滋病、带状疱疹、宫颈炎、盆腔炎、产后发热等有瘀血表现者。

注意事项：

（1）妇女经期、月经过多及孕妇均当慎用或禁用活血祛瘀剂。

（2）逐瘀过猛或久用逐瘀，均易耗血伤正，只能暂用，不能久服，中病即止。

十四、治风剂

治风剂是以川芎、防风、羌活、荆芥、白芷、羚羊角、钩藤、石决明、天麻、鳖甲、龟板、牡蛎等药物为主组成，具有疏散外风或平息内风等作用，用于治疗风病的中成药。治风剂分为疏散外风和平息内风两类。临床以头痛、口眼㖞斜、肢体痉挛、眩晕头痛、猝然昏倒、半身不遂或高热、抽搐、痉厥等为辨证要点。

临床可用于治疗流行性乙型脑炎、流行性脑脊髓膜炎等见上述症状者。

注意事项：

（1）应注意区别内风与外风。

（2）疏散外风剂多辛香走窜，易伤阴液，而助阳热，故阴津不足或阴虚阳亢者应慎用。

十五、治燥剂

治燥剂是以桑叶、杏仁、沙参、麦冬、生地、熟地、玄参等药物为主组成，具有轻宣外燥或滋阴润燥等作用，用于治疗燥证的中成药。治燥剂分为轻宣外燥和滋阴润燥两类。临床以干咳少痰、口渴、鼻燥、消渴、便秘、舌红为辨证要点。

临床可用于治疗呼吸道感染、慢性支气管炎、百日咳、肺炎、支气管扩张、肺结核等见上述症状者。

注意事项：

（1）首先应分清外燥和内燥，外燥又须分清温燥与凉燥。

（2）甘凉滋润药物易于助湿滞气，脾虚便溏或素体湿盛者忌用。

十六、祛湿剂

祛湿剂是以羌活、独活、秦艽、防风、防己、桑枝、茯苓、泽泻、猪苓等药物为主组成，具有化湿利水、通淋泄浊作用，用于治疗水湿病证的中成药。祛湿剂分为燥湿和中、清热祛湿、利水渗湿、温化水湿和祛风胜湿五类。临床以肢体麻木、关节疼痛、关节肿胀、腰膝疼痛、屈伸不利及小便不利、无尿、水肿、腹泻等为辨证要点。

临床可用于治疗急性胆道感染、感染性腹泻、急性肾炎、慢性肾炎、尿路感染、宫颈炎、盆腔炎等见上述症状者。

注意事项：祛湿剂多由芳香温燥或甘淡渗利之药组成，多辛燥，易于耗伤阴津，对素体阴虚津亏，病后体弱，以及孕妇等均应慎用。

十七、祛痰剂

祛痰剂是以半夏、贝母、南星、瓜蒌、竹茹、前胡、桔梗、海藻、昆布等药物为主组成，具有消除痰涎作用，用以治疗各种痰证的中成药。祛痰剂分为燥湿化痰、清热化痰、润燥化痰、温化寒痰和化痰息风五类。临床以咳嗽、喘促、头痛、眩晕、呕吐等为辨证要点。

临床可用于治疗呼吸道感染、慢性咳嗽、肺炎、百日咳、支气管扩张等见上述症状者。

注意事项：

（1）辨别痰证的性质，分清寒热燥湿、标本缓急。

（2）有咯血倾向者，不宜使用燥热之剂，以免引起大量出血。

（3）表邪未解或痰多者，慎用滋润之品，以防壅滞留邪，病久不愈。

（4）辨明生痰之源，重视循因治本。

十八、止咳平喘剂

止咳平喘剂是以杏仁、苏子、枇杷叶、紫菀、百部、款冬花、桑白皮、葶苈子等药物为主组成，具有止咳平喘等作用，用以治疗各种痰、咳、喘证的中成药。止咳平喘剂分为清肺止咳、温肺止咳、补肺止咳、化痰止咳、温肺平喘、清肺平喘、补肺平喘和纳气平喘八类。临床以咳嗽、咳痰、哮喘、胸闷、憋气等为辨证要点。

临床可用于治疗急性支气管炎、慢性阻塞性肺病急性加重、肺炎、上呼吸道感染等见上述症状者。

注意事项：外感咳嗽初起，不宜单用止咳平喘剂，以防留邪。

十九、消导化积剂

消导化积剂是以山楂、神曲、谷麦芽、鸡内金、莱菔子等药物为主组成，具有消食健脾或化积导滞作用，用以治疗食积停滞的中成药。消导化积剂分为消食导滞和健脾消食两类。临床以脘腹胀闷、嗳腐吞酸、厌食呕恶、腹胀、腹痛或泄泻、舌苔腻等为辨证要点。

临床可用于治疗胃肠炎、胆囊炎、细菌性痢疾等见上述症状者。

注意事项：

（1）使用人参类补益药时，不宜配伍使用含莱菔子的药物。

（2）食积内停，易使气机阻滞，气机阻滞又可导致积滞不化，可配伍具有理气作用的药物，使气行而积消。

（3）消导剂虽较泻下剂缓和，但总属攻伐之剂，不宜久服，纯虚无实者禁用。

二十、杀虫剂

杀虫剂是以苦楝根皮、雷丸、槟榔、使君子、南瓜子等药物为主组成，具有驱虫或杀虫作用，用以治疗人体消化道寄生虫病的中成药。杀虫剂分为驱虫止痛和杀虫止痒两类。临床以脐腹作痛、时发时止、痛定能食、面色萎黄，或面白唇红，或面生干癣样的白色虫斑，或胃中嘈杂、呕吐清水、舌苔剥落、脉象乍大乍小等为辨证要点。

临床可用于驱杀寄生在人体消化道内的蛔虫、蛲虫、绦虫、钩虫等。

注意事项：

（1）宜空腹服，尤以临睡前服用为妥，忌油腻香甜食物。

（2）有时需要适当配伍泻下药物，以助虫体排出。

（3）驱虫药多有攻伐作用或有毒之品，故要注意掌握剂量，且不宜连续服用，以免中毒或伤正。

（4）年老、体弱、孕妇等慎用或禁用。

（5）临证时结合粪便检验，若发现虫卵，再辨证选用驱虫剂。

（6）服驱虫剂之后见有脾胃虚弱者，适当调补脾胃以善其后。

（高可新）

第二十八章　解表药

第一节　发散风寒药

一、麻黄

为麻黄科草麻黄、木贼麻黄或中麻黄的草质茎。主产于河北、山西、内蒙古等地。立秋至霜降间割取地上部分，干燥，切段。生用、炙用、捣绒用。以干燥、茎粗、淡绿、内心充实、味苦涩者佳。

1. 处方用名　麻黄、麻黄绒、蜜麻黄、蜜麻黄绒。

2. 药性　辛、微苦，温。归肺、膀胱经。

3. 功效　发汗解表，宣肺平喘，利水消肿。

4. 主治

（1）风寒表证：尤宜于风寒感冒，表实无汗者。

（2）咳嗽气喘：主治实喘。对风寒外束，肺气壅遏之咳喘尤佳。

（3）风水水肿。

（4）风寒湿痹证、阴疽、痰核等。

5. 配伍应用

（1）麻黄配桂枝：麻黄辛温，宣散发汗力强；桂枝辛温味甘，发汗兼助卫阳。两药合用，发散风寒力强，适用于风寒感冒，表实无汗；风寒湿在表所致风寒湿痹，也可使用。

（2）麻黄配杏仁：麻黄辛开宣肺，微苦降气，功善宣肺平喘；杏仁苦温性降，功专止咳平喘。两药配伍，善宣降肺气而止咳平喘，治肺气壅遏咳喘效佳，对风寒束肺者尤宜。

（3）麻黄配羌活：麻黄发表散寒力强，羌活辛温燥烈而发散风寒湿邪。二药合用，能发散风寒湿邪，既治风寒感冒夹湿，又治风寒湿痹。

（4）麻黄配细辛：麻黄辛温，为发汗峻剂，又宣肺平喘；细辛辛温，为散寒峻剂，又温肺化饮，止痛。两药合用，增强祛寒、平喘、止痛之功，善发越少阴寒邪而治阳虚外感风寒；又善治风寒闭肺，寒饮内停之咳喘。此外，对于寒邪偏盛之痛痹，有祛寒止痛之效。

（5）麻黄配葛根：麻黄辛温，功善发散风寒；葛根辛凉，疏散风热而尤善解肌治项强。两药合用，治外感风寒，项强无汗效佳。

（6）麻黄配石膏：麻黄辛温，宣肺平喘；石膏辛寒，善清肺热。两药合用，清肺宣肺而平喘，善治肺热咳喘。

6. 用法用量　内服：煎汤，2～10g；或入丸散。

7. 炮制品　生麻黄，偏于发汗解表，利水消肿；炙麻黄，偏于宣肺平喘；麻黄绒发汗力减缓。

8. 使用注意　本品发汗、宣肺力强，故表虚自汗、阴虚盗汗及肾虚咳喘者忌服。本品能升高血压、兴奋中枢神经系统，故高血压、失眠患者应慎用。

9. 古籍摘要

《神农本草经》："主中风，伤寒头痛，温疟。发表出汗，去邪热气，止咳逆上气，除寒热，破癥坚积聚。"

《名医别录》："通腠理，解肌。"

《本草》："此以轻扬之味，而兼辛温之性，故善达肌表，走经络，大能表散风邪，祛除寒毒……凡足三阳表实之证，必宜用之。"

10. 现代研究

（1）化学成分：本品主要含麻黄碱、伪麻黄碱、甲基伪麻黄碱、麻黄次碱等生物碱，挥发油、黄酮、多糖、儿茶酚、鞣质及有机酸等成分。

（2）药理作用：麻黄有发汗、解热、平喘、镇咳、祛痰，利尿、抗炎、抗病原体、抗过敏、升高血压和一定的中枢兴奋作用。

（3）临床应用

1）治小儿腹泻：麻黄 2～4g，前胡 4～8g，水煎后少加白糖频服，1 日 1 剂，观察 138 例，治愈 126 例。

2）治遗尿：生麻黄（5～7 岁 3g，8～15 岁 5g，16 岁以上 10g），用冷水浸泡 1 小时，然后煎 2 次，将 2 次所得药汁合并，睡前顿服，连用 1 个月。观察 50 例，其中 42 例痊愈，5 例有效，3 例无效。一般服用 1～3 次即可见效。

11. 不良反应　麻黄含麻黄碱。麻黄碱用量过大或长期连续使用，可引起头痛、震颤、焦虑不安、失眠、心悸胸闷、心前区疼痛、大汗、体温和血压升高及上腹不适、疼痛、恶心、呕吐等症状。

二、桂枝

为樟科植物肉桂的嫩枝。主产于广东、广西等地。春、夏二季采收，除去叶，干燥。生用。以幼嫩、色棕红、气香者为佳。

1. 别名　桂枝尖、嫩桂枝。

2. 药性　辛、甘，温。归肺、肾、心、脾经。

3. 功效　发汗解表，温通经脉，温助阳气。

4. 主治

（1）风寒表证：对于外感风寒，不论表实无汗、表虚有汗，均宜使用。尤善于治风寒表虚有汗者。

（2）风寒湿痹，经寒血滞之月经不调、痛经、经闭，癥瘕。

（3）阳虚水肿，痰饮证。

（4）胸痹作痛，阳虚心悸。

（5）虚寒腹痛。

5. 配伍应用

（1）桂枝配白芍：桂枝辛甘性温，有发散风寒、助卫实表作用；白芍味酸敛阴补阴，两药合用，散敛相兼、补泻兼顾，既能发散风寒，又能调和营卫，主治外感风寒、表虚有汗，或营卫不和自汗者。

（2）桂枝配桃仁：桂枝辛温，归心经，有温通经脉之功；桃仁性温，活血祛瘀。两药配伍，增强活血通经之功，用于瘀血内阻所致痛经、经闭、头身疼痛等。

（3）桂枝配白术：桂枝甘温，温补脾肾，助阳化气行水；白术甘温，补气健脾、利水。两药合用，能扶脾阳、补脾气、利水湿，善治脾阳虚，痰饮内停所致眩晕、心悸。也常用于肾与膀胱阳虚寒凝，气化不行之小便不利、水肿。

（4）桂枝配茯苓：桂枝甘温，温补脾肾、助阳化气行水；茯苓甘淡，渗湿利水。两药合用，既温脾肾助气化，又利水以除水湿，主治痰饮内停所致眩晕、心悸；肾与膀胱阳虚寒凝，气化不行之小便不利、水肿。

6. 用法用量　内服：煎汤，3～10g。

7. 使用注意　本品辛温，易助热、伤阴、动血。故温热病、阴虚火旺、血热妄行等证均当忌用。孕妇及月经过多者慎用。

8. 鉴别应用

（1）桂枝与麻黄：两者均具辛温之性，归肺与膀胱经，走肌表，具有发散风寒功效，治风寒表证，配伍应用则增强发汗解表之功，治疗风寒表实无汗证。然而，桂枝发散力弱，兼助卫阳，对于外感风寒、表虚有汗者更宜。麻黄性偏辛散开泄，发汗解表力强，善治外感风寒表实证。此外，桂枝又有温通经脉、助阳化气之功，治寒凝血滞诸痛，以及水饮内停所致痰饮、蓄水等证。麻黄又能宣肺平喘，利水消肿，治肺气宣降不利之咳喘，尤宜于风寒闭肺者；治水肿尿少，尤宜于风水水肿。

（2）桂枝与肉桂：桂枝、肉桂性味均辛甘温，能散寒止痛、温经通脉，用治寒凝血滞之胸痹、闭经、痛经、风寒湿痹证。肉桂长于温散里寒，偏于治疗里寒证；又能补火助阳，引火归源，用治肾阳不足、命门火衰之阳痿宫冷，下元虚衰、虚阳上浮之虚喘、心悸等。桂枝长于散表寒，治疗风寒表证；又能助阳化气，治脾肾阳虚，气化不行之痰饮、蓄水证。

9. 古籍摘要

《医学启源》：“《主治秘诀》：去伤风头痛，开腠理，解表发汗，去皮肤风湿。”

《本草经疏》：“实表祛邪。主利肝肺气，头痛，风痹骨节挛痛。”

《本草备要》：“温经通脉，发汗解肌。”

10. 现代研究

（1）化学成分：本品含挥发油，其主要成分为桂皮醛等。另外尚含有酚类、有机酸、多糖、苷类、香豆精及鞣质等。

（2）药理作用：桂枝有解热作用，对金黄色葡萄球菌、白色葡萄球菌、伤寒杆菌、常见致病皮肤真菌、痢疾杆菌、肠炎沙门氏菌、霍乱弧菌、流感病毒等均有抑制作用。桂皮油、桂皮醛对结核杆菌有抑制作用，桂皮油有健胃、缓解胃肠道痉挛及利尿、强心等作用。桂皮醛有镇痛、镇静、抗惊厥作用。挥发油有止咳、祛痰作用。

（3）临床应用

1）治低血压：桂枝、肉桂各 40g，甘草 20g，煎煮 3 次，当茶饮。观察 117 例低血压患者，均有较好效果。一般服药 3 天血压即上升，最快 2 天血压恢复正常。

2）治小儿腹股沟斜疝：桂枝 20g，黑色大蜘蛛（去头、足）10g，共研细末。早晚各服 1 次，每次 0.25g/kg 体重，连服 2～4 周。观察 55 例可复性腹股沟斜疝，痊愈 52 例，好转

1例，无效2例。

三、紫苏

为唇形科植物紫苏的茎、叶，其叶称紫苏叶，其茎称紫苏梗。我国南北均产。夏秋季采收。除去杂质，晒干，生用。以叶大、色紫、不碎、香气浓、无枝梗、无杂质者为佳。

1. 别名　全紫苏。

2. 处方用名　紫苏叶、紫苏梗

3. 药性　辛，温。归肺、脾经。

4. 功效　发表散寒，行气宽中，安胎，解鱼蟹毒。

5. 主治

（1）风寒表证：本品外能解表散寒，内能行气宽中，且略兼化痰止咳之功，故风寒表证而兼气滞，胸脘满闷、恶心呕逆，或咳喘痰多者，较为适宜。

（2）脾胃气滞证。

（3）气滞胎动不安证。

（4）食鱼蟹引起的腹痛吐泻。

6. 配伍应用

（1）紫苏配香附：紫苏辛香而温，功能发散风寒，行气宽中；香附辛香，善行气疏肝理脾。两药合用，外散风寒，内理中气，主治外感风寒，中焦气滞之恶寒发热、脘腹胀满、恶心呕吐。

（2）紫苏配藿香：紫苏发表散寒、行气宽中；藿香内化湿浊，外散风寒。两药配伍，善治外感风寒，内伤湿浊之恶寒发热、腹痛腹胀、呕吐泄泻。

（3）紫苏梗配砂仁：紫苏梗理气宽胸，顺气安胎；砂仁行气安胎。两药配伍，增强安胎功效，善治气滞胎动不安。

7. 用法用量　内服：煎汤，5～10g；或入丸散。入汤剂不宜久煎。叶长于发表散寒，梗长于理气宽中、安胎。

8. 使用注意　本品辛散耗气，故气虚者慎用。

9. 鉴别应用　紫苏叶与紫苏梗：二者同出一物，但来自不同部位，因而其功效与应用稍有差异。紫苏叶辛温芳香，归肺及脾胃，长于发散风寒，主治风寒表证，兼能行气宽中，治中焦气滞，又能解鱼蟹中毒。苏梗发散力弱，而长于理气安胎，善治中焦气滞及气滞胎动不安。全紫苏则发散、行气均佳。

10. 古籍摘要

《名医别录》："主下气，除寒中。"

《滇南本草》："发汗，解伤风头痛，消痰，定吼喘。"

《本草纲目》："行气宽中，消痰利肺，和血，温中，止痛，定喘，安胎。"

11. 现代研究

（1）化学成分：本品含挥发油，其中主要为紫苏醛、左旋柠檬烯及少量α－蒎烯等。

（2）药理作用：紫苏有缓和的解热作用；能促进消化液分泌，增进胃肠蠕动；能减少支气管分泌，缓解支气管痉挛。对大肠埃希菌、痢疾杆菌、葡萄球菌均有抑制作用。有抗凝血和止血的双重作用。紫苏油可使血糖上升。

（3）临床应用：治寻常疣。鲜紫苏叶外搽患处，每日1次，每次10～15分钟。观察20例，效果良好。一般2～6次可痊愈。

四、生姜

为姜科植物姜的新鲜根茎。全国各地均产。秋冬二季采挖，除去须根及泥沙，切片，生用。以块大、丰满、质嫩者为佳。

1. 别名　鲜生姜、鲜姜。

2. 处方用名　生姜、姜皮、煨姜

3. 药性　辛，温。归肺、脾、胃经。

4. 功效　解表散寒，温中止呕，温肺止咳。

5. 主治

（1）风寒表证：本品发汗解表作用较弱，故适用于风寒表证轻证患者。

（2）脾胃寒证。

（3）呕吐：本品止呕功良，素有“呕家圣药”之称，随证配伍可治疗多种呕吐，对胃寒呕吐最为适合。

（4）肺寒咳嗽：不论外感风寒还是寒邪内伏均宜。

（5）解鱼蟹、半夏及天南星毒。

6. 配伍应用

（1）生姜配高良姜：生姜、高良姜均有温中散寒之功。两药合用，增强温中祛寒之力，主治寒犯中焦或脾胃虚寒之胃脘冷痛、食少、呕吐。

（2）生姜配陈皮：生姜温中止呕，陈皮行气燥湿温中，善治呕吐。两药合用，主治中寒气滞呕吐、呃逆。

（3）生姜配半夏：生姜温中止呕、温肺止咳、解毒；半夏性温有毒，燥湿化痰、降逆止呕。两药配伍，一是增强止呕之功，主治胃寒、寒饮恶心、呕吐；二是增强温肺化痰止咳之功，主治肺寒咳嗽；三是生姜制半夏之毒。

7. 用法用量　内服：煎汤，3～10g；或入丸散。外用：适量，捣敷，搽患处或炒热熨。

8. 炮制品　生姜偏于解表散寒、温中止呕、化痰止咳。姜皮偏于行气消肿。煨姜偏于温中止呕。

9. 使用注意　本品辛温，故阴虚内热及热盛者忌用。长期使用，可致助热生火。

10. 鉴别应用　生姜与干姜、炮姜：生姜、干姜和炮姜均能温中散寒，适用于脾胃寒证。由于炮制不同，其性能亦异。生姜为鲜品，长于散表寒，止呕，为呕家之圣药，又有温肺止咳之功；干姜为干品，偏于温里祛寒，长于治疗中焦寒证，兼有回阳、温肺化饮之功；炮姜为干姜炒制品，性偏温涩，走血分，长于温经而止血，兼有温中散寒之功。

11. 古籍摘要

《名医别录》：“主伤寒头痛鼻塞，咳逆上气。”

《药性论》：“主痰水气满，下气；生与干并治嗽，疗时疾，止呕逆不下食。”

《医学启源》：“温中去湿，制厚朴、半夏毒。”

12. 现代研究

（1）化学成分：本品含挥发油，油中主要为姜醇、α－姜烯、β－水芹烯、柠檬醛、芳香醇、甲基庚烯酮、壬醛、α－龙脑等，尚含辣味成分姜辣素。

（2）药理作用：生姜能促进消化液分泌，保护胃黏膜，抗溃疡，镇吐；又能保肝、利胆、抗炎、解热、镇痛。其醇提物能兴奋血管运动中枢、呼吸中枢和心脏。正常人咀嚼生姜，可升高血压。生姜水浸液对伤寒杆菌、霍乱弧菌、堇色毛癣菌、阴道滴虫有不同程度的抑杀作用。

（3）临床应用

1）治重症呕吐：生姜片贴于内关穴，外以伤湿止痛膏固定。观察 10 余例，有良效。

2）治老年顽固性呃逆：生姜 100g，去皮捣烂取汁，加入开水 100ml，冷至 35℃左右，加入蜂蜜 20ml，顿服，每日 1 次。观察 15 例，分别治疗 1～11 次不等，均获痊愈。个别患者服后胃部有烧灼感。

3）治疗肩手综合征：方法：将生姜切成厚约 0.3cm 片，约 20～30 片，用白酒炒热，然后以热姜片摩擦肩部、手腕、手指等疼痛或活动不便之部位，擦至局部红润为止，但注意勿擦破皮。然后以桂枝 50g、姜片煮沸熏蒸局部约 30 分钟，再用纱布包裹残余热药渣热敷局部到药渣冷却为止。每日依上法治疗 1～2 次。观察 32 例，取得了较好的疗效。

附：【生姜皮、生姜汁】

（1）生姜皮：生姜根茎切下的外表皮。性味辛、凉。功能和脾行水消肿，主要用于水肿，小便不利。煎服：3～10g。

（2）生姜汁：用生姜捣汁入药。功同生姜，但偏于开痰止呕，便于临床应急服用。如遇天南星、半夏中毒的喉舌麻木肿痛，或呕逆不止，难以下食者，可取汁冲服；治中风卒然昏厥者也可配竹沥，冲服或鼻饲给药。冲服：3～10 滴。

五、荆芥

唇形科植物荆芥的干燥地上部分。主产于江苏、浙江、河南等省。夏、秋二季花开到顶、穗绿时采割。除去杂质，晒干，切段。生用或炒炭用。以色淡黄绿、穗长而密、香气浓者为佳。

1. 别名　假苏。

2. 处方用名　荆芥、荆芥穗、荆芥炭、荆芥穗炭。

3. 药性　辛，微温。归肺、肝经。

4. 功效　祛风解表，透疹消疮，止血。

5. 主治

（1）外感表证：本品辛散气香，长于发表散风，为治感冒通剂。对于外感表证，无论风寒、风热或寒热不明显者，均可使用。

（2）麻疹不透、风疹瘙痒。

（3）疮疡初起兼有表证。

（4）衄血，吐血，便血，崩漏等出血证。

6. 配伍应用

（1）荆芥配防风：荆芥、防风均善祛风，而有解表、止痒之功。二者常合用以增强疗效，用于治疗风寒、风热感冒，风疹瘙痒等病证。此外，荆芥炒炭善止血，防风为治肠风下血之良药，两药配伍又能增强治疗肠风下血之效。

（2）荆芥配僵蚕：荆芥质轻辛散，长于祛风止痒；僵蚕辛散，能祛风止痛。两药配伍，增强止痒、解表之功。适用于风疹瘙痒及外感头身疼痛。

（3）荆芥炭配地榆：荆芥炭，长于止血；地榆酸涩收敛、凉血止血。两药配伍，增强止血之效，用于崩漏、便血等下焦出血。

7. 用法用量 内服：煎汤，5～10g，不宜久煎；或入丸散。外用：适量。

8. 炮制品 生荆芥，偏于发表透疹消疮；荆芥炭止血力强。荆芥花穗称为荆芥穗，其祛风发汗力强于荆芥，尤善治疗表证头面症状突出者。

9. 使用注意 本品辛散，有发汗之功，故体虚多汗者慎用，阴虚火旺头痛忌用。

10. 古籍摘要

《神农本草经》："主寒热，鼠瘘，瘰疬生疮，破结聚气，下瘀血，除湿痹。"

《滇南本草》："荆芥穗，上清头目诸风，止头痛，明目，解肺、肝、咽喉热痛，消肿，除诸毒，发散疮痈。治便血，止女子暴崩，消风热，通肺气鼻窍塞闭。"

《本草纲目》："散风热，清头目，利咽喉，消疮肿，治项强、目中黑花及生疮阴癞、吐血、衄血、下血、血痢、崩中，痔漏。"

11. 现代研究

（1）化学成分：本品含挥发油，其主要成分为右旋薄荷酮、消旋薄荷酮、胡椒酮及少量右旋柠檬烯。另含荆芥苷、荆芥醇、黄酮类化合物等。

（2）药理作用：荆芥水煎剂可增加汗腺分泌，有微弱解热作用，对金黄色葡萄球菌、白喉杆菌有较强的抑菌作用，对伤寒杆菌、痢疾杆菌、铜绿假单胞菌和人型结核杆菌均有一定抑制作用。荆芥炭则能使出血时间缩短。有一定的平喘、祛痰、镇痛、抗炎和抗补体作用。

（3）临床应用

1）治荨麻疹：荆芥穗 30g 碾为末，过筛后入纱布袋，均匀撒布患处，然后用手掌反复揉搓至发热为度。治疗急性荨麻疹及一切痒病，轻者 1～2 次，重者 2～4 次可愈。

2）治产后大出血：荆芥穗炒至焦黑，研细过筛。每次用 6g，加童便 30g 服。治疗产后大出血，24 小时血量超过 400ml，或产后出血不止，经西药救治 24 小时内效果不佳，出现血晕虚脱，肢厥，面色苍白，冷汗淋漓，呼吸微弱，脉微沉细者共 25 例，结果：治愈 18 例，好转 5 例，无效 2 例。一般用药后 20 分钟暴崩止，30 分钟滴点即净。短者 2 天痊愈，长者 10 天明显好转，显效者多在 3 天左右。

12. 不良反应 个别患者服用荆芥可引起过敏反应，表现为胸闷、烦躁、全身瘙痒、皮肤潮红。

六、防风

伞形科植物防风的根。主产于东北及内蒙古东部。春、秋二季采挖未抽花茎植株的根，除去杂质，晒干。切片，生用或炒炭用。以条粗壮、断面皮部色浅棕、木部浅黄色者为佳。

1. 别名 关防风、口防风、西防风、东防风。

2. 药性 辛、甘，微温。归膀胱、肝、脾经。

3. 功效 祛风解表，胜湿止痛，止痉。

4. 主治

（1）外感表证，既祛风解表，又能胜湿、止痛，故外感风寒、风湿、风热所致表证均可选用。

（2）风疹瘙痒：能祛风止痒，可以治疗多种皮肤瘙痒，其中尤以风邪所致之瘾疹瘙痒较为常用。

（3）风湿痹痛。

（4）破伤风证。

（5）脾虚湿盛，清阳不升所致的泄泻。

5. 配伍应用

（1）防风配黄芪：防风辛散，长于祛风解表；黄芪甘温，益气固表。两药配伍，既祛肌表之风邪，又实卫固表，有较强的扶正祛邪作用，适用于体虚易于感冒及表虚自汗者。

（2）防风配天南星：防风祛风止痉，天南星温燥善祛风痰。两药配伍，增强祛风化痰止痉之力，主治破伤风之痉挛抽搐。

（3）防风配大黄：防风祛风解表，大黄泻热通便。两药配伍，外散风邪，内泻热结，适用于外感表证兼里实热结之证。

6. 用法用量　内服：煎汤，5～10g；或入丸散。外用：适量。

7. 使用注意　本品药性偏温，阴血亏虚、热病动风者不宜使用。

8. 鉴别应用　荆芥与防风：荆芥与防风均味辛性微温，均长于祛风，解表、止痒。对于外感表证、风疹瘙痒，无论是风寒、风热，均可使用，配伍后药力更强。但荆芥质轻透散，发汗之力较防风为强，风寒感冒、风热感冒均常选用，又能透疹、消疮、止血；防风祛风之力较强，为“治风之通用药”，祛一身内外风邪，又能胜湿、止痛、止痉，又可用于外感风湿，头痛如裹、身重肢痛、破伤风等病证。

9. 古籍摘要

《神农本草经》：“主大风头眩痛，恶风，风邪，目盲无所见，风行周身，骨节疼痹，烦满。”

《名医别录》：“胁痛胁风，头面去来，四肢挛急，字乳金疮内痉。”

《医学启源·药类法象》：“治风通用。泻肺实如神，散头目中滞气，除上焦风邪。”

10. 现代研究

（1）化学成分：本品含挥发油、甘露醇、β－谷甾醇、苦味苷、酚类、多糖类及有机酸等。

（2）药理作用：本品有解热、抗炎、镇静、镇痛、抗惊厥、抗过敏作用。防风新鲜汁对铜绿假单胞菌、金黄色葡萄球菌、羊毛样小芽孢癣菌有抑制作用，煎剂对痢疾杆菌、溶血性链球菌等有不同程度的抑制作用。并有增强小鼠腹腔巨噬细胞吞噬功能的作用。

（3）临床应用：治术后肠胀气。防风50g，木香15g，加水煎成60ml，1次或多次服完。共观察42例，均治愈。

七、羌活

伞形科植物羌活或宽叶羌活的干燥根茎及根。羌活主产于四川、云南、青海等省。宽叶羌活主产于四川、青海、陕西等省。春、秋二季采挖，除去杂质，晒干。切片，生用。以条粗、外皮棕褐色、断面朱砂点多、香气浓郁者为佳。

1. 别名　川羌、西羌、蚕羌、竹节羌、大头羌、条羌。

2. 药性　辛、苦，温。归肺、膀胱经。

3. 功效　解表散寒，祛风湿，止痛。

4. 主治

（1）风寒表证，本品有较强的解表散寒除湿、止痛之功。善治风寒感冒夹湿，恶寒发热、无汗、头痛、肢体酸痛较重者。

（2）风寒湿痹，本品发散肌肉筋骨风寒湿邪而止痹痛，主治风寒湿痹，上半身风寒湿痹者尤为多用。

（3）太阳头痛。

5. 配伍应用

（1）羌活配防风：羌活解表散寒、祛风湿、止痛；防风祛风、胜湿、止痛。两药配伍增强发散风寒湿作用，既治风寒感冒夹湿者，也治风寒湿痹。

（2）羌活配独活：两药均辛苦性温，均能解表散寒、祛风湿、止痛。两药配伍，一是增强发汗解表之功，治疗风寒感冒夹湿者；一是增强祛风湿止痛作用，主治一身上下风寒湿痹疼痛。

（3）羌活配川芎：羌活解表散寒、除湿、止痛；川芎活血行气、祛风止痛。两药配伍，既能祛除风寒之邪，又能活血行气，止痛之力大增，善治风寒头痛、风湿痹痛。

6. 用法用量　内服：煎汤，3～9g；或入丸散。外用：适量。

7. 使用注意　本品辛香温燥之性较烈，故阴血亏虚者慎用。用量过多，易致呕吐，脾胃虚弱者不宜服。

8. 鉴别应用　防风与羌活：两药均为辛温之品，发散风寒、祛湿止痛。治疗风寒表证、风寒湿痹。然而，防风辛散为主，祛风力强，外感风寒、风热皆可应用。风邪在表之瘙痒，风毒入脏之肝风，亦用其止痒、止痉。羌活辛温香燥，发散风寒湿邪，善治风寒感冒夹湿，风寒湿痹。

9. 古籍摘要

《药性论》：“治贼风，失音不语，多痒血癞，手足不遂，口面㖞邪，遍身顽痹。”

《珍珠囊》：“太阳经头痛，去诸骨节疼痛。”

《本草品汇精要》：“主遍身百节疼痛，肌表八风贼邪，除新旧风湿，排腐肉疽疮。”

10. 现代研究

（1）化学成分：本品含挥发油、β－谷甾醇、香豆素类化合物、酚类化合物、胡萝卜苷、欧芹属素乙、有机酸及生物碱等。

（2）药理作用：羌活挥发油有解热、镇痛、抗炎、抗过敏、抗心肌缺血等作用，并对皮肤真菌、布氏杆菌等有抑制作用。羌活水溶性部分有抗实验性心律失常作用。

（3）临床应用：治心律失常。脉齐液（羌活提取物1g（生药）/ml），每日60～150ml，分3～4次口服，连用7～14日，治疗各种原因的早搏74例，结果室早69例中显效及好转39例；房早1例好转；交界性早搏4例，显效或好转3例；总有效率58.1%。

八、白芷

伞形科植物白芷或杭白芷的干燥根。产于河南长葛、禹县者习称“禹白芷”，产于河北安国者习称“祁白芷”。杭白芷产于浙江、福建、四川等省，习称“杭白芷”和“川白芷”。夏、秋间叶黄时采挖，除去杂质，干燥。切片，生用。以条粗壮、体重、粉性足、香气浓郁者为佳。

1. 别名　香白芷、杭白芷、川白芷。

2. 药性　辛，温。归肺、胃、大肠经。

3. 功效　解表散寒，祛风止痛，通鼻窍，燥湿止带，消肿排脓，止痒。

4. 主治

（1）风寒表证：本品发散风寒，又善止痛、通鼻窍，故尤宜于风寒感冒，头痛、鼻塞者。

（2）头痛、牙痛、痹痛等多种疼痛证，善治阳明头痛。

（3）鼻渊：本品风寒、风热郁肺所致鼻渊之要药，以风寒所致者为佳。

（4）带下证。

（5）疮痈肿毒：对于疮疡初起，红肿热痛者，有散结消肿止痛之功；对脓成难溃者，有排脓之功。

（6）皮肤风湿瘙痒。

5. 配伍应用

（1）白芷配苍耳子、辛夷：白芷辛香归肺经，善通鼻窍、止痛；苍耳子、辛夷均为通鼻窍要药。三药合用，主治鼻渊、鼻塞、前额疼痛，尤宜于风寒郁肺者。

（2）白芷配金银花：白芷辛散温通，有消肿散结之功；金银花清热解毒。二药配伍，增强解毒消肿之功，用于治疗热毒疮肿。

（3）白芷配白术：白芷温燥，燥湿止带；白术甘温，健脾燥湿。两药合用，燥湿止带力强，主治寒湿带下。

（4）白芷配黄柏：白芷温燥，燥湿止带；黄柏苦寒，清热燥湿止带。两药配伍，燥湿止带力强，且能清热，主治湿热带下。

6. 用法用量　内服：煎汤，3～10g；或入丸散。外用：适量。

7. 使用注意　本品辛香温燥，阴虚血热者忌服。

8. 古籍摘要

《神农本草经》：“主女人漏下赤白，血闭阴肿，寒热，风头侵目泪出，长肌肤，润泽。”

《滇南本草》：“祛皮肤游走之风，止胃冷腹痛寒痛，周身寒湿疼痛。”

《本草纲目》：“治鼻渊、鼻衄、齿痛、眉棱骨痛，大肠风秘，小便去血，妇人血风眩运，翻胃吐食；解砒毒，蛇伤，刀箭金疮。”

9. 现代研究

（1）化学成分：本品主要含挥发油，并含欧前胡素、白当归素等多种香豆素类化合物，另含白芷毒素、花椒毒素、甾醇、硬脂酸等。

（2）药理作用：白芷毒素小量有兴奋中枢神经、升高血压作用，并能引起流涎呕吐；大量能引起强直性痉挛，继以全身麻痹。白芷能对抗蛇毒所致的中枢神经系统抑制，对多种杆菌、奥杜盎小芽孢癣菌等致病真菌均有一定抑制作用。有解热、抗炎、镇痛、解痉、抗癌作用。异欧前胡素等成分有降血压作用。

（3）临床应用

1）治牙痛、三叉神经痛：白芷 60g，冰片 0.5g，共研细末，以少许置于鼻前庭，嘱均匀吸入。治疗牙痛 20 例，三叉神经痛 2 例，显效时间最短 1 分钟，最长 10 分钟。

2）治乳头皲裂：白芷 10g，研末，每日 3～4 次涂于患处。共治乳头皲裂患者 50 例，全部治愈。疗程最长者 3 天，最短者 1 天。

3）治腰麻后头痛：白芷 30g，水煎后每日分 2 次服，观察 732 例，结果治愈 69 例，好转 62 例，无效 1 例。

10. 不良反应　据报道白芷可引起流产、接触性皮炎。大量使用可引起中毒，出现恶心、呕吐、头晕、心慌、气短、血压升高、惊厥、烦躁、心前区疼痛、呼吸困难，甚至呼吸中枢麻痹而死亡。

九、细辛

为马兜铃科植物北细辛、汉城细辛或华细辛的干燥根和根茎。前两种习称“辽细辛”，主产于东北地区；华细辛主产于陕西、河南、山东等省。夏季果熟期或初秋采挖，除去杂质，阴干。切段，生用。以根灰黄、叶绿、干燥、味辛辣而麻舌者为佳。

1. 别名　辽细辛、北细辛。

2. 药性　辛，温；有小毒。归肺、肾、心经。

3. 功效　解表散寒，祛风止痛，通窍，温肺化饮。

4. 主治

（1）风寒感冒：本品长于发散风寒，止痛，通鼻窍，宜于外感风寒，头身疼痛、鼻塞较甚者。

（2）头痛，牙痛，风湿痹痛：本品止痛之力颇强，治疗多种疼痛，尤宜于风寒性头痛、牙痛、痹痛等多种寒痛证。

（3）鼻渊。

（4）肺寒咳喘。

5. 配伍应用

（1）细辛配五味子：细辛辛温，归肺，有温肺化饮之功；五味子味酸入肺，有敛肺止咳之功。两药配伍，既有温宣之力，又有敛降之能，共奏温肺化饮、止咳平喘之功。主治寒饮咳喘、风寒咳嗽等。方如小青龙汤。

（2）细辛配附子：细辛祛风散寒、止痛；附子补火助阳、散寒止痛。两药配伍，内温阳气，外散寒邪，止痛力增强。主治阳虚外感风寒、寒痹疼痛。方如麻黄附子细辛汤。

（3）细辛配川芎：细辛祛风散寒、止痛；川芎祛风散寒、活血行气、止痛。两药配伍，止痛力增强，主治各种寒凝血滞疼痛，尤宜于风寒头痛之证，方如川芎茶调散。

6. 用法用量　内服：煎汤，1～3g；散剂，每次服 0.5～1g。入汤剂久煎，有利于减轻毒性，保障用药安全。

7. 使用注意　本品有毒，用量不宜过大，尤其是研末服，更须谨慎。不宜与藜芦同用。药性温热，阴虚阳亢头痛、肺燥伤阴干咳者忌用。

传统习惯使用细辛的全草入药。现《中国药典》规定根和根茎入药。根和根茎挥发油含量高，其中有毒成分黄樟醚含量相应也高。因此，按现行规定的入药部位，细辛用量更应严格控制。

8. 鉴别应用

（1）细辛、麻黄、桂枝：三者皆有辛温之性，均能发散风寒。主治风寒感冒。然细辛性走散，达表入里，发汗之力不如麻黄、桂枝，但散寒力胜，常用治寒犯少阴之阳虚外感证；麻黄发汗作用较强，主治风寒感冒，表实无汗证；桂枝发汗解表作用较为和缓，凡风寒感冒，无论表实无汗、表虚有汗均可用之。此外，细辛止痛作用突出，治各种原因所致疼痛，如头痛、牙痛、痹痛。又能通窍，温肺化饮，治鼻渊、肺寒停饮；麻黄宣肺平喘效佳，可治疗肺气壅滞之各种咳喘，尤善治肺寒闭肺咳喘，又能利水消肿，善治风水水肿；桂枝温通经脉，善治寒凝诸痛，又能助阳化气行水，治阳不化气，水饮内停所致痰饮、蓄水。

（2）细辛与白芷：二者均有发散风寒、止痛、通窍之功，均治风寒感冒、头痛、鼻塞、鼻渊、牙痛、风寒湿痹疼痛等。白芷主归阳明经，善治风寒前额头痛；细辛祛寒、止痛力更强，能治阳虚外感风寒诸痛，少阴头痛。此外，白芷能消肿排脓、燥湿止带，治疮痈、带下；细辛又能温肺化饮，治寒饮咳喘。

（3）细辛与干姜：两者均有温肺化饮之功，治肺寒咳喘常配伍使用。细辛辛温宣散，又能解表散寒、止痛、通窍，治风寒感冒头痛、鼻塞、鼻渊，牙痛，风寒湿痹疼痛等；干姜辛温走中焦脾胃，善温中散寒，主治中焦寒证，兼有回阳之功。

9. 古籍摘要

《神农本草经》：“主咳逆，头痛脑动，百节拘挛，风湿痹痛，死肌。明目，利九窍。”

《本草别说》：“细辛若单用末，不可过半钱匕，多即气闷塞，不通者死。”

《本草汇言》：“细辛，佐姜、桂能驱脏腑之寒，佐附子能散诸疾之冷，佐独活能除少阴头痛，佐荆、防能散诸经之风，佐芩、连、菊、薄，又能治风火齿痛而散解诸郁热最验也。”

10. 现代研究

（1）化学成分：本品含挥发油，其主要成分为甲基丁香油酚、细辛醚、黄樟醚等多种成分。另含 N－异丁基十二碳四烯胺、消旋去甲乌药碱、谷甾醇、豆甾醇等。

（2）药理作用：细辛挥发油、水及醇提取物分别具有解热、抗炎、镇静、抗惊厥及局麻作用。大剂量挥发油可使中枢神经系统先兴奋后抑制，显示一定毒副作用。体外试验对溶血性链球菌、痢疾杆菌及黄曲霉素的产生，均有抑制作用。华细辛醇浸剂可对抗吗啡所致的呼吸抑制。所含消旋去甲乌药碱有强心、扩张血管、松弛平滑肌、增强脂代谢及升高血糖等作用。所含黄樟醚毒性较强，系致癌物质，高温易破坏。

（3）临床应用

1）治头痛：用10%细辛注射液穴位加痛点注射，每次选穴2～4个加痛点，每穴注射0.5～1ml，每日1次，疗程3～7天，连用1星期，无效者停用。临床观察偏头痛、肌挛缩性头痛、神经性头痛和外伤性头痛86例，治愈51例，显效21例，好转13例，无效1例。半数病例用药后出现困倦感觉，无其他副反应。

2）治阳痿：用细辛5g，韭子7.5g，加开水200ml浸泡10分钟后，当茶频频饮服，每日1剂。治疗期间忌房事。治疗17例，13例痊愈；3例好转，1例无效。

3）治脑卒中后遗症言语謇涩：取细辛叶适量，用75%酒精浸湿，揉搓成团塞健侧鼻孔，以舒适为度。也可取细辛、冰片等量研末，用纱布裹紧塞健侧鼻孔，每日1次，连用1～2周，对脑卒中后遗症言语謇涩的患者，应用本法以散寒通窍，醒神益脑。

11. 不良反应 大剂量细辛挥发油可使中枢神经系统先兴奋后抑制，使随意运动和呼吸减慢，反射消失，最后因呼吸麻痹而死亡。另外，细辛对于心肌有直接抑制作用，过量使用可引起心律失常。中毒时主要表现为头痛、呕吐、烦躁、出汗、颈项强直、口渴、体温及血压升高、瞳孔轻度散大、面色潮红等，如不及时治疗，可迅速转入痉挛状态，牙关紧闭，角弓反张，意识不清，四肢抽搐，尿闭，最后死于呼吸麻痹。细辛中毒的主要原因：一是直接吞服单方的散剂用量过大，二是较大剂量入汤剂煎煮时间过短。所以必须严格按照规定的用法用量使用，方能保证用药安全。

12. 中毒及解救 细辛中毒救治的一般疗法为：早期催吐、洗胃；在出现痉挛、狂躁等症状时，可用安定或巴比妥钠；尿闭时导尿或口服氢氯噻嗪。

（高可新）

第二节 发散风热药

一、薄荷

为唇形科植物薄荷的干燥地上部分。主产于江苏太仓以及浙江、湖南等省。产于江苏者称苏薄荷，质优效佳。夏、秋二季茎叶茂盛或花开至三轮时，采割，干燥。切段，生用。以叶多、色深绿、味清凉、香气浓者为佳。

1. 别名 苏薄荷。

2. 药性 辛，凉。归肺、肝经。

3. 功效 疏散风热，清利头目，利咽透疹，疏肝行气。

4. 主治

（1）风热表证，温病初起。

（2）风热头痛，目赤多泪，咽喉肿痛。

（3）麻疹不透，风疹瘙痒。

（4）肝郁气滞，胸闷胁痛。

5. 配伍应用

（1）薄荷配桑叶：薄荷辛凉，散肌表及上焦风热而解表、清利头目；桑叶甘寒质轻，既疏散风热，又清肺润燥、清肝明目。两药配伍能增强疏散风热、明目、利咽、止头痛之功，善治风热表证、温病卫分证、风热上攻咽痛、目赤、头痛。

（2）薄荷配菊花：薄荷辛凉，散肌表及上焦风热，而解表、清利头目；菊花辛凉，既疏散风热，又清肝明目。两药配伍增强疏散风热和明目功效，既常用于治疗风热表证、温病卫分证，又常用于治疗风热上攻，头痛、目赤。

（3）薄荷配柴胡：薄荷辛香，外走肌表疏散风热，内走肝经气分而解郁；柴胡外能祛邪退热，内能疏肝解郁。两药配伍，增强解表退热、疏肝功效，主治风热感冒发热、肝气郁结证。

（4）薄荷配金银花：薄荷辛香，外走肌表疏散风热；金银花既疏散风热，又清热解毒。

两药合用，疏散、清热之力增强，善治温病卫分证及风热表证。

6. 用法用量　内服：煎汤，3～6g；或入丸散。煎服，宜后下。外用：适量。薄荷叶长于发汗解表，薄荷梗偏于行气和中。

7. 使用注意　本品芳香辛散，发汗耗气，故体虚多汗者不宜使用。薄荷油有抗着床、抗早孕作用，可以终止妊娠，减少乳汁分泌，故孕妇、产妇、哺乳期妇女不宜使用。

8. 鉴别应用

（1）薄荷与蝉蜕：两者均具疏散、轻清之性，归肺肝经。疏散风热、明目、利咽、透疹，同治风热感冒、温病卫分证、风热头痛目赤、麻疹透发不畅、风疹瘙痒。薄荷以疏散上焦风热为长，风热头痛目赤常用；蝉蜕疏散肺经风热开音为长，主治风热音哑。薄荷走肝经气分而疏肝，主治肝气郁滞诸证；蝉蜕归肝经而清肝明目、息风止痉，善治肝热目赤，翳膜遮睛，肝风内动，肢体痉挛抽搐。此外，薄荷芳香避秽，兼能化湿和中；蝉蜕又能镇静安神。

（2）薄荷与柴胡：二者均具有疏散风热、疏肝解郁之功，均能治疗风热表证、温病卫分证、肝气郁滞证等。薄荷以疏散上焦风热为长，风热咽痛、头痛、目赤常用，又能透疹止痒，治麻疹不透、风疹瘙痒；柴胡疏散退热力强，为退热要药，不仅善治表证发热，也是治少阳寒热往来的佳品，又有升阳举陷之功，能治中气下陷，内脏下垂。

9. 古籍摘要

《新修本草》："主贼风伤寒，发汗。治恶气腹胀满，霍乱，宿食不消，下气。"

《滇南本草》："上清头目诸风，止头痛、眩晕、发热。去风痰，治伤风咳嗽，脑漏，鼻流臭涕。退虚痨发热。"

《本草纲目》："利咽喉，口齿诸病。治瘰疬，疮疥，风瘙瘾疹。"

10. 现代研究

（1）化学成分：本品主含挥发油。油中主要成分为薄荷醇、薄荷酮、异薄荷酮、薄荷脑、薄荷酯类等。另含异端叶灵、薄荷糖苷及多种游离氨基酸等。

（2）药理作用：薄荷油有发汗解热作用，能抑制胃肠平滑肌收缩，能对抗乙酰胆碱而呈现解痉作用。薄荷多种成分有明显的利胆作用。薄荷脑有祛痰作用，并有良好的止咳作用。薄荷煎剂对单纯性疱疹病毒、森林病毒、流行性腮腺炎病毒有抑制作用，对金黄色葡萄球菌、白色葡萄球菌、甲型链球菌、乙型链球菌、卡他球菌、肠炎球菌、福氏痢疾杆菌、炭疽杆菌、白喉杆菌、伤寒杆菌、铜绿假单胞菌、大肠埃希菌等有抑制作用。薄荷油外用，有消炎、止痛、止痒、局部麻醉和抗刺激作用。对癌肿放疗区域皮肤有保护作用。对小白鼠有抗着床和抗早孕作用。

（3）临床应用

1）治百日咳：薄荷、钩藤各6g，水煎服，每日1剂，一般3剂后阵发性痉咳次数减少，持续时间缩短，6剂后痉咳停止。治疗60例，疗效满意。

2）治慢性荨麻疹：薄荷15g，桂圆干6粒，煎服，每日2次，连服2～4周，治疗慢性荨麻疹40例，收到了较好的效果。

3）治肉瘤：用薄荷油涂擦肉瘤局部。每日2次，疗程最长45天，最短20天，共治疗11例，均获满意效果。

11. 不良反应　有报道本品能引起心率缓慢、血压下降。长期服用薄荷糖或含片（含薄荷油）可引起脘腹胀满、食欲减退等胃肠道症状。薄荷油、薄荷脑可引起口灼烧感、头痛、恶心、呕吐，肝损伤甚至中毒致死。

二、牛蒡子

为菊科植物牛蒡的干燥成熟果实。主产于东北及浙江省。秋季果实成熟时采收。除去杂质，干燥。生用或炒用，用时捣碎。以粒大、饱满、色灰褐者为佳。

1. 别名　牛子、鼠粘子、大力子、恶实子。

2. 处方用名　牛蒡子、炒牛蒡子。

3. 药性　辛、苦，寒。归肺、胃经。

4. 功效　疏散风热，宣肺祛痰，利咽透疹，解毒消肿。

5. 主治

（1）风热表证，温病初起：本品长于宣肺祛痰，清利咽喉，故风热表证而见咽喉红肿疼痛，或咳嗽痰多不利者常用。

（2）麻疹不透，风疹瘙痒。

（3）痈肿疮毒，丹毒，痄腮喉痹。

6. 配伍应用

（1）牛蒡子配金银花：牛蒡子辛苦而寒，外有宣散之性，内有清泄之能，故有疏散风热，宣肺利咽、清热解毒之功；金银花气香性寒，善清热解毒，兼疏散风热。两药合用既善透表，又长于解热毒，主治风热感冒、温病卫分证，咽喉肿痛，疮疡肿毒。

（2）牛蒡子配连翘：两药均有疏散风热、清热解毒之功，配伍后增强解表、解毒之功，主治风热感冒、温病卫分证、咽喉肿痛、热毒疮肿。

（3）牛蒡子配桔梗：牛蒡子外有宣散之性，内有清泄之能，且能祛痰，故善利咽，不论风热感冒、痰热、热毒所致咽痛均宜；桔梗宣肺利咽。两药配伍，对于风热犯肺、痰热、热毒内盛所致咽痛皆有良效。

（4）牛蒡子配玄参：牛蒡子清热解毒、利咽；玄参解毒散结、善治咽喉肿痛。两药配伍，增强利咽、解毒之功。善治风热、热毒咽喉肿痛及疮痈肿毒。

（5）牛蒡子配射干：牛蒡子宣肺祛痰、利咽；射干清热解毒、利咽。两药配伍增强祛痰利咽之功，善治痰热咽喉肿痛，也适用于治疗热毒疮肿。

7. 用法用量　内服：煎汤，6～12g；或入丸散。外用：适量。

8. 炮制品　炒牛蒡子可减弱其苦寒及滑肠之性。

9. 使用注意　本品性寒，滑肠通便，气虚便溏者慎用。

10. 古籍摘要

《药性论》：“除诸风，利腰脚，又散诸结节筋骨烦热毒。”

《药品化义》：“牛蒡子能升能降，力解热毒。味苦能清火，带辛能疏风，主治上部风痰，面目浮肿，咽喉不利，诸毒热壅，马刀瘰疬，颈项痰核，血热痘疮，时行疹子，皮肤瘾疹。凡肺经郁火，肺经风热，悉宜用此。”

《本草正义》：“牛蒡之用，能疏散风热，起发痘疹，而善通大便，苟非热盛，或脾气不坚实者，投之辄有泄泻，则辛泄苦降，下行之力为多。”

11. 现代研究

（1）化学成分：本品含牛蒡子苷、脂肪油、拉帕酚、维生素A、维生素B_1及生物碱等。

（2）药理作用：牛蒡子对肺炎双球菌有显著的抗菌作用；对多种致病性皮肤真菌有不同程度的抑制作用；另外还有解热、利尿、降低血糖、抗肿瘤作用。

（3）临床应用

1）治习惯性便秘：生牛蒡子（捣碎）15g，开水500ml，冲泡20分钟后代茶服饮，1日3次，对照组以上法冲泡便自通1袋，1日3次，10天1疗程。结果治疗组总有效率90%，大便由治疗前平均4.6天下降为1.9天。对照组总有效率87.5%，大便由治疗前平均4.5天下降为1.92天，无显著差异。但治疗组复发为11.1%，而对照组复发为22.9%，有显著性差异。

2）治扁平疣：炒牛蒡子200g，细末去皮，每日3次，内服，每次3～5g，治疗扁平疣14例，均获痊愈。

3）治偏头痛：牛蒡子12g炒研末，每次用开水冲服6g，黄酒或温开水为引，每日2次，服后盖被取汗，治疗偏头痛有较好的疗效。

12. 不良反应　牛蒡子有导泻作用，有可能加重便溏患者的腹泻症状。有发生过敏反应的报道。

三、桑叶

为桑科植物桑的干燥叶。我国各地大都有野生或栽培。初霜后采收，除去杂质，晒干。生用或蜜炙用。以叶片完整、大而厚、色黄绿、无杂质者为佳。

1. 别名　霜桑叶、冬桑叶。

2. 处方用名　桑叶、蜜桑叶。

3. 药性　甘、苦，寒。归肺、肝经。

4. 功效　疏散风热，清肺润燥，平抑肝阳，清肝明目，凉血止血。

5. 主治

（1）风热表证，温病卫分证。

（2）咳嗽：本品既散风热，又清热润燥，故咳嗽由风热或燥邪伤肺所致者尤宜。

（3）肝阳上亢，头痛眩晕。

（4）目赤昏花：本品既能疏散风热，又能清泄肝热，且甘润益阴以明目，故可治风热之肝火目赤肿痛，以及肝肾精血不足，目失所养，眼目昏花，视物不清。

（5）血热妄行之出血。

6. 配伍应用

（1）桑叶配菊花：两药质轻性寒，归肺、肝经，既能疏散风热，又能清肝明目。配伍后作用增强，主治风热表证、温病卫分证、肝经风热或肝热目赤肿痛。

（2）桑叶配杏仁：桑叶性寒归肺，清肺润肺；杏仁苦降归肺，止咳平喘。两药配伍，清肺润燥止咳，主治肺热或燥热伤肺之咳嗽痰少、痰黄，或干咳少痰。方如桑杏汤。

（3）桑叶配石决明：桑叶甘寒归肝，平肝潜阳、清肝明目；石决明质重归肝经，善平肝、明目。两药合用作用增强，主治肝热目赤肿痛，肝阳上亢头痛眩晕。

（4）桑叶配黑芝麻：桑叶甘寒归肝，清肝明目；黑芝麻滋补精血。两药配伍，补肝肾明目，主治肝肾精血不足，视物昏花。

7. 用法用量　内服：煎汤，5～10g；或入丸散。外用：适量；外用煎水洗眼。

8. 炮制品　生桑叶偏于发散表邪、清热。蜜炙桑叶偏于润肺止咳。

9. 使用注意　据报道桑叶对子宫有兴奋作用，孕妇不宜大量使用。

10. 古籍摘要

《神农本草经》："除寒热，出汗。"

《本草纲目》："治劳热咳嗽，明目，长发。"

《本草从新》："滋燥，凉血，止血。"

11. 现代研究

（1）化学成分：本品含脱皮固酮、芦丁、桑苷、槲皮素、异槲皮素、东莨菪素、东莨菪苷等。

（2）药理作用：鲜桑叶煎剂体外试验对金黄色葡萄球菌、乙型溶血性链球菌等多种致病菌有抑制作用，煎剂有抑制钩端螺旋体的作用。有降血糖作用，但不影响正常动物的血糖水平。能促进蛋白质合成，排除体内胆固醇，降低血脂。

（3）临床应用

1）治化脓性中耳炎：鲜桑叶适量，洗净捣烂取汁，将桑叶汁滴入耳内1～2滴，1日3次，2～3日即愈。

2）治乳糜尿：桑叶制成片剂，每片含0.4g的生桑叶。每日12g，分3次服，连服1个月为1疗程。治疗期间，照常劳动，控制高蛋白和高脂肪饮食，待蛋白、脂肪转阴后，巩固治疗2～3个疗程。观察66名乳糜尿患者，效果良好。

12. 不良反应　据报道桑叶注射可引起红皮病型银屑病。

四、菊花

为菊科植物菊的干燥头状花序。主产于浙江、安徽、河南等省。9～11月花盛开时分批采收，干燥。生用。按产地和加工方法的不同，分为"亳菊"、"滁菊"、"贡菊"、"杭菊"等，以亳菊和滁菊品质最优。由于花的颜色不同，又有黄菊花和白菊花之分。以花朵完整、颜色新鲜、气清香、少梗叶者为佳。

1. 别名　白菊花、白菊、亳菊、滁菊、贡菊、怀菊、祁菊、杭菊、黄菊花。

2. 药性　辛、甘、苦，微寒。归肺、肝经。

3. 功效　疏散风热，平抑肝阳，清肝明目，清热解毒。

4. 主治

（1）风热表证，温病卫分证。

（2）肝阳上亢，头痛眩晕。

（3）目赤昏花，本品既能疏散风热，又善清泄肝热，且甘润益阴以明目，主治风热、肝火目赤肿痛，也可用于肝肾精血不足，目失所养，眼目昏花，视物不清。

（4）热毒疮肿。

5. 配伍应用

（1）菊花配夏枯草：菊花清散肝热，夏枯草苦寒清肝。两药配伍，一善清肝明目，治风热或肝火上攻目赤肿痛；一善清肝平肝，是肝火上攻头痛眩晕。

（2）菊花配枸杞子：菊花性寒清肝明目，枸杞子甘平补肝肾明目。两药配伍，增强明目之功，主治肝肾精血不足，两目干涩、视物昏花。方如杞菊地黄丸。

6. 用法用量　内服：煎汤或泡茶，5～10g；或入丸散；外用：适量。外用作枕。疏散风热宜用黄菊花；平肝、清肝明目宜用白菊花。

7. 使用注意　外感风寒、脾胃虚寒等证不宜用。气虚头痛、眩晕不宜用。

8. 鉴别应用　菊花与桑叶：菊花、桑叶，均善疏散风热，平肝明目，治风热表证或温病卫分证，肝阳眩晕、肝经风热或肝火之目赤肿痛及肝阴不足之视物昏花。然菊花性微寒，作用偏于肝，平肝明目力较桑叶为胜，又善清热解毒，治痈肿疮毒；桑叶性寒，作用偏于肺，疏散力较菊花强，又能润肺止咳，治肺燥咳嗽，还能凉血止血，治血热吐衄咳血。

9. 古籍摘要

《神农本草经》："主诸风头眩、肿痛，目欲脱，泪出，皮肤死肌，恶风湿痹，利血气。"

《用药心法》："去翳膜，明目。"

《本草纲目拾遗》："专入阳分。治诸风头眩，解酒毒疔肿。""黄茶菊：明目祛风，搜肝气，治头晕目眩，益血润容，入血分；白茶菊，通肺气，止咳逆，清三焦郁火，疗肌热，入气分。"

10. 现代研究

（1）化学成分：本品含挥发油，油中为龙脑、樟脑、菊油环酮等，此外，尚含有菊苷、腺嘌呤、胆碱、黄酮、水苏碱、微量维生素 A、维生素 B_1、维生素 E、氨基酸及刺槐素等。

（2）药理作用：菊花水浸剂或煎剂对金黄色葡萄球菌、多种致病性杆菌及皮肤真菌均有一定抗菌作用。对流感病毒 PR3 和钩端螺旋体也有抑制作用。菊花制剂有扩张冠状动脉，增加冠脉血流量，提高心肌耗氧量的作用。并具有降压、缩短凝血时间、解热、抗炎、镇静作用。

（3）临床应用

1）治中心性视网膜脉络膜炎：菊花 30g，猪心 1 只，将菊花塞入猪心，加水适量，不用佐料，文火慢煎，熟透为宜，去渣吃肉喝汤，每 3 日 1 次，一般 3～5 次可愈。

2）治偏头痛：杭菊花 20g，开水 1 000ml 泡，每日分 3 次饮用，或代茶常年饮。治疗 32 例，结果治愈 23 例，有效 9 例。

11. 不良反应　据报道，杭白菊花可引起接触性皮炎。

五、柴胡

为伞形科植物柴胡或狭叶柴胡的根。分别称为"北柴胡"及"南柴胡"。北柴胡主产于河北、河南、辽宁等省；南柴胡主产于湖北、四川、安徽等省。一般认为北柴胡入药为佳。春、秋二季采挖。除去杂质，干燥。切段，生用或醋炙用。以条粗长、须根少者为佳。

1. 别名　硬柴胡。

2. 处方用名　北柴胡、醋北柴胡、南柴胡、醋南柴胡、酒柴胡。

3. 药性　苦、辛，微寒。归肝、胆经。

4. 功效　疏散退热，疏肝解郁，升举阳气。

5. 主治

（1）发热：本品善于疏散肌表和少阳半表半里之邪而退热，不论风寒、风热表证发热、少阳证寒热往来均可使用，为退热要药。尤宜于风热所致发热和少阳寒热往来。

（2）肝郁气滞所致的胸胁或少腹胀痛、情志抑郁、妇女月经失调、痛经等症。

（3）气虚下陷所致的脘腹重坠作胀、食少倦怠、久泻脱肛、胃下垂、子宫下垂、肾下垂等脏器脱垂。

6. 配伍应用

（1）柴胡配葛根：柴胡性升散，善退热，为表证发热、少阳证寒热往来的要药；葛根善解肌退热，治外感发热、项背强痛。两药配伍，解肌退热力强，善治外感发热、头身疼痛、项背强痛。方如柴葛解肌汤。

（2）柴胡配黄芩：柴胡性升散，疏散退热，能引半表半里之邪由表而解；黄芩清热泻火，使半表半里之邪从内清解。两药配伍，一散一清，和解退热。适用于少阳证寒热往来，疟疾寒热往来之证。方如小柴胡汤。

（3）柴胡配香附：两药均有疏肝解郁之功，配伍后疗效增强，主治肝郁气滞所致胁痛、腹胀食少、情志异常及妇女月经不调等。

（4）柴胡配白芍：柴胡性升散，归肝经，顺肝之升发之性而疏肝解郁；白芍味酸，养血敛肝、柔肝，制其横逆。两药合用，一升一敛，共奏疏肝理气之功，用于肝郁气滞之胁肋、脘腹作痛，情志失常，月经不调等。方如柴胡疏肝散、逍遥散。

（5）柴胡配黄芪：柴胡性升散，有升阳举陷之功；黄芪微甘性升，补气升阳。两药合用，标本兼顾，补气升阳之力增强，主治中气下陷、疲倦乏力、食少便溏、久泻脱肛、胃下垂、子宫下垂等。方如补中益气汤。

7. 用法用量　内服：煎汤，3～10g；或入丸散。外用：适量。解表退热用量宜稍重；升阳用量均宜稍轻。

8. 炮制品　生柴胡解表退热力强；醋柴胡疏肝解郁力强；生柴胡、酒柴胡长于升阳。

9. 使用注意　柴胡其性升散，古人有“柴胡劫肝阴”之说，阴虚阳亢，肝风内动，阴虚火旺及气机上逆者慎用。

10. 古籍摘要

《神农本草经》：“主心腹去肠胃中结气，饮食积聚，寒热邪气，推陈致新。”

《滇南本草》：“伤寒发汗解表要药，退六经邪热往来，痹痿，除肝家邪热、痨热，行肝经逆结之气，止左胁肝气疼痛，治妇人血热烧经，能调月经。”

《本草纲目》：“治阳气下陷，平肝、胆、三焦、包络相火，及头痛、眩晕，目昏、赤痛障翳，耳聋鸣，诸疟，及肥气寒热，妇人热入血室，经水不调，小儿痘疹余热，五疳羸热。”

11. 现代研究

（1）化学成分：柴胡根含α－菠菜甾醇、春福寿草醇及柴胡皂苷a、c、d，另含挥发油等。狭叶柴胡根含柴胡皂苷a、c、d，挥发油、柴胡醇、春福寿草醇、α－菠菜甾醇等。

（2）药理作用：柴胡具有镇静、安定、镇痛、抗炎、解热、镇咳等作用，又有降低血浆胆固醇、抗脂肪肝、抗肝损伤、利胆、降低转氨酶、兴奋肠平滑肌、抑制胃酸分泌、抗溃疡、抑制胰蛋白酶、抗感冒病毒、抑制结核杆菌等作用。此外，柴胡还有增加蛋白质生物合成、抗肿瘤、抗辐射及增强免疫功能等作用。

（3）临床应用

1）退热：柴胡注射液（每支2ml，含生药8g）及柴胡糖浆临床观察197例发热患者，其中感冒115例，扁桃体炎39例，大叶性肺炎16例，急性支气管炎21例，急性咽炎6例。以北柴胡注射液治疗160例，总有效率为54.54%。其剂量不同，疗效有异，肌注2ml者，总有效率为31.47%，4ml者为68.54%，6ml者为89.91%。2~4ml注射后30~60分钟退热0.4~1℃，而有回升现象，6ml注射后有出汗，体温下降未见回升；柴胡糖浆口服20ml（相当于生药3g），每日3次，治87例，总有效率为78.15%，服后约90分钟，体温逐渐下降，3小时可达正常。如不维持，4小时后又可逐渐上升。

2）治高脂血症：降脂合剂20ml（相当于柴胡3g，加罗汉果调味），每日3次口服，3周为1疗程。治疗58例，降甘油三酯效果较好。

3）治咳嗽：柴胡镇咳片（生产柴胡注射液的残渣中提取的有效成分制成），治疗因感冒、急慢性气管炎、肺炎、肺癌引起的咳嗽1 005例，总有效率85.8%。

12. 不良反应　据报道，柴胡注射液可引起过敏性休克、皮肤过敏反应。

六、升麻

为毛莨科植物大三叶升麻、兴安升麻或升麻的干燥根茎。主产于辽宁，吉林、黑龙江等省亦产。秋季采挖。除去泥沙、须根，晒干。切片，生用或蜜制用。以体大、质坚、外皮黑褐色、断面黄绿色、无须根者为佳。

1. 别名　绿升麻。

2. 处方用名　升麻、蜜升麻。

3. 药性　辛、微甘，微寒。归肺、脾、胃、大肠经。

4. 功效　解表退热，透疹，清热解毒，升举阳气。

5. 主治

（1）外感表证发热，温病卫分证发热。

（2）麻疹透发不畅。

（3）热毒所致齿痛口疮，咽喉肿痛，温毒发斑，尤善清解阳明热毒。

（4）中气下陷所致的气短不足以息，脘腹重坠作胀，脏器脱垂。

6. 配伍应用

（1）升麻配柴胡：两药均能升举阳气，配伍应用能相须增效，主治中气下陷、气短不足以息、内脏下垂。方如补中益气汤。

（2）升麻配生石膏：升麻苦微寒，清热解毒，尤善解阳明热毒；石膏大寒清热泻火，归胃经善清阳明胃火。两药合用，增强清解阳明热毒之力，主治胃火炽盛所致口舌生疮、牙龈肿痛、齿痛。方如清胃散。此外，也治阳明热毒所致斑疹。

（3）升麻配黄连：升麻苦微寒，清热解毒，尤善解阳明热毒；黄连苦寒清热，归胃经，尤善清胃火。两药合用能增强清胃功效，主治胃火炽盛所致口舌生疮、牙龈肿痛、齿痛、咽喉肿痛。

（4）升麻配黄芪：升麻性升散，有升阳举陷之功；黄芪微甘性升，补气升阳。两药合用，标本兼顾，补气升阳之力增强，主治中气下陷、疲倦乏力、食少便溏、久泻脱肛、胃下垂、子宫下垂等。

7. 用法用量 内服：煎汤，3～10g；或入丸散。外用：适量。

8. 炮制品 生升麻偏于发表透疹、清热解毒；炙升麻偏于升阳举陷。

9. 使用注意 麻疹已透，阴虚火旺，以及阴虚阳亢者，均当忌用。

10. 古籍摘要

《神农本草经》："主解百毒，辟温疫、瘴气。"

《名医别录》："主中恶腹痛，时气毒疠，头痛寒热，风肿诸毒，喉痛口疮。"

《滇南本草》："主小儿痘疹，解疮毒，咽喉（肿），喘咳音哑，肺热，止齿痛，乳蛾，痄腮。"

11. 现代研究

（1）化学成分：本品含升麻碱、水杨酸、咖啡酸、阿魏酸、鞣质等；兴安升麻含升麻苦味素、升麻醇、升麻醇木糖苷、北升麻醇、异阿魏酸、齿阿米素、齿阿米醇、升麻素、皂苷等。

（2）药理作用：升麻对结核杆菌、金黄色葡萄球菌和卡他球菌有抗菌作用。北升麻提取物具有解热、抗炎、镇痛、抗惊厥、升高白细胞、抑制血小板聚集及释放等作用。升麻对氯乙酰胆碱、组胺和氯化钡所致的肠管痉挛均有一定的抑制作用，还具有抑制心脏、减慢心率、降低血压、抑制肠管和妊娠子宫痉挛等作用。其生药与炭药均能缩短凝血时间。

（3）临床应用：治子宫脱垂。升麻4g研末，在鸡蛋顶部钻一小孔，放入药末搅匀，取白纸蘸水将孔盖严，蒸熟后去壳，早晚各1次，10天为1疗程，疗程间隔2天。共治疗子宫脱垂120例，病程为0.5～10年，其中Ⅰ度脱垂63例，Ⅱ度脱垂51例，Ⅲ度脱垂6例。经3个疗程治愈104例，显效12例，无效4例。

12. 不良反应 据报道，升麻内服可引起呕吐及肠胃炎；剂量过大可引起头痛、震颤、四肢强直性收缩，阴茎勃起异常，甚至可引起心脏抑制、血压下降、呼吸困难、谵妄，可因呼吸麻痹而死亡。

七、葛根

为豆科植物野葛或甘葛藤的干燥根。野葛主产于湖南、河南、广东等省；甘葛藤主产于广西、广东等省。秋、冬二季采挖。野葛多趁鲜切成厚片或小块，干燥；甘葛藤习称"粉葛"，多除去外皮，用硫黄熏后，稍干，截段或再纵切两半，干燥。生用，或煨用。以块大、质坚实、色白、粉性足、纤维少者为佳。

1. 别名 干葛、粉葛根、粉葛。

2. 处方用名 葛根、煨葛根。

3. 药性 甘、辛，凉。归肺、脾、胃经。

4. 功效 疏散退热，解肌透疹，生津止渴，升阳止泻。

5. 主治

（1）表证发热：无论风寒与风热，均宜。

（2）项背强痛：风寒、风热以及其他多种原因所致者均宜，为治项背强痛之要药。

（3）麻疹透发不畅。

（4）热病口渴，消渴证：本品能清热生津，又鼓舞脾胃清阳之气上升而生津止渴。

（5）泄泻：本品能升发脾胃清阳之气而止泻，主治脾虚泄泻，也可用于治疗湿热泻痢。

6. 配伍应用

（1）葛根配桂枝：葛根辛凉解肌退热，治风热感冒，项背强痛；桂枝辛温发散风寒，治风寒感冒，表虚有汗者。两药合用，用于风寒感冒，恶风、汗出，兼有项背强痛者。方如桂枝加葛根汤。

（2）葛根配天花粉：葛根甘凉生津，又能鼓舞脾胃清阳之气上升，善治口渴；天花粉甘寒生津，又清肺胃之火，善治津伤口渴。两药合用，清热生津作用增强，善治热病伤津、消渴口渴。

（3）葛根配黄连：葛根味辛解肌退热、升发脾胃清阳之气而止泻；黄连苦寒清胃肠湿热而治湿热泻痢。两药合用，解表清里，止泻痢，用于治疗湿热泻痢、泄泻伴有发热者。方如葛根芩连汤。

（4）葛根配升麻：葛根辛散透疹，升麻清热解毒、透疹。两药合用，解肌透疹之力增强，用于治疗麻疹初起，发热、疹出不畅。方如升麻葛根汤。

（5）葛根配白术：葛根味辛归脾胃、升发脾胃清阳之气而止泻；白术补气健脾、燥湿。两药配伍，增强健脾止泻之功，主治脾虚泄泻。

7. 用法用量　内服：煎汤，10～15g；或入丸散。外用：适量。

8. 炮制品　生葛根偏于解肌退热、透疹、生津，煨葛根长于升阳止泻。

9. 使用注意　性寒凉，脾胃虚寒者慎用。

10. 鉴别应用　柴胡、升麻、葛根：三者虽均为解表升阳之品，但性能主治有别。首先，虽均能解表，但柴胡苦辛微寒，入肝、胆经，主散少阳半表半里之邪，善疏散退热，主治少阳寒热往来及感冒发热；升麻辛甘性寒，入肺与脾、胃经，主清散而解表，主治风热头痛；葛根甘辛性凉，主入脾、胃经，善发表解肌退热，主治外感项背强痛。其次，虽均能升阳，但柴胡、升麻能升清阳而举陷，用于治疗气虚下陷、脏器脱垂诸证；葛根则鼓舞脾胃清阳上升而止泻痢，多用治脾虚泄泻。其三，升麻、葛根均能透疹，治麻疹不透，而柴胡不能。其四，柴胡又善疏肝解郁，治肝郁气滞之月经不调、胸胁疼痛；升麻又善清热解毒，治咽喉肿痛、口舌生疮、丹毒、温毒发斑及热毒疮肿；葛根又能生津止渴，治热病伤津及内热消渴。

11. 古籍摘要

《神农本草经》：“主消渴，身大热，呕吐，诸痹，起阴气，解诸毒。”

《名医别录》：“疗伤寒中风头痛，解肌发表，出汗，开腠理，疗金疮，止痛，胁风痛。”“生根汁，疗消渴，伤寒壮热。”

《药性论》：“治天行上气，呕逆，开胃下食，主解酒毒，止烦渴。熬屑治金疮，治时疾解热。”

12. 现代研究

（1）化学成分：本品主要含黄酮类物质如大豆苷、大豆苷元、葛根素等，还有大豆素－4，7－二葡萄糖苷、葛根素－7－木糖苷，葛根醇、葛根藤素及异黄酮苷和淀粉。

（2）药理作用：葛根煎剂、醇浸剂、总黄酮、大豆苷、葛根素均能对抗垂体后叶素引起的急性心肌缺血。葛根总黄酮能扩张冠脉血管和脑血管，增加冠脉血流量和脑血流量，降低心肌耗氧量，增加氧供应。葛根能直接扩张血管，使外周阻力下降，而有明显降压作用。葛根素能改善微循环，提高局部微血流量，抑制血小板凝集。葛根有广泛的β－受体阻滞作用。对小鼠离体肠管有明显解痉作用，能对抗乙酰胆碱所致的肠管痉挛。葛根还具有明显解热作用，并有轻微降血糖作用。

（3）临床应用

1）治冠心病心绞痛：葛根酒浸膏片每日 6～12 片，分 2～3 次服，总疗程 4～22 周，治疗冠心病心绞痛 71 例，对心绞痛症状显效 29 例，改善 20 例，基本无效 33 例；心电图有效率为 41.3%。

2）治高血压病：用葛根片治疗伴有颈项强痛的高血压病 222 例，症状有效率 78%～90%。

3）治跌打损伤：葛根 100g 煎水，先热敷，后浸洗患处，各 30 分钟。治疗 8 例，均有良效。

13. 不良反应　据报道，服用葛根可见腹泻、药物性肝炎、心律失常、溶血反应、过敏反应等不良反应。

附：【葛花】

葛的未开放的花蕾。性味甘，平。功能解酒毒，醒脾和胃。主要用于饮酒过度，头痛头昏、烦渴、呕吐、胸膈饱胀等症。煎服：3～15g。

八、淡豆豉

豆科植物大豆的成熟种子发酵加工品。全国各地均产。晒干，生用。以色黑，附有膜状物者为佳。

1. 别名　豆豉、清豆豉。

2. 药性　辛、苦，凉。归肺、胃经。

3. 功效　疏散表邪，宣发郁热。

4. 主治

（1）外感表证：无论风寒、风热表证，皆可配伍使用。

（2）热病烦闷：本品能透散邪热，治疗邪热内郁胸中，心中懊侬，烦热不眠。

5. 配伍应用　淡豆豉配栀子：淡豆豉味辛性凉，能宣散邪热而除烦；栀子苦寒，善清心而除烦。两药配伍，除烦之力增强，主治外感热病，邪热内郁胸中所致的心中懊侬，烦热不眠。

6. 用法用量　内服：煎汤，6～12g；或入丸散。

7. 古籍摘要

《名医别录》："主伤寒头痛，寒热，瘴气恶毒，烦躁满闷，虚劳喘吸，两脚疼冷。"

《本草纲目》："下气，调中。治伤寒温毒发斑，呕逆。"

8. 现代研究

（1）化学成分：本品含脂肪、蛋白质和酶类等成分。

（2）药理作用：淡豆豉有微弱的发汗作用，并有健胃、助消化作用。

（高可新）

第二十九章　祛风湿药

第一节　祛风湿散寒药

一、独活

为伞形科植物重齿毛当归的干燥根。主产于四川、湖北、安徽等地。春初或秋末采挖，除去杂质，干燥。切片，生用。以根条粗壮、油润、香气浓郁者为佳。

1. 别名　川独活、大活、香独活。

2. 药性　辛、苦，微温。归肝、肾、膀胱经。

3. 功效　祛风湿，止痛，解表。

4. 主治

（1）风湿痹证、肢体疼痛。无论新久上下，均可应用。尤善于治疗下肢风寒湿痹、腰膝疼痛。

（2）外感风寒夹湿，头身酸困。

（3）少阴头痛，牙痛。

（4）皮肤湿痒。

5. 配伍应用

（1）独活配细辛：独活辛温，归肾与膀胱经，善祛风湿、止痛，兼能解表散寒除湿；细辛辛温，善发散肌表风寒，祛寒止痛亦佳。两药配伍，散风寒、祛风湿、止痛之功均增强，善治风寒感冒头身疼痛、风寒湿痹肢体疼痛、少阴头痛、牙痛。

（2）独活配桑寄生：独活祛风湿、止痛，善祛风寒湿邪而止痹痛；桑寄生既能祛风湿，又能补肝肾、强筋骨。二药配伍，既能外散风寒湿，又能内补肝肾以壮筋骨，有扶正祛邪、标本兼顾之优点。适用于痹证兼有肝肾不足而见腰膝酸痛、四肢屈伸不利、关节疼痛、肌肤麻木不仁者。

6. 用法用量　内服：煎汤，3~9g；或入丸散。外用：适量。

7. 使用注意　本品辛香苦燥，易耗伤阴液，故素体阴虚及血燥者慎用。

8. 鉴别应用　独活与羌活：二药均能祛风湿，止痛，解表，治风寒湿痹，风寒夹湿表证，头痛。但独活性较缓和，发散力较羌活为弱，多用于治疗风寒湿痹，尤其是在下半身者，又治头痛属少阴者。羌活性较燥烈，发散力强，常用于治疗风寒表证。用于风寒湿痹，长于治病在上半身者，治头痛属太阳者；若风寒湿痹，一身尽痛，两者常配伍应用。

9. 古籍摘要

《名医别录》："疗诸贼风，百节痛风无久新者。"

《本草正》："专理下焦风湿，两足痛痹，湿痒拘挛。"

《本草求真》："独活，辛苦微温，比之羌活，其性稍缓，凡因风干足少阴肾经，伏而不出，发为头痛，则能善搜而治矣，以故两足湿痹，不能动履，非此莫痊；风毒齿痛，头眩目晕，非此莫攻……"。又"羌有发表之功，独有助表之力。羌行上焦而上理，则游风头痛、风湿骨节疼痛可治，独行下焦而下理，则伏风头痛、两足湿痹可治"。

10. 现代研究

（1）化学成分：本品含香豆精素，γ-氨基丁酸及挥发油等。

（2）药理作用：独活有抗炎、镇痛及镇静作用；对血小板聚集及血栓形成有抑制作用，抗凝血；有抗菌作用和光敏作用。

（3）临床应用

1）治慢性气管炎：独活9g，红糖15g，水煎分3～4次服，治慢性气管炎422例，总有效率73.7%。

2）治银屑病：自制黑光丸（由独活、补骨脂、沙参、蒺藜及白芷等药物组成）内服，同时照射黑光灯疗法，共治疗138例，效佳。

11. 不良反应　据报道，独活可致实验动物发生肝损伤。有报道用独活治疗气管炎时，曾发现服用煎剂有头昏、头痛、舌发麻、恶心呕吐、胃部不适等副作用。

二、威灵仙

为毛茛科植物威灵仙、棉团铁线莲或东北铁线莲的干燥根及根茎。威灵仙主产于江苏、安徽、浙江等地，应用较广。棉团铁线莲或东北铁线莲部分地区应用。秋季采挖，切段，生用。以条匀、皮黑、肉白、坚实者为佳。

1. 别名　灵仙。

2. 药性　辛、咸，温。归膀胱经。

3. 功效　祛风湿，通络止痛，消骨鲠。

4. 主治

（1）风湿痹证，肢体麻木，筋脉拘挛，屈伸不利。无论上下皆可应用，尤宜于风邪偏盛，拘挛掣痛者。

（2）骨鲠咽喉。

（3）诸痛，如跌打伤痛、头痛、牙痛、胃脘痛。

（4）痰饮、噎膈、痞积。

5. 配伍应用

（1）威灵仙配羌活：威灵仙辛温，善走串，能通行十二经，祛风除湿，通络止痛，尤善祛风；羌活辛苦温，有祛风胜湿之功，善发散肌表及上焦风寒湿邪。两药合用，祛风散寒除湿力强，主治风寒湿痹尤其是上半身痹痛。

（2）威灵仙配川芎：威灵仙辛散温通，力猛善走，善祛风、通经络而止痹痛；川芎辛温，活血行气，祛风散寒止痛。二药配伍，增强祛风散寒止痛之力，又能活血行气，主治风湿痹痛。

6. 用法用量　内服：煎汤，6～9g，消骨鲠可用30～50g；或入丸散。外用：适量。外用研末或制酒剂外敷或涂搽。

7. 使用注意　本品辛散走窜，气血虚弱者慎服。

8. 古籍摘要

《开宝本草》："主诸风，宣通五脏，去腹内冷滞，心膈痰水，久积癥瘕，痃癖气块，膀胱宿脓恶水，腰膝冷疼，及疗折伤。久服之，无温疫疟。"

《本草汇言》："大抵此剂宣行五脏，通利经络，其性好走，亦可横行直往。追逐风湿邪气，荡除痰涎冷积，神功特奏。"

《药品化义》："灵仙，其猛急，善走而不守，宣通十二经络。主治风、湿、痰壅滞经络中，致成痛风走注，骨节疼痛，或肿，或麻木。"

9. 现代研究

（1）化学成分：含原白头翁素，白头翁内酯，甾醇，糖类，皂苷等。

（2）药理作用：本品有镇痛、抗利尿、抗疟、降血糖、降血压、利胆等作用；可使食管蠕动节律增强，频率加快，幅度增大，有松弛肠平滑肌作用；对鱼骨刺有一定软化作用，并使咽及食管平滑肌松弛，增强蠕动，促使骨刺松脱；有引产作用。

（3）临床应用

1）治骨鲠：威灵仙30g，加水2碗，煎成1碗，于30分钟内慢慢咽下，每日1～2剂。合并食道感染者，需酌情补液和使用抗生素。治疗骨鲠（鱼骨、鸡骨、鸭骨、鹅骨、猪骨）117例，一般服药1～4剂，个别患者服药8剂（4天）。结果骨鲠消失者104例，无效13例，有效率89%。

2）治足跟痛：威灵仙5～10g，捣碎，用陈醋调膏，备用。先将患足在热水中浸泡5～10分钟，擦干后将药膏敷于足跟，外用绷带包扎。夜晚休息时，可将患足放在热水袋上热敷，每2天换药1次。治疗足跟痛89例，其中跟骨骨刺52例，外伤所致19例，劳累及天冷等引起18例。结果痊愈76例，好转11例，无效2例，总有效率97.8%。有效病例平均治疗5次。局部破溃者不可使用。

3）治胆石症：威灵仙60g，分2次煎服，治疗胆石症120例，总有效率87%。

10. 不良反应　威灵仙偶有过敏反应。原白头翁素易聚合成白头翁素，为威灵仙的有毒成分，服用过量可引起中毒。

三、川乌

为毛茛科植物乌头的母根。主产于四川、云南、陕西等地，6～8月采挖，除去子根、须根及泥沙，干燥。生用或制后用。以个大、肥满、质坚实、无残根及须根者为佳。

1. 别名　川乌头。

2. 处方用名　生川乌、制川乌。

3. 药性　辛、苦，热；有大毒。归心、肝、肾、脾经。

4. 功效　祛风湿，散寒止痛。

5. 主治

（1）风湿痹证：尤宜于寒邪偏胜之风湿痹痛。

（2）心腹冷痛，寒疝腹痛。

（3）跌打损伤疼痛，麻醉止痛。

6. 配伍应用

（1）川乌配草乌：川乌、草乌均为辛苦性热之品，祛风除湿，尤善逐寒、止痛，主治寒痹疼痛。合用药效更强。

（2）川乌配蜂蜜：川乌为辛苦性热之品，善于逐阴寒、止痛。蜂蜜味甘，能补中、缓急止痛，又能解乌头毒。两药合用，既能增强止痛之功，又能缓解乌头的毒烈之性，主治阴寒内盛心腹冷痛。

7. 用法用量　内服：煎汤，1.5～3g；或入丸散；宜入汤剂，先煎、久煎至入口无麻味。外用：适量。

8. 炮制品　生川乌毒性较大，制川乌毒性降低。

9. 使用注意　孕妇忌用；不宜与贝母类、半夏、白及、白蔹、天花粉、瓜蒌类同用；内服一般应炮制用，生品内服宜慎；酒浸、酒煎服易致中毒，应慎用。

10. 鉴别应用　川乌与草乌两者药性、功效、主治类似，草乌毒性更强。两药配伍应用能增强祛风湿、止痛之功。但毒性也相应增强，因此应注意两药联合应用的剂量、用法，以保证用药安全。

11. 古籍摘要

《神农本草经》："主中风恶风，洗洗出汗，除寒湿痹，咳逆上气，破积聚寒热。"

《长沙药解》："乌头，温燥下行，其性疏利迅速，开通关腠，驱逐寒湿之力甚捷，凡历节、脚气、寒疝、冷积、心腹疼痛之类并有良功。"

《本草正义》："乌头主治，温经散寒，虽与附子大略相近，而温中之力较为不如。且专为祛除外风外寒之响导者。"

12. 现代研究

（1）化学成分：本品含乌头碱，次乌头碱，中乌头碱，消旋去甲乌药碱，酯乌头碱，酯次乌头碱，酯中乌头碱，3－去氧乌头碱，多根乌头碱，新乌宁碱，川附宁，附子宁碱，森布宁 A、B，北草乌碱等多种生物碱，以及乌头多糖 A、B、C、D 等。

（2）药理作用：乌头有明显的抗炎、镇痛作用，有强心作用，但剂量加大则引起心律失常，终致心脏抑制；乌头碱可引起心律不齐和血压升高，还可增强毒毛花苷 G 对心肌的毒性作用，有明显的局部麻醉作用；乌头多糖有显著降低正常血糖作用；注射液对胃癌细胞有抑制作用。

（3）临床应用

1）治肩周炎：川草乌、樟脑各 90g，研细末，每次以适量药末加老陈醋调敷患处，每日 1 次，治疗肩周炎（冻结肩）35 例，一般 3 次即可见效，平均用药 7 次。结果治愈 22 例，显效 8 例，好转 4 例，无效 1 例。

2）治疥疮：生川乌、生草乌各 35g，水煎外洗，治疗疥疮 87 例，均获治愈。

13. 中毒及解救

中毒症状：误服乌头或过量服用，或用生品不经久煮，或服生品药酒剂，或配伍不当等，可引起中毒，其症状为口舌、四肢及全身麻木，流涎，恶心，呕吐，腹泻，头昏，眼花，口干，脉搏减缓，呼吸困难，手足抽搐，神志不清，大小便失禁，血压及体温下降，心律失常，室性期前收缩和窦房停搏等。严重者，可出现循环、呼吸衰竭及严重心律失常。

解救措施：早期应催吐、导泻，或高位灌肠，并补液和注射阿托品。重症者，加大剂量和缩短间隔时间，或同时服用金银花、甘草、绿豆、生姜、黑豆等。如出现频发期前收缩或阵发性室性心动过速，可用利多卡因、普鲁卡因等。轻度中毒者，可用绿豆 60g，黄连 6g，甘草15g，生姜15g，红糖适量水煎后鼻饲或口服；还可用蜂蜜50～120g，用凉开水冲服；心律失常，可用苦参30g，煎服。

附：【草乌】

为毛茛科植物北乌头的干燥根。主产于东北、华北。秋季茎叶枯萎时采挖，除去须根及泥沙，干燥。性能、功效、应用、用法用量、使用注意与川乌同，而毒性更强。

四、蕲蛇

为蝰科动物五步蛇除去内脏的全体。气腥，味微咸。主产于湖北、江西、浙江等地。多于夏、秋二季捕捉，除去内脏，干燥。去头、鳞，切段生用、酒炙，或黄酒润透，去鳞、骨用。以身干、个大、头尾齐全、花纹斑点明显者为佳。

1. 别名　白花蛇、大白花蛇。

2. 处方用名　蕲蛇、蕲蛇肉、酒蕲蛇。

3. 药性　甘、咸，温；有毒。归肝经。

4. 功效　祛风，通络，止痉，止痒。

5. 主治

（1）风湿痹证，麻木拘挛，尤善治病深日久之风湿顽痹。

（2）中风半身不遂，口眼㖞斜，肢体麻木。

（3）小儿急慢惊风，破伤风。

（4）麻风，顽癣，皮肤瘙痒。

（5）瘰疬、梅毒、恶疮。

6. 配伍应用

（1）蕲蛇配防风：蕲蛇善祛风通络、止痒；防风能祛风胜湿疗痹、善止痒。两药合用，祛风力更强，善治风痹肢体疼痛、麻木拘挛以及风疹瘙痒。

（2）蕲蛇配天麻：蕲蛇透骨搜风，截惊定搐，为治抽搐痉挛常用药；天麻性平质润，为治各种肝风内动、惊痫抽搐要药。两药合用止痉力增强，主治肝风内动，痉挛抽搐。

（3）蕲蛇配乌梢蛇：二药均有祛风、通络、止痉之功，配伍后其作用增强，主治风湿顽痹，中风半身不遂、小儿惊风、破伤风、麻风，顽癣，皮肤瘙痒等。

7. 用法用量　内服：煎汤，3～10g；研末服，一次1～1.5g，一日2～3次；或酒浸、熬膏、入丸散服。外用：适量。

8. 炮制品　蕲蛇头部有毒，炮制除去头部能降低毒性；酒蕲蛇可增强祛风除湿、通络止痛的作用，并可减少腥气。

9. 使用注意　阴虚内热者忌服。

10. 古籍摘要

《雷公炮炙论》："治风。引药至于有风疾处。"

《开宝本草》："主中风湿痹不仁，筋脉拘急，口面㖞斜，半身不遂，骨节疼痛，大风疥癞及暴风瘙痒，脚弱不能久立。"

《本草纲目》："能透骨搜风，截惊定搐，为风痹、惊搐、癞癣、恶疮要药，取其内走脏腑，外彻皮肤，无处不到也。"

11. 现代研究

（1）化学成分：本品含3种毒蛋白：AaT－Ⅰ、AaT－Ⅱ、AaT－Ⅲ，由18种氨基酸组成。并含透明质酸酶、出血毒素等。

（2）药理作用：蕲蛇有镇静、催眠及镇痛作用；水提物能激活纤溶系统；醇提物有增强免疫的作用。

（3）临床应用：治坐骨神经痛。用蛇蝎散（蕲蛇、全蝎、蜈蚣各等分，研末）每天3g，分1～3次服，10日为1疗程。治疗坐骨神经痛52例，治愈42例，好转6例。

12. 不良反应　有蕲蛇制剂引起过敏反应的报道。

附：【金钱白花蛇】

为眼镜蛇科动物银环蛇的幼蛇干燥体。称为金钱白花蛇。其性能、功效、应用与蕲蛇相似而力较强。煎服：3～4.5g；研粉吞服：1～1.5g。

五、乌梢蛇

为游蛇科动物乌梢蛇干燥体。全国大部分地区有分布。多于夏、秋捕捉。去头及鳞片，切段生用、酒炙，或黄酒闷透，去皮骨用。

1. 别名　乌蛇。

2. 处方用名　乌梢蛇、乌梢蛇肉、酒乌梢蛇。

3. 药性　甘，平。归肝经。

4. 功效　祛风，通络，止痉，止痒。

5. 主治

（1）风湿痹证，麻木拘挛。

（2）中风半身不遂，口眼㖞斜，肢体麻木。

（3）小儿急慢惊风，破伤风。

（4）麻风，顽癣，皮肤瘙痒。

（5）瘰疬、恶疮。

6. 配伍应用　乌梢蛇配蝉蜕：乌梢蛇祛风、通络、止痉，善治风毒瘙痒、惊风抽搐；蝉蜕散外风、凉肝息风止痒、止痉。两药配伍，能增强祛风止痒、止痉之功，常用于治疗皮肤瘙痒、惊风抽搐。

7. 用法用量　内服：煎汤，9～12g；研末服，每次2～3g；或入丸剂、酒浸服。外用：适量。

8. 炮制品　乌梢蛇头部有毒，炮制除去头部能消除毒性；酒蕲蛇可增强祛风除通络的作用，并能矫臭、防腐。

9. 使用注意　性偏燥散，血虚生风者慎服。

10. 鉴别应用　乌梢蛇、蕲蛇、金钱白花蛇：三药性皆走窜，均能祛风，通络，止痉，凡内外风毒壅滞之证皆宜，主治风湿顽痹，中风半身不遂、小儿惊风、破伤风、麻风，顽癣，皮肤瘙痒等。尤以善治病久邪深者为其特点。其作用以金钱白花蛇作用最强，蕲蛇次之，乌梢蛇最弱；金钱白花蛇与蕲蛇均有毒，且性偏温燥，而乌梢蛇性平无毒力较缓。

11. 古籍摘要

《开宝本草》：“主诸风瘙瘾疹，疥癣，皮肤不仁，顽痹。”

《本草纲目》："功与白花蛇（即蕲蛇）同而性善无毒。"

12. 现代研究

（1）化学成分：本品含赖氨酸、亮氨酸、谷氨酸、丙氨酸、胱氨酸等17种氨基酸，并含果糖－1，6－二磷酸酶，原肌球蛋白等。

（2）药理作用：乌梢蛇水煎液和醇提取液有抗炎、镇静、镇痛作用。其血清有对抗五步蛇毒作用。

（3）临床应用

1）治皮肤病：用乌梢蛇制成止敏片，每片重0.3g，每次5片，慢性荨麻疹可服8片，每日3次。治疗各型荨麻疹、湿疹、皮炎、皮肤瘙痒症、结节性痒疹、多形性红斑共84例，有效率86.9%。

2）治骨关节结核：乌梢蛇去头及皮后研细末，黄酒冲服，每次3g，每日3次，5周1疗程。治疗58例，痊愈46例，有效8例，无效4例。

附：【蛇蜕】

为游蛇科动物王锦蛇、红点锦蛇和黑眉锦蛇等多种蛇脱下的皮膜。全国各地均产。全年均可收集，去净泥沙，晾干。性味甘、咸，平。归肝经。功能祛风，定惊，退翳，解毒止痒。适用于惊风癫痫，翳障，喉痹，口疮，痈疽疔毒，瘰疬，皮肤瘙痒，白癜风等。煎汤：1.5～3g；研末：每次0.3～0.6g。外用适量。孕妇忌服。

六、木瓜

为蔷薇科植物贴梗海棠的近成熟果实。主产于安徽、四川、湖北等地。习称"皱皮木瓜"。安徽宣城产者称"宣木瓜"，质量较好。夏、秋果实绿黄时采收。置沸水中烫至外皮灰白色，对半纵剖，晒干。切片，生用。以个大、皮皱、紫红色、质坚实、味酸者为佳。

1. 别名　宣木瓜、陈木瓜、干木瓜。

2. 药性　酸，温。归肝、脾经。

3. 功效　祛风湿，舒筋活络，和胃化湿。

4. 主治

（1）风湿痹证，筋脉拘挛，尤善治湿痹，筋脉拘挛，以及腰膝酸困疼痛者。

（2）脚气水肿。

（3）吐泻转筋。

5. 配伍应用

（1）木瓜配秦艽：木瓜舒经活络，止痛；秦艽祛风湿，通经络止痛。两药配伍，祛风湿、通经络力强，主治风湿痹痛，筋脉拘急。

（2）木瓜配薏苡仁：木瓜化湿，舒经活络，善治湿痹拘挛；薏苡仁利湿除痹，善治湿痹重肿拘挛。两药合用既善祛湿，又能舒筋，主治湿痹重着，拘挛、屈伸不利。

6. 用法用量　内服：煎汤，6～10g；或入丸散。外用：适量。

7. 使用注意　内有郁热，小便短赤者忌服。

8. 鉴别应用　木瓜与薏苡仁：二者均有祛风湿、舒筋作用，均可用于治疗风湿痹证、筋脉拘挛、脚气等病症。然而，木瓜又能化湿和胃，故治湿阻中焦、吐泻转筋；薏苡仁善于利湿、健脾，故又治脾虚湿盛水肿、泄泻。此外，薏苡仁又能清热排脓，治肺痈、肠痈。

9. 古籍摘要

《名医别录》："主湿痹邪气，霍乱大吐下，转筋不止。"

《本草拾遗》："下冷气，强筋骨，消食，止水痢后渴不止，作饮服之。又脚气冲心，取一颗去子煎服之，嫩者更佳。"

《本草经疏》："木瓜温能通肌肉之滞，酸能敛濡满之湿，则脚气湿痹自除也。霍乱大吐下、转筋不止者，脾胃病也，夏月暑湿饮食之邪，伤于脾胃则挥霍撩乱，上吐下泻，甚则肝木乘脾，而筋为之转也。酸温能和脾胃，固虚脱，兼入肝而养筋，所以能疗肝脾所生之病也。"

10. 现代研究

（1）化学成分：本品含齐墩果酸、苹果酸、枸橼酸、酒石酸以及皂苷等。

（2）药理作用：木瓜有保肝作用，对肠道菌和葡萄球菌有明显的抑菌作用；对小鼠艾氏腹水癌及腹腔巨噬细胞吞噬功能有抑制作用。

（3）临床应用

1）治急性黄疸型肝炎：木瓜制成冲剂，每次 15g，每日 3 次，治疗 172 例，有效率 95.1%。

2）治脚癣：木瓜、甘草各 300g，浸泡于陈醋 1 500ml 中 4 小时。将患足浸入药液中 1 小时，早晚各 1 次，1 份药液连用 8 日为 1 疗程。治疗 58 例，全部有效，痊愈 48 例。

（高可新）

第二节　祛风湿清热药

一、秦艽

为龙胆科植物秦艽、麻花秦艽、粗茎秦艽或小秦艽的干燥根。前三种按性状不同分别习称"秦艽"和"麻花艽"，后一种习称"小秦艽"。主产于陕西、甘肃、内蒙古等地。春、秋二季采挖，除去杂质，干燥，切片，生用。以根条粗大、肉厚、色棕黄、气味浓厚者为佳。

1. 别名　西秦艽、川秦艽、大秦艽、左秦艽。

2. 药性　辛、苦，平。归胃、肝、胆经。

3. 功效　祛风湿，通络止痛，退虚热，清湿热。

4. 主治

（1）风湿痹证：热痹尤为适宜。

（2）半身不遂，口眼㖞斜，四肢拘急。

（3）骨蒸潮热，疳积发热。

（4）湿热黄疸。

5. 配伍应用

（1）秦艽配络石藤：两药均有祛风湿通络、止痛、清热之功，相须配伍，作用增强，适用于风湿热痹之关节疼痛、四肢拘急、肢体麻木。

（2）秦艽配防风：秦艽祛风湿、通络止痛；防风解表祛风、胜湿止痛。两者配伍，发散肌表及筋骨风湿而通经络止痛，用于风湿痹证，风邪偏胜、肢体游走性痛。

（3）秦艽配鳖甲：秦艽平而偏寒，退虚热、除骨蒸；鳖甲滋阴潜阳、善清虚热。两药配伍，标本兼顾，主治阴虚骨蒸潮热。

（4）秦艽配茵陈蒿：秦艽苦降、平而偏寒，清肝胆湿热而退黄；茵陈蒿清热利湿，为退黄疸要药。两药配伍，清肝胆湿热，退黄疸。主治湿热黄疸。

6. 用法用量　内服：煎汤，5～10g；或入丸散。外用：适量。

7. 使用注意　久病虚羸，小便频数、大便溏泄者不宜使用。

8. 古籍摘要

《神农本草经》："主寒热邪气，寒湿风痹，肢节痛，下水，利小便。"

《名医别录》："疗风，无问久新，通身挛急。"

《冯氏锦囊秘录》："秦艽风药中之润剂，散药中之补剂，故养血有功。中风多用之者，取祛风活络，养血舒筋。盖治风先治血，血行风自灭耳。"

9. 现代研究

（1）化学成分：本品含秦艽碱甲、乙、丙，龙胆苦苷，当药苦苷，褐煤酸，褐煤酸甲酯，栎瘿酸，α－香树脂醇，β－谷甾醇等。

（2）药理作用：秦艽具有镇静、镇痛、解热、抗炎作用；有抗组胺作用；对病毒、细菌、真菌皆有一定的抑制作用。秦艽碱甲能降低血压、升高血糖；龙胆苦苷有抗肝炎作用。

（3）临床应用

1）止痛：将秦艽、防己各等份研末，装胶囊，每粒0.3g，术前半小时服0.6g，术后每6小时服1次，共用3天。预防牙拔除并发症26例，有显著的止痛和消肿效果。

2）治流行性脑脊髓膜炎：秦艽注射液，每毫升含生药0.625g，每次2～5ml，每日4～6次，肌内注射。治疗21例，一般用药6日后，头项强直及角弓反张症状消失，第9日痊愈出院均治愈，无后遗症和毒副作用。

10. 不良反应　曾有报道4例风湿性关节炎患者，口服秦艽碱甲100mg，1日3次，共4～13天，先后均出现恶心、呕吐等反应。1例患者服100mg后感心悸及心率减缓，但很快恢复。

二、防己

为防己科植物粉防己的干燥根。习称"汉防己"。主产于安徽、浙江、江西等地。秋季采挖。洗净，除去粗皮，干燥，切厚片，生用。以块大、粗细均匀、质坚实、粉性足者为佳。

1. 别名　粉防己、汉防己。

2. 药性　苦、辛，寒。归膀胱、肺经。

3. 功效　祛风湿，止痛，利水消肿。

4. 主治

（1）风湿痹证：对风湿热痹，肢体酸重，关节红肿疼痛，及湿热身痛者，尤为适宜。

（2）水肿，小便不利，脚气。尤宜于湿热壅盛所致水肿、小便不利。

（3）湿疹疮毒。

5. 配伍应用

（1）防己配薏苡仁：防己祛风湿、止痛、利水，善治风湿热痹疼痛；薏苡仁利湿健脾、除痹，善治湿痹拘挛。两药合用，增强祛风湿、利水之力，用于湿热痹证、水肿、脚气。

（2）防己配茯苓：防己功善利水；茯苓性平为利水要药。两药合用，增强利水消肿之功，用于水肿、尿少。

（3）防己配黄芪：防己功善利水；黄芪补气利水。两药配伍，利水力强，且能补气，用于气虚湿盛水饮内停。

6. 用法用量　内服：煎汤，5～10g；或入丸散。外用：适量。

7. 使用注意　本品为大苦大寒之品，易伤胃气，胃纳不佳者慎服。

8. 鉴别应用　汉防己与木防己：防己科植物粉防己的根为汉防己，防己科植物木防己的根、马兜铃科植物广防己的根为木防己。汉防己与木防己均有祛风湿、利水之功。但汉防己偏于利水消肿，木防己偏于祛风湿止痛；治水肿尿少宜用汉防己，治风湿痹痛宜用木防己。

9. 古籍摘要

《名医别录》："疗水肿，风肿，去膀胱热，伤寒，寒热邪气，中风手足挛急……通腠理，利九窍。"

《本草拾遗》："汉（防己）主水气，木（防己）主风气，宣通。"

《本草求真》："防己，辛苦大寒，性险而健，善走下行，长于除湿通窍利道，能泻下焦血分湿热及疗风水要药。"

10. 现代研究

（1）化学成分：本品含粉防己碱（即汉防己甲素），防己诺灵碱，轮环藤酚碱，氧防己碱，防己斯任碱，小檗胺，2，2'－N，N－二氯甲基粉防己碱，粉防己碱 A、B、C、D。

（2）药理作用：粉防己有利尿、镇痛、抗炎作用；对心肌有保护作用，能扩张冠状血管，增加冠脉流量，有显著降压作用，能对抗心律失常；有抗凝血作用；对实验性矽肺有预防治疗作用；对子宫收缩有明显的松弛作用；低浓度的粉防己碱可使肠张力增加，节律性收缩加强，高浓度则降低张力，减弱节律性收缩；有抗菌和抗阿米巴原虫的作用；可使正常大鼠血糖明显降低，血清胰岛素明显升高；有一定抗肿瘤作用；有免疫抑制作用；有抗过敏作用。

（3）临床应用

1）治肝硬化门静脉高压：汉防己 30g，煎服。观察 40 例，在服药 3 小时后门静脉血流速度减少（16.2±6.5)%。

2）治热痹：木防己制成 10% 白酒浸剂（浸泡 60 天），每日 2～3 次，每次 10～20ml 口服，10 天为 1 疗程。共 3～6 个疗程。疗程间休息 4～5 天。治疗 120 例，总有效率 93.3%。

11. 不良反应　据报道，口服防己可有恶心、呕吐、腹泻、上腹部不适等症状。大剂量静脉注射粉防己碱可引起头晕、头昏、视力模糊、嗜睡等症状。

附：【广防己】

为马兜铃科植物广防己的干燥根，称为"广防己"或"木防己"。药性苦、辛，寒。归膀胱、肺经。功效祛风湿，止痛，利水消肿。主治风湿痹证，水肿，小便不利，脚气等。煎服：5～10g。过去统称为"防己"。汉防己与木防己均有祛风湿、利水之功。但汉防己偏于利水消肿，木防己偏于祛风湿止痛。

三、桑枝

为桑科植物桑的干燥嫩枝。全国各地均产。春末夏初采收，去叶，晒干，或趁鲜切片，晒干。生用或炒用。以质嫩、断面黄白色者为佳。

1. 别名　嫩桑枝、童桑枝、干桑枝。

2. 处方用名　桑枝、炒桑枝、酒桑枝。

3. 药性　微苦，平。归肝经。

4. 功效　祛风湿，利关节，利水消肿。

5. 主治

（1）风湿痹证：痹证新久、寒热均可应用，尤宜于风湿热痹，肩臂关节酸痛麻木者。

（2）水肿。

6. 配伍应用

（1）桑枝配桂枝：桑枝祛风湿利关节，作用偏于上肢；桂枝温通经脉、止痛，治痹证偏于上肢者。两药配伍通经止痛力强，适用于风寒湿痹，尤宜于风寒上肢疼痛者。

（2）桑枝配忍冬藤：桑枝祛风湿利关节，平而偏凉，治热痹；忍冬藤清热通络止痛，主治热痹。两药配伍，主治热痹关节红肿热痛。

7. 用法用量　内服：煎汤，9～15g；或入丸散。外用：适量。

8. 炮制品　生桑枝长于清热除痹；酒桑枝偏于通经络、利关节。

9. 使用注意　血虚生风者慎用。

10. 古籍摘要

《本草图经》："疗遍体风痒干燥，脚气风气，四肢拘挛，上气，眼晕，肺气嗽，消食，利小便，久服轻身，聪明耳目，令人光泽，兼疗口干。"

《本草备要》："利关节，养津液，行水祛风。"

《本草撮要》："桑枝，功专去风湿拘挛，得桂枝治肩臂痹痛；得槐枝、柳枝、桃枝洗遍身痒。"

11. 现代研究

（1）化学成分：桑枝含鞣质、蔗糖、果糖、水苏糖、葡萄糖、麦芽糖、棉子糖、阿拉伯糖、木糖、生物碱及氨基酸等。

（2）药理作用：桑枝有抗炎、增强免疫、抗菌、抗病毒、抗癌、利尿、调血脂等作用。

（3）临床应用

1）治2型糖尿病：桑枝提取物制成颗粒剂，每次1袋，每日3次，餐时服，20日为1疗程，共用3个疗程。治疗2型糖尿病40例，有效率95%。与西药拜糖平比较疗效相同，对改善倦怠乏力、口渴不欲饮等症状的疗效明显优于拜糖平。

2）治破伤风：取直径3cm、长30cm的桑枝，架空中间用火烧，两端即滴出桑木油，收集备用。成人每次10ml加红糖少许，服后汗出。治疗破伤风10例，全部有效。

四、豨莶草

为菊科植物豨莶、腺梗豨莶或毛梗豨莶的地上部分。主产于湖南、湖北、江苏等地。花开前及花期采割，除去杂质，晒干。切段，生用或黄酒蒸制用。以茎粗、叶多、枝嫩而壮、花未开放、鲜绿色者为佳。

1. 别名　豨莶、狗膏、猪膏草。

2. 处方用名　豨莶草、酒豨莶草。

3. 药性　辛、苦，寒。归肝、肾经。

4. 功效　祛风湿，利关节，解毒。

5. 主治

（1）风湿痹痛，中风半身不遂。

（2）风疹，湿疮，疮痈。

（3）高血压病。

6. 配伍应用　豨莶草配桑枝：豨莶草与桑枝均有祛风湿、利关节之功，兼有止痒作用。两药合用，既能增强治疗风湿热痹的作用，又能增强治疗风疹皮肤瘙痒作用。

7. 用法用量　内服：煎汤，10～12g；或入丸散。外用：适量。

8. 炮制品　生豨莶草偏于祛风湿、解毒，治风疹湿疮、疮痈。制豨莶草兼能补肝肾，治风湿痹痛、半身不遂。

9. 使用注意　生用性寒，虚寒性患者慎用；酒蒸制后转为甘温，实热、阴虚内热慎用。

10. 鉴别应用　豨莶草与桑枝：两药均有祛风湿、利关节之功，兼有止痒作用。均可用于治疗风湿热痹、皮肤瘙痒。豨莶草生用性寒，以治风湿热痹为主，制用补虚，可治风湿兼有肝肾不足者；又有解毒除湿之功，用于治疗风疹、湿疹、疮肿；桑枝性偏上行，适用于各种痹证，尤其是上肢痹痛。又祛风止痒，治白癜风、风疹瘙痒。尚能利水、生津，治水肿、消渴。

11. 古籍摘要

《本草图经》："治肝肾风气，四肢麻痹，骨间疼，腰膝无力者，亦能行大肠气……兼主风湿疮，肌肉顽痹。"

《本草蒙筌》："疗暴中风邪，口眼㖞斜者立效；治久渗湿痹，腰脚酸痛者殊功。"

《本草纲目》："生捣汁服则令人吐，故云有小毒。九蒸九暴则补人去痹，故云无毒。生则性寒，熟则性温，云热者，非也。"

12. 现代研究

（1）化学成分：本品含生物碱，酚性成分，豨莶苷，豨莶苷元，氨基酸，有机酸，糖类，苦味质等。还含有微量元素锌、铜、铁、锰等。

（2）药理作用：豨莶草有抗炎和镇痛作用；有降压作用；对细胞免疫、体液免疫及非特异性免疫均有抑制作用；可调整机体免疫功能，改善局部病理反应而达到抗风湿作用；有扩张血管作用；对血栓形成有明显抑制作用；对金黄色葡萄球菌、大肠埃希菌、铜绿假单胞菌、宋内痢疾杆菌、伤寒杆菌、白色葡萄球菌、卡他球菌、肠炎杆菌、鼠疟原虫等有抑制作用，对单纯疱疹病毒有中等强度的抑制作用。豨莶苷有兴奋子宫和明显的抗早孕作用。

（3）临床应用

1）治脑血管意外后遗症：豨莶草500g，以蜜、米酒或陈酒层层喷洒，然后蒸干，反复9次，研末制成蜜丸服，每日20g，早晚分服。治疗28例，半年随访，显效8例，有效16例，无效4例。

2）治急性痛风性关节炎：用豨莶草止痛散外敷治疗急性痛风性关节炎，将62例急性痛风性关节炎患者随机分为治疗组和对照组，治疗组给予豨莶草止痛散外敷治疗，对照组给予布洛芬缓释胶囊，治疗1周，观察比较两组的疗效。结果：治疗组总有效率优于对照组（$P<0.05$）；治疗组在疼痛缓解时间、关节压痛阴性时间均较对照组缩短（$P<0.01$）。

3）治神经衰弱：取豨签草10g，水煎，分2次服用，连用3~5天。对失眠、惊悸等症状有较好疗效。

（高可新）

第三节　祛风湿强筋骨药

一、五加皮

为五加科植物细柱五加的根皮。习称“南五加皮”。主产于湖北、河南、安徽等地。夏、秋采挖，剥取根皮，晒干。切厚片，生用。以粗长、皮厚、气香、无木心者为佳。

1. 别名　南五加皮、南五加。

2. 药性　辛、苦，温。归肝、肾经。

3. 功效　祛风湿，补肝肾，强筋骨，利水。

4. 主治

（1）风湿痹证：有滋补强壮作用，尤宜于老人及久病体虚者。

（2）筋骨痿软，小儿行迟，体虚乏力。

（3）水肿，脚气。

5. 配伍应用

（1）五加皮配牛膝：五加皮祛风湿、补肝肾、强筋骨；牛膝活血通经，补肝肾、强筋骨。两药配伍，增强祛风湿通经络和补益肝肾之力，适用于风湿痹证兼有肝肾不足之腰膝酸软、下肢无力。

（2）五加皮配杜仲：五加皮、杜仲均能补肝肾、强筋骨，善治肝肾不足、腰痛脚弱。两药合用，补益肝肾、强壮筋骨之力增强，既适用于肝肾亏虚、筋骨痿软、小儿行迟，也适用于风湿痹证兼有肝肾不足之腰膝酸软、下肢无力者。

6. 用法用量　内服：煎汤，5~10g；或酒浸、入丸散服。

7. 鉴别应用　五加皮与香加皮：五加科植物细柱五加的根皮，为五加皮，习称“南五加皮”。萝藦科植物杠柳的根皮，为香加皮，习称“北五加皮”。两者均能祛风湿、强筋骨。但南五加皮无毒，祛风湿、补肝肾，强筋骨作用较好；北五加皮有强心利尿作用，有毒，故两药临床不可混用。

8. 古籍摘要

《神农本草经》：“主心腹疝气腹痛，益气，疗躄，小儿不能行，疽疮阴蚀。”

《名医别录》：“主男子阴痿，囊下湿，小便余沥，女人阴痒及腰脊痛，两脚疼痹风弱，五缓，虚羸，补中益精，坚筋骨，强志意，久服轻身耐老。”

《本草思辨录》：“五加皮，宜下焦风湿之缓证。若风湿搏于肌肤，则非其所司。古方多浸酒、酿酒及酒调末服之，以行药势。”

9. 现代研究

（1）化学成分：本品含丁香苷，刺五加苷 B_1，右旋芝麻素，16α－羟基－（－）－贝壳松－19－酸，左旋对映贝壳松烯酸，β－谷甾醇，β－谷甾醇葡萄糖苷，硬脂酸，棕榈酸，亚麻酸，维生素 A 原、B_1，挥发油等。

（2）药理作用：五加皮有抗炎、镇痛、镇静作用，能提高血清抗体的浓度、促进单核巨噬细胞的吞噬功能，有抗应激作用，能促进核酸的合成、降低血糖，有性激素样作用，并能抗肿瘤、抗诱变、抗溃疡，且有一定的抗排异作用。

二、桑寄生

为桑寄生科植物桑寄生的带叶茎枝。主产于广东、广西、云南等地。冬季至次春采割，除去粗茎，切段，干燥，或蒸后干燥。切厚片，生用。以外皮棕褐色、条匀、叶多、附有桑树干皮者为佳。

1. 别名　寄生、桑寄、桑上寄生。

2. 药性　苦、甘，平。归肝、肾经。

3. 功效　祛风湿，补肝肾，强筋骨，安胎。

4. 主治

（1）风湿痹证：对痹证日久，伤及肝肾，腰膝酸软，筋骨无力者尤宜。

（2）崩漏经多，妊娠漏血，胎动不安。

（3）高血压病。

5. 配伍应用

（1）桑寄生配威灵仙：桑寄生祛风湿、补肝肾、强筋骨；威灵仙祛风湿、通经络、止痛。两药配伍，祛风湿、止痛力强，且有补益肝肾强腰膝之力。适用于风湿痹痛，兼肝肾不足者。

（2）桑寄生配阿胶：桑寄生补肝肾、养血安胎；阿胶补血、止血。两药合用，补益肝肾、养血安胎，适用于肝肾不足、胎动不安，甚或胎漏下血。

6. 用法用量　内服：煎汤，9～15g；或入丸散，或酒浸。

7. 鉴别应用　五加皮与桑寄生：两者均有祛风湿、补肝肾、强筋骨功效，治疗风湿痹证，尤其是风湿兼有肝肾不足者，以及肝肾亏虚筋骨无力者，可相须配伍。但桑寄生长于补肝肾，养血而固冲任，安胎，治肝肾亏虚，妊娠下血，胎动不安；五加皮祛风湿、补肝肾之力均强，故既治风湿痹证，也用于肝肾不足、筋骨无力，且有利水之功，用于水肿、脚气。

8. 古籍摘要

《神农本草经》：“主腰痛，小儿背强，痈肿，安胎，充肌肤，坚发齿，长须眉。”

《名医别录》：“主金疮，去痹，女子崩中，内伤不足，产后余疾，下乳汁。”

《本草蒙筌》：“凡风湿作痛之症，古方每用独活寄生汤煎调。川续断与桑寄生气味略异，主治颇同，不得寄生，即加续断。”

9. 现代研究

（1）化学成分：含槲皮素、槲皮苷、萹蓄苷，及少量的右旋儿茶酚。

（2）药理作用：桑寄生有降压作用；体外对脊髓灰质炎病毒和多种肠道病毒均有明显抑制作用，能抑制伤寒杆菌及葡萄球菌的生长；对乙型肝炎病毒表面抗原有抑制活性。有扩张冠状血管，并能减慢心率的作用；萹蓄苷有利尿作用。

（3）临床应用

1）治冠心病心绞痛：桑寄生冲剂（每包相当于生药39g），每次0.5～1包，每日2次，平均6周，治疗冠心病心绞痛54例，心绞痛症状改善有效率76%。

2）治高血压：桑寄生60g，决明子50g，水煎成150ml，早晚2次分服，30日为1疗程，治疗原发性高血压65例，总有效率93.8%。

10. 不良反应　据报道，有患者服用常规剂量桑寄生出现轻度头晕、口干、食欲减退、腹胀、腹泻等反应。个别患者出现过敏反应。

三、狗脊

为蚌壳蕨科植物金毛狗脊的根茎。产于云南、广西、浙江等地。秋、冬二季采挖，切厚片，干燥，为“生狗脊片”；蒸后，晒至六、七成干，切厚片，干燥，为“熟狗脊片”。砂烫用。以片厚薄均匀、坚实无毛、不空心者为佳。

1. 别名　金毛狗脊。

2. 处方用名　狗脊、烫狗脊。

3. 药性　苦、甘，温。归肝、肾经。

4. 功效　祛风湿，补肝肾，强腰膝。

5. 主治

（1）风湿痹证：对肝肾不足，兼有风寒湿邪之腰痛脊强，不能俯仰者最为适宜。

（2）肝肾虚损，腰膝酸软，下肢无力。

（3）肾虚不固之遗尿，白带过多。

（4）金疮出血（绒毛外敷）。

6. 配伍应用

（1）狗脊配淫羊藿：狗脊性温，祛风湿、强腰膝；淫羊藿温肾壮阳、祛风除湿。二药配伍，补肾阳、祛风湿之力增强。适用于肾阳不足之证，以及肾虚伴有寒湿痹阻之腰膝冷痛、下肢痿软无力。

（2）狗脊配杜仲：狗脊祛风湿、强腰膝，长于治腰脊强痛；杜仲补肝肾、强筋骨，长于治腰痛。二药配伍，增强补肝肾、祛风湿之力，用于治疗风湿痹痛、腰膝强痛，或肝肾不足之腰膝酸痛无力。

（3）狗脊配鹿茸：狗脊甘温，有温补固摄之功；鹿茸温肾壮阳、固冲任。两药配伍，温补固摄之力增强，适用于肾阳不足所致遗尿、尿频以及冲任虚寒之带下清稀量多。

7. 用法用量　内服：煎汤，6～12g；或入丸散，或酒浸。

8. 炮制品　狗脊以祛风湿、利关节为主，烫狗脊以补肝肾、强筋骨为主。

9. 使用注意　本品性温热，肾虚有热，小便不利，或短涩黄赤者慎服。

10. 古籍摘要

《神农本草经》：“主腰背强，关机缓急，周痹，寒湿膝痛。颇利老人。”

《本草纲目》：“强肝肾，健骨，治风虚。”

《本草正义》：“能温养肝肾，通调百脉，强腰膝，坚脊骨，利关节，而驱痹着，起痿废；又能固摄冲带，坚强督任，疗治女子经带淋露，功效甚宏，诚虚弱衰老恒用之品；且温中而不燥，走而不泄，尤为有利无弊，颇有温和中正气象。”

11. 现代研究

（1）化学成分：本品含蕨素、金粉蕨素、金粉蕨素 – 2′ – O – 葡萄糖苷、金粉蕨素 – 2′ O – 阿洛糖苷、欧蕨伊鲁苷、原儿茶酸、5 – 甲糠醛、β – 谷甾醇、胡萝卜素等。

（2）药理作用：狗脊增加心肌对 86Rb 的摄取率，提示能增加心肌营养；绒毛有较好的止血作用。

（3）临床应用：拔牙止血。局部用金狗毛枯矾散（金毛狗脊绒毛 30g、枯矾 50g、甲硝唑 5g、氯化钠 15g），观察 213 例拔牙出血患者，有较好疗效。

（高可新）

第三十章　化湿药

一、藿香

为唇形科植物广藿香的地上部分。主产于广东、海南等地。夏秋季枝叶茂盛时采割。切段生用。以茎坚实、叶少、味香浓者为佳。

1. 别名　广藿香。

2. 处方用名　广藿香、藿香。

3. 药性　辛，微温。归脾、胃、肺经。

4. 功效　化湿，止呕，解暑。

5. 主治

（1）湿阻中焦证。

（2）呕吐：治湿浊中阻所致之呕吐最为适宜。

（3）暑湿或湿温初起。

6. 配伍应用

（1）藿香配佩兰：两药均具有化湿解暑功效，配伍后其作用增强，用于湿阻中焦证及阴暑证。

（2）藿香配砂仁：藿香长于化湿和胃止呕，砂仁长于化湿理气和胃止呕。二药配伍后，具有化湿浊、行气滞、止呕吐之功效，用于湿阻气滞之脘闷呕吐及妊娠呕吐。

（3）藿香配半夏：藿香气味芳香，化湿和胃止呕；半夏性温燥，燥湿降逆止呕。二药配伍，具有除寒湿、和脾胃、止呕吐之效，用于寒湿内阻之腹满呕吐者。

（4）藿香配白术：藿香长于芳香醒脾化湿，白术长于健脾益气利湿。二药配伍，具有健脾气、和脾胃、化湿浊之效，用于脾虚湿阻之呕吐、泄泻。

7. 用法用量　内服：煎汤，5～10g，鲜品加倍。

8. 使用注意　阴虚血燥者不宜用。

9. 古籍摘要

《名医别录》："疗风水毒肿，去恶气，疗霍乱，心痛。"

《本草图经》："治脾胃吐逆，为最要之药。"

《本草正义》："藿香芳香而不嫌其猛烈，温煦而不偏于燥烈，能祛除阴霾湿邪，而助脾胃正气，为湿困脾阳，倦怠无力，饮食不甘，舌苔浊垢者最捷之药。"

10. 现代研究

化学成分：含挥发油约1.5%，油中主要成分为广藿香醇，其他成分有苯甲醛、丁香油酚、桂皮醛等。另有多种其他倍半萜如竹烯等。尚含生物碱类。

药理作用：挥发油能促进胃液分泌，增强消化力，对胃肠有解痉作用。有防腐和抗菌作用。此外，尚有收敛止泻、扩张微血管而略有发汗等作用。

临床应用：治念珠菌性阴道炎。以藿香为主配伍葫芦茶、矮地茶，水提取，制成胶囊，阴道内外用，用治念珠菌性阴道炎，有良效。

二、佩兰

为菊科植物佩兰的干燥地上部分。主产于江苏、浙江、河北等地。夏、秋二季分两次采割。切段生用，或鲜用。

1. 别名　兰草、醒头草。

2. 药性　辛，平。归脾、胃、肺经。

3. 功效　化湿，解暑。

4. 主治

（1）湿阻中焦证。

（2）暑湿，湿温初起。

5. 配伍应用

（1）佩兰配苍术：佩兰芳香化湿浊，苍术苦温而燥，两药配伍后其作用增强，用于湿阻中焦证。

（2）佩兰配厚朴：佩兰化湿健脾，厚朴燥湿消胀。二药配伍，化湿浊，健脾胃，消胀满，用于湿阻气滞，脘腹胀满，不思饮食，舌苔厚腻。

（3）佩兰配青蒿：佩兰化湿又能解暑，青蒿清热解暑。二药配伍，常用于暑湿证之头晕、胸闷、口渴或呕吐、腹泻等。

6. 用法用量　内服：煎汤，5～10g，鲜品加倍。

7. 使用注意　阴虚、气虚者不宜。

8. 古籍摘要

《神农本草经》："主利水道，杀蛊毒，辟不祥。久服益气，轻身不老，通神明。"

《本草经疏》："开胃除恶，清肺消痰，散郁结。"

9. 现代研究

（1）化学成分：全草含挥发油0.5%～2%。油中含聚伞花素（对异丙基甲苯）、乙酸橙花醇酯；叶含香豆精、邻香豆酸、麝香草氢醌。其他尚含有三萜类化合物。

（2）药理作用：佩兰水煎剂，对白喉杆菌、金黄色葡萄球菌、八叠球菌、变形杆菌、伤寒杆菌有抑制作用。其挥发油及油中所含的伞花烃、乙酸橙花酯对流感病毒有直接抑制作用。佩兰挥发油及其有效单体对伞花烃灌胃具有明显祛痰作用。

（3）临床应用：治小儿腹泻。以佩兰配伍藿香、白术、扁豆、茯苓、杏仁、薏苡仁、滑石等，治疗暑温夹湿，伤及肠胃之腹泻效果良好，2剂而愈。

三、苍术

为菊科多年生草本植物茅苍术或北苍术的干燥根茎。前者主产于江苏、湖北、河南等地，以产于江苏茅山一带者质量最好，故名茅苍术。后者主产于内蒙古、山西、辽宁等地。春、秋二季采挖，晒干。切片，生用、麸炒或米泔水炒用。

1. 别名　赤术、茅苍术、北苍术、仙术。

2. 处方用名　苍术、麸炒苍术、焦苍术。

3. 药性　辛、苦、温。归脾、胃、肝经。

4. 功效　燥湿健脾，祛风散寒。

5. 主治

（1）湿阻中焦证。

（2）风湿痹证。

（3）风寒夹湿表证。

（4）夜盲症及眼目晦涩。

6. 配伍应用

（1）苍术配厚朴：苍术燥湿健脾，厚朴燥湿消胀。二药配伍，化湿浊，健脾胃，消胀痛，用于湿阻气滞，脘腹胀满，不思饮食，舌苔厚腻。

（2）苍术配白术：苍术燥湿健脾，白术补气燥湿。二药配伍，健脾祛湿，用于脾虚湿阻诸证。

（3）苍术配香附：苍术燥湿健脾，香附疏肝理气，调中止痛。二药配伍，具有燥湿，行气止痛之效，用于湿阻气滞所致的胸膈痞满，脘腹胀痛。

（4）苍术配独活：苍术长于祛湿，独活尤善除痹。二药配伍，具有祛风湿，止痹痛之效，用于风湿痹证而湿邪偏胜者。

7. 用法用量　内服：煎汤，5～10g。

8. 炮制品　生苍术温燥辛烈，燥湿、祛风、散寒力强，用于风湿痹痛，肌肤麻木不仁，脚膝疼痛，风寒感冒，肢体疼痛，湿温发热，肢体酸痛；麸炒后辛性减弱，缓和燥性，气变芳香，增强了健脾和胃的作用，用于脾胃不和，痰饮停滞，脘腹痞满，青盲、雀目；焦苍术辛燥之性大减，以固肠止泻为主，用于脾虚泄泻，久痢，或妇女的淋带白浊。

9. 使用注意　阴虚内热，气虚多汗者忌用。

10. 鉴别应用　苍术、藿香、佩兰：三者均为芳香化湿药，具有化湿之力，用于湿阻中焦证。但苍术苦温燥烈，可燥湿健脾，不仅适用于湿阻中焦，亦可用于其他湿邪泛滥之证；而藿香、佩兰性微温或平，以化湿醒脾为主，多用于湿邪困脾之证。

11. 古籍摘要

《神农本草经》："主风寒湿痹，死肌痉疸。作煎饵久服，轻身延年不饥。"

《名医别录》："主头痛，消痰水，逐皮间风水结肿，除心下急满及霍乱吐下不止，暖胃消谷嗜食。"

《本草纲目》："治湿痰留饮……脾湿下流，浊沥带下，滑泄肠风。"

12. 现代研究

（1）化学成分：主要含挥发油，油中主含苍术醇（系β－桉油醇和茅术醇的混合结晶物）。其他尚含少量苍术酮、维生素A样物质、维生素B及菊糖。

（2）药理作用：其挥发油有明显的抗副交感神经介质乙酰胆碱引起的肠痉挛；对交感神经介质肾上腺素引起的肠肌松弛，苍术制剂能促进肾上腺抑制作用的振幅恢复，苍术醇有促进胃肠运动作用，对胃平滑肌也有微弱收缩作用。苍术挥发油对中枢神经系统，小剂量有镇静作用，同时使脊髓反射亢进；大剂量则呈抑制作用。苍术煎剂有降血糖作用，同时具排钠、排钾作用；其维生素A样物质可治疗夜盲及角膜软化症。

（3）临床应用

1）治胃下垂：单用苍术泡水饮服，治疗胃下垂，颇获良效。

2）治小儿厌食症：用苍术煎汁，冲服生鸡内金末，治疗小儿厌食症，亦有良效。

3）治糖尿病：用苍术 10～15g，配黄芪、沙参、五味子等组成“金水相生饮”，治疗糖尿病，总有效率为 92%。

4）治鼻息肉：用苍术 20g、白芷 20g、乌梅 15g、五味子 15g，水煎，采用蒸气吸入法，治疗鼻息肉 30 余例，均可收效。

四、厚朴

为木兰科植物厚朴或凹叶厚朴的干燥干皮、根皮及枝皮。主产于四川、湖北等地。4～6 月剥取，根皮及枝皮直接阴干，干皮置沸水中微煮后堆置阴湿处，“发汗”至内表面变紫褐色或棕褐色时，蒸软取出，卷成筒状，干燥。切丝，姜制用。以皮细、内面色紫棕、油性足、断面有小亮星、少纤维、气味浓厚者为佳。

1. 别名　川朴、紫油朴、赤朴。

2. 处方用名　厚朴、姜厚朴。

3. 药性　苦、辛，温。归脾、胃、肺、大肠经。

4. 功效　燥湿消痰，下气除满。

5. 主治

（1）湿阻中焦，脘腹胀满。为消除胀满的要药。

（2）食积气滞，腹胀便秘。

（3）痰饮喘咳。

（4）梅核气证。

6. 配伍应用

（1）厚朴配枳实：厚朴长于下气除胀，枳实长于破气消积。二药配伍，具有消食积，破气滞，除痞满之效，用于治食积气滞，脘腹痞满胀痛。

（2）厚朴配山楂：厚朴下气除满，消积导滞；山楂消食化积，行气止痛。二药配伍，具有消积滞，除胀满之效，用于食积气滞，腹满胀痛。

（3）厚朴配苦杏仁：厚朴下气燥湿消痰，苦杏仁降气止咳平喘。二药配伍，具有消积滞、除胀满之效，用于食积气滞，腹满胀痛。

（4）厚朴配麻黄：厚朴燥湿消痰，下气平喘；麻黄宣肺平喘。二药配伍，一宣一降，消痰平喘，用于痰饮咳喘。

7. 用法用量　内服：煎汤，3～10g；或入丸散。

8. 炮制品　生厚朴辛辣峻烈，对咽喉有刺激性，一般内服都不生用；姜制后可消除对咽喉的刺激性，并可增强宽中和胃的功效。

9. 使用注意　本品辛苦温燥湿，易耗气伤津，故气虚津亏者及孕妇当慎用。

10. 鉴别应用　厚朴与苍术：二者均为化湿药，性能辛苦温，具有燥湿之功，常相须为用，治疗湿阻中焦之证。但厚朴以苦味为重，苦降下气消积除胀满，又下气消痰平喘，既可除无形之湿满，又可消有形之实满，为消除胀满的要药；而苍术辛散温燥为主，为治湿阻中焦之要药，可祛风湿。

11. 古籍摘要

《神农本草经》：“主中风伤寒，头痛，寒热，惊悸，气血痹，死肌。去三虫。”

《名医别录》：“主温中，益气，消痰下气，治霍乱及腹痛，胀满，胃中冷逆，胸中呕逆不止，泄痢，淋露，除惊，去留热，止烦满，厚肠胃。”

《本草纲目》引王好古语：“主肺气胀满，膨而喘咳。”

12. 现代研究

（1）化学成分：含挥发油约1%，油中主要含β－桉油醇和厚朴酚。此外，还含有少量的木兰箭毒碱、厚朴碱及鞣质等。

（2）药理作用：厚朴煎剂对肺炎球菌、白喉杆菌、溶血性链球菌、枯草杆菌、志贺及施氏痢疾杆菌、金黄色葡萄球菌、炭疽杆菌及若干皮肤真菌均有抑制作用。厚朴碱、异厚朴酚有明显的中枢性肌肉松弛作用。厚朴碱、木兰箭毒碱能松弛横纹肌。对肠管，小剂量出现兴奋，大剂量则为抑制。厚朴酚对实验性胃溃疡有防治作用。厚朴有降压作用，降压时反射性地引起呼吸兴奋，心率增加。

（3）临床应用

1）治肠梗阻：厚朴5g，枳实30g，大黄20g，治疗肠梗阻130例，有效率85.3%。

2）治肌强直：厚朴9～15g，加水分煎2次，顿服，治疗肌强直，疗效较好。

3）诊断右侧结肠癌：厚朴、枳实、大黄、芒硝（冲）各9g，行X线快速肠道造影，诊断右侧结肠癌10例，效果显著。

附：【厚朴花】

为本植物的干燥花蕾。于春季花未开放时采摘，稍蒸后．晒干或低温干燥。性味苦微温，善于理气宽中，芳香化湿，其功似厚朴而力缓，主治脾胃湿阻气滞之胸腹胀满疼痛、纳少苔腻等证，常与藿香、佩兰等配伍同用。用量3～9g。

五、砂仁

为姜科植物阳春砂、绿壳砂或海南砂的干燥成熟果实。阳春砂主产于广东、广西、云南、福建等地；绿壳砂主产于广东、云南等地；海南砂主产于海南及雷州半岛等地。于夏、秋间果实成熟时采收，晒干或低温干燥。用时打碎生用。以个大成熟、子仁饱满、棕红色、气味浓厚者佳。

1. 别名　缩砂仁、春砂仁、阳春砂。

2. 药性　辛，温。归脾、胃、肾经。

3. 功效　化湿行气，温中止泻，安胎。

4. 主治

（1）湿阻中焦及脾胃气滞证。其化湿醒脾，行气温中之效均佳，古人曰其“为醒脾调胃要药”。

（2）脾胃虚寒吐泻：善能温中暖胃以达止呕止泻之功，但其重在温脾。

（3）气滞妊娠恶阻及胎动不安。

5. 配伍应用

（1）砂仁配豆蔻：砂仁长于温脾止泻，豆蔻长于温中止呕。两药配伍，增强温中化湿、行气止痛、醒脾调胃之功，用于寒湿中阻，气滞腹满，呕吐泄泻。

(2) 砂仁配木香：砂仁理气和中，木香行气止痛。二药配伍，可行气滞，和脾胃，止痛，用于脾胃不和，消化不良，脘腹胀痛。

(3) 砂仁配白术：砂仁醒脾开胃，理气安胎；白术健脾燥湿，益气安胎。二药配伍，增强补脾胃、理脾气、安胎功效，用于脾虚气滞之脘腹痞满、食欲不振、倦怠便溏及胎动不安。

6. 用法用量 内服：煎汤，3～6g，入汤剂宜后下。

7. 使用注意 阴虚血燥者慎用。

8. 古籍摘要

《药性论》："主冷气腹痛，止休息气痢，劳损，消化水谷，温暖脾胃。"

《开宝本草》："治虚劳冷痢，宿食不消，赤白泻痢，腹中虚痛，下气。"

9. 现代研究

(1) 化学成分：阳春砂含挥发油，油中主要成分为右旋樟脑、龙脑、乙酸龙脑酯、柠檬烯、橙花叔醇等，并含皂苷。缩砂含挥发油，油中主要成分为樟脑、一种萜烯等。

(2) 药理作用：本品煎剂可增强胃的功能，促进消化液的分泌，可增进肠道运动，排出消化管内的积气。可起到帮助消化，消除肠胀气症状。砂仁能明显抑制因ADP所致家兔血小板聚集，对花生四烯酸诱发的小鼠急性死亡有明显保护作用，同时有明显的对抗由胶原和肾上腺素所诱发的小鼠急性死亡作用。

(3) 临床应用

1) 治乳腺炎：用砂仁研细末，与糯米饭拌匀，塞鼻，治疗乳腺炎50例，均获良效。

2) 治慢性粒细胞型白血病：将砂仁9g，填入癞蛤蟆腹内，用黄泥包好，放火上烤酥为细面，冲服，治疗慢性粒细胞型白血病。

3) 治小儿厌食症：用砂仁、茯苓、焦三仙、麝香，制成膏，贴敷于中脘、气海穴上，治疗小儿厌食症100例，总有效率达97%。

附：【砂仁壳】

为砂仁之果壳。性味功效与砂仁相似，而温性略减，药力薄弱，适用于脾胃气滞，脘腹胀痛，呕恶食少等症。用量同砂仁。

六、豆蔻

为姜科植物白豆蔻或爪哇白豆蔻的干燥成熟果实。又名白豆蔻。主产于泰国、柬埔寨、越南，我国云南、广东、广西等地亦有栽培；按产地不同分为"原豆蔻"和"印尼白蔻"。于秋季果实由绿色转成黄绿色时采收，晒干生用，用时捣碎。以个大、粒实、果壳完整、气味浓厚者为佳。

1. 别名 白豆蔻、白豆蔻仁、白蔻、白蔻仁、紫蔻、紫豆蔻。

2. 药性 辛，温。归肺、脾、胃经。

3. 功效 化湿行气，温中止呕。

4. 主治

(1) 湿阻中焦及脾胃气滞证。

(2) 呕吐：尤以胃寒湿阻气滞呕吐最为适宜。

5. 配伍应用

(1) 豆蔻配苦杏仁：豆蔻温中化湿，和畅中焦；苦杏仁宣降肺气，通畅上焦。二药配伍，能宣上畅中，用于湿温初起，上中二焦气滞湿郁，胸闷不畅。

(2) 豆蔻配厚朴：豆蔻温中化湿行气，厚朴燥湿行气消胀。二药配伍，能温中焦，祛寒湿，行气滞，用于寒湿中阻，脘腹胀满。

(3) 豆蔻配藿香：豆蔻温中行气止呕，藿香化湿和胃止呕。二药配伍，能温胃寒，化湿浊，行气滞，止呕吐，用于胃寒湿阻气滞之呕吐。

6. 用法用量　内服：煎汤，3～6g，入汤剂宜后下。

7. 使用注意　阴虚血燥者慎用。

8. 鉴别应用　豆蔻与砂仁：二者同为化湿药，具有化湿行气，温中止呕、止泻之功，常相须为用，用治湿阻中焦及脾胃气滞证。但豆蔻化湿行气之力偏中上焦，而砂仁偏中下焦。故豆蔻临床上可用于湿温痞闷，温中偏在胃而善止呕；砂仁化湿行气力略胜，温中重在脾而善止泻。

9. 古籍摘要

《开宝本草》："主积冷气，止吐逆反胃，消谷下气。"

《本草通玄》："白豆蔻，其功全在芳香之气，一经火炒，便减功力；即入汤液，但当研细，乘沸点服尤妙。"

10. 现代研究

(1) 化学成分：含挥发油，主要成分为1，4－桉叶素，α－樟脑、葎草烯及其环氧化物。

(2) 药理作用：能促进胃液分泌，增进胃肠蠕动，制止肠内异常发酵，祛除胃肠积气，故有良好的芳香健胃作用，并能止呕。挥发油对豚鼠实验性结核，能增强小剂量链霉素作用。

(3) 临床应用：治慢性肾功能衰竭。以白豆蔻、石菖蒲、草果仁等六味中药组成益肾降浊冲剂，治疗70例慢性肾功能衰竭患者，显效51例，有效15例，无效4例，经治疗后BUN明显下降，消化功能紊乱明显纠正，食欲显著增进，感染有所控制，出血迅速制止，症状明显缓解，基本起到了消除毒素、排除体内代谢产物、缓解改善病情、保护残余肾脏功能、延长慢性肾衰患者存活时间的作用。

附：【豆蔻壳】

为豆蔻的果壳。性味功效与豆蔻相似，但温性不强，力亦较弱。适用于湿阻气滞所致的脘腹痞闷、食欲不振、呕吐等。煎服，3～5g。

（李海涛）

第三十一章　中药的合理应用

随着中医药特色和优势越来越被人们所认识和接受，中药及中成药的应用已越来越普及了。但由于人们对中药认识的局限，不能正确使用中药的现象较普遍，既影响疗效，又容易引起不良反应，所以中药的合理应用至关重要。马兜铃酸所致肾损害问题出现后，更是给我们敲响了警钟，中药的合理使用也成为摆在我们中药临床药师面前的一个重要的课题。

第一节　合理用药概述

合理用药是在充分考虑患者用药后获得的效益与承担的风险后所做的最佳选择，即使药效得到充分发挥，不良反应降至最低水平，也使药品费用更为合理。中药的临床应用是在中医的理论基础上进行的，研究探讨中药临床药学及合理应用，就应当从中医中药的理论基础出发，根据其作用机制，指导中医临床合理用药，达到充分发挥药物疗效之目的。中药对人体造成的损害，除了药物本身的因素外，很多是由于不合理用药引起的。

一、合理用药的概念及意义

所谓中药的合理应用，是指运用中医药学综合知识指导临床用药。也就是以中医药理论为指导，在充分辨析疾病和掌握中药性能特点的基础上，安全、有效、简便、经济地使用中药或中成药，达到以最小的投入，取得最大的医疗和社会效益之目的。

合用药这一概念是相对的、动态发展的。一般认为，以某种中药或中成药治疗某种病证，在选用时认为其合理，仅是与同类药物相比较而言。其次，不同时期合理使用中药或中成药的标准也不同。这是因为随着中医、药学、医学理论及其他相关科学技术的发展，人类对疾病的病因病机和中药或中成药性能主治的认识也在不断地深化，以及新药的不断研制开发，必然会影响合理使用中药和中成药的标准，并促使其日臻科学完善。

合理用药的目的，首先就是要最大限度地发挥药物治疗效能，将中药和中成药的不良反应降低到最低限度，甚至于零。其次是最有效地利用卫生资源，减少浪费，减轻患者的经济负担。最后是方便患者使用所选药物。

合理用药是在充分考虑患者用药后获得的效益与承担的风险后做出的最佳选择，即药效得到充分发挥，不良反应降至最低水平，药品费用更为合理。合理用药与广大群众的切身利益息息相关，是用药安全、有效、简便、经济的保障。合理用药可以经济有效地利用卫生资源，取得最大的医疗和社会效益，避免浪费。

二、合理用药的基本原则

（一）安全

所谓安全，即保证用药安全，是合理用药的首要条件。无论所使用的药物是有毒还是无毒，均应首先考虑所用药物是否安全，是否会对患者造成不良反应，使用时必须了解。在用药过程中，安全性不是要求药物的毒副作用最小，或无不良反应。而是要让患者承受最小的治疗风险，获得最大的治疗效果，即风险/效果应尽可能小。

（二）有效

所谓有效，就是在用药安全的前提下，保证通过药物的治疗达到既定的治愈和延缓疾病进程的目的。即所推选的中药或中成药对患者既不会造成伤害，又有较好的疗效。使患者用药后能迅速达到预期目的，根除致病原，治愈疾病；延缓疾病进程；缓解临床症状；预防疾病发生；调节人的生理功能；避免不良反应发生。

（三）简便

所谓简便，即提倡用药方法要简便。在用药安全、有效的前提下，力争做到所推选药物的使用方法简便易行，使临床医师及使用者易于掌握，应用方便。

（四）经济

所谓经济，即倡导用药要经济实用，获得单位用药效果所投入的成本（成本/效果）应尽可能低。必须在用药安全、有效的前提下，除力争做到所推选的药物用法简便外，还必须做到用药不滥，经济实用，并有利于环境保护。最大限度地减轻患者的经济负担、降低中药材等卫生资源的消耗。

三、不合理用药的主要表现及不良后果

合理用药涉及的面很广，从药物的适应病证、剂型、剂量、用法、服用时间及配伍应用，到使用者的性别、年龄、体质及病情的变化等，无不密切相关。在临床用药过程中，只要有一个方面没有顾及到就有可能出现不合理用药的状况，而只要出现不合理用药状况就一定会出现不良后果。临床上常见的中药不合理用药的主要表现有：①辨析病证不准确，用药指征不明确；②给药剂量失准，用量过大或过小；③疗程长短失宜，用药时间过长或过短；④给药途径不适，未选择最佳给药途径；⑤服用时间不当，不利于药物的药效发挥；⑥违反用药禁忌，有悖于明令规定的配伍禁忌、妊娠禁忌、服药时的饮食禁忌及证候禁忌；⑦同类药物重复使用，因对药物的性能不熟，或单纯追求经济效益，导致同类药重复使用；⑧乱用贵重药品，因盲目自行购用，或追求经济效益，导致滥用贵重药品。

不合理用药常会导致不良后果，这些后果可以是单方面的，也可是综合性的；可以是轻微的，也可以危及生命。大体可归纳为以下几种：①浪费医药资源：不合理用药会造成医药资源的浪费，这可以是直接的，如重复给药、无病用药、无必要的合并用药等；也可以是间接的，如处置药物不良反应、药源性疾病的治疗等会增加医药资源的消耗，且常会被医务人员和患者忽视。②延误疾病的治疗：许多不合理用药都不利于疾病的治疗，如用药错误或给药不足，会延误疾病治疗或导致疾病治疗不彻底，没有痊愈，容易复发，从而增加患者的痛苦和医师治疗的难度；而不适当的合并用药，则又会干扰药物的吸收和排泄，降低治疗效果等。③引发药物不良反应及药源性疾病：发生药物不良反应的因素很多。有药物的因素，如品种混淆、炮制不当；有患者的因素，如过敏性体质、个体差异、特殊人群；也有辨证是否准确、立法是否确当等。但更不能忽视不合理用药，如选用药物不准确、用药时间过长、剂量过大、用法不适当，均会引起不良反应，甚至药源性疾病。④造成医疗事故和医疗纠纷：

不合理用药常常会造成医疗事故，或称为药疗事故。医疗事故的发生，常常会引发医疗纠纷，不但会给患者、医师、药师带来许多的痛苦和不必要的经济支出，而且会给医院、药品经营单位乃至全社会带来许多的麻烦和不必要的经济损失。

四、保证合理用药的主要措施

（一）掌握中医药基本理论

辨证论治是中医理论体系的核心，是中医方法论的精髓，每一位医药工作者都应该熟练掌握中药基本知识和中医药理论，尤其是中药的性能特点、功效主治、配伍应用、用量用法及使用注意等，是合理用药的先决条件。若对中医药基本理论不熟悉或掌握不够，就无法指导中药的合理应用，尤其是中药临床药师，缺乏中医药的基本理论，就不可能发现临床医师的用药不合理问题，更不可能为临床医师和患者提供用药指导和药学服务，合理用药就会成为一句空话。

（二）正确把握辨证论治

正确的辨证是合理应用中药和中成药的根本保障，运用所学知识和技能，通过望、闻、问、切，搜集患者病症有关的各种资料，应用八纲辨证与脏腑辨证等手段进分析归纳，对病情做出正确诊断，依法确定治病法则及方药。只有这样才能为指导合理用药创造条件。

（三）参辨患者的身体状况

由于人的体质、年龄、性别、生活习惯差异，这些差异对药物的敏感性和耐受性不同，从而影响中药和中成药的有效性和安全性。不但健康人是如此，患者更是如此。应详细辨析患者的体质、年龄、性别和生活习惯等，选用药物及制订的方案时要以此作为重要依据，针对病情及患者具体情况选择最佳方案，确定合理给药剂量。如老人、儿童药物代谢功能或衰退，易发生蓄积中毒；妇女经期，特别是心肝功能不全的病患者，在应用有毒或作用强烈的药物时应慎重考虑。又如患者的营养好坏、体质的强弱、脏腑的功能是否正常及性别差异等，均能影响其机体对药物的代谢速度和耐受能力，以及毒性反应的发生与严重程度。遇到营养较差，或体质较弱，或脏腑功能失常，或妇女经期的患者，特别是对患有心、肝、肾功能不全或糖尿病者，在应用有毒或作用强烈的药物时更应慎重考虑，以免用药失度，对患者造成伤害。

（四）确认有无药物过敏史

了解患者以往有无药物过敏史，以及遗传缺陷，如酶的缺陷或异常等，若有这些问题就应谨慎选择使用药物，特别是避开患者高度敏感的药物等，以保证用药安全。若患者用药后突发过敏反应，临床药师除依法确认其对何种药物过敏，并立即向有关单位报告外，还要将此结果告诉患者本人，以免再次发生过敏现象。

（五）选择质优的饮片

由于中药饮片质量良莠不齐，致使其对人体的疗效及毒副作用有别，因此在采购、调剂时，一定要选择质优效佳的饮片。要认真做到品种混乱者不用，出产于被污染环境中者不用，药用部位失准者不用，违规炮制者不用，霉烂变质者不用。给患者使用的中药应是质量最佳、疗效最好的饮片。

（六）合理配伍用药

我国历代医药学家都十分重视研究合理配伍用药，并建立了包括中药基本配伍与高级配伍两大部分在内的中药配伍理论。所谓基本配伍，习称“配伍七情”，具体有单行、相须、相使、相畏、相杀、相恶、相反。药物的“配伍七情”中，相须、相使表示增效的；相杀、相畏是减毒的；相恶表示减效的；相反表示增毒的。经常配伍增效，酌情选择减毒，一般不用减效，坚决禁止增毒。所谓高级配伍，习称“君臣佐使”，其从多元角度论述了药物在方中的地位及配用后性效变化规律。配伍组方合理可以起到协调药物偏性，增强药物疗效，降低药物毒性，减少不良反应发生的作用。反之，配伍不当可造成药效降低，甚至毒性增大，产生不良后果。

（七）选择适宜的给药途径及剂型

中药的给药途径多种多样，为使药物能够迅速达到病变部位发挥作用，需要根据病情轻重缓急、用药目的以及药物性质选择适宜的给药途径和用药方案。一般病情，口服有效则多采用口服给药方法；危重、急症患者宜用静注或静滴；皮肤及阴道疾病常用外治法，也可口服给药；气管炎、哮喘患者等可用口服给药方法，也可采用气雾剂吸入疗法等。一般说，经口服给药能达到预期疗效的，则不考虑注射，以避免中药注射剂引起不良反应。中药的剂型与其效用关系密切，若选用的剂型恰当，不但能提高其疗效，而且能减轻或消除其毒副作用，否则不但不能增强其疗效，反而会引发或增强其毒副作用。

（八）制订合理的用药时间和疗程

根据病情轻重缓急，确定合理的给药时间以充分发挥药物的作用，并减少不良反应的发生。用药时选用适当的疗程，是合理用药的重要一环。疗程过短则难以达到预期疗效，疗程过长则可能给患者带来新的伤害。这是因为有些中药或中成药所含的某些成分在人体内有蓄积作用，一旦这些成分的蓄积量达到了人体的最大耐受量，即可对人体造成伤害。故凡偏性突出、作用强烈的中药，特别是有毒中药或含毒性成分的中成药都不宜久服。

（九）严格遵守用药禁忌

中药用药禁忌是中医保证临床安全用药的经验总结，它包括配伍禁忌、妊娠禁忌、服药饮食禁忌及证候禁忌四大部分。超用药禁忌用药不仅会影响药物疗效，而且会引起不良反应，对人体产生不必要的损害，临床应用中药时应该严格遵守。

（十）认真审方堵漏

认真审核临床医师的处方，严堵处方中用药不合理的漏洞。在调配中药汤剂时，要依据所学中医药学知识及调剂规范，一字一句地认真审核每一个处方，若发现处方中有字迹潦草难辨，要立即询问处方医师，切勿主观臆断；若发现处方中有违背合理用药的地方，要立即提醒医师，并建议予以改正，切勿漠然置之。

（十一）详细嘱告用药宜忌

在患者领取中药饮片或中成药时，要详细地向其说明药物的煎煮或服用方法、服用剂量及注意事项等，耐心地叮嘱患者一定要按所嘱方法服用药物，以免因使用不当而影响药物的疗效，或引起不良反应。

（十二）按患者的经济条件斟酌选药

选药时，还要从药物经济学方面考虑患者的经济承受能力。应尽可能使用价廉质优的中药，不到非用不可时，不使用价格昂贵的中药。

（十三）其他因素

适宜的用药方法也因不同的时令气候、地理环境有所不同。同时，社会舆论、不实药物信息等的导向和传播，有可能导致人们在使用药物过程中产生不合理用药的现象，要真正做到安全合理地应用中药，必须关注这些对正确合理使用药物有影响的因素。

五、中成药合理应用应遵循的基本原则

中成药的合理应用是一项复杂的系统工程，除了要重点做到以上几点措施外，还应遵循以下几个基本原则。

（一）辨证用药

依据中医理论，辨认、分析疾病的证候，针对证候确定具体治法，依据治法，选定适宜的中成药。

（二）辨病辨证结合用药

辨病用药是针对中医的疾病或西医诊断明确的疾病，根据疾病特点选用相应的中成药。临床使用中成药时，可将中医辨证与中医辨病相结合、西医辨病与中医辨证相结合，选用相应的中成药，但不能仅根据西医诊断选用中成药。

（三）合理选择剂型

应根据患者的体质强弱、病情轻重缓急及各种剂型的特点，选择适宜的剂型。

（四）确定合适使用剂量

对于有明确使用剂量的，慎重超剂量使用。有使用剂量范围的中成药，老年人使用剂量应取偏小值。

（五）合理选择给药途径

能口服给药的，不采用注射给药；能肌内注射给药的，不选用静脉注射或滴注给药。

（肖卫红）

第二节　中药间的配伍使用

中药配伍是按照一定的组合原则，并根据病情的轻重缓急，结合患者的年龄、体重、嗜好及习俗等进行合理药物配伍。配伍是中药治疗疾病的主要形式，也是提高临床疗效的主要环节，配伍得当可起到事半功倍的疗效。从中药临床应用出发，常用配伍有相辅相成、相反相成、相互补充、相生配伍、降低毒性、改变药性、明确主治等几方面，起到增效、解毒、生效的作用，从而避免出现盲目堆积的有药无方及照搬方剂的有方无药现象，提高中药治病的疗效，减少药物的不良反应。

一、中药配伍原则

（一）七情配伍

七情配伍是中药配伍最基本的理论。七情是单行、相使、相须、相畏、相杀、相恶、相反的合称，用以说明中药配伍后药效、毒性变化的关系。

1. 单行　单行就是指用单味药治病。病情比较单纯，选用一种针对性强的药物即能获得疗效，如清金散单用一味黄芩治轻度的肺热咯血，以及许多行之有效的“单方”等。它符合简验便廉的要求，便于使用和推广。

2. 相须　功用相似的药物配合，可增加疗效。如黄柏与知母可增强滋阴降火作用、二冬膏可增强滋阴润肺、止咳化痰作用。

3. 相使　功效有某些共性的药物合用，一药为主，一药为辅，辅药加强主药的作用。黄芪使茯苓，茯苓能增强黄芪补气利尿的作用。

4. 相畏　是指一药毒性反应或副作用，能被合用的另一药减轻或消除的配伍关系；如生姜能制半夏、天南星的毒，所以半夏、天南星畏生姜。

5. 相杀　一种药物能消除另一种药物的毒性反应。绿豆能杀巴豆的毒；防风能杀砒霜的毒。

6. 相恶　两种药物配合应用后，一种药物可减弱或牵制另一种药物的药效。如莱菔子能减低人参的补气作用，所以人参恶莱菔子。

7. 相反　两种药物合用以后可产生不良反应或剧毒作用。如甘草反芫花、甘遂。十八反、十九畏都属于相反。

上述六个方面，其变化关系可以概括为四项，即在配伍应用的情况下：①有些药物因产生协同作用而增进疗效，是临床用药时要充分利用的，如相须、相使；②有些药物可能互相拮抗而抵消、削弱原有功效，用药时应加以注意，如相恶；③有些药物则由于相互作用，而能减轻或消除原有的毒性或副作用，在应用毒性药或剧烈药时必须考虑选用，如相畏、相杀；④另一些本来单用无害的药物，却因相互作用而产生毒性反应或强烈的副作用，则属于配伍禁忌，原则上应避免配用，如相反。

（二）“十八反”“十九畏”

“十八反”歌诀：本草明言十八反，半蒌贝蔹及攻乌。藻戟遂芫俱战草，诸参辛芍叛藜芦。具体的内容就是：川乌、草乌、附子不宜与贝母、半夏、白及、白蔹、瓜蒌同用。甘草不宜与海藻、大戟、甘遂、芫花同用。藜芦不宜与人参、人参叶、西洋参、党参、苦参、丹参、玄参、北沙参、南沙参及细辛、赤芍和白芍同用。

“十九畏”歌诀：硫黄原是火中精，朴硝一见便相争。水银莫与砒霜见，狼毒最怕密陀僧。巴豆性烈最为上，偏与牵牛不顺情。丁香莫与郁金见，牙硝难合荆三棱。川乌草乌不顺犀，人参最怕五灵脂。官桂善能调冷气，若逢石脂便相欺。

《神农本草经·序列》指出“勿用相恶、相反者”，“若有毒宜制，可用相畏、相杀者尔，勿合用也”。自宋代以后，将“相畏”关系也列为配伍禁忌，与“相恶”混淆不清。因此，“十九畏”的概念，与“配伍”所谈的“七情”之一的“相畏”，含义并不相同。“十九畏”和“十八反”诸药，有一部分同实际应用有些出入，历代医家也有所论及，引古方为据，证明某些药物仍然可以合用。如感应丸中的巴豆与牵牛同用；甘遂半夏汤以甘草同甘遂并列；散肿溃坚汤、海藻玉壶汤等均合用甘草和海藻；十香返魂丹是将丁香、郁金同用；大活络丹中乌头与犀角同用等等。现代这方面的研究工作做得不多，有些实验研究初步表明，如甘草、甘遂两种药合用时，毒性的大小主要取决于甘草的用量比例，甘草的剂量若相等或大于甘遂，毒性较大；又如贝母和半夏分别与乌头配伍，未见明显的增强毒性。而细辛配伍藜芦，则可导致实验动物中毒死亡。由于对“十九畏”和“十八反”的研究，还有待进一步作较深入的实验和观察，并研究其机制，因此，目前应采取慎重态度。一般说来，对于其中一些药物，若无充分根据和应用经验，仍须避免盲目配合应用。

（三）中药配伍的“四气五味”原则

“四气”指药物的“寒、凉、温、热”；“五味”指“辛、甘、酸、苦、咸”，一般药物只有一味一性，各种药物配合使用的时候根据君臣佐使组成方剂。其运用原则如下。

四气，是指寒凉温热四性。运用原则是：“治寒以热药，治热以寒药。”温性，热性药如附子、肉桂、干姜、吴茱萸等，多具有温中散寒、助阳等作用，常用于治疗寒证；寒凉性药如石膏、黄芩、黄连、黄柏等，多具有清热泻火、解毒等作用，常用于治疗阳热证。温热与寒凉药同用，则多用于寒热错杂证。

五味，是指辛、甘、酸、苦、咸五味，“辛能散、能行”，“甘能补、能和、能缓”，“酸能收、能涩”，“苦能泄、能燥、能坚”，“咸能下、能软”。运用原则是：辛味药如麻黄、川芎、半夏等多用于外邪袭表、气滞血瘀、痰湿等证；甘味药如生地、鹿茸、黄芪、阿胶等多用于阴阳气血诸虚证；酸味药如山茱萸、五味子、乌梅、金樱子、白芍等，多用于久病滑脱虚证；苦味药如大黄、葶苈子、槟榔、莪术等多用于瘀结、痰饮、积滞、气逆、湿阻等证；咸味药如芒硝、牡蛎、鳖甲、海藻等多用于瘰疬、瘿瘤、血分瘀结、大便燥结等证。

大部分药物只具有一性一味，即使多味药也是其中一味为主，绝无二重性。诚然单行是不能满足临床需要的，因此必须相互配伍运用。

二、中药复方的配伍

中药复方是按照中医的辨证论治，理法方药的原则，根据治疗的需要，依照君、臣、佐、使的配伍原则组成的。所谓君药是指针对疾病的病因病机，起主要作用的药物；臣药是指辅助主药以加强疗效的药物；佐药是治疗兼证或制约主药的副作用的药物；使药是起调和作用的药物。在数以万计的中药复方中，这些药物的用量是十分讲究的，并有着一定的规律性，归纳起来，主要有以下三种情况，现介绍如下。

（一）复方中药物用量依君、臣、佐、使而递减

这是中药复方中最为常见的药物配伍原则，一般君药用量最大，臣药次之，佐使药用量为小，故金元时期的名医李东垣指出：“君药分量最多，臣药次之，佐使又次之”。如苓桂术甘汤中以茯苓健脾渗湿，祛痰化饮，为君药，用量是12g；桂枝温阳化气为臣药，用量是9g；白术健脾燥湿为佐药，用量是6g；甘草（炙）益气和中为使药，用量是6g，共奏温化痰饮，健脾利湿的功效，是治疗中阳不足之痰饮病的良方，此类复方具有组方严谨，结构分明，疗效显著的特点。又如著名的小承气汤由大黄、枳实、厚朴三味药物组成，其中大黄用量须倍于厚朴，以达清热通便的功效，用于热结便秘之证；但若将厚朴用量倍于大黄，则该

方具有行气除满的作用，用于腹部气滞胀满之证的治疗，方名亦变为厚朴三物汤了。因此，同为三味药物，由于剂量的变化，导致了方名、功效、主治的改变，由此可见中医复方用药的精当与奥妙。

（二）复方中各药物的用量相等

这也是比较常见的，如越鞠丸由香附（醋制）、川芎、栀子（炒）、苍术（炒）、六神曲各200g组成；九分散中马钱子粉、麻黄、乳香（制）、没药（制）等各药的用量均为250g等等。这类复方疗效是十分肯定的，如良附丸由高良姜，香附（醋制）各50g组成，具有温中祛寒，行气止痛，舒肝调经的功效。用于气滞寒凝之胃痛、胁痛、痛经喜温等证，疗效颇佳。

（三）复方中主药用量小于其他药物用量

这种情况主要是主药是一些贵重药材，如人参、牛黄、麝香、犀角等因作用强，价格昂贵而用量少，被用作复方的主药时，其用量往往小于其他药物。例如，（万氏）牛黄清心丸中的主药牛黄的用量为10g，其他药物的用量分别为：黄连20g，黄芩120g，栀子120g，郁金80g；人参健脾丸中的人参用量为25g，其他药物的用量为白术（麸炒）150g，茯苓50g，山药100g，陈皮50g，木香12.5g，砂仁25g，炙黄芪100g当归50g，酸枣仁（炒）50g，远志（制）25g。这类复方处方严谨，效果明显，如牛黄解毒片（牛黄15g，雄黄50g，石膏200g，大黄200g，黄芩150g，桔梗10g，冰片25g，甘草50g）具有清热泻火解毒的功效，用于火热内盛、咽喉肿痛、牙龈肿痛、口舌生疮、目赤肿痛等证，深受患者欢迎。

现代医学研究表明，中药配伍中可能存在着一种中药有效成分与其他中药有效成分在药理作用方面的相互作用，也可能存在着多种有效成分之间产生物理的或化学的相互作用。这种相互作用经常发生在中药方剂的煎煮或其他剂型制备过程中，从而使方剂中的有效成分无论在质的方面，还是在量的方面都与单味药有所改变。因此，合理的配伍是可以增强药效，降低不良反应。而不合理的配伍则会降低药物疗效，产生或增强药物的不良反应。

三、中成药的合理联用

中成药是中医药学宝库中的重要组成部分，它是以中药材为原料，在中医药基本理论指导下，按规定的处方和方法加工制成一定的剂型，供临床医师辨证使用或患者根据需要直接购用的一类药物。我国的中成药制作生产与应用具有悠久的历史，长期而广泛的临床使用证明，中成药具有疗效确切，携带、使用方便，价格便宜等特点。因此，中成药已成为当今防病治病不可缺少的药物，在国内外享有较高的声誉。中成药作为中医防治疾病的一个重要工具，其对人体的效应也具有两重性，即产生治疗作用的同时也会产生不良反应。在临床上若能合理使用中药，就能在充分发挥治疗作用的同时使不良反应的发生概率降低，使患者早日康复。若不能正确合理的使用中药，不仅达不到治疗疾病的目的，反会使不良反应发生的概率增加，在延误疾病治疗的同时引发新的疾病，有的甚至危及生命。从国家食品药品监督管理总局每年公布的国家药品不良反应/事件报告数据看，近几年中成药的不良反应不断攀升，其不良反应发生率仅次于抗感染药而排第二位。由此可见，如何合理地应用中成药，避免中药药源性伤害及降低中药不良反应的发生已经成为迫在眉睫的问题，每一个医药学工作者都必须熟练地掌握有关合理用药的知识，以便在工作中更好地为患者服务。

（一）中成药与中药汤剂的配伍联用

临床上较多出现中成药与中药汤剂同时应用的情况，如肝气郁结合并血虚痛经、月经不调等病症可用中成药逍遥丸配伍中药汤剂当归补血汤，疗效较好；肾阳虚证可用附子理中汤配伍参茸卫生丸；而功能不同中成药配伍使用可以治疗有并发症疾病，如气血两虚中气下陷所致头昏、乏力、脱肛等，可选用复方阿胶浆配伍补中益气丸，治疗阳虚夹湿之泄泻时用附子理中丸配伍健脾丸；高血压证属肝肾阴虚、风阳上扰者，脑立清与六味地黄丸联合用药，脑立清含磁石、代赭石、怀牛膝、珍珠母等，平肝潜阳降逆，六味地黄含熟地黄、山药、山茱萸、茯苓、牡丹皮、泽泻，滋补肝肾之阴；药流后出血的常规治疗方案是益母草颗粒和妇血康颗粒联合用药，益母草颗粒收缩子宫，促进子宫腔内残留组织、积血排出，妇血康颗粒活血化瘀、祛瘀止血。防治心脑血管卒中可用牛黄清心丸＋牛黄解毒丸＋柏子养心丸，变寒凉与温补为平补，养心益气而不燥，清心凉窜而不寒。这些合理的配伍对于提高药效具有重要的意义。

中成药与中药药引配伍联用也能提高疗效，降低不良反应。如活络丹、醒消丸、跌打丸、七厘散等可用黄酒送服，藿香正气丸、附子理中丸等可用姜汤送服，六味地黄丸、大补阴丸等可用淡盐水送服，至宝锭用焦三仙煎汤送服，银翘解毒丸用鲜芦根煎汤送服，川芎茶调散用清茶送服，四神丸、更衣丸用米汤送服。

（二）中成药联合使用的原则

（1）当疾病复杂，一个中成药不能满足所有证候时，可以联合应用多种中成药。

（2）多种中成药的联合应用，应遵循药效互补原则及增效减毒原则。功能相同或基本相同的中成药原则上不宜叠加使用。

（3）药性峻烈的或含毒性成分的药物应避免重复使用。

（4）合并用药时，注意中成药的各药味、各成分间的配伍禁忌。

（5）一些病证可采用中成药的内服与外用药联合使用。

（6）中药注射剂联合使用时，还应遵循以下原则

1）两种以上中药注射剂联合使用，应遵循主治功效互补及增效减毒原则，符合中医传统配伍理论的要求，无配伍禁忌。

2）谨慎联合用药，如确需联合使用时，应谨慎考虑中药注射剂的间隔时间以及药物相互作用等问题。

3）需同时使用两种或两种以上中药注射剂，严禁混合配伍，应分开使用。除有特殊说明，中药注射剂不宜两个或两个以上品种同时共用一条通道。

（7）中成药与西药联合使用时应针对具体病情制订用药方案，考虑中西药物的主辅地位确定给药剂量、给药时间、给药途径。

1）中成药与西药如无明确禁忌，可以联合应用，给药途径相同的，应分开使用。

2）应避免副作用相似的中西药联合使用，也应避免有不良相互作用的中西药联合使用。

3）中西药注射剂联合使用时，还应遵循谨慎联合使用的原则。确需联合用药时，应根据中西医诊断和各自的用药原则选药，充分考虑药物之间的相互作用，尽可能减少联用药物的种数和剂量，根据临床情况及时调整用药；尽可能选择不同的给药途径（如穴位注射、

静脉注射），必须同一途径用药时，应将中西药分开使用，谨慎考虑两种注射剂的使用间隔时间以及药物相互作用，严禁混合配伍。

四、中成药联用的配伍禁忌

（一）含十八反、十九畏的中成药配伍禁忌

临床常用以治疗风寒湿痹的大活络丸、祛风止痛胶囊、强力天麻杜仲胶囊等中成药含有草乌或附子，而常用的止咳化痰药川贝枇杷糖浆、羚羊清肺丸、通宣理肺丸、复方鲜竹沥液等分别含有川贝、浙贝、半夏，根据配伍禁忌原则，若将上述两类药联合使用当属相反禁忌。又如，由于甘草在中成药中较为常用。当与含相反成分的其他中成药联用时更被忽视。如临床常用中成药心通口服液中含有海藻，祛痰止咳颗粒含有甘遂，若与橘红痰咳颗粒、通宣理肺丸、镇咳宁胶囊等含甘草的中成药联用也属“十八反”禁忌。

此外，临床常用利胆中成药益胆片、胆乐胶囊、胆康胶囊、胆宁片以及治疗肿瘤的平消胶囊等都含有郁金，若与苏合香丸、紫雪散等含有丁香的中成药合用，便应该注意具有“十九畏”药物的配伍禁忌。

（二）含有同一毒性药物剂量叠加的配伍禁忌

临床中含有毒成分的中成药不在少数，如果只根据病情选用药物而不了解处方组成，易导致有毒成分的蓄积，产生不良反应，严重者还可以引起中毒。例如大活络丹与天麻丸两药均含有附子，如合用则加大了乌头碱的摄入量，增大了不良反应的概率，而出现运动麻痹、心律失常、阿－斯综合征等不良反应。又如临床常用朱砂安神丸、天王补心丹治疗失眠，如将两药合用会增加有毒成分的服用量。因其均含有朱砂（其毒性成分为汞），过量或长期服用后轻者可出现恶心呕吐、头昏倦怠的不良反应，重者可导致肾功能衰竭。再如患者咽喉肿痛，既用牛黄解毒片，又用六神丸或喉症丸，这几种药里都含有雄黄，如合用其有毒成分砷的用量在无意中加大了2～3倍，有可能出现正常用药情况下一般不会出现的不良反应。还有报道含朱砂的中成药如磁朱丸、柏子养心丸、安宫牛黄丸、苏合香丸等与含较多还原性溴离子或碘离子的中成药如治癫灵片、消瘿顺气等长期服用，在肠内会形成有刺激性的溴化汞或碘化汞，导致药源性肠炎、赤痢样大便。

（三）药性相反中成药联用的配伍禁忌

临床常用的补中益气丸有补中益气、升阳举陷的作用，若与木香槟榔丸等降气药同用，一升一降，药效则相互抵消。另外，将温中散寒的附子理中丸与性质寒凉的清热泻火药牛黄解毒片联用，两者药性相反，也当属使用禁忌。这种现象经常发生，有些西医大夫不懂得中医的辨证论治，经常将治疗风寒感冒与风热感冒的中成药同用。药性相反，不但起不到治疗作用，而且增加了患者的经济负担。

（肖卫红）

第三节　中西药的联合使用

近年来，随着中西医结合工作的深入开展，中西药并用的概率也越来越高了。据北京市中医院的统计表明，该院应用汤剂为主并用西药的患者占用汤剂患者的13.63%，用中成药

为主并用西药的患者占中成药患者的 24.70%，用西药为主的并用中成药占西药患者的 57.34%。可见，中西药联用的情况已极为普遍。然而，中西药物科学合理地配伍应用能提高疗效，降低药物毒副反应。但长期的临床实践及药理研究表明，有些中西药配伍应用能使药物疗效降低，毒副反应增强，加重病情，导致严重的不良后果。因此，在临床治疗过程中应避免不合理的中西药配伍联用，保证用药安全有效。

一、中西药合理联用的特点及举例

（一）中西药合理联用的特点

中西药合理的联用可以增强药物疗效、降低药物的毒副反应、减少药物的使用剂量、减少用药禁忌及扩大应用范围。

1. 协同增效　许多中西药联用后，均能使疗效提高，有时很显著地呈现协同作用，如黄连、黄柏与四环素、呋喃唑酮（痢特灵）、磺胺甲基异噁唑联用治疗痢疾、细菌性腹泻有协同作用，常使疗效成倍提高。金银花能加强青霉素对耐药性金黄色葡萄球菌的杀菌作用。丙谷胺与甘草、白芍、冰片一起治疗消化性溃疡，有协同作用，并已制成复方丙谷胺（胃丙胺）制剂。甘草与氢化可的松在抗炎、抗变态反应方面有协同作用，因甘草酸有糖皮质激素样作用，并可抑制氢化可的松在体内的代谢灭活，使其在血液中浓度升高。丹参注射液、黄芪注射液、川芎嗪注射液等与低分子右旋糖酐、能量合剂等同用，可提高心肌梗死的抢救成功率。丹参注射液与间羟胺（阿拉明）、多巴胺等升压药同用，不但能加强升压作用，还能减少对升压药的依赖性。

2. 降低毒副反应　某些化学药品虽治疗作用明显但毒副反应却较大，若与某些适当的中药配伍，既可以提高疗效，又能减轻毒副反应。肿瘤患者接受化疗后常出现燥热伤津的阴虚内热或气阴两虚，可同时配伍滋阴润燥清热或益气养阴中药而能取得显著疗效。用甘草与呋喃唑酮合用治疗肾盂肾炎，既可防止其胃肠道反应，又可保留呋喃唑酮的杀菌作用。氯氮平治疗精神分裂症有明显疗效，但最常见的不良反应之一是流涎。应用石麦汤（生石膏、炒麦芽）30～60 剂为 1 个疗程治疗，流涎消失率为 82.7%，总有效率达 93.6%。

3. 减少剂量　珍菊降压片有较好的降压及改善症状的作用。若以常用量每次 1 片，每日 3 次计，盐酸可乐定比单用剂量减少 60%。地西泮有嗜睡等不良反应，若与苓桂术甘汤合用，地西泮用量只需常规用量的 1/3，嗜睡等不良反应也因为并用中药而消除。

4. 减少禁忌，扩大适应范围　碳酸锂治疗白细胞减少症近年被广泛应用，但因其胃肠道反应也限制了其适用范围。如同时用白及、姜半夏、茯苓等复方中药，就可减轻胃肠道反应，使许多有胃肠道疾患的白细胞减少症患者接受治疗。用生脉散、丹参注射液与莨菪碱合用，治疗病态窦房结综合征，既可适度提高心率，又能改善血液循环，从而改善缺血缺氧的状况，达到标本兼治的目的。

（二）中西药合理联用举例

中西医结合是我们国家一大医疗特色，同时中西药联用也是我国临床用药的特色。只有合理应用，取长补短，才能达到事半功倍的效果，尤其是对一些疑难重症的治疗。

1. 协同增效

（1）逍遥散或三黄泻心汤等与西药催眠镇静药联用，既可提高对失眠症的疗效，又可逐渐摆脱对西药的依赖性。

（2）石菖蒲、地龙与苯妥英钠等抗癫痫药联用，能提高抗癫痫的效果；大山楂丸、灵芝片、癫痫宁（含马蹄香、石菖蒲、甘松、牵牛子、千金子等）与苯巴比妥联用治疗癫痫有协同增效作用。

（3）芍药甘草汤等与西药解痉药联用，可提高疗效。

（4）补中益气汤、葛根汤等具有免疫调节作用的中药与抗胆碱酯酶药联用，治肌无力疗效较好。

（5）木防己汤、茯苓杏仁甘草汤、四逆汤等与强心药地高辛等联用，可以提高疗效和改善心功能不全患者的自觉症状。

（6）苓桂术甘汤、苓桂甘枣汤等与普萘洛尔类抗心律失常药联用，既可增强治疗作用，又能预防发作性心动过速。

（7）钩藤散、柴胡加龙骨牡蛎汤等与抗高血压药甲基多巴、卡托普利等联用，有利于改善对老年高血压症的治疗作用。

（8）苓桂术甘汤、真武汤等与血管收缩药甲磺酸二氢麦角胺联用，可增强对直立性低血压的治疗作用。

（9）当归四逆加吴茱萸生姜汤等与血管扩张药联用，可增强作用，其中的中药方剂对于微循环系统的血管扩张特别有效。

（10）黄连解毒汤、大柴胡汤等与抗动脉粥样硬化、降血脂剂联用，可增强疗效。

（11）木防己汤、真武汤、越婢加术汤等与西药利尿药联用，可以增强利尿效果。

（12）枳实与庆大霉素联用，枳实能松弛胆道括约肌，有利于庆大霉素进入胆道，增强抗感染作用。

（13）小青龙汤、柴朴汤等与氨茶碱、色甘酸钠等联用，可提高对支气管哮喘的疗效。

（14）麦门冬汤、滋阴降火汤等对老年咳嗽的镇咳作用，优于磷酸可待因，若酌情选择联用，可提高疗效。

（15）具有抗应激作用的中药如柴胡桂枝汤、四逆散、半夏泻心汤等与治疗消化性溃疡的西药（H_2 受体拮抗剂，制酸剂）联用，可增强治疗效果。

（16）具有保护肝脏和利胆作用的茵陈蒿汤、茵陈五苓散、大柴胡汤等与西药利胆药联用，能相互增强作用。

（17）茵陈蒿及含茵陈蒿的复方与灰黄霉素联用，可增强疗效，这是因为茵陈蒿所含的羟基苯丁酮能促进胆汁的分泌，而胆汁能增加灰黄霉素的溶解度，促进其吸收，从而增强灰黄霉素的抗菌作用。

（18）甘草与氢化可的松在抗炎抗变态反应时同用，有协同作用。因甘草酸有糖皮质激素样作用，并可抑制氢化可的松在体内的代谢灭活，使其在血液中浓度升高，从而使疗效增强。

（19）丹参注射液加泼尼松，治结节性多动脉炎，有协同作用。

（20）炙甘草汤、加味逍遥散等与甲巯咪唑等联用，可使甲状腺功能亢进症的各种自觉症状减轻。四逆汤与左甲状腺素联用，可使甲状腺功能减退症的临床症状迅速减轻。

（21）延胡索与阿托品制成注射液，止痛效果明显增加；若再加少量氯丙嗪、异丙嗪，止痛效果更优；洋金花与氯丙嗪、哌替啶等制成麻醉注射液，用于手术麻醉不但安全可靠，而且术后镇痛时间长。

（22）十全大补汤、补中益气汤、小柴胡汤等与西药抗肿瘤药联用，可以提高疗效。其中的中药可以提高天然杀伤细胞活性的能力，还可能有造血及护肝作用。

（23）清肺汤、竹叶石膏汤、竹茹温胆汤、六味地黄丸等与抗生素类药联用，有增强抗生素治疗呼吸系统反复感染的效果。这些中药方剂具有抗炎、祛痰、激活机体防御功能的效果，尤其是含人参、柴胡或甘草的方剂效果更佳。有些单味中药如黄连、黄柏、葛根等，具有较强的抗菌作用，如与抗生素类药物联用，可增强抗菌作用。

（24）麻黄与青霉素联用，治疗细菌性肺炎，有协同增效作用；黄连、黄柏与四环素、呋喃唑酮、磺胺脒联用，可增强治疗菌痢的效果；香连化滞丸与呋喃唑酮联用，可增强治疗细菌性痢疾的效果；碱性中药与苯唑西林、红霉素同服，可防止后者被胃酸破坏，增强肠道吸收，从而增强抗菌作用。

（25）香连丸与甲氧苄啶联用后，其抗菌活性增强 16 倍。

（26）黄连、黄柏与呋喃唑酮、磺胺甲基异噁唑、四环素，治疗痢疾、细菌性腹泻有协同作用，常使疗效成倍提高。

（27）逍遥丸或三黄泻心汤等与西药镇静催眠药联用，既可提高对失眠症的疗效，又可逐渐摆脱对西药的依赖。

（28）补中益气丸、葛根汤等具有免疫调节作用的中药，与抗胆碱酯酶药如新斯的明、毒扁豆碱等联用，治疗肌无力疗效更好。

（29）地西泮有嗜睡等不良反应，若与苓桂术甘汤（丸）合用，地西泮用量只需常规用量的 1/3，其不良反应也因为并用中药而消除。

（30）丙谷胺对消化性溃疡临床症状的改善、溃疡的愈合有一定效果，如与甘草、白芍、冰片等合用，则有协同作用，疗效更好。

（31）阿拉明（间羟胺）、多巴胺等升压药与丹参注射液合用，不仅可以增强升压作用，还可以延长升压作用的时间。

（32）桂枝茯苓丸与血管扩张药联用，中药对微循环系统的血管扩张有效，可增强西药的血管扩张作用。

（33）莨菪碱与生脉散、丹参注射液合用，治疗病窦综合征，既能适度加快心率，又能改善血液循环，达到标本兼治的目的。

（34）氯丙嗪与中药珍珠层粉合用治疗精神病，不仅有一定的协同增效作用，而且能减轻氯丙嗪的肝损害副作用。

（35）加味逍遥散、炙甘草汤等与甲巯咪唑等联用，可使甲亢的各种自觉症状减轻。四逆汤与左甲状腺素联用，可使甲状腺低下症的临床症状迅速减轻。

（36）碱性中药与红霉素、苯唑西林等同服，可防止后者被胃酸破坏，增强肠道吸收，从而增强抗菌作用。

此外，中西药联用还能促进药物的吸收，如木香、砂仁、黄芩等对肠道有明显抑制作用，可延长维生素 B_{12}、灰黄霉素、地高辛等在小肠上部的停留时间；从而有利于药物吸收。

2. 降低西药的不良反应

（1）柴胡桂枝汤等具有抗癫痫作用的中药复方与西药抗癫痫药联用，可减少抗癫痫药的用量及肝损害、嗜睡等副作用。

（2）六君子汤等与抗震颤麻痹药联用，可减轻其胃肠道副作用，但也可能影响其吸收、代谢和排泄。

（3）抗抑郁药与相应的中药方剂联用，可减少口渴、嗜睡等副作用的产生。氯氮平治疗精神分裂症有明显疗效，但最常见的不良反应是流涎。应用石麦汤（生石膏、炒麦芽）30～60剂为一疗程，流涎消失率82.7%，总有效率93.6%。

（4）芍药甘草汤等与解痉药联用，在提高疗效的同时，还能消除腹胀、便秘等副作用。

（5）小青龙汤、干姜汤、柴朴汤、柴胡桂枝汤等与抗组胺药联用，可减少西药的用量和嗜睡、口渴等副作用。

（6）木防己汤、真武汤、越婢加术汤、分消汤等与西药利尿药联用，可减轻因应用西药利尿药而导致的口渴等副作用。但排钾性利尿药不宜与含甘草类的中药复方联用，以避免乙型醛固酮增多症。

（7）桂枝汤类、人参类方剂与皮质激素类药联用，可减少激素的用量和副作用。

（8）八味地黄丸、济生肾气丸、人参汤等中药与降血糖药联用，可使糖尿病患者的性神经障碍和肾功能障碍减轻。

（9）黄芪、人参、女贞子、刺五加、当归、山茱萸等，与西药化疗药联用，可降低患者因化疗药而导致的白细胞降低等不良反应。

（10）黄芩、黄连、黄柏、葛根、金银花、葛根等具有较强抗菌作用的中药与抗生素类药联用，可减少抗生素的不良反应。

（11）黄精、骨碎补、甘草等与链霉素联用，可消除或减少链霉素引发的耳鸣、耳聋等不良反应。

（12）逍遥散有保肝作用，与西药抗结核药联用，能减轻西药抗结核药对肝脏的损害。

（13）用含麻黄类中药治疗哮喘，常因含麻黄碱而导致中枢神经兴奋，若与巴比妥类西药联用，可减轻此副作用。

（14）小柴胡汤、人参汤等与丝裂霉素C联用，能减轻丝裂霉素对机体的副作用。

（15）碳酸锂治疗白细胞减少症时会引起胃肠道反应，若与白及、姜半夏、茯苓等同时服用，可明显减轻其胃肠道的不良反应。

二、中西药不合理联用出现的问题

不合理联用常见出现的问题主要有导致毒副作用增加和导致药效降低，临床应用时应尽量避免配伍联用。

1. 导致毒副作用增加

（1）两类药物毒性相类似，合并用药后出现毒副作用的同类相加。如地榆、虎杖、五倍子等含鞣质的中药与四环素、利福平等西药，两者均有肝毒性。

（2）产生有毒的化合物：含雄黄、信石等含砷中药及制剂牛黄解毒丸、六神丸等与硝酸盐、硫酸盐同服，在体内砷氧化成有毒的三氧化二砷，可引起砷中毒。

（3）中药能增加西药的毒副作用：如杏仁、桃仁、白果等含氰苷的中药可加重麻醉、镇静止咳药如硫喷妥钠、可待因等呼吸中枢抑制作用，使副作用增加，严重的可使患者死于呼吸衰竭；如麻黄，含钙离子的矿物药如石膏、海螵蛸等能兴奋心肌而加快心率，增强心脏对强心苷类药物的敏感性而增加对心脏的毒性。

（4）加重或诱发并发症，诱发药源性疾病及过敏反应。鹿茸、甘草具有糖皮质激素样成分，与刺激胃黏膜的阿司匹林等水杨酸衍生物合用，可诱发消化道溃疡；板蓝根、穿心莲及鱼腥草注射液、鹿茸精注射液等与青霉素 G 伍用会增加过敏的危险。

（5）改变体内某些介质成分含量或环境也能增加毒副作用。某些中药能促进单胺类神经介质的释放，与单胺氧化酶抑制剂合用可使毒副作用增强，严重时可致高血压危象。如麻黄、中药酒剂与呋喃唑酮、格列本脲、甲硝唑等；含钾离子高的中药如萹蓄、金钱草、丝瓜络等与留钾利尿药螺内酯、氨苯蝶啶等合用可引起高钾血症；含有机酸类中药山楂、乌梅、五味子等能酸化体内环境，与磺胺类药合用降低其溶解度而在尿中析出结晶，引起血尿；与呋喃坦啶、阿司匹林、吲哚美辛等联用可增加后者在肾脏的重吸收而加重对肾脏的毒性。

2. 导致药效降低

（1）中西药联用发生化学反应出现沉淀、形成络合物、螯合物、缔合物等而降低药物的吸收。如含生物碱的中药如黄连、黄柏、麻黄等与金属盐类、酶制剂、碘化物合用会产生沉淀；含鞣质的中药与酶制剂的酰胺或肽键形成氢键缔合物。

（2）中西药联用发生中和反应、吸附作用而使药物失效。如含有机酸的中药与碱性西药以及含生物碱的中药与酸性西药合用时会出现中和反应；而煅炭的中药其很强的吸附作用可使酶类制剂和生物碱类西药失效。

（3）中西药合用可因药理作用拮抗、作用受体竞争等因素引起药效降低。如麻黄及其制剂的中枢兴奋作用能拮抗镇静催眠药的中枢抑制作用；麻黄也能竞争性阻碍降压药进入交感神经末梢而使降压效果降低。

（4）中西药合用时因一方能加快另一方的代谢速度，缩短半衰期，降低血药浓度而降低疗效。如中药酒剂就能加快苯妥英钠、甲苯磺丁脲、苯巴比妥、华法林等的代谢速度。

（肖卫红）

第四节　含西药成分中成药的合理应用

在我国批准注册的中成药中，有 200 多种是中西药复方制剂，即含有化学药的中成药。此类中西药复方制剂既不同于纯中药制成的中成药，又不同于纯化学成分制成的西药，尤其是在组方特点、适应证及使用注意事项等方面更有其特别的地方，不能简单地按中成药或西药的用法去使用，而这些中西药制剂的一些特殊注意事项在临床的实际使用中并没有得到很好的遵循，有些还因使用不当而引致不良反应的发生，如含有西药格列本脲的降糖中成药消渴丸，有人对其导致的 36 例严重低血糖反应病例进行统计与分析，发现其因不合理使用引起严重低血糖反应 1 例，低血糖昏迷 28 例，严重低血糖导致死亡的 7 例。引起的原因主要是超剂量使用以及合用了其他西药降糖药等。因此，中西药复方制剂的合理使用已成为当前必须重视的一个合理用药问题。

一、含西药成分的中成药的组方特点

中西药复方制剂是我国独创的一种与疾病斗争的武器，它有机地结合了中西药的精华，重新组成一个更为有效治疗疾病的药品，它比纯中药或纯西药制剂更为有效。

二、含西药成分的中成药的合理应用

在使用含有西药组分的中成药时，要注意不能再使用同种成分的西药或随意加大该中成药的剂量，以免重复用药或用药过量；同时也要注意和其他西药联用的药物相互作用，以防降低药物疗效和出现药物不良反应。

（一）以含格列本脲成分的消渴丸为例的中成药合理应用

消渴丸是含有格列本脲的中西药复方制剂，用于治疗 2 型糖尿病效果显著，深受众多糖尿病患者的欢迎。但有不少的糖尿病患者并不知道消渴丸里含有西药成分，认为是纯中药制剂，随意加大用量、随意与其他降糖西药合用，更没有关注到与其他西药的配伍禁忌，以至服用消渴丸而出现不良反应。现以消渴丸为例介绍中西药复方制剂的合理应用。

1. 应严格掌握其适应证　众所周知，每个药品都有其严格的适应证，西药如此，中成药如此，含西药成分的中成药也不例外，只有了解每个药品的适应证才能正确使用该药。如消渴丸只适用于确诊为 2 型糖尿病的患者，且对于较轻型患者一般不适合选用该药，尤其是一些仅血糖升高尚不达到糖尿病的诊断标准的病例，更不宜选用。

2. 应严格遵循药品说明书　药品说明书是指导临床合理用药，保障患者用药安全最直接也是相当重要的参考资料，是药品最基本、最重要的信息源，是医师开处方、药师调配、护理给药、患者服药的重要依据，具有医学和法律上的意义。因此，不管是临床医师、药师、护师还是患者本身都必须严格遵循药品说明书使用药品，单纯的中成药、西药制剂如此，含西药成分的中成药更应如此。如消渴丸中的格列本脲本身可促进胰岛 β 细胞分泌胰岛素，抑制肝糖原分解和糖原异生，增加胰外组织对胰岛素的敏感性和糖的利用，可降低空腹血糖与餐后血糖。其常用量一般为每次 2.5mg，3 次/d。磺胺过敏、白细胞减少患者禁用，孕妇及哺乳期妇女不宜使用，肝肾功能不全、体虚高热、甲状腺功能亢进者慎用。服用过量易致低血糖。按药品说明书的用法：消渴丸中格列本脲每次已达到 1.25～2.5mg。消渴丸是一种治疗糖尿病比较有效的中成药，应用较广，但不少患者对其含有格列本脲并不太了解，以为是中成药多服无害。因服用消渴丸致低血糖休克甚至死亡的病例已有报道，因此在服用此类药物时必须高度重视格列本脲的作用。最近，经报国家食品药品监督管理总局批准，广州中医药业还对消渴丸说明书进行了修改，在新版说明书中将消渴丸的服用方法由“餐后服用”改为了“餐前服用”，根据专家论证，消渴丸从餐后服用改为餐前服用，能更安全有效地发挥治疗作用：消渴丸所含格列本脲降糖作用强，起效迅速，发挥作用的高峰期一般出现在服药后的半小时到 2h 内。如果进餐前半小时内服用消渴丸，进餐通常需要半小时左右，进餐完毕正好是消渴丸发挥降糖作用的高峰期，此时由于进餐后的食物在体内转化为葡萄糖，因此餐前服用可以更好地避免低血糖，因而更安全；另一方面，糖尿病的治疗，最理想的目标就是空腹血糖和餐后血糖都能得到满意控制，消渴丸在餐前服用的话，既能有效地降低空腹血糖，又能有效降低餐后血糖，使到机体内的血糖能长时间保持相对平稳状态而更有效。

3. 使用方法要得当　药物的治疗（使用）方法是临床医师有效治疗疾病的独特途径，不同治疗方法可产生不同疗效，合理、得当的治疗方法可提高疗效，减少不良反应的发生。以消渴丸为例，由于消渴丸的降糖作用较强，治疗时要从小剂量开始，即根据病情从每次 5 丸起逐渐递增。每次服用量不能超过 10 丸，每日不能超过 30 丸；至疗效满意时，可逐渐减少每次服用量或减少服用次数至每日 2 次的维持剂量。每日服用 2 次时，应在早餐及午餐前各服用 1 次，晚餐前尽量不用。或根据患者个人的具体情况由医师指导，进行服用量控制。另外，该药所含格列本脲作用持续时间较长，半衰期为 8 ~ 12 小时，故给药应每天不超过 3 次，且应尽量避免晚间临睡前服药，因睡眠后低血糖反应不易被发现，将影响及时治疗。

4. 注意老年患者及患者的肝肾功能状况　许多西药对成人（特别是老年人）的肝肾功能是有明显影响的，因此，服用中西药复方制剂要特别注意老年患者及患者的肝肾功能状况，消渴丸中的格列本脲代谢产物仍有活性和降糖作用，部分在肝脏代谢，部分经肾脏排出。因此，对肝肾功能不全者原则上禁用含格列本脲成分中成药。老年患者（特别是 65 岁以上患者）肝肾功能一般较年轻者衰退，减慢药物代谢，对成年患者的一般剂量对年老、体弱者即可能过量，故老年糖尿病患者发生低血糖通常较严重，且老年人较少出现肾上腺释放反应，常无先兆而转入嗜睡或昏迷。另外，有些老年患者精神状况较差，记忆力减退，造成重复过量服药，也是一个不可忽视的因素。因此，对老年患者及肝肾功能状况不好的患者应适当减低用量。

5. 注意联合用药　由于含西药成分中成药中某些成分与其他中药或西药联用可产生毒副作用增加及疗效降低等反应，因此，临床上应避免用某些与其有配伍禁忌的中药或西药联用，以避免或减少联用后毒副反应的发生。如消渴丸和下列药物同时应用就可诱发或增加低血糖的发生：①抑制磺脲类药物由尿中排泄，如治疗痛风的丙磺舒、别嘌醇；②延迟磺脲类药物的代谢，如乙醇，H_2 受体阻滞剂（西咪替丁、雷尼替丁）、氯霉素，抗真菌药咪康唑，抗凝药。磺脲类与乙醇同服可引起腹痛、恶心、呕吐、头痛以及面部潮红（尤以使用氯磺丙脲时），与香豆素类抗凝剂合用时，开始两者血浆浓度皆升高，以后两者血浆浓度皆减少，故应按情况调整两药的用量；③促使与血浆白蛋白结合的磺脲类药物分离出来，如水杨酸盐、贝特类降血脂药；④药物本身具有致低血糖作用：乙醇、水杨酸类、胍乙啶、单胺氧化酶抑制剂、奎尼丁；⑤合用其他降血糖药物：胰岛素、二甲双胍、阿卡波糖、胰岛素增敏剂；⑥β 肾上腺受体阻滞剂可干扰低血糖时机体的升血糖反应，阻碍肝糖酵解，同时又可掩盖低血糖的警觉症状。此外，消渴丸已含有格列本脲，故不宜与其他磺脲类药物合用，否则会增加低血糖的发生，例如，格列本脲、格列吡嗪、格列齐特、瑞易宁、糖适平等。

6. 药品不良反应的防治措施　含西药成分中成药是中西药组合的复方制剂，如用药不慎则易发生不良反应，因此，如何防治该类药物的不良反应也值得引起我们关注。如消渴丸的不良反应主要表现为药物性低血糖，而药物性低血糖反应关键在于预防。在消渴丸治疗过程中，应密切注意监测血糖，尤其是治疗初始的一周，如果血糖下降过低应注意将药物减量。治疗中如果患者出现心慌、出汗、焦虑或昏迷等表现，应立即想到低血糖反应的可能性，应不失时机地给予救治。如果患者尚清醒可给予甜果汁、糖水或进食少量食物，昏迷时应给予 50% 葡萄糖静脉推注及 5% 葡萄糖持续滴注。由于其代谢产物有持续性降血糖作用，低血糖清醒后可再度昏迷，因而治疗应持续滴注 1 ~ 2d，血糖平稳后方可停止。在用葡萄糖治疗中，应注意监测血糖、尿糖、尿酮体及血电解质等指标，以防导致治疗后高血糖和高渗昏迷。

（二）含西药成分治感冒中成药的合理应用

患者在感冒发热时往往急于求愈，常常既服西药又服中药，或几种感冒药、退热药同服。若患者不了解所服每种药物的成分及其作用，加之目前所有解热镇痛的西药品种中，同物异名的情况很多，则易导致重复用药、过量用药，存在着严重的用药安全隐患。

1. 含有对乙酰氨基酚成分的中成药合理应用　对乙酰氨基酚也称扑热息痛，是乙酰苯胺类解热镇痛药，可用于感冒或其他原因引起的高热和缓解轻中度疼痛，一般剂量较少引起不良反应。长期大量使用对乙酰氨基酚，尤其是肾功能低下时，可出现肾绞痛或急性肾功能衰竭、少尿、尿毒症。若与肝药酶诱导剂，尤其是巴比妥类并用时，发生肝脏毒性反应的危险增加。肝肾功能不全的患者应慎用，有增加肝脏、肾脏毒性的危险。服用超量可出现恶心、呕吐、胃痛、胃痉挛、腹泻、多汗等症状。有不少治疗感冒的中成药也含有对乙酰氨基酚，若治疗感冒发热使用这类中成药时，再服用西药对乙酰氨基酚制剂，则使对乙酰氨基酚的剂量过大，增加药物的不良反应。因此，临床上应尽量避免同时使用含相同成分对乙酰氨基酚的治疗感冒的中西药。

我国食品药品监督管理局于2010年9月发布了第32期《药品不良反应信息通报》，其中公布了这样一个病例：8岁男孩，因“发热、咽痛”口服维C银翘片和百服宁3d后，出现双唇糜烂，伴疼痛，躯干、四肢出现散在红斑伴瘙痒，体温升高至39℃。维C银翘片是含有对乙酰氨基酚等13种成分的中西药复方制剂，百服宁的主要成分就是对乙酰氨基酚。这个病例就是同时服用含对乙酰氨基酚的西药和中成药后引起不良反应的典型病例，应引起重视。

2. 含有安乃近成分的中成药合理应用　安乃近多用于急性高热时退热，其退热作用强，易致患者大汗淋漓，甚至发生虚脱。长期应用可能引起粒细胞缺乏症、血小板减少性紫癜、再生障碍性贫血。因此，在服用含有安乃近成分的中成药时，切不可随意加大剂量，更不能长期使用，年老体弱者用药尤其应慎重，不能再同时加用解热的西药，尤其是不能与含有安乃近的治疗感冒的西药联合应用。对安乃近、吡唑酮类及阿司匹林类药物过敏者也应禁用。

3. 含有马来酸氯苯那敏成分中成药合理应用　马来酸氯苯那敏也称扑尔敏，用于各种过敏性疾病，并与解热镇痛药配伍用于感冒，同时有嗜睡、疲劳乏力等不良反应，因此在服药期间，不得驾驶车船、登高作业或操作危险的机器。癫痫患者忌用。“三九感冒灵颗粒2包，用白开水溶化，送服白加黑片，若感冒较重则加服维C银翘片，效果很好！”这是一个临床医师常用的治疗感冒的方法，这样治感冒，可能好得快，但对肝肾及消化系统的损害也是加倍的。三九感冒灵颗粒、白加黑片、维C银翘片这3种药物均含有对乙酰氨基酚，如果按此同时服用，则对乙酰氨基酚的摄入量超过常用量4倍，势必会造成服药者的肝肾和消化道的加倍损害。因此，在治疗感冒时切忌同时服用含相同成分的西药和中成药。服药前要仔细阅读药物说明书，严格按说明书用药，避免超剂量、长期用药。常见治疗感冒的中西药物及其所含相同成分见表31－1。

表31－1　常见治感冒的西药和中成药一览表

西药	含西药成分的中成药	所含主要西药成分
白加黑、百服宁、必理通、泰诺林、儿童百服宁、康利诺、散利痛、达诺日夜片、氨酚曲麻片、联邦伤风素	强力感冒片（强效片）、抗感灵片、康必得、速感宁胶囊	对乙酰氨基酚
银得菲、泰诺、使力克	扑感片、贯防感冒片、速感宁胶囊、银菊清解片、速感康胶囊、速克感冒片（胶囊）、速感宁胶囊、维C银翘片	对乙酰氨基酚、马来酸氯苯那敏

续　表

西药	含西药成分的中成药	所含主要西药成分
扑感敏、力克舒、快克、感康、感诺、库克、感叹号、速效伤风胶囊（氨加黄敏）、小儿速效感冒颗粒（小儿氨加黄敏）	感冒灵颗粒（胶囊）、感特灵胶囊、复方感冒灵片（胶囊）、感冒安片	对乙酰氨基酚、马米酸氯苯那敏、咖啡因
	治感佳片（胶囊）、感冒清	对乙酰氨基酚、马米酸氯苯那敏、盐酸吗啉胍
复方阿司匹林片、解热止痛片	速克感冒片（胶囊）、金羚感冒片	阿司匹林
复方安乃近片	重感冒灵片	安乃近

（三）含有盐酸麻黄碱中成药的合理应用

麻黄碱虽然是中药麻黄中的一个主要成分，但是两者之间功效并非等同。盐酸麻黄碱有舒张支气管、加强心肌收缩力、增强心排血量的作用，并有较强的兴奋中枢神经作用，能收缩局部血管。对于前列腺肥大者可引起排尿困难，大剂量或长期应用可引起震颤、焦虑、失眠、头痛、心悸、心动过速等不良反应。故甲状腺功能亢进症、高血压、动脉硬化、心绞痛患者应禁用含盐酸麻黄碱的中成药。

（四）含有吲哚美辛中成药的合理应用

吲哚美辛的不良反应发生率高达35%～50%，其中约20%的患者常因不能耐受而被迫停药。常见的不良反应有：①胃肠道反应：如恶心、呕吐、厌食、消化不良、胃炎、腹泻，偶有胃溃疡、穿孔、出血；②中枢神经系统反应：头痛、眩晕、困倦，偶有惊厥、周围神经痛、晕厥、精神错乱等；③造血系统损害：可有粒细胞、血小板减少，偶有再生障碍性贫血；④过敏反应：常见为皮疹、哮喘、呼吸抑制、血压下降等；⑤可引起肝肾损害。鉴于此，溃疡病、哮喘、帕金森病、精神病患者、孕妇、哺乳期妇女禁用；14岁以下儿童一般不用；老年患者、心功能不全、高血压病、肝肾功能不全、出血性疾病患者慎用；且不宜与阿司匹林、丙磺舒、钾盐、氨苯蝶啶合用。

（五）含有氢氯噻嗪中成药的合理应用

氢氯噻嗪引起的不良反应最常见为低血钾，同时因其可抑制胰岛素释放，可使糖耐量降低、血糖升高，故肝病、肾病、糖尿病患者、孕妇及哺乳期妇女不宜服用。所以，使用含有氢氯噻嗪的中成药时，不仅要注意氢氯噻嗪本身所具有的不良反应，同时也要避免重复用药，以防止药物自身不良反应的发生。

（肖卫红）

第五节　中药与食物的合用

我国素有“药食同源”之说。从古到今中医药学都告诉我们：药食同源、同用。食物的性能与药物的性能一致，具有包括“气”“味”“升降”“浮沉”“归经”“补泻”等内容，并可以在阴阳、五行、脏腑、病因、病机、治则、治法等中医基础指导下应用。传统中医的食物与药物没有明确界限，即：药疗中有食，食疗中有药。古人谆谆告诫后人：“气血得理，百病不生；若气血失调，百病竞起”。因此“为食”“为药”的万物必须讲究，要因人、因地、因体、因病合理地使用。

一、药食同源的起源及关系

（一）药食同源的起源

“药食同源”是指许多中药与食物是同时起源的，食物即药物，它们之间并无绝对的分界线。古代医学家将中药的“四性”“五味”理论使用到食物之中，认为每种食物也具有“四性”“五味”。唐朝时期的《黄帝内经太素》一书中写道：“空腹食之为食物，患者食之为药物”，反映出“药食同源”的思想。《淮南子·修务训》称：“神农尝百草之滋味，水泉之甘苦，令民知所避就。当此之时，一日而遇七十毒。”可见神农时代药与食不分，无毒者可就，有毒者当避。随着经验的积累，药食才开始分化。在使用火后，人们开始食熟食，烹调加工技术才逐渐发展起来。在食与药开始分化的同时，食疗与药疗也逐渐区分。在中医药学的传统之中，论药与食的关系是既有同处，亦有异处。但从发展过程来看，远古时代是同源的，后经几千年的发展，药食分化，若再往今后的前景看，也可能返璞归真，以食为药，以食代药。“药食同源”理论认为：许多食物既是食物也是药物，食物和药物一样都能够防治疾病。在古代原始社会中，人们在寻找食物的过程中发现了各种食物和药物的性味和功效，认识到许多食物可以药用，许多药物也可以食用，两者之间很难严格。区分。这就是“药食同源”理论的基础，也是食物疗法的基础。中医药学还有一种中药的概念是：所有的动植物、矿物质等也都是属于中药的范畴，中药是一个非常大的药物概念。虽然药物也是食物，食物也是药物，但食物的副作用小，而药物的副作用大，这就是“药食同源”的另一种含义。

（二）中药与食物的关系

中药与食物的关系就是药食同源。人人知道，中医治病最主要的手段是中药和针灸。中药多属天然药物，囊括植物、动物和矿物，而可供人类饮食的食物，同样来源于自然界的动物、植物及部分矿物质，因此，中药和食物的来源是雷同的。有些东西，只能用来治病，就称为药物，有些东西只能作饮食之用，就称为食物。但个中的大部分东西，既有治病的作用，同样也能当作饮食之用，叫作药食两用。因为它们都有治病功能，所以药物和食物的界线不是非常清楚的。譬如橘子、粳米、赤小豆、龙眼肉、山楂、乌梅、核桃、杏仁、饴糖、花椒、小茴香、桂皮、砂仁、南瓜子、蜂蜜等等，它们既属于中药，有良好的治病疗效，又是大家经常吃的富有营养的可口食物。知道了中药和食物的来源和作用以及两者之间的亲切关系，我们就不难理解药食同源的说法了。中药与食物的共同点：可以用来防治疾病。它们的不同点是：中药的治疗药效强，也就是人们常说的“药劲大”，用药正确时，效果突出，而用药欠妥时，容易出现较明显的副作用；而食物的治疗效果不及中药那样凸显和敏捷，配食不当，也不至于立即产生不良的后果。但不可轻忽的是，药物固然作用强但一般不会经常吃，食物虽然作用弱但每天都离不了。我们的日常饮食，除供应必需的营养物质外，还会因食物的功能作用或多或少的对身体均衡和生理性能产生有益或不利的影响，与日俱增，从量变到质变，这类影响作用就变得十分明显。从这个意思上讲，它们其实不亚于中药的作用。因此准确合理地选择饮食，坚持下去，会起到药物所不能达到的效果。

二、药食同源品种

表31－2列出了部分药食同源品种。

表31－2 部分药食同源品种按26种功能分类表

保健功能	名称
1. 免疫调节	茯苓、枸杞、大枣、阿胶、桑椹、银耳
2. 促进消化功能	山楂、麦芽、鸡内金、山药、莱菔子、扁豆、陈皮、茯苓、大枣、佛手
3. 改善记忆功能	茯苓、黄精
4. 促进生长发育功能	山楂、鸡内金
5. 缓解体力疲劳功能	枸杞、砂仁、肉桂、丁香
6. 提高缺氧耐受力功能	沙棘籽油、枸杞、黄精
7. 对辐射危害有辅助保护功能	银耳、枸杞、香菇
8. 通便功能	火麻仁、决明子、莱菔子、百合、玉竹、芦荟、橘皮、山楂、郁李仁、桑椹
9. 辅助降血脂功能	山楂、芦荟、决明子、荷叶、沙棘油
10. 辅助降血糖功能	葛根、黄精、乌梅、决明子、山药、甘草、苦瓜、桑叶、百合
11. 调节肠道菌群功能	党参、茯苓、神曲
12. 改善睡眠功能	酸枣仁、莲子心、桑椹、枸杞子、茯苓
13. 减肥功能	荷叶、茯苓、决明子、山楂、香橼、菊花、海藻、莱菔子、乌龙茶
14. 改善营养性贫血	阿胶、茯苓、桑椹、大枣、龙眼肉、陈皮、枸杞
15. 对化学性肝损伤有辅助保护功能	山楂、桑椹、麦芽、葛根、黄精、大蒜、枸杞、茯苓、栀子、鱼腥草、陈皮
16. 促进泌乳功能	龙眼肉、大枣
17. 对胃黏膜损伤有辅助保护功能	茯苓、山楂、薏苡仁、陈皮、干姜、葛根、蒲公英、甘草、枸杞
18. 促进排铅功能	海带、茶叶、猕猴桃
19. 清咽润喉功能	菊花、桑叶、胖大海、薄荷、桔梗、金银花、乌梅、蒲公英、橘红、罗汉果、甘草
20. 辅助降血压功能	决明子、海带、茶叶、山楂、槐花、菊花
21. 增强骨密度功能	面粉、小麦胚芽、豆类、虾、螃蟹、贝类、海藻、牛肉、鸡肉、肝脏
22. 抗氧化功能	茶多酚、番茄红素、桃仁
23. 缓解视疲劳功能	枸杞子、越橘、菊花、决明子
24. 祛痤疮功能	决明子、白芷、茯苓、枸杞、金银花、栀子、桑叶、马齿苋、鱼腥草、山楂、菊花、薏苡仁、杏仁、乌梢蛇
25. 祛黄褐斑功能	枸杞、桃仁、桑椹、菊花、决明子、茯苓、葛根、桑叶、干姜
26. 改善皮肤水分功能	白芷、葛根、杏仁、乌梅、山药、枸杞、昆布、桑椹

三、食物的性味特点

（一）食物的属性和作用

1. 现代营养学把食物分酸碱两性　酸碱之性并非指其入口之味，而是指食物在人体代谢之后的最终产物是呈酸性还是呈碱性。营养学总体要求人体酸碱平衡。掌握食物的酸碱性，把握膳食的营养平衡是营养科学、身体健康的重要标志。

（1）酸性食物：肉鱼蛋禽，谷类，硬果（如：榛子、花生、核桃），部分水果（如：李子、梅子、葡萄干、杏、山楂等）。酸性食物含氯、硫、磷元素高，使人体血液呈酸性，易疲劳，但溃疡、胃酸过高者不宜食。

（2）碱性食物：水果、蔬菜、牛奶、豆类、茶，硬果（如：杏仁、栗子、椰子等）。碱性食物含钙、钠、镁、钾较高，可使人精力充沛。但消化不良，胃酸偏低者忌食。

（3）中性食物：黄油、奶油、植物油、淀粉、糖等，中性食物含碳氢氧元素高。但动脉硬化患者忌食。

2. 根据中医理论食物也有四气五味　所谓四气即寒热温凉之性，五味即酸苦甘咸辛之味。不同性味的食物有不同的功效。

（1）胀气食物：牛奶、豆浆、红薯、洋葱、蒜、芹菜、山药、马铃薯及甜味食品（如汽水）等，其含糖纤维素较高，老年患者、动脉硬化、冠心病患者禁食。

（2）刺激性食物：辣椒、花椒、胡椒、茴香、桂皮、姜、芥末、酒、韭菜、葱、蒜、五香粉等。急性传染病、高热、口腔及咽部疾病和胃十二指肠疾病患者禁食。

（3）发物类食物：海产鱼类、鹅肉、公鸡肉、鲤鱼、虾、螃蟹、鸭蛋等。可能与某种蛋白有关。患外科诸症、各类手术及痈肿疔疮者忌食。

（4）属寒凉性的食物：具有清热解毒的作用，如豆腐、猪肉、马肉、鸭肉、螃蟹、荞麦、冬瓜、黄瓜、梨、西红柿、笋、豆芽、海带、裙带菜、紫菜、茶叶、盐、啤酒、西瓜等。

（5）属温热的食物：具有祛寒和兴奋的作用，如大豆、糖、蛋、牛奶、江米、火腿、鸡肉、兔肉、羊肉、带鱼、海参、葱、韭菜、芹菜、酒、葡萄、生姜、胡椒、花椒、大蒜、芥菜等。

（6）属中性食物：既不属热也不属寒但可根据烹调方法不同而发生变化，如大米、小麦、玉米、黑豆、花生、芝麻、山药、蘑菇、木耳、白砂糖等。

（7）属辣味食物：具有“行气”作用，食用后出汗，发热，促进血液循环，祛风散寒，舒筋活血，入肺脏。

（8）属苦味食物：具有健胃消炎作用，食后入心脏。

（9）属酸性食物：具有增进食欲，健脾开胃作用，可治疗慢性腹泻和脱肛，抑制出汗，还可振奋精神，食后入肝脏。胃酸过高者不宜食。

（10）属甜味食物：具有滋养和缓和作用，可补气充实血液成分，食用后入脾脏。

（11）属咸味食物：具有缓解肌肉紧张，改善淋巴肿胀及解除便秘的作用，食后入肾脏。

另外烹调方法还能对食物属性产生影响和改变，如白菜本属凉性但煮过后就变成温性。温性食物依烤、煮、蒸、炒、油炸的顺序而使温性增加，同时对机体的滋补性也增强。凉性食物依水煮、生食顺序而使属性增强，同时可除去体内摄入过足后多余部分，增加泻性，可缓解便秘、水肿和肥胖。

（二）饮食与四季气候特点的结合

1. 春季　主食选用甘凉性味的小麦加工成的各种面食，再配一些米粥，副食主要选用辛甘之品（如葱、香菜、韭菜、胡萝卜、花生、圆白菜、鸡肉、大枣、禽蛋、鱼、豆类、猪肉等），因春天气候温和，人体阳气开始升发，新陈代谢逐渐旺盛起来，多用辛甘食品以助阳气利于代谢，配用甘凉主食可防阳气太过。宜省酸增甘，以养脾气为原则。

2. 夏季　主食用甘寒性味的小米，配用面食稀粥，常加些绿豆。副食主要选用甘酸清润之品（如青菜、西红柿、冬瓜、茄子、黄瓜、咸蛋、丝瓜之类，以及鸡蛋、鸭肉、牛肉等）。夏天热，阳气盛，选用性味寒凉甘酸清润之品，可清热祛暑。甘酸又可化阳保护阴气，切忌辛辣之品，免伤阳气，常吃大蒜防伤脾胃之阳。少吃油腻食品，多吃苦味食品。

3. 秋季　主食、副食均用甘润之品，主食以大米、糯米等谷物为主配以面食、白薯等，稀粥中常放些芝麻、核桃仁。副食除各种蔬菜外要多吃各种水果，梨、蜂蜜、莲子、银耳、葡萄、萝卜。肉类食品用些猪肉、兔肉、河鱼等。秋季气候凉燥多吃甘润之品可生津润燥，忌辛辣（生姜、辣椒之类）。少用苦瓜、黄瓜、香菜等苦寒与甘寒发散之品。注意暖腹，禁食生冷，烹调味道以清淡为主。

4. 冬季　主食用甘温性味之品，如玉米、高粱食品，搭配些米面。稀粥中放些芸豆、赤小豆。副食应具有滋阳护阴或保阴潜阳、理气功效的蔬菜（大白菜、胡萝卜、藕、白萝卜、豆芽菜、木耳等），肉类品选用甘温助阳之品（羊肉、狗肉、鸡肉等）可以温补阳气，又避免化火而阴阳失调。烹制的食品味道应五味相配，略浓些。禁忌偏食或多食，多食些新鲜蔬菜如胡萝卜、油菜、菠菜、豆芽等。

这些饮食养生的认识观，既突出祖国医学饮食疗法的特点，又完全符合，现代医学、食品营养学的原理，是我们中药临床药师应该掌握的。

四、常见食物的功效介绍

1. 平菇　性甘、温。具有追风散寒、舒筋活络的功效。

2. 鸡油菌　性甘、寒。具有清目、利肺、益肠胃的功效。

3. 银耳（雪耳）　性甘、平、淡，归肺、胃、肾经。具有强精、补肾、润肠、益胃、补气、和血、强心、壮身、补脑、提神、美容、嫩肤、延年益寿之功效。

4. 灵芝　性甘，平。归心、肺、肝、肾经。主治虚劳、咳嗽、气喘、失眠、消化不良，恶性肿瘤等。

5. 鸡腿菇　性平，味甘滑。具有清神益智，益脾胃，助消化，增加食欲等功效。

6. 茶树菇　性平，味甘温。具有补肾滋阴、健脾胃、提高人体免疫力、增强人体防病能力的功效。

7. 金针　性平，味甘滑。补肝，益肠胃，抗癌；主治肝病、胃肠道炎症、溃疡、肿瘤等病症。

8. 木耳（云耳，黑木耳）　性平，味甘。归胃、大肠经。具有益气、润肺、补脑、轻身、凉血、止血、涩肠、活血、强志、养容等功效。

9. 紫菜　性寒，味甘咸。入肺、肾经。具有化痰软坚、清热利水、补肾养心的功效。

10. 海带　性寒，味咸。入胃、肾、肝经。消痰软坚、泄热利水、止咳平喘、祛脂降压、散结抗癌。

11. 藕　生藕味涩，性凉；煮熟味甘，微温。入心、脾、胃经。具有清热、生津、凉血、散瘀、补脾、开胃、止泻的功效。

12. 胡萝卜　性平，味甘。入肺、脾经。健脾消食、补肝明目、清热解毒、透疹、降气止咳。

13. 萝卜　性平，味辛、甘。入月、胃经。具有消积滞、化痰清热、下气宽中、解毒等功效。

14. 土豆　味甘、性平、微凉。入脾、胃、大肠经。有和胃调中，健脾利湿，解毒消炎，宽肠通便，降糖降脂，活血消肿，益气强身，美容，抗衰老之功效。

15. 地瓜　性凉，味甘。用于胃热烦渴，或饮酒过度，热伤津液，大便燥结。

16. 豌豆　味甘，性平。归脾、胃经。益脾养中，生津止渴。具有止泻痢、调营卫、利小便、消痈肿、解乳石毒之功效。

17. 生菜　性凉，味甘。有清热安神，清肝利胆，养胃的功效。

18. 茴香　味辛，性温。归肝、肾、脾、胃经。有散寒止痛，理气和中之功效。

19. 黄豆　味甘，性平。入脾、大肠经。具有健脾宽中，润燥消水，清热解毒，益气的功效。

20. 黄豆芽　味甘，性凉。入脾、膀胱经。滋润清热，利水解毒。

21. 豆腐　甘，凉。归脾、胃、大肠经。益中气，和脾胃，健脾利湿，清肺健肤，清热解毒，下气消痰，润燥生津。.

22. 绿豆　味甘，性寒。入心、胃经。清热解毒，消暑，利水。

23. 绿豆芽　味甘，性寒。归心，胃经；有清热解毒，醒酒利尿的功效。

24. 冬瓜果　果皮和子味甘淡，性凉。归肺、大肠、小肠、膀胱经。利水，消痰，清热，解毒。

25. 南瓜　味甘，性温。子味甘，性平。瓜入脾、胃经。益脾暖胃，充饥养中。子驱虫。具有补中益气，消炎止痛，解毒杀虫，降糖止渴的功效。

26. 丝瓜　瓜味甘，性凉。瓜络味甘，性平。通行十二经。入心、肝、肺、胃经。瓜清热，化痰，凉血，解毒。瓜络有通经活络，清热化痰，解暑除烦，通经活络、祛风的功效。

27. 黄瓜　甘，凉。归脾、胃、大肠经。清热利尿。瓜藤清热，利湿，祛痰，镇痉。

28. 苦瓜　味苦，性凉。入心、肝、肺经。清热解暑，明目，解毒，利尿凉血，解劳清心，益气壮阳之功效。

29. 莴苣　味甘、苦，性凉。入胃、膀胱经。有利五脏，通经脉，清胃热、清热利尿的功效。

30. 洋葱　味甘、微辛，性温。入肝、脾、胃、肺经。具有润肠，理气和胃，健脾消食，发散风寒，温中通阳，提神健体，散瘀解毒的功效。

31. 菜花　性凉，味甘。入肾、脾、胃经。可补肾填精，健脑壮骨，补脾和胃。

32. 茼蒿　味辛、甘，性平。归脾、胃经。有调和脾胃，利小便，化痰止咳的功效。

33. 芹菜　（水芹菜、香芹、蒲芹、药芹）甘，凉。归肝、胃、肺经。具有平肝清热，祛风利湿，除烦消肿，凉血止血，解毒宣肺，健胃利血，清肠利便，润肺止咳，降低血压，健脑镇静的功效。

34. 菠菜　味甘，性凉。入大肠、胃经。有养血止血，利五脏，通肠胃，调中气，活血脉，止渴润肠，敛阴润燥，滋阴平肝，助消化的功效。

35. 白菜　味甘，性微寒、平。归肠、胃经。解热除烦，通利肠胃，养胃生津，除烦解渴，利尿通便，清热解毒。

36. 韭菜　根味辛，性温。有温中开胃，行气活血，补肾助阳，散瘀的功效。叶味甘、辛、咸，性温。入肝、胃、肾经。温中行气，散瘀解毒。种子味辛、咸，性温。入肝、肾经。补肝肾，暖腰膝，壮阳固精。

37. 圆白菜　性平，味甘。归脾、胃经。可补骨髓，润脏腑，益心力，壮筋骨，利脏器，祛结气，清热止痛。

38. 葫芦　甘、淡，平。归肺、脾、肾经。清热利尿，除烦止渴，润肺止咳，消肿散结的功能。

39. 油菜　味辛，性温。入肝、肺、脾经。茎、叶可以消肿解毒，治痈肿丹毒、血痢、劳伤吐血。种子可行滞活血，治产后心、腹诸疾及恶露不下、蛔虫肠梗阻。

40. 番茄（西红柿）　甘、酸，微寒。归肝、胃、肺经。生津止渴，健胃消食。清热解毒，凉血平肝，补血养血和增进食欲的功效。

41. 蚕豆　味甘，性平。入脾、胃经；可补中益气，健脾益胃，清热利湿，止血降压，涩精止带。

42. 豇豆　性平，味甘咸。归脾、胃经。具有理中益气，健胃补肾，和五脏，调颜养身，生精髓，止消渴的功效。

43. 芦笋　味甘，性寒。归肺、胃经。有清热解毒，生津利水的功效。

44. 葱　味辛，性温。入肺、胃经。发汗解表，通阳，利尿，通阳活血，驱虫解毒。

45. 姜　味辛，性温。入肺、脾、胃经。解表，散寒，温胃，解毒。

46. 蒜　味辛，性温。入脾、胃、肺经。暖脾健胃，行气消积，解毒杀虫。

47. 胡椒（白胡椒，黑胡椒）　味辛，性热。入胃、大肠经。温中散寒，下气，消痰。

48. 黑豆　豆味甘涩，性平。入肝、肾经。种皮味甘，性凉。入肝经。补血，安神，明目，益肝肾之阴。种皮养血疏风。

49. 花生　种子性平，味甘。入脾、肺经。种皮味甘微苦涩，性平。入肝、脾经。荚壳味淡微涩，性平。入肺经。枝叶味微苦甘，性凉。入肝经。种子益脾润肺，补血。花生衣健脾止血。荚壳敛肺止咳。枝叶平肝安神。

50. 山楂　味酸、甘，性微温。入脾、胃、肝经。化食消积，收敛止泻，健胃，活血化瘀，驱虫。

51. 无花果　味甘，性平。具有健脾，滋养，润肠的功效。

52. 甘蔗　味甘，性平。归肺、胃经。健脾，生津，利尿，解酒。

53. 西瓜　西瓜瓤及西瓜皮味甘、淡，性寒。西瓜子味甘，性平。西瓜霜味咸，性寒。归心、胃、膀胱经。西瓜瓤及西瓜皮清热消暑，解渴，利尿。西瓜子滋补，润肠。西瓜霜清热解暑，利咽喉。

54. 李子果　肉味甘、酸，性寒。核仁味苦，性平。入肝、肾经。果肉清热，利水，消食积。核仁活血利水，滑肠。

55. 杨梅　味酸、甘，性平。归肺、胃经。生津止渴，消食，止呕，利尿。

56. 荸荠　味甘、淡，性凉。清热，化痰，生津，降压。

57. 桃　果肉味酸、甘，性温。归胃、大肠经；桃仁味苦、甘，性平。有小毒。果肉敛肺，敛汗，活血。桃仁活血，润肠。具有养阴、生津、润燥活血的功效。

58. 苹果　味甘，微酸，性平。归脾、肺经。补气，健脾，生津，止泻。

59. 枣　味甘，性平。入脾、胃经。补血，健脾，养心安神。

60. 草莓　味甘、酸，性凉。润肺，生津，健脾，解酒。

61. 香蕉　味甘，性寒。入肺、大肠经。清热，利尿，通便，降压，安胎。

62. 菠萝　味甘，性平。入胃、肾经。健脾解渴，消肿，去湿。

63. 柠檬　果味酸、甘，性平。核味苦，性平。入肝、胃经。果化痰止咳，生津，健脾。核行气，止痛。有化痰止咳，生津，健脾的功效。

64. 柿子　果味甘、涩，性平。柿蒂味涩，性平。入肺、脾、胃、大肠经；果止渴，润肺，健脾。柿蒂降气止呃。

65. 荔枝　果肉味甘、酸，性温。核，味甘、微苦，性温。入心、脾、肝经。果肉具有补脾益肝，理气补血，温中止痛，补心安神的功效；核具有理气，散结，止痛的功效。

66. 石榴　种子味甘、酸，性凉。果皮味酸、涩，性温，有毒。入肺、肾、大肠经。种子清热解毒，润肺止咳。果皮收敛，杀虫。具有生津止渴，收敛固涩，止泻止血的功效。

67. 杏　果味甘、酸。甜杏仁味辛、甘，性温。可润肠、止咳、补气。归肺、大肠经。

68. 枇杷　果味甘，性平。核味苦，性平。入肺、胃经。果清热，生津。核祛痰止咳，和胃降逆。

69. 木瓜　性温，味酸。入肝、脾经。平肝舒筋，和胃化湿。用于湿痹拘挛，腰膝关节酸重疼痛，吐泻转筋，脚气水肿。具有消食，驱虫，清热，祛风的功效。

70. 柑　果肉味甘、酸，性平。滋养，润肺，健脾，止咳，化痰。有生津止渴、和胃利尿功效；

71. 龙眼　果肉味甘，性温。果壳味甘、涩，性温。果核味甘、涩，性温。归心、脾经。果肉补脾养血，益精安神。果壳收敛。果核止血，理气，止痛。果实开胃，养血益脾，补心安神，补虚长智。

72. 梨　味甘，性凉。入肺、胃经。清热润肺，生津，解酒。

73. 芒果　果味甘、酸，性平。核味甘、苦，性平。入肺、脾、胃经。果理气，止咳，健脾。核行气止痛。果实还有益胃止呕，解渴利尿的功效。

74. 香瓜　味甘，性寒。归心、胃经。具有清热解暑，除烦止渴，利尿的功效。

75. 葡萄　性平，味甘，酸。入肺、脾、肾经。解表透疹，利尿，安胎，补气血，益肝肾，生津液，强筋骨，止咳除烦。

76. 猕猴桃　果酸、甘，寒。入脾、胃经。根及根皮苦、涩，寒。清热生津，健脾止泻，止渴利尿。

五、服用中药时的饮食禁忌

一般来说，在服用清内热的中草药时，不宜食用葱、蒜、胡椒、羊肉、狗肉等热性的食物；在治疗寒症时，应禁食生冷食物；服用含有人参、地黄、何首乌的药物时，忌服葱、蒜、萝卜；服用含薄荷的中药时，不应吃鳖肉；茯苓不宜与醋同吃；吃鳖甲时，不宜配苋菜；服用泻下剂如大承气汤、麻仁丸时，不宜食用油腻及不易消化的食物；驱虫类中药也应避免油腻食物，并以空腹服药为宜。在患病服药期间，凡是属于生冷、黏腻等不易消化的食物及刺激性食物如辣椒等，都应避免食用。

（一）一般的饮食禁忌

实践证明，忌口是有一定道理的。因为我们平时食用的鱼、肉、禽、蛋、蔬菜、瓜果及油盐酱醋茶等都有各自的性能，对疾病的发生、发展和药物的治疗作用，均产生一定影响。如清代章杏云之《调疾饮食辩》中云："患者饮食，藉以滋养胃气，宣行药力，故饮食得宜足为药饵之助，失宜则反为药饵为仇。"所以，传统中医很讲究服用中药须注意饮食忌口。

常规的饮食禁忌原则如下：

1. 忌浓茶　一般服用中药时不要喝浓茶，因为茶叶里含有鞣酸，浓茶里含的鞣酸更多，与中药同服时会影响人体对中药中有效成分的吸收，减低疗效。尤其在服用“阿胶”、“银耳”时，忌与茶水同服，同时服用会使茶叶中的鞣酸、生物碱等产生沉淀，影响人体吸收。如平时有喝茶习惯，可以少喝一些绿茶，而且最好在服药2～3h后再喝。

2. 忌萝卜　服用中药时不宜吃生萝卜（服理气化痰药除外），因萝卜有消食、破气等功效，特别是服用人参、黄芪等滋补类中药时，吃萝卜会削弱人参等的补益作用，降低药效而达不到治疗目的。

3. 忌生冷　生冷食物性多寒凉，难以消化。生冷类食物还易刺激胃肠道，影响胃肠对药物的吸收。故在治疗“寒证”服中药如温经通络、祛寒逐湿药，或健脾暖胃药，不可不忌生冷食物。

4. 忌辛辣　热性辛辣食物性多温热，耗气动火。如服用清热败毒、养阴增液、凉血滋阴等中药或痈疡疮毒等热性病治疗期间，须忌食辛辣。如葱、蒜、胡椒、羊肉、狗肉等辛辣热性之品，如若食之，则会抵消中药效果，有的还会促发炎症，伤阴动血（出血）。

5. 忌油腻　油腻食物性多粘腻，助湿生痰，滑肠滞气，不易消化和吸收，而且油腻食物与药物混合更能阻碍胃肠对药物有效成分的吸收，从而降低疗效。服用中药期间，如进食荤腻食物，势必影响中药的吸收，故对痰湿较重、脾胃虚弱、消化不良、高血压、冠心病、高脂血症、高血黏度以及肥胖病等患者更须忌食动物油脂等油腻之物。

6. 忌腥膻　一般中药均有芳香气味，特别是芳香化湿、芳香理气药，含有大量的挥发油，赖以发挥治疗作用，这类芳香物质与腥膻气味最不相容。若服用中药时不避腥膻，往往影响药效。如鱼、虾、海鲜腥气，牛羊膻味。对那些过敏性哮喘、过敏性鼻炎、疮疖、湿疹、荨麻疹等过敏性皮炎患者，在服用中药期间必须忌食腥膻之物，还应少吃鸡、羊、猪头肉、蟹、鹅肉等腥膻辛辣刺激之发物。因为这类食物中含有异性蛋白，部分患者特别敏感容易产生过敏，从而加重病情。

（二）特殊的饮食禁忌

忌口是中医治病的一个特点，忌口的目的，是避害就利、调摄饮食、充分发挥药物的疗效，历来医家对此十分重视，其有关内容也广泛存在于《内经》《本草纲目》等历代医籍中。实践证明，忌口是有一定道理并颇为讲究的，除一般要求避免进食辛辣炙烤、肥甘厚腻、腥臊异味等刺激性食品外，还要重视以下几方面：

（1）宜少食豆类、肉类、生冷及其他不易消化的食物，以免增加患者的肠胃负担，影响疾病恢复。脾胃虚的患者，更应少食该类食物。热性疾病应禁食或少食酒类、辣味、鱼类、肉类等，因酒类、辣味食物性热，鱼类、肉类食物有腻滞、生热、生痰作用，食后助长病邪，使病情加重；服解表、透疹药宜少食生冷及酸味食物，因冷物、酸味均有收敛作用，会影响药物解表透疹功效；服温补药时应少饮茶，因茶叶性凉，能降低温补脾胃的效能；服用镇静、催眠类药物前后，不宜喝茶，更不能用茶水送服这些药物。

（2）服清热凉血及滋阴药物时，不宜吃辣物。中医辨证为热证的患者（如便秘、尿少、口干、唇燥、咽喉红痛、舌干红、苔光剥等症状），吃辣的食物会加重热象，从而抵消清热凉血药（如石膏、银花、连翘、山栀、生地、丹皮等）及滋阴药（如石斛、沙参、麦冬、知母、玄参等）的作用。

（3）服用甘草、苍耳、乌梅、桔梗、黄连、吴茱萸忌食猪肉；服地黄、首乌忌食葱、蒜、萝卜；服丹参、茯苓忌食醋；服苍术、白术忌食桃、李；服土茯苓、使君子忌饮茶；服荆芥忌食虾、蟹等海鲜；服厚朴忌食煎炒豆类；服人参、党参忌食萝卜，因萝卜有消食、化痰、通气的作用，而人参、党参是滋补性药物，这样一补一消，作用就抵消了。

（4）凡口苦咽干、烦热不安、大便秘结、血压升高、神衰不宁、心动过速，以及甲状腺功能亢进者，一般要忌食生姜、大蒜、韭菜、大葱、羊肉、狗肉、胡椒等高脂、香燥、辛辣之品；凡脾胃虚寒、手足冰凉、大便溏薄、血压偏低、心动过缓之证者，要忌西瓜、冬瓜、萝卜、绿豆、生梨、甘蔗、蜂蜜、鳖等生冷寒凉、滋腻、黏滑之品；凡畏寒发热、头痛心烦、便秘尿黄、口舌溃烂、疖疮肿瘤者，忌食竹笋、豆芽、丝瓜、韭菜、茄子、虾、蟹、螺、蚌等食品。

此外，下面是几种与常用中药相忌的食物，应用时也要注意。①龙胆酊等苦味健胃药忌蜂蜜、大枣、甘草等甜味食物。因为蜂蜜、大枣等食物的甜味可掩盖苦味，从而减少苦味对味觉神经末梢的刺激，降低其健胃的作用。②双黄连胶囊、颗粒剂忌大蒜。双黄连制剂是清热解毒、治疗外感风热的常见药物，性凉，而大蒜性热。服双黄连制剂的同时如果食用大蒜，会降低药效。③发汗药忌食醋和生冷食物。醋和生冷食物有收敛作用，服发汗药物时若与之同时食用，就会与药效相抵。

总之，服药忌口有其一定的科学道理，这些也是长期临床观察的经验总结。为了取得良好的疗效，在服用中药期间，凡属生冷、油腻、腥臭等不易消化，或有特殊刺激性的食物，都应忌口。另外，在服用中药时，最好不要喝饮料，因为饮料中的添加剂、防腐剂等成分也会影响中药有效成分的吸收而降低药效。当然，忌口也不能绝对化，要因人、因病而异，对一般患者，特别是慢性患者来说，若长时间忌口，禁食的种类又多，则不能保持人体正常所需营养的摄入，反而降低了人体的抵抗力，对恢复健康不利，因此，应在医师或中药临床药师指导下，可适当食用增加营养的食物，以免营养缺乏。

（肖卫红）

第三十二章　感染性疾病中成药临床应用

第一节　普通感冒

一、范围

本《指南》规定了普通感冒的诊断、辨证和中成药治疗。

本《指南》适用于普通感冒的诊断、辨证和中成药治疗。

二、术语和定义

下列术语和定义适用于本《指南》。

普通感冒是一种轻度、自限性的上呼吸道感染。以鼻咽部卡他症状为主要表现，可见鼻塞、喷嚏、流涕、发热、咳嗽、头痛等症。常见的病原体有鼻病毒、冠状病毒、流感病毒、副流感病毒、呼吸道合胞体病毒、柯萨奇病毒和腺病毒等，其中以鼻病毒和冠状病毒最为常见。

中医学认为，普通感冒是一种轻型的外感病，以感受风邪为主，可兼有寒、热、湿等邪气，也可兼有阴、阳、气、血的不足，病位主要在肺卫，病程3～7d，很少传变，包括前人所论之冒风、伤风等病证。中西医学对普通感冒的认识基本相同。

三、流行病学

普通感冒大多散发，全年皆可发病，冬、春季节多发。可通过接触和飞沫传播，全身症状较轻，无明显中毒症状，不会造成流行。

四、病因病理

相关病毒侵袭上呼吸道黏膜后，导致黏膜充血、水肿，上皮细胞受损，少量单核细胞浸润，产生浆液性、黏液性炎性渗出物。

中医学认为，普通感冒四季均可发生，气候骤变、寒暖失常等为导致发病的主要因素；人体护卫不当或正气不足是导致发病的内因。风邪为主要病邪，常兼寒邪或热邪为患，暑湿感冒仅见于暑季。普通感冒病位常局限在肺卫，极少传变，多为实证或虚实夹杂。

五、临床表现

早期先有鼻和咽喉部灼热、不适，随后出现鼻塞、喷嚏、流清涕、咳嗽，症状较重者有全身不适、肌肉酸痛、头痛、乏力、食欲减退等，通常不发热或仅有低热。

六、诊断

1. 病史　潜伏期1~3d，起病急，病例多呈散发。

2. 症状　早期有鼻和咽喉部灼热、不适，鼻塞，喷嚏，流清涕，咳嗽。鼻部分泌物增加、咳嗽是普通感冒特征性症状。普通感冒的临床症状和体征没有明显的特异性，但根据病史、临床症状、发病季节及症状的发生、发展过程可做出诊断。

3. 中医根据患者临床表现的不同，分为风寒证、风热证、暑湿证和体虚感冒（气虚证）等。

七、鉴别诊断

临床需与流行性感冒、过敏性鼻炎、细菌性上呼吸道感染等其他感染性疾病相鉴别。

八、治疗

（一）西医治疗原则

对症治疗是普通感冒的主要治疗方法，注意休息、多饮水；针对发热、头痛、全身酸痛者可给予解热镇痛药；对鼻塞、流涕者可给予减轻鼻黏膜充血剂；对咳嗽者可给予止咳药。应避免盲目或不恰当使用抗菌药物，合理使用对症治疗药物。

（二）中医治疗原则

祛除病邪，扶助正气，缓解症状，恢复人体正常功能。

（三）中成药用药方案

辨风寒风热：鼻流清涕、无咽部肿痛为外感风寒；鼻流黄涕、咽喉肿痛为外感风热。

辨不同兼夹：如口鼻咽干、咳嗽少痰或无痰者多兼燥邪；身重、胸脘满闷、苔腻者多兼痰湿；脘腹胀闷、呕恶、纳呆者多兼食积。

辨偏虚偏实：恶风、汗出者多为表虚；身痛、无汗者多为表实；乏力、气短、舌淡、反复感冒者多为气虚；潮热汗出、手足心热、舌红苔薄黄者多为阴虚。

（1）风寒证：恶寒重，发热轻，无汗，头项强痛，鼻塞声重，流涕清稀，或咽痒咳嗽，痰白稀，口不渴，肢节酸痛，舌苔薄白，脉浮紧。

辨证要点：恶寒、发热、无汗、鼻塞、流清涕，咳嗽痰白，头痛，肢体酸痛，舌苔薄白，脉浮紧。

治法：辛温解表，宣肺散寒。

中成药：九味羌活丸（颗粒）、葛根汤颗粒、感冒清热颗粒（胶囊）、正柴胡饮颗粒、感冒软胶囊。

其他药物如桂枝颗粒可酌情选用。

（2）风热证：发热重，微恶风寒，鼻塞，流黄浊涕，身热无汗，头痛，咽痛，口渴欲饮或咳嗽痰黄，舌苔薄黄，脉浮数。

辨证要点：发热、恶风寒、鼻塞、流黄浊涕，咽痛，口渴欲饮，咳嗽痰黄，舌苔薄黄，脉浮数。

治法：辛凉解表，疏泄风热。

中成药：银翘解毒丸（颗粒、胶囊、软胶囊、片）、感冒清胶囊、感冒灵颗粒、芎菊上清丸、牛黄清感胶囊、双黄连口服液（片、颗粒、胶囊）、桑菊感冒片（颗粒）、清开灵软胶囊。

其他药物如柴黄片、柴银口服液等药可酌情选用。

（3）暑湿证：恶寒发热，头重，胸腹闷胀，呕恶腹泻，肢倦神疲，或口中黏腻，渴不多饮，舌苔白腻，脉濡滑。

辨证要点：恶寒发热，头重，胸闷腹胀，呕恶腹泻，肢倦神疲，舌苔白腻，脉濡滑。

治法：解表化湿，理气和中。

中成药：藿香正气水（颗粒、片、合剂、口服液、滴丸、胶囊、软胶囊、丸）、保济丸（口服液）、十滴水（口服液、胶丸、软胶囊）、甘露消毒丸、六合定中丸。

（4）体虚感冒（气虚证）：恶寒发热，时时形寒，自汗，头痛，鼻塞，语声低怯，气短，倦怠，苔白，脉浮无力等。

辨证要点：恶寒，发热，头痛，鼻塞，自汗，气短，倦怠，苔白，脉浮而无力。

治法：益气解表，调和营卫。

中成药：玉屏风颗粒、参苏丸（胶囊、片）、表虚感冒颗粒。

九、预后

普通感冒是一种轻度、自限性的上呼吸道感染。中医学认为，普通感冒是一种轻型的外感疾病。总体来看，该病具有自限性，预后良好。但其喷嚏、流涕、鼻塞、咽痛、咳嗽及发热、恶寒、头痛、全身酸痛等诸多症状，严重影响患者的工作、生活与社交，如不及时治疗还可能造成器官损伤，并发感染，导致其他疾病。中西药都用具有缓解症状的作用，但由于中药是复方制剂，其组成药物除具有解热镇痛作用外，还具有抗菌、抗病毒、抗炎、抗过敏等多种功效。如果早期应用，还能达到消除病原微生物、阻断疾病进展、避免产生不良后果的目的。

（郭立忠）

第二节　急性气管支气管炎

一、范围

本《指南》规定了急性气管支气管炎的诊断、辨证和中成药治疗。

本《指南》适用于急性气管支气管炎的诊断、辨证和中成药治疗。

二、术语和定义

下列术语和定义适用于本《指南》。

急性气管支气管炎是由感染、物理化学刺激或过敏反应引起的气管支气管黏膜的急性炎症。往往因受凉或过度疲劳削弱了上呼吸道的生理性防御功能，故发病多见于寒冷季节或气候突变之时或过度劳累之后，也可由急性上呼吸道感染迁延而致。本病属临床常见病、多发病，积极治疗多于短期内恢复，若迁延不愈或反复发作可演变成慢性支气管炎。

三、流行病学

本病一年四季均可发生。多因气候变化诱发加重。受凉为主要原因，秋冬为本病多发季节，寒冷地区也多见。无传染性，但在流感流行时，本病的发生率更高。

四、病因病理

病因主要与微生物，物理、化学因素，过敏反应等有关。病原体与上呼吸道感染类似。常见病毒为腺病毒、流感病毒（甲、乙）、冠状病毒、鼻病毒、单纯疱疹病毒、呼吸道合胞病毒和副流感病毒。常见细菌为流感嗜血杆菌、肺炎链球菌、卡他莫拉菌等。近年来，衣原体和支原体感染明显增加，在病毒感染的基础上继发细菌感染亦较多见。冷空气、粉尘、刺激性气体或烟雾（如二氧化硫、二氧化氮、氨气、氯气等）的吸入均可刺激气管支气管黏膜引起急性损伤和炎症反应。常见的吸入致敏源包括花粉、有机粉尘、真菌孢子、动物毛皮和排泄物；或对细菌蛋白质过敏，钩虫、蛔虫的幼虫在肺内的移行均可引起气管支气管急性炎症反应。病理变化主要表现为气管、支气管黏膜充血水肿，淋巴细胞和中性粒细胞浸润；同时可伴纤毛上皮细胞损伤、脱落；黏液腺体肥大增生。合并细菌感染时，分泌物呈脓性。

五、临床表现

临床主要症状有咳嗽和咳痰。起病较急，通常全身症状较轻，可有发热。初为干咳或少量黏液痰，随后痰量增多，咳嗽加剧，偶伴血痰。咳嗽、咳痰可延续 2~3 周，如迁延不愈，可演变成慢性支气管炎。伴支气管痉挛时，可出现程度不等的胸闷气促。

六、诊断

本病根据病史、咳嗽和咳痰等呼吸道症状，两肺散在干、湿性啰音等体征，结合血象和 X 线胸片，可做出临床诊断。病毒和细菌检查有助于病因诊断。

七、鉴别诊断

需与下列疾病相鉴别：

（一）流行性感冒

起病急骤，发热较高，全身中毒症状（如全身酸痛、头痛、乏力等）明显，呼吸道局部症状较轻。流行病史、分泌物病毒分离和血清学检查有助于鉴别。

（二）急性上呼吸道感染

鼻咽部症状明显，咳嗽轻微，一般无痰。肺部无异常体征。胸部 X 线正常。

（三）其他肺部疾病

如支气管肺炎、肺结核、肺癌、肺脓肿、麻疹、百日咳等多种疾病可表现为类似的咳嗽咳痰表现，应详细检查，以资鉴别。

八、治疗

（一）西医治疗原则

1. 对症治疗 咳嗽无痰或少痰，可用右美沙芬、喷托维林（咳必清）镇咳。咳嗽有痰而不易咳出，可选用盐酸氨溴索、溴己新（必嗽平）、桃金娘油提取物化痰，也可雾化帮助祛痰。较为常用的为兼顾止咳和化痰的棕色合剂，也可选用中成药止咳祛痰。发生支气管痉挛时，可用平喘药如茶碱类、β_2受体激动剂等。发热可用解热镇痛药对症处理。

2. 抗菌药物治疗 有细菌感染证据时应及时使用。可以首选新大环内酯类、青霉素类，亦可选用头孢菌素类或喹诺酮类等药物。多数患者口服抗菌药物即可，症状较重者可经肌内注射或静脉滴注给药，少数患者需要根据病原体培养结果指导用药。

3. 一般治疗 多休息，多饮水，避免劳累。

（二）中成药用药方案

1. 基本原则 根据病情轻重、疾病类型和疾患者群，辨证使用中成药。

2. 分证论治 基本病机为外邪侵袭于肺，肺失宣肃，肺气上逆。病位在肺与气道，以实证居多。本病治疗原则为宣肺祛邪，应重视化痰顺气法的应用，使痰清气顺，肺气得宣，咳嗽易愈。

（1）风寒袭肺证：咳嗽声重，气急咽痒，咳痰稀白，鼻塞流涕，恶寒发热，无汗，头痛，肢体酸楚，舌苔薄白，脉浮或浮紧。

辨证要点：咳嗽声重，咳白色稀痰，鼻塞流涕，恶寒（怕冷）发热，不出汗，头痛。

治法：疏风散寒，宣肺止咳。

中成药：通宣理肺丸（颗粒、胶囊、片、口服液）、三拗片、杏苏止咳糖浆（颗粒、口服液）、二陈丸、镇咳宁糖浆（胶囊、口服液）、小青龙合剂（颗粒、胶囊、口服液）等。

（2）风热犯肺证：咳嗽次数多，且剧烈，咳时汗出，呼吸时喘粗气，或者咳嗽时声音嘶哑，咽喉部干燥疼痛，痰厚发黄，痰不易咳出，常伴鼻流清涕，口渴欲饮，头痛，肢体酸痛，身体发热且恶风。

辨证要点：咳嗽频剧，咳时汗出，呼吸气粗或咳声嘶哑，喉燥咽痛，咳痰不爽，痰稠且黄，常伴鼻流清涕，口渴引饮，头痛肢楚，身热恶风，舌质红，苔薄黄，脉浮数或浮滑。

治法：疏风清热，宣肺化痰。

中成药：感咳双清胶囊、蛇胆川贝液、止嗽化痰颗粒、止咳橘红颗粒、清肺消炎丸、清气化痰丸、急支糖浆、枇杷止咳颗粒（胶囊）、橘红丸、痰咳净散（片）、肺力咳合剂（胶囊）、十味龙胆花颗粒、热毒宁注射液、痰热清注射液、清开灵软胶囊、清开灵注射液。

（3）燥邪伤肺证

1）温燥伤肺证：咳嗽少痰，不易咳出，或痰中带血丝，咽干，咽痛，唇鼻干燥，咳甚则胸痛，初起或有恶寒，发热，舌尖红，舌苔薄黄而干，脉细数或无变化。

2）凉燥伤肺证：咳嗽，痰少或无痰，喉痒，咽干唇燥，头痛，恶寒，发热，无汗，舌苔薄白而干，脉浮紧。

治法：清肺润燥，疏风清热。

辨证要点：咳嗽少痰或无痰，不易咳出，或痰中带血丝，咽干咽痛，恶寒发热。

治法：清肺润燥，疏风清热。

中成药：养阴清肺丸、利肺片、蜜炼川贝枇杷膏、养阴清肺膏（糖浆、口服液）、止咳祛痰颗粒、蛇胆川贝枇杷膏、清开灵软胶囊。

九、预后

多数患者预后良好，少数体质弱者可迁延不愈，发展成慢性支气管炎，应引起足够重视。

十、预防

增强体质，避免劳累，防止感冒。改善生活卫生环境，防止空气污染。清除鼻、咽、喉等部位的病灶。

（郭立忠）

第三节　支气管扩张

一、范围

本《指南》规定了支气管扩张的诊断、辨证和中成药治疗；本《指南》适用于支气管扩张的诊断、辨证和中成药治疗。

二、术语和定义

下列术语和定义适用于本《指南》。

支气管扩张是各种原因引起的支气管树的病理性、永久性扩张，导致反复发生化脓性感染的气道慢性炎症。支气管扩张是一种常见的慢性呼吸道疾病，病程长，病变不可逆转。由于反复感染，特别是广泛性支气管扩张可严重损害患者的肺组织和功能，严重影响患者的生活质量，造成其沉重的社会和经济负担。

三、流行病学

支气管扩张的患病率随年龄增加而增高。在我国，支气管扩张并非少见病。长期以来，对这一疾病缺乏重视，之前尚无相关的流行病学资料。到目前为止，我国没有支气管扩张在普通人群中患病率的流行病学资料，因此，支气管扩张的患病率仍不清楚，需要进行大规模的流行病学调查。

四、病因病理

支气管扩张是由多种疾病（原发病）引起的一种病理性改变。各种病因包括既往下呼吸道感染、结核和非结核分枝杆菌感染、异物和误吸、大气道先天性异常以及免疫功能缺陷等。多数儿童和成人支气管扩张继发于肺炎或其他呼吸道感染（如结核、童年麻疹、百日咳或支气管肺炎等病史）。

五、临床表现

（一）病史

有气管－支气管反复感染，逐渐加重病史；有反复慢性咳嗽、咳脓痰或咯血史。

（二）症状

急性发作时有发热、胸痛，脓痰明显增多，1 日可达数百毫升。典型痰液静置后自上至下可分 4 层：泡沫、黏液、脓性物、坏死组织沉淀物。厌氧菌感染时痰有臭味，咳痰与体位改变有关。干性支气管扩张时仅有慢性反复咯血，或伴有少量咳痰。

（三）体征

早期、轻度或干性支气管扩张可无阳性体征。典型病变反复感染后患侧肺部有固定性湿性啰音，有时伴干啰音。慢性化脓性支气管扩张患者有杵状指、趾。合并阻塞性肺气肿、支气管周围肺纤维化、肺心病、心衰等并发症者，可以见到相应疾病的体征。

（四）理化检查

血常规：继发感染可见白细胞计数和中性粒细胞比例增高，部分患者红细胞及血红蛋白减少。

胸部 CT 或高分辨 CT（HRCT）检查：柱状扩张管壁增厚，呈双轨征或印戒征，并延伸至肺的周边；静脉曲张型扩张呈串珠状，囊状扩张表现为支气管显著扩张，成串或成簇囊样改变。

六、诊断

应根据既往病史、临床表现、体征及实验室检查等资料综合分析确定。胸部高分辨率 CT 是诊断支气管扩张的主要手段。

（一）病史

发病对象以儿童及青少年最多，过去曾患有百日咳、麻疹、肺炎、肺结核等疾病，或有鼻窦炎、慢性扁桃腺炎、龋齿及齿龈炎病史。

（二）咳嗽

咳嗽是支气管扩张最常见的症状（>90%），且多伴咳痰（75%～100%）。咳痰量大且多呈脓性，典型的痰液分为 4 层：上层为泡沫，中层为黏液，下层为脓性物，底层为坏死组织。如合并厌氧菌感染，痰有恶臭味。

（三）咯血

半数患者可出现咯血，且多与感染相关。若反复继发感染，可出现食欲不振、盗汗、消瘦、贫血、焦虑、乏力及生活质量下降。

（四）呼吸困难

72%～83% 患者伴有呼吸困难，其程度与 FEV_1 下降、支气管扩张程度及痰量相关。上述任一症状加重或出现新症状往往提示感染导致急性加重。

（五）体征

常持续存在固定部位的粗湿性啰音，1/3 的患者可闻及哮鸣音或粗大的干啰音。半数患者可见杵状指（趾）。

（六）X 线

X 线显示正常或双下肺纹理紊乱、增粗，或呈卷发样改变，或呈片状阴影，或呈肺不张改变。

（七）肺部 CT、高分辨率 CT（HRCT）

肺部 CT、高分辨率 CT（HRCT）等可确定支气管扩张的部位、程度和形态改变，如柱状、囊状或混合性改变。

七、鉴别诊断

出现慢性咳嗽、咳痰者需要与慢性阻塞性肺疾病、肺结核、慢性肺脓肿等鉴别，需要强调的是，典型的支气管扩张患者肺功能检查出现不完全可逆气流受限时，不能诊断为慢性阻塞性肺疾病。反复咯血需要与支气管肺癌、肺结核以及循环系统疾病（风心病、肺动脉高压等）进行鉴别。

八、治疗

（一）西医治疗原则

治疗原则包括物理治疗（如体位排痰、震动拍击等痰液引流）、抗菌药物治疗、化痰、平喘、咯血的对症治疗以及手术治疗等。治疗目的包括确定并治疗潜在病因以阻止疾病进展，维持或改善肺功能，减少急性加重，减少日间症状和急性加重次数，改善患者的生活质量。

（二）中成药用药方案

中医学认为，支气管扩张属于“咳嗽”“咯血”“肺痈”等病范畴，临床中也有将支气管扩张诊断为“肺痿”者。支气管扩张患者多以反复咳嗽、大量脓痰以及咯血为主诉。支气管扩张分为急性发作期和稳定期。急性发作期，痰热壅肺证和肝火犯肺证多见；稳定期（恢复期），肺脾气虚证和气阴两虚证多见，亦可见肺肾两虚证。辨证时首辨虚实，临证加减。急性发作期以邪实为主，稳定期多以虚为主，但也常常存在虚实夹杂的情况，需分清虚多实少或实多虚少。证候分类是支气管扩张中医辨证论治的关键，支气管扩张证候错综复杂，同一患者在不同阶段可呈现不同证候，有的发作期表现为本虚标实，临证时应结合患者情况具体辨证应用，不可拘泥于本《指南》。

1. 基本原则　根据急性发作期和稳定期的不同表现，辨证使用中成药。在西医常规治疗基础上，中药用于支气管扩张急性发作期，可显著提高疗效，明显缩短病程。稳定期患者，以中药调理，可减少急性发作次数，提高生存质量。

2. 分证论治

（1）急性发作期

1）痰热壅肺证：咳嗽痰多，咳吐黄白黏痰或脓性痰，痰中带血或痰血相间，血色鲜红，或有热腥味，舌红苔黄或黄腻，脉数或滑数。

辨证要点：痰多色黄白，质黏，或痰中带血，血色鲜红，舌红苔黄。

治法：清热泻肺，化痰止血。

中成药：金荞麦片、复方鲜竹沥液、十味龙胆花胶囊、清肺消炎丸、羚羊清肺丸、痰热清注射液、喜炎平注射液、云南白药胶囊等。

2）肝火犯肺证：气逆咳嗽，咳引胸胁，咳痰带血或咯血鲜红而量多，少量白黏痰，兼见口苦咽干，心烦易怒，情绪诱发，舌红苔薄白或薄黄，脉细弦。

辨证要点：气逆，咳引胸胁，血色鲜红，痰白黏、量少，脉弦。

治法：清肝宁肺，凉血止血。

中成药：当归龙荟丸（片、胶囊）、泻青丸、裸花紫珠片、云南白药胶囊等。

（2）稳定期（恢复期）

1）肺脾气虚证：咳嗽声低，咳黄白黏痰，咳痰无力，兼见乏力，自汗，头晕，纳呆，怕冷，耳鸣，舌淡红苔薄白，脉滑。

辨证要点：咳声低微，咳痰无力，舌淡红。

治法：健脾益气，化痰止咳。

中成药：人参健脾丸、玉屏风颗粒、补中益气合剂（颗粒、丸）等。

2）气阴两虚证：咳嗽，咳少量黄黏痰或脓痰，痰难咳出，咯血或痰中带血，兼见气急，自汗，盗汗，乏力懒言，口干苦，怕热，午后潮热，面部潮热，纳呆，烦躁，容易感冒，气短，舌红苔薄白，脉细数。

辨证要点：咳嗽痰少难出，气虚、阴虚表现，或有偏重。

治法：养阴益气，清泄虚热。

中成药：生脉胶囊、百合固金口服液（丸）、养阴清肺口服液（丸）、润肺膏、生脉注射液等。

九、预后

支气管扩张虽为良性疾患，但预后较差。随着治疗学的进步，大为改观。病因与病情轻重无关，有哮鸣音存在者预后较差。也有说脓性痰者预后差的。影响本病预后的因素恐怕当属肺功能，死亡者多为肺功能较差者，生存组80%的患者FEV_1下降不超过其预计值，下降较明显者则为吸烟组。病变广的预后差，病变恶化，有时伴肺心病，终致死亡。

（郭立忠）

第四节　社区获得性肺炎

一、范围

本《指南》规定了社区获得性肺炎的诊断、辨证和中成药治疗。

本《指南》适用于社区获得性肺炎的诊断、辨证和中成药治疗。

二、术语和定义

下列术语和定义适用于本《指南》。

社区获得性肺炎（CAP）是指在医院外罹患的感染性肺实质（含肺泡壁，即广义上的肺间质）炎症，包括具有明确潜伏期的病原体感染而在入院后潜伏期内发病的肺炎。

三、流行病学

社区获得性肺炎是威胁人类健康的常见感染性疾病之一，其致病原的组成和耐药特性在不同国家、不同地区之间存在着明显差异，而且随着时间的推移而不断变迁。社区获得性肺炎的发病率高，欧美国家20世纪90年代的统计数据表明，社区获得性肺炎的发病率约为12/1 000。据估计，我国每年约有250万人罹患肺炎，年发病率约2/1 000，死亡约12.5万人，病死率10/10万，高居各种死因的第5位。随着年龄增长，老年人社区获得性肺炎的发病率、病死率呈直线上升趋势，病死率明显高于青壮年患者，特别是65岁以上的病死率更高。近年来，由于社会人口的老龄化、免疫损害宿主增加、病原体变迁和抗生素耐药率上升等原因，社区获得性肺炎的诊治面临许多新问题。

四、病因病理

社区获得性肺炎的病因繁多，以感染最为常见，如细菌、病毒、支原体、真菌、衣原体、立克次体等病原体均可引起。肺炎的发生取决于两个因素：病原体和宿主。正常的呼吸道防御机制使气管隆凸以下的呼吸道保持无菌，如果病原体数量繁多，毒力强和（或）宿主呼吸道局部及全身免疫防御系统损害，致病微生物在下呼吸道滋生繁殖，引起肺泡毛细血管充血、水肿，肺泡内纤维蛋白渗出及细胞浸润，从而导致发生肺炎。

五、临床表现

（一）典型症状

主要表现为高热、寒战，体温可达39～40℃，胸痛，咳嗽，气急，咳痰。肺炎球菌性肺炎痰呈铁锈色；金黄色葡萄球菌性肺炎痰呈脓性或脓血性；肺炎杆菌性肺炎痰呈脓性或棕红胶冻状；绿脓杆菌性肺炎痰呈绿色脓痰；厌氧菌性肺炎痰常伴有臭味；支原体肺炎可有少量黏液或血痰；病毒性肺炎咳少量黏痰；军团菌肺炎则咳少量黏液痰或血丝痰。重症肺炎可有神经系统症状，如神志模糊、烦躁不安、嗜睡、昏迷等。

（二）体征

典型的细菌性肺炎患者，其患侧胸部叩诊呈浊音，语颤和语音增强，听诊可闻及管状呼吸音和湿罗音或胸膜摩擦音。支原体肺炎和病毒性肺炎的肺部体征多不明显，少数患者偶有干湿性啰音。危重患者有不同程度的意识障碍、面色苍白、发绀，伴有休克者可见血压下降、四肢湿冷、少尿或无尿等表现。

（三）常见并发症

肺炎的常见并发症主要有肺水肿、肺脓肿、脓胸、呼吸衰竭、中毒性心肌炎等。

六、诊断

参考中华医学会呼吸病学分会制定的《社区获得性肺炎的诊断和治疗指南》。

（一）社区获得性肺炎的诊断依据

以下1～4项中任何1项加第5项，并除外肺结核、肺部肿瘤、非感染性肺间质性疾病、肺水肿、肺不张、肺栓塞、肺嗜酸性粒细胞浸润症及肺血管炎等后，可建立临床诊断。①新近出现的咳嗽、咳痰，或原有呼吸道疾病症状加重，并出现脓性痰；伴或不伴胸痛；②发热；③肺实变体征和（或）闻及湿性啰音；④$WBC > 10 \times 10^9/L$ 或 $< 4 \times 10^9/L$，伴或不伴核左移；⑤胸部 X 线检查显示片状、斑片状浸润性阴影或间质性改变，伴或不伴胸腔积液。

（二）重症肺炎的诊断依据

出现下列征象中 1 项或以上者可诊断为重症肺炎，需密切观察，积极救治，有条件时，建议收住 ICU 治疗。①意识障碍；②呼吸频率≥30 次/min；③$PaO_2 < 60mmHg$，$PaO_2/FiO_2 < 300$，需行机械通气治疗；④动脉收缩压 <90mmHg；⑤并发脓毒性休克；⑥胸部 X 线检查显示双侧或多肺叶受累，或入院 48h 内病变扩大≥50%；⑦少尿：尿量 <20ml/h，或 <80ml/4h，或并发急性肾功能衰竭需要透析治疗。

七、鉴别诊断

临床需与肺结核、肺癌、急性肺脓肿、非感染性肺部浸润等疾病相鉴别。

八、治疗

（一）西医治疗原则

抗感染治疗是社区获得性肺炎治疗的最关键环节。细菌性肺炎的抗菌治疗包括经验性治疗和抗病原体治疗。前者主要根据本地区、本单位的肺炎病原体流行病学资料，选择覆盖可能病原体的抗生素；后者根据呼吸道或肺组织标本的培养和药物敏感性试验结果，选择体外试验敏感的抗生素。此外，还应根据患者的年龄、有无基础疾病、是否有误吸和肺炎的严重程度等，选择抗生素及给药途径。

（二）中成药用药方案

1. 中医认识及分析　肺炎中医称之为“风温”“咳嗽”“肺热病”“肺炎喘嗽”。常因劳倦过度、醉后当风等人体正气不足之时，感受风热之邪或风寒之邪入里化热所致。

2. 分证论治　风寒或风热之邪伤于肺卫，风邪束表，卫气郁闭，故见恶寒发热；肺气失宣，故咳嗽、气喘；肺不布津、聚而为痰，伤于寒邪则为白稀痰，伤于热邪或寒邪化热则见白黏痰或黄痰。邪气阻滞肺络，则致胸痛。邪伤肺络，可见咯血。

若邪气过盛，正不胜邪，邪气入里，内传营血，则面唇青紫或衄血发斑；甚则邪热内陷，逆传心包，蒙闭心窍，出现神昏谵语或昏愦不语。若邪热郁闭不宣，热深厥深，四末厥冷。

若治疗得当，邪退正复，可见热病恢复期阴虚津伤之低热，手足心热或口干舌燥之证候。

依据中医理论，辨认、分析疾病的证候，确定相应的治法，辨证或辨病辨证相结合，选择适宜的中成药。根据患者的体质强弱、病情轻重缓解及各种中成药剂型的特点，选择适宜的剂型和剂量。

（1）实证

1）风热袭肺证：发热，畏风，鼻塞，鼻腔干热，或流浊涕，咳嗽，痰白黏或黄，口干，或咽干甚至咽痛，舌尖红，舌苔薄白干或薄黄，脉浮或浮数。

辨证要点：发热，畏风，鼻塞，鼻腔干热，或流浊涕，咳嗽。

治法：疏风清热，清肺化痰。

中成药：银翘解毒丸（颗料、片、胶囊）、清热解毒颗粒、疏风解毒胶囊、双黄连口服液（颗粒、片、合剂、胶囊）、清开灵软胶囊等。

2）外寒内热证：发热，畏寒，无汗，肢体酸痛，咳嗽，痰白黏或黄，口渴或咽干，甚至咽痛，舌质红，舌苔黄或黄腻，脉数或浮数。

辨证要点：发热，畏寒，无汗，肢体酸痛，咳嗽，痰白黏或黄。

治法：疏风散寒，清肺化痰。

中成药：通宣理肺丸（胶囊、口服液）、正柴胡饮颗粒、感冒清热颗粒（口服液）、防风通圣丸（颗粒）、清开灵软胶囊。

3）痰热壅肺证：咳嗽痰多，痰黄或白黏，胸痛，发热，口渴，尿黄，大便干结或腹胀，舌质红，舌苔黄或黄腻，脉数或滑数。

辨证要点：咳嗽，甚则胸痛，痰黄或白黏，发热，大便干结。

治法：清热解毒，宣肺化痰。

中成药：蛇胆川贝液（胶囊、散）、清肺消炎丸、鲜竹沥、复方鲜竹沥口服液、痰热清注射液、清咳平喘颗粒等。

4）痰湿阻肺证：咳嗽，痰多易咳出、白黏或呈泡沫，胃胀，食欲差，舌质淡，苔白腻，脉滑或弦滑。

辨证要点：咳嗽痰多，白黏痰或泡沫痰，胃胀，食欲差。

治法：燥湿化痰，宣降肺气。

中成药：苏子降气丸、桂龙咳喘宁胶囊（片）、祛痰止咳冲剂等。

（2）正虚邪恋

1）肺脾气虚证：咳嗽，气短，乏力，容易出汗，食欲差，胃胀，舌质淡，苔薄白，舌体胖大或有齿痕，脉沉细或细弱。

辨证要点：咳嗽，气短，乏力，容易出汗，食欲差。

治法：补肺健脾，益气固表。

中成药：玉屏风颗粒（口服液）、黄芪颗粒。

2）气阴两虚证：咳嗽，干咳无痰或少痰，气短，乏力，口干，甚至口渴，盗汗或容易出汗，手足心有热感，舌体瘦小、舌质淡或红，舌苔薄少或花剥，脉沉细或细数。

辨证要点：气短，乏力，干咳无痰或少痰，盗汗或容易出汗。

治法：益气养阴，润肺化痰。

中成药：生脉饮（胶囊）、百合固金口服液、养阴清肺丸（口服液、糖浆）。

（3）危重变证

1）热陷心包证：咳嗽，气促，烦躁，不能入睡，甚至神志恍惚，昏迷，高热，大便干结，尿黄，舌红甚至红绛，脉滑数或细数。

辨证要点：咳嗽，气促，烦躁，甚至神志异常。

治法：清心凉营，豁痰开窍。

中成药：安宫牛黄丸（胶囊、散）、清开灵注射液、牛黄清心丸（局方）、牛黄醒脑丸、醒脑静注射液、血必净注射液。

2）邪陷正脱证：呼吸短促或微弱，神志恍惚，烦躁，嗜睡或昏迷，面色苍白或潮红，大汗淋漓，四肢冰冷，舌质淡或绛、少津，脉微细欲绝，或疾促。

辨证要点：呼吸短促或微弱，神志异常，面色苍白，大汗淋漓，四肢冰冷。

治法：益气救阴，回阳固脱。

中成药：生脉注射液、参附注射液、参麦注射液。

九、预后

社区获得性肺炎由于致病微生物的不同，病情轻重程度不一，大部分患者经有效治疗后，病情倾向痊愈，预后较好。重症肺炎患者病情危重，进展快，容易发生感染性休克、多器官功能衰竭等，病死率高，预后较差。单纯使用中成药治疗社区获得性肺炎的文献报道非常少，仅少量可见于小儿病毒性肺炎的治疗，例如清开灵注射液治疗小儿呼吸道合胞病毒性肺炎的疗效优于利巴韦林，在退热、止咳平喘、转阴时间等方面均具有一定优势。社区获得性肺炎的治疗仍以西医抗感染治疗为主，中成药的参与大多联合抗生素治疗，例如清肺消炎丸联合西医常规治疗可以有效改善肺炎患者的咳喘症状，提高总有效率。痰热清注射液在治疗社区获得性肺炎痰热壅肺证中的应用更为广泛，联合西医常规治疗，可以加强退热作用，改善咳嗽咳痰的临床症状，提高临床疗效。此外，血必净注射液等亦用于重症肺炎的治疗，联合抗生素可以强化抗感染、改善机体氧和降低毛细血管通透性等，效果优于单纯抗感染治疗。因此，社区获得性肺炎的治疗，中成药的参与在改善临床症状、提高治疗效果等方面发挥出一定的中医优势。

（郭立忠）

第五节　慢性阻塞性肺疾病急性加重

一、范围

本《指南》规定了慢性阻塞性肺疾病急性加重的诊断、辨证和中成药治疗。

本《指南》适用于慢性阻塞性肺疾病急性加重的诊断、辨证和中成药治疗。

二、术语和定义

下列术语和定义适用于本《指南》。

慢性阻塞性肺疾病（COPD）是一种常见的以持续气流受限为特征的可以预防和治疗的疾病，气流受限进行性发展，与气道和肺脏对有毒颗粒或气体的慢性炎性反应增强有关。急性加重和并发症影响着疾病的严重程度。

慢阻肺急性加重（AECOPD）是指一种急性起病的过程，其特征是患者呼吸系统症状恶化，超出日常的变异范围，并需要改变药物治疗方案。

三、流行病学

慢阻肺是一种严重危害人类健康的常见病、多发病。我国对 7 个地区 20 245 名成年人的调查显示，40 岁以上人群中慢阻肺患病率高达 8.2%。世界银行和世界卫生组织的资料表明，到 2020 年慢阻肺将位居世界疾病经济负担的第 5 位，全球死亡原因的第 3 位。慢阻肺患者每年发生0.5～3.5次的急性加重，AECOPD是慢阻肺患者死亡的重要因素，也是慢阻肺患者医疗费用居高不下的主要原因。例如，2006年美国AECOPD住院病死率为4.3%，每人每年平均住院费用高达9 545美元。国内研究表明，AECOPD住院患者每人1次平均住院费用高达11 598元人民币。AECOPD对患者的生活质量、肺功能、疾病进程和社会经济负担产生了严重的负面影响。因此，AECOPD预防、早期发现和科学治疗是临床上的一项重大和艰巨的任务。

四、病因病理

COPD是由多种病因引起，环境和遗传因素共同作用，多种机制如慢性炎症、蛋白酶－抗蛋白酶失衡、氧化应激和气道重塑等参与的一类疾病。不同类型的COPD，其发病机制可能有所不同。

AECOPD最常见的原因是上呼吸道病毒感染和气管－支气管细菌感染。约78%的AECOPD患者有明确的病毒或细菌感染证据。几乎50% AECOPD患者合并上呼吸道病毒感染，常见病毒为鼻病毒属、呼吸道合胞病毒和流感病毒。40%～60%的AECOPD患者从痰液中可以分离出细菌，最为常见的3种病原体是流感嗜血杆菌、卡他莫拉菌和肺炎链球菌，其次为铜绿假单胞菌、肠道阴性菌、金黄色葡萄球菌和副流感嗜血杆菌等。

其他诱发因素包括吸烟、大气污染、吸入过敏源、外科手术、应用镇静药物、气胸、胸腔积液、充血性心力衰竭、心律不齐以及肺栓塞等，电解质紊乱（低钠、低钾、低氯和低钙、低磷血症等）、糖尿病危象或营养不良（低白蛋白）等亦可引起AECOPD。另外，约1/3的AECOPD病例急性加重的原因难以确定。

AECOPD发病与气道炎症加重有关，感染因素和非感染因素等均可导致定植菌过度生长。

五、临床表现

AECOPD的主要症状是气促加重，常伴有喘息、胸闷、咳嗽加剧、痰量增加、痰液颜色和（或）黏度改变以及发热等。此外，可出现心动过速、呼吸急促、全身不适、失眠、嗜睡、疲乏、抑郁和精神紊乱等非特异性症状。当患者出现运动耐力下降、发热和（或）胸部X线影像学异常时可能为慢阻肺症状加重的征兆。痰量增加及出现脓性痰常提示细菌感染。

六、诊断

（一）COPD的诊断

1. 全面采集病史进行评估　诊断COPD时，首先应全面采集病史，包括症状、接触史、既往史和系统回顾。

（1）症状包括慢性咳嗽、咳痰和气短。

（2）既往史和系统回顾应注意：童年时期有无哮喘、变态反应性疾病、感染及其他呼吸道疾病（如肺结核），COPD和呼吸系统疾病家族史，COPD急性加重和住院治疗病史，有相同危险因素（吸烟）的其他疾病（如心脏、外周血管和神经系统疾病），不能解释的体重下降，其他非特异性症状（喘息、胸闷、胸痛和晨起头痛），还要注意吸烟史（以包/年计算）及职业、环境有害物质接触史等。

2. 临床表现 COPD的诊断应根据临床表现、危险因素接触史、体征及实验室检查等资料，综合分析确定。

任何有呼吸困难、慢性咳嗽或咳痰，且有暴露于危险因素病史的患者，临床上需要考虑慢阻肺的诊断。诊断COPD需要进行肺功能检查，吸入支气管舒张剂后 $FEV_1/FVC < 70\%$ 即明确存在持续的气流受限，除外其他疾病后可确诊为COPD。因此，持续存在的气流受限是诊断COPD的必备条件。肺功能检查是诊断COPD的金标准。凡具有吸烟史和（或）环境职业污染及生物燃料接触史，临床上有呼吸困难或咳嗽、咳痰病史者，均应进行肺功能检查。COPD患者早期轻度气流受限时可有或无临床症状。胸部X线检查有助于确定肺过度充气的程度及与其他肺部疾病鉴别。

（二）AECOPD的诊断

目前，AECOPD的诊断完全依赖于临床表现，即患者主诉症状的突然变化、基线呼吸困难、咳嗽和（或）咳痰情况超过日常变异范围。

至今还没有一项单一的生物标志物可应用于AECOPD的临床诊断和评估，以后可能会有一种或一组生物标志物可以用来进行更精确的病因学诊断。

七、鉴别诊断

10%～30%显著急性加重的慢阻肺患者治疗效果差。肺炎、充血性心力衰竭、气胸、胸腔积液、肺栓塞和心律失常等可以引起与AECOPD类似的症状，需加以鉴别。药物治疗依从性差也可引起症状加重，与真正的急性加重难以区分。血脑钠肽水平升高结合其他临床资料，可以将由充血性心力衰竭而引起的急性呼吸困难患者与AECOPD患者区分开来。

八、治疗

（一）西医治疗原则

减轻急性加重的病情，预防再次急性加重的发生。

根据AECOPD严重程度的不同和（或）伴随疾病严重程度的不同，患者可以门诊治疗或住院治疗。患者急诊就诊时，要首先进行氧疗，并判断是否为致命的急性加重。如果判断为致命的急性加重，患者需尽快收住ICU治疗。如果不是致命的AECOPD，患者可急诊或普通病房住院治疗。

（二）中成药用药方案

1. 中医认识 COPD属于中医学“咳嗽”“喘病”“肺胀”等范畴。肺脏感邪，迁延失治，痰瘀稽留，损伤正气，肺、脾、肾虚损，正虚卫外不固，外邪易反复侵袭，诱使本病发作。

2. 分证论治 COPD的病理变化为本虚标实，病位主要在肺，累及脾肾，痰、瘀、虚为基本病理因素。AECOPD以实为主，其病机为痰（痰热、痰浊）阻或痰瘀互阻，常兼气虚或气阴两虚，虚实相互影响，以痰瘀互阻为关键。

痰热日久损伤气阴，气虚则气化津液无力，津液不得蒸化反酿成痰浊而使阴津生化不足。痰壅肺系气机，损及肺朝百脉，可致血瘀，气虚帅血无力也可致瘀；瘀血内阻而使津液运行不畅，促使痰饮内生，终成痰瘀互阻。

痰壅肺系重者，可蒙扰神明，表现为痰热、痰浊之分，多为急性加重的重证。

血瘀既是 COPD 主要病机环节，也是常见兼证，常兼于其他证候中。

（1）风寒袭肺证：咳嗽或喘息，咳痰色白清稀，伴有恶寒发热无汗，鼻塞流清涕，头痛，肢体酸痛，舌苔薄白，脉浮或浮紧。

辨证要点：咳嗽或喘息，痰白、清稀，恶寒无汗，鼻塞流清涕，肢体酸痛，舌苔白，脉浮紧。

治法：宣肺散寒，止咳平喘。

中成药：通宣理肺丸（胶囊、口服液、片、颗粒、膏）、杏苏止咳颗粒（糖浆、口服液）、感冒疏风丸、止咳宝片、止咳宁嗽胶囊。

（2）外寒内饮证：咳嗽，喘息气急，痰多，痰白稀薄或呈泡沫状，痰易咳出，喉中痰鸣，胸闷甚则不能平卧，伴有恶寒发热，无汗，鼻塞流清涕，肢体酸痛，舌苔白、滑，脉弦、紧。

辨证要点：咳嗽或喘息，痰白稀薄或呈泡沫状，易咳出，恶寒无汗，胸闷，甚则气逆不能平卧，舌苔白滑，脉弦紧或浮弦紧。

治法：疏风散寒，温肺化饮。

中成药：小青龙胶囊（合剂、颗粒、糖浆）、风寒咳嗽颗粒（丸、冲剂）、苓桂咳喘宁胶囊、复方川贝精片。

（3）痰热壅肺证：咳嗽或喘息，胸闷，痰多色黄或白黏，咳痰不爽，伴有胸痛或发热，口渴喜冷饮，大便干结，小便短赤，舌红，苔黄厚腻，脉数或滑数。

辨证要点：咳嗽或喘息，痰多色黄或白黏，咳痰不爽，伴有发热或口渴，大便干结，舌红，苔黄或黄腻，脉数或滑数。

治法：清肺化痰，降逆平喘。

中成药：清肺消炎丸、肺宁颗粒、十味龙胆花颗粒、清气化痰丸、痰热清注射液、蛇胆川贝液、复方鲜竹沥液、治咳川贝枇杷露（滴丸）、清咳平喘颗粒。

（4）痰湿阻肺证：咳嗽，喘息，胸闷气短，痰多，痰白黏或泡沫状，痰易咳出，痰出咳嗽或胸闷缓解，胃胀满，食欲差，食少，口黏腻，舌淡苔白腻，脉滑或弦滑。

辨证要点：咳嗽或喘息气短，痰多白黏或呈泡沫状，痰易咳出，伴有胃脘胀满，纳呆食少，舌苔白、腻，脉滑或弦滑。

治法：燥湿化痰，宣降肺气。

中成药：桂龙咳喘宁胶囊（颗粒）、咳喘顺丸、苏子降气丸、苓桂咳喘宁胶囊、消咳喘糖浆（胶囊、片）。

（5）痰蒙神窍证：喘息气促，喉中痰鸣，神志恍惚，嗜睡，昏迷，谵妄，肢体抽搐，舌质暗红、绛紫，舌苔白腻或黄腻，脉滑数。

辨证要点：喘息气促，喉中痰鸣，神志异常，甚则肢体抽搐，舌苔白腻或黄腻，脉滑或数。

治法：豁痰开窍。

中成药：①痰热蒙窍：安宫牛黄丸（胶囊、散）、局方至宝散（丸）、清开灵注射液、醒脑静注射液、礞石滚痰丸、牛黄清心丸（局方）、牛黄醒脑丸；②痰浊阻窍：苏合香丸、十香返生丸。

（6）兼证——血瘀证：口唇指甲青紫，面色紫暗，胸闷痛，舌质暗红、紫暗或瘀斑、瘀点，舌下静脉迂曲、粗乱，脉涩、沉。

辨证要点：面色紫暗，或唇甲青紫，或舌质紫暗有瘀斑或瘀点，或舌下静脉迂曲、粗乱，或四者兼具。

治法：活血化瘀。

中成药：血府逐瘀口服液（胶囊）、补肺活血胶囊。

九、预防

在西医常规治疗基础上应用中药治疗 AECOPD，可以显著提高疗效，明显缩短病程，减少并发症，改善肺通气功能，降低致残率等。

AECOPD 通常是可以预防的。戒烟、接种流感疫苗和肺炎球菌疫苗、掌握药物吸入技术等现有治疗的相关知识、长效支气管扩张剂治疗联合或不联合吸入糖皮质激素、应用磷酸二酯酶 -4 抑制剂，均可减少 AECOPD 的发生和住院次数。

AECOPD 患者出院后尽早进行肺康复，能显著改善出院 3 个月后的运动能力和健康状态。

（何广宏）

第六节 肺脓肿

一、范围

本《指南》规定了肺脓肿的诊断、辨证和中成药治疗。

本《指南》适用于肺脓肿的诊断、辨证和中成药治疗。

二、术语和定义

下列术语和定义适用于本《指南》。

肺脓肿是由一种或多种病原体所致的肺实质化脓性感染，早期为肺组织的感染性炎症，继而坏死、液化，由肉芽组织包绕形成脓肿。一般为单个病灶，偶可出现多发性散在病灶，胸部 X 线显示肺实质内厚壁空洞或空洞内伴液平。近年来，由于抗菌药物的广泛使用，其发病率已明显降低。

三、流行病学

肺脓肿发生的因素为细菌感染、支气管堵塞，加上全身抵抗力降低。原发性脓肿是因为吸入致病菌或肺炎引起，继发性脓肿是在已有病变（如梗阻）的基础上，由肺外播散、支气管扩张和（或）免疫抑制状态引起。

四、病因病理

感染是肺脓肿最主要的原因，常见的病原体包括金黄色葡萄球菌、化脓性链球菌、肺炎克雷伯杆菌和铜绿假单胞菌，大肠埃希菌和流感嗜血杆菌也可引起。大部分肺脓肿多为混合性感染，多合并有厌氧菌感染。病变早期病变区肺组织炎性渗出，病变可向周围扩展，甚至超越叶间裂侵犯邻近的肺段，肺组织坏死，液化的脓液积聚在脓腔内引起张力增高，最后破溃到支气管内，咳出大量脓痰。有时脓肿破入胸膜腔内，形成脓胸或脓气胸。急性期如能及时、有效的治疗，可促进炎症消散，脓肿可完全吸收或残留少量纤维瘢痕组织。若不能及时治疗，或支气管引流不畅，坏死组织残留在脓腔内，炎症持续存在，则转为慢性肺脓肿。

五、临床表现

（一）急性肺脓肿

病急骤，畏寒、高热，体温可高达 39～40℃，伴咳嗽、咳黏液痰或黏液脓痰。炎症波及局部胸膜时，可出现胸痛，以呼吸时加重。病变范围较大时，可出现气急、精神不振、乏力等。7～10d 后，咳嗽加剧，脓肿破溃于支气管，咳出大量脓臭痰，1 日可达 300～500ml，体温明显下降。或见痰中带血或中等量咯血。如果脓肿破入胸腔，可形成脓胸、脓气胸。

（二）慢性肺脓肿

病程超过 3 个月为慢性肺脓肿。主要表现为慢性咳嗽、咳脓痰、反复发热和咯血，持续数周到数月。可有贫血、消瘦等症状。

六、诊断

参考中华医学会编著的《临床诊疗指南·呼吸病学分册·肺脓肿》。

有吸入史及口腔疾病，根据临床表现，如急性或亚急性起病，畏寒发热，咳嗽和咳大量脓性痰或脓臭痰，血白细胞升高，胸部 X 线有肺脓肿改变，可建立诊断。

七、鉴别诊断

临床需与细菌性肺炎、空洞性肺结核继发感染、支气管肺癌、肺囊肿继发感染、肺栓塞和其他可形成肺内空洞的疾病相鉴别。

八、治疗

（一）西医治疗原则

对于上呼吸道、口腔的感染灶积极治疗。口腔手术时，应将分泌物尽量吸出。昏迷或全身麻醉患者，应加强护理，预防肺部感染。早期彻底治疗和痰液引渡是根治肺脓肿的关键和原则。少数患者治疗效果不佳，可考虑手术治疗。

（二）中成药用药方案

1. 中医认识　肺脓肿属中医“肺痈”的范畴。各种原因导致邪热郁肺，蒸液成痰，邪壅肺络，气血阻滞，而致痰热与瘀血互结，血败肉腐，肺络损伤，脓疡溃破外泄而成痈。

2. 分证论治　根据其病理演变过程，随病情发展、邪正消长，主要表现为初期、成痈期、溃脓期和恢复期四个阶段。

肺痈初起，多因风热袭肺，或风寒外袭，肺气闭郁，日久化热。

继而邪热壅肺，瘀热内结，蕴酿成痈。热毒充盛，肉腐血败，致使痈脓溃破，而咳吐大量腥臭脓痰；或因热毒耗伤脉络，而咳吐脓血。

病程后期，脓痰排出渐尽，邪毒已趋缓和，同时气阴亦见耗伤，故常见气耗阴伤的病理变化，形成虚实夹杂之证候；若脓毒破溃之后，邪毒未尽，正虚邪恋，则病情迁延反复，日久难愈，气阴两伤的表现更为突出。

（1）初期：发热微恶寒，咳嗽，咳黏液痰或黏液脓性痰，痰量由少渐多，胸痛，咳时尤甚，呼吸不利，口干鼻燥，舌苔薄黄或薄白，脉浮数而滑。

辨证要点：早期，发热咳嗽，咳黏液痰或黏液脓性痰。

治法：清热散邪。

中成药：羚翘解毒丸、羚羊清肺丸、银芩解毒片等。

（2）成痈期：身热转甚，时时阵寒，继则壮热不寒，汗出烦躁，咳嗽气急，胸满作痛，转侧不利，咳吐浊痰，呈现黄绿色，自觉喉间有腥味，口干咽燥，舌苔黄腻，脉滑数。

辨证要点：身热阵寒或壮热不寒，咳嗽气急，胸满，咳吐浊痰，呈现黄绿色。

治法：清肺化瘀消痈。

中成药：穿心莲片、清开灵口服液、金荞麦胶囊等。

（3）溃脓期：突然咳吐大量血痰，或痰如米粥，腥臭异常，有时咯血，胸中烦满而痛，甚则气喘不能平卧，伴身热面赤，烦渴喜饮，舌质红，苔黄腻，脉滑数或数实。

辨证要点：咳吐大量脓血痰，高热，咳嗽，喘息。

治法：排脓解毒。

中成药：犀黄丸、清肺消炎丸。

（4）恢复期：身热渐退，咳嗽减轻，咯吐脓血渐少，臭味亦减，痰液转为清稀，或见胸胁隐痛，难以久卧，气短乏力，自汗，盗汗，低热，午后潮热，心烦，口干咽燥，面色不华，形瘦神疲，舌质红或淡红，苔薄，脉细或细数无力。

辨证要点：身热渐退，咳嗽减轻，咯吐脓血渐少，乏力，神疲。

治法：益气养阴清肺。

中成药：养阴清肺丸、润肺膏。

九、预后

急性肺脓肿以往病死率较高，抗生素使用后，病死率已在5%以下。吸入性肺脓肿或继发于肺炎的肺脓肿，经及时、合理的治疗，7～21d体温可正常，但脓腔闭合需数月。慢性肺脓肿可合并脑脓肿、其他转移性脓肿，淀粉样变、致命性大咯血及支气管胸膜瘘等并发症，目前已不常见。

（何广宏）

第七节　急性胆道感染

一、范围

本《指南》规定了急性胆道感染的诊断、辨证和中成药治疗。

本《指南》适用于急性胆道感染的诊断、辨证和中成药治疗。

二、术语和定义

下列术语和定义适用于本《指南》。

急性胆道感染是指胆道系统内发生的急性细菌性炎症（包括急性胆囊炎和急性胆管炎）。胆囊管梗阻和细菌感染是引起急性胆囊炎的两大主要因素。急性胆管炎的最常见原因是胆管结石，其次为胆道蛔虫和胆道狭窄。急性胆囊炎大多预后良好，高龄患者或伴有其他严重并发症者预后欠佳。急性胆管炎起病急，病情重，变化快，是胆道良性疾病的首要致死原因，预后欠佳。

三、流行病学

急性胆道感染包括急性胆囊炎和急性胆管炎。细分病因，可分为结石性胆道感染、非结石性胆道感染。胆囊管梗阻、细菌感染是急性胆囊炎的主要致病原因，85% ~95% 的急性胆囊炎发生于胆囊结石后。急性胆管炎发生的原因有胆道梗阻和细菌感染。结石、寄生虫、肿瘤、手术损伤是胆道梗阻的常见致病因素。急性胆道感染与胆石关系十分密切，互为因果，临床大多同时存在。

四、病因病理

急性胆囊炎的病理一般分为 3 种类型：急性单纯性胆囊炎、急性化脓性胆囊炎和坏疽性胆囊炎。

急性胆囊炎早期见胆囊肿大，胆囊壁充血、水肿、增厚，黏膜上皮变性、坏死、脱落，中性粒细胞浸润，浆膜面可出现纤维素性渗出，进一步发展可出现胆囊壁斑片状坏疽、脓肿、穿孔。

急性胆管炎胆管本身的病理变化与急性胆囊炎时胆囊壁的变化相似，其范围更大，可累及肝内胆管、肝细胞，导致肝细胞损害、肝脓肿，而且胆管高压后可导致全身性炎性反应，严重者可发生感染性休克。胆道感染控制后，机体损伤修复机制启动，完全修复者胆道结构可恢复正常，但多数损伤不能完全修复，演变为慢性胆道感染。

五、临床表现

（一）急性胆囊炎

症状：腹痛是本病的主要症状，常在饱餐、进食油腻食物后出现，开始时可为中上腹剧烈绞痛，常放射至右肩部、肩胛部和背部，疼痛呈持续性并阵发性加剧，伴恶心、呕吐、厌食等，常有轻度发热，通常无畏寒，可出现轻度黄疸。结石性胆囊炎以胆绞痛为主，非结石性胆囊炎以右上腹部持续性闷痛为主，多无明显胆绞痛。

体征：右上腹部可有不同程度、不同范围的压痛、反跳痛及肌紧张，墨菲征阳性。常可扪及肿大而有触痛的胆囊。胆囊发生坏死、穿孔者，可出现弥漫性腹膜炎表现。

（二）急性胆管炎

症状：急性胆管炎多有胆道结石史、胆道手术史，常突然发病，主要表现为 Charcot 三联症（腹痛、恶寒发热、黄疸），还可伴恶心呕吐等，严重者可出现血压下降、昏迷等。梗阻部位位于胆管下端者，表现多较典型；梗阻位于一侧胆管或肝内者，多无明显黄疸及腹痛，而以发热、恶寒，甚至寒战为主要表现。

体征：可有右上腹和剑突下深压痛，多无明显腹肌紧张及反跳痛。如胆管内压过高，感染严重可发生胆管内胆汁外渗，出现不同程度和不同范围的腹膜刺激征象。梗阻位于胆囊管汇合平面以下者，右上腹可扪及肿大、有压痛的胆囊，肝脏肿大时，肋下可扪及肿大触痛之肝脏。梗阻位于二级以上胆管者，主要表现为肝脏不对称性肿大，肝区有压痛及叩击痛。

六、诊断

（一）急性胆囊炎

右上腹持续性疼痛伴阵发性加剧，并可向右肩背部放射，常有恶心、呕吐、发热。

右上腹压痛、肌紧张，墨菲征阳性，部分病例伴有黄疸和反跳痛。

周围血中白细胞及中性粒细胞增高。

B 超等影像学检查发现胆囊肿大、壁增厚，伴结石者可见结石影等。

（二）急性胆管炎

有 Charcot 三联症（腹痛、恶寒发热、黄疸），可伴恶心呕吐、血压下降、昏迷等。

右上腹压痛，肝区叩击痛。

血白细胞、胆红素升高，肝功能损害，尿胆红素阳性。

B 超等影像学检查发现有胆管扩张。

七、鉴别诊断

临床需与消化道穿孔、肠梗阻、急性胰腺炎、急性肝炎等疾病相鉴别。

八、治疗

（一）西医治疗原则

急性胆囊炎可积极抗感染、利胆、解痉、对症等治疗，非手术治疗病情不能有效控制者，可考虑行手术治疗。急性胆管炎因胆道梗阻、胆管内高压是主要病理生理改变，要积极抗炎、控制感染、解除梗阻，必要时可手术或内镜取出结石，引流胆道解除胆道高压。

（二）中成药用药方案

1. 基本原则　根据病情轻重、疾病类型和疾患者群，辨证使用中成药。

2. 分证论治

（1）肝胆蕴热证：发病初期或感染较轻时，肝失疏泄，胆汁排泄不畅，瘀积于胆道之中，蕴而发热，表现为胁肋灼痛或刺痛，胁下拒按或有痞块，畏寒发热，口干口苦，恶心呕吐，身目微黄，大便干结，舌质微红，苔薄白或微黄，脉平或弦微数。

辨证要点：胁肋疼痛，畏寒发热，身目不黄或微黄，舌微红，苔薄黄。

治法：疏肝解郁，清热利胆。

中成药：消炎利胆片、舒胆胶囊、清肝利胆口服液、金胆片等。

（2）肝胆湿热证：肝胆蕴热未获及时有效治疗，胆汁淤积加重，湿从内生，蕴而化热而成肝胆湿热之证。表现为右胁胀痛，身目发黄，发热，纳呆呕恶，小便黄，胁下痞块拒按，便溏或大便秘结，舌质红，苔黄厚腻，脉滑数。

辨证要点：湿、热并存，或湿重于热，或热重于湿，或湿热并重。胁痛、身目发黄、发热、尿黄、便溏、舌红苔黄厚腻。

治法：清热利胆，化湿通下。

中成药：利胆排石片、复方鸡骨草胶囊、胆石通胶囊等。

（3）肝胆热毒证：急性胆道感染未能及时控制，胆道梗阻加重感染，感染造成胆道梗阻，湿热之邪郁结于肝胆之中，肝胆湿热交蒸，热盛化火，火炽成毒，而成肝胆热毒证。表现为胁肋胀痛，壮热，身目深黄，烦渴引饮，胁下痞块，烦躁不安，面赤潮红等。

辨证要点：热、毒、火、湿并存。胁胀痛甚，壮热，身目深黄，胁下痞块，烦躁不安，面赤潮红，大便秘结，舌质干红或绛红或有瘀斑，苔黄厚或焦黑或无苔，脉洪数。

治法：泻火解毒，养阴利胆。

中成药：茵栀黄颗粒、清开灵口服液等。

（4）肝火扰神证：肝胆热毒进一步发展，湿、热、火、毒内陷营血，逆传心包，上扰元神，气血败乱，而成肝火扰神证，出现神昏、谵妄、四肢厥冷，甚至“亡阴”“亡阳”。

辨证要点：湿热、火毒、营血、厥逆表现同时或依次出现，胁胀灼痛，神昏谵语，壮热烦躁，身目深黄，斑疹隐隐，齿衄鼻衄，舌质红绛，苔黄，脉数等。

治法：清肝泻火，解毒安神。

中成药：清开灵注射液、醒脑净注射液等。

九、预后

急性胆道感染的病理进程因病邪热化的程度依次从肝胆蕴热过渡到肝胆湿热、肝胆热毒甚至肝火扰神，而且邪从热化的过程中夹杂着热从燥化的病机变化，如能根据其病机特点遣方用药，甚或治其未病、先安其未受邪之地则往往可收到事半功倍之效。中医中药为主非手术治疗的重点必须放在肝胆蕴热和肝胆湿热阶段，阻止变证发生。进入肝胆热毒和肝火扰神阶段，病情严重，变化很快，有可能发生胆道穿孔、急性腹膜炎、感染性休克等多种严重并发症，预后凶险，应中西医结合治疗，按照现代外科治疗原则，采取解除胆道梗阻的治疗手段和相应的急救措施。

（郭立忠）

第八节　慢性胆道感染

一、范围

本《指南》规定了慢性胆道感染的诊断、辨证和中成药治疗。

本《指南》适用于慢性胆道感染的诊断、辨证和中成药治疗。

二、术语和定义

下列术语和定义适用于本《指南》。

慢性胆道感染是指各种致病因素造成的胆道系统的慢性炎症性疾病。胆道结石是主要原因，且结石与感染互为因果，恶性循环。慢性胆道感染是临床常见疾病，大多预后良好。慢性胆道感染的临床特点是起病隐匿，症状不典型，病情较轻，缠绵难愈，可反复急性发作。

三、流行病学

慢性胆道感染包括慢性胆囊炎和慢性胆管炎，结石、细菌、寄生虫、胰酶等化学刺激、损伤、急性感染反复发作等是慢性胆道感染的发病原因。其发病率与胆石症呈正相关，城市高于农村，女性多于男性，经济发达地区慢性胆囊炎多见，生活环境艰苦地区慢性胆管炎多见。

四、病因病理

结石在胆道内可刺激和损伤胆道黏膜、黏膜下层，并引起胆汁排泌障碍；细菌、寄生虫、病毒等经血液、淋巴或直接侵入胆道后，可造成胆道壁的损伤，引起上皮及纤维组织增生；胰液反流入胆道后，胰酶原被胆盐激活，直接损伤胆道黏膜上皮；急性胆道感染反复迁延发作，使胆道壁纤维组织增生、增厚，管腔萎缩变小，胆汁排泌不畅。胆道黏膜受损后，机体启动损伤修复机制，局部水肿、炎性细胞浸润，纤维组织增生、钙化，壁层增厚，浆膜面与周围组织发生粘连。不完全修复的结果导致瘢痕形成，囊腔变狭窄，甚至完全闭合，胆汁排泌受阻，淤滞于囊腔内，浓缩成胶状，进一步形成胆泥、结石，结石与慢性炎症互为因果，以致病情迁延不愈。胆石长期刺激胆道壁层，可发生囊壁溃疡或引起慢性穿孔，甚至诱发胆道恶性肿瘤。

五、临床表现

症状：右中上腹或剑突下反复疼痛是主要表现，少数患者疼痛可发生于胸骨后或左上腹。疼痛程度可轻可重，表现为胀痛、窜痛、闷痛、刺痛、灼痛、空痛、牵掣痛等，可放射至肩背部、腰部或肝区，疼痛多在进食油腻食物或饱餐后诱发或加重，夜间出现较多，或与情绪变化有关。同时可伴腹胀、嗳气、恶心或呕吐、食欲减退、大便稀薄或夹有未消化的食物、便秘、口干口苦、咽燥、月经不调、失眠多梦等，但均无特异性。

体征：剑突下、右肋弓处深压痛，肝区叩击痛。有时无明显体征。

部分患者无明显临床症状及体征。

六、诊断

（一）慢性胆囊炎

患者有反复发作胆绞痛和急性胆囊炎发作病史。

临床上无明显典型特异症状和体征。患者常有腹痛、腹胀、嗳气和脂肪泻等消化不良症状。需排除肝、胰、胃和十二指肠等其他脏器疾病。

B 超等影像学检查发现胆囊壁毛糙、增厚、结石影等。

（二）胆囊结石

B超等影像学检查发现胆囊内结石影。

伴有或不伴有右上腹不适、隐痛，食后上腹部饱胀、压迫感，嗳气，呃逆，右上腹部或剑突下压痛，墨非征阳性。

（三）慢性胆管炎

大多因胆管结石所致，可有急性胆管炎反复发作史。B超等影像学检查发现胆管内有强光团，强光团以上胆管有不同程度扩张，胆管壁增厚。经皮肝穿刺胆管造影、经十二指肠逆行胰胆管造影或磁共振胆胰管成像显示胆管狭窄与扩张改变，胆管僵硬，管壁增厚，胆管内有大小不一结石影。

七、鉴别诊断

临床需与反流性食管炎、胃及十二指肠溃疡、胃炎、慢性胰腺炎、各种肝炎等疾病相鉴别。

八、治疗

（一）西医治疗原则

区分引起胆道感染的原因及感染的部位。非结石性胆道感染可利胆、解痉治疗，慎行手术治疗。对于慢性结石性胆囊炎，由于结石不易通过药物治疗方法消除，往往迁延难愈，易反复急性发作，手术切除结石滞留其中的胆囊是确定性治疗方法。胆管结石者可内镜取石，胆管狭窄严重者可置胆道支架。

（二）中成药用药方案

1. 基本原则　根据病情轻重、疾病类型和疾患者群，辨证使用中成药。

2. 分证论治

（1）肝气郁结证：肝主疏泄，与胆互为表里，胆为中精之腑，以降为顺。肝郁不舒，疏泄失职，胆汁排泌不畅，瘀滞胆腑，而成慢性胆道感染。表现为右胁疼痛时作，疼痛呈胀闷窜痛，疼痛因情绪变化而增减，喜太息或嗳气，腹胀，饮食减少，女性乳房胀痛或月经不调，舌质淡红，苔薄白或薄白腻或薄黄，脉平或弦。

辨证要点：肝郁、胆瘀为主。疼痛呈胀闷窜痛，因情绪变化而增减，喜太息或嗳气，腹胀，饮食减少，女性乳房胀痛或月经不调。

治法：疏肝利胆，行气止痛。

中成药：胆宁片、舒胆胶囊、逍遥丸、胆舒胶囊、消炎利胆片等。

（2）肝阴不足证：肝为刚脏，体阴而用阳，阴易耗而难成，阴常不足而阳有余。肝之阴津不足，胆汁滞涩于胆道而成慢性胆道感染，表现为右胁隐痛不止，遇劳加重，头晕目眩，两目干涩，视力减退，颧红，五心烦热，口干咽燥，月经量少或色淡，舌红少苔或光剥苔，脉弦细或细数。

辨证要点：阴虚表现明显，或与肝郁之证并存。右胁隐痛遇劳加重，头晕目眩，两目干涩，视力减退，口干咽燥，月经量少或色淡，舌红少苔或光剥苔。

治法：养阴柔肝，疏肝利胆。

中成药：芍杞颗粒、生脉饮、二至丸等。

九、预后

慢性胆道感染一般症状轻，通过控制高脂饮食、保持大便通畅、口服中成药等，5～7d症状可改善甚至消除，但易反复发作，难以控制复发。合并胆结石者，可发生急性胆道感染，甚至并发急性梗阻性化脓性胆管炎，可危及生命。病程较长，结石较大者可形成胆道壁溃疡或引起慢性穿孔，甚至诱发胆道恶性肿瘤，预后恶劣。

（郭立忠）

第五篇

药事管理学

第三十三章　概述

第一节　药事管理概论

（一）药事管理

药事管理是指为了保证公民安全、有效、合理、经济、及时的用药，国家相关机构制定相关法律、法规、规章制度，药事组织依法通过实施相关的管理措施，对药事活动进行必要的管理。药事管理内容主要包括两个方面，即宏观药事管理和微观药事管理。前者涉及药品监督、基本药物、药品储备、药品价格、医疗保险用药与定点药店的管理；后者涉及药品研究与开发质量、药品生产质量、经品经营质量、药学服务质量、医疗保险用药销售的管理等诸多方面。

（二）医院药事管理

药事管理范畴中重要的一个环节就是医院药事管理。医院药事管理是指对医院中一切与药品、药品使用和药学服务相关事务的管理。其核心是确保药品质量、临床药物治疗质量和临床药学服务技术质量，以保障患者用药安全、有效和经济。

医院药事管理学是药学学科和社会学科相互交叉渗透而形成的一门综合性应用学科，既是医院管理学的重要组成部分，又是药事管理学科的一个重要分支学科。医院药事管理学是以现代医院药学学科和药学实践为基础，以管理学的理论和方法为指导，综合运用管理学、经济学、法学、社会学和伦理学相关知识对医疗机构药学相关事务进行有机管理。

我国医院药事管理的研究源于20世纪30年代初期部分高等院校开设的“药物管理法及药学伦理”、“药房管理”课程，解放后于1954年编写了《药事组织学》教材，80年代开始，北京医科大学、华西医科大学、浙江医科大学、第二军医大学等相继开设了“药事管理学”课程，招收本科生、硕士研究生和博士研究生。1993年，张钧教授主编出版了《医院药事管理学》一书，为医院药事管理的规范化教学起到了积极的推动作用。1995年3月卫生部医院管理研究所成立了药事管理研究部，专门从事医院药事管理和政策法规研究。

医院药事管理是一个完整的系统，涵盖了对医院药学部门结构、人员的组织管理；对药品调剂、制剂、药库、药品质控、临床药学、临床用药、药学信息等的业务管理；对药品质量的控制、处方集、基本药物目录制定与遴选、临床应用路径、药学科研、药学技术人员培训与考核等的技术管理；对药品、相关医用材料、设备等的物资设备管理；对医院内制剂生产、药品储存、流通、使用等各环节的质量管理；对药品临床使用的经济和信息管理等诸多方面。

医院药事管理是医院管理的主要组成部分，是医院监督有关药事法规的重要保障，是落实医疗质量的重要保证，医院药学部门是医院的重要服务窗口。

（肖卫红）

第二节　药事管理有关的重要政策与法规

药事管理具有明显的专业化、法律化和规范化的特点。医院药事管理活动必须认真遵循与执行国家政府、卫生行政部门制定的各项药事法规和条例，依法管药，保证药品质量，保障用药安全，维护人们身体健康和用药的合法权益。规范药学服务是药事管理的重要内容。美国医院药师协会制定发布了 40 多个医院药学服务管理规范，对医院药学发展起了很大的促进作用。

我国为保障药品生产、经营及使用的规范性和安全性，针对生产企业、流通企业和各级医疗机构发布了药品管理的相关法律、法规和条例，这些法律、法规和条例的制定与落实，对于我国药品的生产与使用的规范性与安全性起到了积极的推动作用。

（一）《中华人民共和国药品管理法》

1984 年 9 月颁布实施并于 2001 年 2 月重新修订通过后于 2001 年 12 月 1 日起颁布施行。

（二）《中华人民共和国药典》

简称《中国药典》，是国家监督管理药品质量的法定技术标准，目前已经出版了 1985 年版、1990 年版、1995 年版、2000 年版、2005 年版和 2010 年版本；《中国药典》（2010 年版）分为一部、二部和三部，收载品种总计 4 567 种，其中新增 1 386 种。其中一部收载药材和饮片、植物油脂和提取物、成方制剂和单味制剂等，品种共计 2 165 种，其中新增1 019 种（包括 439 个饮片标准）、修订 634 种；二部收载化学药品、抗生素、生化药品、放射性药品以及药用辅料等，品种共计 2 271 种，其中新增 330 种、修订 1 500 种；三部收载生物制品，品种共计 131 种，其中新增 37 种、修 94 种。

（三）《医疗机构药事管理暂行规定》及《医疗机构药事管理规定》

2002 年 1 月，国家卫生部、国家中医药管理局颁布了《医疗机构药事管理暂行规定》，2011 年 1 月卫生部、国家中医药管理局和总后卫生部联合修订颁布了《医疗机构药事管理规定》，对医疗机构药事管理的有关内容做出明确规定，具体内容详见本章第五节。

（四）《国家基本药物目录》

国家基本药物目录是根据我国基本医疗卫生需求和基本医疗保障水平变化、我国疾病谱的变化、药品不良反应监测评价、国家基本药物应用情况监测和评估、已上市药品循证医学、药物经济学评价、国家基本药物工作委员会规定的其他情况，每 3 年更新一次。新版目录将于2013年5月1日起实施（2009年8月18日发布的中华人民共和国卫生部令第69号同时废止）新目录分为化学药品和生物制品、中成药、中药饮片三个部分，其中，化学药品和生物制品317种，中成药203种，共计520种，比2009年版目录的307种增加了213种，目录中化学药品和生物制品数量与世界卫生组织现行推荐的基本药物数量相近，并坚持中西药并重。

（五）《中国国家处方集》（化学药品与生物制品卷）

这是我国第一部统一的国家级权威性的处方集，它既是合理用药的指导性文件，也是实施国家药物政策的重要文件。《处方集》所遴选的药品品种涵盖了国家基本药物目录、国家医保药品目录中的全部药物和其他一些常用药物，基本满足了临床常见病、多发病及重大、疑难、复杂疾病抢救、治疗的需要。它借鉴了英国等西方发达国家以及世界卫生组织编写处方集的经验，同时也结合了我国地域分布、疾病谱、临床治疗习惯等因素，由国内百余名著名医药学专家历时两年编写而成，已于2010年出版发行。另外，《处方集》（儿童版）也已于2013年1月出版，对保障儿童用药安全、有效、经济，最大可能地维护儿童健康权益将起到积极的推动作用。

（六）《抗菌药物临床应用管理办法》

卫生部制定并颁布了《抗菌药物临床应用管理办法》（卫生部令第84号），自2012年8月1日起施行。《办法》是对我国十余年来抗菌药物临床应用管理实践经验的提炼和固化，其发布标志着我国抗菌药物临床应用管理迈入法制化和制度化轨道，为逐步建立抗菌药物临床应用管理长效机制奠定了基础。该《办法》重点规定了四个方面的内容：建立抗菌药物临床应用分级管理制度；明确医疗机构抗菌药物遴选、采购、临床使用、监测和预警、干预与退出全流程工作机制；加大对不合理用药现象的干预力度，建立细菌耐药预警机制。

（七）《药品不良反应报告和监测管理办法》

于2011年5月卫生部81号令颁布施行。对于药品生产企业和医疗机构在生产和使用药品过程中发生的药品不良反应报告职责、报告与处置、药品重点监测、评价与控制、信息管理和承担的法律责任进行了明确的规定。

（八）《处方管理办法》

为规范处方管理，提高处方质量，促进合理用药，保障医疗安全，根据《执业医师法》《药品管理法》《医疗机构管理条例》《麻醉药品和精神药品管理条例》等有关法律、法规，卫生部制定了《处方管理办法》，并于2006年11月卫生部第53号令颁布，与2007年5月1日起施行，《办法》中对处方管理的一般规定、处方权的获得、处方的开具、处方的调剂、监督管理、法律责任等做了明确的规定。

（九）其他法规条例

《麻醉药品和精神药品管理条例》国务院令［2005］第442号《易制毒化学药品管理条例》（国务院［2005］第445号令）。《麻醉药品临床应用指导原则》（2007年颁布）、《精神药品临床应用指导原则》（2007年颁布）、《中成药临床应用指导原则》（2010年颁布）、《糖皮质激素药物临床应用指导原则》（2011年颁布）、《药品类易制毒化学品管理办法》

（卫生部令［2010］第72号）。对易制毒化学药品在生产、经营、购买等环节有针对性地提出监管措施，并进一步要求加强药品监管、公安等部门的配合。

（肖卫红）

第三节 药事管理与药物治疗学委员会

为了协调、指导医院合理用药和科学管理药品，对医院药事各项重要事务做出专门决定，并使药品在使用环节上最大限度发挥效益，我国有关药事法规规定，医院应成立相应的药事管理组织。1981 年卫生部修订公布的《医院药剂工作条例》、1989 年卫生部颁布的《医院药剂管理办法》中都规定县级以上医疗机构应当建立“药事管理委员会”。2002 年 1 月卫生部、国家中医药管理局颁布的《医疗机构药事管理暂行规定》、2011 年 1 月卫生部、国家中医药管理局和总后卫生部联合修订的《医疗机构药事管理规定》要求二级以上医院应当设立“药事管理与药物治疗学委员会（Pharmaceutical Administration and Therapeutic Committee PATC），其他医疗机构应当成立药事管理与药物治疗学组”。药事管理与药物治疗学委员会（组）是监督、指导本医疗机构科学管理药品和合理使用药品的咨询、参谋机构，属于学术组织性质。

世界卫生组织（WHO）于 2003 年组织了 WHO 基本药物与医药政策部 Kathleen Hollo - way，Edelisa Carandang，Hans Hogerzeil、美国健康管理学协会 Terry Green，David Lee 和美国波士顿大学国际卫生学系 Richard Laing 教授编写了《DRUGAND THERAPEUTICS COMMIT - TEES，DTC，药物和治疗学委员会》一书，是世界各国医疗机构中药事管理工作的“实践指南”，其所称的“药物和治疗学委员会”在我国称为“药事管理与药物治疗学委员会”。不恰当的用药可浪费资源，并大大降低对患者的医护质量。DTC 可以从以下几个方面明显促进药物使用及降低医疗机构成本：为药品管理提供全面建议；制定药物政策；评估处方集目录及遴选药品；制定（或修改）及实施标准治疗指南（Standard Therapeutic Guidance，STG）；进行药物使用情况评估以便发现问题；引入干预改善药物使用；对确定的问题进行药物使用情况评估；处理药品不良反应和用药错误；向所有医务人员发布有关药物使用问题、相关政策及决定的信息等。

（一）我国医院药事管理与药物治疗学委员会（PATC）组成

二级以上医院药事管理与药物治疗学委员会委员由具有高级技术职务任职资格的药学、临床医学、护理和医院感染管理、医疗行政管理等人员组成。医疗机构药事管理与药物治疗学组的成员由药学、医务、护理、医院感染、临床科室等部门负责人和具有药师、医师以上专业技术职务任职资格人员组成。医疗机构负责人任药事管理与药物治疗学委员会（组）主任委员，药学和医务部门负责人任药事管理与药物治疗学委员会（组）副主任委员。

药事管理与药物治疗学委员会应制定工作制度，定期召开委员会会议，其日常工作由药学部门负责。

（二）我国医院药事管理与药物治疗学委员会（PATC）的职责

（1）贯彻执行医疗卫生及药事管理等有关法律、法规、规章。审核制定本机构药事管理和药学工作规章制度，并监督实施。

（2）制定本机构药品处方集和基本用药供应目录。

（3）推动药物治疗相关临床诊疗指南和药物临床应用指导原则的制定与实施，监测、评估本机构药物使用情况，提出干预和改进措施，指导临床合理用药。

（4）分析、评估用药风险和药品不良反应、药品损害事件，并提供咨询与指导。

（5）建立药品遴选制度，审核本机构临床科室申请的新购入药品、调整药品品种或者供应企业和申报医院制剂等事宜。

（6）监督、指导麻醉药品、精神药品、医疗用毒性药品及放射性药品的临床使用与规范化管理。

（7）对医务人员进行有关药事管理法律法规、规章制度和合理用药知识教育培训；向公众宣传安全用药知识。

（三）我国医院药事管理与药物治疗学委员会（PATC）的作用

我国医院药事管理与药物治疗学委员会的主要作用是督导国家药物政策的落实与执行。

国家药物政策是国家卫生政策的重要组成部分，是重大的民生问题，它涉及基本人权概念，是政府为药品领域包括研发、生产、流通、应用、价格、支付及监管等部门制定的共同目标，协调涉及药品各领域的统一行动。

医院药事管理与药物治疗学委员会应根据国家基本药物目录、国家药品处方集和国家标准治疗指南等政策法规与技术规范建立或制定自己本医疗机构的基本用药（供应）目录、药品处方集和标准治疗指南，并由院长签署公布，医院负责实施落实。主要执行单位是各临床科室医生及药学部门的药师。药品临床应用与可及性保障体系相互间的关系，见图 33－1。

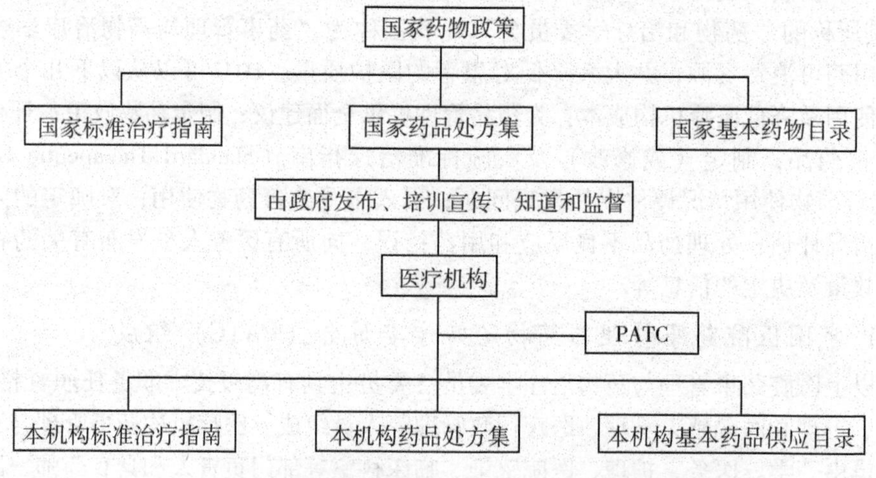

图 33－1　药品临床应用与可及性保障体系相互间的关系

（四）医院药事管理与药物治疗学委员会（PATC）需要遵循的基本原则

医院药事管理与治疗学委员会为履行其职责，发挥其作用，必须坚持以下原则：委员会工作应持续关注药物的临床合理应用；委员会组成应由多学科、权威专业人员参加；委员会的运作应透明、公开、公正；委员会必须遵循国家卫生行政部门颁布的相关法律、法规和条例，开展相关工作；建立必要与可行的工作制度。

（肖卫红）

第三十四章 抗菌药物的临床应用与管理

第一节 抗菌药物临床应用的基本原则

《抗菌药物临床应用指导原则》中对抗菌药物治疗性应用、预防性应用和在特殊病理、生理状况患者中应用三个方面进行了相应规定。

（一）抗菌药物治疗性应用的基本原则

1. 诊断为细菌感染者，方有指征应用抗菌药物 根据患者症状、体征及血、尿常规等实验室检查结果，初步诊断为细菌性感染者以及经病原检查确诊为细菌性感染者方有指征应用抗菌药物；由真菌、支原体、衣原体、螺旋体、立克次体等病原微生物所致的感染亦有指征应用抗菌药物。缺乏细菌及上述病原微生物感染的证据，诊断不能成立者，以及病毒性感染者，均无指征应用抗菌药物。

2. 尽早查明感染病原，根据病原种类及细菌药物敏感试验结果选用抗菌药物 抗菌药物品种的选用原则上应根据病原菌种类及病原菌对抗菌药物敏感或耐药，即细菌药物敏感试验（以下简称药敏）的结果而定。住院患者必须在开始抗菌治疗前，先留取相应标本，立即送细菌培养，以尽早明确病原菌和药敏结果；门诊患者可以根据病情需要开展药敏工作。

危重患者在未获知病原菌及药敏结果前，可根据患者的发病情况、发病场所、原发病灶、基础疾病等推断最可能的病原菌，并结合当地细菌耐药状况先给予抗菌药物经验治疗，获知细菌培养及药敏结果后，对疗效不佳的患者调整给药方案。如对入住 ICU 的社区获得性肺炎患者，如有结构性肺疾病（如支气管扩张、肺囊肿、弥漫性泛细支气管炎等）、应用糖皮质激素（泼尼松 $>10mg/d$）、过去 1 个月中广谱抗生素应用 $>7d$、营养不良、外周血中性粒细胞计数 $<1\times10^9/L$ 等情况时，应考虑有铜绿假单胞菌感染危险因素，可选用具有抗铜绿假单胞菌活性的抗菌药。

3. 按照药物的抗菌作用特点及其体内过程特点选择用药 各种抗菌药物的药效学（抗菌谱和抗菌活性）和人体药代动力学（吸收、分布、代谢和排出过程）特点不同，因此各有不同的临床适应证。临床医师应根据各种抗菌药物的上述特点，按临床适应证正确选用抗菌药物。如第一代头孢菌素对革兰阳性菌具有良好的抗菌活性，适用于治疗革兰阳性菌感染及预防手术切口感染，第三代头孢菌素对革兰阴性菌具有良好的抗菌活性，适用于治疗革兰阴性菌感染及预防阑尾手术、结肠直肠手术、肝胆系统手术、胸外科手术（食管、肺）等清洁 - 污染或污染手术后手术部位感染。

4. 抗菌药物治疗方案应综合患者病情、病原菌种类及抗菌药物特点制订 根据病原菌、感染部位、感染严重程度和患者的生理、病理情况制订抗菌药物治疗方案，包括抗菌药物的选用品种、剂量、给药次数、给药途径、疗程及联合用药等。在制订治疗方案时应遵循下列原则。

（1）品种选择：根据病原菌种类及药敏结果选用抗菌药物。如对甲氧西林耐药的金黄色葡萄球菌感染，应首先选用糖肽类抗生素。

（2）给药剂量：按各种抗菌药物的治疗剂量范围给药。治疗重症感染（如败血症、感染性心内膜炎等）和抗菌药物不易达到的部位的感染（如中枢神经系统感染等），抗菌药物剂量宜较大（治疗剂量范围高限）；而治疗单纯性下尿路感染时，由于多数药物尿药浓度远高于血药浓度，则可应用较小剂量（治疗剂量范围低限）。

（3）给药途径：①轻症感染可接受口服给药者，应选用口服吸收完全的抗菌药物，不必采用静脉或肌内注射给药。重症感染、全身性感染患者初始治疗应予静脉给药，以确保药效；病情好转能口服时应及早转为口服给药。②抗菌药物的局部应用宜尽量避免：皮肤黏膜局部应用抗菌药物后，很少被吸收，在感染部位不能达到有效浓度，反易引起过敏反应或导致耐药菌产生，因此治疗全身性感染或脏器感染时应避免局部应用抗菌药物。抗菌药物的局部应用只限于少数情况，例如全身给药后在感染部位难以达到治疗浓度时可加用局部给药作为辅助治疗。此情况见于治疗中枢神经系统感染时某些药物可同时鞘内给药；包裹性厚壁脓肿脓腔内注入抗菌药物以及眼科感染的局部用药等。某些皮肤表层及口腔、阴道等黏膜表面的感染可采用抗菌药物局部应用或外用，但应避免将主要供全身应用的品种作局部用药。局部用药宜采用刺激性小、不易吸收、不易导致耐药性和不易致过敏反应的杀菌药，青霉素类、头孢菌素类等易产生过敏反应的药物不可局部应用。氨基糖苷类等耳毒性药不可局部滴耳。

（4）给药次数：为保证药物在体内能最大地发挥药效，杀灭感染灶病原菌，应根据药代动力学和药效学相结合的原则给药。青霉素类、头孢菌素类和其他 β－内酰胺类、红霉素、克林霉素等消除半衰期短者，应一日多次给药。氟喹诺酮类、氨基糖苷类等可一日给药一次（重症感染者例外）。

（5）疗程：抗菌药物疗程因感染不同而异，一般宜用至体温正常、症状消退后 72～96h，特殊情况，妥善处理。但是，败血症、感染性心内膜炎、化脓性脑膜炎、伤寒、布鲁菌病、骨髓炎、溶血性链球菌咽炎和扁桃体炎、深部真菌病、结核病等需较长的疗程方能彻底治愈，并防止复发。

（6）抗菌药物的联合应用要有明确指征：单一药物可有效治疗的感染，不需联合用药，仅在下列情况时有指征联合用药。①原菌尚未查明的严重感染，包括免疫缺陷者的严重感染。②单一抗菌药物不能控制的需氧菌及厌氧菌混合感染，2 种或 2 种以上病原菌感染。③单一抗菌药物不能有效控制的感染性心内膜炎或败血症等重症感染。④需长程治疗，但病原菌易对某些抗菌药物产生耐药性的感染，如结核病、深部真菌病。⑤由于药物协同抗菌作用，联合用药时应将毒性大的抗菌药物剂量减少，如两性霉素 B 与氟胞嘧啶联合治疗隐球菌脑膜炎时，前者的剂量可适当减少，从而减少其毒性反应。联合用药时宜选用具有协同或相加抗菌作用的药物联合，如青霉素类、头孢菌素类等其他 β－内酰胺类与氨基糖苷类联合，两性霉素 B 与氟胞嘧啶联合。联合用药通常采用 2 种药物联合，3 种及 3 种以上药物联合仅适用于个别情况。此外必须注意联合用药后药物不良反应将增多。

（二）抗菌药物预防性应用的基本原则

1. 内科及儿科预防用药

（1）用于预防一种或两种特定病原菌入侵体内引起的感染，可能有效；如目的在于防止任何细菌入侵，则往往无效。

（2）预防在一段时间内发生的感染可能有效；长期预防用药，常不能达到目的。

（3）患者原发疾病可以治愈或缓解者，预防用药可能有效。原发疾病不能治愈或缓解者（如免疫缺陷者），预防用药应尽量不用或少用。对免疫缺陷患者，宜严密观察其病情，一旦出现感染征兆时，在送检有关标本作培养同时，首先给予经验治疗。

（4）以下情况通常不宜常规预防性应用抗菌药物：普通感冒、麻疹、水痘等病毒性疾病，昏迷、休克、中毒、心力衰竭、肿瘤、应用肾上腺皮质激素等患者。

2. 外科手术预防用药

（1）外科手术预防用药目的：预防手术后切口感染，以及清洁－污染或污染手术后手术部位感染及术后可能发生的全身性感染。

《外科手术部位感染预防与控制技术指南（试行）》根据外科手术切口微生物污染情况，外科手术切口分为清洁切口、清洁－污染切口、污染切口、感染切口。①清洁切口：手术未进入感染炎症区，未进入呼吸道、消化道、泌尿生殖道及口咽部位。②清洁－污染切口：手术进入呼吸道、消化道、泌尿生殖道及口咽部位，但不伴有明显污染。③污染切口：手术进入急性炎症但未化脓区域；开放性创伤手术；胃肠道、尿路、胆道内容物及体液有大量溢出污染；术中有明显污染（如开胸心脏按压）。④感染切口：有失活组织的陈旧创伤手术；已有临床感染或脏器穿孔的手术。

（2）外科手术预防用药基本原则：根据手术野有否污染或污染可能，决定是否预防用抗菌药物。①清洁手术：手术野为人体无菌部位，局部无炎症、无损伤，也不涉及呼吸道、消化道、泌尿生殖道等人体与外界相通的器官。手术野无污染，通常不需预防用抗菌药物，仅在下列情况时可考虑预防用药：手术范围大、时间长、污染机会增加；手术涉及重要脏器，一旦发生感染将造成严重后果者，如头颅手术、心脏手术、眼内手术等；异物植入手术，如人工心瓣膜植入、永久性心脏起搏器放置、人工关节置换等；高龄或免疫缺陷者等高危人群。②清洁－污染手术：上下呼吸道、上下消化道、泌尿生殖道手术，或经以上器官的手术，如经口咽部大手术、经阴道子宫切除术、经直肠前列腺手术，以及开放性骨折或创伤手术。由于手术部位存在大量人体寄殖菌群，手术时可能污染手术野引致感染，故此类手术需预防用抗菌药物。③污染手术：由于胃肠道、尿路、胆道体液大量溢出或开放性创伤未经扩创等已造成手术野严重污染的手术。此类手术需预防用抗菌药物。④术前已存在细菌性感染的手术，如腹腔脏器穿孔腹膜炎、脓肿切除术、气性坏疽截肢术等，属抗菌药物治疗性应用，不属预防应用范畴。

（3）外科预防用抗菌药物的选择：抗菌药物的选择视预防目的而定。为预防术后切口感染，应针对金黄色葡萄球菌（以下简称金葡菌）选用药物。预防手术部位感染或全身性感染，则需依据手术野污染或可能的污染菌种类选用，如结肠或直肠手术前应选用对大肠埃希菌和脆弱拟杆菌有效的抗菌药物。选用的抗菌药物必须是疗效肯定、安全、使用方便及价格相对较低的品种。

（4）外科预防用抗菌药物的给药方法：接受清洁手术者，在术前0.5～2h内给药，或麻醉开始时给药，使手术切口暴露时局部组织中已达到足以杀灭手术过程中入侵切口细菌的药物浓度。如果手术时间超过3h，或失血量大>1 500ml，手术中可给予第二剂。抗菌药物的有效覆盖时间应包括整个手术过程和手术结束后4h，总的预防用药时间不超过24h，个别情况可延长至48h。手术时间较短（<2h）的清洁手术，术前用药一次即可。清洁－污染手

术预防用药时间亦为24h，必要时延长至48h。污染手术可依据患者情况适当延长。对手术前已形成感染者，抗菌药物使用时间应按治疗性应用而定。

（三）抗菌药物在特殊病理、生理状况患者中应用的基本原则

1. 肾功能减退患者抗菌药物的应用

（1）基本原则：许多抗菌药物在人体内主要经肾排出，而某些抗菌药物具有肾毒性，肾功能减退的感染患者应用抗菌药物的原则如下：①尽量避免使用肾毒性抗菌药物，确有应用指征时，必须调整给药方案。②根据感染的严重程度、病原菌种类及药敏试验结果等选用无肾毒性或肾毒性低的抗菌药物。③根据患者肾功能减退程度以及抗菌药物在人体内排出途径调整给药剂量及方法。

（2）抗菌药物的选用及给药方案调整：根据抗菌药物体内过程特点及其肾毒性，肾功能减退时抗菌药物的选用有以下几种情况：①主要由肝胆系统排泄或由肝代谢，或经肾和肝胆系统同时排出的抗菌药物用于肾功能减退者，维持原治疗量或剂量略减。②主要经肾排泄，药物本身并无肾毒性，或仅有轻度肾毒性的抗菌药物，肾功能减退者可应用，但剂量需适当调整。③肾毒性抗菌药物避免用于肾功能减退者，如确有指征使用该类药物时，需进行血药浓度监测，据以调整给药方案，达到个体化给药；也可按照肾功能减退程度（以内生肌酐清除率为准）减量给药，疗程中需严密监测患者肾功能。

如肾功能不全患者使用左氧氟沙星时，其剂量需要调整。

2. 肝功能减退患者抗菌药物的应用　肝功能减退时抗菌药物的选用及剂量调整需要考虑肝功能减退对该类药物体内过程的影响程度以及肝功能减退时该类药物及其代谢物发生毒性反应的可能性。由于药物在肝代谢过程复杂，不少药物的体内代谢过程尚未完全阐明，根据现有资料，肝功能减退时抗菌药物的应用有以下几种情况：

（1）主要由肝清除的药物，肝功能减退时清除明显减少，但并无明显毒性反应发生，肝病时仍可正常应用，但需谨慎，必要时减量给药，治疗过程中需严密监测肝功能。红霉素等大环内酯类（不包括酯化物）、林可霉素、克林霉素属此类。

（2）药物主要经肝或有相当量经肝清除或代谢，肝功能减退时清除减少，并可导致毒性反应的发生，肝功能减退患者应避免使用此类药物，氯霉素、利福平、红霉素酯化物等属此类。

（3）药物经肝、肾两途径清除，肝功能减退者药物清除减少，血药浓度升高，同时有肾功能减退的患者血药浓度升高尤为明显，但药物本身的毒性不大。严重肝病患者，尤其肝、肾功能同时减退的患者在使用此类药物时需减量应用。经肾、肝两途径排出的青霉素类、头孢菌素类均属此种情况。

（4）药物主要由肾排泄，肝功能减退者不需调整剂量。氨基糖苷类抗生素属此类。

3. 老年患者抗菌药物的应用　由于老年人组织器官呈生理性退行性变，免疫功能也见减退，一旦罹患感染，在应用抗菌药物时需注意以下事项：

（1）老年人肾功能呈生理性减退，按一般常用量接受主要经肾排出的抗菌药物时，由于药物自肾排出减少，导致在体内积蓄，血药浓度增高，容易有药物不良反应的发生。因此老年患者，尤其是高龄患者接受主要自肾排出的抗菌药物时，应按轻度肾功能减退情况减量给药，可用正常治疗量的1/2～2/3。青霉素类、头孢菌素类和其他β－内酰胺类的大多数品种即属此类情况。

（2）老年患者宜选用毒性低并具杀菌作用的抗菌药物，青霉素类、头孢菌素类等β－内酰胺类为常用药物，毒性大的氨基糖苷类、万古霉素、去甲万古霉素等药物应尽可能避免应用，有明确应用指征时在严密观察下慎用，同时应进行血药浓度监测，据此调整剂量，使给药方案个体化，以达到用药安全、有效的目的。

4. 新生儿患者抗菌药物的应用　新生儿期一些重要器官尚未完全发育成熟，在此期间其生长发育随日龄增加而迅速变化，因此新生儿感染使用抗菌药物时需注意以下事项。

（1）新生儿期肝、肾均未发育成熟，肝酶的分泌不足或缺乏，肾清除功能较差，因此新生儿感染时应避免应用毒性大的抗菌药物，包括主要经肾排泄的氨基糖苷类、万古霉素、去甲万古霉素等，以及主要经肝代谢的氯霉素。确有应用指征时，必须进行血药浓度监测，据此调整给药方案，个体化给药，以确保治疗安全有效。不能进行血药浓度监测者，不可选用上述药物。

（2）新生儿期避免应用或禁用可能发生严重不良反应的抗菌药物。可影响新生儿生长发育的四环素类、喹诺酮类禁用，可导致脑性核黄疸及溶血性贫血的磺胺类药和呋喃类药避免应用。

（3）新生儿期由于肾功能尚不完善，主要经肾排出的青霉素类、头孢菌素类等β－内酰胺类药物需减量应用，以防止药物在体内蓄积导致严重中枢神经系统毒性反应的发生。

（4）新生儿的体重和组织器官日益成熟，抗菌药物在新生儿的药代动力学亦随日龄增长而变化，因此使用抗菌药物时应按日龄调整给药方案。

5. 小儿患者抗菌药物的应用　应注意以下几点。

（1）氨基糖苷类抗生素：该类药物有明显耳、肾毒性，小儿患者应尽量避免应用。临床有明确应用指征且又无其他毒性低的抗菌药物可供选用时，方可选用该类药物，并在治疗过程中严密观察不良反应。有条件者应进行血药浓度监测，根据其结果个体化给药。

（2）万古霉素和去甲万古霉素：该类药也有一定肾、耳毒性，小儿患者仅在有明确指征时方可选用。在治疗过程中应严密观察不良反应，并应进行血药浓度监测，个体化给药。

（3）四环素类抗生素：可导致牙齿黄染及牙釉质发育不良。不可用于8岁以下小儿。

（4）喹诺酮类抗菌药：由于对骨骼发育可能产生的不良影响，该类药物避免用于18岁以下未成年人。

6. 妊娠期和哺乳期患者抗菌药物的应用

（1）妊娠期患者抗菌药物的应用：妊娠期抗菌药物的应用需考虑药物对母体和胎儿两方面的影响。①对胎儿有致畸或明显毒性作用者，如四环素类、喹诺酮类等，妊娠期避免应用。②对母体和胎儿均有毒性作用者，如氨基糖苷类、万古霉素、去甲万古霉素等，妊娠期避免应用；确有应用指征时，须在血药浓度监测下使用，以保证用药安全有效。③药毒性低，对胎儿及母体均无明显影响，也无致畸作用者，妊娠期感染时可选用。青霉素类、头孢菌素类等β－内酰胺类和磷霉素等均属此种情况。

（2）哺乳期患者抗菌药物的应用：哺乳期患者接受抗菌药物后，药物可自乳汁分泌，通常母乳中药物含量不高，不超过哺乳期患者每日用药量的1%；少数药物乳汁中分泌量较高，如氟喹诺酮类、四环素类、大环内酯类、氯霉素、磺胺甲噁唑、甲氧苄啶、甲硝唑等。青霉素类、头孢菌素类等β－内酰胺类和氨基糖苷类等在乳汁中含量低。然而无论乳汁中药物浓度如何，均存在对乳儿潜在的影响，并可能出现不良反应，如氨基糖苷类抗生素可导致乳儿听力减退，氯霉素可致乳儿骨髓抑制，磺胺甲噁唑等可致核黄疸、溶血性贫血，四环素类可致乳齿黄染，青霉素类可致过敏反应等。因此治疗哺乳期患者时应避免选用氨基糖苷类、喹诺酮类、四环素类、氯霉素、磺胺药等。哺乳期患者应用任何抗菌药物时，均宜暂停哺乳。

（肖卫红）

第二节　抗菌药物调剂管理

《抗菌药物临床应用管理办法》中对抗菌药物的调剂管理有相应规定。

（一）药师抗菌药物调剂资格的取得

药师经培训并考核合格后，方可获得抗菌药物调剂资格。二级以上医院应当定期对药师进行抗菌药物临床应用知识和规范化管理的培训；其他医疗机构从事处方调剂工作的药师，由县级以上地方卫生行政部门组织相关培训、考核。经考核合格的，授予相应的抗菌药物调剂资格。

抗菌药物临床应用知识和规范化管理培训和考核内容应当包括以下内容：①《药品管理法》《执业医师法》《抗菌药物临床应用管理办法》《处方管理办法》《医疗机构药事管理规定》《抗菌药物临床应用指导原则》《国家基本药物处方集》《国家处方集》和《医院处方点评管理规范（试行）》等相关法律、法规、规章和规范性文件；②抗菌药物临床应用及管理制度；③常用抗菌药物的药理学特点与注意事项；④常见细菌的耐药趋势与控制方法；⑤抗菌药物不良反应的防治。

（二）药师抗菌药物调剂资格的取消与恢复

药师未按照规定审核抗菌药物处方与用药医嘱，造成严重后果的，或者发现处方不适宜、超常处方等情况未进行干预且无正当理由的，医疗机构应当取消其药物调剂资格。

药师药物调剂资格取消后，在六个月内不得恢复其药物调剂资格。

（肖卫红）

第三节　抗菌药物临床应用管理

《抗菌药物临床应用管理办法》中对抗菌药物的临床应用管理有相应规定。

（一）明确责任人，设立管理机构并明确职责，充分发挥感染性疾病专业医师、临床药师和临床微生物室的作用

（1）医疗机构主要负责人是本机构抗菌药物临床应用管理的第一责任人。

（2）二级以上的医院、妇幼保健院及专科疾病防治机构应当在药事管理与药物治疗学委员会下设立抗菌药物管理工作组。抗菌药物管理工作组由医务、药学、感染性疾病、临床微生物、护理、医院感染管理等部门负责人和具有相关专业高级技术职务任职资格的人员组成，医务、药学等部门共同负责日常管理工作。其他医疗机构设立抗菌药物管理工作小组或者指定专（兼）职人员，负责具体管理工作。

医疗机构抗菌药物管理工作机构或者专（兼）职人员的主要职责是：①贯彻执行抗菌

药物管理相关的法律、法规、规章，制定本机构抗菌药物管理制度并组织实施；②审议本机构抗菌药物供应目录，制定抗菌药物临床应用相关技术性文件，并组织实施；③对本机构抗菌药物临床应用与细菌耐药情况进行监测，定期分析、评估、上报监测数据并发布相关信息，提出干预和改进措施；④对医务人员进行抗菌药物管理相关法律、法规、规章制度和技术规范培训，组织对患者合理使用抗菌药物的宣传教育。

（3）二级以上医院应当设置感染性疾病科，配备感染性疾病专业医师。感染性疾病科和感染性疾病专业医师负责对本机构各临床科室抗菌药物临床应用进行技术指导，参与抗菌药物临床应用管理工作。

二级以上医院应当配备抗菌药物等相关专业的临床药师。临床药师负责对本机构抗菌药物临床应用提供技术支持，指导患者合理使用抗菌药物，参与抗菌药物临床应用管理工作。

二级以上医院应当根据实际需要，建立符合实验室生物安全要求的临床微生物室。临床微生物室开展微生物培养、分离、鉴定和药物敏感试验等工作，提供病原学诊断和细菌耐药技术支持，参与抗菌药物临床应用管理工作。

（二）严格控制抗菌药物供应目录的品种数量，建立抗菌药物遴选和定期评估制度

（1）关于菌药物供应目录的品种数量：《关于进一步开展全国抗菌药物临床应用专项整治活动的通知》（卫办医政发［2013］37号）中的《2013年抗菌药物临床应用专项整治活动方案》（以下简称“《2013年抗菌药物临床应用专项整治活动方案》”）中规定：三级综合医院抗菌药物品种原则上不超过50种，二级综合医院抗菌药物品种原则上不超过35种；口腔医院抗菌药物品种原则上不超过35种，肿瘤医院抗菌药物品种原则上不超过35种，儿童医院抗菌药物品种原则上不超过50种，精神病医院抗菌药物品种原则上不超过10种，妇产医院（含妇幼保健院）抗菌药物品种原则上不超过40种。同一通用名称注射剂型和口服剂型各不超过2种，具有相似或者相同药理学特征的抗菌药物不得重复采购。头孢霉素类抗菌药物不超过2个品规；三代及四代头孢菌素（含复方制剂）类抗菌药物口服剂型不超过5个品规，注射剂型不超过8个品规；碳青霉烯类抗菌药物注射剂型不超过3个品规；氟喹诺酮类抗菌药物口服剂型和注射剂型各不超过4个品规；深部抗真菌类抗菌药物不超过5个品种。

《抗菌药物临床应用管理办法》规定：因特殊治疗需要，医疗机构需使用本机构抗菌药物供应目录以外抗菌药物的，可以启动临时采购程序。临时采购应当由临床科室提出申请，说明申请购入抗菌药物名称、剂型、规格、数量、使用对象和使用理由，经本机构抗菌药物管理工作组审核同意后，由药学部门临时一次性购入使用。严格控制临时采购抗菌药物品种和数量，同一通用名抗菌药物品种启动临时采购程序原则上每年不得超过5例次。如果超过5例次，应当讨论是否列入本机构抗菌药物供应目录。调整后的抗菌药物供应目录总品种数不得增加。

（2）关于建立抗菌药物遴选和定期评估制度医疗机构遴选和新引进抗菌药物品种，应当由临床科室提交申请报告，经药学部门提出意见后，由抗菌药物管理工作组审议。

抗菌药物管理工作组2/3以上成员审议同意，并经药事管理与药物治疗学委员会2/3以上委员审核同意后方可列入采购供应目录。

抗菌药物品种或者品规存在安全隐患、疗效不确定、耐药率高、性价比差或者违规使用

等情况的，临床科室、药学部门、抗菌药物管理工作组可以提出清退或者更换意见。清退意见经抗菌药物管理工作组1/2以上成员同意后执行，并报药事管理与药物治疗学委员会备案；更换意见经药事管理与药物治疗学委员会讨论通过后执行。

清退或者更换的抗菌药物品种或者品规原则上12个月内不得重新进入本机构抗菌药物供应目录。

（三）抗菌药物临床应用实行分级管理

根据抗菌药物的安全性、疗效、细菌耐药性、价格等因素，将抗菌药物分为三级：非限制使用级、限制使用级与特殊使用级。具体划分标准如下：

（1）非限制使用级抗菌药物是指经长期临床应用证明安全、有效，对细菌耐药性影响较小，价格相对较低的抗菌药物。

（2）限制使用级抗菌药物是指经长期临床应用证明安全、有效，对细菌耐药性影响较大，或者价格相对较高的抗菌药物。

（3）特殊使用级抗菌药物是指具有以下情形之一的抗菌药物：①具有明显或者严重不良反应，不宜随意使用的抗菌药物；②需要严格控制使用，避免细菌过快产生耐药的抗菌药物；③疗效、安全性方面的临床资料较少的抗菌药物；④价格昂贵的抗菌药物。

抗菌药物分级管理目录由各省级卫生行政部门制定，报卫生和计划生育委员会（原卫生部）备案。

《卫生部办公厅关于抗菌药物临床应用管理有关问题的通知》（卫办医政发［2009］38号）中要求，以下药物作为“特殊使用”类别管理：①第四代头孢菌素：头孢吡肟、头孢匹罗、头孢噻利等；②碳青霉烯类抗菌药物：亚胺培南/西司他丁、美罗培南、帕尼培南/倍他米隆、比阿培南等；③多肽类与其他抗菌药物：万古霉素、去甲万古霉素、替考拉宁、利奈唑胺等；④抗真菌药物：卡泊芬净，米卡芬净，伊曲康唑（口服液、注射剂），伏立康唑（口服剂、注射剂），两性霉素B含脂制剂等。

（四）严格管理医师抗菌药物处方权与特殊使用级抗菌药物使用

二级以上医院应当定期对医师进行抗菌药物临床应用知识和规范化管理的培训。医师经本机构培训并考核合格后，方可获得相应的处方权。其他医疗机构依法享有处方权的医师、乡村医生，由县级以上地方卫生行政部门组织相关培训、考核。经考核合格的，授予相应的抗菌药物处方权。

具有高级专业技术职务任职资格的医师，可授予特殊使用级抗菌药物处方权；具有中级以上专业技术职务任职资格的医师，可授予限制使用级抗菌药物处方权；具有初级专业技术职务任职资格的医师，在乡、民族乡、镇、村的医疗机构独立从事一般执业活动的执业助理医师以及乡村医生，可授予非限制使用级抗菌药物处方权。

医疗机构应当对出现抗菌药物超常处方3次以上且无正当理由的医师提出警告，限制其特殊使用级和限制使用级抗菌药物处方权。医师出现下列情形之一的，医疗机构应当取消其处方权：①抗菌药物考核不合格的；②限制处方权后，仍出现超常处方且无正当理由的；③未按照规定开具抗菌药物处方，造成严重后果的；④未按照规定使用抗菌药物，造成严重后果的；⑤开具抗菌药物处方牟取不正当利益的。医师处方权取消后，在6个月内不得恢复。

严格控制特殊使用级抗菌药物使用。特殊使用级抗菌药物不得在门诊使用。临床应用特殊使用级抗菌药物应当严格掌握用药指征，经抗菌药物管理工作组指定的专业技术人员会诊同意后，由具有相应处方权医师开具处方。特殊使用级抗菌药物会诊人员由具有抗菌药物临床应用经验的感染性疾病科、呼吸科、重症医学科、微生物检验科、药学部门等具有高级专业技术职务任职资格的医师、药师或具有高级专业技术职务任职资格的抗菌药物专业临床药师担任。因抢救生命垂危的患者等紧急情况，医师可以越级使用抗菌药物。越级使用抗菌药物应当详细记录用药指征，并应当于24h内补办越级使用抗菌药物的必要手续。

（五）加大抗菌药物临床应用相关指标控制力度

《2013年抗菌药物临床应用专项整治活动方案》中，对各类医院住院患者抗菌药物使用率、门诊和急诊患者抗菌药物处方比例、抗菌药物使用强度控制指标有相应规定，

（六）严格控制Ⅰ类切口手术预防用药

《2013年抗菌药物临床应用专项整治活动方案》中规定，Ⅰ类切口手术患者预防使用抗菌药物比例不超过30%，原则上不联合预防使用抗菌药物。其中，腹股沟疝修补术（包括补片修补术）、甲状腺疾病手术、乳腺疾病手术、关节镜检查手术、颈动脉内膜剥脱手术、颅骨肿物切除手术和经血管途径介入诊断手术患者原则上不预防使用抗菌药物；Ⅰ类切口手术患者预防使用抗菌药物时间原则上不超过24h。

（七）加强临床微生物标本检测并建立细菌耐药预警机制

临床微生物标本检测结果未出具前，可以根据当地和本机构细菌耐药监测情况经验选用抗菌药物，临床微生物标本检测结果出具后根据检测结果进行相应调整。

《2013年抗菌药物临床应用专项整治活动方案》中规定，接受抗菌药物治疗的住院患者抗菌药物使用前微生物检验样本送检率不低于30%；接受限制使用级抗菌药物治疗的住院患者抗菌药物使用前微生物检验样本送检率不低于50%；接受特殊使用级抗菌药物治疗的住院患者抗菌药物使用前微生物送检率不低于80%。

根据细菌耐药监测工作，建立细菌耐药预警机制，并采取下列相应措施：①主要目标细菌耐药率超过30%的抗菌药物，应当及时将预警信息通报本机构医务人员；②主要目标细菌耐药率超过40%的抗菌药物，应当慎重经验用药；③主要目标细菌耐药率超过50%的抗菌药物，应当参照药敏试验结果选用；④主要目标细菌耐药率超过75%的抗菌药物，应当暂停针对此目标细菌的临床应用，根据追踪细菌耐药监测结果，再决定是否恢复临床应用。

（八）建立本机构抗菌药物临床应用情况排名、内部公示和报告制度

对临床科室和医务人员抗菌药物使用量、使用率和使用强度等情况进行排名并予以内部公示；对排名后位或者发现严重问题的医师进行批评教育，情况严重的予以通报。按照要求对临床科室和医务人员抗菌药物临床应用情况进行汇总，并向核发其《医疗机构执业许可证》的卫生行政部门报告。非限制使用级抗菌药物临床应用情况，每年报告一次；限制使用级和特殊使用级抗菌药物临床应用情况，每半年报告一次。

（九）充分利用信息化手段促进抗菌药物合理应用

如利用电子处方（医嘱）系统实现医师抗菌药物处方权限和药师抗菌药物处方调剂资格管理、控制抗菌药物使用的品种、时机和疗程等，实现抗菌药物临床应用全过程控制；开

发利用电子处方点评系统加大抗菌药物处方点评工作力度，扩大处方点评范围和点评数量；开发相应统计功能软件实现抗菌药物临床应用动态监测、评估和预警。

（十）对以下抗菌药物临床应用异常情况开展调查，并根据不同情况做出处理

（1）使用量异常增长的抗菌药物。

（2）半年内使用量始终居于前列的抗菌药物。

（3）经常超适应证、超剂量使用的抗菌药物。

（4）企业违规销售的抗菌药物。

（5）频繁发生严重不良事件的抗菌药物：应当加强对抗菌药物生产、经营企业在本机构销售行为的管理，对存在不正当销售行为的企业，应当及时采取暂停进药、清退等措施。

（肖卫红）

第四节　抗菌药物的相关管理办法

抗菌药物的相关管理办法主要有以下几个。

（1）卫生和计划生育委员会（原卫生部）、国家中医药管理局和总后卫生部于2004年8月19日联合发布的《关于施行≤抗菌药物临床应用指导原则≥的通知》（卫医发［2004］285号）。《抗菌药物临床应用指导原则》共分四部分，一是“抗菌药物临床应用的基本原则”，二是“抗菌药物临床应用的管理”，三是“各类抗菌药物的适应证和注意事项”，四是“各类细菌性感染的治疗原则及病原治疗”。其中抗菌药物临床应用的基本原则在临床治疗中必须遵循，其他三个部分供临床医师参考。

（2）卫生和计划生育委员会（原卫生部）办公厅于2009年3月23日下发的《关于抗菌药物临床应用管理有关问题的通知》（卫办医政发［2009］38号）。主要有4项内容：①以严格控制工类切口手术预防用药为重点，进一步加强围手术期抗菌药物预防性应用的管理，改变过度依赖抗菌药物预防手术感染的状况。②严格控制氟喹诺酮类药物临床应用，规定氟喹诺酮类药物的经验性治疗用于肠道感染、社区获得性呼吸道感染和社区获得性泌尿系统感染，其他感染性疾病治疗要在病情和条件许可的情况下，逐步实现参照致病菌药敏试验结果或本地区细菌耐药监测结果选用该类药物，并严格控制氟喹诺酮类药物作为外科围手术期预防用药。对已有严重不良反应报告的氟喹诺酮类药物要慎重遴选，使用中密切关注安全性问题。③严格执行抗菌药物分级管理制度，规定第四代头孢菌素、碳青霉烯类抗菌药物、多肽类与利奈唑胺、抗真菌药物（卡泊芬净、米卡芬净、伊曲康唑、伏立康唑、两性霉素B含脂制剂等）作为特殊使用级抗菌药。④加强临床微生物检测与细菌耐药监测工作，建立抗菌药物临床应用预警机制。

（3）卫生和计划生育委员会（原卫生部）于2012年4月24日发布的《抗菌药物临床应用管理办法》，分总则、组织机构和职责、抗菌药物临床应用管理、监督管理、法律责任、附则共6章59条，自2012年8月1日起施行。

（4）卫生和计划生育委员会（原卫生部）于2013年5月6日发布的《关于进一步开展全国抗菌药物临床应用专项整治活动的通知》（卫办医政发［2013］37号）。重点内容共15项：明确抗菌药物临床应用管理责任制；开展抗菌药物临床应用基本情况调查；建立完善抗菌药物临床应用技术支撑体系；严格落实抗菌药物分级管理制度；建立抗菌药物遴选和定期

评估制度，加强抗菌药物购用管理；加大抗菌药物临床应用相关指标控制力度；定期开展抗菌药物临床应用监测与评估；加强临床微生物标本检测和细菌耐药监测；严格医师抗菌药物处方权限和药师抗菌药物调剂资格管理；落实抗菌药物处方点评制度；建立完善省级抗菌药物临床应用和细菌耐药监测网；充分利用信息化手段加强抗菌药物临床应用管理；建立抗菌药物临床应用情况通报和诫勉谈话制度；完善抗菌药物管理奖惩制度，严肃查处抗菌药物不合理使用情况；加大总结宣传力度，营造抗菌药物合理使用氛围。

（肖卫红）

第三十五章　特殊药品的管理

第一节　麻醉药品和精神药品的管理

一、麻醉药品和精神药品的定义

1. 麻醉药品的定义　麻醉药品（narcotic drugs）一般是指具有依赖性潜力的药品。连续使用、滥用或不合理使用易产生生理依赖性和精神依赖性，能成瘾癖的药物。麻醉药品包括：阿片类、可卡因类、大麻类、合成麻醉药类及卫生部指定的其他易成瘾癖的药品、药用原植物及其制剂。麻醉药品与医疗上用于全身或局部麻醉的麻醉药（如乙醚、氯仿或普鲁卡因、利多卡因等）不同，这些药品在药理上虽具有麻醉作用，但不具有依赖性潜力。

2. 精神药品的定义　精神药品（psychotropic substances）一般是指直接作用于中枢神经系统，使之兴奋或抑制，连续使用能产生依赖性的药品。依据精神药品依赖性潜力和危害人体健康的程度，分为第一类和第二类。

二、麻醉药品和精神药品的管理

1. 麻醉药品和精神药品的种植、实验研究和生产管理

（1）麻醉药品和精神药品药用原植物的种植管理

种植管理：国家根据麻醉药品和精神药品的医疗、国家储备和企业生产所需原料的需要确定需求总量，对麻醉药品药用原植物的种植、麻醉药品和精神药品的生产实行总量控制。国务院药品监督管理部门根据麻醉药品和精神药品的需求总量制定年度生产计划。国务院药品监督管理部门和国务院农业主管部门根据麻醉药品年度生产计划，制定麻醉药品药用原植物年度种植计划。麻醉药品药用原植物种植企业应当根据年度种植计划，种植麻醉药品药用原植物。麻醉药品药用原植物种植企业应当向国务院药品监督管理部门和国务院农业主管部门定期报告种植情况。麻醉药品药用原植物种植企业由国务院药品监督管理部门和国务院农业主管部门共同确定，其他单位和个人不得种植麻醉药品药用原植物。

法律责任：麻醉药品药用原植物种植企业违反本条例的规定，有下列情形之一的，由药品监督管理部门责令限期改正，给予警告；逾期不改正的，处5万元以上10万元以下的罚款；情节严重的，取消其种植资格。

1）未依照麻醉药品药用原植物年度种植计划进行种植的。

2）未依照规定报告种植情况的。

3）未依照规定储存麻醉药品的。

（2）麻醉药品和精神药品的实验研究管理：开展麻醉药品和精神药品实验研究活动应

当具备下列条件，并经国务院药品监督管理部门批准。

1）以医疗、科学研究或者教学为目的。

2）有保证实验所需麻醉药品和精神药品安全的措施和管理制度。

3）单位及其工作人员2年内没有违反有关禁毒的法律、行政法规规定的行为。

麻醉药品和精神药品的实验研究单位申请相关药品批准证明文件，应当依照药品管理法的规定办理；需要转让研究成果的，应当经国务院药品监督管理部门批准。药品研究单位在普通药品的实验研究过程中，产生本条例规定的管制品种的，应当立即停止实验研究活动，并向国务院药品监督管理部门报告。国务院药品监督管理部门应当根据情况，及时做出是否同意其继续实验研究的决定。麻醉药品和第一类精神药品的临床试验，不得以健康人为受试对象。

药品研究单位在普通药品的实验研究和研制过程中，产生本条例规定管制的麻醉药品和精神药品，未依照本条例的规定报告的，由药品监督管理部门责令改正，给予警告，没收违法药品；拒不改正的，责令停止实验研究和研制活动。药物临床试验机构以健康人为麻醉药品和第一类精神药品临床试验的受试对象的，由药品监督管理部门责令停止违法行为，给予警告；情节严重的，取消其药物临床试验机构的资格；构成犯罪的，依法追究刑事责任。对受试对象造成损害的，药物临床试验机构依法承担治疗和赔偿责任。

（3）麻醉药品和精神药品的生产管理

定点生产制度：国家对麻醉药品和精神药品实行定点生产制度。国务院药品监督管理部门应当根据麻醉药品和精神药品的需求总量，确定麻醉药品和精神药品定点生产企业的数量和布局，并根据年度需求总量对数量和布局进行调整、公布。

定点企业的审批：麻醉药品和精神药品的定点生产企业应当具备下列条件。

1）有药品生产许可证。

2）有麻醉药品和精神药品实验研究批准文件。

3）有符合规定的麻醉药品和精神药品生产设施储存条件和相应的安全管理设施。

4）有通过网络实施企业安全生产管理和向药品监督管理部门报告生产信息的能力。

5）有保证麻醉药品和精神药品安全生产的管理制度。

6）有与麻醉药品和精神药品安全生产要求相适应的管理水平和经营规模。

7）麻醉药品和精神药品生产管理、质量管理部门的人员应当熟悉麻醉药品和精神药品管理以及有关禁毒的法律、行政法规。

8）没有生产、销售假药、劣药或者违反有关禁毒的法律、行政法规规定的行为。

9）符合国务院药品监督管理部门公布的麻醉药品和精神药品定点生产企业数量和布局的要求。

生产管理：从事麻醉药品、第一类精神药品生产以及第二类精神药品原料药生产的企业，应当经所在地省、自治区、直辖市人民政府药品监督管理部门初步审查，由国务院药品监督管理部门批准；从事第二类精神药品制剂生产的企业，应当经所在地省、自治区、直辖市人民政府药品监督管理部门批准。定点生产企业生产麻醉药品和精神药品，应当依照药品管理法的规定取得药品批准文号。国务院药品监督管理部门应当组织医学、药学、社会学、伦理学和禁毒等方面的专家成立专家组，由专家组对申请首次上市的麻醉药品和精神药品的社会危害性和被滥用的可能性进行评价，并提出是否批准的建议。未取得药品批准文号的，不得生产麻醉药品和精神药品。发生重大突发事件，定点生产企业无法正常生产或者不能保证供应麻醉药品和精神药品时，国务院药品监督管理部门可以决定其他药品生产企业生产麻醉药品和精神药品。重大突发事件结束后，国务院药品监督管理部门应当及时决定前款规定的企业停止麻醉药品和精神药品的生产。定点生产企业应当严格按照麻醉药品和精神药品年度生产计划安排生产，并依照规定向所在地省、自治区、直辖市人民政府药品监督管理部门报告生产情况。定点生产企业应当依照本条例的规定，将麻醉药品和精神药品销售给具有麻醉药品和精神药品经营资格的企业或者依照本条例规定批准的其他单位。麻醉药品和精神药品的标签应当印有国务院药品监督管理部门规定的标志。

法律责任：定点生产企业违反本条例的规定，有下列情形之一的，由药品监督管理部门责令限期改正，给予警告，并没收违法所得和违法销售的药品；逾期不改正的，责令停产，并处5万元以上10万元以下的罚款；情节严重的，取消其定点生产资格。

1）未按照麻醉药品和精神药品年度生产计划安排生产的。

2）未依照规定向药品监督管理部门报告生产情况的。

3）未依照规定储存麻醉药品和精神药品，或者未依照规定建立、保存专用账册的。

4）未依照规定销售麻醉药品和精神药品的。

5）未依照规定销毁麻醉药品和精神药品的。

2. 麻醉药品和精神药品的经营管理

（1）定点经营制度：国家对麻醉药品和精神药品实行定点经营制度。国务院药品监督管理部门应当根据麻醉药品和第一类精神药品的需求总量，确定麻醉药品和第一类精神药品的定点批发企业布局，并应当根据年度需求总量对布局进行调整、公布。药品经营企业不得经营麻醉药品原料药和第一类精神药品原料药。但是，供医疗、科学研究、教学使用的小包装的上述药品可以由国务院药品监督管理部门规定的药品批发企业经营。

（2）定点企业的审批：麻醉药品和精神药品定点批发企业除应当具备药品管理法第十五条规定的药品经营企业的开办条件外，还应当具备下列条件。

1）有符合本条例规定的麻醉药品和精神药品储存条件。

2）有通过网络实施企业安全管理和向药品监督管理部门报告经营信息的能力。

3）单位及其工作人员2年内没有违反有关禁毒的法律、行政法规规定的行为。

4）符合国务院药品监督管理部门公布的定点批发企业布局。

麻醉药品和第一类精神药品的定点批发企业，还应当具有保证供应责任区域内医疗机构所需麻醉药品和第一类精神药品的能力，并具有保证麻醉药品和第一类精神药品安全经营的管理制度。跨省、自治区、直辖市从事麻醉药品和第一类精神药品批发业务的企业（以下称全国性批发企业），应当经国务院药品监督管理部门批准；国务院药品监督管理部门在批准全国性批发企业时，应当明确其所承担供药责任的区域。在本省、自治区、直辖市行政区域内从事麻醉药品和第一类精神药品批发业务的企业（以下称区域性批发企业），应当经所在地省、自治区、直辖市人民政府药品监督管理部门批准。省、自治区、直辖市人民政府药品监督管理部门在批准区域性批发企业时，应当明确其所承担供药责任的区域。专门从事第二类精神药品批发业务的企业，应当经所在地省、自治区、直辖市人民政府药品监督管理部门批准。全国性批发企业和区域性批发企业可以从事第二类精神药品批发业务。

（3）经营管理

1）经营范围

a. 全国性批发企业：应当从定点生产企业购进麻醉药品和第一类精神药品。可以向区域性批发企业，或者经批准可以向取得麻醉药品和第一类精神药品使用资格的医疗机构以及依照本条例规定批准的其他单位销售麻醉药品和第一类精神药品。全国性批发企业向取得麻醉药品和第一类精神药品使用资格的医疗机构销售麻醉药品和第一类精神药品，应当经医疗机构所在地省、自治区、直辖市人民政府药品监督管理部门批准。

b. 区域性批发企业：可以从全国性批发企业购进麻醉药品和第一类精神药品；经所在地省、自治区、直辖市人民政府药品监督管理部门批准，也可以从定点生产企业购进麻醉药品和第一类精神药品。可以向本省、自治区、直辖市行政区域内取得麻醉药品和第一类精神药品使用资格的医疗机构销售麻醉药品和第一类精神药品；由于特殊地理位置的原因，需要就近向其他省、自治区、直辖市行政区域内取得麻醉药品和第一类精神药品使用资格的医疗机构销售的，应当经国务院药品监督管理部门批准。区域性批发企业之间因医疗急需、运输困难等特殊情况需要调剂麻醉药品和第一类精神药品的，应当在调剂后 2 天内将调剂情况分别报所在地省、自治区、直辖市人民政府药品监督管理部门备案。

全国性批发企业和区域性批发企业向医疗机构销售麻醉药品和第一类精神药品，应当将药品送至医疗机构。医疗机构不得自行提货。第二类精神药品定点批发企业可以向医疗机构、定点批发企业和药品零售企业以及依照规定批准的其他单位销售第二类精神药品。

2）经营规定

a. 麻醉药品和第一类精神药品不得零售。禁止使用现金进行麻醉药品和精神药品交易，但是个人合法购买麻醉药品和精神药品的除外。

b. 经所在地设区的市级药品监督管理部门批准，实行统一进货、统一配送、统一管理的药品零售连锁企业可以从事第二类精神药品零售业务。

c. 第二类精神药品零售企业应当凭执业医师出具的处方，按规定剂量销售第二类精神药品，并将处方保存 2 年备查；禁止超剂量或者无处方销售第二类精神药品；不得向未成年人销售第二类精神药品。

d. 麻醉药品和精神药品实行政府定价，在制定出厂和批发价格的基础上，逐步实行全国统一零售价格。具体办法由国务院价格主管部门制定。

（4）法律责任：定点批发企业违反本条例的规定销售麻醉药品和精神药品，或者违反本条例的规定经营麻醉药品原料药和第一类精神药品原料药的，由药品监督管理部门责令限期改正，给予警告，并没收违法所得和违法销售的药品；逾期不改正的，责令停业，并处违法销售药品货值金额 2 倍以上 5 倍以下的罚款；情节严重的，取消其定点批发资格。

定点批发企业违反本条例的规定，有下列情形之一的，由药品监督管理部门责令限期改正，给予警告；逾期不改正的，责令停业，并处 2 万元以上 5 万元以下的罚款；情节严重的，取消其定点批发资格。

1）未依照规定购进麻醉药品和第一类精神药品的。

2）未保证供药责任区域内的麻醉药品和第一类精神药品的供应的。

3）未对医疗机构履行送货义务的。

4）未依照规定报告麻醉药品和精神药品的进货、销售、库存数量以及流向的。

5）未依照规定储存麻醉药品和精神药品，或者未依照规定建立、保存专用账册的。

6）未依照规定销毁麻醉药品和精神药品的。

7）区域性批发企业之间违反本条例的规定调剂麻醉药品和第一类精神药品，或者因特殊情况调剂麻醉药品和第一类精神药品后未依照规定备案的。

第二类精神药品零售企业违反本条例的规定储存、销售或者销毁第二类精神药品的，由药品监督管理部门责令限期改正，给予警告，并没收违法所得和违法销售的药品；逾期不改正的，责令停业，并处5 000元以上2万元以下的罚款；情节严重的，取消其第二类精神药品零售资格。

3. 麻醉药品和精神药品的使用管理

（1）购进管理

1）药品生产企业需要以麻醉药品和第一类精神药品为原料生产普通药品的，应当向所在地省、自治区、直辖市人民政府药品监督管理部门报送年度需求计划，由省、自治区、直辖市人民政府药品监督管理部门汇总报国务院药品监督管理部门批准后，向定点生产企业购买。药品生产企业需要以第二类精神药品为原料生产普通药品的，应当将年度需求计划报所在地省、自治区、直辖市人民政府药品监督管理部门，并向定点批发企业或者定点生产企业购买。

2）食品、食品添加剂、化妆品、油漆等非药品生产企业需要使用咖啡因作为原料的，应当经所在地省、自治区、直辖市人民政府药品监督管理部门批准，向定点批发企业或者定点生产企业购买。

3）研究、教学单位需要使用麻醉药品和精神药品开展实验、教学活动的，应当经所在地省、自治区、直辖市人民政府药品监督管理部门批准，向定点批发企业或者定点生产企业购买。

4）需要使用麻醉药品和精神药品的标准品、对照品的，应当经所在地省、自治区、直辖市人民政府药品监督管理部门批准，向国务院药品监督管理部门批准的单位购买。

（2）印鉴卡管理：医疗机构需要使用麻醉药品和第一类精神药品的，应当经所在地设区的市级人民政府卫生主管部门批准，取得麻醉药品、第一类精神药品购用印鉴卡（以下称印鉴卡）。医疗机构应当凭印鉴卡向本省、自治区、直辖市行政区域内的定点批发企业购买麻醉药品和第一类精神药品。设区的市级人民政府卫生主管部门发给医疗机构印鉴卡时，应当将取得印鉴卡的医疗机构情况抄送所在地设区的市级药品监督管理部门，并报省、自治区、直辖市人民政府卫生主管部门备案。省、自治区、直辖市人民政府卫生主管部门应当将取得印鉴卡的医疗机构名单向本行政区域内的定点批发企业通报。

医疗机构取得印鉴卡应当具备下列条件：

1）有专职的麻醉药品和第一类精神药品管理人员。

2）有获得麻醉药品和第一类精神药品处方资格的执业医师。

3）有保证麻醉药品和第一类精神药品安全储存的设施和管理制度。

取得印鉴卡的医疗机构违反本条例的规定，有下列情形之一的，由设区的市级人民政府卫生主管部门责令限期改正，给予警告；逾期不改正的，处5 000元以上1万元以下的罚款；情节严重的，吊销其印鉴卡；对直接负责的主管人员和其他直接责任人员，依法给予降级、撤职、开除的处分。

1）未依照规定购买、储存麻醉药品和第一类精神药品的。

2）未依照规定保存麻醉药品和精神药品专用处方，或者未依照规定进行处方专册登记的。

3）未依照规定报告麻醉药品和精神药品的进货、库存、使用数量的。

4）紧急借用麻醉药品和第一类精神药品后未备案的。

5）未依照规定销毁麻醉药品和精神药品的。

（3）处方管理

处方资格：医疗机构应当按照国务院卫生主管部门的规定，对本单位执业医师进行有关麻醉药品和精神药品使用知识的培训、考核，经考核合格的，授予麻醉药品和第一类精神药品处方资格。执业医师取得麻醉药品和第一类精神药品的处方资格后，方可在本医疗机构开具麻醉药品和第一类精神药品处方，但不得为自己开具该种处方。医疗机构应当将具有麻醉药品和第一类精神药品处方资格的执业医师名单及其变更情况，定期报送所在地设区的市级人民政府卫生主管部门，并抄送同级药品监督管理部门。医务人员应当根据国务院卫生主管部门制定的临床应用指导原则，使用麻醉药品和精神药品。

具有麻醉药品和第一类精神药品处方资格的执业医师，根据临床应用指导原则，对确需使用麻醉药品或者第一类精神药品的患者，应当满足其合理用药需求。在医疗机构就诊的癌症疼痛患者和其他危重患者得不到麻醉药品或者第一类精神药品时，患者或者其亲属可以向执业医师提出申请。具有麻醉药品和第一类精神药品处方资格的执业医师认为要求合理的，应当及时为患者提供所需麻醉药品或者第一类精神药品。

处方管理：麻醉药品和精神药品专用处方的格式由国务院卫生主管部门规定。执业医师应当使用专用处方开具麻醉药品和精神药品，单张处方的最大用量应当符合国务院卫生主管部门的规定。对麻醉药品和第一类精神药品处方，处方的调配人、核对人应当仔细核对，签署姓名，并予以登记；对不符合本条例规定的，处方的调配人、核对人应当拒绝发药。

医疗机构应当对麻醉药品和精神药品处方进行专册登记，加强管理。麻醉药品和第一类精神药品处方至少保存3年，第二类精神药品处方至少保存2年。

法律责任：具有麻醉药品和第一类精神药品处方资格的执业医师，违反本条例的规定开具麻醉药品和第一类精神药品处方，或者未按照临床应用指导原则的要求使用麻醉药品和第一类精神药品的，由其所在医疗机构取消其麻醉药品和第一类精神药品处方资格；造成严重后果的，由原发证部门吊销其执业证书。执业医师未按照临床应用指导原则的要求使用第二类精神药品或者未使用专用处方开具第二类精神药品，造成严重后果的，由原发证部门吊销其执业证书。

未取得麻醉药品和第一类精神药品处方资格的执业医师擅自开具麻醉药品和第一类精神药品处方，由县级以上人民政府卫生主管部门给予警告，暂停其执业活动；造成严重后果的，吊销其执业证书；构成犯罪的，依法追究刑事责任。

处方的调配人、核对人违反本条例的规定未对麻醉药品和第一类精神药品处方进行核对，造成严重后果的，由原发证部门吊销其执业证书。

（4）特殊使用管理

1）医疗机构抢救患者急需麻醉药品和第一类精神药品而本医疗机构无法提供时，可以从其他医疗机构或者定点批发企业紧急借用；抢救工作结束后，应当及时将借用情况报所在地设区的市级药品监督管理部门和卫生主管部门备案。

2）对临床需要而市场无供应的麻醉药品和精神药品，持有医疗机构制剂许可证和印鉴卡的医疗机构需要配制制剂的，应当经所在地省、自治区、直辖市人民政府药品监督管理部门批准。医疗机构配制的麻醉药品和精神药品制剂只能在本医疗机构使用，不得对外销售。

3）因治疗疾病需要，个人凭医疗机构出具的医疗诊断书、本人身份证明，可以携带单张处方最大用量以内的麻醉药品和第一类精神药品；携带麻醉药品和第一类精神药品出入境的，由海关根据自用、合理的原则放行。医务人员为了医疗需要携带少量麻醉药品和精神药品出入境的，应当持有省级以上人民政府药品监督管理部门发放的携带麻醉药品和精神药品证明。海关凭携带麻醉药品和精神药品证明放行。

4）医疗机构、戒毒机构以开展戒毒治疗为目的，可以使用美沙酮或者国家确定的其他用于戒毒治疗的麻醉药品和精神药品。具体管理办法由国务院药品监督管理部门、国务院公安部门和国务院卫生主管部门制定。

4. 麻醉药品和精神药品的储存管理　麻醉药品药用原植物种植企业、定点生产企业、全国性批发企业和区域性批发企业以及国家设立的麻醉药品储存单位，应当设置储存麻醉药品和第一类精神药品的专库。该专库应当符合下列要求：

（1）安装专用防盗门，实行双人双锁管理。

（2）具有相应的防火设施。

（3）具有监控设施和报警装置，报警装置应当与公安机关报警系统联网。

全国性批发企业经国务院药品监督管理部门批准设立的药品储存点应当符合前款的规定。麻醉药品定点生产企业应当将麻醉药品原料药和制剂分别存放。麻醉药品和第一类精神药品的使用单位应当设立专库或者专柜储存麻醉药品和第一类精神药品。专库应当设有防盗设施并安装报警装置；专柜应当使用保险柜。专库和专柜应当实行双人双锁管理。麻醉药品药用原植物种植企业、定点生产企业、全国性批发企业和区域性批发企业、国家设立的麻醉药品储存单位以及麻醉药品和第一类精神药品的使用单位，应当配备专人负责管理工作，并建立储存麻醉药品和第一类精神药品的专用账册。药品入库双人验收，出库双人复核，做到账物相符。专用账册的保存期限应当自药品有效期期满之日起不少于 5 年。第二类精神药品经营企业应当在药品库房中设立独立的专库或者专柜储存第二类精神药品，并建立专用账册，实行专人管理。专用账册的保存期限应当自药品有效期期满之日起不少于 5 年。

5. 麻醉药品和精神药品的运输管理

（1）运输管理：托运、承运和自行运输麻醉药品和精神药品的，应当采取安全保障措施，防止麻醉药品和精神药品在运输过程中被盗、被抢、丢失。通过铁路运输麻醉药品和第一类精神药品的，应当使用集装箱或者铁路行李车运输，具体办法由国务院药品监督管理部门会同国务院铁路主管部门制定。没有铁路需要通过公路或者水路运输麻醉药品和第一类精神药品的，应当由专人负责押运。托运或者自行运输麻醉药品和第一类精神药品的单位，应当向所在地省、自治区、直辖市人民政府药品监督管理部门申请领取运输证明。运输证明有效期为 1 年。运输证明应当由专人保管，不得涂改、转让、转借。托运人办理麻醉药品和第一类精神药品运输手续，应当将运输证明副本交付承运人。承运人应当查验、收存运输证明副本，并检查货物包装。没有运输证明或者货物包装不符合规定的，承运人不得承运。承运人在运输过程中应当携带运输证明副本，以备查验。

邮寄麻醉药品和精神药品，寄件人应当提交所在地省、自治区、直辖市人民政府药品监督管理部门出具的准予邮寄证明。邮政营业机构应当查验、收存准予邮寄证明；没有准予邮寄证明的，邮政营业机构不得收寄。省、自治区、直辖市邮政主管部门指定符合安全保障条件的邮政营业机构负责收寄麻醉药品和精神药品。邮政营业机构收寄麻醉药品和精神药品，应当依法对收寄的麻醉药品和精神药品予以查验。邮寄麻醉药品和精神药品的具体管理办法，由国务院药品监督管理部门会同国务院邮政主管部门制定。

定点生产企业、全国性批发企业和区域性批发企业之间运输麻醉药品、第一类精神药品，发货人在发货前应当向所在地省、自治区、直辖市人民政府药品监督管理部门报送本次运输的相关信息。属于跨省、自治区、直辖市运输的，收到信息的药品监督管理部门应当向收货人所在地的同级药品监督管理部门通报；属于在本省、自治区、直辖市行政区域内运输的，收到信息的药品监督管理部门应当向收货人所在地设区的市级药品监督管理部门通报。

（2）法律责任：违反本条例的规定运输麻醉药品和精神药品的，由药品监督管理部门和运输管理部门依照各自职责，责令改正，给予警告，处2万元以上5万元以下的罚款。

收寄麻醉药品、精神药品的邮政营业机构未依照本条例的规定办理邮寄手续的，由邮政主管部门责令改正，给予警告；造成麻醉药品、精神药品邮件丢失的，依照邮政法律、行政法规的规定处理。

6. 麻醉药品和精神药品的监督管理　药品监督管理部门应当根据规定的职责权限，对麻醉药品药用原植物的种植以及麻醉药品和精神药品的实验研究、生产、经营、使用、储存、运输活动进行监督检查。

省级以上人民政府药品监督管理部门根据实际情况建立监控信息网络，对定点生产企业、定点批发企业和使用单位的麻醉药品和精神药品生产、进货、销售、库存、使用的数量以及流向实行实时监控，并与同级公安机关做到信息共享。尚未连接监控信息网络的麻醉药品和精神药品定点生产企业、定点批发企业和使用单位，应当每月通过电子信息、传真、书面等方式，将本单位麻醉药品和精神药品生产、进货、销售、库存、使用的数量以及流向，报所在地设区的市级药品监督管理部门和公安机关；医疗机构还应当报所在地设区的市级人民政府卫生主管部门。设区的市级药品监督管理部门应当每3个月向上一级药品监督管理部门报告本地区麻醉药品和精神药品的相关情况。县级以上人民政府卫生主管部门应当对执业医师开具麻醉药品和精神药品处方的情况进行监督检查。

对已经发生滥用，造成严重社会危害的麻醉药品和精神药品品种，国务院药品监督管理部门应当采取在一定期限内中止生产、经营、使用或者限定其使用范围和用途等措施。对不再作为药品使用的麻醉药品和精神药品，国务院药品监督管理部门应当撤销其药品批准文号和药品标准，并予以公布。药品监督管理部门、卫生主管部门发现生产、经营企业和使用单位的麻醉药品和精神药品管理存在安全隐患时，应当责令其立即排除或者限期排除；对有证据证明可能流入非法渠道的，应当及时采取查封、扣押的行政强制措施，在7日内做出行政处理决定，并通报同级公安机关。药品监督管理部门发现取得印鉴卡的医疗机构未依照规定购买麻醉药品和第一类精神药品时，应当及时通报同级卫生主管部门。接到通报的卫生主管部门应当立即调查处理。必要时，药品监督管理部门可以责令定点批发企业中止向该医疗机构销售麻醉药品和第一类精神药品。

麻醉药品和精神药品的生产、经营企业和使用单位对过期、损坏的麻醉药品和精神药品应当登记造册，并向所在地县级药品监督管理部门申请销毁。药品监督管理部门府当自接到申请之日起5日内到场监督销毁。医疗机构对存放在本单位的过期、损坏麻醉药品和精神药品，应当按照本条规定的程序向卫生主管部门提出申请，由卫生主管部门负责监督销毁。对依法收缴的麻醉药品和精神药品，除经国务院药品监督管理部门或者国务院公安部门批准用于科学研究外，应当依照国家有关规定予以销毁。

药品监督管理部门、卫生主管部门和公安机关应当互相通报麻醉药品和精神药品生产、经营企业和使用单位的名单以及其他管理信息。各级药品监督管理部门应当将在麻醉药品药用原植物的种植以及麻醉药品和精神药品的实验研究、生产、经营、使用、储存、运输等各环节的管理中的审批、撤销等事项通报同级公安机关。麻醉药品和精神药品的经营企业、使用单位报送各级药品监督管理部门的备案事项，应当同时报送同级公安机关。

发生麻醉药品和精神药品被盗、被抢、丢失或者其他流入非法渠道的情形的，案发单位应当立即采取必要的控制措施，同时报告所在地县级公安机关和药品监督管理部门。医疗机构发生上述情形的，还应当报告其主管部门。公安机关接到报告、举报，或者有证据证明麻醉药品和精神药品可能流入非法渠道时，应当及时开展调查，并可以对相关单位采取必要的控制措施。药品监督管理部门、卫生主管部门以及其他有关部门应当配合公安机关开展工作。

（肖卫红）

第二节　医疗用毒性药品的管理

一、医疗用毒性药品的定义和品种范围

1. 医疗用毒性药品的定义　医疗用毒性药品（medicinal toxic drug）（以下简称毒性药品），系指毒性强烈、治疗剂量与中毒剂量相近，使用不当会致人中毒或死亡的药品。

2. 医疗用毒性药品的品种范围　毒性药品的管理品种，由卫生部会同国家医药管理局、国家中医药管理局规定。根据《医疗用毒性药品管理办法》规定，医疗用毒性药品分为中药和西药两类。

（1）毒性中药品种：砒石（红砒、白砒）、砒霜、水银、生马前子、生川乌、生草乌、生白附子、生附子、生半夏、生南星、生巴豆、斑蝥、青娘虫、红娘虫、生甘遂、生狼毒、生藤黄、生千金子、生天仙子、闹阳花、雪上一枝蒿、红升丹、白降丹、蟾酥、洋金花、红粉、轻粉、雄黄。

（2）西药毒药品种：去乙酰毛花苷C、阿托品、洋地黄毒苷、氢溴酸后马托品、三氧化二砷、毛果芸香碱、升汞、水杨酸毒扁豆碱、亚砷酸钾、氢溴酸东莨菪碱、士的宁。

二、毒性药品的生产管理

毒性药品年度生产、收购、供应和配制计划，由省、自治区、直辖市医药管理部门根据医疗需要制定，经省、自治区、直辖市卫生行政部门审核后，由医药管理部门下达给指定的毒性药品生产、收购、供应单位，并抄报卫生部、国家医药管理局和国家中医药管理局。生产单位不得擅自改变生产计划，自行销售。

药厂必须由医药专业人员负责生产、配制和质量检验，并建立严格的管理制度，严防与

其他药品混杂。每次配料，必须经 2 人以上复核无误，并详细记录每次生产所用原料和成品数，经手人要签字备查。所有工具、容器要处理干净，以防污染其他药品。标示量要准确无误，包装容器要有毒药标志。

凡加工炮制毒性中药，必须按照《中华人民共和国药典》或者省、自治区、直辖市卫生行政部门制定的《炮制规范》的规定进行。药材符合药用要求的，方可供应、配方和用于中成药生产。

生产毒性药品及其制剂，必须严格执行生产工艺操作规程，在本单位药品检验人员的监督下准确投料，并建立完整的生产记录，保存五年备查。

在生产毒性药品过程中产生的废弃物，必须妥善处理，不得污染环境。

三、毒性药品的供应管理

毒性药品的收购、经营，由各级医药管理部门指定的药品经营单位负责；配方用药由国营药店、医疗单位负责。其他任何单位或者个人均不得从事毒性药品的收购、经营和配方业务。

收购、经营、加工、使用毒性药品的单位必须建立健全保管、验收、领发、核对等制度；严防收假、发错，严禁与其他药品混杂，做到划定仓间或仓位，专柜加锁并由专人保管。

毒性药品的包装容器上必须印有毒药标志，在运输毒性药品的过程中，应当采取有效措施，防止发生事故。

四、毒性药品的使用

医疗单位供应和调配毒性药品，凭医生签名的正式处方。国营药店供应和调配毒性药品，凭盖有医生所在的医疗单位公章的正式处方。每次处方剂量不得超过 2 日极量。

调配处方时，必须认真负责，计量准确，按医嘱注明要求，并由配方人员及具有药师以上技术职称的复核人员签名盖章后方可发出。对处方未注明“生用”的毒性中药，应当付炮制品。如发现处方有疑问时，须经原处方医生重新审定后再行调配。处方一次有效，取药后处方保存 2 年备查。

科研和教学单位所需的毒性药品，必须持本单位的证明信，经单位所在地县以上卫生行政部门批准后，供应部门方能发售。

群众自配民间单、秘、验方需用毒性中药，购买时要持有本单位或者城市街道办事处、乡（镇）人民政府的证明信，供应部门方可发售。每次购用量不得超过 2 日极量。

五、罚则

对违反本办法的规定，擅自生产、收购、经营毒性药品的单位或者个人，由县以上卫生行政部门没收其全部毒性药品，并处以警告或按非法所得的 5 至 10 倍罚款。情节严重、致人伤残或死亡，构成犯罪的，由司法机关依法追究其刑事责任。

（肖卫红）

第三节 放射性药品的管理

一、放射性药品的定义

放射性药品是指用于临床诊断或者治疗的放射性核素制剂或者其标记药物。

二、放射性新药的研制、临床研究和审批

放射性新药是指我国首次生产的放射性药品。药品研制单位的放射性新药年度研制计划，应当报送能源部备案，并报所在地的省、自治区、直辖市卫生行政部门，经卫生行政部门汇总后，报卫生部备案。

1. 放射性新药的研制　放射性新药的研制内容，包括工艺路线、质量标准、临床前药理及临床研究。研制单位在制订新药工艺路线的同时，必须研究该药的理化性能、纯度（包括核素纯度）及检验方法、药理、毒理、动物药代动力学、放射性比活度、剂量、剂型、稳定性等。

研制单位对放射免疫分析药盒必须进行可测限度、范围、特异性、准确度、精密度、稳定性等方法学的研究。

2. 放射性新药的临床研究　研制单位研制的放射性新药，在进行临床试验或者验证前，应当向卫生部门提出申请，按新药审批办法的规定报送资料及样品，经卫生部审批同意后，在卫生部指定的医院进行临床研究。研制单位在放射性新药临床研究结束后，向卫生部提出申请，经卫生部审核批准，发给新药证书。卫生部在审核批准时，应当征求能源部的意见。

3. 放射性药品的审批　放射性新药投入生产，需由生产单位或者取得放射性药品生产许可证的研制单位，凭新药证书（副本）向卫生部提出生产该药的申请，并提供样品，由卫生部审核发给批准文号。

三、放射性药品的生产、经营和进出口

1. 放射性药品生产、经营　放射性药品生产、经营企业，必须向能源部报送年度生产、经营计划，并抄报卫生部。国家根据需要，对放射性药品实行合理布局，定点生产。申请开办放射性药品生产、经营的企业，应征得能源部的同意后，方可按有关规定办理筹建手续。

开办放射性药品生产、经营企业必须具备《药品管理法》第五条规定的条件，符合国家的放射卫生防护基本标准，并履行环境影响报告的审批手续，经能源部审查同意，卫生部审核批准后，由所在省，自治区、直辖市卫生行政部门发给《放射性药品生产企业许可证》《放射性药品经营企业许可证》。无许可证的生产、经营企业，一律不准生产、销售放射性药品。

《放射性药品生产企业许可证》《放射性药品经营企业许可证》的有效期为 5 年，期满前 6 个月，放射性药品生产、经营企业应当分别向原发证的卫生行政部门重新提出申请，按《药品管理法》第十二条审批程序批准后，换发新证。

放射性药品生产企业生产已有国家标准的放射性药品，必须经卫生部征求能源部意见后审核批准，并发给批准文号。凡是改变卫生部已批准的生产工艺路线和药品标准的，生产单

位必须按原报批程序经卫生部批准后方能生产。

放射性药品生产、经营企业，必须配备与生产、经营放射性药品相适应的专业技术人员，具有安全、防护和废气、废物、废水处理等设施，并建立严格的质量管理制度。

放射性药品生产、经营企业，必须建立质量检验机构，严格实行生产全过程的质量控制和检验。产品出厂前，须经质量检验。符合国家药品标准的产品方可出厂，不符合标准的产品一律不准出厂。

经卫生部审核批准的含有短半衰期放射性核素的药品，可以边检验边出厂，但发现质量不符合国家药品标准时，该药品的生产企业应当立即停止生产、销售，并立即通知使用单位停止使用，同时报告卫生部和能源部。

放射性药品的生产、供销业务由能源部统一管理。放射性药品的生产、经营单位和医疗单位凭省、自治区、直辖市卫生行政部门发给的《放射性药品生产企业许可证》《放射性药品经营企业许可证》，医疗单位凭省、自治区、直辖市公安、环保和卫生行政部门联合发给的《放射性药品使用许可证》，申请办理订货。

2. 放射性药品的进出口　放射性药品的进口业务，由对外经济贸易部指定的单位，按照国家有关对外贸易的规定办理。进出口放射性药品，应当报卫生部审批同意后，方得办理进出口手续。进口的放射性药品品种，必须符合我国的药品标准或者其他药用要求。进口放射性药品，必须经中国药品生物制品检定所或者卫生部授权的药品检验所抽样检验；检验合格的，方准进口。对于经卫生部审核批准的短半衰期放射性核素的药品，在保证安全使用的情况下，可以采取边进口检验，边投入使用的办法。进口检验单位发现药品质量不符合要求时，应当立即通知使用单位停止使用，并报告卫生部和能源部。

四、放射性药品的包装和运输

1. 放射性药品的包装　放射性药品的包装必须安全实用，符合放射性药品质量要求，具有与放射性剂量相适应的防护装置，包装必须分内包装和外包装两部分，外包装必须贴有商标、标签、说明书和放射性药品标志，内包装必须贴有标签。标签必须注明药品品名、放射性比活度、装量。说明书除注明前款内容外，还须注明生产单位、批准文号、批号、主要成分、出厂日期、放射性核素半衰期、适应证、用法、用量、禁忌证、有效期和注意事项等。

2. 放射性药品的运输　放射性药品的运输，按国家运输、邮政等部门制订的有关规定执行。严禁任何单位和个人随身携带放射性药品乘坐公共交通运输工具。

五、放射性药品的使用

医疗单位设置核医学科、室（内位素室），必须配备与其医疗任务相适应的并经核医学技术培训的技术人员。非核医学专业技术人员未经培训，不得从事放射性药品使用工作。

医疗单位使用放射性药品，必须符合国家放射性同位素卫生防护管理的有关规定。所在地的省、自治区、直辖市的公安、环保和卫生行政部门，应当根据医疗单位核医疗技术人员的水平、设备条件，核发相应等级的《放射性药品使用许可证》，无许可证的医疗单位不得临床使用放射性药品。

《放射性药品使用许可证》有效期为五年，期满前 6 个月，医疗单位应当向原发证的行政部门重新提出申请，经审核批准后，换发新证。持有《放射性药品使用许可证》的医疗单位，在研究配制放射性制剂并进行临床验证前，应当根据放射性药品的特点，提出该制剂的药理、毒性等资料，由省、自治区、直辖市卫生行政部门批准，并报卫生部备案。该制剂只限本单位内使用。持有《放射性药品使用许可证》的医疗单位，必须负责对使用的放射性药品进行临床质量检验，收集药品不良反应等项工作，并定期向所在地卫生行政部门报告。由省、自治区、直辖市卫生行政部门汇总后报卫生部。

放射性药品使用后的废物（包括患者排出物），必须按国家有关规定妥善处置。

（肖卫红）

第四节　易制毒化学药品的管理

一、易制毒化学药品的分类

第一类是可以用于制毒的主要原料，第二类、第三类是可以用于制毒的化学配剂。

二、易制毒化学药品的生产、经营管理

1. 生产管理　生产第一类易制毒化学品，应当具备下列条件，并经规定的行政主管部门审批，取得生产许可证后，方可进行生产。

（1）属依法登记的化工产品生产企业或者药品生产企业。

（2）有符合国家标准的生产设备、仓储设施和污染物处理设施。

（3）有严格的安全生产管理制度和环境突发事件应急预案。

（4）企业法定代表人和技术、管理人员具有安全生产和易制毒化学品的有关知识，无毒品犯罪记录。

（5）法律、法规、规章规定的其他条件。

申请生产第一类中的药品类易制毒化学品，还应当在仓储场所等重点区域设置电视监控设施以及与公安机关联网的报警装置。

申请生产第一类中的药品类易制毒化学品的，由国务院食品药品监督管理部门审批；申请生产第一类中的非药品类易制毒化学品的，由省、自治区、直辖市人民政府安全生产监督管理部门审批。

2. 经营管理　申请经营第一类易制毒化学品，应当具备下列条件，并经规定的行政主管部门审批，取得经营许可证后，方可进行经营。

（1）属依法登记的化工产品经营企业或者药品经营企业。

（2）有符合国家规定的经营场所，需要储存、保管易制毒化学品的，还应当有符合国家技术标准的仓储设施。

（3）有易制毒化学品的经营管理制度和健全的销售网络。

（4）企业法定代表人和销售、管理人员具有易制毒化学品的有关知识，无毒品犯罪记录。

（5）法律、法规、规章规定的其他条件。

申请经营第一类中的药品类易制毒化学品的，由国务院食品药品监督管理部门审批；申

请经营第一类中的非药品类易制毒化学品的，由省、自治区、直辖市人民政府安全生产监督管理部门审批。

取得第一类易制毒化学品生产许可或者依照《易制毒化学品管理条例》第十三条第一款规定已经履行第二类、第三类易制毒化学品备案手续的生产企业，可以经销自产的易制毒化学品。但是，在厂外设立销售网点经销第一类易制毒化学品的，应当依照本条例的规定取得经营许可。

第一类中的药品类易制毒化学品药品单方制剂，由麻醉药品定点经营企业经销，且不得零售。

取得第一类易制毒化学品生产、经营许可的企业，应当凭生产、经营许可证到工商行政管理部门办理经营范围变更登记。未经变更登记，不得进行第一类易制毒化学品的生产、经营。

三、购买管理

申请购买第一类易制毒化学品，应当提交下列证件，经规定的行政主管部门审批，取得购买许可证。

（1）经营企业提交企业营业执照和合法使用需要证明。

（2）其他组织提交登记证书（成立批准文件）和合法使用需要证明。

申请购买第一类中的药品类易制毒化学品的，由所在地的省、自治区、直辖市人民政府食品药品监督管理部门审批；申请购买第一类中的非药品类易制毒化学品的，由所在地的省、自治区、直辖市人民政府公安机关审批。

持有麻醉药品、第一类精神药品购买印鉴卡的医疗机构购买第一类中的药品类易制毒化学品的，无须申请第一类易制毒化学品购买许可证。个人不得购买第一类、第二类易制毒化学品。购买第二类、第三类易制毒化学品的，应当在购买前将所需购买的品种、数量，向所在地的县级人民政府公安机关备案。个人自用购买少量高锰酸钾的，无须备案。

经营单位销售第一类易制毒化学品时，应当查验购买许可证和经办人的身份证明。对委托代购的，还应当查验购买人持有的委托文书。经营单位在查验无误、留存上述证明材料的复印件后，方可出售第一类易制毒化学品；发现可疑情况的，应当立即向当地公安机关报告。经营单位应当建立易制毒化学品销售台账，如实记录销售的品种、数量、日期、购买方等情况。销售台账和证明材料复印件应当保存 2 年备查。

第一类易制毒化学品的销售情况，应当自销售之日起 5 日内报当地公安机关备案；第一类易制毒化学品的使用单位，应当建立使用台账，并保存 2 年备查。第二类、第三类易制毒化学品的销售情况，应当自销售之日起 30 日内报当地公安机关备案。

四、运输管理

跨设区的市级行政区域（直辖市为跨市界）或者在国务院公安部门确定的禁毒形势严峻的重点地区跨县级行政区域运输第一类易制毒化学品的，由运出地的设区的市级人民政府公安机关审批；运输第二类易制毒化学品的，由运出地的县级人民政府公安机关审批。经审批取得易制毒化学品运输许可证后，方可运输。

运输第三类易制毒化学品的，应当在运输前向运出地的县级人民政府公安机关备案。公安机关应当于收到备案材料的当日发给备案证明。

申请易制毒化学品运输许可；应当提交易制毒化学品的购销合同，货主是企业的，应当提交营业执照；货主是其他组织的，应当提交登记证书（成立批准文件）；货主是个人的，应当提交其个人身份证明。经办人还应当提交本人的身份证明。

公安机关应当自收到第一类易制毒化学品运输许可申请之日起 10 日内，收到第二类易制毒化学品运输许可申请之日起 3 日内，对申请人提交的申请材料进行审查。对符合规定的，发给运输许可证；不予许可的，应当书面说明理由。易制毒化学品运输许可证应当载明拟运输的易制毒化学品的品种、数量、运入地、货主及收货人、承运人情况以及运输许可证种类。

对许可运输第一类易制毒化学品的，发给一次有效的运输许可证。对许可运输第二类易制毒化学品的，发给 3 个月有效的运输许可证；6 个月内运输安全状况良好的，发给 12 个月有效的运输许可证。

运输供教学、科研使用的 100 克以下的麻黄素样品和供医疗机构制剂配方使用的小包装麻黄素以及医疗机构或者麻醉药品经营企业购买麻黄素片剂 6 万片以下、注射剂 1.5 万支以下，货主或者承运人持有依法取得的购买许可证明或者麻醉药品调拨单的，无须申请易制毒化学品运输许可。

接受货主委托运输的，承运人应当查验货主提供的运输许可证或者备案证明，并查验所运货物与运输许可证或者备案证明载明的易制毒化学品品种等情况是否相符；不相符的，不得承运。运输易制毒化学品，运输人员应当自启运起全程携带运输许可证或者备案证明。公安机关应当在易制毒化学品的运输过程中进行检查。运输易制毒化学品．应当遵守国家有关货物运输的规定。

因治疗疾病需要，患者、患者近亲属或者患者委托的人凭医疗机构出具的医疗诊断书和本人的身份证明，可以随身携带第一类中的药品类易制毒化学品药品制剂，但是不得超过医用单张处方的最大剂量。医用单张处方最大剂量，由国务院卫生主管部门规定、公布。

五、进口、出口管理

申请进口或者出口易制毒化学品，应当提交下列材料，经国务院商务主管部门或者其委托的省、自治区、直辖市人民政府商务主管部门审批，取得进口或者出口许可证后，方可从事进口、出口活动。

（1）对外贸易经营者备案登记证明（外商投资企业联合年检合格证书）复印件。

（2）营业执照副本。

（3）易制毒化学品生产、经营、购买许可证或者备案证明。

（4）进口或者出口合同（协议）副本。

（5）经办人的身份证明。

申请易制毒化学品出口许可的，还应当提交进口方政府主管部门出具的合法使用易制毒化学品的证明或者进口方合法使用的保证文件。

受理易制毒化学品进口、出口申请的商务主管部门应当自收到申请材料之日起 20 日内，对申请材料进行审查，必要时可以进行实地核查。对符合规定的，发给进口或者出口许可证；不予许可的，应当书面说明理由。

对进口第一类中的药品类易制毒化学品的，有关的商务主管部门在做出许可决定前，应当征得国务院食品药品监督管理部门的同意。

麻黄素等属于重点监控物品范围的易制毒化学品，由国务院商务主管部门会同国务院有关部门核定的企业进口、出口。

国家对易制毒化学品的进口、出口实行国际核查制度。易制毒化学品国际核查目录及核查的具体办法，由国务院商务主管部门会同国务院公安部门规定、公布。

国际核查所用时间不计算在许可期限之内。

对向毒品制造、贩运情形严重的国家或者地区出口易制毒化学品以及本条例规定品种以外的化学品的，可以在国际核查措施以外实施其他管制措施，具体办法由国务院商务主管部门会同国务院公安部门、海关总署等有关部门规定、公布。

进口、出口或者过境、转运、通运易制毒化学品的，应当如实向海关申报，并提交进口或者出口许可证。海关凭许可证办理通关手续。

易制毒化学品在境外与保税区、出口加工区等海关特殊监管区域、保税场所之间进出的，适用前款规定。

易制毒化学品在境内与保税区、出口加工区等海关特殊监管区域、保税场所之间进出的，或者在上述海关特殊监管区域、保税场所之间进出的，无须申请易制毒化学品进口或者出口许可证。

进口第一类中的药品类易制毒化学品，还应当提交食品药品监督管理部门出具的进口药品通关单。

进出境人员随身携带第一类中的药品类易制毒化学品药品制剂和高锰酸钾，应当以自用且数量合理为限，并接受海关监管。

进出境人员不得随身携带前款规定以外的易制毒化学品。

六、监督检查

县级以上人民政府公安机关、食品药品监督管理部门、安全生产监督管理部门、商务主管部门、卫生主管部门、价格主管部门、铁路主管部门、交通主管部门、工商行政管理部门、环境保护主管部门和海关，应当依照本条例和有关法律、行政法规的规定，在各自的职责范围内，加强对易制毒化学品生产、经营、购买、运输、价格以及进口、出口的监督检查；对非法生产、经营、购买、运输易制毒化学品，或者走私易制毒化学品的行为，依法予以查处。

对依法收缴、查获的易制毒化学品，应当在省、自治区、直辖市或者设区的市级人民政府公安机关、海关或者环境保护主管部门的监督下，区别易制毒化学品的不同情况进行保管、回收，或者依照环境保护法律、行政法规的有关规定，由有资质的单位在环境保护主管部门的监督下销毁。其中，对收缴、查获的第一类中的药品类易制毒化学品，一律销毁。

易制毒化学品违法单位或者个人无力提供保管、回收或者销毁费用的，保管、回收或者销毁的费用在回收所得中开支，或者在有关行政主管部门的禁毒经费中列支。

易制毒化学品丢失、被盗、被抢的，发案单位应当立即向当地公安机关报告，并同时报告当地的县级人民政府食品药品监督管理部门、安全生产监督管理部门、商务主管部门或者卫生主管部门。接到报案的公安机关应当及时立案查处，并向上级公安机关报告；有关行政主管部门应当逐级上报并配合公安机关的查处。

生产、经营、购买、运输或者进口、出口易制毒化学品的单位，应当于每年 3 月 31 日前向许可或者备案的行政主管部门和公安机关报告本单位上年度易制毒化学品的生产、经营、购买、运输或者进口、出口情况；有条件的生产、经营、购买、运输或者进口、出口单位，可以与有关行政主管部门建立计算机联网，及时通报有关经营情况。

七、法律责任

未经许可或者备案擅自生产、经营、购买、运输易制毒化学品，伪造申请材料骗取易制毒化学品生产、经营、购买或者运输许可证，使用他人的或者伪造、变造、失效的许可证生产、经营、购买、运输易制毒化学品的，由公安机关没收非法生产、经营、购买或者运输的易制毒化学品、用于非法生产易制毒化学品的原料以及非法生产、经营、购买或者运输易制毒化学品的设备、工具，处非法生产、经营、购买或者运输的易制毒化学品货值 10 倍以上 20 倍以下的罚款，货值的 20 倍不足 1 万元的，按 1 万元罚款；有违法所得的，没收违法所得；有营业执照的，由工商行政管理部门吊销营业执照；构成犯罪的，依法追究刑事责任。

对有前款规定违法行为的单位或者个人，有关行政主管部门可以自做出行政处罚决定之日起 3 年内，停止受理其易制毒化学品生产、经营、购买、运输或者进口、出口许可申请。

走私易制毒化学品的，由海关没收走私的易制毒化学品；有违法所得的，没收违法所得，并依照海关法律、行政法规给予行政处罚；构成犯罪的，依法追究刑事责任。

有下列行为之一的，由负有监督管理职责的行政主管部门给予警告，责令限期改正，处 1 万元以上 5 万元以下的罚款；对违反规定生产、经营、购买的易制毒化学品可以予以没收；逾期不改正的，责令限期停产停业整顿；逾期整顿不合格的，吊销相应的许可证。

（1）易制毒化学品生产、经营、购买、运输或者进口、出口单位未按规定建立安全管理制度的。

（2）将许可证或者备案证明转借他人使用的。

（3）超出许可的品种、数量生产、经营、购买易制毒化学品的。

（4）生产、经营、购买单位不记录或者不如实记录交易情况、不按规定保存交易记录或者不如实、不及时向公安机关和有关行政主管部门备案销售情况的。

（5）易制毒化学品丢失、被盗、被抢后未及时报告，造成严重后果的。

（6）除个人合法购买第一类中的药品类易制毒化学品药品制剂以及第三类易制毒化学品外，使用现金或者实物进行易制毒化学品交易的。

（7）易制毒化学品的产品包装和使用说明书不符合本条例规定要求的。

（8）生产、经营易制毒化学品的单位不如实或者不按时向有关行政主管部门和公安机关报告年度生产、经销和库存等情况的。

企业的易制毒化学品生产经营许可被依法吊销后，未及时到工商行政管理部门办理经营范围变更或者企业注销登记的，依照前款规定，对易制毒化学品予以没收，并处罚款。

运输的易制毒化学品与易制毒化学品运输许可证或者备案证明载明的品种、数量、运入地、货主及收货人、承运人等情况不符，运输许可证种类不当，或者运输人员未全程携带运输许可证或者备案证明的，由公安机关责令停运整改，处5 000元以上5万元以下的罚款；有危险物品运输资质的，运输主管部门可以依法吊销其运输资质。

个人携带易制毒化学品不符合品种、数量规定的，没收易制毒化学品，处1 000元以上5 000元以下的罚款。

生产、经营、购买、运输或者进口、出口易制毒化学品的单位或者个人拒不接受有关行政主管部门监督检查的，由负有监督管理职责的行政主管部门责令改正，对直接负责的主管人员以及其他直接责任人员给予警告；情节严重的，对单位处1万元以上5万元以下的罚款，对直接负责的主管人员以及其他直接责任人员处1 000元以上5 000元以下的罚款；有违反治安管理行为的，依法给予治安管理处罚；构成犯罪的，依法追究刑事责任。

易制毒化学品行政主管部门工作人员在管理工作中有应当许可而不许可、不应当许可而滥许可，不依法受理备案，以及其他滥用职权、玩忽职守、徇私舞弊行为的，依法给予行政处分；构成犯罪的，依法追究刑事责任。

（肖卫红）

第五节　高危药品的管理

美国药品安全使用协会（ISMP）对高危药品定义为：由于使用错误而可能对患者造成严重伤害的药品。临床上一般指药理作用显著且迅速、易危害人体的药品，包括高浓度电解质、肌松药及细胞毒药品等。

一、高危药品的储存与保管

（1）各调剂部门需设置专门药架存放高危药品，不得与其他药品混合存放。护理单元需设高危药品专柜放置。高危险药品存放药架（药柜）应标识醒目，设置黑色警示牌提醒药学及护理人员注意。

（2）高危药品实行专人管理：调剂室负责人指定药师以上技术职称专业技术人员负责高危药品的养护、清点等工作，严格按照药品说明书进行储存、保养。护理单元护士长指定专人负责本单元高危药品的管理，保证高危药品质量安全。

（3）加强高危险药品的效期管理，做到“先进先出”、“近效期先用”，确保药品质量。

二、高危药品的调剂与使用

（1）高危险药品使用前要进行充分安全性论证，有确切适应证时才能使用。

（2）高危药品的调剂实行双人复核制度，并做到“四查十对”，确保调剂准确无误。

（3）护理单元需严格限定使用人员资格，不具备独立值班能力的护士不得独立进行该类药品的配制与使用。护理人员进行该类药品的配制与使用时，须严格执行查对制度，并且行双人复核，确保配制与使用准确无误。

三、高危药品的监管

（1）护理单元原则上不常备高危药品（抢救药除外），如确有需要，可少量存放，严格管理。

（2）加强高危药品的不良反应监测。

（3）药剂科定期对高危药品目录进行更新，并将新引进高危药品信息及时告知相关科室和护理单元。

（4）定期对高危药品管理及使用情况进行督导检查，对检查中发现的问题及时分析、反馈、整改。

四、高危药品分级管理策略

1. 高危药品的管理可以采用“金字塔式”的分级管理模式　见图35－1。

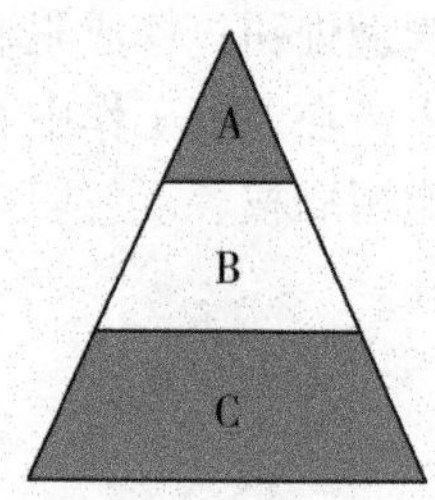

图35－1　高危药品“金字塔式”的分级管理模式图

2. 高危药品分级管理中各级别的特点

（1）A级高危药品

1）A级高危药品是高危药品管理的最高级别，是使用频率高，一旦用药错误，患者死亡风险最高的高危药品，医疗单位必须重点管理和监护。

2）A级高危药品管理措施

a. 应有专用药柜或专区储存，药品储存处有明显专用标识。

b. 病区药房发放A级高危药品须使用高危药品专用袋，药品核发人、领用人须在专用领单上签字。

c. 护理人员执行A级高危药品医嘱时应注明高危，双人核对后给药。

d. A级高危药品应严格按照法定给药途径和标准给药浓度给药。超出标准给药浓度的医嘱医生须加签字。

e. 医生、护士和药师工作站在处置A级高危药品时应有明显的警示信息。

（2）B级高危药品

1）B级高危药品是高危药品管理的第二层，包含的高危药品使用频率较高，一旦用药错误，会给患者造成严重伤害，但给患者造成伤害的风险等级较A级低。

2）B级高危药品管理措施

a. 药库、药房和病区小药柜等药品储存处有明显专用标识。

b. 护理人员执行B级高危药品医嘱时应注明高危，双人核对后给药。

c. B级高危药品应严格按照法定给药途径和标准给药浓度给药。超出标准给药浓度的医嘱医生须加签字。

d. 医生、护士和药师工作站在处置B级高危药品时应有明显的警示信息。

（3）C级高危药品

1）C级高危药品是高危药品管理的第三层，包含的高危药品使用频率较高，一旦用药错误，会给患者造成伤害，但给患者造成伤害的风险等级较 B 级低。

2）C 级高危药品管理措施

a. 医生、护士和药师工作站在处置 C 级高危药品时应有明显的警示信息。

b. 门诊药房药师和治疗班护士核发 C 级高危药品应进行专门的用药交代。

（肖卫红）

参考文献

[1] 杨世杰．药理学．第2版．北京：人民卫生出版社，2012.

[2] 张玉．临床药物手册．第2版．北京：人民卫生出版社，2012.

[3] 杨宝峰．药理学．第8版．北京：人民卫生出版社，2013.

[4] 崔福德．药剂学．第7版．北京：人民卫生出版社，2011.

[5] 李泛珠．药剂学．北京：中国中医药出版社，2011.

[6] 雍德卿．新编医院制剂技术．第2版．北京：人民卫生出版社，2004.

[7] 侯世科，刘振华，刘晓庆．抗菌药物临床应用指南．北京：科学技术文献出版社，2012.

[8] 陈吉生．新编临床药物学．北京：中国中医药出版社，2013.

[9] 陈新谦，金有豫，汤光．新编药物学．第17版．北京：人民卫生出版社，2011.

[10] 阚全程．医院药物高级教程．北京：人民军医出版社，2015.

[11] 袁洪．心血管疾病治疗药物学．长沙：湖南科学技术出版社，2009.

[12] 张静华．医院药学．北京：中国医药科技出版社，2001.

[13] 姜远英．临床药物治疗学．第3版．北京：人民卫生出版社，2011.

[14] 程德云，陈文彬．临床药物治疗学．第4版．北京：人民卫生出版社，2012.

[15] 宋文宣，李德爱．实用心血管药物学．北京：人民卫生出版社，2010.

[16] 李兆申．现代消化病药物治疗学．北京：人民军医出版社，2005.

[17] 孙淑娟，康东红．内分泌疾病药物治疗学．北京：化学工业出版社，2010.

[18] 王吉耀．内科学．北京：人民卫生出版社，2005.

[19] 董为伟．神经系统疾病治疗学．北京：科学出版社，2007.

[20] 李大魁，张石革．药学综合知识与技能．北京：中国医药科技出版社，2013.

[21] 王河，汪安江，朱萱．胃食管反流病药物治疗进展．世界华人消化杂志，2011.

[22] 袁伟杰．现代肾病药物治疗学．北京：人民军医出版社，2001.

[23] 杨明，倪健，等．中药药剂学．上海：上海科学技术出版社，2008.

[24] 蔡宝昌，罗兴洪，等．中药制剂新技术与应用．北京：人民卫生出版社，2006.

[25] 陈琼．中药制剂技术．北京：中国农业大学出版社，2009.

[26] 梅全喜，曹俊岭．中药临床药学．北京：人民卫生出版社，2013.